Klima und Vulnerabilität

Daniela Schmitz · Jan-Hendrik Ortloff ·
Manfred Fiedler · Julia Rinas-Bahl ·
Lena Lorenz
(Hrsg.)

Klima und Vulnerabilität

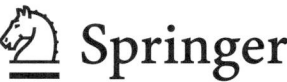

Hrsg.
Daniela Schmitz ⓘ
Department für Humanmedizin und Fakultät
für Gesundheit
Witten/Herdecke University
Witten, Deutschland

Manfred Fiedler
Department für Humanmedizin und Fakultät
für Gesundheit
Witten/Herdecke University
Witten, Deutschland

Lena Lorenz
Department für Humanmedizin und Fakultät
für Gesundheit
Universität Witten/Herdecke
Witten, Deutschland

Jan-Hendrik Ortloff
Department für Humanmedizin und Fakultät
für Gesundheit
Witten/Herdecke University
Witten, Deutschland

Julia Rinas-Bahl
Department für Humanmedizin und Fakultät
für Gesundheit
Universität Witten/Herdecke
Witten, Deutschland

ISBN 978-3-662-71726-4   ISBN 978-3-662-71727-1   (eBook)
https://doi.org/10.1007/978-3-662-71727-1

Die Deutsche Nationalbibliothek verzeichnet diese Publikation in der Deutschen Nationalbibliografie; detaillierte bibliografische Daten sind im Internet über https://portal.dnb.de abrufbar.

© Der/die Herausgeber bzw. der/die Autor(en), exklusiv lizenziert an Springer-Verlag GmbH, DE, ein Teil von Springer Nature 2025

Das Werk einschließlich aller seiner Teile ist urheberrechtlich geschützt. Jede Verwertung, die nicht ausdrücklich vom Urheberrechtsgesetz zugelassen ist, bedarf der vorherigen Zustimmung des Verlags. Das gilt insbesondere für Vervielfältigungen, Bearbeitungen, Übersetzungen, Mikroverfilmungen und die Einspeicherung und Verarbeitung in elektronischen Systemen.
Die Wiedergabe von allgemein beschreibenden Bezeichnungen, Marken, Unternehmensnamen etc. in diesem Werk bedeutet nicht, dass diese frei durch jede Person benutzt werden dürfen. Die Berechtigung zur Benutzung unterliegt, auch ohne gesonderten Hinweis hierzu, den Regeln des Markenrechts. Die Rechte des/der jeweiligen Zeicheninhaber*in sind zu beachten.
Der Verlag, die Autor*innen und die Herausgeber*innen gehen davon aus, dass die Angaben und Informationen in diesem Werk zum Zeitpunkt der Veröffentlichung vollständig und korrekt sind. Weder der Verlag noch die Autor*innen oder die Herausgeber*innen übernehmen, ausdrücklich oder implizit, Gewähr für den Inhalt des Werkes, etwaige Fehler oder Äußerungen. Der Verlag bleibt im Hinblick auf geografische Zuordnungen und Gebietsbezeichnungen in veröffentlichten Karten und Institutionsadressen neutral.

Springer ist ein Imprint der eingetragenen Gesellschaft Springer-Verlag GmbH, DE und ist ein Teil von Springer Nature.
Die Anschrift der Gesellschaft ist: Heidelberger Platz 3, 14197 Berlin, Germany

Wenn Sie dieses Produkt entsorgen, geben Sie das Papier bitte zum Recycling.

Inhaltsverzeichnis

Teil I Einführung

1 Wozu ein Fachbuch zum Thema Klimavulnerabilität? 3
Daniela Schmitz, Jan-Hendrik Ortloff, Manfred Fiedler,
Julia Rinas-Bahl und Lena Lorenz
  1 Idee und Hintergrund 4
  2 Klima, Vulnerabilität und gesellschaftliche Herausforderungen 5
  3 Zielsetzung und Zielgruppe dieses Fachbuchs 6
  4 Aufbau dieses Fachbuchs 7
  Literatur 8

2 Was ist Klimavulnerabilität? 9
Manfred Fiedler und Daniela Schmitz
  1 Klimakrise als zunehmend bedeutender Einflussfaktor auf die
     menschliche Gesundheit 10
  2 Systemische, räumliche, institutionelle und personenbezogene
     Klimavulnerabilität 11
  3 Vulnerabilität, Exposition und Risiko als Grundlage des
     gesellschaftlichen Handelns 14
  4 Unterschiedliche Perspektiven auf Klimavulnerabilität 15
  5 Maßnahmen zur Beeinflussung von Klimavulnerabilität 16
  6 Ausblick 16
  Literatur 17

3 Klimavulnerabilität als Transdisziplin 19
Daniela Schmitz und Manfred Fiedler
  1 Begriffsbestandteile und Gesamtbegriff 19
  2 Varianten des Verständnisses 21
  3 Transdisziplinarität und Klimawandel 22
  4 Klimavulnerabilität als transdisziplinäres Gegenstandsfeld 23
  Literatur 24

4 Klimavulnerabilität als multiprofessionelles Praxisfeld mit berufsspezifischen Zugängen 25
Julia Rinas-Bahl, Jan-Hendrik Ortloff und Lena Lorenz
1   Klimavulnerabilität: Beteiligte Akteur:innen und Ziele 25
2   Herausforderungen der multiprofessionellen Zusammenarbeit 26
3   Common Ground als gemeinsame Basis 28
4   Multiprofessionelle Zusammenarbeit als ganzheitliche Betrachtung in der Versorgung klimavulnerabler Personen 29
Literatur 30

Teil II Klimaphänomene

5 Klimarisiken und planetare Gesundheit zwischen Polykrise und Kipppunkten 33
Jürgen Scheffran
1   Grenzen des Anthropozäns 33
2   Klimawandel, Vulnerabilität und Anpassung 34
3   Klimarisiken 35
4   Kipppunkte und Risikokaskaden 37
5   Der Klima-Konflikt-Nexus 38
6   Klimawandel zwischen Krankheit und Gesundheit 39
7   Artensterben und Corona-Krise 40
8   Planetare Grenzen und planetare Gesundheit 41
Literatur 42

6 Hitze als Klimawandelfolge und Gesundheitsrisiko 47
Andrea Fischer-Hotzel und Moritz Ochsmann
1   Hitze als Klimawandelfolge und Gesundheitsrisiko 47
2   Vulnerabilität gegenüber Hitze 49
3   Verstärkte Exposition durch urbane Hitzeinseln 50
4   Spezifische Sensitivität vulnerabler Gruppen 52
5   Kommunale Anpassungskapazitäten: Hitzeaktionsplanung in Kommunen 55
6   Fazit: Die hitzeangepasste Stadt als lebenswertes Umfeld 56
Literatur 57

7 Klimaphänomene Starkregen und Überschwemmungen: Ursachen, gesundheitliche Folgen und gesellschaftliche Herausforderungen 61
Viviane Scherenberg
1   Einleitung 61
2   Hintergründe: Ursachen von Starkregen und (regionalen) Überschwemmungen 62
3   Gesundheitliche Risiken und Herausforderungen 64

	4	Prävention: Gesellschaftliche Herausforderungen und Anpassungsstrategien	65
	5	Fazit und Handlungsempfehlungen	66
		Literatur	67

8 Kälteereignisse und ihre Bedeutung für vulnerable Gruppen 71
Martin Weber und Frank Meurer
1 Klimawandel und Kälteereignisse 72
2 Folgen von Kälteereignissen für vulnerable Gruppen 73
3 Mögliche Vorsorgemaßnahmen 76
Literatur 78

9 Auswirkungen von Lärm und Luftverschmutzung auf das Herz-Kreislauf-System und auf chronische Erkrankungen 81
Thomas Münzel, Martin Röösli, Marin Kuntic, Jos Lelieveld und Andreas Daiber
1 Einführung zur globalen Krankheitslast und Umweltrisiken 82
2 Lärm und Herz-Kreislauf-Erkrankungen 83
3 Luftverschmutzung 86
4 Maßnahmen zur Minderung der Gesundheitsschäden von Transportlärm und Luftverschmutzung 90
Literatur 91

10 Auswirkungen von veränderten Aktivitätszeiten, modernen Leuchtmitteln und Lichtverschmutzung 95
Annette Krop-Benesch
1 Verschiebung von Aktivitätsrhythmen und Schlafmangel 95
2 Einfluss der Außenbeleuchtung 97
Literatur 100

11 Wildbrände und Dürren im Zeitalter des Klimawandels 103
Manfred Fiedler
1 Klimawandel und die Inzidenz von Dürren und Wildbränden 104
2 Hitze, Dürren und Brände – Zusammenhänge 105
3 Auswirkungen von Wildbränden und Dürren 106
4 Mitigation, Prävention und Adaption klimabedingter Dürren und Wildbrände 108
Literatur 112

12 Gesundheitliche Risiken durch den Klimawandel aus der Perspektive der Wasserwirtschaft 115
Clemens Strehl
1 Klimawandel und hydrologischer Kreislauf 115
2 Ökosystem Wasser und menschlicher Nutzen 117
3 Weltweite Gefahren durch einen veränderten Wasserkreislauf 118

	4	Beispiele zu gesundheitlichen Gefahren in Europa und Deutschland	119
	5	Lösungskonzepte allgemein	120
	6	Beispiele innovativer Lösungen	121
	7	Ausblick	122
		Literatur	123

13 Veränderungen von Klimazonen und ihre Auswirkungen auf die Ernährung und Ernährungssicherheit 127
Anita Sackl
    1 Geschichte der Ernährungsgegenwart 127
    2 Klimazonen und Ernährungssicherheit 129
    3 Klimawandel, Ernährungssicherheit und Vulnerabilität 131
    4 Fazit 139
    Literatur 140

Teil III   Klimavulnerabilität

14 Klimavulnerabilität von Systemen 145
Manfred Fiedler
    1 What for? Bedeutung von Systemen 146
    2 Offene und geschlossene Systeme und Vulnerabilität 147
    3 Vulnerabilität von Systemen in Klimawandel 148
    4 Das Beispiel der Güterversorgung bzw. der Versorgungsketten 151
    5 Vulnerable Menschen in vulnerablen Systemen: das Gesundheitssystem im Klimawandel 154
    Literatur 158

15 Resilienz und Vulnerabilitäten der Energieversorgung und deren Einfluss auf das Gesundheitswesen 161
Kris Schroven, Benjamin Lickert, Till Martini, Michael Gerold
und Alexander Stolz
    1 Definition der Resilienz des Stromversorgungssystems 163
    2 Aktuelle Resilienzmaßnahmen und -ansätze in der Stromversorgung ... 166
    3 Messung der Resilienz eines Stromversorgungssystems 169
    4 Ganzheitliches Resilienzmonitoring für ein Stromversorgungssystem 170
    5 Abschätzung des Einflusses von Stromnetzstörungen auf abhängige kritische Infrastrukturen 171
    6 Simulation eines Stadtquartiers 174
    7 Zusammenfassung und Interpretation 177
    Literatur 177

16 Verwundbarkeit von Kommunen gegenüber dem Klimawandel ... 179
Dennis Becker und Stefan Greiving

1 Kommunen im Klimawandel ... 179
2 Ermittlung von Verwundbarkeit und Klimawandel für Kommunen ... 180
3 Was macht Städte verwundbar? ... 183
4 Verwundbarkeit und die Dynamik von Städten ... 185
5 Die Rolle der Raumplanung ... 187
6 Die Rolle naturnaher Lösungen ... 188
7 Fazit und Ausblick ... 189
Literatur ... 189

17 Klimavulnerabilität auf personaler Ebene ... 191
Manfred Fiedler und Lena Lorenz

1 Das klassische Konzept der Vulnerabilität ... 192
2 Auswirkungen von Klimaereignissen ... 192
3 Capabilities von personaler Klimavulnerabilität ... 197
4 Temporäre und situative Vulnerabilität ... 200
5 Klimabedingte Morbidität und Mortalität ... 201
Literatur ... 202

18 Klimabedingte Auswirkungen auf die Dimensionen, Komponenten und Kontextfaktoren von Gesundheit und Krankheit ... 207
Jan-Hendrik Ortloff

1 Klimabedingte Wechselwirkungen in der Mensch-Umwelt-Interaktion ... 208
2 Gesundheit als Normzustand und Krankheit als Normabweichung ... 208
3 Dimensionen, Komponenten und Kontextfaktoren von Gesundheit und Krankheit ... 210
4 Gesellschaftliche Versorgungsmaßnahmen und individuelle Anpassungsfähigkeit ... 212
5 Verhältnisförderung und Verhaltensförderung für einen kompetenten Umgang mit Vulnerabilität ... 215
Literatur ... 217

Teil IV Transdisziplinäre Zugänge und Bezugssysteme

19 Planetary Health – planetare Gesundheit ... 221
Manfred Fiedler und Daniela Schmitz

1 Planetare Bedingungen als Basis menschlicher Zivilisation – von ganzheitlichen Naturverständnissen zum wissenschaftlichen Konzept der Planetary Health ... 222
2 Gesundheit im Anthropozän – zu Wechselwirkungen von anthropogenen Eingriffen ... 223
3 Planetare Gesundheit und planetare Grenzen ... 225

	4 Planetary Ethics	227
	5 Gesundheitsversorgung und Planetary Health	229
	Literatur	231

20 Global Health – globale Gesundheit 233
Lena Lorenz und Jan-Hendrik Ortloff
   1 Global-Health-Konzept 233
   2 Systemische Perspektive von Global Health 235
   3 Chronische Erkrankungen und Global Health 238
   4 Global Burden of Disease, Injuries, and Risk Factors Study 238
   5 Globale Gesundheitsdeterminanten und -indikatoren 239
   6 Globaler Gesundheitsschutz und -sicherheit 242
   7 Zukunftsperspektiven für Menschen mit chronischen Erkrankungen 244
   Literatur 245

21 One Health – zum Zusammenhang von Mensch-, Tier- und Umweltgesundheit 249
Daniela Schmitz und Manfred Fiedler
   1 Ursprung und Genese des Zusammenhangs von Mensch-, Tier- und Umweltgesundheit 250
   2 One Health in Abgrenzung zu EcoHealth und Planetary Health 251
   3 Inhalte und Handlungsfelder des Konzepts 253
   4 Vulnerabilität im One-Health-Konzept 255
   5 Kompetenzen für und durch One Health 256
   6 Implementierung von One-Health-Konzepten 257
   7 Evaluation von One-Health-Konzepten 258
   Literatur 259

22 Die drei Umweltkrisen und ihre Bewältigung durch EcoHealth und naturbasierte Lösungen 261
Constanze Schmidt
   1 Einflüsse der 3 Umweltkrisen auf die menschliche Gesundheit 261
   2 Bedeutung der Fähigkeiten der Ökosysteme für die menschliche Gesundheit 264
   3 Naturbasierte Lösungen und Renaturierung von Ökosystemen 266
   Literatur 267

Teil V Multiprofessionelle Praxisfelder

23 Gesundheitsbedeutsame Klimafolgen für vulnerable Gruppen: Aktive Gestaltungspotenziale für ein multiprofessionelles Schnittstellenmanagement 273
Ulrike Höhmann
   1 Gesundheitsbedeutsame Klimafolgen bewältigen: Gesundheit als Common Ground für ein Schnittstellenmanagement 274

		2	Schnittstellen als Kooperationshürden	277
		3	Schnittstellenmanagement als Gestaltungsaufgabe: Kooperative Selbstqualifikation der Professionellen	280
		Literatur		286

24 Transprofessionelle Kooperationen zur Klimavulnerabilität 289
Daniela Schmitz und Jan-Hendrik Ortloff

    1   Kooperationen zwischen Professionen 289
    2   Konzepte und Modelle für transprofessionelle Kooperationen 292
    3   Empirische Ergebnisse zu transprofessioneller Kooperation und ihre Bedeutung für Klimavulnerabilität 294
    4   Ansatzpunkte für transprofessionelle Kooperationen 297
    Literatur 298

25 Anforderungen an das Gesundheitsfachpersonal zur Bewältigung von Klimaereignissen 301
Lena Lorenz und Manfred Fiedler

    1   Anforderungen an die Gesundheitsversorgung durch den Klimawandel 302
    2   Grundlegende Anforderungen durch den Klimawandel für Gesundheitsfachkräfte 302
    3   Perspektiven der Integration in Aus-, Weiter- und Fortbildung den Gesundheitsberufen 306
    Literatur 309

Teil VI Gesundheitsbezogene Infrastruktur

26 Gesundheitsbezogene Infrastrukturen 315
Jan-Hendrik Ortloff

    1   Chronische Erkrankungen und Infrastrukturen 315
    2   Die Relevanz gesellschaftlicher Infrastrukturen 316
    3   Der Zusammenhang zwischen Daseinsvorsorge und kritischen Infrastrukturen 318
    4   Wechselwirkungen und Interdependenzen von kritischen Infrastrukturen 319
    5   Kritikalität von Infrastrukturelementen 321
    6   Steuerung der kritischen Infrastruktur Gesundheit über unterschiedliche Ebenen 322
    7   Resilienz als Erfolgsfaktor 324
    8   Steuerungsinstrumente kritischer Infrastrukturen 325
    9   Der Gesundheitssektor als kritische Infrastruktur – eine vergleichende Betrachtung 327
    10   Potenzielle Ansätze zur zukünftigen Gestaltung der kritischen Infrastruktur Gesundheit 332
    Literatur 334

27	**Auswirkungen von Hitzeextremen und Handlungsmöglichkeiten für Krankenhäuser**	337
	Debora Janson	
	1 Hitzeextreme und ihre Auswirkungen auf Krankenhäuser	338
	2 Politische Impulse zum Hitzeschutz	339
	3 Hitzeschutz in Krankenhäusern etablieren	340
	4 Stand der Umsetzung von Hitzeschutzmaßnahmen in Krankenhäusern	341
	5 Fazit	344
	Literatur	344
28	**Soziale Einrichtungen in der Klimakrise: Schutz und Partizipation vulnerabler Gruppen**	347
	Janina Yeung	
	1 Auswirkungen der Klimakrise auf soziale Einrichtungen	348
	2 Strategien zur Klimaanpassung in sozialen Einrichtungen und Diensten	352
	3 Fazit	354
	Literatur	355
29	**Laiengesundheitssystem**	357
	Heike Becker und Lena Lorenz	
	1 Versorgungsnetzwerke im Laiengesundheitssystem	358
	2 Expertenstatus von Laien in der Versorgung	359
	3 Expertenkommunikation und Laienkommunikation	362
	4 Subjektive Vorstellung von Gesundheit und Krankheit sowie gesundheitsbezogene Infrastruktur im Laiengesundheitssystem	365
	5 Krankheitserleben und Krankheitsverhalten im Laiengesundheitssystem	368
	6 Einfluss des Laiengesundheitssystems bei klimatischen Veränderungen unter Einbezug der sozialen Netzwerkarbeit als Methode der sozialen Arbeit	370
	Literatur	372

Teil VII Preparedness

30	**Climate Preparedness als multidimensionales und multisektorales Konzept**	377
	Manfred Fiedler	
	1 Begriffsverständnis	378
	2 Grundlagen für die Konzeptualisierung von Climate Preparedness	381
	3 Ein integratives Konzept der Climate Preparedness	383
	4 Handlungsebenen in der Climate Preparedness	388
	5 Climate Preparedness als zukünftige Gemeinschaftsaufgabe	397
	Literatur	398

31 Restrukturierung der Welt ... 403
Karin Zennig
1 Die Klimakrise als Gerechtigkeitslücke ... 404
2 Alle oder keine:r ... 405
3 Nach der Flut ist vor der Katastrophe ... 406
4 Vervielfältigung der Krisen ... 408
5 Keine Hilfe, sondern Gerechtigkeit ... 409
Literatur ... 411

32 Gesundheitlicher Hitzeschutz auf kommunaler Ebene ... 413
Jonas Gerke, Annkathrin von der Haar und Juliane Mirow
1 Hintergrund ... 413
2 Hitze, Dürre, Hochwasser ... 414
3 Gesundheitliche Folgen des Klimawandels ... 414
4 Gesundheitlicher Hitzeschutz in Deutschland ... 416
5 Elemente der Hitzeaktionsplanung ... 419
6 Hitzeschutz in den Lebenswelten ... 420
7 Rolle des Öffentlichen Gesundheitsdienstes ... 422
8 Fazit ... 425
Literatur ... 425

Teil VIII Bildung für nachhaltige Entwicklung

33 Bildung für nachhaltige Entwicklung ... 431
Matthias Barth
1 Nachhaltigkeit und Bildung ... 432
2 Die Entstehung des Konzepts Bildung für nachhaltige Entwicklung ... 433
3 Bildung für nachhaltige Entwicklung als integrative Bildungskonzeption ... 435
4 Die Umsetzung von Bildung für nachhaltige Entwicklung ... 436
5 Bildung für nachhaltige Entwicklung konkret ... 439
6 Ausblick ... 440
Literatur ... 441

34 Interprofessionelle Ausbildung als Lösungsansatz für die Versorgung klimavulnerabler Personengruppen ... 445
Jan-Hendrik Ortloff, Daniela Schmitz und Michaela Stratmann
1 Konzeptionelle Grundlagen der interprofessionellen Ausbildung ... 446
2 Modelle und Ansätze für die Implementierung und Evaluation interprofessioneller Ausbildungsformen ... 448
3 Kompetenzen für interprofessionelles Arbeiten ... 452
4 Interprofessionelle Ausbildungsformen als Lösungsansatz für klimabedingte Veränderungen in der Gesundheitsversorgung ... 455
Literatur ... 456

35 Kompetenzrahmen mit Bezügen zu Klimavulnerabilität 461
Daniela Schmitz und Jan-Hendrik Ortloff
- 1 Kompetenzverständnis 461
- 2 Kompetenzen für Bildung für nachhaltige Entwicklung 463
- 3 Übersicht über ausgewählte Kompetenzrahmen 467
- 4 Vergleich und Zuordnung der Schlüsselkompetenzen 477
- 5 Ausblick: Erforderliche Kompetenzen für Klima und Vulnerabilität 477
- Literatur 479

Teil IX Implementierung von Klimapreparedness

36 Implementierung transdisziplinärer didaktischer Konzepte zu Moral Wicked Problems im Kontext von Klima und Vulnerabilität 483
Daniela Schmitz und Jan-Hendrik Ortloff
- 1 Transdisziplinäres Lehren und Lernen: Anforderungen, Rahmenbedingungen und didaktische Gestaltung 484
- 2 Transdisziplinäres Lehren und Lernen zu Wicked Problems im Themenfeld Klima und chronisch kranke Menschen 486
- 3 Implementierung transdisziplinärer Konzepte anhand der erweiterten Normalisierungsprozesstheorie 489
- Literatur 493

37 Herausforderungen und Forschungsansätze zur Klimavulnerabilität im Rahmen der Implementierung von Klimapreparedness 495
Daniela Schmitz, Manfred Fiedler und Lena Lorenz
- 1 Herausforderungen durch unterschiedliche Zielgruppen 496
- 2 Herausforderungen durch unterschiedliche Theorien und Methoden 497
- 3 Herausforderungen durch sich verändernde Rahmenbedingungen: Wicked Problems und agile Vorgehensweisen 499
- 4 Forschungsansätze 501
- 5 Forschungsherausforderungen – Forschung in und mit der Zivilgesellschaft 506
- Literatur 507

38 Praxisgeleitete Herausforderungen 511
Jan-Hendrik Ortloff und Manfred Fiedler
- 1 Die Bedeutung von Klimavulnerabilität im praktischen Handlungsfeld 512
- 2 Praktische Gesundheitsversorgung in der Klimakrise 513
- 3 Wohnungslosigkeit – Wohnungsverlust – Lost of Livelihood 516
- 4 Climate Awareness – Climate Literacy – Klimakompetenz 516
- 5 Klimaresistenz und Klimaresilienz zur Minderung von Klimavulnerabilität – aber wie? 518
- Literatur 520

Herausgeber- und Autorenverzeichnis

Über die Herausgeber

Manfred Fiedler (Dipl. rer. soc.) ist wissenschaftlicher Mitarbeiter am Department für Humanmedizin der Universität Witten/Herdecke. Er studierte Physik, Philosophie und Sozialwissenschaften mit dem Abschluss als Diplomsozialwissenschaftler. Mehr als 20 Jahre war er in leitender Position in unterschiedlichen Kontexten in Verbänden und in Betrieben der Gesundheitsversorgung vor allem in der stationären Akut- und Langzeitversorgung tätig. In seiner Verantwortung lagen dabei auch Fragen der Notfallversorgung, der Personalentwicklung, des Facility-Managements sowie der Prozess- und Organisationsentwicklung. Seine akademischen Schwerpunkte liegen in der Betriebslehre öffentlicher Unternehmen, dabei neben der Gesundheitswirtschaft auch in der Energiewirtschaft, der Gesundheits- und Sozialpolitik, vor allem der integrierten, sektorübergreifenden Versorgung und Versorgungsforschung, sowie Chronic Care mit Bezug auf Vulnerabilität und Resilienzförderung, in den letzten Jahren Klimakrise und Gesundheit. Kontextuell eingebunden sind diese inhaltlichen Schwerpunkte in Fragen zu interdisziplinärer Forschung und Lehre, interprofessioneller Zusammenarbeit im Gesundheitswesen sowie schließlich im Wissenschaft-Praxis-Transfer.

Lena Lorenz (M. Sc. Gesundheitswissenschaften) ist wissenschaftliche Mitarbeiterin im Team der Juniorprofessur für Innovative und Digitale Lehr- und Lernformen in der Multiprofessionellen Gesundheitsversorgung an der Universität Witten/Herdecke. Sie hat den Bachelorabschluss B.A. in Gesundheit und Diversity sowie den Masterabschluss M. Sc. in Angewandte Gesundheitswissenschaften an der HS Gesundheit in Bochum absolviert. Bereits während ihres Studiums arbeitete sie an verschiedenen Lehrstühlen als wissenschaftliche Hilfskraft und als Honorardozentin an einer Pflegeschule zu dem Schwerpunkt der Situation von Betroffenen mit chronischen Erkrankungen. In der Forschung und Praxis sind ihre Themenschwerpunkte die Versorgungssituationen von Menschen mit chronischen Erkrankungen und deren Angehörigen.

Julia M. Rinas-Bahl (Dipl.-Soz.Arb., M.A. Multiprofessionelle Versorgung) arbeitet seit fast 20 Jahren in unterschiedlichen Kontexten der sozialen Arbeit, aktuell seit 13 Jahren in der Eingliederungshilfe für Menschen mit kognitiven Einschränkungen. Nach ihrem berufsbegleitenden Studium an der Universität Witten/Herdecke erhielt sie dort eine Stelle als wissenschaftliche Mitarbeiterin am Department für Humanmedizin und sammelte als Dozentin erste Erfahrungen in der Hochschullehre. Aus einem originär multiprofessionellem Berufsfeld kommend, liegen ihre Forschungsschwerpunkte in praxisnahen Bereichen wie Belastungserleben von Mitarbeiter:innen der Eingliederungshilfe, die Einbindung ehrenamtlich Tätiger in die Demenzversorgung, aber auch der Mitgestaltung inter- und multiprofessioneller Aus- und Weiterbildung.

Jan-Hendrik Ortloff (M. A. Medizinalfachberufe) verfügt als Ergotherapeut über Praxiserfahrung in der Beratung und Unterstützung von Menschen mit chronischen Erkrankungen der klinischen Fachrichtungen Psychiatrie und Geriatrie. Als Lehrbeauftragter und Autor befasst er sich mit den Themenschwerpunkten: Konzeptionelle Gesundheitsförderung, Wissensmanagement und Evidenzbasierte Praxis. Seit 2024 hat er die Standortleitung einer Besonderen Wohnform für Menschen mit psychischen Erkrankungen inne und promoviert innerhalb eines Forschungsprojektes des Bundesministeriums für Bildung und Forschung an der Universität Witten/Herdecke zur Verankerung der „interprofessional education" in gesundheitswissenschaftlichen Studiengängen.

Daniela Schmitz (JProf. Dr. phil., Dipl.-Päd.) studierte Diplom-Erziehungswissenschaft mit dem Schwerpunkt Sozialpädagogik und promovierte an der TU Dortmund an der Fakultät für Erziehungswissenschaft und Soziologie zu Altersbildern im intergenerationalen Wissenstransfer. Begleitend zur Promotion arbeitete sie als wissenschaftliche Mitarbeiterin an der TU Dortmund zunächst in der Technikdidaktik und danach in der Hochschuldidaktik. Nach der Promotion wechselte sie als wissenschaftliche Mitarbeiterin an den Lehrstuhl für Multiprofessionelle Versorgung chronisch Kranker, Fakultät für Gesundheit der Universität Witten/Herdecke. Seit 2021 Juniorprofessur für Innovative und Digitale Lehr- und Lernformen in der Multiprofessionellen Gesundheitsversorgung, Fakultät für Gesundheit, Department für Humanmedizin, Universität Witten/Herdecke. Arbeitsschwerpunkte: interdisziplinäres Lehren und Lernen, Strategien des Common Grounding in multiprofessionellen Lerngruppen zu disziplinenübergreifenden Themen wie z. B. Klimawandel sowie Möglichkeiten und Grenzen des digitalen Lernens in diesem Feld.

Autorenverzeichnis

Prof. Dr. Matthias Barth Seit September 2021 ist Prof. Dr. Matthias Barth Präsident der Hochschule für nachhaltige Entwicklung Eberswalde (HNEE). National wie international hat er sich durch seine Expertise auf dem Gebiet der Hochschulbildung für nachhaltige Entwicklung mit den Schwerpunkten Kompetenzentwicklung, innovative Lernumgebungen und Curriculumentwicklung einen Namen gemacht. Barth ist diplomierter Umweltwissenschaftler, promovierte 2007 in Erziehungswissenschaften und habilitierte im Jahr 2011 in Nachhaltigkeitswissenschaften an der Leuphana Universität Lüneburg. Nach Forschungs- und Lehrstationen am Royal Melbourne Institute of Technology und der Technischen Hochschule Ostwestfalen-Lippe war er von 2014–2021 Professor für Sachunterricht und Bildung für nachhaltige Entwicklung an der Leuphana Universität Lüneburg.

M.Sc. Dennis Becker ist bei der Stadt Dortmund im Bereich Starkregenvorsorge tätig. Zuvor war er wissenschaftlicher Mitarbeiter am Lehrstuhl Regionalentwicklung und Risikomanagement an der Fakultät Raumplanung der TU Dortmund. Seine Forschungsschwerpunkte liegen seit mehr als 10 Jahren in der raumbezogenen Risiko- und Klimafolgenforschung, der Anpassung an den Klimawandel und insbesondere an Extremereignisse sowie der Stärkung der urbanen Resilienz durch entsprechende räumliche Konzepte.

Heike Becker (M. A., Dipl.- Soz. Päd. FH) ist pharmazeutisch-technische Assistentin (PTA), Promovendin an der Universität Witten/Herdecke und Lehrende für besondere Aufgaben an der Hochschule Düsseldorf. Ihre Schwerpunkte sind die Methoden der sozialen Arbeit mit dem Fokus auf innovativer Seniorenarbeit, pflegende Angehörige im häuslichen Setting und Sozialmedizin.

Prof. Dr. rer. nat. Andreas Daiber ist promovierter Biochemiker (Universität Konstanz) und habilitiert in Molekularer Medizin an der Universitätsmedizin der Johannes-Gutenberg-Universität in Mainz. Er ist DZHK Wissenschaftler, Mitglied der Task Force Planetare Gesundheit der DGK und Sprecher des Umwelt-Potentialbereichs EXPOHEALTH des Landes Rheinland-Pfalz und Koordinator des europäischen Forschungskonsortiums MARKOPOLO. Er hat seit 1998 über 380 wissenschaftliche Arbeiten publiziert (PubMed) und mehr als 27.500 Zitierungen (Research Gate).

Dr. Andrea Fischer-Hotzel ist wissenschaftliche Mitarbeiterin und Projektleiterin am Deutschen Institut für Urbanistik im Fachbereich Umwelt am Standort Köln, Team Klimaanpassung und Stadtökologie.

Jonas Gerke hat Political, Economic and Legal Philosophy (PELP) und Molekularbiologie in Graz studiert. Danach war er mehrere Jahre im Öffentlichen Gesundheitsdienst tätig und hat sich mit umweltbezogenem Gesundheitsschutz und Hitzeschutz befasst. Seit September 2023 arbeitet er bei KLUG e. V. zu den Themen gesundheitlicher Hitzeschutz und Klimaanpassung.

M.Sc. Michael Gerold studierte Wirtschaftsingenieurwesen mit Schwerpunkt Energietechnik an der Leibniz Universität Hannover und der RWTH Aachen Universität. Nach Stationen bei der EnBW AG und PwC Deutschland GmbH wechselte er 2022 in die Gruppe Elektrische Energiesysteme des Fraunhofer-Institut für Optronik, Systemtechnik und Bildauswertung IOSB-AST. Am Fraunhofer-Zentrum für die Sicherheit Sozio-Technischer Systeme SIRIOS erforschte er im Projekt Strategien zum Schutz kritischer Infrastrukturen bei umweltverursachten Gefährdungslagen in urbanen Räumen Ausfallkaskaden im Zusammenhang mit den Stromnetzen.

Prof. Dr.-Ing. Stefan Greiving hat den Lehrstuhl Regionalentwicklung und Risikomanagement an der Fakultät Raumplanung der TU Dortmund inne. Er vertritt in Lehre und Forschung Fragen regionaler Entwicklungsprozesse sowie der Risiko- und Klimaanpassungsforschung. Er hat über 30 internationale und 100 nationale Forschungsprojekte und Gutachten für die EU Kommission, Bundes- und Landesregierungen sowie zahlreiche Kommunen geleitet und ist Autor von über 250 einschlägigen Publikationen. Prof. Greiving ist Mitglied des Academic Sounding Boards der Generaldirektion Regio der EU Kommission, ordentliches Mitglied der Akademie für Raumentwicklung und der Stadtplanerliste der Architektenkammer NRW.

Prof. Dr. Ulrike Höhmann Universität Witten-Herdecke, Fakultät für Gesundheit, bis 2020 Lehrstuhl für Multiprofessionelle Versorgung chronisch kranker Menschen. Forschung und Expertisen seit 1993: pflegebezogene und multiprofessionelle Versorgungskonzepte chronisch Kranker, Professionalisierung der Pflege- und Gesundheitsberufe, Personal- und Organisationsentwicklung in Einrichtungen des Gesundheitswesens, partizipative Praxisentwicklung, Politikberatung.

Debora Janson, M.A. Politikwissenschaft, ist seit 2023 beim Deutschen Krankenhausinstitut e. V. als Senior Research Manager tätig. In mehreren angewandten Forschungsprojekten beschäftigt sie sich mit den Themen Nachhaltigkeit und Klimaschutz im Krankenhaus. In ihrer vorherigen Tätigkeit als wissenschaftliche Mitarbeiterin an der Hochschule Fulda (2019–2023) stellten Expert*innen-Interviews und Inhaltsanalysen zu Hitzeaktionsplänen in Kommunen und in Gesundheitseinrichtungen den Schwerpunkt ihrer Arbeit dar.

Dr. Annette Krop-Benesch ist freiberufliche Chronobiologin, Wissenschaftskommunikatorin und medizinische Dozentin. Sie beschäftigt sich schwerpunktmäßig mit den Folgen künstlicher Außenbeleuchtung auf Gesundheit und Natur. Dabei arbeitet sie europaweit mit Forschungsinstituten, Lichtplanern, Leuchtenherstellern, Ministerien und anderen Organisationen zusammen und bereitet Informationen für die Öffentlichkeit auf.

Dr. Marin Kuntic (PhD) ist Biophysiker (Master an der Universität Belgrad) und promovierter Naturwissenschaftler an der Universitätsmedizin der Johannes-Gutenberg-Universität in Mainz. Er hat seit 2019 bis heute 47 wissenschaftliche Arbeiten publiziert (PubMed) und 1948 Zitierungen (Research Gate). Er ist Mitglied des europäischen Forschungskonsortiums MARKOPOLC.

Prof. Dr. Jos Lelieveld (PhD) ist promovierter Physiker (Universität Utrecht) und seit 2000 Direktor der Abteilung Atmosphärenchemie am Max-Planck-Institut für Chemie in Mainz. Er hat seit 1992 mehr als 600 wissenschaftliche Arbeiten publiziert (Web of Science), davon 10 Artikel in der Zeitschrift *Nature* und 7 Artikel in der Zeitschrift *Science* und mehr als 65.000 Zitierungen (Google Scholar). Er ist Partner des europäischen Forschungskonsortiums MARKOPOLO.

Dr. Benjamin Lickert studierte Physik und promovierte anschließend im Themenbereich der Biomolekulardynamiken am Physikalischen Institut der Albert-Ludwigs-Universität Freiburg. Anschließend wechselte er Anfang 2022 an das Fraunhofer Institut für Kurzzeitdynamik, Ernst-Mach-Institut, EMI, wo er in der Gruppe Agentenbasierte Simulationsmethoden der Abteilung Sicherheit und Resilienz technischer Systeme arbeitet. Unter anderem beschäftige er sich hier mit der Resilienz der Stromversorgung im Kontext von Energiewende, Digitalisierung und Klimawandel.

Dr. Till Martini studierte Physik an der Johannes Gutenberg-Universität Mainz und promovierte 2018 in theoretischer Physik an der Humboldt-Universität zu Berlin. 2022 wechselte er an das Fraunhofer Institut für Kurzzeitdynamik, Ernst-Mach-Institut, EMI in die Gruppe Sicherheits- und Effizienzanalysen der Abteilung Sicherheit und Resilienz technischer Systeme. Als Senior Scientist leitete er u. a. am Fraunhofer-Zentrum für die Sicherheit Sozio-Technischer Systeme SIRIOS das Projekt Strategien zum Schutz kritischer Infrastrukturen bei umweltverursachten Gefährdungslagen in urbanen Räumen.

Frank Meurer ist Referatsleiter und kommissarischer Abteilungsleiter an der Bundesakademie für Bevölkerungsschutz und Zivile Verteidigung (BABZ) des Bundesamtes für Bevölkerungsschutz und Katastrophenhilfe (BBK). Dort leitet er das Referat B.2 „Ebenen – übergreifendes Krisenmanagement, Bevölkerungsschutz und Zivile Verteidigung – national (Grundsatz)" sowie kommissarisch die Bundesakademie für Bevölkerungsschutz und Zivile Verteidigung.

Juliane Mirow hat Europäische Gesundheitswissenschaften und Globale Nachhaltigkeit studiert. Parallel arbeitet sie seit September 2023 bei KLUG e. V. zu den Themen gesundheitlicher Hitzeschutz und Klimaanpassung in Lebenswelten.

Prof. Dr. med. Thomas Münzel ist Kardiologe und P.I. des Deutschen Zentrums für Herzkreislaufforschung (DZHK) am Standort Rhein-Main sowie Mitglied der Task Force Planetare Gesundheit der DGK. Seit 10/2023 ist er Seniorprofessor an der Universitätsmedizin der Johannes-Gutenberg-Universität in Mainz. Er hat seit 1985 über 1200 wissenschaftliche Arbeiten publiziert (PubMed) und mehr als 91.000 Zitierungen (Research Gate). Er ist PI des europäischen Forschungskonsortiums MARKOPOLO.

Dr. Moritz Ochsmann ist wissenschaftlicher Mitarbeiter und Projektleiter am Deutschen Institut für Urbanistik im Fachbereich Umwelt am Standort Köln, Team Klimaanpassung und Stadtökologie.

Prof. Dr. Martin Röösli (PhD) ist promovierter Umwelt-Epidemiologe an der Universität Basel und Leiter der Einheit Umweltexpositionen und Gesundheit am Schweizerischen Tropen- und Public Health-Institut. Seine Forschung umfasst Expositions- und Gesundheitsrisikoabschätzungen in den Bereichen ionisierende und nicht-ionisierende Strahlung, Lärm, Luftverschmutzung, Klimawandel und Pestizide. Er hat seit 2000 über 300 wissenschaftliche Arbeiten publiziert und mehr als 20.00 Zitierungen (Google Scholar). Er ist Partner des europäischen Forschungskonsortiums MARKOPOLO.

Anita Sackl, MPH MAS Sie hält ein Diplom in Health Care and Management in Tropical Countries, den Master of Public Health und einen Master of international Food Governance. Sie arbeitete in verschiedenen Bereichen des österreichischen Gesundheitswesens und war mehr als 10 Jahre als Public Health Expertin und Ernährungssicherheitsspezialistin für Ärzte ohne Grenzen tätig. Die aktuellen Arbeitsschwerpunkte umfassen Community/Public Health Nursing, Klima und Disaster Literacy.

Prof. Dr. Viviane Scherenberg ist Dekanin des Fachbereichs Public Health und Umweltgesundheit an der APOLLON Hochschule in Bremen und leitet u. a. den Master-Studiengang M.Sc. Public Health (Umwelt und Gesundheit). Sie hat Betriebswirtschaft (Schwerpunkt Marketing) an der Hochschule AKAD, Angewandte Gesundheitswissenschaften und Public Health an der Universität Bielefeld studiert und promovierte am Zentrum für Sozialpolitik (Universität Bremen). Auf wissenschaftlicher Ebene beschäftigt sie sich u. a. mit den Themen ePublic Health, Gesundheitskompetenzen, Umwelt und Gesundheit und engagiert sich ehrenamtlich seit über 15 Jahren als (Ehren-)Mitglied in der „Gesellschaft für Nachhaltigkeit e. V.".

Prof. Dr. Jürgen Scheffran ist Professor für Geographie (em.) und Gründer der Forschungsgruppe Klimawandel und Sicherheit im Klima-Exzellenzcluster an der Universität Hamburg. Er arbeitete in der Friedens- und Umweltwissenschaft an den Universitäten von

Marburg, Darmstadt, Paris und Illinois sowie am Potsdam Institut für Klimafolgenforschung. Neben Wissenschaftsorganisationen war er tätig für die Vereinten Nationen, das Büro für Technikfolgenabschätzung und die Fachkommission Fluchtursachen.

Constanze Schmidt Sie ist Wissenschaftliche Referentin für die Strategische Themenfeldentwicklung Klimaanpassung am Wuppertal Institut im Stab der wissenschaftlichen Geschäftsführung. Zuvor war sie wissenschaftliche Koordinatorin im Forschungsprojekt „Urbane Produktion" an der Bergischen Universität Wuppertal. Parallel organisierte sie mit der Universität Bielefeld eine von der VW-Stiftung geförderte internationale Workshopreihe zum Thema Klimafolgenanpassung.

Dr. Kris Schroven, Fraunhofer Institut für Kurzzeitdynamik, Ernst-Mach-Institut, EMI promovierte 2018 in theoretischer Physik an der Universität Bremen. Nach einem dreijährigen Postdoc wechselte sie Anfang 2022 in die Abteilung Sicherheit und Resilienz technischer Systeme am Fraunhofer EMI. Seitdem arbeitet sie in verschiedenen Projekten, die sich mit der Resilienz komplexer Systeme beschäftigt. Seit 2022 arbeitete sie am Projekt RESIST, das sich mit der Resilienz der Stromversorgung in Zeiten der Energiewende beschäftigt.

Prof. Dr. Alexander Stolz ist Professor für die Resilienz technischer Systeme am Institut für Nachhaltige Ingenieursysteme an der Technischen Fakultät der Albert-Ludwigs-Universität Freiburg. Er studierte und promovierte im Bauingenieurwesen an der Universität Wuppertal. Als Leiter der Abteilung Sicherheit und Resilienz technischer Systeme am Fraunhofer Institut für Kurzzeitdynamik, Ernst-Mach-Institut, EMI ist er auf die experimentelle Untersuchung und numerische Modellierung komplizierter und komplexer Strukturen und Netzwerke unter außergewöhnlichen Störereignissen spezialisiert. Prof. Stolz ist zudem seit 2017 internationales Mitglied des AMR10-Ausschusses für den Schutz kritischer Infrastrukturen im Transport Research Board.

JProf. Dr. Stratmann, Michaela Sie ist Psychologin und Juniorprofessorin für Interprofessionelle und kollaborative Didaktik in Medizin- und Gesundheitsberufen an der Fakultät für Gesundheit, Department für Humanmedizin, Universität Witten/Herdecke. Ihre Forschungsschwerpunkte sind die Entwicklung der Berufsidentität im Kontext interprofessioneller Praxisanforderungen, die Entscheidungsfindung in den Auswahlverfahren der Humanmedizin, Psychologie und Zahnmedizin sowie die digitale Transformation in den Health Sciences.

Dr. rer. pol. Clemens Strehl arbeitet in der wasserwirtschaftlichen Unternehmensplanung sowie in Forschungs- und Beratungsprojekten zu wirtschaftlichen, umweltökonomischen und infrastrukturbezogenen Fragestellungen. In nationalen und internationalen Projektteams beschäftigt er sich mit dem Wasserkreislauf, der Siedlungsentwässerung und der Wasserversorgung der Zukunft.

Annkathrin von der Haar ist ausgebildete Medizinische Fachangestellte und hat Public Health/Gesundheitswissenschaften in Bremen und Berlin studiert. Seit Anfang 2022 forscht sie im Centre for Planetary Health Policy an der Schnittstelle zu Klimawandel und Public Health. Ein Schwerpunkt ihrer Arbeit liegt auf der Analyse von Governancestrukturen für Klimawandel und Gesundheit im deutschen Gesundheitssektor. Zudem engagiert sie sich im Nachwuchsnetzwerk Öffentliche Gesundheit (NÖG).

Herr Dr. rer. nat. Martin V. R. Weber ist Referent an der Bundesakademie für Bevölkerungsschutz und Zivile Verteidigung (BABZ) des Bundesamtes für Bevölkerungsschutz und Katastrophenhilfe (BBK). Dort ist im Referat B.2 „Ebenen – übergreifendes Krisenmanagement, Bevölkerungsschutz und Zivile Verteidigung – national (Grundsatz)" als Referent für Grundsatzangelegenheiten u. a. zuständig für strategische Weiterentwicklung der Aus- und Fortbildungen der BABZ im Bereich Zivile Verteidigung auf Bundesebene. Von 2014 bis 2024 war Dr. Weber als Referent und Dozent für die Ausbildungen im Gesundheitlichen Bevölkerungsschutz auf Bundesebene verantwortlich.

Janina Yeung geboren in Essen 1986, lebt in Berlin und ist seit 2016 beim Paritätischen Gesamtverband tätig. In dem Projekt „Klimaschutz in der Sozialen Arbeit stärken" unterstützte sie über einen Zeitraum von drei Jahren knapp 70 soziale Einrichtungen dabei, sich nachhaltig und klimaschonend aufzustellen. Seit Sommer 2024 begleitet sie in Beratungsgesprächen, Workshops, Broschüren und Vorträgen Einrichtungen und Dienste der Paritätischen Mitgliedschaft dabei, sich auf die Folgen der Klimakrise zum Schutz ihrer Klient:innen und Mitarbeitenden vorzubereiten.

Katrin Zennig ist Politikwissenschaftlerin und arbeitet und lebt in Frankfurt. Zur Zeit ist sie für die Hilfs- und Menschenrechtsorganisation medico international tätig. Dort ist sie Referentin für Klimagerechtigkeit und arbeitet zu der Region Südasien.

Teil I
Einführung

Wozu ein Fachbuch zum Thema Klimavulnerabilität?

Daniela Schmitz, Jan-Hendrik Ortloff, Manfred Fiedler, Julia Rinas-Bahl und Lena Lorenz

Zusammenfassung

Das Fachbuch *Klima und Vulnerabilität* schließt die Lücke bisheriger Veröffentlichungen zu klimarelevanten Auswirkungen auf chronisch kranke, multimorbide und vulnerable Menschen. Anliegen des Fachbuches ist es, disziplin- und professionsübergreifend die Themenfelder Klimawandel und Chronic Care zu verbinden, um Anknüpfungspunkte für unterschiedliche Berufsgruppen zu ermöglich. Zielgruppe des Fachbuches sind Lehrende und Lernende des hochschulischen Bildungssystems auf der einen Seite und Berufsgruppen in der Praxis, die ihr berufliches Handeln an Schnittstellen der Komplexität von Klima und Vulnerabilität ausrichten und durch Wissen anreichern möchten. Aufgrund der Verknüpfung gesundheitlicher und klimabedingter Herausforderungen wird Klimavulnerabilität als Transdisziplin konzipiert,

---

D. Schmitz (✉) · J.-H. Ortloff · M. Fiedler · J. Rinas-Bahl · L. Lorenz
Department für Humanmedizin und Fakultät für Gesundheit, Universität Witten/Herdecke, Witten, Deutschland
E-Mail: daniela.schmitz@uni-wh.de

J.-H. Ortloff
E-Mail: jan-hendrik.ortloff@uni-wh.de

M. Fiedler
E-Mail: manfred.fiedler@uni-wh.de

J. Rinas-Bahl
E-Mail: julia.rinas-bahl@uni-wh.de

L. Lorenz
E-Mail: lena.lorenz@uni-wh.de

© Der/die Herausgeber bzw. der/die Autor(en), exklusiv lizenziert an Springer-Verlag GmbH, DE, ein Teil von Springer Nature 2025
D. Schmitz et al. (Hrsg.), *Klima und Vulnerabilität*,
https://doi.org/10.1007/978-3-662-71727-1_1

die das jeweilige Wissen aus den Disziplinen für gemeinsame Problemlösungen und Handlungsansätze integriert.

1 Idee und Hintergrund

Sehr geehrte Leserinnen und Leser, wir freuen uns, dass Sie dieses Fachbuch zur Hand genommen und die Einleitung aufgeschlagen haben. Die Idee für dieses Fachbuch, handlungsrelevantes Wissen zu klimabedingten Veränderungen und Einflussfaktoren auf vulnerable Personen zusammenzuführen, ist aus unserem Handbuch „Chronic Care – Wissenschaft und Praxis" entstanden, das ebenfalls im Springer-Verlag mit der ISBN 978-3-662-68414-6 erschienen ist. Darin werden die Grundlagen zur Versorgung chronisch kranker Menschen umfassend, multiperspektivisch und disziplinenübergreifend dargestellt. Die aktuellen gesellschaftlichen Herausforderungen, die sich durch den anthropogenen Klimawandel ergeben, bedürfen jedoch eines eigenen Werkes, das sich mit unterschiedlichen Problemfacetten in der Ausgangssituation und Lösungsansätzen auf unterschiedlichen Ebenen befasst, um diese aus der Theorie in die Praxis zu übertragen.

Mit dem Begriff der Klimavulnerabilität (siehe Kap. 2) wollen wir der Komplexität der Zusammenhänge von Klimawandel und chronischen Krankheiten Rechnung tragen. Der Begriff Vulnerabilität wurde ursprünglich für geophysische, infrastrukturelle Merkmale von Gebäuden und Städten verwendet, in neueren Veröffentlichungen auch für Personen, Infrastrukturen und soziale Gruppen. Diese Begriffsdefinition bezieht sich sowohl auf die betroffenen Personen als auch auf ihre Lebensumwelt. Mit einem statischen Vulnerabilitätsverständnis sind chronisch kranke Menschen durch ihre Erkrankungen per se als vulnerabel etikettiert. Einem dynamischen Vulnerabilitätsverständnis folgend sind sie situativ vulnerabel. Je nachdem, welche Herausforderungen zu bewältigen sind und auf welche Ressourcen zurückgegriffen werden kann, liegt der Fokus dabei auf einer vulnerabel machenden Situation (Gabel, 2019). Aus dynamischer Perspektive können auch sonst *gesunde* Menschen vulnerabel sein, z. B. Gesundheitsfachkräfte, die bei extremer Hitze chronisch kranke Menschen in schlecht gekühlten Räumlichkeiten versorgen müssen. Klimabedingte Einflüsse auf die Gesundheit und Vulnerabilität von unterschiedlichen Gruppen gilt es daher im Blick zu behalten, für entsprechende Lehr-/Lernkonzepte in Aus- und Fortbildung zu berücksichtigen sowie Zusammenhänge, Herausforderungen und Lösungsansätze interdisziplinär zu beforschen.

Der inhaltliche Schwerpunkt des vorliegenden Fachbuches greift klimabedingte Herausforderungen für chronisch kranke Menschen und Versorgende aus interinstitutionellen und transdisziplinären Zugängen auf, um disziplinenübergreifende Lösungsansätze erörtern und entwickeln zu können. So finden in diesem Fachbuch unterschiedliche Berufsgruppen, die entweder direkt an Versorgungsprozessen beteiligt sind oder die die rechtlichen, ökonomischen und anderen Rahmenbedingungen der Versorgung gestalten, Anknüpfungspunkte über das eigene disziplinäre Wissen hinaus, zum einen als wissenschaftsbasiertes Praxisfeld und zum anderen als praxisnahes Feld der Versorgungsforschung.

2 Klima, Vulnerabilität und gesellschaftliche Herausforderungen

Disziplinenübergreifend ist es unstrittig, dass die Umwelt einen Einfluss auf die Menschen und deren Gesundheit hat. Die Einflüsse unterscheiden sich interindividuell mit Blick auf den jeweiligen Gesundheitsstatus und auf die Art als gebaute, natürliche oder psychosoziale Umwelt. Entsprechend den 3 Umwelten kann die gebaute Umwelt zum Klimawandel beitragen oder verstärkt davon betroffen sein; natürliche Umwelten können als kühlere Orte zur Verfügung stehen und das Stadtklima positiv beeinflussen bzw. die psychosoziale Umwelt das individuelle Unterstützungsnetzwerk vulnerabler Personen umfassen. Das jeweilige Klima einer Stadt wird durch verschiedene Aspekte geprägt (Henninger & Weber, 2019): die jeweilige geografische Breitenlage, die Form und Beschaffenheit der Oberfläche, die Entfernung zu den nächsten Gewässern, die Größe der Stadt und die Zahl ihrer Einwohner:innen, Art und Anteile grüner, blauer und bebauter Infrastrukturen und Emissionen. Städte sind einerseits Treiber des Klimawandels durch ihren Energieverbrauch und die abgegebenen Emissionen sowie andererseits auch Betroffene der globalen Erwärmung und der resultierenden Extremwetterereignisse.

Im Jahr 2023 wurde das zu der Zeit weltweit wärmste Jahr seit der Temperaturaufzeichnungen gemessen, sodass stellenweise die 1,5°C-Marke, die 2015 auf der Pariser Klimakonferenz von der Staatengemeinschaft beschlossen wurde und die globale Erderwärmung begrenzen sollte, überschritten wurde. Europa ist durch den anthropogenen Klimawandel der sich am schnellsten erwärmende Kontinent (EEA, European Environment Agency, 2024). Extreme Hitze und eine Veränderung der Niederschlagsmuster treten auf, die lokal zu Überschwemmungen und anderenorts zu Dürren führen können. Klimatische Ereignisse haben neben ökologischen Folgen beispielsweise auch für die Landwirtschaft, Nahrungsmittel- und Wassersicherheit Folgen, wie die finanzielle Stabilität einer Gesellschaft, vor allem aber soziale Folgen für die Gesellschaft und ihre Gesundheit. Die European Environment Agency bezeichnet den Klimawandel auch als Risikomultiplikator, der die bisherigen Risiken verschärft und zu kaskadenartigen Entwicklungen mit Einfluss auf kritische Infrastrukturen, Nahrungsmittelproduktionen und die Gesundheitsversorgung führen kann.

Gesellschaftliche Herausforderungen durch den Klimawandel zeigen sich in Extremwetterereignissen, wie Hitzewellen, Dürren, Starkregenfällen, Stürmen und Waldbränden, sowie in schleichenden Veränderungen, wie abnehmende Schneebedeckung oder Meeresspiegelanstieg. Insbesondere Hitze stellt eine Herausforderung für chronisch kranke Menschen sowie für ihre Versorgenden dar. Huber (2021) fasst aus Studien zusammen, dass von einer Zunahme an Hitzewellen und einer Zunahme der Anzahl an Hitzetagen ausgegangen wird und Hitzewellen bis zum Ende des 21. Jahrhunderts um 3 °C bis 4 °C warmer ausfallen können, mit denen eine erhöhte Mortalität und Morbidität der Bevölkerung einhergeht. Stürme und Überschwemmungen können durch den Einfluss auf Infrastrukturen (siehe Kap. 7) zu Einschränkungen in der Versorgungskontinuität (z. B. regelmäßige Medikamenteneinnahme und technische Hilfsmittel) führen und durch den Verlust von sauberem Wasser, Elektrizität, Nahrung und Behausung auch weitere Gesundheitseinschränkungen mit sich bringen. Diese exemplarischen, komplexen Problemfacetten zwischen Klimawandel und vulnerablen Personen zeigen Herausforderungen für umweltbezogene und gesundheitsbezogene Lösungsansätze und bilden wesentliche gesellschaftliche Aufforderungen für die nächsten Jahre.

Das vorliegende Fachbuch streift somit auch die 17 Ziele für nachhaltige Entwicklung (Sustainable Development Goals), die als Agenda 2030 im Jahr 2015 von 193 Staats- und Regierungschefs auf dem Gipfeltreffen der Vereinten Nationen in New York verabschiedet wurden. Der Schwerpunkt liegt auf den Zielen Nr. 3 Gesundheit und Wohlergehen, Nr. 11 Nachhaltige Städte und Gemeinden und Ziel Nr. 13 Maßnahmen zum Klimaschutz. Des Weiteren werden Aspekten aus den Zielen für eine nachhaltige Entwicklung aus Ziel Nr. 2 zur Ernährungssicherheit, Ziel Nr. 4 Hochwertige Bildung, Ziel Nr. 9 mit Aspekten einer qualitativen Infrastruktur sowie Ziel Nr. 15 Leben an Land aufgegriffen.

3 Zielsetzung und Zielgruppe dieses Fachbuchs

Unser Anliegen als Herausgeber:innenteam ist es, die komplexen Herausforderungen durch den Klimawandel mit den Folgen für vulnerable Personen jenseits monodisziplinärer Grenzen gebündelt in einem Fachbuch zur Verfügung zu stellen, um so Einblicke in die wissenschaftlichen Grundlagen und praktischen Fragestellungen zu Zusammenhängen von Umwelt und chronischer Krankheit zu geben. Ziel dabei ist, sowohl die Perspektiven der Praxis zu berücksichtigen als auch diese wissenschaftlich einzuordnen und handhabbar zu machen. Über dieses Fachbuch wird zudem eine gemeinsame Wissensbasis für die an der Versorgung beteiligten Berufsgruppen hergestellt, welche die Grundlage für die Zusammenarbeit und Verständigung mit Berufsgruppen, die die Rahmenbedingungen der Versorgung gestalten, darstellen kann. Das übergeordnete Ziel ist die Anschlussfähigkeit für alle direkt und indirekt an der Versorgung und Versorgungsgestaltung beteiligten Disziplinen.

Die Zielgruppe ist demzufolge breit und offen, prinzipiell Jede und Jeder, der/die Wissen zur Komplexität weiterentwickeln, individuelle oder professionelle Kompetenzen ausbauen und zu Lösungsansätzen im Fachgebiet Klimavulnerabiltität beitragen möchte. So sind Personen aus Wissenschaft und Praxis angesprochen: Wissenschaftler:innen aus unterschiedlichen Disziplinen, Lehrende und Lernende im Fachgebiet der Versorgung chronisch kranker Menschen, z. B. Medizin, Pflegewissenschaften, Therapiewissenschaften, aber auch weitere Bezugswissenschaften wie Soziale Arbeit, Soziologie, Psychologie, Rechts-, Politik-, Betriebs- und Kulturwissenschaften u. a. sowie schließlich Praktiker:innen im Feld klimatischer Veränderungen und umweltbezogener Versorgungsplanung für Menschen mit chronischen Erkrankungen.

Die zunehmende Bedeutung chronischer Einschränkungen von Menschen im System der Gesundheitsversorgung auf der einen Seite und die wachsenden Herausforderungen durch klimatische Veränderungen auf der anderen Seite machen eine multiprofessionelle Herangehensweise erforderlich, um Handlungskonzepte und Lösungsansätze auf unterschiedlichen Ebenen entwickeln zu können. Als Anknüpfungspunkte für die mannigfaltigen Zielgruppen dienen die diesem Fachbuch zugrunde liegenden Gliederungsperspektiven: Klimaphänomene, Klimavulnerabilität, transdisziplinäre Zugänge, multiprofessionelle Praxisfelder, gesundheitsbezogene Infrastruktur, Preparednesskonzepte, Bildung für nachhaltige Entwicklung und Implementierungsansätze. Durch diesen in sich konsistenten Aufbau lässt sich das Fachbuch als ein inhaltlich aufeinander aufbauendes Werk nutzen. Die strikte modulare Gliederung ermöglicht die Nutzung als Nachschlagewerk für die Praxis und als interdisziplinäres, lehr- und lernunterstützendes Fachbuch.

4   Aufbau dieses Fachbuchs

Dieses Fachbuch ist in neun wesentliche Abschnitte gegliedert: In den vier einleitenden Beiträgen erfolgt eine Bestimmung des Gegenstands Klima und Vulnerabilität und eine Kontextualisierung als Transdisziplin und multiprofessionelle Aufgabe. Daran schließen sich Beiträge zur Ausgangssituation menschenbedingter, klimatischer und Umweltveränderungen an, die einzelne Klimaveränderungen beschreiben und Herausforderungen für die Gesellschaft aufzeigen. Exemplarisch wird hier auf die Phänomene wie Hitze, Stürme, Luftverschmutzung, Lärm und weitere Facetten eingegangen.

In der folgenden Sinneinheit wird das Konzept der Klimavulnerabilität auf unterschiedlichen Ebenen erläutert: auf der Systemebene, der Quartiersebene, der Ebene einzelner Personen und Gruppen sowie auf den Dimensionen von Gesundheit. Dementsprechend wird auf bereits bestehende transdisziplinäre Zugänge und Bezugssysteme rund um Umwelt und Gesundheit eingegangen, die Konzepte Planetary Health, One Health, Global Health und EcoHealth.

Den nächsten inhaltlichen Schwerpunkt stellen die Beiträge zur Klimavulnerabilität als multiprofessionelles Praxisfeld dar: Es werden Schnittstellen aus der Perspektive beteiligter Organisationen sowie für eine transprofessionelle Kooperation aus der Perspektive der beteiligten Professionen dargestellt als auch Aufgaben und Zuständigkeiten exemplarisch beleuchtet. Der darauffolgende Teil behandelt zentrale Aspekte einer gesundheitsbezogenen Infrastruktur, wie einer Supply Chain Security, spezifischer Handlungsfelder im

Kontext Klima und chronischer Erkrankungen sowie Beiträge des Laiengesundheitssystems. Beiträge mit Lösungsansätzen auf unterschiedlichen Ebenen zur Klimapreparedness aus internationaler, regionaler und kommunaler Perspektive schließen daran an.

Als weiterer inhaltlicher Schwerpunkt folgen die Beiträge zum Themenfeld Bildung für eine nachhaltige Entwicklung, die sich mit Konzepten zur Vermittlung von Klima und Vulnerabilität und Lehr-/Lernformen befassen, die Notwendigkeit einer berufsgruppenübergreifenden Vermittlung aufgreifen und mögliche Kompetenzen als Lernergebnisse ableiten. Die 3 abschließenden Beiträge des Fachbuches befassen sich mit Hinweisen zur Implementierung von Klimapreparedness in Lehre, Forschung und Praxis.

Feststehende Begriffe sowie Funktionsbezeichnungen in den einzelnen Beiträgen, bei denen nicht die geschlechtsspezifische Person im Vordergrund steht, werden aufgrund der Nachvollziehbarkeit vom Gendern ausgenommen. So bleibt der Fokus auf der Funktion oder Rolle, nicht auf dem Geschlecht der Personen, die diese Funktion ausüben.

Literatur

European Environment Agency. (2024). European climate risk assessment Executive summary. EEA Report 01/2024.

Gabel, F. (2019). Chancen dynamischer Konzeptionen von Vulnerabilität für den Katastrophenschutz. In M. Krüger & M. Max (Hrsg.), *Resilienz im Katastrophenfall. Konzepte zur Stärkung von Pflege- und Hilfsbedürftigen im Bevölkerungsschutz* (S. 77–96). Transcript.

Henninger, S., & Weber, S. (2019). *Stadtklima*. Ferdinand Schöningh Verlag.

Huber, V. (2021). Der anthropogene Klimawandel und seine Folgen: Wie sich Umwelt- und Lebensbedingungen in Deutschland verändern. In C. Günster, J. Klauber, B.-P. Robra, C. Schmuker, & A. Schneider (Hrsg.), *Versorgungs-Report. Klima und Gesundheit* (S. 9–22). Medizinisch Wissenschaftliche Verlagsgesellschaft.

Was ist Klimavulnerabilität?

Manfred Fiedler und Daniela Schmitz

Zusammenfassung

Der Klimawandel hat sehr unterschiedliche Auswirkungen auf menschliche Gemeinschaften. Das Verständnis und die Einschätzung von Klimavulnerabilität soll helfen, diese Auswirkungen einzuschätzen, um geeignete Maßnahmen zur Begegnung und Bewältigung der Auswirkungen des Klimawandels zu treffen. Bedeutsam dafür ist zum einen die Einschätzung von Exposition und Risiko, aber auch der besonderen und allgemeinen Sensitivität gegenüber bestimmten klimabedingten Stressoren. Klimavulnerabilität ist ein mehrdimensionales Konzept, das sich auf die Verwundbarkeit von Systemen, Regionen, Institutionen und Personen sowie Personengruppen gegenüber Klimawandelfolgen bezieht. Besondere Bedeutung hat die Ungleichverteilung von Klimavulnerabilität in Bezug auf soziale Vulnerabilität, aber auch das regionale und zeitliche Auseinandergehen zwischen der Verursachung des Klimawandels und dessen Auswirkungen.

M. Fiedler (✉) · D. Schmitz
Department für Humanmedizin und Fakultät für Gesundheit, Universität Witten/Herdecke, Witten, Deutschland
E-Mail: manfred.fiedler@uni-wh.de

D. Schmitz
E-Mail: daniela.schmitz@uni-wh.de

© Der/die Herausgeber bzw. der/die Autor(en), exklusiv lizenziert an Springer-Verlag GmbH, DE, ein Teil von Springer Nature 2025
D. Schmitz et al. (Hrsg.), *Klima und Vulnerabilität*,
https://doi.org/10.1007/978-3-662-71727-1_2

1 Klimakrise als zunehmend bedeutender Einflussfaktor auf die menschliche Gesundheit

Besondere Wetterereignisse, wie Dürren, Brände, starker und lang andauernder Regen oder Stürme sind in der Entwicklungsgeschichte der Menschheit zunächst keine Besonderheit. Der Klimawandel bedeutet die Veränderung des *historischen Klimas* (Nadler et al., 2010). In der Konsequenz verändern und verlagern sich die grundlegenden geografischen Abfolgen von Witterungen im jahreszeitlichen Verlauf und damit auch deren Bandbreite. Letztlich nimmt die Häufigkeit von außerordentlichen und im regionalen Geschehen auch neuen Wetterereignissen zu. Die größere Bandbreite möglicher Wetterlagen, Witterungen und Wetterereignisse geht gleichzeitig einher mit einer höheren klimatischen Volatilität und dem Auftreten von Wetterereignissen, die im historischen Klima global und regional so zuvor nicht vorgekommen sind und auf die die regionalen Gemeinschaften bzw. die globale Gemeinschaft unzureichend vorbereitet sind bzw. ist.

Klimatische Volatilität hat in vorindustriellen Zeiten existenzielle Auswirkungen auf die Lebensgrundlagen menschlicher Gemeinschaften gehabt, die häufig mit einer erhöhten ereignisbezogenen Mortalität, einer prekären Nahrungsmittelunsicherheit, aber auch einer höheren Anfälligkeit gegenüber Infektionserkrankungen und deren Bewältigung einhergehen (Behringer, 2003). Parker (2008) analysiert für die frühneuzeitliche Periode des ausgehenden 16. Jahrhunderts bis zum Beginn des 18. Jahrhunderts (sogenannte kleine Eiszeit) den Zusammenhang von Klimaentwicklung und der damit verbundenen Entstehung sozialer Unruhen und gewalttätiger Auseinandersetzungen. Menschliche Eingriffe in die Natur hatten bereits früh in der Geschichte menschlicher Zivilisation regional gravierende Auswirkungen, wie etwa die Entwaldung von Teilen Nordafrikas durch das Römische Reich und deren Auswirkungen auf die Lebensmittelproduktion (Wrench, 2017).

Während die der kleinen Eiszeit zugrunde liegenden Temperaturabweichungen nur − 0,4°C gegenüber früheren Warmperioden betrug, sehen die Menschen sich heute gegenüber der vorindustriellen Zeit mit einer langfristigen Temperaturabweichung von +1,5°C und mehr konfrontiert. Angesichts der im Holozän, der aktuellen erdgeschichtlichen Warmphase nach dem Ende der letzten Eiszeit vor 11.000 Jahren, vor allem in Geschwindigkeit und Höhe der Klimaerwärmung (Marcott et al., 2013) einzigartigen und bisher ungebremsten Entwicklung ist die Erwartung, dass der menschengemachte Klimawandel technisch beherrschbar sein könnte, sehr optimistisch. Wie Zahlen der Münchner Rückversicherung zeigen, haben sich die Schäden durch Naturkatastrophen seit den 1980-er Jahren mehr als verdreifacht (Boksch, 2020), wobei in diesen Zahlen nicht versicherte Schäden und nicht versicherbare Klimaereignisse, vor allem Extremhitzeereignisse, nicht enthalten sind. Für Deutschland etwa schätzen der Heiden et al. (2019) für die Jahre 2001 bis 2015 die Zahl der hitzebedingten Todesfälle in heißen Sommern auf jeweils 4000 bis 6500. Auf ähnliche Werte kommen Winklmayr et al. (2022) für die Hitzesommer 2018 bis 2020. Bedeutsam ist dabei nicht allein die Höhe, sondern die zunehmende Frequenz der Hitzeereignisse.

Auch ist die regionale Verteilung von Klima- oder Extremwetterereignissen national und global gesehen sehr unterschiedlich. Prognosen der Entwicklung tödlicher Temperaturen („deadly heating") zeigen, dass bei ungebremster Entwicklung planetarer menschlicher Eingriffe vor allem das subsaharische Afrika, das zentrale Lateinamerika, Südasien mit Indien und Bangladesh, Pakistan, Indonesien und die Philippinen besonders betroffen sein werden. Ende dieses Jahrhunderts könnte etwa ein Viertel aller Menschen in Regionen leben, die quasi täglich (>300 Tage pro Jahr) tödlicher Hitze ausgesetzt sind. Etwa die Hälfte der Menschheit würde damit mindestens an einen von drei Tagen in Regionen mit lebensbedrohlichen Bedingungen leben (Mora et al., 2017; Saeed et al., 2021).

Um den Herausforderungen angemessen begegnen zu können, ist es von großer Bedeutung, die Ebenen der Gefährdungen durch den Klimawandel einzuschätzen. Gegenstand des Beitrags ist es daher, sich mit den unterschiedlichen Dimensionen klimabezogener Vulnerabilität und Klimavulnerabilität multiperspektivisch auseinanderzusetzen.

2　Systemische, räumliche, institutionelle und personenbezogene Klimavulnerabilität

Der Begriff Vulnerabilität meint Verletzlichkeit, Angreifbarkeit. In den Gesundheitswissenschaften wird Vulnerabilität vor allem auf Personen oder auf soziale Gruppen bezogen (Waisel, 2013), auf personenbezogene Eigenschaften, Fähigkeiten und Ressourcen *(„capabillities")* (Forbes-Mewett & Nguyen-Trung, 2019), die es mit Blick auf das je eigene Wohlbefinden erschweren, auf äußere Stressoren situativ und angemessen eigenständig zu reagieren und diese zu bewältigen. Vulnerabilität ist dabei allgemein oder spezifisch. Bei einer spezifischen Vulnerabilität ist Sensitivität ein entscheidender Faktor. Je sensitiver eine Person gegenüber einem Stressor oder Bedingungen ist, desto eher ist sie vulnerabel.

Unter dem Eindruck der durch den Klimawandel bedingten Zunahme von Extremwetterereignissen (Klimaereignissen) ist das Konzept der Vulnerabilität zu erweitern (Alwang et al., 2001; Turner et al., 2003; van Daalen et al., 2022). So ist das Zusammenspiel von allgemeiner Vulnerabilität und spezifischer Vulnerabilität für das Verständnis von Klimavulnerabilität von besonderer Bedeutung. Personen und soziale Gruppen, die aufgrund ihrer Capabilities allgemein vulnerabel sind, sind auch bei Klimaereignissen vulnerabel. So gelten Säuglinge und Kinder allgemein als vulnerabel und sind dies auch gegenüber Klimaereignissen. Bestimmte chronisch Erkrankte, wie etwa Menschen mit Demenz, sind in Abhängigkeit von dem Grad der demenziellen Einschränkung aufgrund der veränderten Wahrnehmung und Entscheidungsfähigkeit auch gegenüber Klimaereignissen, unabhängig von der Art, besonders vulnerabel. Menschen mit chronischen Erkrankungen des Atmungssystems sind vulnerabel gegenüber Luftverschmutzung aufgrund von Waldbränden oder Hitze. Schwangere und mit ihnen die Feten sind hingegen bei Hitzestress vulnerabel.

Zwei weitere Konzepte helfen, das Verständnis von Klimavulnerabilität zu konkretisieren und zu erweitern: Exposition und Risiko. Exposition umfasst die Einwirkungsdauer und die Schwere der Einwirkung (hier: von Klimaereignissen), während mit Risiko die Eintrittswahrscheinlichkeit und zudem die besondere Sensitivität gegenüber einem Klimaereignis gemeint ist. Je höher die Sensitivität und/oder je höher die Eintrittswahrscheinlichkeit einer gefährdenden Bedingung ist, desto höher die Vulnerabilität.

Diese beiden Konzepte verdeutlichen, dass Klimavulnerabilität nicht auf die Personenebene beschränkt werden kann, da Exposition und Risiko von einer Vielzahl von Faktoren abhängen, die über die Capabilities von Personen und Personengruppen hinausgehen. Verdeutlichen lässt sich dies anhand von Hitze. Die Auswirkungen von Hitzewellen auf die menschliche Gesundheit hängt neben den Capabilities von topografischen Eigenschaften der Lebenswelt der Betroffenen ab, von der Wohnbebauung, von der Beschaffenheit des Wohnraums, von Eigenschaften des Wohnumfelds, etwa der Begrünung, von Frischluftschneisen oder dem Grad der Flächenversiegelung.

Schließlich gibt es gesellschaftliche Faktoren, die grundlegend für die Funktionalität des alltäglichen Lebens Einzelner, von Gruppen und kommunalen Gemeinschaften sind. Dazu gehören Einrichtungen der sozialen, wirtschaftsnahen und sonstigen Infrastruktur, der Mobilität oder der haushaltsnahen Versorgung. Wenn Versorgungsketten oder die Stromversorgung unterbrochen werden, wirkt dies auf die Gesellschaft als solche, gefährdet aber vulnerable Personen in besonderem Maße. Menschen etwa, die in der Häuslichkeit von invasiver Beatmung abhängig sind, werden bei einem länger anhaltenden Stromausfall lebensgefährdend beeinträchtigt. Sozial vulnerable Menschen mit geringeren ökonomischen Ressourcen haben weniger Möglichkeiten, temporäre Störungen der Versorgung mit existenziellen Versorgungsgütern zu kompensieren.

Angesichts dessen lassen sich unterschiedliche Ebenen der Vulnerabilität unterscheiden, die allerdings gegenseitige Bezüge haben. Im Folgenden sind vier unterschiedliche Ebenen der Vulnerabilität zu unterscheiden (siehe Abb. 1):

a. Personen
   Dies ist die Dimension von Vulnerabilität mit Bezug auf die Capabilities von Personen oder sozialen Gruppen. Vulnerabilität zeigt sich in sozialen, kulturellen, körperlichen, kognitiven oder geistigen Eigenschaften von Personen oder Gruppen.
b. Lebensräume – Regionen,
   Diese Dimension (Heltberg & Bonch-Osmolovskiy, 2011) von Vulnerabilität fokussiert auf die natürlichen, aber auch gesellschaftlichen Eigenschaften von Lebensräumen, Landschaften oder Gebieten. Vulnerabilität bezieht sich etwa auf natürliche Eigenschaften wie Topografie, klimatologische Eigenschaften, Eigenschaften von Flora

2 Was ist Klimavulnerabilität?

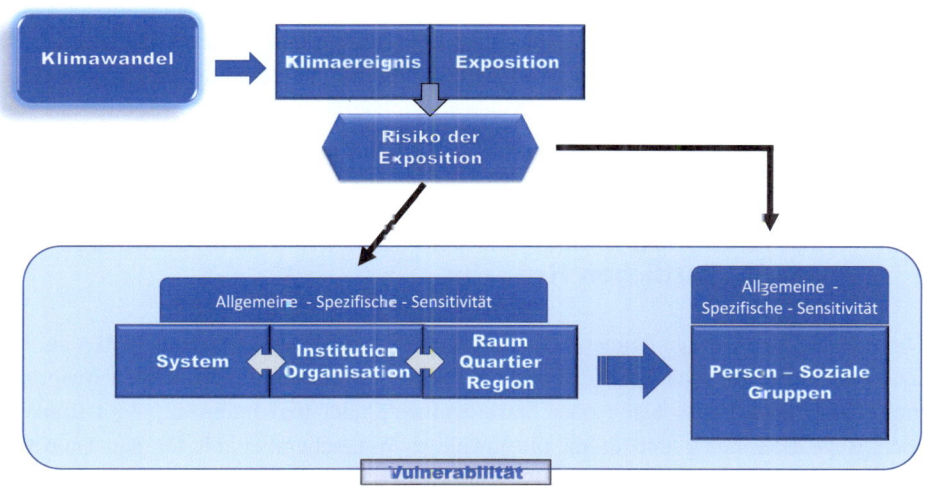

Abb. 1 Integratives Verständnis von Klimavulnerabilität. (Eigene Darstellung)

und Fauna. Betroffen sind aber auch die Eigenschaften von menschlichen Ansiedlungen, als Quartier, als Kommune, Region oder Staat. Vulnerabilität entsteht aus ökonomischen Eigenschaften, aus sozialen, städtebaulichen Eigenschaften.

c. Institutionen – Organisationen

Der Institutionenbegriff ist sehr vielfältig (Henze, 2023), in gewisser Hinsicht unspezifisch breit. Häufig werden darunter zunächst öffentliche Einrichtungen gefasst, bisweilen werden synonym Organisationen darunter verstanden, in denen Personen formal Mitglieder sind. Im hier gemeinten Sinn werden unter Institutionen regelgeleitete Arrangements zwischen und von Personen verstanden, die zur Sicherung von Bedürfnissen und zur Stabilisierung von sozialen Beziehungen beitragen. Dazu gehören im hier interessierenden Kontext Krankenhäuser, Pflegeheime oder öffentliche Einrichtungen des täglichen Bedarfs.

d. Systemebene

Systeme sind untereinander verbundene, interdependente Elemente wobei Systeme durch diese Interdependenz eine ihnen eigene Komplexität, Struktur und Funktionalität entwickeln (Arnold & Wade, 2015). In der Regel werden technische, natürliche und humane Systeme unterschieden. Jedes System erfüllt in sich und für sich Aufgaben, Funktionen und Ziele, die durch die jeweiligen Systemelemente, gegebenenfalls Subsysteme, unterstützt werden. Die Vulnerabilität einzelner Systemelemente kann daher, etwa durch systemische negative Feedbackschleifen, die Systemfunktionalität gefährden, eingeschränkt sein oder verändert werden (Chapin et al., 2009).

Klimaereignisse stellen ein hyperkomplexes Geschehen dar. Die unterschiedlichen Dimensionen von Klimavulnerabilität haben daher gegenseitige und hierarchische Bezüge. Das Letztere gilt vor allem für die Personenebene, für die Vulnerabilitäten und im Gegenzug Resilienzen der drei anderen Dimensionen Gefährdungs- resp. Schutzfunktionen darstellen.

3 Vulnerabilität, Exposition und Risiko als Grundlage des gesellschaftlichen Handelns

Diese Beziehungsgefüge hängen von den zwei Faktoren Exposition und Risiko ab. Während Exposition die schädigenden Faktoren in ihrer jeweiligen dimensionalen Ausprägung meint, also etwa Hitze, Kälte oder Starkregen in Dauer und Intensität, stellt Risiko die spezifische Bedingung und damit die jeweilige Wahrscheinlichkeit für den Eintritt der schädigenden Faktoren auf die jeweilige Ebene der Vulnerabilität dar.

Um den Auswirkungen von Klimaereignissen angemessen zu begegnen, das heißt etwa, sie zu verhindern, deren Auswirkungen zu mindern oder sich darauf angemessen vorzubereiten, bedarf es der Einschätzung der jeweiligen spezifischen und allgemeinen Vulnerabilität, einmal in Bezug auf die Qualität der Exposition sowie andererseits auf das Risiko des Eintretens unter Betrachtung der gegenseitigen Abhängigkeiten und Bezüge der Ebenen von Vulnerabilität (Füssel & Klein, 2006).

In der Konsequenz bedeuten die sozialen, gesellschaftlichen, ökologischen und technischen Aspekte von Vulnerabilität, dass Maßnahmen zum Schutz von Personen, sozialen Gruppen oder Gemeinschaften nicht ausschließlich aus der Perspektive personenbezogener Vulnerabilität eingeschätzt, geplant und durchgeführt werden können. So sind beispielsweise Menschen mit kognitiven Einschränkungen, die in gut isolierten Wohnungen mit einer begrünten Wohnumgebung und vorhandenen Frischluftschneisen leben, deutlich weniger bei Stark- oder der Extremhitze gefährdet als solche, die in nicht modernisierten Altbauwohnungen in einem wenig begrünten, stark verdichteten urbanen Lebensraum wohnen.

Das multidimensionale Verständnis von Vulnerabilität verlangt daher auch eine multiperspektivische Herangehensweise bei Entwicklung und Umsetzung von klimabezogenen Interventionen, also einem interdisziplinären und in der praktischen Umsetzung interprofessionellen Ansatz, sowie ein interinstitutionelles Vorgehen bei der Umsetzung von Maßnahmen zum Schutz vor Auswirkungen des Klimawandels insbesondere auf vulnerable Personengruppen.

4 Unterschiedliche Perspektiven auf Klimavulnerabilität

Klimavulnerabilität als umfassendes hyperkomplexes sozial-ökologisches Konzept behält in dem hier dargestellten wissenschaftlichen und wissenschaftspraktischen Verständnis den finalen Bezug zu Personen und Personengruppen grundsätzlich bei. Im wissenschaftlichen und auch gesellschaftspolitischen Diskurs werden aber besondere Aspekte fokussiert, da Klimavulnerabilität in der Gesellschaft unterschiedlich verteilt ist und damit auch die Auswirkungen von Klimaereignissen und deren Bewältigung. Im Folgenden sollen daher drei Konzepte kurz skizziert werden:

4.1 Klimagerechtigkeit

Das Konzept der Klimagerechtigkeit bezieht sich auf den Widerspruch zwischen dem Maß der Klimavulnerabilität, dabei den Auswirkungen des Klimawandels auf unterschiedlich betroffene Regionen und Staaten, sowie dem jeweiligen Anteil, den diese Staaten und die dort lebenden Menschen an der Entstehung des Klimawandels haben (Nicholas & Breakey, 2017).

4.2 Soziale Vulnerabilität und Klimavulnerabilität

Das Verständnis von sozialer Vulnerabilität (Singh et al., 2014) verbindet sich nicht ausschließlich mit dem Verständnis von Gesundheit, da es auch andere Aspekte berücksichtigt, wie etwa die soziale Stellung, soziale Ressourcen und die damit verbundene Resilienz bzw. Vulnerabilität gegenüber unterschiedlichen Lebensrisiken. Gleichzeitig stellt die soziale Lage und Position von Personen sowohl allgemein eine Determinante für Gesundheit und für Krankheit dar als auch eine besondere Determinante für Klimavulnerabilität. Menschen mit weniger sozialen und ökonomischen Ressourcen leben häufiger in Regionen und Quartieren, die besonders vulnerabel gegenüber Klimaereignissen sind. Zudem haben sie weniger Ressourcen und Möglichkeiten, sich gegen Klimaereignisse zu wappnen oder die durch den Klimawandel hervorgerufenen Veränderungen persönlich zu adaptieren.

4.3 Die zeitliche Dimension von Klimavulnerabilität

Ein weiterer Aspekt von Klimavulnerabilität ist die zeitliche Dimension. Klimavulnerabilität ist keine Konstante, sondern über den Zeitverlauf veränderlich. Bei chronisch kranken Personen können das progressive Krankheitsverläufe sein, die die Vulnerabilität gegenüber Klimaereignissen erhöhen oder sogar neue Risiken und Gefährdungen entstehen lassen. Das Lebensalter, aber auch die konkrete Lebenssituation beeinflussen die Vulnerabilität gegenüber Klimaereignissen. Hinzu kommt, dass sich durch das Fortschreiten des Klimawandels die Exposition und das Risiko für den Eintritt von schwerwiegenden Klimaereignissen im Zeitverlauf verändert. Assessments für klimabezogene Vulnerabilität sind damit nicht abschließend, sondern sie sind stetig neu zu überprüfen. Dies trifft auch für Maßnahmen des Klimaschutzes und der Klimaprävention sowie der Adaption des bereits eingetretenen Klimawandels zu.

5 Maßnahmen zur Beeinflussung von Klimavulnerabilität

Klimavulnerabilität kann durch unterschiedliche Maßnahmen beeinflusst werden, die hier nur kurz erläutert werden, da sie im Weiteren Gegenstand dieses Buches sind. Zum Ersten ist dies die Stärkung von Klimaresilienz (Romanello et al., 2023), etwa durch die Stärkung der Klimakompetenz bei Betroffenen beziehungsweise vulnerablen Personen und Personengruppen, darüber hinaus die Stärkung organisatorischer Resilienz und die Etablierung von Maßnahmenplänen zur Vorbereitung auf Klimaereignisse in Versorgungseinrichtungen. Des Weiteren geht es um die Adaption an veränderte klimatische Bedingungen in Hinsicht auf den schon eingetretenen Klimawandel, etwa durch Anpassung von individuellen und kollektiven Alltagshandlungen, Anpassung der kommunalen und regionalen Infrastruktur, die Veränderung organisatorischer Strukturen und Prozesse oder technischer Systeme. Und schließlich sind auch Maßnahmen zur Mitigation der Auswirkungen des Klimawandels, z. B. in Form der Dekarbonisierung der Leistungserbringung in Gesundheitseinrichtungen, zu nennen.

6 Ausblick

Klimavulnerabilität gewinnt angesichts der Klimakrise an zunehmender Bedeutung. Zwar hat sich in den letzten Jahren das wissenschaftliche Verständnis erweitert. Aber dennoch ist es in seiner multidimensionalen Komplexität noch nicht umfassend in der Praxis etabliert. Dies gilt insbesondere für die Einschätzung – das Assessment – von Vulnerabilität, die als Grundlage der praxisorientierten Etablierung von Maßnahmen des Klimaschutzes und der Klimaprävention im Sinne der Förderung von Resilienz, Adaption und Mitigation unabdingbar ist. Notwendig ist dafür die praxistaugliche Entwicklung von Assessmentinstrumenten. Diese müssen, anders als bisherige Indizes, multidimensional gestaltet sein, um mit Blick auf Exposition und Risiko insbesondere im kommunalen, urbanen Handlungsraum präventive Handlungsfähigkeit im Vorfeld von und bei schwerwiegenden Klimaereignissen zu ermöglichen.

Literatur

Alwang, J., Siegel, P. B., & Jorgensen, S. L. (2001). *Social Protection Discussion Papers and Notes* (Social Protection Discussion Papers and Notes Nr. 23304). World Bank.

Arnold, R. D., & Wade, J. P. (2015). A definition of systems thinking: A systems approach. *Procedia Computer Science, 44*, 669–678. https://doi.org/10.1016/j.procs.2015 03.050

Behringer, W. (2003). Die Krise von 1570: Ein Beitrag zur Krisengeschichte der Neuzeit. In M. Jakubowski-Tiessen (Hrsg.), *Um Himmels Willen: Religion in Katastrophenzeiten* (S. 51–155). Vandenhoeck & Ruprecht.

Boksch, R. (2020). *Naturkatastrophen nehmen tendenziell zu.* https://de.statista.com/infografik/21744/anzahl-der-relevanten-schadensereignisse/

Chapin, F. S., Folke, C., & Kofinas, G. P. (2009). A framework for understanding change. In C. Folke, G. P. Kofinas, & F. S. Chapin (Hrsg.), *Principles of ecosystem stewardship* (S. 3–28). Springer New York. https://doi.org/10.1007/978-0-387-73033-2_1

van Daalen, K. R., Romanello, M., Rocklöv, J., Semenza, J. C., Tonne, C., Markandya, A., Dasandi, N., Jankin, S., Achebak, H., Ballester, J., Bechara, H., Callaghan, M. W., Chambers, J., Dasgupta, S., Drummond, P., Farooq, Z., Gasparyan, O., Gonzalez-Reviriego, N. Hamilton, I., … Lowe, R. (2022). The 2022 Europe report of the Lancet Countdown on health and climate change: Towards a climate resilient future. *The Lancet. Public Health, 7*(11), e942–e965. https://doi.org/10.1016/S2468-2667(22)00197-9

der Heiden, M. an, Muthers, S., Niemann, H., Buchholz, U., Grabenhenrich, L., & Matzarakis, A. (2019). Schätzung hitzebedingter Todesfälle in Deutschland zwischen 2001 und 2015 [Estimation of heat-related deaths in Germany between 2001 and 2015]. *Bundesgesundheitsblatt, Gesundheitsforschung, Gesundheitsschutz, 62*(5), 571–579. https://doi.org/10.1007/s00103-019-02932-y

Forbes-Mewett, H., & Nguyen-Trung, K. (2019). Defining vulnerability. In H. Forbes-Mewett (Hrsg.), *Vulnerability in a mobile world* (S. 5–27). Emerald Publishing Limited. https://doi.org/10.1108/978-1-78756-911-920191004

Füssel, H.-M., & Klein, R. J. T. (2006). Climate change vulnerability assessments: An evolution of conceptual thinking. *Climatic Change, 75*(3), 301–329. https://doi.org/10.1007/s10584-006-0329-3

Heltberg, R., & Bonch-Osmolovskiy, M. (2011). *Mapping Vulnerability to Climate Change* (Policy Research Working Paper Nr. 5554). World Bank. https://papers.ssrn.com/sol3/papers.cfm?abstract_id=1754347

Henze, O. (2023). Diskussion der Begriffe Institution, Organisation, Sozialisation in Institutionen und Schlussfolgerungen für die Integrative Supervision. *Supervision: Theorie – Praxis – Forschung*(5).

Intergovernmental Panel on Climate Change. (1990). *Climate Change: The IPCC Impacts Assessment*. Final Report of Working Group I. Commonwealth of Australia. https://www.ipcc.ch/site/assets/uploads/2018/03/ipcc_far_wg_II_full_report.pdf

Marcott, S. A., Shakun, J. D., Clark, P. U., & Mix, A. C. (2013). A reconstruction of regional and global temperature for the past 11,300 years. *Science (New York, N.Y.), 339*(6124), 1198–1201. https://doi.org/10.1126/science.1228026

Mora, C., Dousset, B., Caldwell, I. R., Powell, F. E., Geronimo, R. C., Bielecki, C. R., Counsell, C. W. W., Dietrich, B. S., Johnston, E. T., Louis, L. V., Lucas, M. P., McKenzie, M. M., Shea, A. G., Tseng, H., Giambelluca, T. W., Leon, L. R., Hawkins, E., & Trauernicht, C. (2017). Global risk of deadly heat. *Nature Climate Change, 7*(7), 501–506. https://doi.org/10.1038/NCLIMATE3322

Nadler, S., Jaeschke, A., Jentsch, A., Bittner, T., & Beierkuhnlein, C. (2010). Auswirkungen von Extremereignissen auf die Biodiversität – eine Literaturanalyse. In Bundesamt für Naturschitz (Hrsg.), *BfN-Skripten: Bd. 289. Treffpunkt biologische Vielfalt X: Aktuelle Forschung im Rahmen des Übereinkommens über die biologische Vielfalt vorgestellt auf einer wissenschaftlichen Expertentagung an der Internationalen Naturschutzakademie Insel Vilm vom 16.–20. August 2010* (S. 87–94). BfN-Schr.-Vertrieb im Landwirtschaftsverl.

Nicholas, P. K., & Breakey, S. (2017). Climate change, climate justice, and environmental health: Implications for the nursing profession. *Journal of Nursing Scholarship: an Official Publication of Sigma Theta Tau International Honor Society of Nursing, 49*(6), 606–616. https://doi.org/10.1111/jnu.12326

Parker, G. (2008). Crisis and catastrophe: The global crisis of the seventeenth century reconsidered. *The American Historical Review, 113*(4), 1053–1079. https://doi.org/10.1086/ahr.113.4.1053

Romanello, M., Di Napoli, C., Green, C., Kennard, H., Lampard, P., Scamman, D., Walawender, M., Ali, Z., Ameli, N., Ayeb-Karlsson, S., Beggs, P. J., Belesova, K., Berrang Ford, L., Bowen, K., Cai, W., Callaghan, M., Campbell-Lendrum, D., Chambers, J., Cross, T. J., … Costello, A. (2023). The 2023 report of the Lancet Countdown on health and climate change: The imperative for a health-centred response in a world facing irreversible harms. *The Lancet, 0*(0). https://doi.org/10.1016/S0140-6736(23)01859-7

Saeed, F., Schleussner, C.-F., & Ashfaq, M. (2021). Deadly heat stress to become commonplace across South Asia already at 1.5°C of global warming. *Geophysical Research Letters, 48*(7). https://doi.org/10.1029/2020GL091191

Singh, S. R., Eghdami, M. R., & Singh, S. (2014). The concept of social vulnerability: A review from disasters perspectives. *International Journal of Interdisciplinary and Multidisciplinary Studies (IJIMS), 1*(6), 71–82.

Turner, B. L., Kasperson, R. E., Matson, P. A., McCarthy, J. J., Corell, R. W., Christensen, L., Eckley, N., Kasperson, J. X., Luers, A., Martello, M. L., Polsky, C., Pulsipher, A. & Schiller, A. (2003). A framework for vulnerability analysis in sustainability science. *Proceedings of the National Academy of Sciences of the United States of America, 100*(14), 8074–8079. https://doi.org/10.1073/pnas.1231335100

Waisel, D. B. (2013). Vulnerable populations in healthcare. *Current Opinion in Anaesthesiology, 26*(2), 186–192. https://doi.org/10.1097/ACO.0b013e32835e8c17

Winklmayr, C., Muthers, S., Niemann, H., Mücke, H.-G., & Heiden, M. A. d. (2022). Heat-related mortality in Germany from 1992 to 2021. *Deutsches Ärzteblatt international, 119*(26), 451–457. https://doi.org/10.3238/arztebl.m2022.0202

Wrench, G. T. (2017). *Reconstruction by the way of the soil*. A Distant Mirror.

Klimavulnerabilität als Transdisziplin

Daniela Schmitz und Manfred Fiedler

Zusammenfassung

Im Beitrag wird der Begriff Transdisziplinarität erläutert, von anderen Formen disziplinenübergreifender Zusammenarbeit abgegrenzt und in die Verständnisarten von Transdisziplinarität als Forschungs- und Wissenschaftsprinzip, als Forschungsform und als Ausbildungsprinzip differenziert. Um soziale und gesundheitliche Facetten des Klimawandels zu verstehen, sind transdisziplinäre Zugänge zielführend, da sie es ermöglichen, Wissen und Perspektiven aus verschiedenen Disziplinen – wie Klimaforschung, Medizin, Soziologie und Ökonomie – zu integrieren und dadurch die komplexen Wechselwirkungen zwischen Umweltveränderungen, gesellschaftlichen Strukturen und individuellen Gesundheitsauswirkungen ganzheitlich zu analysieren.

1 Begriffsbestandteile und Gesamtbegriff

Der Begriff Transdisziplinarität charakterisiert eine bestimmte Form von Disziplinarität, die nicht an Grenzen von Gegenstandsbereichen und bestimmten Ausschnitten von Realitäten gebunden ist. Eine Disziplin bildet sich um einen bestimmten Gegenstandsbereich und spezialisiert sich auf die Untersuchung eines definierten Realitätsausschnitts, den sie mit bestimmten Theorien beschreibt und mit adäquaten Methoden beforscht (Defila &

D. Schmitz (✉) · M. Fiedler
Department für Humanmedizin und Fakultät für Gesundheit, Universität Witten/Herdecke, Witten, Deutschland
E-Mail: daniela.schmitz@uni-wh.de

M. Fiedler
E-Mail: manfred.fiedler@uni-wh.de

© Der/die Herausgeber bzw. der/die Autor(en), exklusiv lizenziert an Springer-Verlag GmbH, DE, ein Teil von Springer Nature 2025
D. Schmitz et al. (Hrsg.), *Klima und Vulnerabilität*,
https://doi.org/10.1007/978-3-662-71727-1_3

Di Giulio, 1998). Weitere Merkmale einer Disziplin sind ihre „scientific community" mit eigener Fachsprache, einem bestimmten Wissenskorpus, relevanten Forschungsproblemen und institutionalisierten Sozialisationsprozessen für Ausbildungs- und Karrierestrukturen. Als kognitive und soziale Einheiten können sich Disziplinen in Teildisziplinen zergliedern und so zu einer eigenständigen Disziplin werden, die aus ihrer Spezialisierung heraus einen Realitätsausschnitt beschreibt und beforscht. Um Synergien in der Wissensproduktion zu schaffen, können unterschiedliche Formen einer disziplinenübergreifenden Zusammenarbeit zum Tragen kommen, die in Graden von Disziplinarität beschrieben werden. Disziplinarität drückt die Ordnung und dabei die Bezüge der Fachgebiete untereinander in Hinsicht auf die Bearbeitung eines wissenschaftlichen Gegenstands aus, denen mit einer Vielzahl von begrifflichen Formulierungen Ausdruck verliehen wird: Mono-, Multi-, Pluri-, Cross-, Inter- und Transdisziplinarität, die im Folgenden erläutert werden.

Multidisziplinarität wird als disziplinäres Nebeneinander auf einem Themengebiet ohne strukturierte Zusammenarbeit sowie Bemühungen zur Synthese einzeldisziplinärer Ergebnisse verstanden (Jungert, 2013). In diesem Modus widmet sich jede beteiligte Disziplin einem Teilaspekt eines Problems innerhalb ihres Gegenstandsbereichs, fachübergreifende Fragestellungen werden jedoch nicht gemeinsam verfolgt. Im Unterschied zu monodisziplinärer Forschung werden Forschungsbemühungen der anderen Disziplinen zur Kenntnis genommen, jedoch findet keine wechselseitige Bezugnahme oder Integration von Ergebnissen statt.

Pluridisziplinarität wird vereinzelt synonym zu Multidisziplinarität genutzt (Jungert, 2013). Jantsch (1970) spricht von erweiternder Juxtaposition, also den Einbezug von Bezugsdisziplinen ohne strukturiertes oder koordiniertes Miteinander. Das bezugsdisziplinäre Wissen wird integriert, disziplinäre Strukturen und die Matrix des monodisziplinären Verständnisses bleiben bei diesem Austausch jedoch unverändert.

Crossdisziplinarität findet als Begriff seltener Verwendung. Mit Jantsch (1970) werden die Methoden und Axiome einer Disziplin anderen eigentlich gleichwertigen Disziplinen aufgezwungen und damit eine Polarisierung bzw. Hierarchisierung zwischen diesen geschaffen. Jungert (2013) betont hingegen die freie Integration bezugswissenschaftlicher Axiome, was die Abgrenzung zur Pluridisziplinärität erschwert.

Interdisziplinarität ist durch die gemeinsame, also strukturierte und abgestimmte, nicht hierarchische Arbeit an einem gemeinschaftlich beforschten Problem gekennzeichnet. Ein weiteres Merkmal dieser Form der Zusammenarbeit ist die Integration von Theorien, Methoden oder Ergebnissen. Je näher Disziplinen thematisch beieinanderliegen, desto leichter fällt es in der Kooperation, basierend auf den disziplinären Fachsprachen eine gemeinsame Sprache zu finden und mit Bezug auf die disziplinären Perspektiven eine gemeinsame Wissensbasis („common ground") auf den gemeinsam bearbeiteten Gegenstand zu schaffen.

Meist in Abgrenzung zur Interdisziplinarität besteht Transdisziplinarität in einer dauerhaften Kooperation. Mit Vilsmaier (2021) lässt sich Transdisziplinarität als Positionierungsbegriff, also als Momentum der beschreibbaren Beziehung der Disziplinen in der Kooperation, oder als Bewegungsbegriff verstehen: ein Prozess, bei dem die beteiligten disziplinären Strukturen und Wissenskörper transformiert bzw. verschmolzen werden. Transdisziplinäre Zusammenarbeit ist laut Mittelstraß (2005) dort erforderlich, wo eine Problemlösung, meist für Real-World-Probleme, nicht von einer Disziplin allein entwickelt werden kann, wie z. B. in den Themenkomplexen Nachhaltigkeit, Umwelt und Gesundheit. Balsiger (2005) ergänzt, dass die Lösung dieser Probleme für den nichtwissenschaftlichen Bereich als dringend empfunden und als relevant eingestuft wird. Aus dieser gegenständlichen Orientierung und der Subjektivierung des Nichtwissenschaftlichen heraus wird diese Kooperation von wissenschaftlichen und nichtwissenschaftlichen Akteur:innen bisweilen als konstitutiv für das Verständnis von Transdisziplinarität angesehen. Vilsmaier (2021) relativiert dies und verweist stattdessen auf die Besonderheiten transdisziplinärer Forschungs- (und Lehr-)Konzepte, wie etwa Aktions-, Interventions-, Translations- oder Implementierungsforschung.

Sell et al. (2022) analysieren im Rahmen eines Scoping Reviews, welche Formen der disziplinären Zusammenarbeit im Gesundheitsbereich in Publikationen verwendet wurden. In 324 untersuchten Artikeln wurde der Begriff Multidisziplinarität am häufigsten verwendet, Transdisziplinarität lediglich in 53 der untersuchten Artikel. Die Autor:innen schlussfolgern die Unsicherheit im Umgang mit Begrifflichkeiten und deren konzeptionelle Überschneidungen. Der Modus der Zusammenarbeit sollte explizit dargelegt werden. Dass sich neben den hier skizzierten Definitionen noch eine Reihe anderer Begrifflichkeiten und Bindestrich-Disziplinaritäten finden lassen, führt nur zu einer vermehrten Begriffsfülle statt zur Schärfung des Verständnisses (Defila & Giulio, 1998).

2   Varianten des Verständnisses

Ausgehend von den Definitionsmerkmalen bestehen verschiedene Varianten des Verständnisses von Transdisziplinarität: als Forschungs- und Wissenschaftsprinzip, als Forschungsform und als Ausbildungsprinzip.

Transdisziplinarität findet als Forschungs- und Wissenschaftsprinzip Anwendung, wenn es um Problemlösungen geht, die nicht disziplinär lösbar sind. Transdisziplinarität in dieser Lesart fokussiert Wissen, hebt disziplinäre Engführungen und institutionelle Gewohnheiten auf. Diese Aufhebung wird als methodische Transdisziplinarität argumentativ selbst erzeugt (Mittelstraß, 2005). Damit diese Form der Transdisziplinarität gelingt, müssen die eigenen disziplinären Vorstellungen hinterfragt werden, eine produktive Auseinandersetzung mit den anderen disziplinären Positionen erfolgen, die eigenen Ansätze vor diesem Hintergrund reformuliert werden und eine argumentative Einheit bzw. Entdisziplinierung von Argumentationen stattfinden (Mittelstraß, 2005).

Transdisziplinarität als Forschungsform verändert bisherige Formen von Forschungsvorhaben als auch die Ordnung der Disziplinen in der Wissenschaft (Vilsmaier, 2021). Im Fokus stehen das gemeinsame Handeln und Kooperationen. Forschung adressiert dabei außerwissenschaftliche Adressat:innen, ist partizipativ und anwendungsorientiert (Defila & Di Giulio, 1998). Eine Blaupause für transdisziplinäre Forschung formulieren Jahn et al. (2012) in drei Phasen: in der ersten Phase wird das gesellschaftliche Problem beschrieben und mit wissenschaftlichen Erkenntnissen verknüpft. In der zweiten Phase der Integration werden die Rollen von Forschenden und anderen Akteur:innen geklärt, ein Integrationskonzept entwickelt und umgesetzt. In der dritten Phase erfolgt eine transdisziplinäre Integration durch die Bewertung der integrierten Ergebnisse und durch die Erstellung von Ergebnisprodukten für Wissenschaft und Gesellschaft.

Transdisziplinarität als Prinzip in der akademischen Aus-, Fort- und Weiterbildung soll durch didaktisch gestaltete Arrangements in der Lehre Silos zwischen Disziplinen überwinden und einen Wissenstransfer zwischen Disziplinen ermöglichen (Nicolescu & Ertas, 2013). Dafür braucht es Strukturen und Ressourcen, die gemeinsames Lernen ermöglichen, eine Heranführung von Lehrenden und Lernenden an transdisziplinäres Lehren und Lernen, außerdem Lerninhalte, die den Erwerb methodischer und kommunikativer Kompetenzen ermöglichen, sowie eine curriculare Integration und entsprechende didaktische Konzepte (siehe Kap. 36).

3 Transdisziplinarität und Klimawandel

Das komplexe Zusammenspiel von Umwelt und Gesundheit und die Auswirkungen des Klimawandels auf vulnerable Personen, Regionen und gesellschaftlich relevante Systeme können nur transdisziplinär erfasst werden. So stellen beispielsweise Ibrahim und Rödder (2022) die Beiträge sozialwissenschaftlicher Theorien für eine sozialwissenschaftliche Klimaforschung zusammen. Bereits 1999 definierten der Soziologe Stehr und der Meteorologe von Storch Klimaveränderungen angesichts deren gesellschaftlichen Impacts und der gesellschaftlichen Perzeption als soziale Konstrukte (Stehr & von Storch, 1999). Ausgehend von diesem Verständnis reicht eine klimadeterministische Sichtweise mit dem Fokus allein auf die unmittelbaren Auswirkungen von Klimaveränderungen auf Mensch und Gesellschaft nicht aus, um Maßnahmen gegen anthropogen verursachte Klimaveränderungen zu entwickeln. Ster und von Storch verdeutlichen dies in ihrem Werk „Perzipierte Umwelt und Gesellschaftsmodell" (Stehr & von Storch, 1999, S. 117), das komplexe Beziehungen zwischen Umwelt, Gesellschaft, Wissenschaft, Politik, Recht und Individuen beschreibt.

Diese disziplinübergreifende Perspektive zeigt sich in der Ausdifferenzierung transdisziplinärer Umwelt- und Nachhaltigkeitsforschung (Vilsmaier, 2021) sowie in einer vor allem quantitativen Bedeutungszunahme transdisziplinärer Studien in den Nachhaltigkeitswissenschaften, wie Brandt et al. (2013) durch die Analyse von veröffentlichten Peer-Reviewed Studien mit dem Fokus auf Transdisziplinarität zwischen 2000 und 2011 zeigen. Die Bedeutungszunahme spiegelt sich weniger in wissenschaftlichen Konzepten der Implementierung und Transformation der Problemlösung wider, sondern vor allem in Problemperzeption und Problemanalyse. Eine Analyse der Organisation für wirtschaftliche Zusammenarbeit und Entwicklung (Organisation for Economic Co-operation and Development, 2020) in Hinsicht auf transdisziplinäre Forschung zur Lösung gesellschaftlicher Herausforderungen bestätigt zum einen die Bedeutung transdisziplinärer Forschung in der Umwelt- und Nachhaltigkeitswissenschaft. Zum anderen wird anhand der insgesamt 28 analysierten Forschungsprojekte deutlich, dass zivilgesellschaftliche Institutionen meist Forschungspartner sind und soziale Gruppen und Gemeinschaften vor allem Bezugsgruppen (Stakeholder) der Forschung. Europa und die USA sind aus den Ergebnissen der Analyse heraus die relevanten Regionen transdisziplinärer Nachhaltigkeitsforschung, Deutschland oder Österreich haben hier aber noch Nachholbedarf.

4 Klimavulnerabilität als transdisziplinäres Gegenstandsfeld

Die Auswirkungen menschlicher Eingriffe in die Umwelt, insbesondere der Klimawandel, stellen die zivilisatorische Herausforderung des 21. Jahrhunderts dar. Die Komplexität des Handlungsfelds Klima und Vulnerabilität verlangt daher für die Entwicklung von Problemlösungen disziplinübergreifende Formen der Kooperation. Zielführend erscheinen transdisziplinäre Konzepte, die zwischen Disziplinen organisiert werden und soziale Bezugsgruppen sowie gesellschaftliche Perspektiven einbeziehen. Um die unterschiedlichen Dimensionen (systemisch, institutionell, räumlich, personell) von Klimavulnerabilität (siehe Kap. 2) zu reflektieren und den ökonomischen, ökologischen, technischen und sozialen Facetten von Vulnerabilität nachzugehen, braucht es zur lösungsorientierten Begegnung mit zukünftigen Praxisanforderungen (siehe Kap. 38) transdisziplinäre Konzepte in Lehre (siehe Kap. 36) und Forschung (siehe Kap. 37), denen dabei auch eine Aufklärungsfunktion (Balsiger, 2005) zukommt. Dazu gehören Lehr-Lernformate wie Problem-Based Learning, Praxislernen, forschendes Lernen und transformatives Lernen als auch Konzepte der partizipativen, explorativen oder ethnografischen Forschung.

Gleichzeitig ist die Frage der disziplinären Diffusion und am Ende der Transformation zu erörtern. Im Verständnis von dynamischer Transdisziplinarität ist der Weg zu einer dauerhaften Entdisziplinierung im akademischen Umgang mit Klimavulnerabilität nicht nur zu erahnen, sondern vielleicht sogar zu fordern. Die disziplinäre Vielfalt der Bezugsdisziplinen, die zivilisatorische Bedeutung des Handlungsfeldes und seine Langfristigkeit verlangen eine auf Dauer angelegte wissenschaftliche Struktur, die die Regeln und Perspektiven der jeweiligen Disziplinen diffundiert und damit die Disziplinierung durch die jeweilige Disziplin überwindet.

Literatur

Balsiger, P. W. (2005). *Transdisziplinarität. Systematisch-vergleichende Untersuchung disziplinenübergreifender Wissenschaftspraxis*. Fink.

Brandt, P., Ernst, A., Gralla, F., Luederitz, C., Lang, D., Newig, J., Reinert, F., Abson, D., & von Wehrden, H. (2013). A review of transdisciplinary research in sustainability science. *Ecological Economics, 92*, 1–15.

Defila, R., & Di Giulio, A. (1998). Interdisziplinarität und Disziplinarität. In J. H. Olbertz (Hrsg.), *Zwischen den Fächern – über den Dingen? Schriften der Deutschen Gesellschaft für Erziehungswissenschaft*. VS Verlag.

Heckhausen, H. (1987). Interdisziplinäre Forschung zwischen Intra-, Multi- und Chimären-Disziplinarität. In J. Kocka (Hrsg.), *Interdisziplinarität. Praxis – Herausforderung – Ideologie* (S. 129–145). Suhrkamp.

Ibrahim, Y., & Rödder, S. (2022). *Schlüsselwerke der sozialwissenschaftlichen Klimaforschung*. Transcript.

Jahn, T., Bergmann, M., & Keil, F. (2012). Transdisciplinarity: Between mainstreaming and marginalization. *Ecological Economics, 79*, 1–10.

Jantsch, E. (1970). Inter- and Transdisciplinary University: A systems approach to education and innovation. *Policy Sciences, 1*(1), 403–428.

Jungert, M. (2013). Was zwischen wem und warum eigentlich? Grundsätzliche Fragen der Interdisziplinarität. In M. Jungert, E. Romfeld, T. Sukopp, & U. Voigt (Hrsg.), *Interdisziplinarität. Theorie, Praxis, Probleme* (2. Aufl., 1–12) Wissenschaftliche Buchgesellschaft.

Mittelstraß, J. (2005). Methodische Transdisziplinarität. *Technikfolgenabschätzung, 14*(2), 18–23.

Nicolescu, B., & Ertas, A. (2013). *Transdisciplinary theory & practice*. Atlas Publishing.

Organisation for Economic Co-operation and Development. (2020). Addressing Societal Challenges Using Transdisciplinary Research. OECD Science, Technology and Industry Policy Paper, No 88. https://www.oecd.org/en/publications/addressing-societal-challenges-using-transdisciplinary-research_0ca0ca45-en.html. Zugegriffen: 10. Jan. 2025.

Schulmeister, R., & Metzger, C. (2024). Disziplin, Interdisziplinarität und Transdisziplinarität – eine begriffstheoretische Betrachtung. die hochschullehre, Themenheft Inter- und Transdisziplinarität in der Hochschullehre, 22–40. Jahrgang 10/2024. https://doi.org/10.3278/HSL2402W.

Sell, K., Hommes, F., Fischer, F., & Arnold, L. (2022). Multi-, inter-, and transdisciplinarity within the public healthworkforce: A scoping review to assess definitions and applications of concepts. *International Journal of Environmental Research and Public Health, 2022*(19), 10902.

Stehr, N., & von Storch, H. (1999). *Klima, Wetter, Mensch*. Beck.

Vilsmaier, U. (2021). Transdisziplinarität. In T. Schmohl & T. Philipp (Hrsg.), *Handbuch Transdisziplinäre Didaktik* (S. 333–345). Transcript.

Klimavulnerabilität als multiprofessionelles Praxisfeld mit berufsspezifischen Zugängen

Julia Rinas-Bahl, Jan-Hendrik Ortloff und Lena Lorenz

Zusammenfassung

Der Beitrag beschreibt die Herausforderungen bei der Identifikation und Bewältigung von Klimavulnerabilität und die Notwendigkeit von berufsspezifischen Zugängen in multiprofessionellen Praxisfeldern, welche durch einen Common Ground ermöglicht werden können. Dafür werden Faktoren für eine gelingende professionsübergreifende Kooperationen aufgezeigt, um darauf aufbauend Beispiele für einen gemeinsamen Austausch von Wissen zu veranschaulichen.

1 Klimavulnerabilität: Beteiligte Akteur:innen und Ziele

Die Vulnerabilität von Personen oder Personengruppen gegenüber unterschiedlichen Klimaereignissen ist ein Ergebnis aus den spezifischen sozialen, natürlichen und persönlichen Umweltbedingungen beeinflusst durch und wirkend auf ihre grundlegenden personalen und sozialen Eigenschaften und Befähigungen (siehe Kap. 2). Wechselwirkungen und Abhängigkeiten, die zwischen einer Person und ihrer Umwelt bestehen, in der Versorgungspraxis begegnet wird, definiert die Bundesregierung gegenüber Klimaveränderungen

---

J. Rinas-Bahl (✉) · J.-H. Ortloff · L. Lorenz
Department für Humanmedizin und Fakultät für Gesundheit, Universität Witten/Herdecke, Witten, Deutschland
E-Mail: julia.rinas-bahl@uni-wh.de

J.-H. Ortloff
E-Mail: jan-hendrik.ortloff@uni-wh.de

L. Lorenz
E-Mail: lena.lorenz@uni-wh.de

© Der/die Herausgeber bzw. der/die Autor(en), exklusiv lizenziert an Springer-Verlag GmbH, DE, ein Teil von Springer Nature 2025
D. Schmitz et al. (Hrsg.), *Klima und Vulnerabilität*,
https://doi.org/10.1007/978-3-662-71727-1_4

das Ziel, Schäden durch den Klimawandel zum Schutz von Leben und Gesundheit, von Gesellschaft, Wirtschaft und Infrastruktur sowie von Natur und Ökosystemen zu vermeiden oder zu reduzieren. Zudem sollen die Zunahme sozialer Ungleichheiten durch die negativen Auswirkungen des Klimawandels verhindert (§ 1 Klimaanpassungsgesetz (KAnG) 2023) sowie sogenannte Cluster und untergeordnete Handlungsfelder für die Erarbeitung einer Klimarisikoanalyse definiert werden, zu denen u. a. Infrastrukturen, Landnutzung, Gesundheit und Pflege, Raumplanung und Bevölkerungsschutz, Wasser, Wirtschaft sowie Arbeitsschutz und vulnerable Personengruppen zählen (§ 3 KAnG 2023).

Damit das Thema der Klimavulnerabilität in der Praxis bearbeitet werden kann, ist eine Zusammenstellung von Akteur:innen im Bereich Klima (z. B. internationale Organisationen, nationale Regierungen oder Wirtschaft und Industrie), im kommunalen Raum (z. B. Stadtverwaltungen, lokale Energieversorger oder Bürgerinitiativen) und im Gesundheitssektor (z. B. Gesundheitsorganisationen wie die Weltgesundheitsorganisation oder das Robert Koch-Institut, Kliniken und Gesundheitsdienste, Forschungseinrichtungen oder Initiativen) notwendig. Der Sachverständigenrat zur Begutachtung der Entwicklung im Gesundheitswesen (2023) verdeutlicht, dass im Hinblick auf die beteiligten Cluster der Erforschung des Klimawandels nicht monodisziplinär begegnet werden kann, um den Auswirkungen des Klimawandels auf die öffentliche Gesundheit entgegenzuwirken und resilientere Versorgungssysteme zu entwickeln. Schmitt et al. (2023) fordern darüber hinaus eine stärkere Einbindung unterschiedlicher Institutionen und Verbände, um Kooperationen über Ressort- und Fachgrenzen hinweg zu ermöglichen und Akteur:innen des Gesundheitswesens und der Zivilgesellschaft einzuschließen. Die Zusammenarbeit verschiedener Professionen in der Praxis und Disziplinen in der Forschung ist erforderlich, damit neben technischen, ökologischen und ökonomischen Aspekten auch kulturelle, soziale und gesundheitliche Perspektiven mit einbezogen werden, um übergreifende Zusammenhänge für eine nachhaltige Auseinandersetzung mit den Themenbezügen *Klimawandel, Vulnerabilität und Gesundheit* zu berücksichtigen (Teebken & Schipperges, 2024).

2 Herausforderungen der multiprofessionellen Zusammenarbeit

Multiprofessionelle Zusammenarbeit umfasst gemeinsame Lehr- und Lernsituationen für (mehr als drei) verschiedene Gesundheits-, Sozial- und auch Nichtgesundheitsberufe, um das wechselseitige berufliche Verständnis zu vertiefen und eine nahtlose Zusammenarbeit für eine bessere Versorgung zu fördern (Leiba, 2002). Diese Zusammenarbeit ermöglicht es, komplexe Probleme ganzheitlich zu betrachten und diese ausgehend von verschiedenen Perspektiven zu lösen (Bauer, 2014). Beispiele von Extremwetterereignissen wie akuter starker Schneefall oder Überschwemmungen zeigen, dass u. a. chronisch kranke Menschen mit Mobilitätseinschränkungen im häuslichen Setting kontinuierlich auf

Hilfemaßnahmen durch Gesundheitsdienstler:innen, Netzwerksysteme in der Betreuung, Versorgung und Hauswirtschaft sowie auf technische Unterstützung zur Sicherstellung ihrer Gesundheit angewiesen sind. In der Abgrenzung zur längerfristigen interprofessionellen Zusammenarbeit in Teams betont multiprofessionelle Zusammenarbeit hier die punktuelle und lösungsorientiere Zusammenarbeit mehrerer Berufsgruppen zu einem gegebenen Anlass oder thematischen Erfordernissen (Roodbol, 2010).

Grundsätzlich übernehmen Berufsangehörige innerhalb einer Gesellschaft spezifische Funktionen, Aufgaben und Rollen, in Abhängigkeit zu ihrem jeweiligen Handlungsfeld, zum Beispiel dem Gesundheits- oder dem Bildungssystem. Die Zuordnung der einzelnen Funktionen unterliegt hierbei häufig organisatorisch-institutionellen Rahmenbedingungen (Arbeitsorten, Organisationsstrukturen, Hierarchien) und ist geprägt durch die in dem Handlungsfeld etablierte Leitprofession, die eine Kontroll- und Delegationsfunktion beinhaltet (Bauer, 2014). Im Gesundheitssystem sind es Ärzte und Ärztinnen, deren Expertise das Metier maßgeblich beeinflusst und die in der intrainstitutionellen Hierarchie leitend und/oder kontrollierend tätig sind (Stichweh, 2000). Neben der Medizin haben jedoch auch weitere Professionen wie etwa Pflegekräfte, Sozialarbeiter:innen, Apotheker:innen oder Therapeut:innen eine besondere Bedeutung, um Betroffene wie Menschen mit chronischen Erkrankungen in Hinsicht auf Klimaereignisse und deren Auswirkungen auf die Gesundheit zu beraten und zu versorgen.

In Betrachtung von Klimavulnerabilität kommen demzufolge in der Praxis entsprechend der beruflichen Zuständigkeiten und Aufgabenbereiche unterschiedliche Berufssozialisationen und -ethiken sowie verschiedene Wissensdomänen und Methoden zusammen, damit gemeinsam Ziele und Anpassungen für eine gelingende gesundheitliche Versorgung klimavulnerabler Personengruppen identifiziert und abgestimmt werden können (Winkelmann et al., 2022). Multiprofessionelle Zusammenarbeit erfordert daher Zeit, Raum und passende Strukturen für die Zusammenarbeit.

Für eine erfolgreiche Kooperation zwischen Berufsgruppen sind die Bereitschaft zur multiprofessionellen Zusammenarbeit, Respekt, gemeinsame Ziele, offene Kommunikation und Fairness entscheidend (Kielblock et al., 2020). Bisherige Erfahrungen beeinflussen den Wissenstransfer, der durch Vertrauen, offene Fehlerkultur und organisationale Anreize gefördert wird (von Krogh & Kröne, 1998).

Hindernisse für den Wissenstransfer sind mangelnde Motivation zur Weitergabe von Wissen, fehlende gemeinsame Sprache, eine fehlinterpretierte Vorannahme bereits vorhandenen Wissens (Antizipation) oder schlechte Beziehungen. Barrieren auf der wissensempfangenden Seite umfassen fehlendes Vertrauen, geringe Akzeptanz oder eingeschränkte Wahrnehmung. Generell erschweren fehlende Kooperationsbereitschaft, unklare Zuständigkeiten, Berufskulturunterschiede und schlechte Kommunikation die Zusammenarbeit (Bauer, 2014). Die Rollen der wissensgebenden und -nehmenden Person sind situativ wechselnd.

3 Common Ground als gemeinsame Basis

In der Praxis ist oftmals ersichtlich, dass die eigenen Professionen für sich an ihren spezifischen Themen und Aufgaben ohne Rückbezug zu anderen Professionen arbeiten. Damit die Akteur:innen in Bezug auf Klima und Gesundheit überhaupt in einem ersten Ansatz multiprofessionell zusammen agieren können, besteht eine mögliche Grundlage durch das Schaffen eines Common Ground (Bromme et al., 2004). Common Ground beinhaltet die gemeinsamen Kenntnisse (Wissen), Überzeugungen und Annahmen, auf die sich die Berufsangehörigen beziehen, um problemlösungsorientiert zu kommunizieren. Dies bedeutet zum einen, sprachlich-begriffliche Hürden in Form von professionsspezifischen Begriffen und Kategorien der Problemeinordnung zu überwinden, und zum anderen, einen diskursiven Bezugsrahmen zu etablieren, der von den beteiligten Akteur:innen als gemeinsame Wissensbasis für ein disziplinenübergreifendes Verständnis genutzt werden kann. Der Prozess der Herstellung des gemeinsam geteilten Wissens wird als *Grounding* bezeichnet. Grounding als Arbeitsgrundlage in multiprofessionellen Teams bedeutet in der Praxis, dass zwischen allen Beteiligten ein wechselseitiger Austausch von Wissen zu den Themen Klima und Gesundheit stattfindet. In der Praxis ist es meistens so, dass Personen aus der Klimapolitik, Klimaforschung und auch Gesundheitsfachkräfte unterschiedliche Wissensbezüge aufweisen, welche sie dann mit den anderen beteiligten Personen teilen sollen. Ein wichtiger Aspekt dabei ist die professionsspezifische Sprache. Menschen mit unterschiedlichen beruflichen Perspektiven und Hintergründen können dieselben Begriffe, Prozesse oder Situationen verschiedenartig benennen oder verstehen.

So wird der Begriff Widerstand in sehr unterschiedlichen Disziplinen, etwa der Physik oder der Soziologie, mit deutlich anderen Inhalten versehen. Hinzu kommt, dass selbst in der jeweiligen Disziplin unterschiedliche Bedeutungen vorhanden sind, wie etwa thermischer oder elektrischer Widerstand in der Physik (Lerch, 2017). Für eine gelungene Adressierung müssen sich die Akteur:innen im Praxisfeld auskennen und ein Bewusstsein für die beteiligten Professionen entwickeln. Um sicherzustellen, dass alle an der Gesundheitsversorgung Beteiligten eine gemeinsame Verstehensbasis besitzen, müssen unterschiedlich belegte Termini und Prioritäten miteinander geteilt, diskutiert und ausgehandelt werden. Dieser wechselseitige Prozess wird als Experten-Laien-Kommunikation (siehe Kap. 29) bezeichnet und ist ein essenzieller Teil des Groundings, da jede Profession je nach Situation und Perspektive mal wissensgebender Experte und mal wissensnehmender Laie sein kann. Wissensbestände können so im Hinblick auf die Problemlösung konstruktiv ausgetauscht werden. Dabei verfügen alle Beteiligten über implizites und explizites Wissen, welches durch den dialogischen Wissenstransfer zu einer gemeinsamen Sprache und einem Common Ground führen soll.

Jedoch gehen Abstimmungen dieser Art nicht immer reibungslos und ergebnisorientiert vonstatten. Dies ist insbesondere dann der Fall, wenn es den Berufsangehörigen nicht gelingt, durch Antizipation ihr Wissen und ihre Termini kommunikativ an den Wissenshorizont der anderen Professionen zu adaptieren, oder sie nicht in der Lage sind, die erhaltenen Informationen in ihr professionelles Handeln zu integrieren. Die Aufgabe der Expert:innen liegt darin, die Perspektive der Lai:innen einzuschätzen und ihr Wissen entsprechend der antizipierten Sichtweise in die Kommunikation einzubringen, um sicherzustellen, dass die Inhalte verstanden werden und in den gemeinsamen Gesprächsrahmen integriert werden können (Bromme et al., 2004). Durch den Austausch von Wissen mittels Experten-Laien-Kommunikation können ein gemeinsamer Bezugsrahmen, eine gemeinsame Sprache und ein Common Ground in multiprofessionellen Praxisfeldern zur Verbesserung der gesundheitlichen Situation bei klimabedingten Auswirkungen geschaffen werden (Schmitz & Hatebur, 2023).

4 Multiprofessionelle Zusammenarbeit als ganzheitliche Betrachtung in der Versorgung klimavulnerabler Personen

Klimaveränderungen sind aufgrund ihrer multifaktoriellen Ursachen und den Konsequenzen für unterschiedlichste Lebensbereiche als gesamtgesellschaftliches Problem in der Gesundheitsversorgung anzusehen. Im Zuge der Klimavulnerabilität ist die multiprofessionelle Zusammenarbeit von verschiedenen Professionen essenziell, damit gesundheitliche Auswirkungen des Klimawandels, wie Hitzestress, neue Infektionskrankheiten und Umweltbelastungen, effektiv adressiert werden.

In der Praxis tragen Professionen je nach ihrem Expertisebereich mit ihren spezifischen Kompetenzen zur Reduzierung von gesundheitsbedingten Risiken und zur Entwicklung nachhaltiger Klimaanpassungsstrategien bei.

Fachkräfte aus dem Gesundheitswesen konzentrieren sich auf die gesundheitlichen Aspekte des Schutzes vor und der Versorgung während Klimaereignissen. Hingegen arbeiten etwa Stadtplaner:innen und Architekt:innen an der Gestaltung klimaresilienter Lebensräume. Die enge, kontinuierliche und multiprofessionelle Zusammenarbeit von Professionen ist ausschlaggebend, um Klimarisiken abzumildern und gleichzeitig die Resilienz von Individuen und Gesellschaften mit ihren gesundheitlichen Gegebenheiten zu stärken. Nur durch ganzheitliche Betrachtungen z. B. in den Feldern Prävention, Behandlung und Rehabilitation von klimavulnerablen Personengruppen (z. B. chronisch kranke Menschen) lassen sich nachhaltige Problemlösungen wie die Risikoanalyse von Auswirkungen klimatischer Ereignisse identifizieren. Beispielsweise muss für die Etablierung von Maßnahmen zum Hitzeschutz im Rahmen der Prävention eine umfangreiche Analyse durch Akteur:innen in der Praxis stattfinden. Es ist demzufolge notwendig zu wissen, dass durch das Herstellen eines Common Ground eine Möglichkeit für die multiprofessionelle Zusammenarbeit geboten wird, um anlassbezogen mit unterschiedlich zusammengesetzten Professionen zusammenzukommen, damit die Versorgung von chronisch kranken Menschen bei Klimaereignissen durch wechselseitige kommunikative Prozesse und damit verbunden der Austausch verschiedener Wissensdimensionen und der Abgleich professioneller Perspektiven sichergestellt werden können.

Literatur

Bauer, P. (2014). Kooperation als Herausforderung in multiprofessionellen Handlungsfeldern. In S. Faas & M. Zipperle (Hrsg.), *Sozialer Wandel* (S. 273–286). Springer Fachmedien.

Bromme, R., Jucks, R., & Rambow, R. (2004). Experten-Laien Kommunikation im Wissensmanagement. In G. Reinmann & H. Mandl (Hrsg.), *Psychologie des Wissensmanagements. Perspektiven, Theorien, Methoden* (S. 176–188). Hogrefe.

Kielblock, S., Reinert, M., & Gaiser, J. M. (2020). Die Entwicklung multiprofessioneller Kooperation an Ganztagsschulen aus der Perspektive von Expertinnen und Experten. Eine Qualitative Inhaltsanalyse. *Journal for Educational Research Online, 12*(1), 47–66.

Leiba, T. (2002). Multi-professional education: Definitions and perspectives. In S. Glen & T. Leiba (Hrsg.), *Multi-professional learning for nurses. Nurse education in practice*. Palgrave. https://doi.org/10.1007/978-1-4039-3756-8_2

Lerch, S. (2017). Interdisziplinäre Kompetenzen. Utb. https://doi.org/10.36198/9783838548357

Roodbol, P. F. (2010). Multiprofessional education to stimulate collaboration: A circular argument and its consequences. *GMS Zeitschrift für medizinische Ausbildung, 27*(2). https://doi.org/10.3205/zma000665

Sachverständigenrat zur Begutachtung der Entwicklung im Gesundheitswesen. (2023). Resilienz im Gesundheitswesen. Wege zur Bewältigung künftiger Krisen: Gutachten 2023. MWV Medizinisch Wissenschaftliche Verlagsgesellschaft.

Schmitt, M., Kühlert, M., & Baedeker, C. (2023). Explorationsstudie Klimawandel und Gesundheit: Studie im Auftrag der BARMER.

Schmitz, D., & Hatebur, S. (2023). Common Ground als Möglichkeit zur Umsetzung von Mensch- und Umweltgesundheit in multiprofessionellen Lern- und Arbeitsfeldern. *Umweltpsychologie, 27*(1), 103–116.

Stichweh, R. (2000). Professionen im System der modernen Gesellschaft. In R. Merten (Hrsg.), *Systemtheorie Sozialer Arbeit* (S. 29–38). VS Verlag.

Teebken, J., & Schipperges, M. (2024). Soziale Frage Klimawandel. Klimaanpassung als sozialpolitische Gestaltungsaufgabe: Friedrich-Ebert-Stiftung (FES diskurs).

Von Krogh, G., & Kröne, M. (1998). Der Wissenstransfer in Unternehmen: Phasen des Wissenstransfers und wichtige Einflussfaktoren. *Die Unternehmung, 52*(5/6), 235–252.

Winkelmann, J., Scarpetti, G., Williams, G. A., & Maier, C. B. (2022). How can skill-mix innovations support the implementation of integrated care for people with chronic conditions and multimorbidity? European Observatory on Health Systems and Policies. https://www.ncbi.nlm.nih.gov/books/NBK589248/. Zugegriffen: 20. Dez. 2024.

Teil II
Klimaphänomene

Klimarisiken und planetare Gesundheit zwischen Polykrise und Kipppunkten

Jürgen Scheffran

Zusammenfassung

Der Klimawandel ist Teil einer Polykrise, die die planetaren Grenzen belastet und weltweite Krankheitssymptome wie Pandemien und Gewaltkonflikte verstärkt. Konzepte planetarer Gesundheit können dazu beitragen, die Vulnerabilität gegen Risiken zu verringern, Zerstörung und Gewalt zu vermeiden, negative Kipppunkte zu verhindern und positive anzustoßen, die eine sozial-ökologische Transformation und nachhaltige Friedenssicherung verbinden.

1 Grenzen des Anthropozäns

Trifft die Beschleunigung menschlicher Entwicklung auf Grenzen des Wachstums im Anthropozän, entstehen disruptive Kräfte, die menschliche Lebensbedingungen und die planetare Gesundheit untergraben (Scheffran, 2023a). Angesichts multipler Krisen, Konflikte und Katastrophen, die sich zu einer Polykrise verdichten (Lawrence et al., 2024), stellt sich die Frage nach dem Handlungsspielraum, um die Herausforderungen zu bewältigen und das Erdsystem zu stabilisieren. Identifiziert wurden 9 planetare Belastungsgrenzen („earth system boundaries", ESB), in den Feldern Artensterben, Stickstoff-/Phosphor-Kreislauf, Abholzung und Landnutzung, Ozeanversauerung, Klimakrise sowie Ozonloch, Süßwasserverbrauch, atmosphärische Verschmutzung und Freisetzung neuer Stoffe (Rockström et al., 2009).

J. Scheffran (✉)
Forschungsgruppe Klimawandel und Sicherheit, Institut für Geographie, Universität Hamburg, Hamburg, Deutschland
E-Mail: juergen.scheffran@uni-hamburg.de

Um die Dynamik in diesen Grenzen zu halten, sind kritische Schwellen und Kipppunkte zu berücksichtigen, bei deren Überschreiten es zu einem Systemwechsel kommt. Dabei spielen Verstärkereffekte eine Rolle, die den Nexus der Probleme weiter verschärfen oder zu Lösungen beitragen können. Was im Wettstreit negativer und positiver Kipppunkte überwiegt, wird durch staatliches und gesellschaftliches Handeln bestimmt und beeinflusst durch normative Governance-Ansätze und innovative Lösungen. So kann die Menschheit eine friedliche und nachhaltige Transformation einleiten, um die expansive menschliche Entwicklung in geordnete und stabilisierende Bahnen zu lenken. Der verfügbare Umweltraum soll sinnvoll genutzt und ein akzeptables Leben im gemeinsamen Haus der Erde auf Dauer gewährleistet werden. Neben einer effizienten und gerechten Nutzung und Verteilung der Ressourcen geht es auch darum, die menschlichen Bedürfnisse an die vorhandenen Möglichkeiten anzupassen und das Zusammenleben im Einklang mit der Natur neu zu organisieren. Die Umsetzung der *„sustainable development goals"* (SDG) kann Synergien, aber auch Zielkonflikte erzeugen (Brauch et al., 2016).

Im Fokus dieses Beitrags stehen die Risiken und Konflikte des Klimawandels (SDG 13) und Implikationen für die menschliche und planetare Gesundheit (SDG 3), deren Wechselspiel durch negative wie positive Kipppunkte beeinflusst wird.

2   Klimawandel, Vulnerabilität und Anpassung

Ohne eine starke Verringerung der Emissionen von Treibhausgasen (THG) und eine Begrenzung der globalen Temperaturzunahme auf 1,5–2 °C, wie im Pariser Klimaabkommen anvisiert, setzt sich der vom Menschen verursachte gefährliche Klimawandel fort. Der 6. Sachstandsbericht des Intergovernmental Panel on Climate Change (IPCC, 2022) prognostiziert einen weiteren Anstieg der globalen durchschnittlichen Oberflächentemperatur und schwerwiegende Auswirkungen auf ökologische und soziale Systeme. Extreme Wettermuster und Trockengebiete nehmen zu, Wasservorräte schrumpfen, Ökosysteme und die in ihnen lebenden Arten gehen verloren. Dies beeinträchtigt die Lebensgrundlagen der Menschheit und die Stabilität gesellschaftlicher Strukturen, untergräbt die wirtschaftliche Entwicklung und die menschliche Sicherheit, insbesondere für ärmere Länder und Bevölkerungsschichten. Zu den Risiken gehören Wasser- und Nahrungsprobleme, der Anstieg des Meeresspiegels, Stürme, Überschwemmungen, Dürren, Waldbrände und andere Wetterextreme (siehe Kap. 6–13).

Wie stark Mensch und Gesellschaft betroffen sind, hängt vom Ausmaß des Klimawandels ab, von ihrer Vulnerabilität (Verwundbarkeit) sowie den Anpassungsfähigkeiten und ergriffenen Maßnahmen. Vulnerabilität wurde vom IPCC definiert als die Anfälligkeit, vom Klimawandel nachteilig betroffen zu sein, und ist eine Funktion der Exposition, Sensitivität (Empfindlichkeit) und Anpassungsfähigkeit gegenüber klimabedingten Ereignissen, wobei die negativen Auswirkungen durch niedrige Einkommen, Entwicklung, Bildung und Gesundheit verstärkt werden. Risiko bezeichnet das Potenzial nachteiliger

Folgen für menschliche oder ökologische Systeme, wobei die Vielfalt der mit solchen Systemen verbundenen Werte und Ziele berücksichtigt wird (IPCC, 2022)

Die Anpassungsfähigkeit umfasst die Möglichkeiten, auf Klimastress zu reagieren und die Vulnerabilität zu verringern, um Schäden zu mindern oder positive Chancen zu nutzen. Sie hängt von den Kapazitäten einer Gesellschaft ab und wird durch den Zugang zu Ressourcen, Informationen, Finanzmitteln und Technologien gestärkt, die helfen, sich anzupassen, Risiken zu minimieren und die Resilienz zu erhöhen. Andere Reaktionen können Probleme verursachen, wie Vertreibungen, Fehlanpassungen und Konflikte, die durch konfliktsensitive Anpassung, Entwicklung und Institutionenbildung gemindert werden.

Klimaveränderungen können die Anpassungs- und Bewältigungskapazitäten betroffener Systeme übersteigen, die ihre Identität und Widerstandsfähigkeit erhalten. Als Risikoverstärker beschleunigt und kombiniert der Klimawandel verschiedene Faktoren der sozialen Verwundbarkeit, insbesondere für agrarische Gesellschaften mit hoher Ressourcenabhängigkeit. Ein resilientes System kann sich nach einem externen Schock wiederherstellen oder eine stabilisierende Veränderung herbeiführen, um innerhalb sicherer Leitplanken *(tolerable Windows)* zu bleiben (Petschel-Held et al., 1999).

3   Klimarisiken

Klimabedingte Risiken können zum Verlust von Menschenleben, zu Verletzungen oder anderen gesundheitlichen Auswirkungen sowie zu Schäden und Verlusten an Eigentum, Infrastrukturen, Lebensgrundlagen, Dienstleistungen, Ökosystemen und natürlichen Ressourcen führen. Verwundbare Systeme werden durch Erosion, Verschmutzung, Übernutzung, Krankheiten, Ressourcenausbeutung, Abholzung oder Brandrodung geschwächt. In fragilen Krisengebieten kann die Klimakrise Mechanismen sozialer Polarisierung, Fragmentierung und schwacher Regierungsführung verstärken. Länder mit geringen Emissionen sind oft stärker von Klimafolgen betroffen und weniger anpassungsfähig, während reichere Länder gegenüber dem Klimastress weniger verwundbar und besser angepasst sind. Steigt mit dem Klimawandel die Häufigkeit und Intensität von Wetterextremen, wachsen die wirtschaftlichen und sozialen Kosten und Schäden, besonders in Regionen, die bereits von gesellschaftlichen Spaltungen und politischen Spannungen betroffen sind (IPCC, 2022; WHO, 2023).

Volkswirtschaftliche Schäden erreichen Hunderte Milliarden Euro pro Jahr, gefährden Gesundheit und Leben von Millionen Menschen. In den Jahren 2000–2019 starben mehr als 475.000 Menschen durch 11.000 extreme Wetterereignisse (Germanwatch, 2021). Gab es in reichen Ländern höhere finanzielle Verluste, standen in Ländern mit niedrigem Einkommen Todesfälle, Verelendung und existenzielle Bedrohungen durch Wetterextreme im Vordergrund. Im Zeitraum 2000–2019 gab es in Puerto Rico, Myanmar und Haiti die höchsten Schäden und die meisten Todesfälle. Im Jahr 2019 litten Mosambik, Simbabwe und die Bahamas besonders unter Wetterextremen (Germanwatch, 2021). Weitere Beispiele sind die Indus-Flut in Pakistan 2022, die Dürre in China 2010/2011 und der Taifun Haiyan auf den Philippinen 2013 (siehe hier und im Folgenden die *International Disaster Database*: https://www.emdat.be).

Auch Industrieländer sind betroffen, z. B. durch die europäischen Hitzewellen 2003 und 2018, die Elbehochwasser in Deutschland 2002 und 2013, eine Rekordzahl von Stürmen im Nordatlantik 2020, verheerende Brände in Russland, Kalifornien, Brasilien und Australien. 2021 kam es zu katastrophalen Überschwemmungen in der Eifel und anderen Teilen Europas, zu Hitzewellen und Großbränden im Mittelmeerraum, mit Luftverschmutzung, Ernteausfällen und gesundheitlichen Problemen. Das Jahr 2024 brachte besonders viele Überschwemmungen in Deutschland, Europa und anderen Teilen der Erde. In den USA führten Wirbelstürme wie Katrina im Jahr 2005, Sandy im Jahr 2012 und Harvey im Jahr 2017 zu großen Regenmengen, extremen Stürmen und schweren Überflutungen, die in städtischen Zentren massive Schäden und Todesopfer verursachten. Der Hurrikan Helene im September 2024 war einer der größten in der Geschichte der USA und kostete mehr als 200 Menschen das Leben.

Im Fokus stehen die Verwundbarkeit, Funktionsfähigkeit und Stabilität der für Wirtschaft und Gesellschaft systemrelevanten kritischen Infrastrukturen und Versorgungsnetze, die für das Wohlergehen von Menschen und die Stabilität von Gesellschaften unerlässlich sind. Dies betrifft z. B. die Versorgung mit natürlichen Ressourcen wie Wasser, Nahrung, Energie, Produktion und Konsum von Gütern und Dienstleistungen, die Bereitstellung von Kommunikation, Bildung, Gesundheit, Transport und Sicherheit sowie menschliche Siedlungen und politische Einrichtungen. Wird die Landwirtschaft von den Folgen des Klimawandels getroffen, etwa durch die Degradation von Böden und Wasserquellen, durch Starkregen, Stürme oder Hitzewellen (wie 2003 und 2018), so trifft dies die Produktion von Lebensmitteln und Bioenergie. Steigende Preise sind eine Belastung für ärmere Schichten, machen es zugleich attraktiver, die landwirtschaftliche Produktion auszuweiten. Mehr Einsatz von Produktionsfaktoren wie Wasser, Energie, Pflanzenschutz- und Düngemitteln bedeutet höhere Umweltbelastungen und mehr Nachfrage nach Landflächen (Scheffran, 2024a).

Werden Knotenpunkte und Verbindungen kritischer Infrastrukturen getroffen, kann das Versagen von Teilsystemen sich über Kopplungen kaskadenartig ausbreiten und das Gesamtsystem ins Wanken bringen. Fällt etwa das Stromnetz durch Hitzewellen und heftige Regenfälle aus, sind auch andere Versorgungssysteme betroffen. Das Hochwasser in der Eifel 2021 legte über Wochen nahezu die gesamte Infrastruktur der Region lahm. Durch Niederschläge wird das Hochwasserrisiko verstärkt aufgrund einer verringerten Wasserrückhaltekapazität von Böden, als Folge verfehlter Landnutzung oder Stadtplanung (Scheffran, 2024a). Dem Klimawandel ausgesetzt sind auch Vermögenswerte und wirtschaftliche Prozesse wie die weltweiten Güter-, Handels- und Finanzmärkte, die durch virtuelle Mechanismen weltweit miteinander verknüpft sind. Klimabedingte Produktionsausfälle, Insolvenzen von Unternehmen, Dynamiken an Finanzmärkten und der Börse können sich über globale Netze und Märkte ausbreiten und Folgeschäden in der Versorgung und durch Preissteigerungen auslösen. Dies betrifft Industrieländer mit hoch vernetzten technischen Systemen ebenso wie Entwicklungsländer, die unmittelbar von Ökosystemdienstleistungen und Landwirtschaft abhängen.

4 Kipppunkte und Risikokaskaden

Jenseits kritischer Schwellenwerte können Verstärkereffekte einen unkontrollierbaren Klimawandel auslösen, der nicht nur die Existenz einzelner Systeme und Gemeinschaften bedroht, sondern das gesamte Erdsystem destabilisieren und die Bewohnbarkeit des Planeten schädigen kann. Noch wenig verstanden sind Kipppunkte, Kettenreaktionen und Risikokaskaden, die zu komplexen Übergängen zwischen qualitativ verschiedenen Systemzuständen führen (Scheffran, 2024a). Die Kombination mehrerer Stressoren verstärkt Umweltrisiken, die Anpassungsmaßnahmen leichter aushebeln (Zscheischler et al., 2018). Beispiele sind das Zusammenwirken verschiedener Wetter- und Klimaphänomene, wie extreme Niederschläge und Stürme, die Infrastrukturen beschädigen und Küsten überfluten, oder Dürre und Hitze, die zu Waldsterben und Bränden führen, die Luft verschmutzen, Ernten beeinträchtigen und die Gesundheit schädigen (Reichstein et al., 2021). Bei Wirbelstürmen wie Katrina 2005, Sandy 2012 und Harvey 2017 brachte das Zusammentreffen von starken Regenfällen und Sturmfluten massive Schäden und Todesopfer in städtischen Zentren.

Wetterextreme können Produktionseinbrüche nach sich ziehen, die sich über globale Lieferketten verbreiten (Scheffran, 2024a). So führte das Hochwasser in Thailand 2011 zu Engpässen in der internationalen Elektronik- und Computerindustrie, zu hohen Preisen für Festplatten in Deutschland und zu Lieferengpässen in der Autoindustrie. Eine Hitzewelle in Russland und Zentralasien im Sommer 2010 förderte Exporteinschränkungen für Weizen, die zusammen mit Dürren in den USA 2011 und 2012 sowie in China 2010 und 2011 steigende Lebensmittelpreise auslösten. Dies wurde zu einem der Faktoren, die im Arabischen Frühling zusammenkamen und eine Kaskade von Ereignissen in Gang setzten (Sternberg, 2012).

Nach Milkoreit et al. (2018) lösen an einem Kipppunkt kleine Veränderungen Prozesse aus, die durch Rückkopplungen verstärkt werden und zu qualitativ anderen, oftmals irreversiblen Dynamiken führen. Ein Beispiel ist die Kettenreaktion der Kernspaltung, die in der Atombombe unkontrolliert abläuft und im Kernreaktor durch Steuerstäbe an der Schwelle zur Kritikalität gehalten wird, um Energie zu gewinnen. Wird die Reaktorkontrolle durch einen Unfall gestört, können Kaskadenereignisse ausgelöst werden, wie die Nuklearkatastrophen von Tschernobyl 1986 und Fukushima 2011 gezeigt haben (Scheffran, 2016).

Auch das Klimasystem kann durch Kippelemente instabil werden. Dazu gehören das sich selbst verstärkende Abschmelzen des grönländischen und westantarktischen Eisschildes und ein Anstieg des Meeresspiegels um mehrere Meter, die Freisetzung von Treibhausgasen wie Methan in Permafrostböden, die Abschwächung des Nordatlantikstroms oder Veränderungen des asiatischen Monsuns (Lenton et al., 2023). Oberhalb einer kritischen Temperaturschwelle könnten sich mehrere Kippelemente verstärken und zu Veränderungen im Erdsystems führen. Eine *Heißzeit* (Steffen et al., 2018; Kemp et al., 2022) wäre eine Bedrohung für die globale Sicherheit und internationale Stabilität (Franzke et al., 2022; Juhola et al., 2022), die wiederum zum Kippen sozialer Systeme und zu Kontrollverlust führen können: Protestbewegungen, Börsencrashs, Revolutionen, Massenflucht oder gewaltsame Konflikte können die Folgen sein. Ob es sich dabei um negative oder positive Kipppunkte handelt, hängt von einer Bewertung ihrer Vor- und Nachteile ab (Spaiser et al., 2024; Eker et al., 2024).

5 Der Klima-Konflikt-Nexus

Wenn die Klimarisiken auf verwundbare Ressourcen, Infrastrukturen und Versorgungsketten treffen, die für die Befriedigung menschlicher Bedürfnisse wesentlich sind, können sich Hungersnöte, Wirtschaftskrisen, Verteilungskonflikte, Vertreibungen, Ressourcenausbeutung und Umweltzerstörung wechselseitig verstärken und Problemlösungen erschweren. Der Klimawandel hat verschiedene Konfliktpotenziale, von Streitigkeiten über wissenschaftliche Vorhersagen, Auswirkungen und Unsicherheiten des Klimawandels bis zu gewaltsamen Konflikten, die durch Sicherheitsrisiken angeheizt werden. Studien analysieren die Auswirkungen von Klimaphänomenen (z. B. Temperatur- und Niederschlagsveränderungen, Ressourcenverfügbarkeit, Wetterextreme, Meeresspiegelveränderungen) in verschiedenen Konfliktphasen (Ausbruch, Auslösung, Verhinderung, Eskalation, Verlängerung, Beendigung). Auch Maßnahmen zur Vermeidung und Bewältigung von Klimarisiken können konfliktrelevant sein: Emissionsvermeidung und Anpassung, Katastrophenmanagement und Schadensbegrenzung, Klima-Geoengineering oder die Verteilung von Kosten, Risiken und Nutzen der Klimapolitik. Konfliktparteien können u. a. Nationen, Einzelpersonen, Parteien, Unternehmen, Gewerkschaften, Aktivisten und Generationen sein.

Während langfristige historische Analysen auf einen Zusammenhang zwischen Klimaschwankungen und bewaffneten Konflikten hindeuten, sind empirische Ergebnisse für jüngere Zeiträume weniger schlüssig. Länder mit niedrigem Entwicklungsstand sind besonders anfällig für die doppelte Belastung durch Wetterextreme und bewaffnete Konflikte (Scheffran et al., 2012; Ide, 2023), die sich in einer Eskalationsspirale verstärken und auf andere Regionen ausweiten können (Buhaug & von Uexkull, 2021). Gewaltkonflikte waren bislang deutlich mehr von politischen und sozioökonomischen Variablen und Kontexten beeinflusst als durch den Klimawandel. Die Wahrscheinlichkeit eines gewaltsamen Konflikts wird verstärkt durch soziale Ungleichheit und schwache Regierungen, niedriges Entwicklungsniveau und Wirtschaftswachstum, Bevölkerungszuwachs und ethnopolitische Unterschiede, mittleres Demokratielevel und politische Instabilität, kann aber durch menschliche Entwicklung, wirksame Institutionen und gute Regierungsführung gemildert werden (Mach et al., 2019). Umgekehrt erhöhen bewaffnete Konflikte die Klimaverwundbarkeit, indem sie THG-Emissionen erhöhen, die Wasser- und Energieinfrastruktur zerstören, qualifizierte Arbeitskräfte zur Abwanderung bewegen und zu fehlenden Investitionen in grüne Technologien führen (Scheffran, 2024b).

Zugleich kann der Klimawandel die Bemühungen um internationale Zusammenarbeit, Risikominderung, Konfliktmanagement und eine Klimapolitik stärken. In Krisen kann der Zusammenhalt gegenüber Konflikten zunehmen, etwa wenn Regierungen politische Maßnahmen und institutionelle Strukturen unterstützen, um Risiken zu begegnen. Zur Bewältigung komplexer Krisen sind humanitäre Hilfe und Katastrophenmanagement, die Regulierung von Märkten und Preisen sowie eine widerstandsfähige und nachhaltige Friedenskonsolidierung erforderlich. Sozial-ökologische Transformation und Konflikttransformation können sich gegenseitig unterstützen (Pastoors et al., 2022).

6 Klimawandel zwischen Krankheit und Gesundheit

Der Klimawandel ist eines der Krankheitssymptome des Anthropozäns, die bei Überschreiten der planetaren Grenzen zunehmen (Scheffran, 2020b). Im 6. *Global Environment Outlook Healthy Planet, Healthy People* des UN Environment Programme (UNEP) wurde konstatiert, dass der Zustand der Umwelt von direkter Bedeutung für Gesundheit und Wohlstand ist. Bei einer Bevölkerung von 10 Milliarden Menschen bis 2100 nehmen Umweltbelastungen zu, wenn Produktions- und Konsummuster nicht nachhaltig gestaltet werden. Etwa ein Viertel aller Todesfälle und wirtschaftliche Verluste von 4,6 Billionen US-Dollar pro Jahr (6,2 % der Produktion) waren auf beeinflussbare Umweltfaktoren und -schäden zurückzuführen. Die meisten Todesfälle und Krankheiten gab es durch Luftverschmutzung, etwa 9 Millionen oder 16 % aller 2015 Verstorbenen (UNEP, 2019).

Fast die Hälfte der Menschheit lebt in Gebieten, die besonders anfällig für den Klimawandel sind. Der Klimawandel beeinflusst die menschliche Gesundheit auf vielen Wegen, z. B. Erkrankungen und Verletzungen durch Extremwetterereignisse wie Dürren, Hitzewellen und Fluten, respiratorische Krankheiten, Infektionen, Pathogene und psychische Probleme. Zwischen 2030 und 2050 wird mit zusätzlich etwa 250.000 klimabedingten Todesfällen pro Jahr gerechnet, allein durch Unterernährung, Malaria, Durchfall und Hitzestress. Die direkten Gesundheitskosten werden bis 2030 auf 2–4 Milliarden US-Dollar pro Jahr geschätzt (nach Angaben der World Health Organization, 2023). Nicht alle Menschen können sich gleichermaßen vor den Folgen des Klimawandels schützen; insbesondere wenn sie vulnerabel sind aufgrund individueller Faktoren (Kinder, Ältere,

Vorerkrankte), sozialer Faktoren (Benachteiligung, Zugang zu gesundheitlicher Versorgung) oder durch Lebens- und Arbeitsbedingungen einem erhöhten Risiko ausgesetzt sind (z. B. Arbeit im Freien).

Das Wissen über Klimawandel und Gesundheit sowie zum Beitrag klimapolitischer Maßnahmen ist in den letzten Jahren gewachsen. Hier sind verschiedene Studien und Initiativen zu nennen, darunter die Roadmap der International Association of National Public Health Institutes (2021), der „German Status Report on Climate Change and Health" (Mlinarić et al., 2023), die Gutachten „Gesund leben auf einer gesunden Erde" des Wissenschaftlichen Beirats der Bundesregierung Globale Umweltveränderungen (WBGU, 2023) und „Umwelt und Gesundheit konsequent zusammendenken" des Sachverständigenrats für Umweltfragen (SRU, 2023).

7   Artensterben und Corona-Krise

Noch wenig verstanden sind die gesundheitlichen Folgen des Artensterbens, eine der schwersten Beeinträchtigungen der planetaren Gesundheit. Je nach Lebensraum sind 25–42 % der Wirbellosenarten bedroht, darunter viele Insekten (UNEP, 2019). Es ist mit hohen Schäden zu rechnen, z. B. durch invasive Arten, Zoonosen zwischen Tieren und Menschen und Verlust von Ökosystemleistungen, die zu Krankheit und Tod führen, so der Bericht der Intergovernmental Science-Policy Platform on Biodiversity and Ecosystem Services (2019).

Ein Vorgeschmack war die Corona-Pandemie (SARS-CoV-2), die weltweit zwischen 2020 und 2024 über 700 Mio. Menschen infizierte und über 7 Mio. Todesfälle zur Folge hatte (Worldometer, 2024). Ausgehend von der chinesischen Stadt Wuhan breitete sich ab Ende 2019 das COVID-19-Virus in einer unvorbereiteten, global vernetzten Welt aus und unterwarf alle Menschen dem Diktat einer exponentiell wachsenden Pandemie, einer Kettenreaktion außer Kontrolle. Eine Allianz aus Wissenschaft und Politik reagierte im Katastrophenmodus, multipliziert durch das Zusammenspiel von Medien und Öffentlichkeit. In kürzester Zeit wurden unter großer Unsicherheit weitreichende Entscheidungen getroffen, bis hin zu einem weltweiten Teilstillstand von Wirtschaft und Gesellschaft, der vorher kaum vorstellbar war. Die Krise verknüpfte alles, vom Privatleben bis zur Weltwirtschaft, zeigte die Fragilität der heutigen komplexen Welt und untergrub die internationale Stabilität. Sie bestätigte auch die bereits früher erkannten vielfältigen Grenzen und Widersprüche des Anthropozäns in Ökologie, Wirtschaft, Gesellschaft, Politik, Wissenschaft und Technologie (Scheffran, 2023a).

Diese Grenzen erzeugten und verstärkten Konfliktpotenziale und Widersprüche in den Mensch-Natur-Beziehungen (Krankheiten in überlappenden Lebensräumen), innergesellschaftliche Zielkonflikte zwischen verschiedenen Interessengruppen (Kranke und Schwache, Krankenhauspersonal, Unternehmen, Beschäftigte und Konsumenten), das Zusammenspiel von Epidemien und gewaltsamen Konflikten (von der Spanischen Grippe des Ersten Weltkriegs bis zur heutigen Pandemie in Kriegsgebieten), Ansteckung in Flüchtlingslagern (z. B. im Grenzgebiet zwischen Griechenland und der Türkei), Unterschiede zwischen nationalen und multilateralen Reaktionen (einseitige Grenzschließungen), Konkurrenzen um knappe Ressourcen (Schutzmasken, Atemgeräte, Medikamente), geopolitische Machtkämpfe (zwischen USA und China, Möglichkeit biologischer Kriegsführung) und Konflikte zwischen Nord und Süd (geringere Widerstandsfähigkeit der ärmeren Länder). Dementsprechend wurde die Pandemie auch zu einem friedens- und sicherheitspolitischen Thema (Brzoska et al., 2021; Mondragón Toledo et al., 2022).

Die Corona-Krise zeigte und verstärkte die Anfälligkeit einer globalisierten Gesellschaft für die sich ausbreitende Pandemie, die durch verschiedene Faktoren begünstigt wurde, darunter die Anzahl und Dichte der Menschen und ihrer Verbindungen, die Beschleunigung der Austauschprozesse, die ausbeuterische Mensch-Natur-Beziehung, die Verknappung systemrelevanter Ressourcen und Infrastrukturen aufgrund von Globalisierung und Privatisierung. Um das System zu entlasten, wurden einige dieser Entwicklungen rückgängig gemacht, verlangsamt, entkoppelt und de-globalisiert (Scheffran, 2020a). Viele vertraten die Ansicht, dass nach diesem einschneidenden Ereignis nichts mehr so sein würde wie zuvor und dass die Krise als neue Normalität zu einem Dauerzustand werden würde. Tatsächlich kehrte das System zur alten Lebensweise zurück, während die Relevanz von Gesundheitsfragen für eine solidarische Transformation gestiegen ist (WBGU, 2023).

8   Planetare Grenzen und planetare Gesundheit

Je mehr die planetaren Grenzen (ESB) erreicht oder überschritten werden, umso mehr werden damit verbundene Gesundheitsrisiken relevant, die die planetare Gesundheit gefährden. Nach einem Bericht der Lancet Planetary Health Commission (Gupta et al., 2024) sind 7 der sicheren und gerechten ESBs bereits überschritten, hinzu kommen in vielen Teilen der Erde übermäßige Belastungen durch die Luftverschmutzung. Damit verbunden sind irreversible, existenzielle und schwerwiegende Schäden für die Gesundheit und das Wohlergehen von Menschen, die das Ausmaß von Umweltverbrechen (Ökoziden) annehmen können (Scheffran, 2023b). Weltweit haben Milliarden von Menschen keinen ausreichenden Zugang zu Energie, sauberem Wasser, Nahrungsmitteln und anderen Ressourcen. Durch den Klimawandel werden Millionen Menschen bereits bei einer geringen Erwärmung im ESB-Rahmen geschädigt, sodass eine strengere ESB-Regelung erforderlich wäre (Gupta et al., 2024). In anderen Bereichen sind lokale Standards sinnvoll (z. B. bei Aerosolen).

Das Gesundheitswesen bietet Parallelen und Rezepte, wie dem kranken Planeten zu helfen ist, dessen Leistungsfähigkeit durch typische Krankheitsbilder (Syndrome) gestört ist (Eisenack et al., 2007). Als Rahmen für die umweltbezogene Gesundheit von Menschen und Tieren gegenüber Klimawandel und Anpassungsstrategien können Konzepte wie One Health (siehe Kap. 21) oder Planetary Health (siehe Kap. 19) dienen, bei denen es um die Bewahrung des Lebens auf der Erde geht. Zugrunde liegen Konzepte einer Gesundheit, die mehr ist als die Abwesenheit von Krankheit (so wie Frieden nicht nur die Abwesenheit von Krieg ist). Im positiven Sinne geht es um das Wohlbefinden von Menschen, die Befriedigung von Grundbedürfnissen und die Sicherung von Lebensbedingungen, unter Wahrung der physischen, psychischen und sozio-ökonomischen Viabilität, auch in urbanen Räumen (Von Szombathely et al., 2017). Um ein weiteres Überschreiten ökologischer Belastungsgrenzen zu vermeiden, ist eine enge Verknüpfung von Umwelt und Gesundheit wichtig, die eine Balance von Erhaltung, Entfaltung und Gestaltung des Lebens gegen Wachstum, Macht und Gewalt ermöglicht (Pastoors et al., 2022). Dabei können Konzepte einer *Viable World* und des nachhaltigen Friedens helfen, das Haus der Erde innerhalb planetarer Grenzen für alle Menschen lebensfähig und lebenswert zu gestalten (Scheffran et al., 2024).

Literatur

Brauch, H. G., Oswald Spring, Ú., Grin, J., & Scheffran, J. (Hrsg.) (2016). *Handbook on sustainability transition and sustainable peace.* Springer International Publishing.

Brzoska, M., Neuneck, G., & Scheffran, J. (2021). Corona-Pandemie – Implikationen für die Sicherheitspolitik. IFSH Policy Brief 02/21, Institut für Friedensforschung und Sicherheitspolitik an der Universität Hamburg.

Buhaug, H., & von Uexkull, N. (2021). Vicious circles: violence, vulnerability, and climate change. *Annual Review of Environment and Resources, 46,* 545–568. https://doi.org/10.1146/annurev-environ-012220-014708.

Eisenack, K., Lüdeke, M. K. B., Petschel-Held, G., Scheffran, J., & Kropp, J. P. (2007). Qualitative modelling techniques to assess patterns of global change. In J. Kropp & J. Scheffran (Hrsg.), *Advanced methods for decision making and risk management in sustainability science* (S. 99–146). Nova Science.

Eker, S., Lenton, T. M., Powell, T., Scheffran, J., Smith, S. R., Swamy, D., & Zimm, C. (2024). Cross-system interactions for positive tipping cascades. *Earth System Dynamics, 15*(3), 789–800. https://doi.org/10.5194/esd-15-789-2024.

Franzke, C. L. E., Ciullo, A., Gilmore, E. A., & Matias, D. M., Nagabhatla, N., Orlov, A., Paterson, S. K., Scheffran, J., & Sillmann, S. J. (2022). Perspectives on tipping points in integrated models of the natural and human Earth system: Cascading effects and telecoupling. *Environmental Research Letters, 17,* 15004. https://doi.org/10.1088/1748-9326/ac42fd.

Germanwatch. (2021). Global climate risk index 2021. Germanwatch. https://www.germanwatch.org/en/19777.

Gupta, J., Bai, X., Liverman, D. M., Rockström, J., Qin, D., Stewart-Koster, B., Rocha, J. C., Jacobson, L., Abrams, J. F., Andersen, L. S., Armstrong McKay, D. I., Bala, G., Bunn, S. E., Ciobanu, D., DeClerck, F., Ebi, K. L., Gifford, L., Gordon, C., Hasan, S., Kanie, N., ... Gentile, G. (2024). A just world on a safe planet: A lancet planetary health-earth commission report on earth-system boundaries, translations, and transformations. *The Lancet Planetary Health, 8*(10), e813–e873. https://doi.org/10.1016/S2542-5196(24)00042-1.

Ide, T. (2023). *Catastrophes, confrontations, and constraints: How disasters shape the dynamics of armed conflict.* MIT Press.

Intergovernmental Panel on Climate Change. (2022). Climate Change 2022: Impacts, Adaptation and Vulnerability. 6th Assessment Report.

Intergovernmental Science-Policy Platform on Biodiversity and Ecosystem Service. (2019). Global Assessment Report on Biodiversity and Ecosystem Services. Intergovernmental Science-Policy Platform on Biodiversity and Ecosystem Services.

International Association of National Public Health Institutes. (2021). Engaging and Supporting National Public Health Institutes as Key Climate Actors. Roadmap of International Association of National Public Health Institutes (Nov. 10). https://ianphi.org/news/2021/roadmap-climate-change.html. Zugegriffen: 31. Jan. 2025.

Juhola, S., Filatova, T., Hochrainer-Stigler, S., & Mechler, R., Scheffran, J., & Schweizer, P.-J. (2022). Social tipping points and adaptation limits in the context of systemic risk: Concepts, models and governance. *Frontiers in Climate, 4*, 1009234. https://doi.org/10.3389/fclim.2022.1009234.

Kemp, L., Xu, C., Depledge, J., Ebi, K. L., Gibbins, G., Kohler, T. A., Rockström, J., Scheffer, M., Schellnhuber, H. J., Steffen, W., & Lenton, T. M. (2022). Climate Endgame: Exploring catastrophic climate change scenarios. *Proceedings of the National Academy of Sciences of the United States of America, 119*(34), e2108146119. https://doi.org/10.1073/pnas.2108146119.

Lawrence, M., Homer-Dixon, T., Janzwood, S., Rockstöm, J., Renn, O., & Donges, J. F. (2024). Global polycrisis: The causal mechanisms of crisis entanglement. *Global Sustainability, 7*, e6. https://doi.org/10.1017/sus.2024.1.

Lenton, T. M., Armstrong McKay, D. I., Loriani, S., Abrams, J. F., Lade, S. J., Donges, J. F., Buxlon, J. E., Milkoreit, M., Powell., T., Smith, S. R., Zimm. C. Bailey, E., Dyske, J., G., Ghadiali, A., & Laybourn, L. (2023). Global Tipping Points [Report 2023]. University of Exeter.

Mach, K. J., Kraan, C. M., Adger, W. N., Buhaug, H., Burke, M., Fearon, J. D., Field, C. B., Hendrix, C. S., Maystadt, J. F., O'Loughlin, J., Roessler, P., Scheffran, J., Schultz, K. A., & von Uexkull, N. (2019). Climate as a risk factor for armed conflict. *Nature, 571*(7764), 193–197. https://doi.org/10.1038/s41586-019-1300-6.

Milkoreit, M., Hodbod, J., Baggio, J., Benessaiah, K., Calderón-Contreras, R., Donges, J. F., Mathias, J. D., Rocha, J. C., Schoon, M., & Werners, S. E. (2018). Defining tipping points for social-ecological systems scholarship – An interdisciplinary literature review. *Environmental Research Letters, 13*(3).

Rocha, J. C., Schoon, M., & Werners, S. E. (2018). Defining tipping points for social-ecological systems scholarship – an interdisciplinary literature review. *Environmental Research Letters, 13*(3), https://doi.org/10.1088/1748-9326/aaaa75.

Mlinarić, M., Moebus, S., Betsch, C., Hertig, E., Schröder, J., Loss, J., Moosburger, R., van Rüth, P., Gepp, S., Voss, M., Straff, W., Kessel, T. M., Goecke, M., Matzarakis, A., & Niemann, H. (2023). Climate change and public health in Germany – A synthesis of options for action from the German status report on climate change and health 2023. *Journal of Health Monitoring, 8*(Suppl 6), 57–85. https://doi.org/10.25646/11774.

Mondragón Toledo, G., Niemann, H., Scheffran, J., & Wiener, A. (2022). Conceptualizing Strategic Narratives: The Peace Movement as a Strategic Respondent to COVID-19. Series No 7. CSS Working Paper. https://www.wiso.uni-hamburg.de/en/forschung/forschungszentren/css/working-paper-series/wp7-toledoetal-2022-strategicnarrativesandstrategicrespondents.pdf.

Pastoors, D., Drees, L., Fickel, T., & Scheffran, J. (2022). „Frieden verbessert das Klima" – Zivile Konfliktbearbeitung als Beitrag zur sozial-ökologischen Transformation. *Zeitschrift für Außen- und Sicherheitspolitik, 15*, 283–305. https://doi.org/10.1007/s12399-022-00911-x.

Petschel-Held, G., Schellnhuber, H. J., Bruckner, T., Toth, F. L., & Hasselmann, K. (1999). The tolerable windows approach: Theoretical and methodological foundations. *Climatic Change, 41*(3–4), 303–331.

Reichstein, M., Riede, F., & Frank, D. (2021). More floods, fires and cyclones – plan for domino effects on sustainability goals. *Nature, 592*(7854), 347–349. https://doi.org/10.1038/d41586-021-00927-x.

Rockström, J., Steffen, W., Noone, K., Persson, Å., Stuart Chapin, F., Lambin, E. F., Lenton, T. M., Scheffer, M., Folke, C., Schellnhuber, H.-J., Nykvist, B., de Wit, C. A., Hughes, T., van der Leeuw, S., Rodhe, H., Sörlin, S., Snyder, P. K., Costanza, R., Svedin, U., … & Foley, J. A. (2009). A safe operating space for humanity. *Nature, 461*, 472–475. https://doi.org/10.1038/461472a.

Scheffran, J. (2016). Kettenreaktion außer Kontrolle: Vernetzte Technik und das Klima der Komplexität. *Blätter für deutsche und internationale Politik, 3*, 101–110.

Scheffran, J. (2020a). Das Anthropozän und seine Grenzen: Überlegungen zu Klimawandel, Nachhaltigkeit und Coronakrise. In F. Adloff & S. Neckel (Hrsg.), *Gesellschaftstheorie im Anthropozän* (S. 257–279). Campus.

Scheffran, J. (2020b). Welt im Aufruhr: Krankheitssymptome der Globalisierung. *Wissenschaft & Frieden, 3*, 6–10.

Scheffran, J. (2023a). Limits to the anthropocene: Geopolitical conflict or cooperative governance? *Frontiers in Political Science, 5*, 1–18. https://doi.org/10.3389/fpos.2023.1190610.

Scheffran, J. (2023b). Ökozid durch Klimawandel und Krieg: Mit Recht gegen Umweltverbrechen und für nachhaltige Friedenssicherung. In T. Pfaff (Hrsg.), *Ökozid* (S. 323–340). Oekom.

Scheffran, J. (2024a). Klimawandel als Risikoverstärker: Kipppunkte, Kettenreaktionen und komplexe Krisen. In G. P. Brasseur, D. Jacob, & S. Schuck-Zöller (Hrsg.), *Klimawandel in Deutschland* (S. 361–371). Springer Spektrum. https://doi.org/10.1007/978-3-662-66696-8_27.

Scheffran, J. (2024b). Umwelt- und Klimaschäden durch Kriege und geopolitische Risiken. In J. L.-. Lozán, H. Graßl, D. Kasang, M. Quante, & J. Sillmann (Hrsg.), *Warnsignal Klima: Herausforderung Wetterextreme* (S. 115–121). GEO.

Scheffran, J., Brzoska, M., Kominek, J., Link, P., & Schilling, J. (2012). Climate change and violent conflict. *Science, 336*(6083), 869–871. https://doi.org/10.1126/science.1221339.

Scheffran, J., Schürmann, E., Weber, R., & Newfields, T. (2024). A viable world in the anthropocene: Living together in the common home of planet earth. *Anthropocene Science, 3*, 131–142. https://doi.org/10.1007/s44177-024-00075-7.

Spaiser, V., Juhola, S., Constantino, S. M., Guo, W., Watson, T., Sillmann, J., Craparo, A., Basel, A., Bruun, J. T., Krishnamurthy, K., Scheffran, J., Pinho, P., Okpara, U. T., Donges, J. F., Bhowmik, A., Yasseri, T., Safra de Campos, R., Cumming, G. S., Chenet, H., … & Spears, B. M. (2024). Negative social tipping dynamics resulting from and reinforcing Earth system destabilization, *Earth System Dynamics, 15*, 1179–1206, https://doi.org/10.5194/esd-15-1179-2024.

Sachverständigenrat für Umweltfragen. (2023). Umwelt und Gesundheit konsequent zusammendenken [Sondergutachten].

Steffen, W., Rockström, J., Richardson, K., Lenton, T. M., Folke, C., Liverman, D., Summerhayes, C. P., Barnosky, A. D., Cornell, S. E., Crucifix, M., Donges, J. F., Fetzer, I., Lade, S. J., Scheffer, M., Winkelmann, R., & Schellnhuber, H. J. (2018). Trajectories of the earth system in the anthropocene. *Proceedings of the National Academy of Sciences of the United States of America, 115*(33), 8252–8259. https://doi.org/10.1073/pnas.1810141115.

Sternberg, T. (2012). Chinese drought, bread and the Arab Spring. *Applied Geography, 34*, 519–524. https://doi.org/10.1016/j.apgeog.2012.02.004.

Von Szombathely, M., Albrecht, M., Antanaskovic, D., Augustin, J., Augustin, M., Bechtel, B., Bürk, T., Fischereit, J., Grawe, D., Hoffmann, P., Kaveckis, G., Krefis, A. C., Oßenbrügge, J., Scheffran, J., & Schlünzen, K. H. (2017). A conceptual modeling approach to health-related urban well-being. *Urban Science, 1*(2), 17. https://doi.org/10.3390/urbansci1020017.

United Nations Environment Programme. (2019). *Global environment outlook (GEO-6) – healthy planet*. Healthy People: University Press.

Wissenschaftlicher Beirat der Bundesregierung Globale Umweltveränderungen. (2023). Gesund leben auf einer gesunden Erde [Hauptgutachten].

World Health Organization. (2023, 12. Oktober). Climate change. https://www.who.int/news-room/fact-sheets/detail/climate-change-and-health. Zugegriffen: 31. Jan. 2025.

Worldometer. (12. April 2024). Todesfälle in Zusammenhang mit dem Coronavirus (COVID-19) seit Dezember 2019 nach am schwersten betroffenen Ländern [Graph]. In Statista. https://de.statista.com/statistik/daten/studie/1100818/umfrage/todesfaelle-aufgrund-des-coronavirus-2019-ncov-nach-laendern/. Zugegriffen: 31. Jan. 2025.

Zscheischler, J., Westra, S., van den Hurk, B. J. M., Seneviratne, S. I., Ward, P. J., Pitman, A. AghaKouchak, A., Bresch, D. N., Leonard, M., Wahl., T., & Zhang, X. (2018). Future Climate risk from compound events. *Nature Climate Change, 8,* 469–477. https://doi.org/10.1038/s41558-018-0156-3

Hitze als Klimawandelfolge und Gesundheitsrisiko

Andrea Fischer-Hotzel und Moritz Ochsmann

> **Zusammenfassung**
>
> Mit fortschreitendem Klimawandel steigen auch die gesundheitlichen Risiken von Hitzewellen in Deutschland. Besonders gefährdet sind vulnerable Gruppen wie ältere Menschen, chronisch Kranke und sozial Benachteiligte. Die Vulnerabilität gegenüber Hitze hängt von der individuellen Exposition, Sensitivität und Anpassungskapazität ab. Städtische Hitzeinseln verschärfen die Belastung. Chronisch kranke Menschen sind besonders betroffen, da Hitze auch die Wirkung von Medikamenten beeinflusst. Maßnahmen zum Hitzeschutz auf individueller, kommunaler und gesamtgesellschaftlicher Ebene sind zwingend notwendig, um vulnerable Gruppen zu schützen und Städte langfristig lebenswert zu erhalten. Neben einer Sensibilisierung der Bevölkerung zählen dazu auch kommunale Hitzeaktionspläne sowie eine integrierte Stadtplanung, die Klimaschutz und Klimaanpassung verbindet.

1 Hitze als Klimawandelfolge und Gesundheitsrisiko

Die zunehmende Hitzebelastung als Folge des globalen Klimawandels führt auch in Deutschland zu einer Reihe von gesundheitlichen und gesellschaftlichen Herausforderungen. Hitzewellen erhöhen die Morbidität und Mortalität in der Bevölkerung, also die Anzahl von Erkrankungen und Todesfällen, insbesondere bei älteren Menschen über

A. Fischer-Hotzel (✉) · M. Ochsmann
Deutsches Institut für Urbanistik (Difu) gGmbH, Köln, Deutschland
E-Mail: fischer-hotzel@difu.de

M. Ochsmann
E-Mail: ochsmann@difu.de

© Der/die Herausgeber bzw. der/die Autor(en), exklusiv lizenziert an Springer-Verlag GmbH, DE, ein Teil von Springer Nature 2025
D. Schmitz et al. (Hrsg.), *Klima und Vulnerabilität*,
https://doi.org/10.1007/978-3-662-71727-1_6

75 Jahren, Menschen mit Vorerkrankungen und Pflegebedürftigkeit (Graw et al., 2019; Matzarakis et al., 2020). Während der Hitzewelle im Sommer 2003 lag die Zahl der zusätzlichen Todesfälle in Deutschland aufgrund von Herz-Kreislauf- und Nierenerkrankungen bei etwa 7000 Menschen (Kemen et al., 2020). Für 12 europäische Länder inklusive Deutschland wird die Zahl auf über 70.000 geschätzt (Augustin et al., 2023). 8 der 10 heißesten Sommer seit Beginn der Wetteraufzeichnungen wurden in den letzten 30 Jahren verzeichnet (Winklmayr et al., 2023). Hitzetage und Hitzewellen erhöhen das Risiko für Schlaganfälle, Atemwegserkrankungen und hitzespezifische Erkrankungen wie Hitzekrämpfe und Hitzschlag. Hitze kann zudem die Wirksamkeit von Medikamenten verändern oder deren Lagerung erschweren (Schneider, 2023). Menschen mit Vorerkrankungen wie Diabetes mellitus, neurologischen Erkrankungen (z. B. Morbus Parkinson) oder psychischen Erkrankungen (z. B. Demenz) sind auch deshalb besonders gefährdet (Schoierer et al., 2019).

Nicht zuletzt führen Hitzewellen wie andere Auswirkungen des Klimawandels auch zu erhöhtem Stress, Angst und psychischen Erkrankungen. Aufgrund der verstärkten Nutzung von Gesundheits- und Pflegeangeboten kann es bei Hitzewellen zu Überlastungen von Gesundheitseinrichtungen kommen, insbesondere in Notaufnahmen. Hitzebelastung führt entsprechend auch zu einer erhöhten Belastung des Pflegepersonals, insbesondere in der Versorgung älterer Menschen. Die Klimakompetenz der Angehörigen von Gesundheitsberufen ist wichtig, um die Versorgungsqualität zu gewährleisten. Des Weiteren besonders betroffen vom Klimawandel sind ohnehin schon benachteiligte Bevölkerungsgruppen wie Menschen mit Vorerkrankungen, Armut oder niedrigem Bildungsstand. Diese Gruppen haben oft begrenztere Reaktionsmöglichkeiten auf Klimaeinwirkungen. Es besteht die Notwendigkeit, Anpassungsmaßnahmen zu entwickeln und umzusetzen, um die Bevölkerung vor den gesundheitlichen Folgen des Klimawandels zu schützen. Dazu gehören u. a. Hitzewarnsysteme, Hitzeaktionspläne und die Verbesserung der Infrastruktur (Rüdiger, 2018; Winklmayr et al., 2023; Schneider, 2023).

Kommunen sind gefordert, auch in Anbetracht knapper Ressourcen integrierte Planungen zu entwickeln und spezifische Strategien und Konzepte umzusetzen, um die Gesundheit der Bevölkerung und die kommunale Infrastruktur zu schützen. Ein Zusammenspiel verschiedener Maßnahmen auf verschiedenen Ebenen ist notwendig, um die negativen Auswirkungen der zunehmenden Hitzebelastung zu reduzieren. Dazu gehören neben Klimaschutzmaßnahmen auch Anpassungsmaßnahmen, die gezielt auf gefährdete Bevölkerungsgruppen und Regionen ausgerichtet sind (Fischer-Hotzel & Jolk, 2023).

2 Vulnerabilität gegenüber Hitze

Die gesundheitliche Belastung durch Hitze in Deutschland lässt sich anhand der Vulnerabilitätsfaktoren Exposition, Sensitivität und Anpassungskapazität beschreiben (Augustin et al., 2023; Blättner, Wöhl & Grewe, 2020; Public Health Zentrum Fulda, 2023).

Exposition beschreibt, wie stark eine Person oder Bevölkerungsgruppe der Hitze ausgesetzt ist. Zu den Faktoren, die die Exposition beeinflussen, zählen neben der geografischen Lage die individuelle berufliche Tätigkeit, die Wohnsituation sowie weitere Lebensumstände. Regional sind in Deutschland der Südwesten (Oberrheingraben und Rhein-Main-Region) und der Osten (Berlin und südliches Brandenburg) besonders von einer Zunahme heißer Tage (Tageshöchsttemperatur mehr als 30°C) und von Tropennächten (niedrigste Temperatur nachts über 20°C) betroffen (Winklmayr et al., 2023). Auf lokaler Ebene weisen Regionen mit einer hohen Siedlungsdichte durch den urbanen Hitzeinseleffekt (s. u.) eine höhere thermische Belastung auf. Dabei haben Personen, die im Freien arbeiten, aber auch Beschäftigte in medizinischen und pflegerischen Einrichtungen, die oft Schutzkleidung tragen müssen, eine höhere Exposition gegenüber Hitze. Auch sozioökonomisch schlechter gestellte Personen, die in schlecht isolierten Wohnungen, Dachgeschosswohnungen oder in Gebieten mit geringer Durchgrünung leben, sind stärker der Hitze ausgesetzt, ebenso wie solche, die auf den öffentlichen Personennahverkehr angewiesen sind (Blättner, Janson et al., 2020; Blättner, Wöhl & Grewe, 2020; Fischer-Hotzel & Jolk, 2023).

Sensitivität bezieht sich auf die Anfälligkeit einer Person oder Bevölkerungsgruppe gegenüber den negativen Auswirkungen von Hitze (Blättner, Wöhl & Grewe, 2020; Rüdiger, 2018).

Ältere Menschen (insbesondere über 75 Jahre), Säuglinge und Kleinkinder haben eine geringere physiologische Anpassungskapazität und sind daher besonders anfällig für hitzebedingte Erkrankungen. Bei älteren Menschen ist oft die Fähigkeit zur Wärmeregulation eingeschränkt, was das Risiko für Hitzschlag und andere Komplikationen erhöht. Menschen mit chronischen Erkrankungen wie Herz-Kreislauf-Erkrankungen, Atemwegserkrankungen (z. B. COPD = chronisch obstruktive Lungenerkrankung), Diabetes, Nierenerkrankungen oder neurologischen Erkrankungen (z. B. Morbus Parkinson) haben ein erhöhtes Risiko für hitzebedingte Komplikationen. Auch psychische Erkrankungen wie Demenz können die Sensitivität erhöhen, da sie das Bewusstsein für hitzebedingte Gefahren reduzieren können. Die Einnahme bestimmter Medikamente sowie Übergewicht und geringe Fitness können die Sensitivität gegenüber Hitze ebenfalls erhöhen. Darüber hinaus sind auch Schwangere, Menschen mit Behinderung, Menschen mit Drogen- oder Alkoholabhängigkeit und Personen mit eingeschränkter Mobilität besonders gefährdet (Schoierer et al., 2019; Winklmayr et al., 2023; Augustin et al., 2023; Olfermann et al., 2023).

Die Fähigkeit einer Person oder Bevölkerungsgruppe, sich an die Hitzebelastung anzupassen und ihre negativen Auswirkungen zu minimieren, wird als **Anpassungskapazität** bezeichnet. Zur individuellen Anpassung gehören Verhaltensweisen wie das Tragen leichter Kleidung, die Reduzierung körperlicher Anstrengung während der heißesten Tageszeiten, eine vermehrte Flüssigkeitsaufnahme sowie der Aufenthalt in klimatisierten Räumen und im Schatten (Janson et al., 2023; Schneider, 2023; Winklmayr et al., 2023). Hinzu kommen technische Möglichkeiten der Verschattung für Gebäude und Freiräume sowie bauliche Maßnahmen wie Fassaden- und Dachbegrünung, welche die Hitzebelastung reduzieren können (Bundesamt für Umwelt, BAFU, 2018; Bundesministerium für Umwelt, Naturschutz, Bau und Reaktorsicherheit, BMUB, 2017). Auf der gesellschaftlichen Ebene existieren strukturelle Maßnahmen wie die Vorbereitung des Gesundheits- und Sozialsystems, die Entwicklung von Hitzewarnsystemen und Hitzeaktionsplänen sowie die Bereitstellung von Informationen und Bildungsmaterialien zur Hitzeprävention. Auch die Vernetzung mit Angehörigen und professionellen Helfern sowie die Anpassung von Dienstplänen und Pausen für Beschäftigte können die Anpassungskapazität erhöhen (Augustin et al., 2023; Blättner, Wöhl & Grewe, 2020; Böhnke et al., 2024; Olfermann et al., 2023; Schoierer et al., 2019; Winklmayr et al., 2023).

Die Wechselwirkung zwischen diesen drei Faktoren bestimmt das Ausmaß der gesundheitlichen Belastung durch Hitze. Eine hohe Sensitivität in Kombination mit hoher Exposition und geringer Anpassungskapazität führt zu einem besonders hohen Gesundheitsrisiko (Rüdiger, 2018).

3   Verstärkte Exposition durch urbane Hitzeinseln

Die Exposition gegenüber hohen Temperaturen ist eng mit der Ausprägung urbaner Hitzeinseln (UHI) verbunden und betrifft bestimmte Bevölkerungsgruppen und Stadtteile in besonderem Maße. Der Urbane-Hitzeinsel-Effekt beschreibt das Phänomen, dass es in Städten, vor allem nachts, höhere Luft- und Oberflächentemperaturen gibt als im ländlich geprägten Umland. Dieser Temperaturunterschied entsteht durch eine ungünstige Wechselwirkung der Bebauung mit dem Klima. Städtische Gebiete weisen viele versiegelte Oberflächen aus Beton oder Asphalt auf, welche die Sonnenstrahlung absorbieren und die Wärme speichern. Die gespeicherte Wärme wird nachts wieder abgegeben, was die Abkühlung reduziert. Zudem gibt es in Städten weniger Vegetation und natürliche Wasserflächen, die durch Verdunstung zur Abkühlung beitragen könnten. Die enge Bebauung und hohe Gebäude führen zu einer stärkeren Absorption von Sonnenstrahlung und der Reflexion von Infrarotstrahlung zwischen den Gebäuden, was eine erhöhte Wärmespeicherung zur Folge hat. Anthropogene Wärmequellen wie Klimaanlagen, Heizungen, Industrie und Verkehr tragen zur Erwärmung der städtischen Umgebung bei. Die Luftverschmutzung durch Verkehr und Industrie führt zu einer größeren atmosphärischen Gegenstrahlung, die ebenfalls die Temperatur erhöht (BAFU, 2018; Graw et al., 2019; Kemen & Kistemann, 2019; Matzarakis et al., 2020).

Die Ausprägung der UHI ist räumlich unterschiedlich verteilt. Innenstädte und dicht bebaute Gebiete weisen in der Regel die höchsten Temperaturen auf, während Grünflächen und Parks kühlere Zonen bilden. Die Exposition gegenüber Hitze ist daher je nach Standort in der Stadt unterschiedlich. Sozial benachteiligte Stadtteile sind oft stärker betroffen, da sie häufig eine höhere Bebauungsdichte und weniger Grünflächen aufweisen. Die Bewohner dieser Gebiete sind somit einer höheren Hitzeexposition ausgesetzt (Hertel et al., 2024; Köckler et al., 2020; Rüdiger, 2018; Schneider, 2023). In der Region Berlin-Brandenburg wurde ein Zusammenhang zwischen der Übersterblichkeit während Hitzewellen und der Bebauungsdichte bzw. dem Anteil versiegelter Flächen festgestellt. Mit erhöhter Versiegelung ging eine erhöhte Mortalität einher, wobei im Stadtzentrum die höchsten Mortalitätsraten gefunden wurden (Winklmayr et al., 2023). Eine Studie von Borchers et al. aus Dresden zeigt, dass auch die subjektive Hitzebelastung in Stadtteilen mit weniger Grünflächen und einer höheren sozialen Belastung stärker wahrgenommen wird. Am höchsten war die subjektive Hitzebelastung bei Bewohner:innen von Gebäuden aus den 1970-er bis 1990-er Jahren, „den typischen Plattenbauten aus DDR-Zeiten" (Borchers et al., 2020, S. 306). Borchers et al. plädieren dafür, bei der Bestimmung von städtischen Risikogebieten nicht nur den Überwärmungsgrad und stadtstrukturelle Gegebenheiten, sondern auch das Wärmeempfinden und die Soziodemographie der Bewohner:innen zu berücksichtigen (Borchers et al., 2020).

Um die Auswirkungen meteorologischer Bedingungen auf den Menschen zu bewerten, hat der Deutsche Wetterdienst (DWD) das *Klima-Michel-Modell* entwickelt. Es berechnet die gefühlte Temperatur einer fiktiven Standardperson, die einen Durchschnitt der deutschen Bevölkerung abbilden soll: Der *Klima-Michel* ist ein 35-jähriger Mann mit einem Gewicht von 75 kg und einer Größe von 1,75 m. Die gefühlte Temperatur wird berechnet anhand meteorologischer Variablen wie Lufttemperatur, Windgeschwindigkeit und Sonneneinstrahlung sowie der metabolischen Rate und Wärmeisolation der Bekleidung des *Michels*. Um Hitzewarnungen besser auf ältere Menschen abzustimmen, wurde 2017 der *Klima-Michel Senior* eingeführt. Er ist 75 Jahre alt ist, bewegt sich langsamer, kleidet sich anders und ist weniger hitzeangepasst. Der *Klima-Michel Senior* wird vom DWD im Rahmen bioklimatischer Analysen und Warnsysteme genutzt. Es ist anzumerken, dass sich die physischen Parameter für Frauen jedoch deutlich von jenen für Männer unterscheiden (Deutscher Wetterdienst, o. J.; Landeszentrum Gesundheit Nordrhein-Westfalen, LZG.NRW, 2023). Weibliche chronisch Kranke wie auch gesunde Frauen erfahren hier eine strukturelle Benachteiligung, da ihre Bedarfe und Voraussetzungen nicht abgebildet werden. Das *Klima-Michel-Modell* wird in der kommunalen Praxis verschiedentlich herangezogen, um beispielsweise Betroffenheiten in Klimaanpassungskonzepten (Stadt Bielefeld) oder Stadtklimaanalysen (Stadt Augsburg) zu bewerten.

Hitze hat einen wesentlichen Einfluss auf die Belastung durch Allergene und Luftschadstoffe. Wechselwirkungen zwischen hohen Temperaturen und Luftschadstoffen betreffen insbesondere Menschen in städtischen Ballungsräumen. Trotz einer geringeren Vegetationsdichte wird in städtischen Gebieten mit hoher Luftverschmutzung und höheren Temperaturen zudem eine erhöhte Freisetzung von Allergenen aus Pollen beobachtet (Augustin et al., 2023; Breitner-Busch et al., 2023). Für vulnerable Gruppen stellt die Kombination dieser Faktoren eine erhebliche Gesundheitsgefährdung dar. Die urbane Hitzeinsel begünstigt die Vermehrung wärmeliebender Organismen, wie z. B. Ambrosia, deren Pollen heftige allergische Reaktionen hervorrufen können. Höhere Temperaturen verlängern die Pollenflugzeiten, was die Exposition gegenüber Allergenen für einen längeren Zeitraum erhöht (Kemen & Kistemann, 2019). Hitze kann zudem die Struktur der Pollenkörner verändern, sie kleiner und brüchiger machen, wodurch mehr Allergene freigesetzt werden. Auch weisen Pollen aus städtischen Gebieten und Regionen mit hoher Luftverschmutzung oft einen höheren Allergengehalt pro Pollenkorn auf. Die Interaktion von Pollen mit Luftschadstoffen wie Ozon und Feinstaub erzeugt allergenhaltige Aerosole, die tief in die Lunge eindringen und bei sensibilisierten Personen Asthma auslösen. Betroffene erleben bei der gleichzeitigen Exposition gegenüber Hitze, Allergenen und Luftschadstoffen eine Verschlimmerung ihrer Symptome, wie Atemwegsbeschwerden, Herz-Kreislauf-Probleme und allergische Reaktionen (Augustin et al., 2023; Bergmann et al., 2023). Die Kombination dieser Faktoren kann das Risiko für schwere Erkrankungen wie Hitzschlag, Asthmaanfälle, Herzinfarkte und Schlaganfälle erhöhen (Breitner-Busch et al., 2023). Die Auswirkungen von Luftschadstoffen (siehe auch Kap. 9) auf die Gesundheit, insbesondere auf Allergien der Atemwege, hängen von einer Kombination von Faktoren ab, zu denen die Konzentrationen von Umweltschadstoffen, die Dauer der Exposition, die Belüftung, die klimatischen Bedingungen und die Wechselwirkung zwischen Schadstoffen und Pollen gehören (Bergmann et al., 2023).

4 Spezifische Sensitivität vulnerabler Gruppen

Ob Hitze für einzelne Menschen zum gesundheitlichen Risiko wird, hängt neben dem persönlichen Lebensumfeld auch von der körperlichen Konstitution ab. Die WHO führt die meisten Todesfälle nicht unmittelbar auf eine erhöhte Körpertemperatur zurück, sondern auf Vorerkrankungen. Die Vulnerabilität hängt neben der Exposition also vor allem von der individuellen Sensitivität und Anpassungsfähigkeit ab. Besonders gefährdet durch Hitzebelastung sind ältere Menschen, chronisch Kranke, allein lebende und pflegebedürftige Personen, z. B. aufgrund eingeschränkter Mobilität, einer kardiovaskulären Grundbelastung sowie erhöhter Dehydratationsgefahr (Hertel et al., 2024; Matzarakis & Zielo, 2017). Betroffen sind vor allem Menschen mit Herz-Kreislauf-Erkrankungen, welche in Deutschland die häufigste Todesursache darstellen. Rund 1 % der kardiovaskulären Todesfälle in deutschen Großstädten wird auf Hitze zurückgeführt. Gleichzeitig steigt die Morbidität von Herz-Kreislauf-Erkrankungen während einer Hitzeperiode um 2,2 % pro 1 °C Lufttemperaturzunahme. Auch die Rate an Todesfällen durch Herzinsuffizienz und

Schlaganfälle ist bei Hitze erhöht (Winklmayr et al., 2023). Hinzu kommt, dass die Einnahme bestimmter Medikamente, wie Diuretika, Anticholinergika und Neuroleptika das Risiko einer gesundheitsrelevanten Hitzebelastung noch erhöht. Eine Übersicht dazu bietet die Heidelberger Hitzetabelle (https://dosing.de/Hitze/Heidelberger_HitzeTabelle_25.7.19_Public.pdf).

Chronisch erkrankte Personen, die solche Medikamente, etwa gegen Bluthochdruck, Herzinsuffizienz oder Asthma, aber auch Morbus Parkinson und psychiatrische Erkrankungen, benötigen, sind entsprechend noch stärker durch Hitze gefährdet (Kemen & Kistemann, 2019). Hitzeexposition kann die Wirkung und Nebenwirkungen vieler Medikamente erheblich beeinflussen, etwa durch Veränderungen in der Pharmakokinetik. So führt Hitze zu einer Erweiterung der Blutgefäße (Vasodilatation). Dies kann den blutdrucksenkenden Effekt vieler Herz-Kreislauf-Medikamente verstärken, was zu einem starken Blutdruckabfall, Synkopen (Ohnmachtsanfällen), Stürzen und sogar kritischen Organischämien (Organdurchblutungsstörungen) bis hin zum Herzinfarkt führen kann. Durch starkes Schwitzen bei Hitze kann es zu Flüssigkeitsverlust und Dehydrierung kommen. Dies kann die Konzentration von Medikamenten im Blut erhöhen und somit ihre Wirkung verstärken oder zu unerwünschten Nebenwirkungen führen. Insbesondere Diuretika (entwässernde Medikamente) können in Kombination mit Hitze zu einer übermäßigen Dehydrierung und in der Folge zu einem gefährlichen Elektrolytungleichgewicht sowie einer beeinträchtigten Nierenfunktion führen. Medikamente, die die Wirkung des Neurotransmitters Acetylcholin hemmen (Anticholinergika), können die zentrale Temperaturregulierung beeinträchtigen und das Schwitzen unterbinden, was die Körperkühlung erschwert. Dies betrifft eine Vielzahl von Medikamenten, die für unterschiedliche Beschwerden eingesetzt werden, wie z. B. Psychopharmaka, Antidepressiva, Bronchoinhalativa und Mittel gegen Harninkontinenz. Auch Antidiabetika können bei Hitze zu Problemen führen. Insbesondere die vergleichsweise neue Wirkstoffgruppe der SGLT2-(Natrium-Glukose-Transporter 2-)Inhibitoren kann die Glukose- und Volumenausscheidung über den Harn erhöhen, was zu Dehydrierung führen kann.

Nicht zuletzt wird die Lagerfähigkeit von Arzneimitteln durch Hitze beeinträchtigt, wodurch ihre Wirksamkeit verringert werden kann. Es ist wichtig, dass medizinisches Fachpersonal und Patient:innen sich dieser Risiken bewusst sind und entsprechende Maßnahmen ergreifen, wie z. B. Anpassung der Medikation, ausreichende Flüssigkeitszufuhr und das Vermeiden von Hitzeexposition. Die Entwicklung von Leitlinien / Standards für die Medikamentengabe bei Hitze (Dosierungsanpassung bis Aussetzung) ist daher notwendig (Winklmayr et al., 2023).

Eine weitere vulnerable Gruppe sind Säuglinge und Kleinkinder. Sie haben eine noch nicht vollständig entwickelte Fähigkeit zur Thermoregulation. Ihre Schweißproduktion ist geringer, während ihre relative Körperoberfläche im Verhältnis zum Körpervolumen größer ist. Dies führt dazu, dass sie Wärme schlechter abgeben können und schneller überhitzen. Die faktische Gefährdung von Kleinkindern hängt jedoch stark vom Verhalten der Eltern und Aufsichtspersonen ab (Blättner, Wöhl & Grewe, 2020; Wöhl et al.,

2020). Auch Schwangere sind besonders betroffen, da Hitze insbesondere das ungeborene Kind gefährden kann. Hohe Temperaturen führen zu mehr Geburtskomplikationen, und die akute Säuglingssterblichkeit und die Krankenhauseinweisungen bei Hitze steigen. Dabei sind Frauen mit niedrigerem sozioökonomischem Status stärker betroffen (Public Health Zentrum Fulda, 2023).

Sozial benachteiligte und isolierte Personen sind in mehrfacher Hinsicht besonders durch Hitze belastet. Da diese Gruppe ebenfalls verstärkt von chronischen Krankheiten betroffen ist, liegt hier eine sich wechselseitig bedingende Mehrfachbelastung vor (Haase & Schmidt, 2024). Diese Personen sind häufig aufgrund ihrer Wohnsituation stärker exponiert und haben zugleich weniger Möglichkeiten sich anzupassen, da ihnen die materiellen und immateriellen Mittel fehlen. Zudem sind sozial schwächer gestellte Menschen anfälliger für hitzebedingte Gesundheitsrisiken, da sie oft einen schlechteren allgemeinen Gesundheitszustand haben (Fischer-Hotzel & Jolk, 2023; Köckler et al., 2020; Schneider, 2023). Dies gilt auch für Personen mit vorbestehenden psychischen Erkrankungen. Alleinlebende ältere Menschen sind besonders gefährdet, da sie im Falle einer Hitzewelle möglicherweise nicht in der Lage sind, sich selbst zu helfen (Winklmayr et al., 2023). Auch Menschen mit eingeschränkter Mobilität können sich weniger gut vor Hitze schützen oder an kühlere Orte begeben. Isolierte Personen haben weniger Möglichkeiten, sich über Hitzerisiken zu informieren, und werden ebenso wie Menschen mit Migrationshintergrund schwerer mit Informationen zur Vorsorge erreicht (Rüdiger, 2018).

Zusammenfassend lässt sich festhalten, dass sozial benachteiligte und isolierte Personen aufgrund ihrer Lebensumstände, ihrer geringeren Ressourcen und ihrer potenziellen Vorerkrankungen ein höheres Risiko haben, unter den negativen Auswirkungen von Hitze zu leiden. Daher ist es wichtig, diese Teile der Bevölkerung ebenso wie andere vulnerable Gruppen bei der Planung und Umsetzung von Hitzeschutzmaßnahmen besonders zu berücksichtigen.

Einen praxisnahen Ansatz dazu bietet das SUHEI-Modell (Spatial Urban Health Equity Indicators). Dabei handelt es sich um ein Screening-Werkzeug für eine gerechte und gesundheitsfördernde Stadtentwicklung. Es verknüpft umweltbezogene und soziale Gesundheitsdeterminanten in Form von räumlichen Indikatoren. Das SUHEI-Modell enthält also keine Gesundheitsindikatoren wie Morbidität und Mortalität, sondern stellt gesundheitsrelevante Determinanten mit Raumbezug dar. Die spezifischen Indikatoren, die für die einzelnen Elemente des Modells verwendet werden, hängen vom jeweiligen Anwendungsfall ab. In der Stadt Herne wurden beispielsweise die Umweltindikatoren Grünflächen, Hitzeinseln und Lärm, außerdem die Quote der SGB-II-Transferleistungsempfänger als Vulnerabilitätsindikator verwendet. Das Modell ist für den spezifischen lokalen Kontext entwickelt worden und zeichnet sich durch seine hohe Übertragbarkeit aus. Die Nutzung bestehender Daten vereinfacht die Anwendung und berücksichtigt die Gegebenheiten der kommunalen Praxis und Selbstverwaltung (Köckler et al., 2020; siehe auch Vittinghoff et al., 2023).

5 Kommunale Anpassungskapazitäten: Hitzeaktionsplanung in Kommunen

In deutschen Städten werden verschiedene Maßnahmen zum Hitzeschutz ergriffen, die sich in kurz-, mittel- und langfristige Maßnahmen unterteilen lassen und die Anpassungskapazitäten auf kommunaler Ebene stärken sollen. Viele dieser Maßnahmen zielen darauf ab, die Folgen von klimawandelbedingt verstärkten Hitzewellen abzufedern und ihre gesundheitlichen Auswirkungen zu minimieren. Während kurzfristige Maßnahmen sich auf die Bewältigung akuter Hitzeereignisse konzentrieren, beinhalten mittelfristige Maßnahmen vor allem präventive Anpassung. Langfristige Maßnahmen zielen auf eine nachhaltige Reduzierung der Hitzebelastung durch städtebauliche und strukturelle Veränderungen ab (Kießling, 2023; Matzarakis & Zielo, 2017; Weltgesundheitsorganisation Regionalbüro für Europa, 2019).

In den letzten Jahren entwickeln immer mehr Kommunen dazu eigene Hitzeaktionspläne (HAP), die spezifische Maßnahmen und Verantwortlichkeiten regeln, z. B. in Form von Meldeketten und Kommunikationskaskaden. Sie stützen sich vielfach auf das Hitzewarnsystem des DWD. Diese Warnungen werden an zuständige Stellen wie Alten- und Pflegeheime, Kindergärten, ambulante und stationäre Pflegedienste sowie die Allgemeinbevölkerung weitergeleitet. Informationskampagnen dienen der Sensibilisierung der Bevölkerung durch Informationsmaterialien und Verhaltenstipps, insbesondere für vulnerable Gruppen. Hierzu gehören u. a. Hinweise zu richtiger Flüssigkeitsaufnahme, angepasster Bekleidung und Vermeidung von körperlicher Anstrengung während der heißesten Tageszeit. Für chronisch Kranke empfiehlt sich eine gezielte Kontaktaufnahme von Hausärzt:innen mit gefährdeten Patient:innen und Information der Pflegebedürftigen und ihrer Angehörigen über spezielle Informationsangebote. In einigen Städten werden Register gefährdeter Personen geführt, die bei Hitzewarnungen regelmäßig kontaktiert und beraten werden.

Eine weitere kurzfristige Maßnahme ist Ausweisung bestehender kühler Orte sowie die Bereitstellung von kühlen Räumen, z. B. in Behörden, Einkaufszentren, Kirchen, Büchereien und Bahnhöfen, an bzw. in denen sich die Bevölkerung bei Hitze aufhalten kann. Zu den mittelfristigen Maßnahmen zählt die Schulung von Mitarbeiter:innen im Gesundheits- und Sozialwesen zum Thema Hitzeschutz, um diese für die besonderen Bedürfnisse gefährdeter Personengruppen zu sensibilisieren. Zur Reduzierung der Hitze in Innenräumen können Jalousien, Hitzeschutzfolien oder Ventilatoren installiert werden.

Langfristige planerische Maßnahmen im öffentlichen Raum beinhalten den Erhalt und die Schaffung von Grünanlagen, Parks und Wasserflächen, die kühlende Effekte haben, sowie eine Reduzierung versiegelter Flächen und die Berücksichtigung von Kaltluftschneisen. Auf der Quartiers- und Gebäudeebene tragen Dach- und Fassadenbegrünung zur Kühlung bei, ebenso wie die Verwendung hitzereduzierender Baumaterialien und eine Berücksichtigung der Gebäudeausrichtung. Trinkwasserspender können im öffentlichen

Raum und in Gebäuden kurzfristig aufgestellt oder in Form von Brunnen langfristig installiert werden, um eine ausreichende Flüssigkeitsversorgung zu gewährleisten. Für eine nachhaltige Reduktion der Hitzebelastung müssen Hitzeschutzaspekte in die städtische Planung integriert werden (Bund/Länder Ad-hoc Arbeitsgruppe „Gesundheitliche Anpassung an die Folgen des Klimawandels (GAK)", 2017; Bundesministerium für Gesundheit, BMG, 2023; Matzarakis & Zielo, 2017; Public Health Zentrum Fulda, 2023).

Ein Monitoring der hitzebedingten Mortalität und Morbidität kann zur Bewertung der Wirksamkeit von Maßnahmen und zur Anpassung der HAP verwendet werden. Es ist zu beachten, dass die Umsetzung von Hitzeschutzmaßnahmen in deutschen Städten sehr unterschiedlich ist und von den jeweiligen lokalen Gegebenheiten und Ressourcen abhängt. Die Entwicklung von HAP ist oft ein iterativer Prozess, der kontinuierlich angepasst und verbessert wird. Die Zusammenarbeit verschiedener Akteure wie Gesundheitsämter, Umweltämter, Planungsbehörden und zivilgesellschaftliche Organisationen ist entscheidend für den Erfolg der Maßnahmen (Janson et al., 2023).

Zahlreiche dieser Hitzeschutzmaßnahmen stellen nicht nur eine Anpassung an den Klimawandel dar, sondern weisen zugleich Synergien zum Klimaschutz auf. So dienen kühlende Grünflächen und Parks auch als CO_2-Speicher und fördern die Biodiversität und Grundwasserneubildung. Der Einsatz von Verschattungselementen und hochreflektierenden Materialien an Gebäuden verringert die Notwendigkeit von Klimaanlagen (Baumüller, 2018). Die Förderung des Radverkehrs und des öffentlichen Nahverkehrs reduziert nicht nur Treibhausgasemissionen, sondern auch den UHI-Effekt, da weniger Autos unterwegs sind (Otto, 2022). Diese Beispiele zeigen, dass Maßnahmen zur Reduzierung der Hitzebelastung auch positive Auswirkungen auf die Lebensqualität, die Gesundheit und die Umwelt haben. Die Kombination von Klimaschutz- und Klimaanpassungsmaßnahmen als zwei Seiten derselben Medaille in einer integrierten Strategie ist daher besonders effektiv. Eine integrierte Stadtplanung, die sowohl Klimaschutz als auch Klimaanpassung berücksichtigt, kann Zielkonflikte vermeiden und Synergien nutzen.

6 Fazit: Die hitzeangepasste Stadt als lebenswertes Umfeld

Die Anpassung an zukünftige veränderte klimatische Bedingungen im urbanen Raum ist aufgrund der erheblichen Gefahren durch urbanen Hitzestress zwingend notwendig. Städte sind aufgrund der hohen Konzentration von Menschen und Infrastrukturen besonders anfällig für Extremereignisse wie Hitzewellen. Sie weisen durch versiegelte Flächen, mangelnde Grünflächen und eingeschränkte Windzirkulation einen urbanen Hitzeinseleffekt auf, bei dem sich die Aufheizung tagsüber verstärkt und die nächtliche Abkühlung reduziert. Dieser Effekt kann zu Temperaturunterschieden von bis zu 10°C zwischen Stadt und Umland führen. Der fortschreitende Klimawandel führt zu häufigeren, längeren und intensiveren Hitzeperioden. Dies erhöht das Risiko hitzebedingter Gesundheitsbeschwerden und Todesfälle.

Hitzewellen können die Anpassungskapazitäten von Menschen übersteigen und zu erheblichen gesundheitlichen Schäden führen. Sie belasten das Herz-Kreislauf-System, die Atemwege und die Psyche und können Hitzschlag, Dehydration und andere schwere gesundheitliche Probleme zur Folge haben. Ältere Menschen, chronisch Kranke, Pflegebedürftige und Menschen, die im Freien arbeiten, sind besonders gefährdet. Das Gesundheitssystem wird durch hitzebedingte Notfälle und Krankenhauseinweisungen zusätzlich belastet, während gleichzeitig die Strukturen durch z. B. Stromausfälle beeinträchtigt werden können. Auch das medizinische Personal ist am Arbeitsplatz einer besonderen Hitzebelastung ausgesetzt. Es gibt noch keinen Standard zur Beschreibung von Unterschieden in der Sensitivität der Bevölkerung. Jedoch sind sozial benachteiligte Gruppen stärker von den negativen Auswirkungen der Hitze betroffen bei einer zugleich geringeren Anpassungskapazität. Die gesundheitlichen Risiken sind regional unterschiedlich verteilt und in städtischen Hitzeinseln höher, wodurch Kommunen in einem unterschiedlichen Ausmaß betroffen sind.

Quartiere mit hohem Versiegelungsgrad, geringer Durchgrünung und hoher Verkehrsbelastung sind besonders betroffen. Um diesen Risiken zu begegnen, sind umfassende Anpassungsmaßnahmen erforderlich, die sowohl planerische als auch verhaltensbezogene Aspekte berücksichtigen. Die Minimierung des Hitzeinseleffekts und die Gestaltung von Städten, die auch in einem wärmeren Klima lebenswert sind, sind langfristige Aufgaben. Dazu gehören unter anderem die Entwicklung von Hitzeaktionsplänen, die Förderung von Grünflächen und der Einsatz von Klimaanpassungskonzepten. Diese Maßnahmen sollten integriert geplant und auf die spezifischen Bedingungen der jeweiligen Stadt und ihrer Bevölkerung zugeschnitten sein.

Es besteht jedoch ein übergreifender Handlungsbedarf für einen verbesserten gesundheitsbezogenen Hitzeschutz und die Umsetzung von Hitzeschutzmaßnahmen, besonders für vulnerable Gruppen. Dafür ist eine Umsetzung von Hitzeaktionsplänen auf kommunaler Ebene dringend empfohlen, bisher jedoch rechtlich nicht vorgeschrieben. Die gesundheitliche Belastung durch Hitze ist ein komplexes Problem, das eine ganzheitliche Betrachtung der verschiedenen Vulnerabilitätsfaktoren erfordert. Ein effektiver Hitzeschutz muss sowohl die Exposition und Sensitivität reduzieren als auch die Anpassungskapazität der Bevölkerung stärken. Insgesamt stellt die Anpassung an den Klimawandel eine gesamtgesellschaftliche Aufgabe dar, die parallel zu umfassendem Klimaschutz angegangen werden muss.

Literatur

Augustin, J., Burkart, K., Endlicher, W., Herrmann, A., Jochner-Oette, S., Koppe, C., Menzel, A., Mücke, H.-G. & Sauerborn, R. (2023). Klimawandel und Gesundheit. In G. P. Brasseur, D. Jacob, & S. Schuck-Zöller (Hrsg.), *Klimawandel in Deutschland: Entwicklung, Folgen, Risiken und Perspektiven* (S. 171–190). Springer. https://doi.org/10.1007/978-3-662-66696-8_14.

Baumüller, N. (2018). *Stadt im Klimawandel: Klimaanpassung in der Stadtplanung – Grundlagen, Maßnahmen und Instrumente* [Dissertation]. Universität Stuttgart, Stuttgart.

Bergmann, K.-C., Brehler, R., Endler, C., Höflich, C., Kespohl, S., Plaza, M., Raulf, M., Standl, M., Thamm, R., Traidl-Hoffmann, C., & Werchan, B. (2023). Auswirkungen des Klimawandels auf allergische Erkrankungen in Deutschland. *Journal of Health Monitoring, 8*(S4), 82–110. https://doi.org/10.25646/11648.

Blättner, B., Janson, D., Roth, A., Grewe, H. A., & Mücke, H.-G. (2020). Gesundheitsschutz bei Hitzeextremen in Deutschland: Was wird in Ländern und Kommunen bisher unternommen? *Bundesgesundheitsblatt, Gesundheitsforschung, Gesundheitsschutz, 63*(8), 1013–1019. https://doi.org/10.1007/s00103-020-03189-6.

Blättner, B., Wöhl, C., & Grewe, H. A. (2020). Methoden zur Bewertung der Sensitivität der Bevölkerung gegenüber Hitzeextremen in städtischen Wohngebieten. *Prävention und Gesundheitsförderung*(15), 290–295. https://doi.org/10.1007/s11553-019-00754-z.

Böhnke, R., Fischer-Hotzel, A., John, B., Plank, E., Podschun, S., & Rau, V. (2024). *Klimaanpassung in sozialen Einrichtungen: Ein Leitfaden für Fachpersonal und Träger*. Deutsches Institut für Urbanisitik (Difu); adelphi consult; Zentrum Klimaanpassung (ZKA). https://zentrum-klimaanpassung.de/sites/default/files/2024-11/ZKA_Leitfaden-Soziale-Einrichtungen_2024_barrierefrei.pdf.

Borchers, P., Looks, P., Reinfried, F., Oertel, H., & Kugler, J. (2020). Subjektive Hitzebelastung in einzelnen Fokusgebieten Dresdens: Eine Untersuchung klimatischer, stadtstruktureller und sozialer Merkmale zur Ermittlung von Risikogebieten und Risikogruppen. *Prävention und Gesundheitsförderung, 15*(3), 303–309.

Breitner-Busch, S., Mücke, H.-G., Schneider, A., & Hertig, E. (2023). Auswirkungen des Klimawandels auf nicht-übertragbare Erkrankungen durch erhöhte Luftschadstoffbelastungen der Außenluft. *Journal of Health Monitoring, 8*(S4), 111–131. https://doi.org/10.25646/11649.2.

Bund/Länder Ad-hoc Arbeitsgruppe „Gesundheitliche Anpassung an die Folgen des Klimawandels (GAK)". (2017). Handlungsempfehlungen für die Erstellung von Hitzeaktionsplänen zum Schutz der menschlichen Gesundheit. *Bundesgesundheitsblatt, Gesundheitsforschung, Gesundheitsschutz, 60*(6), 662–672.

Bundesamt für Umwelt. (2018). *Hitze in den Städten: Grundlagen für eine klimaangepasste Siedlungsentwicklung*. www.bafu.admin.ch/uw-1812-d.

Bundesministerium für Gesundheit. (2023). *Hitzeschutzplan für Gesundheit des BMG*. https://www.bundesgesundheitsministerium.de/fileadmin/Dateien/3_Downloads/H/Hitzeschutzplan/230727_BMG_Hitzeschutzplan.pdf.

Bundesministerium für Umwelt, Naturschutz, Bau und Reaktorsicherheit. (2017). *Handlungsempfehlungen für die Erstellung von Hitzeaktionsplänen zum Schutz der menschlichen Gesundheit*. https://www.bmuv.de/fileadmin/Daten_BMU/Download_PDF/Klimaschutz/hap_handlungsempfehlungen_bf.pdf.

Deutscher Wetterdienst. (o. J.). *Erläuterungen zur Gefühlten Temperatur*. https://www.dwd.de/DE/leistungen/gefahrenindizesthermisch/gefuehltetemp.html.

Fischer-Hotzel, A., & Jolk, A.-K. (2023). Kommune, pass dich an! Hitze und Trockenheit auf lokaler Ebene begegnen. *Aus Politik und Zeitgeschichte (APuZ), 73*(28–29), 31–38. https://www.bpb.de/system/files/dokument_pdf/APuZ_2023-28-29_online.pdf.

Graw, K., Muthers, S., & Matzarakis, A. (2019). Hitzewellen und Hitzewarnungen in Städten. In J. Lozán, S.-W. Breckle, H. Graßl, W. Kuttler, & A. Matzarakis (Hrsg.), *Warnsignal Klima: Die Städte* (S. 152–158).

Haase, A., & Schmidt, A. (2024). Impulse für eine kritische Debatte zur resilienten Stadtentwicklung am Beispiel der grünen Gentrifizierung. In S. Kabisch, D. Rink, & E. Banzhaf (Hrsg.), *Die*

Resiliente Stadt: Konzepte, Konflikte, Lösungen (S. 39–53). Springer. https://doi.org/10.1007/978-3-662-66916-7_3.

Hertel, D., Pößneck, J., Kabisch, S., & Schlink, U. (2024). Hitzestress in Stadtquartieren – Methodik und empirische Belege unter Nutzung des Planetary-Health-Ansatzes. In S. Kabisch, D. Rink, & E. Banzhaf (Hrsg.), *Die Resiliente Stadt: Konzepte, Konflikte, Lösungen* (S. 247–266). Springer. https://doi.org/10.1007/978-3-662-66916-7_16.

Janson, D., Kaiser, T., Kind, C., Hannemann, L., Nickl, J., & Grewe, H. A. (2023). *Analyse von Hitzeaktionsplänen und gesundheitlichen Anpassungsmaßnahmen an Hitzeextreme in Deutschland.* Umweltbundesamt.

Kemen, J., & Kistemann, T. (2019). Der Einfluss urbaner Hitze auf die menschliche Gesundheit. In J. Lozán, S.-W. Breckle, H. Graßl, W. Kuttler, & A. Matzarakis (Hrsg.), *Warnsignal Klima: Die Städte* (S. 113–119). https://doi.org/10.25592/warnsignal.klima.die-staedte.16.

Kemen, J., Schäffer-Gemein, S., & Kistemann, T. (2020). Klimaanpassung und Hitzeaktionspläne. In Bundesinstitut für Bau-, Stadt- und Raumforschung (Hrsg.), *Informationen zur Raumentwicklung. Gesundheit und Krankheit aus räumlicher Perspektive* (S. 58–69).

Kießling, A. (2023). *Klimaanpassung und Gesundheit – Kompetenzen, Aufgaben und Befugnisse am Beispiel des Hitzeschutzes.* Gesundheitsrecht.blog. https://doi.org/10.13154/294-10539.

Köckler, H., Agatz, K., Simon, D., & Flacke, J. (2020). Gesundheitsfördernde Stadtentwicklung. In Bundesinstitut für Bau-, Stadt- und Raumforschung (Hrsg.), *Informationen zur Raumentwicklung. Gesundheit und Krankheit aus räumlicher Perspektive* (S. 96–109).

Landeszentrum Gesundheit Nordrhein-Westfalen. (2023). *Einrichtungsbezogener Hitzeschutz in NRW: Arbeitshilfen für Krankenhäuser.* Landeszentrum Gesundheit Nordrhein-Westfalen (LZG.NRW). https://www.lzg.nrw.de/_media/pdf/hitze/Hitzeschutz_NRW-Arbeitshilfen_Krankenhaeuser_Gesamt.pdf.

Matzarakis, A., Muthers, S., & Graw, K. (2020). Thermische Belastung von Bewohnern in Städten bei Hitzewellen am Beispiel von Freiburg (Breisgau). *Bundesgesundheitsblatt, Gesundheitsforschung, Gesundheitsschutz*(8), 1004–1012.

Matzarakis, A., & Zielo, B. (2017). Maßnahmen zur Reduzierung von Hitzebelastungen für Menschen – Bedeutung von Hitzeaktionsplänen. *Gefahrstoffe – Reinhaltung der Luft, 77*(7/8), 316–320. https://www.researchgate.net/publication/318836635.

Olfermann, E., Vogel, D., & Schehle, C. (2023). Hitze-Resilienz in der stationären Pflege erreichen. *Pflege Zeitschrift, 76*(4), 36–39.

Otto, A. (2022). Bundesweite Bestandsaufnahme der kommunalen Klimaanpassung. In A. Otto & A. Thieken (Hrsg.), *Urbane Resilienz gegenüber extremen Wetterereignissen: Gemeinsamer Verbundabschlussbericht des Forschungsprojektes ExTrass* (S. 5–17). Universität Potsdam.

Public Health Zentrum Fulda. (Hrsg.). (2023). *Arbeitshilfe zur Entwicklung und Implementierung eines Hitzeaktionsplans für Städte und Kommunen.* https://www.hs-fulda.de/fileadmin/user_upload/FB_Pflege_und_Gesundheit/Forschung___Entwicklung/Klimawandel_Gesundheit/Arbeitshilfe_zur_Entwicklung_und_Implementierung_eines_Hitzeaktionsplans_fuer_Kommunen_21.03_final.pdf.

Rüdiger, A. (2018). Klimawandelgerechte Strategien als Baustein einer integrierten Stadtentwicklung. In S. Baumgart, H. Köckler, A. Ritzinger, & A. Rüdiger (Hrsg.), *Forschungsberichte der ARL: Bd. 8. Planung für gesundheitsfördernde Städte* (S. 332–349). Verl. d. ARL.

Schneider, U. (2023). Sozialstaat und Klimawandel. In C. Görg, V. Madner, A. Munar, A. Novy, A. Fosch, K. Steininger, & E. Aigner (Hrsg.), *APCC Special Report: Strukturen für ein klimafreundliches Leben* (S. 499–528). https://doi.org/10.1007/978-3-662-66497-1_22.

Schoierer, J., Mertes, H., Wershofen, B., & Böse-O'Reilly, S. (2019). Fortbildungsangebote zu Klimawandel, Hitze und Gesundheit für medizinische Fachangestellte und Pflegekräfte in der ambulanten Versorgung. *Bundesgesundheitsblatt, Gesundheitsforschung, Gesundheitsschutz*(62), 620–628. https://doi.org/10.1007/s00103-019-02942-w.

Vittinghoff, M., Simon, D., & Köckler, H. (2023). Screening umweltbezogener Ungerechtigkeit in Städten mit dem SUHEI-Modell: Das Anwendungsbeispiel Duisburg. *Stadtforschung und Statistik: Zeitschrift des Verbandes Deutscher Städtestatistiker, 36*(1), 9–18. https://nbn-resolving.org/urn:nbn:de:0168-ssoar-86684-0.

Weltgesundheitsorganisation Regionalbüro für Europa. (Hrsg.). (2019). *Gesundheitshinweise zur Prävention hitzebedingter Gesundheitsschäden: Neue und aktualisierte Hinweise für unterschiedliche Zielgruppen.* https://apps.who.int/iris/bitstream/handle/10665/341625/WHO-EURO-2021-2510-42266-58732-ger.pdf.

Winklmayr, C., Matthies-Wiesler, F., Muthers, S., Buchien, S., Kuch, B., an der Heiden, M., & Mücke, H.-G. (2023). Hitze in Deutschland: Gesundheitliche Risiken und Maßnahmen zur Prävention. *Journal of Health Monitoring, 8*(S4), 3–34. https://doi.org/10.25646/11645.

Wöhl, C., Blättner, B., Grewe, H. A., & Reisacher, D. (2020). Hitzeextreme in der Stadt: Wie vulnerabel sind Hochaltrige, Kleinkinder und sozial Benachteiligte? *Prävention und Gesundheitsförderung, 15*(2). https://doi.org/10.1007/s11553-019-00719-2.

Klimaphänomene Starkregen und Überschwemmungen: Ursachen, gesundheitliche Folgen und gesellschaftliche Herausforderungen

Viviane Scherenberg

Zusammenfassung

Klimaphänomene wie Starkregen und Überschwemmungen werden zunehmend durch anthropogene Einflüsse (z. B. urbaner Ausbau) verstärkt, wobei natürliche Faktoren (z. B. atmosphärische Zirkulationsmuster; geografische Gegebenheiten) eine Rolle spielen. Der Beitrag beleuchtet die Gesundheitsrisiken, die solche Extremwetterereignisse insbesondere für vulnerable Bevölkerungsgruppen darstellen, und hebt die erhöhten Gefahren von Infektionen, Verletzungen und psychischen Belastungen hervor. Zudem werden präventive Herausforderungen und Anpassungsstrategien diskutiert, die notwendig sind, um diese Bevölkerungsgruppen widerstandsfähiger zu machen. Ein besonderer Fokus liegt auf verhaltensbezogenen Maßnahmen, die das Risikobewusstsein und die Handlungsfähigkeit der am stärksten gefährdeten Gruppen verbessern sollen. Der Beitrag schließt mit konkreten Handlungsempfehlungen zur Steigerung der Klimaresilienz gegenüber zukünftigen Extremwetterereignissen, um den Schutz und die Sicherheit von Gemeinschaften zu stärken.

1   Einleitung

Hochwasserereignisse sind Naturkatastrophen, die durch den Klimawandel an Häufigkeit und Intensität zunehmen. Belief sich die mittlere Niederschlagsmenge pro Jahr von 2001 bis 2023 auf durchschnittlich 718 mm, stieg sie im Jahr 2023 auf 891 mm an.

V. Scherenberg (✉)
APOLLON Hochschule, Bremen, Deutschland
E-Mail: viviane.scherenberg@apollon-hochschule.de

Damit war es in Deutschland im Jahr 2023 um 24,1 % nasser als in den Vorjahren (Deutscher Wetterdienst, DWD, 2024a). Laut Prognosen steigen die Starkregentage um das Jahr 2050 in großen Teilen Deutschlands um ca. 30 % an (Climate Service Center, 2021). Stark- und Dauerregen sowie damit verbundene Sturzfluten und Überschwemmungen können die Gesundheit von Menschen akut wie langfristig auf vielfältige Weise bedrohen. Umso wichtiger ist es, die Gesundheitsrisiken zu kennen, um für unterschiedlichste (vulnerable) Zielgruppen und Settings *vorsorgend* und *akut präventive Maßnahmen* ableiten zu können und so die individuelle und gesellschaftliche Resilienz *vorab und im Akutfall* eines bedrohlichen Naturereignisses steigern zu können. Der Beitrag setzt sich daher mit unterschiedlichen gesundheitlichen Risiken auseinander, die durch Klimaphänomene wie Starkregen und Hochwasserereignisse entstehen können, und zeigt präventive Implikationen für die Praxis auf.

2 Hintergründe: Ursachen von Starkregen und (regionalen) Überschwemmungen

Aktuelle Prognosen zum Klimawandel zeigen, dass extreme Niederschläge in Zukunft häufiger und intensiver auftreten werden. Ein zentraler Grund ist die thermodynamische Clausius-Clapeyron-Beziehung, die besagt, dass mit steigenden Temperaturen die Fähigkeit der Luft, Wasserdampf zu speichern, zunimmt (Deutschländer, 2024). Pro Grad Temperaturanstieg kann die Luft ca. 7% mehr Wasserdampf aufnehmen (DWD & Hessisches Landesamt für Naturschutz, Umwelt und Geologie, 2024). Die höhere Verdunstungsrate, bedingt durch den globalen Temperaturanstieg, begünstigt die Häufigkeit und Stärke extremer Niederschläge. *Starkregen* wird laut dem DWD als Niederschlagsereignis mit hoher Intensität definiert, das innerhalb von bis zu 6 h auftritt. Als *Dauerregen* wird Niederschlag über Zeiträume von mehr als 12 Stunden bezeichnet. Für solche Naturphänomene spricht der DWD je nach Gefahrenlage unterschiedliche Warnstufen aus (DWD, o. J.). Entsprechend wird die Bevölkerung bei umweltbezogenen Gesundheitsgefahren in spezifischen Regionen (bzw. Funkzellen) seit dem 23.02.2023 mit der Einführung der Cell-Broadcast-Technik gewarnt (Tuttenuj, 2022). Für Hochwasser können Informationen über das länderübergreifende Portal www.hochwasserzentrale.de eingesehen werden. Zudem verfügen viele Großstädte über eigene Hitze-, Starkregen- und Hochwasserportale. Solche Warnsysteme sind notwendig, da sich laut Attributionsstudien des DWD die Wahrscheinlichkeit für extreme Niederschlagsereignisse, wie sie in Bayern und Baden-Württemberg im Juni 2024 vorkamen, um das 1,4-Fache erhöht hat, wobei die Intensität um etwa 4 % zugenommen hat. In einem 2°C wärmeren Klima steigt die Wahrscheinlichkeit im Vergleich zu 1900 um das 1,2-Fache und die Intensität um etwa 3 % (Schröter et al., 2024).

Extreme Niederschlagsereignisse haben Überschwemmungen zur Folge, deren Ursachen sowohl menschengemacht als auch natürlich bedingt sind:

a) **Anthropogene Ursachen:** Neben der Veränderung natürlicher Wasserflüsse stellt ein wesentlicher anthropogener Faktor die **Urbanisierung** dar, die zur Versiegelung von Böden führt. Versiegelte Flächen (z. B. Straßen, Gebäude) verhindern, dass Regenwasser im Boden versickern kann und größere Wassermengen schneller in Flüsse und Kanäle gelangen. In Deutschland wurden zudem mehr als die Hälfte der Flussauen durch Flussbegradigungen, Deichbau und intensive Flächennutzung verändert. Rund zwei Drittel der Flussauen stehen daher nicht als Überschwemmungsflächen bei Hochwasser zur Verfügung (Koenzen et al., 2021). Auch die **Entwaldung** fördert Überschwemmungen, da Bäume und Pflanzen dazu beitragen, Wasser zu speichern und an den Boden abzugeben. Ohne diese natürliche Pufferwirkung steigt das Risiko, dass Flüsse über die Ufer treten. Zudem verändert die **landwirtschaftliche Bewässerung** den Wasserhaushalt, da große Wassermengen zur Bewässerung entnommen werden. Daher sind Regionen mit intensiver Bewässerung und einer geringeren Wasseraufnahmefähigkeit des Bodens von Überschwemmungen bedroht
b) **Natürliche Ursachen:** Starkregen und langanhaltender **Regen** sind klassische, natürliche Ursachen, bei denen die Menge des Niederschlags die Kapazität von Flüssen und Boden übersteigen kann. Auch die **Schneeschmelze** im Frühling kann in bergigen Regionen zu Überschwemmungen führen, wenn große Mengen von geschmolzenem Schnee die Flüsse überladen. **Stürme und Hurrikane** können bei starken Regenfällen und Sturmfluten die Wassermengen erhöhen, die in Küstengebieten oder entlang der Flussmündungen ins Landesinnere eindringen. Hier spielt die natürliche **Topografie** eine Rolle, da flache Gebiete, Täler und tiefer gelegene Landschaften anfälliger für Überschwemmungen sind, insbesondere wenn sie in der Nähe von großen Flüssen oder Meeresküsten liegen (Bronstert et al., 2017).

Die Ausführungen zeigen, dass das Risiko für Starkregen, Überschwemmungen und Sturzfluten von diversen Faktoren beeinflusst wird. Während Starkregenereignisse in ganz Deutschland auftreten, zeigen sich in den Mittelgebirgen höhere Frequenzen, jedoch beeinflusst eine thermische Konvektion bei instabilen Wetterlagen, dass sich Regenfälle ungleichmäßig und punktuell verteilen (Streuselkuchenmuster), wobei manche Gebiete starken Regen erhalten, während benachbarte Bereiche nahezu trocken bleiben (DWD, 2024b). Tab. 1 zeigt exemplarisch, welche Flussgebiete (inkl. der dort ansässigen Einwohner) hierzulande laut einer Prognose von Hochwasser mit einer hohen Wahrscheinlichkeit betroffen sind.

Die meisten Starkregen und Überschwemmungen treten in Deutschland zwischen Mai und Ende August auf (DWD, 2024c), da in dieser Zeit durch erhöhte Temperaturen Gewitterwolken und damit intensive, örtlich begrenzte Niederschläge begünstigt werden. Bei instabilen Wetterlagen können starke Regenfälle entstehen, die Sturzfluten zur Folge haben. Daher ist es gerade für Hochwasserrisikoregionen wichtig, gesundheitliche Bedrohungen zu kennen, um proaktiv Maßnahmen zur Vorsorge und Maßnahmen zur Schadensbegrenzung treffen zu können.

Tab. 1 Prognose für Hochwasserrisiken (Stolpe et al., 2024)

Gesamt	Betroffene Einwohner bei Hochwasser mit hoher Wahrscheinlichkeit	Potenziell betroffene Fläche (km²) bei Hochwasser mit hoher Wahrscheinlichkeit		
		Insgesamt	Wohnbau und gemischte Nutzung	Landwirtschaftliche, Wald, Forstflächen
Rhein	190.800	1.922	22	1.190
Ems	10.520	354	5	292
Oder	2.550	297	1,0	73
Maas	4.900	57	1,5	41,5
Weser	58.000	1.118	25	920
Donau	18.590	575	5,2	347,2
Elbe	98.800	2.533,7	20,3	1.739,7
Schlei/Trave	192	6,1	0,1	3,3
Eider	9	38,5	0	6,2
Summe	**384.361**	**6.963,30**	**91,1**	**4.612,90**

3 Gesundheitliche Risiken und Herausforderungen

Überschwemmungen infolge von Starkregen können sowohl akute als auch langfristige Auswirkungen für Menschen mit sich bringen. Akute Folgen von Überschwemmungen zeigen sich in Form von Verletzungen sowie Todesfällen durch Ertrinken und Unfälle, bei denen auch bei der Flutkatastrophe 2021 (Ahrweiler) überwiegend *ältere Menschen* (134 Tote, 106 Tote über 60 Jahre) betroffen waren (Deutsches Komitee für Katastrophenvorsorge (DKKV), 2022). Eine Metaanalyse zeigte, dass der Anteil betroffener *Männer* überdurchschnittlich hoch ist, da Männer öfter *Berufe im Freien und im Bevölkerungsschutz* (z. B. Rettungsdienst, Polizei, Feuerwehr) ausüben und eher zu riskanterem Verhalten tendieren (Petrucci et al., 2019, DKKV, 2022). Die Todesursache von Hochwassertodesopfern ist primär der Ertrinkungstod, sekundär können weitere Todesursachen (z. B. Unterkühlung, Stromschlag, Herzinfarkt) genannt werden (Petrucci et al., 2019). Überflutungen können den Gesundheitszustand von Menschen mit chronischen Erkrankungen (z. B. Herz-Kreislauf-Erkrankungen, Diabetes) verschlechtern, da sie den Zugang zu notwendiger medizinischer Versorgung und Medikamenten behindern und durch den verursachten Stress zusätzliche gesundheitliche Belastungen auslösen können. Folglich weisen gerade Menschen mit Vorerkrankungen, eingeschränkter Mobilität sowie obdachlose Mensch eine hohe Vulnerabilität auf. Erlittene Verletzungen bzw. offene Wunden werden nicht selten von Hautkrankheiten begleitet, die durch die Bedingungen während und nach dem Ereignis durch verunreinigtes Wasser, das mit Bakterien, Viren, Chemikalien und Schimmelsporen belastet ist, verschärft werden. Betroffen hiervon sind alle Altersgruppen und insbesondere *Kinder* (0–8 Jahre) (Chimed-Ochir et al., 2022). Zudem kommt es häufig zu Bindehautentzündungen nach Hochwasserereignissen, von denen besonders häufig *Frauen* sowie (mit kontaminiertem Wasser spielende) *Kinder* betroffen sind (Liu et al.,

2020). Eine erhöhte Schimmelbildung, bedingt durch Hochwasser und starken Regen, steigert zudem das Risiko der Verschlimmerung und Entstehung von nicht übertragbaren Atemwegserkrankungen (z. B. Asthma, chronisch obstruktive Lungenerkrankung, COPD) (Peirce et al., 2022). Da Überschwemmungen das Wachstum von Pilzen auf überfluteten Böden und Materialien fördern, erhöht sich auch das Risiko übertragbarer Atemwegserkrankungen (z. B. Aspergillose). Besonders gefährdet sind *Menschen mit einem geschwächten Immunsystem* (z. B. Patienten mit Krebs, COPD oder HIV [humanes Immundefizienzvirus]) und *Menschen, die in engem Kontakt mit kontaminiertem Wasser und feuchten Materialien* stehen (Mirsaeidi et al., 2016). Starker Regen und Hochwasser erhöhen durch die Verunreinigung des Grundwassers zudem das Risiko für wasserbedingte Krankheiten (Diarrhö, Gastroenteritis etc.). Verantwortlich für die Infektionen von Erregern (z. B. Vibrio spp., Leptospira spp.) sind in erster Linie kontaminiertes Wasser, mangelndes, sauberes Trinkwasser, schlechte Sanitärversorgung und Hygiene nach dem Ereignis (Cann et al., 2012).

Ein weiteres Gesundheitsrisiko stellen durch Mücken übertragene Krankheiten (z. B. Dengue-Fieber) dar, wobei die Inzidenz je nach zeitlichem Verlauf und dem Ereignis variiert (Greenough et al., 2001). Die Verzögerung zwischen dem Ereignis und dem Anstieg der Infektionen kann sich auf mehrere Wochen belaufen, da die Mückenpopulationen erst wachsen müssen, bevor sich das Übertragungsrisiko erhöht. Hochwasserereignisse können zudem die Verbreitung von durch Ratten übertragenen Krankheiten begünstigen, da sich die natürliche Umgebung verändert (Straßenüberschwemmungen, Müllansammlungen) und so günstige Bedingungen für Krankheitserreger und Vektoren geschaffen werden (Mavrouli et al., 2022).

Nicht zu unterschätzen sind akute psychische Gesundheitsprobleme (z. B. posttraumatische Belastungsstörungen, Angstzustände, Depressionen) (Weilnhammer et al., 2021), die durch sekundäre Stressoren wie soziale Isolation, Verlust des Eigentums (Fernandez et al., 2015) und den vorübergehenden oder dauerhaften Verlust des Arbeitsplatzes verstärkt werden (Bei et al., 2013).

Zusammenfassend haben Starkregen- und Hochwasserereignisse vielfältige und weitreichende gesundheitliche Auswirkungen, von denen insbesondere vulnerable Bevölkerungsgruppen, aber auch Mitarbeitende des Bevölkerungsschutzes betroffen sind.

4 Prävention: Gesellschaftliche Herausforderungen und Anpassungsstrategien

Präventive Maßnahmen können vor, während und nach Hochwasserereignissen ergriffen werden. Eine zentrale Herausforderung hierbei stellt die soziale Ungleichheit dar. Sozial benachteiligte Personen leben häufiger in Regionen mit höherem Überschwemmungsrisiko, da sicherere und besser geschützte Wohnlagen oft teurer sind und wohlhabenderen Haushalten vorbehalten bleiben. Diese ungleiche räumliche Verteilung führt dazu, dass gesundheitliche, soziale und wirtschaftliche Folgen von Überschwemmungen in sozial schwächeren Gemeinschaften besonders groß sind. Überschwemmungen verstärken soziale Ungleichheiten, da Menschen mit niedrigem Einkommen, unzureichender Versicherung oder eingeschränktem Zugang zu Ressourcen (z. B. Notfallhilfe, Wohnraum) anfälliger für gravierende Auswirkungen sind. Sie verfügen oft über weniger finanzielle und soziale Ressourcen, um sich von Naturkatastrophen zu erholen (Reaños, 2021).

Reduziert werden kann die erhöhte Verwundbarkeit sozial benachteiligter und vulnerabler Gruppen durch eine proaktive Stadtplanung (Moulds et al., 2021). Als vielversprechend wird neben aktuellen technischen (z. B. Dämme) und natürlichen (z. B. Überschwemmungsgebiete) Schutzmaßnahmen das Konzept der Schwammstadt angesehen. Solche Städte können (z. B. durch städtische Wasserressourcennutzung, ökologisches Wassermanagement, grüne Infrastrukturen, durchlässige Oberflächen (z. B. Straßen-, Fussgänger- und Platzbeläge)). Wasser effizient aufnehmen, speichern und wieder abgeben – ähnlich einem Schwamm (Nguyen et al., 2019). Da Hochwasserereignisse oft abends beginnen (Kaiser et al., 2021), stellt eine Stärkung umweltbezogener Gesundheitskompetenz eine weitere Möglichkeit dar, die Resilienz gegenüber regionalen hydrothermischen Ereignissen zu steigern (siehe u. a. Bundesamt für Bevölkerungsschutz und Katastrophenhilfe (BBK), o. J.). Die soziale Unterstützung stellt insbesondere nach Hochwasserereignissen einen bedeutenden Schutzfaktor dar, um die Gesundheit von Betroffenen zu verbessern (Zhong et al., 2018). Zur Vermeidung hochwasserbedingter Gesundheitsschäden sollten zudem Maßnahmen zur Armutsbekämpfung und der Zugang zu passenden Versicherungen in gefährdeten Gebieten gefördert werden (Weilnhammer et al., 2021).

5 Fazit und Handlungsempfehlungen

Der Beitrag hat gezeigt, dass Gesundheitsrisiken, die mit Starkregen, Sturzfluten und Überschwemmungen einhergehen, vielschichtig sind. Prävention erfordert technische, ökologische sowie verhaltensbezogene Maßnahmen, bei denen folgende Empfehlungen zu beachten sind:

- **Zielgruppenspezifische Aufklärung:** Die Aufklärung der Bevölkerung sowie gefährdeter Berufsgruppen sollte zielgruppenspezifisch angelegt werden. Dabei sollte berücksichtigt werden, dass Menschen, die in der Vergangenheit nie ein Hochwasser erlebt haben, das Risiko unterschätzen (Valois et al., 2020). Folglich sind (zielgruppenspezifische) Kommunikationsstrategien notwendig, um das Bewusstsein für die Risiken zu schärfen und die Bereitschaft zur Umsetzung präventiver Maßnahmen zu erhöhen. Ein Beispiel stellt die regionale Kampagne *Bonn unterstützt* (www.bonn-unter.de) dar.
- **Förderung umweltbezogener Gesundheitskompetenzen:** Kompetenzen und damit die Bedrohungs- und Bewertung der Bewältigungsmöglichkeiten entscheiden darüber, ob Menschen präventive Maßnahmen in Bezug auf Überschwemmungen ergreifen.

Bei der Vermittlung von Handlungskompetenz sollte beachtet werden, dass 1.) präventive Interventionen leicht verständlich sind, 2.) private Anpassungsmaßnahmen das Hochwasserrisiko wirksam verringern und 3.) diese insbesondere auch für vulnerable Bevölkerungsgruppen mit geringen Ressourcen umsetzbar sind (Kuhlicke et al., 2020).

- **Einbeziehung von sozialen Settings:** Kommunale Akteure (Betriebe, Schulen, Kirchen etc.) stellen wichtige Multiplikatoren dar, um unterschiedliche Bevölkerungsgruppen zu sensibilisieren, aufzuklären und den Gemeinschaftssinn zu stärken. Möglichst viele Zielgruppen direkt und indirekt (über soziale Settings) anzusprechen ist wichtig, da eine hohe Resilienz einzelner Personen eine geringe Resilienz einzelner anderer Individuen nicht kompensieren kann, da die Resilienz einer Gemeinschaft durch die Handlungsfähigkeit der Gemeinschaft definiert wird (Sachverständigenrat zur Begutachtung der Entwicklung im Gesundheitswesen und in der Pflege, 2023). Mit anderen Worten: Jeder Mensch zählt, denn je mehr Menschen erreicht und befähigt werden, desto resilienter ist die Gemeinschaft.

Literatur

Bei, B., Bryant, C., Gilson, K. M., Koh, J., Gibson, P., Komiti, A., Jackson, H., & Judd, F. (2013). A prospective study of the impact of floods on the mental and physical health of older adults. *Aging & Mental Health, 17*(8), 992–1002. https://doi.org/10.1080/13607863.2013.799119

Bronstert, A., Bormann, H., Bürger, G., Haberlandt, U., Hattermann, F., Heistermann, M., Huang, S., Kolokotronis, V., Kundzewicz, Z., Menzel, L., Meon, G., Merz, G., Meuser, A., Paton, E. N., & Petrow, T. (2017). Hochwasser und Sturzfluten an Flüssen in Deutschland. In G. Brasseur, D. Jacob, & S. Schuck-Zöller (Hrsg.), *Klimawandel in Deutschland* (S. 87–101). Springer Spektrum.

Bundesamt für Bevölkerungsschutz und Katastrophenhilfe. (o. J.). *Naturgefahr: Hochwasser*. https://www.bbk.bund.de/DE/Themen/Risikomanagement/Baulicher-Bevoelkerungsschutz/Schutz-vor-Naturgefahren/Hochwasser/hochwasser_node.html#vt-sprg-7. Zugegriffen: 11. Nov. 2024.

Cann, K., Thomas, D., Salmon, R., Wyn-Jones, A., & Kay, D. (2012). Extreme water-related weather events and waterborne disease. *Epidemiology and Infection, 141*, 671–686. https://doi.org/10.1017/S0950268812001653

Chimed-Ochir, O., Yumiya, Y., Taji, A., Kishita, E., Kondo, H., Wakai, A., Akahoshi, K., Chishima, K., Toyokuni, Y., Koido, Y., & Kubo, T. (2022). Emergency medical teams' responses during the west japan heavy rain 2018: J-SPEED data analysis. *Prehospital and Disaster Medicine, 37*(2), 205–211. https://doi.org/10.1017/S1049023X22000231

Climate Service Center (CSC). (2021). *Machbarkeitsstudie „Starkregenrisiko 2050" Abschlussbericht: Kooperationsprojekt des Gesamtverbandes der Deutschen Versicherungswirtschaft e.V. (GDV) und des Climate Service Center (CSC)*. CSC.

Deutschländer, T. (2024). *Definition des und Verwendung des Begriffs „Jahrhundertereignis"*. Deutscher Wetterdienst.

Deutsches Komitee für Katastrophenvorsorge. (2022). Die Flutkatastrophe im Juli 2021 in Deutschland: Ein Jahr danach: Aufarbeitung und erste Lehren für die Zukunft. *DKKV-Schriftenreihe, 62*.

Deutscher Wetterdienst & Hessisches Landesamt für Naturschutz, Umwelt und Geologie. (2024). *Klimareport Hessen: Das Klima in Hessen – gestern, heute und in der Zukunft*. Deutscher Wetterdienst & Hessisches Landesamt für Naturschutz, Umwelt und Geologie.

Deutscher Wetterdienst. (2024a). Mittlere jährliche Niederschlagssummen. *RADKLIM-Bulletin, 04,* 4.

Deutscher Wetterdienst. (2024b). Niederschlagsereignisse. *RADKLIM-Bulletin, 04,* 8–9.

Deutscher Wetterdienst. (2024c). Überschreitungen der DWD-Warnstufen. *RADKLIM-Bulletin, 04,* 5–6.

Deutscher Wetterdienst. (o. J.). *Warnstufen und Farbskala*. https://www.dwd.de/DE/wetter/warnungen_aktuell/kriterien/warnstufen.html. Zugegriffen: 11. Nov. 2024.

Fernandez, A., Black, J., Jones, M., Wilson, L., Salvador-Carulla, L., Astell-Burt, T., & Black, D. (2015). Flooding and mental health: A systematic mapping review. *PLoS ONE, 10*(4), e0119929. https://doi.org/10.1371/journal.pone.0119929

Greenough, G., McGeehin, M., Bernard, S. M., Trtanj, J., Riad, J., & Engelberg, D. (2001). The potential impacts of climate variability and change on health impacts of extreme weather events in the United States. *Environmental health perspectives, 109 Suppl 2*(Suppl 2), 191–198. https://doi.org/10.1289/ehp.109-1240666

Kaiser, M., Günnemann, S., & Disse, M. (2021). Spatiotemporal analysis of heavy rain-induced flood occurrences in Germany using a novel event database approach. *Journal of Hydrology, 595,* 125985. https://doi.org/10.1016/J.JHYDROL.2021.125985

Koenzen, U., Kurth, A., & Günther-Diringer, D. (2021). Auenzustandsbericht 2021: Flussauen in Deutschland. Bundesamt für Naturschutz. https://doi.org/10.19217/brs211

Kuhlicke, C., Seebauer, S., Hudson, P., Begg, C., Bubeck, P., Dittmer, C., Grothmann, T., Heidenreich, A., Kreibich, H., Lorenz, D., Masson, T., Reiter, J., Thaler, T., Thieken, A., & Bamberg, S. (2020). The behavioral turn in flood risk management, its assumptions and potential implications. *Wiley Interdisciplinary Reviews: Water, 7.* https://doi.org/10.1002/wat2.1418.

Liu, X., Qiu, S., Liu, Z., Chen, D., Liu, H., & Ding, G. (2020). Effects of floods on the incidence of acute hemorrhagic conjunctivitis in Mengshan, China, from 2005 to 2012. *The American Journal of Tropical Medicine and Hygiene, 102*(6), 1263–1268. https://doi.org/10.4269/ajtmh.19-0164

Mavrouli, M., Mavroulis, S., Lekkas, E., & Tsakris, A. (2022). Infectious diseases associated with hydrometeorological hazards in Europe: Disaster risk reduction in the context of the climate crisis and the ongoing COVID-19 pandemic. *International journal of environmental research and public health, 19*(16), 10206. https://doi.org/10.3390/ijerph191610206

Mirsaeidi, M., Motahari, H., Khamesi, M., Sharifi, A., Campos, M., & Schraufnagel, D. (2016). Climate change and respiratory infections. *Annals of the American Thoracic Society, 13*(8), 1223–1230. https://doi.org/10.1513/AnnalsATS.201511-729PS

Moulds, S., Buytaert, W., Templeton, M., & Kanu, I. (2021). Modeling the impacts of urban flood risk management on social inequality. *Water resources research, 57*(6), e2020WR029024. https://doi.org/10.1029/2020WR029024

Nguyen, T., Ngo, H., Guo, W., Wang, X., Ren, N., Li, G., Ding, J., & Liang, H. (2019). Implementation of a specific urban water management – Sponge City. *The Science of the Total Environment, 652,* 147–162. https://doi.org/10.1016/j.scitotenv.2018.10.168

Peirce, A., Espira, L., & Larson, P. (2022). Climate change related catastrophic rainfall events and non-communicable respiratory disease: A systematic review of the literature. *Climate, 10*(7), 101. https://doi.org/10.3390/cli10070101

Petrucci, O. (2022). Review article: Factors leading to the occurrence of flood fatalities: A systematic review of research papers published between 2010 and 2020. *Natural Hazards and Earth Systems Sciences, 22,* 71–83. https://doi.org/10.5194/nhess-22-71-2022

Petrucci, O., Papagiannaki, K., Aceto, L., Boissier, L., Kotroni, L., Grimalt, M., Llasat, M. C., Llasat-Botija, M., Rosselló, J., Pasqua, A. A., & Vinet, F. (2019). MEFF: The database of MEditerranean flood fatalities (1980 to 2015). *Journal of Flood Risk Management, 12*, e12461. https://doi.org/10.1111/jfr3.12461

Reaños, M. A. T. (2021). Floods, flood policies and changes in welfare and inequality: Evidence from Germany. *Ecological Economics, 180*, 106879. https://doi.org/10.1016/j.ecolecon.2020.106879

Schröter, J., Knauf, J., Tivig, M., Lorenz, P., Sauerbrei, R., & Kreienkamp, F. (2024). Attributsstudie zu den Niederschlagsereignissen in Süddeutschland – Mai-Juni Bericht des Deutschen Wetterdienstes. DWD. https://doi.org/10.5676/dwd_pub/attribution/2024_02

Stolpe, F., Untze, F., & Zschiesche, M. (2024). *Hochwasserrisiken und Dürren in Flüssen und Seen – Kurzgutachten zur Darstellung von Krisengewässern in Deutschland*. Unabhängiges Institut für Umweltfragen.

SVR – Sachverständigenrat zur Begutachtung der Entwicklung im Gesundheitswesen und in der Pflege. (2023). Resilienz im Gesundheitswesen. Wege zur Bewältigung künftiger Krisen. https://www.svr-gesundheit.de/fileadmin/Gutachten/Gutachten_2023/Gesamtgutachter_ePDF_Final.pdf. Zugegriffen: 11. Nov. 2024.

Tuttenuj, D. (2022). Cell Broadcast-Warnung – Sinnvolle Ergänzung für den deutschen Warnmittelmix. *BBK Bevölkerungsschutz, 2*, 20–23.

Valois, P., Bouchard, D., Talbot, D., Caron, M., Renaud, J., Gosselin, P., & Jacob, J. (2020). Adoption of flood-related preventive behaviours by people having different risks and histories of flooding. *Natural Hazards, 102*, 1155–1173. https://doi.org/10.1007/s11069-020-03950-9

Weilnhammer, V., Schmid, J., Mittermeier, I., Schreiber, F., Jiang, L., Pastuhovic, V., Herr, C., & Heinze, S. (2021). Extreme weather events in europe and their health consequences – A systematic review. *International Journal of Hygiene and Environmental Health, 233*. 113688. https://doi.org/10.1016/j.ijheh.2021.113688

Zheng, S., Yang, L., Toloo, S., Wang, Z., Tong, S., Sun, X., Crompton, D., FitzGerald, G., & Huang, C. (2018). The long-term physical and psychological health impacts of flooding: A systematic mapping. *The Science of the Total Environment, 626*, 165–194. https://doi.org/10.1016/j.scitotenv.2018.01.041

Kälteereignisse und ihre Bedeutung für vulnerable Gruppen

8

Martin Weber und Frank Meurer

Zusammenfassung

In der Folge des Klimawandels kann es neben der generellen Erwärmung auch zu Kälteereignissen kommen. Der Klimawandel führt zudem zu einer Zunahme von Wetterextremen, die sowohl in ihrer Intensität wie auch in der Häufigkeit zunehmen. Dies kann im Winter zum Beispiel zu häufigeren Starkschneefällen sowie Kaltluftvorstößen mit Wintereinbrüchen bei uns führen. Solche Kälteereignisse haben teilweise erhebliche gesundheitliche Folgen und sind mit Zunahmen der Morbiditäts- und Mortalitätsraten verbunden. Vor allem vulnerable Gruppen sind von den Folgen von Kälteereignissen betroffen. Sie reagieren vielfach sensibler auf diese Folgen und sind oftmals schon im Alltag auf (lebensnotwendige) Hilfe angewiesen. Dadurch verfügen sie über keine eigenen Ressourcen zur Bewältigung dieser Herausforderungen. Eine gute Vorsorge, Vorbereitung und Zusammenarbeit aller Akteure ist notwendig, um die

M. Weber (✉)
Referent, Referat B2 „Ebenen übergreifendes Krisenmanagement, Bevölkerungsschutz und Zivile Verteidigung – national", Bundesakademie für Bevölkerungsschutz und Zivile Verteidigung (BABZ), Bundesamt für Bevölkerungsschutz und Katastrophenhilfe (BBK), Bad Neuenahr-Ahrweiler, Deutschland
E-Mail: Martin.Weber@bbk.bund.de

F. Meurer
Leiter des Referats B2 „Ebenen übergreifendes Krisenmanagement Bevölkerungsschutz und Zivile Verteidigung – national", Bundesakademie für Bevölkerungsschutz und Zivile Verteidigung (BABZ), Bundesamt für Bevölkerungsschutz und Katastrophenhilfe (BBK), Bad Neuenahr-Ahrweiler, Deutschland
E-Mail: Frank.Meurer@bbk.bund.de

© Der/die Herausgeber bzw. der/die Autor(en), exklusiv lizenziert an Springer-Verlag GmbH, DE, ein Teil von Springer Nature 2025
D. Schmitz et al. (Hrsg.), *Klima und Vulnerabilität*,
https://doi.org/10.1007/978-3-662-71727-1_8

Herausforderungen von Kälteereignissen im Hinblick auf die vulnerablen Gruppen gut zu meistern.

1   Klimawandel und Kälteereignisse

Im Zusammenhang mit dem Klimawandel und Erderwärmung stehen meist die Folgen von Hitze und Trockenheit im Fokus (IPCC, 2023).

1.1   Globaler Klimawandel und Kälteereignisse

Tatsächlich haben auch in Europa die jährlichen Durchschnittstemperaturen zugenommen, und sie werden prognostisch auch in den kommenden Jahren weiter ansteigen (Friedrich et al., 2024). Damit zusammenhängend ist eine Zunahme von Wetterextremen zu beobachten (Zhou et al., 2023) – Hitzewellen oder die starken Niederschläge und die daraus folgenden Hochwasserereignisse der letzten Jahre in Deutschland sind nachdrückliche Beispiele (Kunz et al., 2024).

In den Wintermonaten führen höhere Durchschnittstemperaturen zu abnehmenden Schneehöhen bis hin zu einer möglichen Schneefreiheit in niedrigen und mittleren Lagen (Kunz et al., 2024). Dem steht jedoch auch eine vorhersehbare Zunahme extremer Kälteereignisse gegenüber wie Starkschneefälle, Winterstürme, Hagelschlag sowie ein erhöhtes Lawinenrisiko in den Gebirgen (Reuter et al., 2020; Shijin et al., 2022). Auch plötzliche Wintereinbrüche werden durch die Zunahme von Kaltluftvorstößen in Europa wahrscheinlicher (Shijin et al., 2022; DWD, 2024).

1.2   Auswirkungen von Kälteereignissen am Beispiel Starkschneefälle in Deutschland

In den letzten Jahrzehnten gab es in ganz Deutschland mehrere Kälteereignisse mit teils erheblichen Auswirkungen.

So kam es beispielsweise am 25. November 2005 in der sonst eher schneearmen Region des Münsterlandes zu außergewöhnlich ergiebigen Schneefällen. Erhebliche Einschränkungen im Straßen- und Schienenverkehr mit über 2000 Verkehrsunfällen, 140 Verletzten und Sachschäden in Höhe von drei Millionen Euro waren allein in Nordrhein-Westfalen die Folge. Unter der hohen Schnee- und Eislast knickten zudem etliche Strommasten um und führten zu einem der größten Stromausfälle der deutschen Nachkriegsgeschichte: 250.000 Einwohner:innen, öffentliche Einrichtungen sowie Einrichtungen des Gesundheitswesens waren über mehrere Landkreise hinweg für 3–5 Tage von der Stromversorgung abgeschnitten (DWD, 2020). Einige Landkreise waren dadurch zeitweise nicht mehr in der Lage, eine Grundversorgung mit eigenen Ressourcen sicherzustellen, und es gab beispielsweise Einschränkungen in der Gesundheitsversorgung (Menski & Gardemann, 2009).

Die Starkschneefälle 2006 in Südostdeutschland verursachten den Einsturz des Daches der Eishalle in Bad Reichenhall mit 15 Todesopfern und 50 Verletzten (Pinto et al., 2007). Weitere Gebäudeschäden durch die Schneelast gab es im Zuge des Ereignisses im gesamten Ostbayern. Diese Periode der Starkschneefälle hielt bis in den März hinein an und traf teils auch andere Regionen Deutschlands. Die Schadenssumme allein in Bayern belief sich auf einen zweistelligen Millionenbetrag (Deutsche Rück, 2007).

Auch die letzten Starkschneefälle im Dezember 2023 haben in Bayern zu erheblichen Verkehrsbehinderungen, Einschränkungen im öffentlichen Leben und Stromausfällen in mehreren Regierungsbezirken mit mehreren tausend betroffenen Haushalten geführt (BR24, 2023).

2 Folgen von Kälteereignissen für vulnerable Gruppen

2.1 Kälteereignisse und Folgen für die Gesundheit

Die Gesundheitsfolgen von Kälteereignissen bekommen nicht dasselbe Maß an Aufmerksamkeit wie die Folgen von höheren Temperaturen.

Tatsächlich haben niedrige Temperaturen und Kälteereignisse grundsätzlich einen größeren Einfluss auf die Morbiditäts- und Mortalitätsrisiken der Bevölkerung als hohe Temperaturen (Gasparrini et al., 2015; Ye et al., 2012), auch wenn durch die höheren Durchschnittstemperaturen mit einer deutlichen Zunahme der hitzebedingten Folgen zu rechnen ist (Augustin et al., 2024). Vor allem ältere Menschen (> 75 Jahre) sind sensibel für niedrige Temperaturen, die bei ihnen zu den 10 hauptsächlichen Mortalitätsrisiken zählen (GBD, 2020). Bemerkenswert ist, dass die stärksten Auswirkungen der niedrigen Temperaturen bereits bei moderat niedrigeren Temperaturen und nicht erst bei Temperaturextremen wie Kaltluftvorstößen zu verzeichnen sind (Gasparrini et al., 2015). Jedes Grad Temperaturreduktion führt zu einer Zunahme der Mortalität um 1,3 % und einer Zunahme spezifischer Erkrankungen um 1,7 % (Analitis et al., 2008). Eine aktuelle Analyse zeigt, dass in Westeuropa rund 6 von 1000 Todesfällen auf die niedrigen Temperaturen von Kaltluftvorstößen zurückzuführen sind (Gao et al., 2024). Kälteereignisse wie Starkschneefälle führen direkt und im Nachgang zu deutlich höheren Behandlungszahlen in Krankenhäusern, welche bei Eisregen oder zusätzlichen Stromausfällen noch stärker ansteigen (Lin et al., 2021).

Die grundlegenden biologischen Prozesse der Reaktion auf Kälte haben primär kardiovaskuläre und respiratorische Auswirkungen. Sie zeigen sich unter anderem in kardiovaskulärem Stress mit Bluthochdruck, Blutgerinnungsstörungen, Gefäßverengungen, Erhöhung der Blutviskosität und Entzündungsreaktionen sowie in einer Verengung der Bronchien und Unterdrückung von Immunreaktionen in den Atemwegen (Gasparrini et al., 2015). Damit kommt es bei Kälteereignissen vermehrt zu kardiovaskulären, pulmonalen und neurologischen Erkrankungsbildern wie Herzinfarkten, Schlaganfällen, Lungenentzündungen und/oder Depressionen (Gasparrini et al., 2015). Außergewöhnlich niedrige Temperaturen stellen mit der Gefahr von Unterkühlungen und Erfrierungen ein weiteres, unmittelbares Gesundheitsrisiko dar (FEMA, o. J.). Zudem lösen extreme Wetterereignisse regelmäßig psychische Traumata aus, die sich zum Beispiel in akuten oder posttraumatischen Belastungsstörungen (PTBS) manifestieren können, an der bis zu 5 % der Betroffenen extremer Wetterereignisse leiden (Schmitt et al., 2023).

2.2 Vulnerabilität und vulnerable Gruppen bei Kälteereignissen

Vulnerabilität kann als eine Funktion aus der Art und Weise, der Ausprägung und der Wiederholungsrate eines Ereignisses (hier Klima- bzw. Kälteereignisses), dem ein System ausgesetzt ist (Exposition), sowie aus seiner Anfälligkeit (Sensitivity) und seiner Anpassungsmöglichkeiten (Adaptive Capacity) definiert werden (Manangan et al., 2014, S. 4–5). Die Vulnerabilität kann hierbei unter unterschiedlichen Schwerpunktsetzungen betrachtet werden wie systemischen, sozioökonomischen, geografischen etc. Sie ist neben der Art und Ausprägung des Ereignisses maßgeblich abhängig von den 3 oben genannten Faktoren und hat einen großen Einfluss auf die individuellen (gesundheitlichen) Folgen von Kälteereignissen (EPA, 2024).

1. Exposition (Exposition): Die Auswirkungen von Kälteereignissen werden jeden Menschen individuell anders betreffen. Maßgeblich ist in diesem Zusammenhang, wie, wo und wie lange man der Kälte ausgesetzt ist und welche Tätigkeit während der Exposition ausgeübt wird.
2. Anfälligkeit (Sensitivity): Wie anfällig jemand für die Auswirkungen von Kälteereignissen ist, hängt von Faktoren wie Alter und Gesundheitszustand ab; so sind zum Beispiel Menschen mit Atemwegserkrankungen bei niedrigen Temperaturen deutlich anfälliger für schwerwiegende Folgen.
3. Anpassung und Anpassungsmöglichkeiten (Adaptive Capacity): Menschen sind grundsätzlich in der Lage, sich an sich ändernde Umweltbedingungen anzupassen. Wie gut das möglich ist, ist von einer Vielzahl von Faktoren wie Einkommen, Alter, Lebenssituation und dem Zugang zur Gesundheitsversorgung abhängig.

Als primäre vulnerable Gruppen für Kälteereignisse sind demnach jüngere Kinder (< 5 Jahre) und ältere Erwachsene (> 65 Jahre) sowie schwangere Frauen und Kleinkinder zu nennen. Weitere Gruppen stellen Obdachlose, von Armut betroffene Personen,

Personen mit akuten und/oder chronischen Erkrankungen, Personen mit Behinderungen. Personen mit psychischen Erkrankungen, aber auch Personen ohne (ausreichende) deutsche Sprachkenntnisse dar (Geißler, 2015; DRK, 2018; Breuer et al., 2021).

2.3 Herausforderungen für vulnerable Gruppen durch Kälteereignisse

Kälteereignisse können nicht nur direkt durch die thermischen Auswirkungen Einfluss auf die vulnerablen Gruppen haben. Starkschneefälle, Eisregen und Glatteis, Kaltluftvorstöße, Lawinen, Starkregen, Hagel, Winterstürme, aber auch Überschwemmungen und Sturzfluten können zusätzlich zu den primären Folgen zu teilweise nachhaltigen Störungen in der Regelversorgung der Bevölkerung führen. Solche Sekundärfolgen können Einschränkungen in der Strom-, Gas- und Wasserversorgung, Abwasserentsorgung, Kommunikation, Gesundheits- und Medikamentenversorgung oder der Versorgung mit Gütern des täglichen Bedarfs wie Lebensmitteln sein (FEMA, o. J.; Petermann et al., 2011). Bereits nach wenigen Tagen könnte die Bevölkerung nicht mehr flächendeckend und bedarfsgerecht versorgt werden. Je länger diese Situationen andauern, umso gravierender können die Gesamtfolgen mit sich aufbauenden und kaskadierenden Schadenslagen bis hin zur Gefährdung der öffentlichen Sicherheit sein. Stromausfälle bringen dabei eines der größten Gefahrenpotenziale mit sich (siehe Kap. 15) (Petermann et al., 2011; Pescaroli & Alexander, 2015).

Vulnerable Gruppen haben über den Durchschnitt hinausgehende Bedarfe and Anforderungen und sind deswegen von den Effekten und Folgen dieser Naturereignisse stärker betroffen (DRK, 2018; Zettl et al., 2018). Derzeit ist eine stetige Zunahme der Vulnerabilität der deutschen Bevölkerung zu beobachten. Gründe liegen z. B. im demografischen Wandel mit einem höheren Anteil älterer Menschen in der Gesellschaft und einem auch deswegen gesteigerten Mangel an Risikobewusstsein und Vorbereitung (Steenhoek & Voßschmidt, 2019).

Gemein ist vielen vulnerablen Gruppen, dass sie teils schon im Alltag auf externe, lebensnotwendige Hilfe von Personen und Dienstleistern angewiesen sind und oftmals über keine eigenen Ressourcen verfügen, um Krisensituationen zu bewältigen (DRK, 2018). Bei Kälteereignissen kann es jedoch auch für sie notwendig werden, für eine bestimmte Zeit ohne ihre alltäglichen externen Hilfen auszukommen. Bei den Schneefällen im Münsterland 2005 war eine ärztliche, medizinische und pflegerische Versorgung und Rettung für fast eine Woche nur mit geländegängigen Spezialfahrzeugen oder durch die Luft möglich, was entsprechende Verzögerungen mit sich brachte (Menski & Gardemann, 2009). Hilfsorganisationen wurden zusätzlich seitens der Behörden beauftragt, alle über 70-Jährigen und potenziell hilfsbedürftigen Personen zu Hause vor Ort individuell zu betreuen (Menski & Gardemann, 2008; Menski & Gardemann, 2009). Versorgungsengpässe durch die gravierenden Behinderungen im Straßen- und Schienenverkehr entstanden aber auch für andere vulnerable Gruppen, z. B. durch den mangelnden Vorrat und Nachschub an Säuglings- und Kleinkindnahrung.

Erschwerend ist in solchen Situationen, dass es zwischen den Strukturen der Gefahrenabwehr (z. B. Polizei, Feuerwehr, Rettungsdienst oder Katastrophenschutz) und den alltäglichen Strukturen der Versorgung der vulnerablen Gruppen (z. B. Pflegedienstleister) kaum Schnittstellen und Berührungspunkte gibt. Zusätzlich verhindern die aktuellen Datenschutzrichtlinien in Deutschland, dass seitens der Behörden ein Kataster für besonders hilfsbedürftige Bürger:innen für Krisen und Katstrophen geführt werden darf. Damit ist schlichtweg unbekannt, wo, wie viele und welche Hilfsbedürftigen sich in den jeweiligen Gebieten der Gebietskörperschaften aufhalten (Zettl et al., 2018; Breuer et al., 2021).

Aber nicht nur Ereignisse vor Ort können zu Versorgungsengpässen für vulnerable Gruppen führen, sondern auch (Klima-)Ereignisse in größeren Entfernungen. So führte eine Störung bei der Molle-Maersk Group dazu, dass gut 20 % der weltweiten Container-Kapazitäten über mehr als 2 Wochen stillgelegt waren (Greenberg, 2010; Ziga, 2019) und damit Lieferketten u. a. auch im Gesundheitswesen, z. B. bei Arzneimitteln, Medizinprodukten und Verbrauchsmitteln, unterbrochen waren. Dieses Beispiel zeigt sehr deutlich, dass auch Klima- und andere Ereignisse weltweit unter Umständen lokale Auswirkungen auf vulnerable Gruppen haben können, wenn Lieferwege gestört sind, Produktionsstätten nicht vor Ort liegen und wichtige Waren nicht in ausreichendem Maße bevorratet wurden.

3 Mögliche Vorsorgemaßnahmen

Störungen im öffentlichen und privaten Leben durch Kälteereignisse können je nach Art, Ausprägung und Dauer regional oder überregional lebensbedrohliche Ausmaße annehmen, vor allem, wenn es zu kaskadierenden Ereignissen wie einem zusätzlichen Stromausfall kommt.

Für die Sicherstellung der Versorgung der Bevölkerung in Krisenlagen sind zu Friedenszeiten die Bundesländer zuständig (Art. 30 Grundgesetz). Sie regeln die Versorgung durch Gesetze und Verordnungen. Für die Umsetzung der Regelungen sind lokal und regional die Kommunalverwaltungen zuständig. Das wesentliche Rechtsgut ist die Aufrechterhaltung der öffentlichen Sicherheit und Ordnung durch die staatlichen Strukturen. Neben den Organisationen der alltäglichen Gefahrenabwehr und des Katastrophenschutzes können in solchen Lagen auch gewerbliche und private Akteure zur Unterstützung verpflichtet werden. Ziel ist es, die Abdeckung der Grundbedürfnisse der Bevölkerung sicherzustellen. Die Aufgaben umfassen die Koordination der Hilfsleistungen, die Betreuung von Hilfsbedürftigen, die medizinische und psychologische Versorgung, die Unterbringung, die Versorgung mit Trinkwasser und Lebensmitteln sowie die Abfall- und Abwasserentsorgung (Karsten, 2019).

Mit Blick auf die Gesundheitsversorgung stellt sich die aktuelle Situation wie folgt dar: Das Gesundheitswesen ist in Deutschland dezentral aufgebaut. Für Krankenhäuser gibt es Vorschriften zur Bevorratung von Arzneimitteln und Verbrauchsmaterialien sowie für eine Notstromversorgung. Für weitere Teile des Gesundheitswesens gilt dies jedoch nicht. Ebenso gibt es für Privatpersonen zwar Empfehlungen für die persönliche Vorsorge im Katastrophenfall (BBK, 2019), eine Bevorratungspflicht gibt es jedoch ebenso wenig wie entsprechende Kontrollmöglichkeiten.

Für überschaubare Zeiträume von bis zu 24 Stunden würde ein Zusammenbruch der Versorgung bei einem Kälteereignis und seinen Folgen wahrscheinlich in der Fläche nicht zuletzt unter Einbindung der Organisationen der alltäglichen Gefahrenabwehr und des Katastrophenschutzes aufgefangen werden können. Je länger die Situation andauert, umso eingeschränkter wird jedoch auch die Einsatzfähigkeit der Hilfeleistungsorganisationen sein. Immer mehr der ambulanten Patient:innen müssten dann in den Krankenhäusern versorgt werden, deren aktuell schon angespannte Lage sich weiter verschärfen würde. Unter aktuellen Bedingungen droht schon nach wenigen Tagen ein kompletter Kollaps der Gesundheitsversorgung, wenn nicht Ressourcen in Form von Personal, Material und Infrastruktur von außen zugeführt werden können (Petermann et al., 2011; Zettl et al., 2018; DRK, 2018).

Zur Gewährleistung einer regelrechten Versorgung in Krisen, besonders von Personen aus vulnerablen Gruppen, sollte daher eine stärkere Verzahnung der alltäglichen Versorgung dieser Menschen mit den Strukturen der Krisenvorsorge und -Bewältigung stattfinden. Das zur Sicherstellung der (Gesundheits-)Versorgung von hilfsbedürftigen Menschen etablierte Risiko- und Krisenmanagement der zuständigen Behörden ist nicht auf großflächige oder langanhaltende Krisenlagen ausgelegt. Kälteereignisse haben das Potenzial, genau zu solchen großflächigen und langanhaltenden Lagen mit kaskadierenden Folgen zu führen. Spätestens in diesen Lagen benötigen die behördlichen Krisenreaktionsstrukturen ein möglichst genaues Lagebild zu den bestehenden (übrigen) Ressourcen auf der einen Seite und den Bedarfen auf der anderen Seite. Dafür ist ein koordinierendes Krisenmanagement für den Gesundheitsbereich notwendig, das aktuell nicht existiert und aufgrund der bestehenden Regelungen und Rahmenbedingungen auch nicht flächendeckend umsetzbar ist (Breuer et al., 2021; Weber, 2024). Die Schaffung der notwendigen Voraussetzungen und die deutschlandweite einheitliche Etablierung dieses koordinierenden Krisenmanagements im gesundheitlichen Bevölkerungsschutz ist nach Art. 20.4.1 Satz 3 RRGV notwendig und soll umgesetzt werden (BMI, 2024; Weber, 2024).

Im Rahmen dieses Risiko- und Krisenmanagements müssen alle relevanten Akteure eingebunden werden. Das bedeutet, dass zum Beispiel auch Akteure wie Kranken- und Pflegekassen oder die Kassenärztlichen Vereinigungen in der Prävention sowie der akuten Lagebewältigung eingebunden werden müssen (Zettl et al., 2018; Weber, 2024).

Alle Akteure und Dienstleister im Gesundheitswesen müssen ihre Resilienz erhöhen, um in Notlagen länger handlungsfähig zu bleiben und ihren Beitrag zur Krisenbewältigung leisten zu können. Besonders die Krankenhausinfrastruktur, als die zentrale Struktur zur medizinischen und teilweise auch pflegerischen Versorgung von hilfsbedürftigen Menschen in Krisen, muss hinsichtlich ihrer Aufwuchsfähigkeit in Notlagen, ihrer Resilienz und der Durchhaltefähigkeit in solchen Lagen weiter gestärkt und ausgebaut werden (Petermann et al., 2011).

Aber um Extremwetterereignisse zukünftig besser bewältigen zu können, müssen nicht nur die behördlichen Strukturen und die Akteure ihre Resilienz erhöhen. Die Bundesregierung empfiehlt deswegen jedem Bürger, für die individuelle und private Vorsorge einen persönlichen Vorrat an allem Lebensnotwendigen von 10 Tagen vorrätig zu haben. Das schließt für vulnerable Gruppen alle besonderen Verbrauchsressourcen ausdrücklich mit ein (BBK, 2019). Hier muss die öffentliche und mediale Kommunikation und Diskussion besser werden und künftig Kälteereignisse, deren mögliche Folgen und die entsprechende private Vorsorge samt richtigem Verhalten künftig ebenso betonen, wie das für die Folgen großer Hitze bereits der Fall ist.

Literatur

Analitis, A., Katsouyanni, K., Biggeri, A., Baccini, M., Forsberg, B., Bisanti, L., Kirchmayer, U., Ballester, F., Cadum, E., Goodman, P. G., Hojs, A., Sunyer, J., Tiittanen, P., & Michelozzi, P. (2008). Effects of Cold Weather on Mortality: Results From 15 European Cities Within the PHEWE Project. *American Journal of Epidemiology, 168*(12), 1397–1408. https://doi.org/10.1093/aje/kwn266

Augustin, J., Burkart, K., Endlicher, W., Herrmann, A., Jochner-Oette, S., Koppe, C., Menzel, A., Mücke, H.-G., & Sauerborn, R. (2024). Klimawandel und Gesundheit. In G. P. Brasseur, D. Jacob, & S. Schuck-Zöller (Hrsg.), *Klimawandel in Deutschland – Entwicklung, Folgen, Risiken und Perspektiven* (2. Aufl., S. 171–190). Heidelberg: Springer Spektrum Berlin. https://doi.org/10.1007/978-3-662-66696-8_15

BBK. (2019). *Ratgeber für Notfallvorsorge und richtiges Handeln in Notsituationen* (7. Aufl.). Bonn: Bundesamt für Bevölkerungsschutz und Katastrophenhilfe.

BMI. (2024). *Umsetzungsplan der Deutschen Strategie zur Stärkung der Resilienz gegenüber Katastrophen*. Berlin: Bundesministerium des Innern und für Heimat.

BR24. (02. 12 2023). Teile Bayerns stehen still – Vorsicht in Bergen und Wäldern. https://www.br.de/nachrichten/bayern/schneefall-zugausfaelle-und-verspaetungen-im-bahnverkehr,TxD7aEe. Zugegriffen: 24. Juni 2024.

Breuer, F., Brettschneider, P., Kleist, P., Poloczek, S., Pommerenke, C., & Dahmen, J. (2021). Erkenntnisse aus 31 Stunden Stromausfall in Berlin Köpenick – medizinische Schwerpunkte und Herausforderungen. *Der Anaesthesist, 70*, 507–514. https://doi.org/10.1007/s00101-021-00930-x

Rück, D. (2007). *Sturmdokumentation 2006*. Düsseldorf: Deutsche Rückversicherung.

DRK. (2018). *Die vulnerable Gruppe „ältere und pflegebedürftige Menschen" in Krisen, Großschadenslagen und Katastrophen. Teil 1: Wissenschaftliche Erkenntnisse und Herausforderungen aus der Praxis*. Berlin: Deutsches Rotes Kreuz.

DWD. (23. 11 2020). Als Strommasten umknickten – Das "Münsterländer Schneechaos". https://www.dwd.de/DE/wetter/thema_des_tages/2020/11/23.html. Zugegriffen: 24. Juni 2024.

DWD. (2024). Wetter- und Klimalexikon. https://www.dwd.de/DE/service/lexikon/Functions/glossar.html?nn=103346&lv2=101334&lv3=101398. Zugegriffen: 24. Juni 2024.

EPA. (2024). Climate Change and Human Health. https://www.epa.gov/climateimpacts/climate-change-and-human-health#resources. Zugegriffen: 26. Juni 2024.

FEMA. (o. J.). Winter Storm. https://community.fema.gov/ProtectiveActions/s/article/Winter-Storm. Zugegriffen: 4. Juli 2024.

Friedrich, K., Deutschländer, T., Kreienkamp, F., Leps, N., Mächel, H., & Walter, A. (2024). Klimawandel und Extremereignisse: Temperatur inklusive Hitzewellen. In G. P. Brasseur, D. Jacob, & S. Schuck-Zöller (Hrsg.), *Klimawandel in Deutschland – Entwicklung, Folgen, Risiken und Perspektiven* (2. Aufl., S. 62–72). Heidelberg: Springer Spektrum Berlin. https://doi.org/10.1007/978-3-662-66696-8

Gao, Y., Huang, W., Zhao, Q., Ryti, N., Armstrong, B., Gasparrini, A., Tong, S., Pascal, M., Urban, A., Zeka, A., Lavigne, E., Madureira, J., Goodman, P., Huber, V., Forsberg, B., Kyselý, J., Sera, F., Guo, Y., Li, S., & on behalf of the MCC Collaborative Research Networ. (2024). Global, regional, and national burden of mortality associated with cold spells during 2000–19: A three-stage modelling study. *The Lancet: Planetary Health, 8*(2), E108–E116. https://doi.org/10.1016/S2542-5196(23)00277-2

Gasparrini, A., Guo, Y., Hashizume, M., Lavigne, E., Zanobetti, A., Schwartz, J., Tobias, A., Tong, S., Rocklöv, J., Forsberg, B., Leone, M., De Sario, M., Bell, M. L., Leon Guo, Y.-L., Wu, C.-F., Kan, H., Yi, S.-M., & de Sousa Zanotti Stagliorio Coelho, M., Hilario Nascimento Saldiva, P., Honda, Y., … Armstrong, B. (2015). Mortality risk attributable to high and low ambient temperature: A multicountry observational study. *Lancet, 386*, 369–375.

GBD. (2020). Global burden of 87 risk factors in 204 countries and territories, 1990–2019: A systematic analysis for the Global Burden of Disease Study 2019. *Lancet, 396*(10258), 1223–1249. https://doi.org/10.1016/S0140-6736(20)30752-2

Geißler, S. (2015). *Vulnerable Menschen in der Katastrophe – Hilfebedarfe von vulnerablen Bevölkerungsgruppen und Möglichkeiten der Unterstützung bei anhaltendem Stromausfall in Berlin*. Berlin: Analyse im Rahmen des Forschungsprojekts „Katastrophenschutz-Leuchttürme als Anlaufstelle für die Bevölkerung in Krisensituationen" (Kat-Leuchttürme).

Greenberg, A. (2010). The Untold Story of NotPetya, the Most Devastating Cyberattack in History. W.I.R.E.D. https://www.wired.com/story/notpetya-cyberattack-ukraine-russia-code-crashed-the-world/. Zugegriffen: 5. Juli 2024.

IPCC. (2023). *Sixth Assessment Report, AR6*. Intergovernmental Panel on Climate Change. https://doi.org/10.59327/IPCC/AR6-9789291691647

Karsten, A. H. (2019). Herausforderungen und Lösungsansätze für eine Kommunalverwaltung. In S. Voßschmidt & K. Andreas (Hrsg.), *Resilienz und Kritische Infrastrukturen – Aufrechterhaltung von Versorgungsstrukturen im Krisenfall* (S. 242–251). Stuttgart: Kohlhammer.

Kunz, M., Karremann, M. K., & Mohr, S. (2024). Auswirkungen des Klimawandels auf Starkniederschläge, Gewitter und Schneefall. In G. P. Brasseur, D. Jacob, & S. Schuck-Zöller (Hrsg.), *Klimawandel in Deutschland – Entwicklung, Folgen, Risiken und Perspektiven* (2. Aufl., S. 74–84). Heidelberg: Springer Spektrum Berlin. https://doi.org/10.1007/978-3-662-66696-8

Lin, S., Zhang, W., Sheridan, S., Mongillo, M., DiRienzo, S., Stuart, N. A., Stern, E. K., Birkhead, G., Dong, G., Wu, S., Chowdhury, S., Primeau, M. J., Hao, Y., & Romeiko, X. X. (2021). The immediate effects of winter storms and power outages on multiple health outcomes and the time windows of vulnerability. *Environmental Research, 196*, 110924. https://doi.org/10.1016/j.envres.2021.110924

Manangan, A., Uejio, C. K., Saha, S., Schramm, P. J., Marinucci, G. D., Hess, J. J., & Luber, G. (2014). *Assessing health vulnerability to climate change: A guide for health departments*. National Center for Environmental Health (U.S.), Division of Environmental Hazards and Health Effects. https://stacks.cdc.gov/view/cdc/24906. Zugegriffen: 4. Juli 2024.

Menski, U., & Gardemann, J. (2008). Auswirkungen des Ausfalls Kritischer Infrastrukturen auf den Ernährungssektor am Beispiel des Stromausfalls im Münsterland im Herbst 2005. Empirische Untersuchung im Auftrag der Bundesansatlt für Landwirtschaft und ernährung (BLE).

Menski, U., & Gardemann, J. (2009). Schneechaos und Stromausfall im Münsterland vom November und Dezember 2005: Auswirkungen auf den Ernährungs- und Gesundheitssektor sowie die private Katastrophenvorsorge und Bevorratung. *Gesundheitswesen, 71*, S. 349–350. https://doi.org/10.1055/s-0029-1202783

Pescaroli, G., & Alexander, D. (2015). A definition of cascading disasters and cascading effects: Going beyond the "toppling dominos" metaphor. *Planet@Risk, 3*(2), S. 58–67.

Petermann, T., Bradke, H., Lüllmann, A., Poetzsch, M., & Riehm, U. (2011). *Was bei einem Blackout geschieht: Folgen eines langandauernden und großräumigen Stromausfalls*. Berlin: Edition sigma. https://doi.org/10.5445/IR/140085927

Pinto, J. G., Bücher, T., Fink, A. H., & Krüger, A. (2007). Extraordinary snow accumulations over parts of central Europe during the winter of 2005/06 and weather-related hazards. *Weather, 62*(1), 16–21. https://doi.org/10.1002/wea.19

Reuter, B., Mitterer, C., & Bellaire, S. (2020). Warnsignal Klima: Die Lawinengefahr im Klimawandel. In J. L. Lozán, S.-W. Breckle, H. Escher-Vetter, H. Graßl, D. Kasang, F. Paul, & U. Schickhoff (Hrsg.), *Warnsignal Klima: Hochgebirge im Wandel* (S. 316–323). Hambrug, Germany: Verlag Wissenschaftliche Auswertungen in Kooperation mit GEO Magazin-Hamburg. https://doi.org/10.25592/uhhfdm.9253

Schmitt, M., Kühlert, M., & Baedeker, C. (2023). *Explorationsstudie Klimawandel und Gesundheit – Projektberich*. Wuppertal Institut.

Shijin, W., Yuande, Y., & Yanjun, C. (2022). Global Snow- and Ice-Related Disaster Risk: A Review. *Natural Hazards Review, 23*(4). https://doi.org/10.1061/(ASCE)NH.1527-6996.0000584

Steenhoek, S., & Voßschmidt, S. (2019). Klimawandel. In S. Voßschmidt & A. Karsten (Hrsg.), *Resilienz und Kritische Infrastruktur – Aufrechterhaltung von Versorgungsstrukturen im Krisenfall* (S. 84–98). Stuttgart: Kohlhammer.

Weber, M. (2024). Gesundheitlicher Bevölkerungsschutz. In D. Freudenberg, & K. v. Lewinski (Hrsg.), *Handbuch Bevölkerungsschutz – Grundlagen, Recht, Praxis* (S. 663–678). München: Verlag C.H. Beck.

Ye, X., Wolff, R., Yu, W., Vaneckova, P., Pan, X., & Tong, S. (2012). Ambient Temperature and Morbidity: A Review of Epidemiological Evidence. *Environmental Health Perspectives, 120*(1), 19–28. https://doi.org/10.1289/ehp.1003198

Zettl, V., Nell, R., & Strunck, S. (2018). *Zusammenarbeit erfolgreich gestalten: Wie die ambulante Versorgung von Pflege- und Hilfsbedürftigen in Schadenslagen sichergestellt werden kann*. Stuttgart: Institut für Arbeitswissenschaft und Technologiemanagement IAT der Universität Stuttgart. https://doi.org/10.18419/opus-10076

Zhou, S., Yu, B., & Zhang, Y. (2023). climate extremes exacerbated by anthropogenic climate change. *Science Advances, 9*(10). https://doi.org/10.1126/sciadv.abo1638

Ziga, D. (2019). Just-in-Time und Just-in-Sequence – moderne Fertigungsabläufe und Resilienz. In S. Voßschmidt & A. Karsten (Hrsg.), *Resilienz und Kritische Infrastrukturen – Aufrechterhaltung von Versorgungsstrukturen im Krisenfall* (S. 127–135). Stuttgart: Kohlhammer.

Auswirkungen von Lärm und Luftverschmutzung auf das Herz-Kreislauf-System und auf chronische Erkrankungen

Thomas Münzel, Martin Röösli, Marin Kuntic, Jos Lelieveld und Andreas Daiber

Zusammenfassung

Nichtübertragbare Krankheiten (NCDs) sind jährlich für mehr als 38 Mio. Todesfälle verantwortlich, was 70 % der weltweiten Sterblichkeit entspricht. Dabei sind Herz-Kreislauf-Erkrankungen die häufigste Ursache. Umweltstressoren wie Verkehrslärm und Luftverschmutzung erhöhen das Risiko für NCDs. Der Klimawandel beeinflusst einerseits diese Umweltstressoren, hat andererseits aber über eine Zunahme von Hitzeereignissen auch einen direkten Einfluss auf die Mortalität und Morbidität. Andere physikalische und chemische Faktoren in der Umwelt wie UV-Strahlung und Lichtverschmutzung, Boden- und Wasserverschmutzung durch Schwermetalle und Pestizide tragen ebenfalls zu einem hohen Risiko für NCDs bei. Zunehmende Alterung der Bevölkerung und Urbanisierung werden diese Gesundheitsauswirkungen in Zukunft noch akzentuieren. Die Epidemiologie und Pathophysiologie von Lärm und Feinstaub liegt im Fokus dieses Buchkapitels, wobei der Schwerpunkt auf nichtübertragbare

---

T. Münzel · M. Kuntic · A. Daiber (✉)
Kardiologie 1, Universitätsmedizin Mainz, Johannes-Gutenberg-Universität, Mainz, Deutschland
E-Mail: daiber@uni-mainz.de

T. Münzel
E-Mail: tmuenzel@uni-mainz.de

M. Röösli
Schweizerisches Tropen- und Public Health-Institut, Department Epidemiologie und Public Health, Universität Basel, Allschwil, Schweiz

J. Lelieveld
Abteilung für Atmosphären Chemie, Max-Planck-Institut für Chemie, Mainz, Deutschland

© Der/die Herausgeber bzw. der/die Autor(en), exklusiv lizenziert an Springer-Verlag GmbH, DE, ein Teil von Springer Nature 2025
D. Schmitz et al. (Hrsg.), *Klima und Vulnerabilität*,
https://doi.org/10.1007/978-3-662-71727-1_9

Herz-Kreislauf-Erkrankungen gelegt werden soll. Es werden auch Lösungen und Maßnahmen diskutiert, um die Auswirkungen von Lärm und Feinstaub, insbesondere in Bezug auf Herz-Kreislauf-Erkrankungen, zu mildern.

1 Einführung zur globalen Krankheitslast und Umweltrisiken

Herz-Kreislauf-Erkrankungen (CVDs) machen neben chronischen Atem- und Stoffwechselerkrankungen einen signifikanten Teil der nichtübertragbaren Krankheiten (NCDs) aus. Dazu gehören akute und chronische koronare Herzkrankheiten, Herzinsuffizienz, Herzrhythmusstörungen, Schlaganfall und Hypertonie. Nach Angaben der Weltgesundheitsorganisation (WHO) sind 70 % der jährlichen Todesfälle weltweit auf nichtübertragbare Krankheiten (NCDs) zurückzuführen, wobei dieser Prozentsatz bis 2030 voraussichtlich um 10 % steigen wird. Die *Global Burden of Disease (GBD)-Studie* zeigt, dass die Sterblichkeit bei CVDs von 12,1 Mio. im Jahr 1990 auf 19,4 Mio. im Jahr 2021 gestiegen ist (Munzel et al., 2022), wobei vor allem in Ländern mit geringem und mittlerem sozioökonomischem Status ein hoher Anteil der Todesfälle auf NCDs zurückzuführen sind. NCDs haben erhebliche wirtschaftliche Auswirkungen und könnten im Zeitraum von 2011 bis 2030 weltweit bis zu 47 Billionen Dollar Gesundheitskosten verursachen.

Umweltfaktoren wie Luftverschmutzung spielen eine wichtige Rolle bei NCDs und tragen zu einem beachtlichen Teil der ischämischen Herzerkrankungen bei. Der Einfluss dieser Faktoren wird jedoch oft übersehen, und diesbezügliche Forschung zur Prävention und Behandlung sind im Hinblick auf ihre schweren Krankheitslast oft unterfinanziert (Allen, 2017). Der zunehmende Einfluss von Umweltrisiken auf die Entstehung und Beschleunigung von Atheroskleroseprozessen erfordert nicht nur die Berücksichtigung traditioneller Risikofaktoren wie Diabetes, Hypertonie, Rauchen und Hypercholesterinämie, sondern auch die Berücksichtigung der Auswirkungen von lebenslangen Umwelteinflüssen auf biochemische Prozesse und Gesundheit. In diesem Zusammenhang spricht man analog zum Begriff Genom auch von *Exposom,* die Gesamtheit aller Umweltexpositionen (Munzel et al., 2023). Auch das an das Exposomkonzept angelehnte *Envirom,* das natürliche, soziale und persönliche Umwelteinflüsse einbezieht, gewinnt zunehmend an Bedeutung (Munzel et al., 2021). Dieses Kapitel fasst die Epidemiologie und Pathophysiologie der Umweltstressoren Lärm und Feinstaub hinsichtlich nichtübertragbarer Krankheiten mit Fokus auf CVDs zusammen.

2 Lärm und Herz-Kreislauf-Erkrankungen

2.1 Epidemiologische Studien

Die Lärmbelastung durch den Straßen-, Schienen- und Flugverkehr stellt ein wachsendes Gesundheitsproblem dar: 113 Mio. Europäer (20 % der europäischen Gesamtbevölkerung) sind mehr als 55 dB(A) ausgesetzt und überschreiten damit den von der Europäischen Union (EU) empfohlenen Obergrenzwert für täglich empfohlene mittlere Lärmpegel. Diese Schätzung ist wahrscheinlich zu niedrig, da das Lärm-Reporting der EU gemäß der Environmental Noise Directive nicht für alle EU-Städte gilt. Eine Expertengruppe der WHO hat überzeugende Beweise für einen Zusammenhang zwischen Straßenlärm und ischämischen Herzerkrankungen gefunden (Kempen et al., 2018). Diese Metaanalyse zeigte, dass eine Zunahme des Straßenlärms um 10 dB(A) das relative Risiko für ischämische Herzerkrankungen um 8 % erhöht, ausgehend von einem chronischen Lärmpegel von über 50 dB(A). Für Bahn- und Fluggeräusche wurde eine geringere Evidenzqualität festgestellt, aber neue Studien deuten darauf hin, dass diese Lärmquellen das Risiko für Herzerkrankungen ebenfalls erhöhen könnten. Neue Studien zeigen auch, dass Verkehrslärm das Risiko für Bluthochdruck, die Herzinsuffizienz und Schlaganfall erhöht. Eine kürzlich durchgeführte Zusammenfassung aller verfügbaren qualitativ hochwertigen systematischen Übersichtarbeiten und Metaanalysen ergab einen Zusammenhang zwischen Straßenverkehrslärm und ischämischen Herzerkrankungen, Schlaganfall und Herzinsuffizienz (siehe Abb. 1) (Engelmann et al., 2024). Ab einem Lärmpegel von 45 dB(A) erhöht ein Anstieg des Straßenverkehrslärms um 10 dB(A) das Risiko aller kardiovaskulären Erkrankungen um 3,2 %. Neben der chronischen Lärmwirkung fanden neue Studien, dass hohe Fluglärmpegel in der Nacht die Herzsterblichkeit (Saucy et al., 2021) oder die Hospitalisierung wegen Herzerkrankungen (Itzkowitz et al., 2023) akut triggern können.

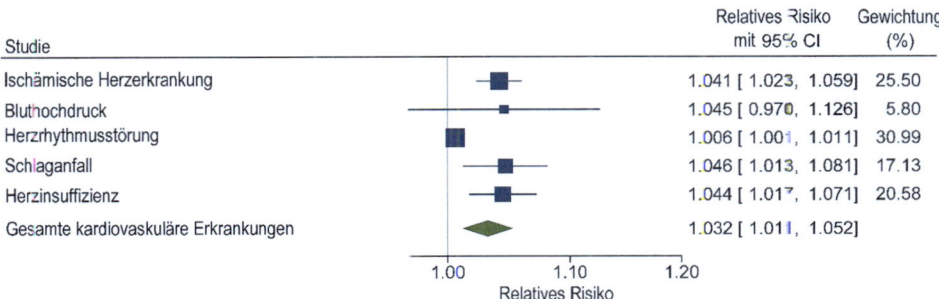

Abb. 1 Relative Risiken aus Metaanalysen einer Umbrella+-Studie aus dem Jahr 2023 zur Abschätzung des Zusammenhangs zwischen Straßenverkehrslärm und Herz-Kreislauf-Erkrankungen. CI, Konfidenzintervall (In Anlehnung an Engelmann et al., 2024, mit Erlaubnis des Publishers. Copyright notice © European Topic Centre on Human Health and the Environment)

2.2 Pathophysiologische Mechanismen der Lärmexposition

Lärm verursacht Stress, aktiviert das sympathische Nervensystem, führt zur Ausschüttung von Stresshormonen und zur Aktivierung des Renin-Angiotensin-Aldosteron-Systems, ein sehr wichtiges Regulationssystem des Blutdrucks und Flüssigkeitshaushalts mit dem potenten Hormon Angiotensin II als zentrales Signalmolekül, das vor allem für ein Zusammenziehen bzw. eine Verengung der Blutgefäße (die „Vasokonstriktion") verantwortlich ist (siehe Abb. 2a, b) (Munzel et al., 2021). Chronische Lärmbelastung kann zu kardialen Risikofaktoren wie Hypertonie, Gefäßverschlüssen und Diabetes führen (Munzel et al., 2024). Studien zeigen, dass eine erhöhte Aktivität der Amygdala durch Verkehrs- und Flugverkehr das Risiko für koronare Ereignisse und kardiale Komplikationen erhöhen kann (siehe Abb. 2c) (Munzel et al., 2020). Stressresilienz kann die kardialen Auswirkungen von Lärm und anderen sozialen Stressoren deutlich reduzieren und die Prognose verbessern. Humanstudien zeigen, dass sich Lärm negativ auf die Gefäße, den Schlaf und systemische Entzündungsreaktionen auswirkt (Schmidt et al., 2013). Studien an gesunden Personen und Menschen mit koronaren Herzerkrankungen ergaben, dass die nächtliche Lärmexposition eine endotheliale Dysfunktion induziert (gezeigt anhand der verringerten flussabhängigen Dilatation, FMD). Diese endotheliale Dysfunktion wurde durch die orale Gabe des Antioxidans Vitamin C verhindert, was eine Beteiligung von oxidativem Stress bei Lärm-induzierten Gefäßschäden nahelegt – das Vitamin C verhindert dabei oxidative Schäden an der Stickstoffmonoxidsynthase, dem Enzym welches den wichtigen Vasodilatator Stickstoffmonoxid bildet, und an seinem Kofaktor Tetrahydrobiopterin (siehe Abb. 2d) (Herzog et al., 2019; Schmidt et al., 2013). Die Endothelfunktion (Kurzerläuterung bzw. alltagssprachlicher Ausdruck) wurde bei Patient:innen mit koronaren Herzkrankheiten deutlich stärker geschädigt als bei gesunden Proband:innen (Munzel et al., 2018).

Studien in Tiermodellen machen deutlich, dass chronische Lärmexposition zu anhaltendem Bluthochdruck und einer gestörten Endothelfunktion führen (Wu et al., 1994), wobei oxidativer Stress und Entzündungsprozesse die zentralen pathophysiologischen Mechanismen darstellen und so das Risiko für CVDs erhöhen (Kroller-Schon et al., 2018; Munzel et al., 2017). Die Störung der zirkadianen Rhythmik durch Lärm während der Schlafphase stellt einen weiteren zentralen Pathomechanismus dar (Munzel et al., 2024). Lärm bewirkte auch additive Schäden im Herz von Mäusen nach Myokardinfarkt und eine additive Steigerung des Blutdrucks sowie Gefäßfunktionsstörungen bei diabetischen Mäusen (Munzel et al., 2024). Die Dysfunktion in Mikrogefäßen verblieb auch nach Aussetzen der Beschallung für vier Tage. Als protektive Interventionen wurden körperliches Training, unterbrochenes Fasten (Kalorienrestriktion) und pharmakologische Aktivierung der Adenosinmonophosphat-abhängigen Proteinkinase (= Enzym das als zentraler Regulator von metabolischen Prozessen fungiert, z. B. die Energiegewinnung in den Zellen steuert) identifiziert.

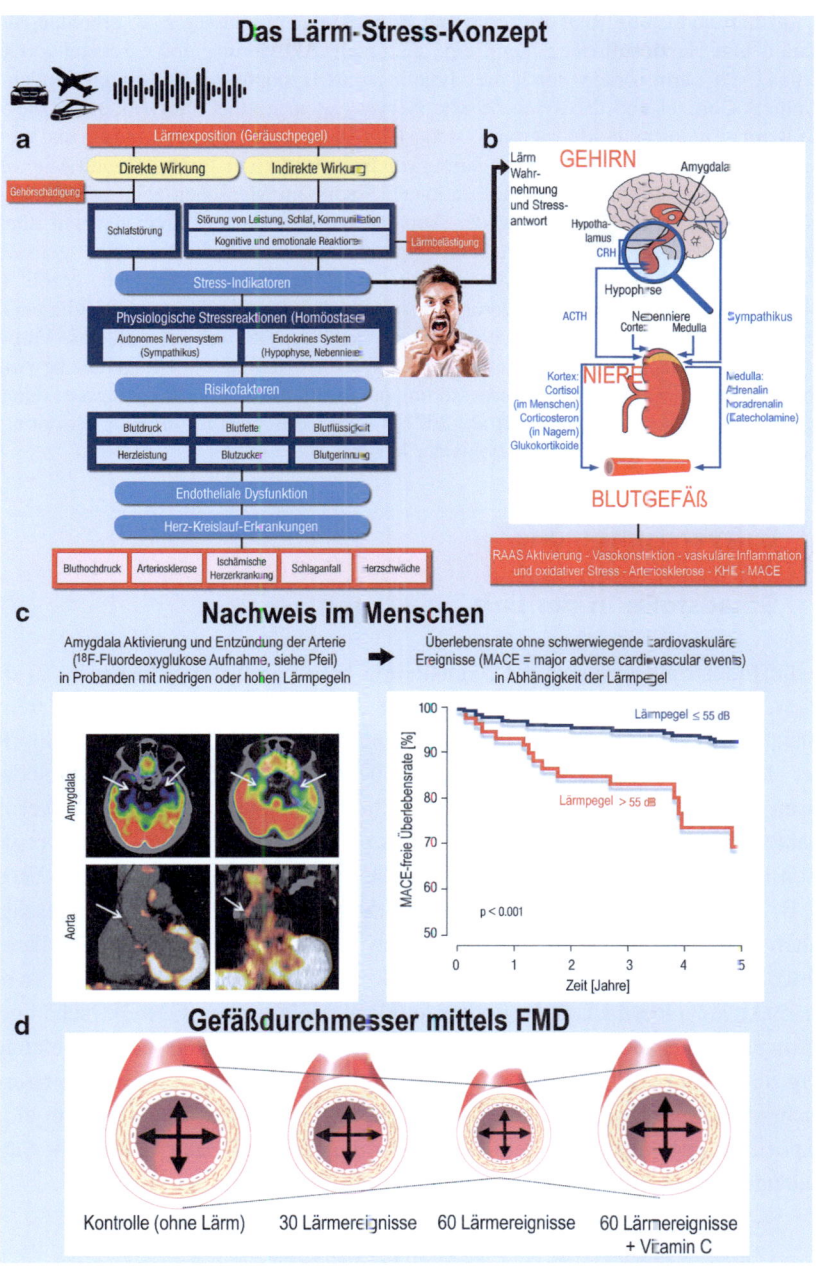

◀**Abb. 2** (a) Lärminduzierte Risikofaktoren und Erkrankungen umfassen z. B. erhöhten Blutdruck, Schlaganfall und Herzinsuffizienz durch eine neuronale Aktivierung und Stressantwort (Munzel et al., 2014). (b) Lärm fördert durch die Hypothalamus-Hypophysen-Nebennierenrinden (HPA)-Achse mittels Cortisol und das sympathische Nervensystem mittels (Nor)Adrenalin die Aktivierung des Renin-Angiotensin-Aldosteron-Systems (RAAS), was zu Vasokonstriktion und oxidativem Stress im Gefäßsystem sowie zur Einwanderung von Immunzellen in die Gefäße und Atherosklerose führt (Munzel et al., 2021). (c) Eine translationale Studie am Menschen zeigt schädliche Schlüsselprozesse, die durch die Aktivierung der Amygdala im Gehirn (sichtbar gemacht durch PET-Untersuchung) und nachgeschaltete Entzündungsprozesse im Gefäßsystem (sichtbar gemacht durch CT-Untersuchung) das Risiko für schwere kardiovaskuläre Ereignisse (MACE) erhöht (Munzel et al., 2020; Osborne et al., 2020). (d) Darüber hinaus spielt oxidativer Stress eine Rolle bei lärmvermittelter endothelialer Dysfunktion, eine verringerte Gefäßerweiterung auf endogene Vasodilatatoren (= Signalmoleküle, die eine Weitstellung bzw. eine Entspannung der Blutgefäße bewirken) wie Stickstoffmonoxid, wie anhand einer Verbesserung durch Vitamin C gezeigt (gemessen mittels FMD [„*flow-mediated dilation*"]) (Munzel et al., 2021) CRH, Corticotropin-releasing Hormon; ACTH, Adrenocorticotropes Hormon. Mit Erlaubnis der Verlage

3 Luftverschmutzung

3.1 Schadstoffe in der Luft

Durch die Industrialisierung und Urbanisierung haben sich die Schadstoffe in der Luft potenziert, und man spricht von anthropogener Luftverschmutzung, unter anderem durch den Einsatz fossiler Brennstoffe, die ein großes Gesundheitsproblem darstellt (Rajagopalan et al., 2018). Feinstaubpartikel werden nicht nur nach Größe oder Masse, sondern auch nach ihrer Reaktivität und Beladung mit toxischen Substanzen wie Schwermetallen oder bakteriellen Pyrogenen klassifiziert (Munzel et al., 2018). Schadstoffe in der Luft umfassen Gase wie Ozon (O_3), Stickstoffdioxid (NO_2), flüchtige organische Verbindungen (z. B. Benzol), Kohlenmonoxid (CO) und Schwefeldioxid (SO_2). Partikelschadstoffe beinhalten z. B. Feinstaub (PM2,5; Durchmesser <2,5 μm) und ultrafeine Partikel (UFPs, <0,1 μm), die besonders belastend für das Herz-Kreislauf-System sind und durch ihre großen reaktiven Oberflächen besonders effektiv biologisches Gewebe schädigen. Die UFPs dringen tief in die Lunge ein und können direkt in den Blutkreislauf gelangen. Die *Alterung* der Partikel, z. B. durch UV-Strahlung und chemische Reaktionen beim atmosphärischen Transport, kann weitere reaktive Schadstoffe erzeugen (Munzel et al., 2018). Die Exposition gegenüber Partikeln und Gasen kann auf globaler Ebene mit Satelliten- und bodengestützten Messungen geschätzt werden (Munzel et al., 2023).

3.2 Globale Krankheitslast durch Luftverschmutzung

Die GBD-Studie hat Schadstoffe in der Luft als führenden Umweltrisikofaktor für Infektionen der Atemwege, chronisch obstruktive Lungenerkrankung, Lungenkrebs und CVDs wie Herzinfarkte und Schlaganfälle sowie die Morbidität sowie Mortalität im Allgemeinen eingestuft (Global Burden of Disease 2021 Risk Factors Collaborators, 2024). Auch Konzentrationen unterhalb der derzeitigen europäischen Grenzwerte für Feinstaub (PM2.5, PM10) zeigen starke Assoziationen mit chronischen Erkrankungen und frühzeitigem Tod (Brauer et al., 2019). Die Luftverschmutzung verursacht jährlich weltweit mehr Todesfälle als HIV/AIDS, Tuberkulose und Malaria zusammen (Lelieveld et al., 2020). Chronisch induziert die Exposition gegenüber PM2.5 oxidativen Stress und Inflammation der Lunge, was die Entwicklung von Atemwegs- und Herz-Kreislauf-Erkrankungen begünstigt, wozu auch Ozon (O_3) maßgeblich beiträgt (Zhang et al., 2019). Schätzungen zufolge bewirken Ozon und PM2.5 eine weltweite Übersterblichkeit von 8,3 Mio./Jahr (Lelieveld et al., 2023). Diese Zahlen decken sich mit den neuesten Berechnungen der GBD-Studie, die von 8,1 Mio. vorzeitigen Todesfällen pro Jahr ausgehen und die Luftverschmutzung damit auf dem 2. Platz sehen, nur übertroffen vom Risikofaktor arterielle Hypertonie (siehe Abb. 3) (Health Effects Institute, 2024).

3.3 Epidemiologische Studien zu Herz-Kreislauf-Erkrankungen durch Luftverschmutzung

Erhöhte Luftverschmutzungswerte, insbesondere PM10 und PM2.5, sind mit einem höheren Risiko für kardiometabolische Erkrankungen assoziiert, wie in der Women's Health Initiative und der *European study of cohorts for air pollution effects*-Studie gezeigt wurde (Cesaroni et al., 2014; Miller et al., 2007). Laut einer Metaanalyse begünstigen PM2.5 und Stickstoffdioxid (NO_2) das Auftreten von Herzinfarkten (Shah et al., 2015), wobei das Risiko in vulnerablen Gruppen wie Patient:innen mit koronarer Herzkrankheit überproportional ansteigt (Miller et al., 2024). Eine Metaanalyse von 106 epidemiologischen Studien fand heraus, dass pro 10 $\mu g/m^3$ Zunahme von PM2.5 die Sterblichkeit um 9,6 % (95 %-KI: 6,4–12,7 %) und die kardiovaskuläre Sterblichkeit um 12,7 % (95 %-KI: 10,2–15,2) ansteigt (Orellano et al., 2024). Basierend auf 83 Studien wurde pro 10 $\mu g/m^3$ Zunahme von NO_2 eine 5 %ige Zunahme der kardiovaskulären und der gesamten Sterblichkeit beobachtet (Kasdagli et al., 2024). Auch ältere Menschen gehören zu den vulnerablen Gruppen mit einer erhöhten Inzidenz der Herzinsuffizienz, wobei das Risiko eines Krankenhausaufenthalts bzw. Tod durch Herzinsuffizienz durch akute und chronische Exposition gegenüber reaktiven Gasen, PM10 und PM2.5 weiter zunimmt (Newby et al., 2015).

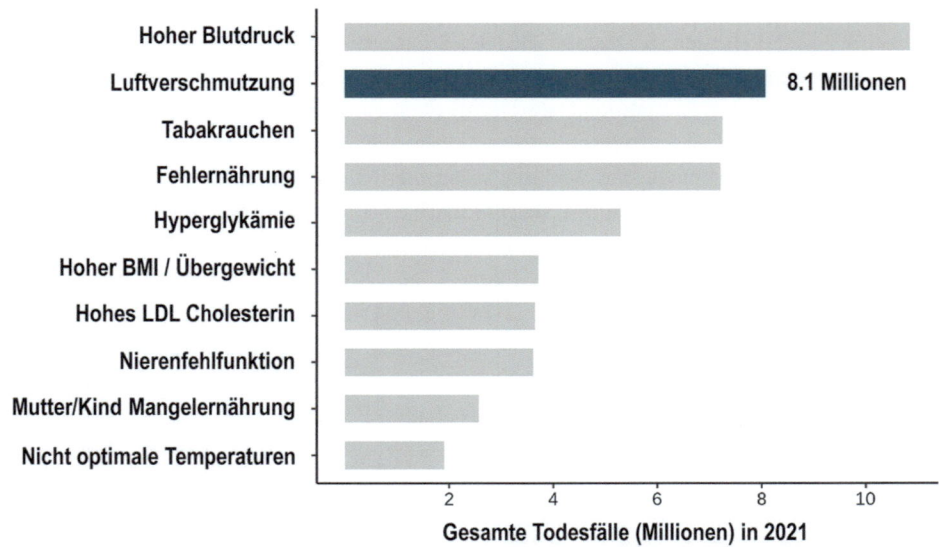
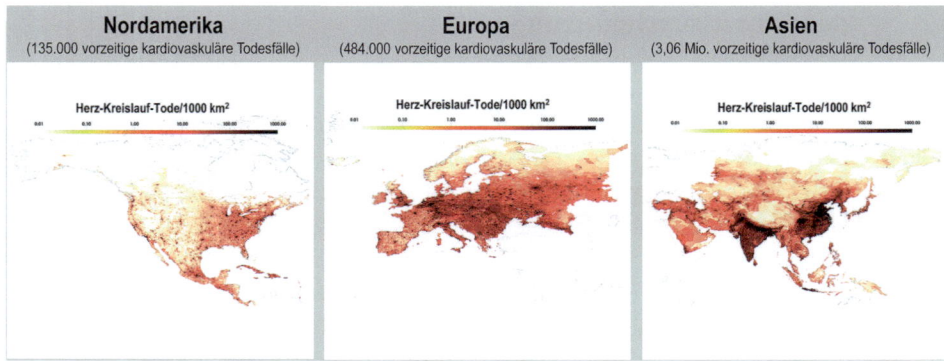

Abb. 3 Oberes Panel: Weltweite Rangliste der Risikofaktoren nach Zahl der Todesfälle. (In Anlehnung an die Referenz Health Effects Institute, 2024) mit Erlaubnis des Verlags.
Unteres Panel: Geschätzte weltweite Übersterblichkeit mit kardiovaskulären Ursachen, die auf Luftverschmutzung zurückzuführen sind, in Nordamerika, Europa und Asien. Generiert unter Verwendung von Daten aus den Referenzen (Hahad et al., 2023; Lelieveld et al., 2019) mit Erlaubnis des Verlags

3.4 Pathophysiologie von luftverschmutzungsinduzierten Herz-Kreislauf-Erkrankungen

Entzündungsreaktionen, oxidativer Stress, neuronale Aktivierung und Stressreaktionen, Gefäßfunktionsstörungen, arterielle Steifigkeit, Hypertonie, Arrhythmien und prothrombotische Veränderungen stellen die Schlüsselmechanismen der Pathophysiologie durch

Luftschadstoffe dar (Miller et al., 2024; Munzel et al., 2018). Die Größe und Beladung der Partikel mit toxischen Substanzen wie Metallen oder polyaromatische Kohlenwasserstoffe bestimmen maßgeblich ihre schädliche Wirkung (Hahad et al., 2023). Vor allem ultrafeine Partikel können tief in die Alveolen der Lunge penetrieren, und ihre Transmigration in den Blutkreislauf ist erleichtert (Munzel et al., 2018). Ultrafeine Partikel können auch direkt über den Riechnerv ins Gehirn gelangen. Der Hauptteil der Partikel und reaktiven Gase verursacht Entzündungsreaktionen und oxidative Schäden in der Lunge, die mittelfristig auf den Blutkreislauf übergehen und Endorganschäden verursachen. Neben der direkten Transmigration der Partikel gelangen auch aktivierte Immunzellen wie Makrophagen oder Granulozyten (teils mit aufgenommenen Partikeln) in die Blutbahn und verursachen eine systemische Entzündung, und lokale oxidative Schäden steigern so das Risiko für kardiovaskuläre Erkrankungen (Munzel et al., 2018). Die Pathophysiologie ist in Abb. 4 zusammengefasst.

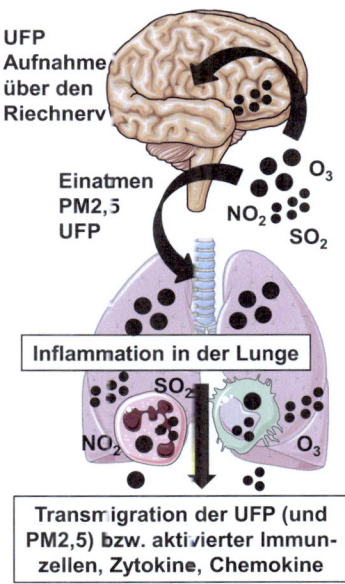

Abb. 4 Hauptwege der Aufnahme von Luftschadstoffen und deren Wirkung auf die Lunge, die Blutzirkulation und andere Organe (Zusammengefasst nach Munzel et al., 2018)

4 Maßnahmen zur Minderung der Gesundheitsschäden von Transportlärm und Luftverschmutzung

Mitigationsmaßnahmen gegen den Klimawandel haben zahlreiche Co-Benefits in Bezug auf umweltbedingte Gesundheitseffekte. Der Verzicht auf fossile Brennstoffe reduziert die Luftbelastung, und elektrische Mobilität reduziert den Lärm, zumindest bei geringen Geschwindigkeiten. Die Promotion von Fuß- und Fahrradverkehr statt Autoverkehr reduziert einerseits ebenfalls die Umweltschadstoffe, hat aber andererseits auch direkte positive Gesundheitsauswirkungen durch vermehrte Bewegung. Weitere Co-Benefits sind im Bereich der Ernährung zu erwarten.

4.1 Maßnahmen zur Lärmminderung

Mehr als 30 % der Europäer:innen sind Lärmpegeln von über 55 dB(A) L_{den} (mittlerer Schallpegel für Tag, Abend und Nacht mit stärkerer Berücksichtigung des Abend- und Nachtlärms) an ihrem Wohnort ausgesetzt, was zu einer erhöhten Inzidenz und Mortalität durch CVDs führt (Munzel et al., 2021). Der Einzelne kann sich nur schwer vor Lärm schützen, und gesellschaftspolitische Maßnahmen sind erforderlich (Hahad et al., 2023). Oberstes Ziel ist daher die Lärmminderung an der Quelle (z. B. leisere Motoren, lärmmindernde Fahrbahnoberflächen und Reifen und Flüsterbremsen für Züge) und Tempolimits von Tempo 30 statt Tempo 50. Elektromobilität und lärmmindernde Fahrbahnoberflächen reduziert den Lärmpegel um 10 dB(A), was äquivalent zu einer 10-fachen Reduktion des Verkehrs ist. Falls solche Maßnahmen nicht genügen, gilt es auch, die Lärmausbreitung zu verhindern, beispielsweise durch Lärmschutzwände oder Lärmisolierung von Gebäuden inklusiv dem Einbau von Schallschutzfenstern. Fluglärm kann besonders effektiv durch Nachtflugverbote, leisere Triebwerkstechnologien, Zonierungen um Flughäfen, verbesserte Flugprotokolle und optimierte Einflug- und Abflugschneisen reduziert werden. Vor allem die Reduktion des Nachtlärms ist von größter Bedeutung, da die negativen Auswirkungen auf den Schlaf besonders schädlich sind (Munzel et al., 2020).

4.2 Maßnahmen zur Minderung der Luftverschmutzung

Personalisierte Interventionen gegen Luftverschmutzung konnten bislang nicht nachweislich die kardiovaskuläre Gesundheit verbessern. Tragbare Luftreiniger, hocheffiziente Feinstaubfilter und N95-Atemschutzmasken stellen persönliche Maßnahmen dar, die vor allem bei hoher Luftverschmutzung eine gewisse kardiovaskuläre Protektion zeigten (Rajagopalan et al., 2020). Luftfilter und Klimaanlagen können in Fahrzeugen die Belastung durch Feinstaub (PM2.5) verringern, wie auch das Meiden von stark luftverschmutzten Plätzen im Freien oder das Schließen von Fenstern bei stark verschmutzter Außenluft die Exposition verringern können (Rajagopalan et al., 2020). Die wohl effektivsten Maßnahmen zur Verringerung der Luftverschmutzung sind niedrigere Emissions- und Immissionsgrenzwerte. So konnte in den Ländern mit hohem Einkommen die Emissionen von Luftschadstoffen in den letzten Jahrzehnten trotz Bevölkerungs- und Verkehrswachstum deutlich reduziert werden, während in anderen Weltregionen die Luftschadstoffbelastung immer noch ansteigt (McDuffie et al., 2020). Die PM2.5-Immissionsgrenzwerte in der EU lagen bis vor Kurzem noch bei 25 $\mu g/m^3$, also weit über der WHO-Empfehlung von 5 $\mu g/m^3$ (Hahad et al., 2023). Andere Länder wie die USA, Kanada und Australien haben deutlich niedrigere Grenzwerte. Europa will seine Limits bis 2030 auf 10 $\mu g/m^3$ reduzieren (Munzel et al., 2022). Laut Schätzungen könnte der Verzicht auf fossile Brennstoffe wie Öl, Gas und Kohle bis zu 5,1 Mio. vorzeitige Todesfälle pro Jahr verhindern (Lelieveld et al., 2023).

Zusammenfassend lässt sich festhalten, dass Verkehrslärm und Luftverschmutzung in Form von Feinstaub das Risiko für CVDs nachweislich erhöhen und vor allem vulnerable Gruppen wie Kinder, alte Menschen oder Patient:innen mit chronischen Vorerkrankungen eine additive Risikoerhöhung für CVDs durch diese Umweltrisikofaktoren zeigen.

Literatur

Allen, L. (2017). Non-communicable disease funding. *Lancet Diabetes Endocrinol, 5*(2), 92. https://doi.org/10.1016/S2213-8587(16)30420-X

Brauer, M., Brook, J. R., Christidis, T., Chu, Y., Crouse, D. L., Erickson, A., … Burnett, R. T. (2019). Mortality-Air Pollution Associations in Low-Exposure Environments (MAPLE): Phase 1. Res Rep Health Eff Inst, (203), 1–87. https://www.ncbi.nlm.nih.gov/pubmed/31909580

Cesaroni, G., Forastiere, F., Stafoggia, M., Andersen, Z. J., Badaloni, C., & Beelen, R., … Peters, A. (2014). Long term exposure to ambient air pollution and incidence of acute coronary events: Prospective cohort study and meta-analysis in 11 European cohorts from the ESCAPE Project. *BMJ, 348*, f7412. https://doi.org/10.1136/bmj.f7412

Global Burden of Disease 2021 Risk Factors Collaborators. (2024). Global burden and strength of evidence for 88 risk factors in 204 countries and 811 subnational locations, 1990–2021: A systematic analysis for the Global Burden of Disease Study 2021. *Lancet, 403*(10440), 2162–2203. https://doi.org/10.1016/S0140-6736(24)00933-4

European Environment Agency. (2020). Environmental noise in Europe – 2020. https://www.eea.europa.eu/publications/environmental-noise-in-europe. Zugegriffen: 28. Dez. 2020.

Engelmann, N., Blanes Guàrdia, N., Fons-Esteve, J., Vienneau, D., Peris, E., & Röösli, M. (2024). Environmental noise health risk assessment: Methodology for assessing health risks using data reported under the Environmental Noise Directive. ETC HE 2023/11. European Topic Centre on Human Health and the Environment [Report]. https://www.eionet.europa.eu/etcs/etc-he/products/etc-he-products/etc-he-reports/etc-he-report-2023-11-environmental-noise-health-risk-assessment-methodology-for-assessing-health-risks-using-data-reported-under-the-environmental-noise-directive.

Hahad, O., Rajagopalan, S., Lelieveld, J., Sorensen, M., Frenis, K., & Daiber, A., ... Munzel, T. (2023). Noise and Air Pollution as Risk Factors for Hypertension: Part I. Epidemiology. *Hypertension, 80*(7), 1375–1383. https://doi.org/10.1161/HYPERTENSIONAHA.122.18732

Hahad, O., Rajagopalan, S., Lelieveld, J., Sorensen, M., Kuntic, M., & Daiber, A., ... Munzel, T. (2023). Noise and Air Pollution as Risk Factors for Hypertension: Part II. Pathophysiologic Insight. *Hypertension, 80*(7), 1384–1392. https://doi.org/10.1161/HYPERTENSIONAHA.123.20617

Herzog, J., Schmidt, F. P., Hahad, O., Mahmoudpour, S. H., Mangold, A. K., Andreo, G., & P., ... Munzel, T. (2019). Acute exposure to nocturnal train noise induces endothelial dysfunction and pro-thromboinflammatory changes of the plasma proteome in healthy subjects. *Basic Research in Cardiology, 114*(6), 46. https://doi.org/10.1007/s00395-019-0753-y

Health Effects Institute. (2024). State of Global Air/2024. A special report on global exposure to air pollution and its health impacts, with a focus on childrens's health [Report]. https://www.stateofglobalair.org/sites/default/files/documents/2024-06/soga-2024-report_0.pdf

Itzkowitz, N., Gong, X., Atilola, G., Konstantinoudis, G., Adams, K., & Jephcote, C., ... Blangiardo, M. (2023). Aircraft noise and cardiovascular morbidity and mortality near Heathrow Airport: A case-crossover study. *Environment International, 177*, 108016. https://doi.org/10.1016/j.envint.2023.108016

Kasdagli, M. I., Orellano, P., Perez Velasco, R., & Samoli, E. (2024). Long-Term Exposure to Nitrogen Dioxide and Ozone and Mortality: Update of the WHO Air Quality Guidelines Systematic Review and Meta-Analysis. *International Journal of Public Health, 69*, 1607676. https://doi.org/10.3389/ijph.2024.1607676

Kempen, E. V., Casas, M., Pershagen, G., & Foraster, M. (2018). WHO Environmental Noise Guidelines for the European Region: A Systematic Review on Environmental Noise and Cardiovascular and Metabolic Effects: A Summary. *International Journal of Environmental Research and Public Health, 15*(2). https://doi.org/10.3390/ijerph15020379

Kroller-Schon, S., Daiber, A., Steven, S., Oelze, M., Frenis, K., & Kalinovic, S., ... Munzel, T. (2018). Crucial role for Nox2 and sleep deprivation in aircraft noise-induced vascular and cerebral oxidative stress, inflammation, and gene regulation. *European Heart Journal, 39*(38), 3528–3539. https://doi.org/10.1093/eurheartj/ehy333

Lelieveld, J., Haines, A., Burnett, R., Tonne, C., Klingmuller, K., Munzel, T., & Pozzer, A. (2023). Air pollution deaths attributable to fossil fuels: Observational and modelling study. *BMJ, 383*, e077784. https://doi.org/10.1136/bmj-2023-077784

Lelieveld, J., Pozzer, A., Poschl, U., Fnais, M., Haines, A., & Munzel, T. (2020). Loss of life expectancy from air pollution compared to other risk factors: A worldwide perspective. *Cardiovascular Research, 116*(11), 1910–1917. https://doi.org/10.1093/cvr/cvaa025

Lelieveld, J., Klingmuller, K., Pozzer, A., Poschl, U., Fnais, M., Daiber, A., & Munzel, T. (2019). Cardiovascular disease burden from ambient air pollution in Europe reassessed using novel hazard ratio functions. *European Heart Journal, 40*(20), 1590–1596. https://doi.org/10.1093/eurheartj/ehz135

McDuffie, E. E., Smith, S. J., O'Rourke, P., Tibrewal, K., Venkataraman, C., Marais, E. A., ... Martin, R. V. (2020). A global anthropogenic emission inventory of atmospheric pollutants from sector- and fuel-specific sources (1970–2017): An application of the Community Emissions Data System (CEDS). Earth System Science Data, 12(4), 3413–3442. https://doi.org/10.5194/essd-12-3413-2020

Miller, M. R., Landrigan, P. J., Arora, M., Newby, D. E., Munzel, T., & Kovacic, J. C. (2024). Environmentally Not So Friendly: Global Warming, Air Pollution, and Wildfires: JACC Focus Seminar, Part 1. *Journal of the American College of Cardiology, 83*(23), 2291–2307. https://doi.org/10.1016/j.jacc.2024.03.424

Miller, K. A., Siscovick, D. S., Sheppard, L., Shepherd, K., Sullivan, J. H., Anderson, G. L., & Kaufman, J. D. (2007). Long-term exposure to air pollution and incidence of cardiovascular events in women. *The New England journal of medicine, 356*(5), 447–458. https://doi.org/10.1056/NEJMoa054409

Munzel, T., Molitor, M., Kuntic, M., Hahad, O., Roosli, M., & Engelmann, N., ... Sorensen, M. (2024). Transportation Noise Pollution and Cardiovascular Health. *Circulation Research, 134*(9), 1113–1135. https://doi.org/10.1161/CIRCRESAHA.123.323584

Munzel, T., Sorensen, M., Hahad, O., Nieuwenhuijsen, M., & Daiber, A. (2023). The contribution of the exposome to the burden of cardiovascular disease. *Nature Reviews Cardiology, 20*(10), 651–669. https://doi.org/10.1038/s41569-023-00873-3

Munzel, T., Hahad, O., Sorensen, M., Lelieveld, J., Duerr, G. D., Nieuwenhuijsen, M., & Daiber, A. (2022). Environmental risk factors and cardiovascular diseases: A comprehensive expert review. *Cardiovascular Research, 118*(14), 2880–2902. https://doi.org/10.1093/cvr/cvab316

Munzel, T., Sorensen, M., Lelieveld, J., Hahad, O., Al-Kindi, S., & Nieuwenhuijsen, M., ... Rajagopalan, S. (2021). Heart healthy cities: Genetics loads the gun but the environment pulls the trigger. *European Heart Journal, 42*(25), 2422–2438. https://doi.org/10.1093/eurheartj/ehab235

Munzel, T., Sorensen, M., & Daiber, A. (2021). Transportation noise pollution and cardiovascular disease. *Nature Reviews. Cardiology, 18*(9), 619–636. https://doi.org/10.1038/s41569-021-00532-5

Munzel, T., Kroller-Schon, S., Oelze, M., Gori, T., Schmidt, F. P., & Steven, S., ... Sorensen, M. (2020). Adverse Cardiovascular Effects of Traffic Noise with a Focus on Nighttime Noise and the New WHO Noise Guidelines. *Annual Review of Public Health, 41*, 309–328. https://doi.org/10.1146/annurev-publhealth-081519-062400

Munzel, T., Steven, S., Hahad, O., & Daiber, A. (2020). The sixth sense is involved in noise-induced stress responses and vascular inflammation: Evidence for heightened amygdalar activity in response to transport noise in man. *European Heart Journal, 41*(6), 783–785. https://doi.org/10.1093/eurheartj/ehz867

Munzel, T., Gori, T., Al-Kindi, S., Deanfield, J., Lelieveld, J., Daiber, A., & Rajagopalan, S. (2018). Effects of gaseous and solid constituents of air pollution on endothelial function. *European Heart Journal, 39*(38), 3543–3550. https://doi.org/10.1093/eurheartj/ehy481

Munzel, T., Schmidt, F. P., Steven, S., Herzog, J., Daiber, A., & Sorensen, M. (2018). Environmental noise and the cardiovascular system. *J. Am. Coll. Cardiol., 71*(6), 688–697. http://www.ncbi.nlm.nih.gov/pubmed/29420965

Munzel, T., Daiber, A., Steven, S., Tran, L. P., Ullmann, E., & Kossmann, S., ... Kroller-Schon, S. (2017). Effects of noise on vascular function, oxidative stress, and inflammation: Mechanistic insight from studies in mice. *European Heart Journal, 38*(37), 2838–2849. https://doi.org/10.1093/eurheartj/ehx081

Munzel, T., Gori, T., Babisch, W., & Basner, M. (2014). Cardiovascular effects of environmental noise exposure. *European Heart Journal, 35*(13), 829–836. https://doi.org/10.1093/eurheartj/ehu030

Newby, D. E., Mannucci, P. M., Tell, G. S., Baccarelli, A. A., Brook, R. D., & Donaldson, K., ... Association, E. S. C. H. F. (2015). Expert position paper on air pollution and cardiovascular disease. *European Heart Journal, 36*(2), 83–93b. https://doi.org/10.1093/eurheartj/ehu458

Orellano, P., Kasdagli, M. I., Perez Velasco, R., & Samoli, E. (2024). Long-Term Exposure to Particulate Matter and Mortality: An Update of the WHO Global Air Quality Guidelines Systematic Review and Meta-Analysis. *International Journal of Public Health, 69*, 1607683. https://doi.org/10.3389/ijph.2024.1607683

Osborne, M. T., Radfar, A., Hassan, M. Z. O., Abohashem, S., Oberfeld, B., & Patrich, T., ... Tawakol, A. (2020). A neurobiological mechanism linking transportation noise to cardiovascular disease in humans. *European Heart Journal, 41*(6), 772–782. https://doi.org/10.1093/eurheartj/ehz820

Rajagopalan, S., Al-Kindi, S. G., & Brook, R. D. (2018). Air Pollution and Cardiovascular Disease: JACC State-of-the-Art Review. *Journal of the American College of Cardiology, 72*(17), 2054–2070. https://doi.org/10.1016/j.jacc.2018.07.099

Rajagopalan, S., Brauer, M., Bhatnagar, A., Bhatt, D. L., Brook, J. R., & Huang, W., ... Stroke, C. (2020). Personal-Level Protective Actions Against Particulate Matter Air Pollution Exposure: A Scientific Statement From the American Heart Association. *Circulation, 142*(23), e411–e431. https://doi.org/10.1161/CIR.0000000000000931

Saucy, A., Schaffer, B., Tangermann, L., Vienneau, D., Wunderli, J. M., & Roosli, M. (2021). Does night-time aircraft noise trigger mortality? A case-crossover study on 24 886 cardiovascular deaths. *European Heart Journal, 42*(8), 835–843. https://doi.org/10.1093/eurheartj/ehaa957

Schmidt, F. P., Basner, M., Kroger, G., Weck, S., Schnorbus, B., & Muttray, A., ... Munzel, T. (2013). Effect of nighttime aircraft noise exposure on endothelial function and stress hormone release in healthy adults. *European Heart Journal, 34*(45), 3508–3514a. https://doi.org/10.1093/eurheartj/eht269

Shah, A. S., Lee, K. K., McAllister, D. A., Hunter, A., Nair, H., & Whiteley, W., ... Mills, N. L. (2015). Short term exposure to air pollution and stroke: Systematic review and meta-analysis. *BMJ, 350*, h1295. https://doi.org/10.1136/bmj.h1295

Wu, C. C., Chen, S. J., & Yen, M. H. (1994). Attenuation of Endothelium-Dependent Relaxation in Mesenteric Artery during Noise-Induced Hypertension. *Journal of Biomedical Science, 1*(1), 49–53. http://www.ncbi.nlm.nih.gov/pubmed/11725006

Zhang, J. J., Wei, Y., & Fang, Z. (2019). Ozone Pollution: A Major Health Hazard Worldwide. *Frontiers in Immunology, 10*, 2518. https://doi.org/10.3389/fimmu.2019.02518

Auswirkungen von veränderten Aktivitätszeiten, modernen Leuchtmitteln und Lichtverschmutzung

10

Annette Krop-Benesch

Zusammenfassung

Steigende Temperaturen führen zu vermehrter Aktivität am Abend und frühen Morgen und damit zu vermehrter Exposition durch Kunstlicht. Dies kann zur Unterdrückung der Melatoninproduktion und Veränderung der zirkadianen Rhythmik führen, was die Aktivitätszeit weiter in die Nacht verschiebt. Eine wahrscheinliche Konsequenz ist vermehrter Schlafmangel. Diese Faktoren begünstigen nachweislich verschiedene Erkrankungen. Diese Veränderung der Aktivitätszeiten ist mit vermehrter künstlicher Beleuchtung und damit mehr Energieverbrauch verbunden. Es entsteht zudem Lichtverschmutzung, die eine Vielzahl ökologischer Folgen hat und vermehrt als Stressfaktor wahrgenommen wird. Obwohl die Wirkmechanismen noch unklar sind, ist Lichtverschmutzung u. a. mit Depressionen, Herz-Kreislauf-Erkrankungen, Adipositas, Diabetes mellitus Typ 2 sowie Brust- und Prostatakrebs korreliert. Damit würde die Entstehung von Erkrankungen, die bereits heute stark verbreitet sind und von denen einige durch Hitzestress verstärkt werden, begünstigt.

1 Verschiebung von Aktivitätsrhythmen und Schlafmangel

Der Klimawandel bringt deutliche Veränderungen in unserer Zeitgestaltung mit sich: Steigende Temperaturen machen es notwendig, vermehrt in den Abend- und Morgenstunden aktiv zu sein. Die Arbeitsfähigkeit unter hohen Temperaturen ist geringer, ebenso die Bereitschaft zu sportlicher Betätigung. Selbst bei leichter Aktivität, sei es Arbeit oder

A. Krop-Benesch (✉)
Krop-Benesch Lichtwissen, Seeheim-Jugenheim, Deutschland
E-Mail: annette@krop-benesch.de

Sport, besteht ein erhöhtes Risiko für hitzestressbedingte körperliche und psychische Erkrankungen. Gerade Kinder und ältere Menschen sind stärker durch direkten Hitzestress gefährdet (Romanello et al., 2023).

Unsere Aktivitätszeiten sind allerdings nicht frei bestimmbar, sondern im Rahmen unserer zirkadianen Rhythmik genetisch festgelegt. Unter natürlichen Bedingungen sind wir tagsüber aktiv, nach Sonnenuntergang beginnt die Produktion von Melatonin, das unseren Körper in den nächtlichen Ruhezustand führt. Licht, insbesondere kurzwelliges, *blauhaltiges* Licht, synchronisiert unseren Körper täglich mit den veränderlichen Tageslängen, doch auch andere Faktoren wie Temperatur, Nahrungsaufnahme, Aktivität und soziale Kontakte spielen eine Rolle.

Mehr Aktivität in den Abend- und frühen Morgenstunden führt zu stärkerer Exposition durch Kunstlicht. Lichtstärken, wie sie in Wohnräumen und bei Außenbeleuchtung üblich sind, reichen aus, um unsere Melatoninproduktion zu unterdrücken (Phillips et al., 2019). Das unterstützt zwar Aktivitäten in den kühleren Tageszeiten, führt aber auch zu einer Veränderung der zirkadianen Rhythmik (Cain et al., 2020). Schwächeres Absinken der Temperatur bei Nacht und erhöhte soziale Aktivität in den natürlichen Ruhezeiten verschieben ebenfalls die zirkadiane Rhythmik in die Abendstunden. Die Konsequenz sind spätere Einschlafzeiten und möglicherweise Einschlafstörungen.

Führen solche Veränderungen zu einer Chronodisruption, d. h. einer deutlichen Störung der endogenen 24-Stunden-Rhythmik und ihrer Synchronisation mit dem Tageslicht, erhöhen sie das Risiko für Erschöpfung, Konzentrationsstörungen, Schlafstörungen, Angststörungen, Depressionen, Herz-Kreislauf-Erkrankungen, Adipositas sowie Brust- und Prostatakrebs (Davis et al., 2023; Touitou et al., 2017). Höhere Temperaturen und der Versuch, diesen auszuweichen, verändern die Aktivitätsmuster und erhöhen die Exposition durch künstliches Licht während der Nachtstunden (s. Abb. 1). Die Folge ist eine Veränderung der zirkadianen Rhythmik auf physiologischer Ebene mit erhöhtem Risiko für verschiedene Erkrankungen, die teilweise bereits durch die höheren Temperaturen begünstigt werden. Der Versuch, die CO_2-Emissionen durch energieeffizientere LEDs zu reduzieren, führt zu einer vermehrten Exposition mit blauhaltigem Licht, was einen stärkeren Einfluss auf die zirkadiane Rhythmik hat als Glühlampen. Dadurch wird der Einfluss des Kunstlichtes auf die menschliche Gesundheit weiter verstärkt. Am stärksten wirkt dieser Effekt bei Schichtarbeit, weshalb diese von der WHO 2007 als potenziell krebserregend (Gruppe 2 A) eingestuft wurde (Straif et al., 2007). Eine Verschiebung unserer Aktivitätszeiten in die Abend- und frühen Morgenstunden könnte damit die Entstehung oben genannter Erkrankungen fördern.

Mehr Aktivität ohne Sonnenlicht bedeutet wiederum mehr Nutzung von künstlicher Beleuchtung. Rund 7 % des deutschen Energieverbrauchs entfallen auf Beleuchtung (Steinbach et al., 2019). Ein großes Einsparpotenzial wird in der Umrüstung herkömmlicher Leuchtmittel zu LEDs gesehen. Die energieeffizientesten LEDs emittieren Licht mit einem hohen Anteil an kurzwelligem, *blauem* Licht, das am stärksten auf unseren zirkadianen Rhythmus wirkt. Damit besteht in energieeffizient beleuchteten Innenräumen eine höhere Wahrscheinlichkeit für Veränderungen und Störungen der zirkadianen Rhythmik, vor allem in Hinblick auf eine Verlängerung der abendlichen Aktivitätszeiten (Brown et al., 2022; Cain et al., 2020). Die Maßnahmen zur Reduktion von CO_2-Emissionen würden also den Einschlafzeitpunkt weiter nach hinten verschieben, was zu vermehrter Nutzung von Kunstlicht und so wiederum zu einer stärkeren Störung der zirkadianen Rhythmik führen würde. Die Maßnahmen gegen den Klimawandel bergen also die Gefahr eines Teufelskreises für unser zirkadianes System.

Gleichzeitig ist zu erwarten, dass Menschen früher aufstehen, um die kühleren Morgenstunden zu nutzen. In der Summe kann das zu kürzeren Schlafzeiten in der Nacht und damit zu Schlafmangel führen. Bereits jetzt ist Schlafmangel in den Industrieländern stark verbreitet und mit einer Verkürzung der Lebensdauer um bis zu 13 % korreliert (Hafner et al., 2016). Noch ist unklar, inwieweit Schlafmangel Symptom, Co-Faktor oder Ursache ist. Chronisch kranke Menschen leiden nicht nur häufig unter Schlafstörungen, eine Verbesserung des Schlafs ist in der Tat ein wichtiger Faktor zur Verbesserung des Gesundheitszustandes. Guter Schlaf hat zudem positive Auswirkungen auf die psychische Gesundheit und kann Depressionen, Angststörungen und Stress lindern (Davis et al., 2023; Kyle et al., 2010; Scott et al., 2021). Aufgrund der Funktion von Schlaf werden kausale Beziehungen von Schlafmangel und reduzierter Schlafqualität mit erhöhtem Blutdruck, reduzierter parasympathischer Aktivität, oxidativem Stress und erhöhtem Risiko für Übergewicht, Herz-Kreislauf-Erkrankungen und Diabetes mellitus Typ 2 vermutet (Atrooz & Salim, 2020). Dies legt die Annahme nahe, dass Schlafmangel auch die Entstehung vieler Krankheiten begünstigen kann.

2 Einfluss der Außenbeleuchtung

Eine verstärkte Nutzung der Abend- und Morgenstunden führt zu einem verstärkten Bedürfnis nach Außenbeleuchtung. Hierbei wird, stärker noch als in Innenräumen, stark blauhaltiges Licht eingesetzt. Bereits jetzt ist klar, dass diese Beleuchtung eine Vielzahl ökologischer Probleme verursacht. So werden Insekten, Vögel, Fische und andere Tiere von Licht angezogen, oft mit tödlichen Folgen durch Verbrennen oder Kollision. Wie beim Menschen kommt es zu Störungen der zirkadianen Rhythmik mit Veränderung von Aktivitäts- und Fortpflanzungszeiten, Schwächung des Immunsystems und Veränderungen bei der Genexpression (z. B. Grubisic et al., 2019; Krop-Benesch, 2023a; Sanders et al., 2020). Somit sind moderne Beleuchtungsmittel zwar an sich energieeffizient, aber keineswegs umweltfreundlich. Die negativen Aspekte künstlicher Beleuchtung, zu denen u. a. auch der kulturelle Verlust des Sternenhimmels zählt, werden gemeinhin als Lichtverschmutzung bezeichnet.

Die Energieeffizienz moderner LEDs sollte eigentlich zu einer merklichen Reduktion des Gesamtenergieverbrauchs führen, in der Realität beobachten wir jedoch einen Rebound-Effekt: Da einzelne LEDs weniger Energie verbrauchen, wird deutlich mehr

Licht produziert. Dies führt auch zu mehr Helligkeit im Außenbereich, einem deutlichen Anstieg an blauhaltigem Licht und deutlich geringeren Energieeinsparungen als technisch machbar (Kyba et al., 2017).

Ausgehend von den bekannten Auswirkungen von Licht auf die menschliche Physiologie und den gesundheitlichen Folgen von Chronodisruption und Schlafmangel wird angenommen, dass Lichtverschmutzung auch gesundheitliche Schäden beim Menschen verursachen kann. Basierend auf Satellitendaten wird in epidemiologischen Studien nach Korrelationen zwischen Außenbeleuchtung und verschiedenen Erkrankungen geforscht. Des Weiteren untersuchen Labor- und Heimstudien den direkten Einfluss nächtlicher Beleuchtung auf Proband:innen. Dabei zeigte sich, dass unter anderem das Risiko für Depressionen, Angststörungen, Adipositas, Diabetes mellitus Typ 2, Herz-Kreislauf-Erkrankungen sowie Brust- und Prostatakrebs mit der Außenbeleuchtung korrelieren (Krop-Benesch, 2023; Tancredi et al., 2022). Ungeklärt sind bisher jedoch noch die Wirkungsmechanismen, die wahrscheinlich multifaktoriell sind.

Es wird vermutet, dass die Melatoninproduktion durch die Außenbeleuchtung gehemmt wird (Brown et al., 2022). Gibbons et al. (2022) fanden zwar keine Veränderung der Melatoninproduktion bei Anwohner:innen einer normgerecht mit einer Leuchtdichte[1] von 1,0 cd/m^2 (Candela/m^2) beleuchteten Straße, in der Realität werden Anwohner:innen aber zusätzlich durch private und gewerbliche Lichtquellen (z. B. von Parkplätzen, Fassaden, Werbeflächen, Sportanlagen) deutlich höheren Helligkeiten ausgesetzt. Zudem gibt es deutliche individuelle Unterschiede darin, wie empfindlich Menschen auf Licht reagieren. So halbierte sich die Melatoninproduktion bei einigen Proband:innen erst bei 300 Lux und mehr, was einer gedämpften Bürobeleuchtung entspricht. Die empfindlichsten Proband:innen hingegen zeigten ähnliche Reaktionen bereits bei weniger als 10 Lux, was im Bereich heutiger LED-Straßenbeleuchtung liegt (Phillips et al., 2019). Es kann also nicht ausgeschlossen werden, dass die Melatoninbildung lichtempfindlicher Menschen durch Außenbeleuchtung beeinflusst wird.

Ein weiterer wichtiger Faktor ist, dass viele Menschen das Eindringen von Licht in ihren Wohnbereich als Eingriff in ihre persönliche Freiheit und damit als Stressor empfinden (Meier, 2019). Stress beeinflusst den Körper unabhängig von Melatonin. Licht bei Nacht erhöht, ähnlich wie Lärm, die Wachsamkeit über eine verstärkte Aktivierung des Sympathikus mit Ausschüttung von Stresshormonen. Chronischer Stress kann zu einer Schwächung des Immunsystems, oxidativem Stress, systemischen Entzündungen und einem erhöhten Risiko für Herz-Kreislauf-Erkrankungen einschließlich Schlaganfällen und Herzinfarkten führen (Münzel et al., 2022; Obayashi et al., 2014). Brown et al. (2022) gehen zudem davon aus, dass Stress durch Außenbeleuchtung Schlafstörungen begünstigt, was ebenfalls die Gesundheitsrisiken erhöht (s. Abb. 1).

Veränderungen der natürlichen Aktivitätsmuster, vermehrte Exposition mit blauhaltigem Licht, Schlafmangel und Stress tragen zur Entstehung aller Erkrankungen bei, die mit

---

[1] Die Leuchtdichte misst die Menge an Licht, die ins Auge fällt, im Gegensatz zur Beleuchtungsstärke (Lux), die die Helligkeit einer Fläche angibt.

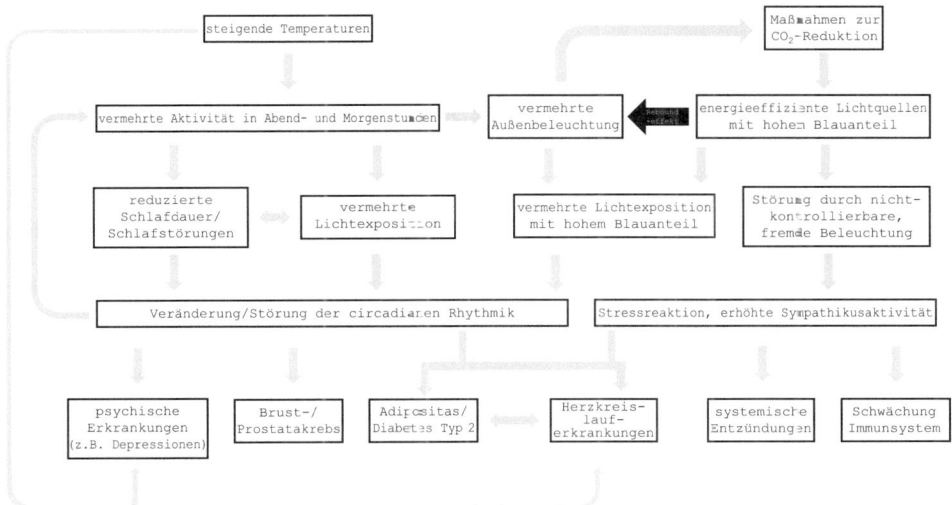

Abb. 1 Lichtverschmutzung

Außenbeleuchtung korreliert sind, und können deren Schweregrad erhöhen. Viele dieser Erkrankungen korrelieren zudem mit den durch den Klimawandel steigenden Temperaturen, so z. B. Herz-Kreislauf-Erkrankungen und Depressionen. Es ist also zu erwarten, dass sich die Einzelfaktoren gegenseitig verstärken.

Andererseits erhöhen stabile zirkadiane Rhythmen und gesunder Schlaf die Fähigkeit, Krisen wie Umweltkatastrophen und Hitzestress zu verarbeiten. Es ist daher notwendig, sich bei hitzeadaptierten Aktivitätszeiten an den biologischen Aktivitätszeiten zu orientieren und ausreichend Schlaf zu ermöglichen. Die Wahl der Lichtquellen darf sich nicht nur an Energieeffizienz orientieren, sondern sollte außerhalb des Sonnentages möglichst wenig blauhaltiges Licht verwenden. Energieeinsparungen sollten erreicht werden, indem die benötigten Lichtstärken nicht überschritten werden und Licht nur dort eingesetzt wird, wo es zur Orientierung oder Unfallsicherheit benötigt wird. Idealerweise werden adaptive Beleuchtungssysteme eingesetzt, die Licht nur ausstrahlen, wenn Menschen anwesend sind.

Literatur

Atrooz, F., & Salim, S. (2020). Sleep deprivation, oxidative stress and inflammation. *Advances in Protein Chemistry and Structural Biology, 119*, 309–336. https://doi.org/10.1016/bs.apcsb.2019.03.001

Brown, T. M., Brainard, G. C., Cajochen, C., Czeisler, C. A., Hanifin, J. P., Lockley, S. W., Lucas, R. J., Münch, M., O'Hagan, J. B., Peirson, S. N., Price, L. L. A., Roenneberg, T., Schlangen, L. J. M., Skene, D. J., Spitschan, M., Vetter, C., Zee, P. C., & Wright, K. P. (2022). Recommendations for daytime, evening, and nighttime indoor light exposure to best support physiology, sleep, and wakefulness in healthy adults. *PLoS Biology, 20*, e3001571. https://doi.org/10.1371/journal.pbio.3001571

Cain, S. W., McGlashan, E. M., Vidafar, P., Mustafovska, J., Curran, S. P. N., Wang, X., Mohamed, A., Kalavally, V., & Phillips, A. J. K. (2020). Evening home lighting adversely impacts the circadian system and sleep. *Scientific Reports, 10*, 19110. https://doi.org/10.1038/s41598-020-75622-4

Davis, L. K., Bumgarner, J. R., Nelson, R. J., & Fonken, L. K. (2023). Health Effects of Disrupted Circadian Rhythms by Artificial Light at Night. *Policy Insights from the Behavioral and Brain Sciences, 10*, 229–236. https://doi.org/10.1177/23727322231193967

Gibbons, R. B., Bhagavathula, R., Warfield, B., Brainard, G. C., & Hanifin, J. P. (2022). Impact of Solid State Roadway Lighting on Melatonin in Humans. *Clocks & Sleep, 4*, 633–657. https://doi.org/10.3390/clockssleep4040049

Grubisic, M., Haim, A., Bhusal, P., Dominoni, D. M., Gabriel, K. M. A., Jechow, A., Kupprat, F., Lerner, A., Marchant, P., Riley, W., Stebelova, K., van Grunsven, R. H. A., Zeman, M., Zubidat, A. E., Hölker, F., et al. (2019). Light Pollution, Circadian Photoreception, and Melatonin in Vertebrates. *Sustainability, 11*, 1–51. https://doi.org/10.3390/su11226400

Hafner, M., Stepanek, M., Taylor, J., Troxel, W., & Stolk, C. (2016). Why sleep matters – the economic costs of insufficient sleep: A cross-country comparative analysis. *RAND Corporation*. https://doi.org/10.7249/RR1791

Krop-Benesch, A. (2023a). Außenbeleuchtung und Umweltaspekte. *LiTG-Publikation, 49*, 1–43.

Krop-Benesch, A. (2023b). Auswirkungen nächtlicher Außenbeleuchtung auf den Menschen. *Natur und Landschaft, 98*, 468–473. https://doi.org/10.19217/NuL2023-09-08

Kyba et al. (2017). Artificially lit surface of Earth at night increasing in radiance and extent. *Science Advances, 3*, e1701528. https://doi.org/10.1126/sciadv.1701528

Kyle, S. D., Morgan, K., & Espie, C. A. (2010). Insomnia and health-related quality of life. *Sleep Medicine Reviews, 14*, 69–82. https://doi.org/10.1016/j.smrv.2009.07.004

Meier, J.M. (2019). Contentious Light: An Analytical Framework for Lighting Conflicts. *International Journal of Sustainable Lighting, 20*, 62–77. https://doi.org/10.26607/ijsl.v20i2.89

Münzel, T., Hahad, O., Sørensen, M., Lelieveld, J., Duerr, G. D., Nieuwenhuijsen, M., & Daiber, A. (2022). Environmental risk factors and cardiovascular diseases: A comprehensive expert review. *Cardiovascular Research, 118*, 2880–2902. https://doi.org/10.1093/cvr/cvab316

Obayashi, K., Saeki, K., Iwamoto, J., Ikada, Y., & Kurumatani, N. (2014). Association between light exposure at night and nighttime blood pressure in the elderly independent of nocturnal urinary melatonin excretion. *Chronobiology International, 31*, 779–786. https://doi.org/10.3109/07420528.2014.900501

Phillips, A. J. K., Vidafar, P., Burns, A. C., McGlashan, E. M., Anderson, C., Rajaratnam, S. M. W., Lockley, S. W., & Cain, S. W. (2019). High sensitivity and interindividual variability in the response of the human circadian system to evening light. In *Proceedings of the National Academy of Sciences, 116*, 12019–12024. https://doi.org/10.1073/pnas.1901824116

Romanello, M., Napoli, C. D., Green, C., Kennard, H., Lampard, P., Scamman, D., Walawender, M., Ali, Z., Ameli, N., Ayeb-Karlsson, S., Beggs, P. J., Belesova, K., Berrang Ford, L., Bowen, K., Cai, W., Callaghan, M., Campbell-Lendrum, D., Chambers, J., Cross, T. J., ... Costello, A. (2023). The 2023 report of the Lancet Countdown on health and climate change: The imperative for a health-centred response in a world facing irreversible harms. *The Lancet, 402*, 2346–2394. https://doi.org/10.1016/S0140-6736(23)01859-7

Sanders, D., Frago, E., Kehoe, R., Patterson, C., & Gaston, K. J. (2020). A meta-analysis of biological impacts of artificial light at night. *Nature Ecology & Evolution, 5*, 74–81. https://doi.org/10.1038/s41559-020-01322-x

Scott, A. J., Webb, T. L., James, M.M.-S., Rowse, G., & Weich, S. (2021). Improving sleep quality leads to better mental health: A meta-analysis of randomised controlled trials. *Sleep Medicine Reviews, 60*, 101556.

Steinbach, D. J., Gerspacher, A., Schlomann, D. B., Chassein, E., Emsmann, F., & Ashley-Belbin, N. (2019). *Potential für energieeffiziente Beleuchtungssysteme in Unternehmen und Hemmnisse bei der Umsetzung*. Fraunhofer Institut für Ressourceneffizienz und Energiestrategien.

Straif, K., Baan, R., Grosse, Y., Secretan, B., Ghissassi, F. E., Bouvard, V., Altieri, A., Benbrahim-Tallaa, L., & Cogliano, V. (2007). Carcinogenicity of shift-work, painting, and fire-fighting. *The Lancet Oncology, 8*, 1065–1066. https://doi.org/10.1016/S1470-2045(07)70373-X

Tancredi, S., Urbano, T., Vinceti, M., & Filippini, T. (2022). Artificial light at night and risk of mental disorders: A systematic review. *Science of The Total Environment, 833*, 155185. https://doi.org/10.1016/j.scitotenv.2022.155185

Touitou, Y., Reinberg, A., & Touitou, D. (2017). Association between light at night, melatonin secretion, sleep deprivation, and the internal clock: Health impacts and mechanisms of circadian disruption. *Life Sciences, 173*, 94–106. https://doi.org/10.1016/j.lfs.2017.02.008

Ziegler, A.-K., Watson, H., Hegemann, A., Meitern, R., Canoine, V., Nilsson, J.-Å., Isaksson, C. (2021). Exposure to artificial light at night alters innate immune response in wild great tit nestlings. *Journal of Experimental Biology, 224*, jeb239350. https://doi.org/10.1242/jeb.239350

Wildbrände und Dürren im Zeitalter des Klimawandels

Manfred Fiedler

Zusammenfassung

Dürren und Waldbrände stellen eine der gravierendsten Auswirkungen des Klimawandels dar. Die regionale Veränderung der Niederschlagsmengen, aber auch deren jahreszeitliche Verteilung sowie die höheren Durchschnittstemperaturen bewirken eine deutliche Austrocknung der Böden und eine geringere Zufuhr in natürlichen und künstlichen Wasserreservoirs. Dies hat Auswirkungen auf die Landwirtschaft, die Forstwirtschaft und auf die urbane und regionale Wasserversorgung. Eine wesentliche Folge von Dürren sind Wildbrände. In den letzten Jahrzehnten hat aber nicht deren Zahl als solche zugenommen, sondern deren Schwere. Die Auswirkungen von Wildbränden sind sowohl regional als Zerstörung von Lebensgrundlagen für Mensch, Tier und Pflanzen als auch überregional etwa in Form der gesundheitsgefährdenden Zunahme von Luftschadstoffen spürbar. Notwendig ist, neben Veränderungen in den sozialen und ökonomischen Handlungsfeldern, ein adaptives, an die regionalen Bedingungen angepasstes Wasser- und Brandmanagement.

M. Fiedler (✉)
Department für Humanmedizin und Fakultät für Gesundheit, Universität Witten/Herdecke, Witten, Deutschland
E-Mail: manfred.fiedler@uni-wh.de

1 Klimawandel und die Inzidenz von Dürren und Wildbränden

Eine Dürre ist das Ausbleiben oder die deutliche Reduktion von Niederschlag gegenüber den regionalen jährlichen oder saisonalen Erwartungswerten (Berg & Sheffield, 2018). Dürren haben Auswirkungen auf die betroffene Tier- und Pflanzenwelt. Die gesellschaftliche Bedeutung von Dürren ergibt sich aus dem Bedarf an Trink- und Brauchwasser. Übersteigt der Bedarf daran das natürlich zur Verfügung gestellte Angebot, temporär oder dauerhaft, oder ist die Entnahme aus den regional zur Verfügung stehenden Wasserreservoirs höher als der natürliche Zufluss, wird von hydrologischer oder, mit Bezug auf den Bedarf landwirtschaftlicher Produktion, landwirtschaftlicher Dürre gesprochen. Wildbrände sind Wald- und Buschbrände, aber auch Torfbrände von trockengelegten oder trockengefallenen Mooren. In bestimmten Gebieten stellen Wildbrände natürliche Ereignisse dar, die ihre ökologische Funktion besitzen. Im Kontext dieses Beitrages geht es um unerwünschte, die regionalen Ökosysteme schädigende oder gar zerstörende Wildbrände. Ausgangspunkt dieses Beitrags ist eine sozial- und gesundheitswissenschaftliche Perspektive, die durch bezugswissenschaftliche Aspekte erweitert wird.

Die Entstehung von Dürren (Mukherjee et al., 2018) ist zunächst meteorologisch bedingt. Im Angesicht des Klimawandels verändern sich Luftströmungen und damit jahreszeitliche Witterungen, ggf. grundlegende klimatische Bedingungen, sodass es zu einer zunehmenden Zahl von befristeten oder auch länger andauernden niederschlagsarmen oder -freien Trockenperioden kommt. Zusätzlich nimmt im Zuge des Klimawandels durch die höheren Durchschnittstemperaturen der Grad der bodennahen Verdunstung (Evapotranspiration) zu, was je nach der topografischen Beschaffenheit zu einer beschleunigten Austrocknung des Bodens und der Vegetation führt. Die bodennahe Feuchtigkeit und die Bodenfeuchtigkeit nehmen ab, wodurch Wildpflanzen sowie Feldfrüchte und andere Zuchtpflanzen, im weiteren Gräser, Büsche und Wälder austrocknen.

Zusätzlich kann Schädlingsbefall, aber auch etwa die Entwaldung von großen Flächen den Effekt von Dürren verstärken sowie zu Missernten größeren Ausmaßes und zum dauerhaften Absterben regionaler Vegetation führen. Dagegen haben dichte, natürlich belassene grüne Mischwälder durch ihre höhere Rate an Evapotranspiration (Qiu et al., 2013) gegenüber unbewaldeten oder schwach bewaldeten Gebieten regionale Kühlungseffekte, die die Bodenfeuchtigkeit stärker bewahren und den globalen Erwärmungseffekt mindern können.

Wildbrände können eine direkte Folge von Dürren sein, sie können aber auch ein regional natürliches Ereignis darstellen, das für das Ökosystem nützliche Auswirkungen haben kann, etwa wenn dadurch frühzeitig brennbares Material beseitigt wird, wodurch wiederum schädliche Brände verhindert werden.

Ein enger Zusammenhang besteht zwischen Dürren/Trockenheit, Hitze/Hitzeperioden, starker Sonneneinstrahlung und Wildbränden. Starke oder Extremhitze erhöht die Brandgefahr durch die höhere Verdunstung auch bei kürzeren Dürreperioden. So ist in

Deutschland die Regenmenge im 10-Jahres-Durchschnitt seit 1960 konstant geblieben. Gleichzeitig stieg die jährliche Durchschnittstemperatur seit Ende der 1980-er Jahre kontinuierlich an (Statista, 2024a). Anders sieht dies im Mittelmeerraum aus, hier sank die durchschnittliche Niederschlagsmenge bei gleichzeitig ansteigenden Temperaturen. Es lässt sich feststellen, dass in Jahren mit Dürreperioden und hohen Durchschnittstemperaturen die Zahl der Wildbrände, aber auch die durch Wildbrände betroffene Brandfläche zunimmt.

Der globale Temperaturanstieg führt also nicht immer zu geringeren Niederschlagsmengen, aber die Zunahme von Hitzetagen sowie die regional und jahreszeitlich ungleiche Entwicklung und Verteilung von Niederschlägen verändert das Risiko für die Entstehung von Dürren und Wildbränden als Ausdruck des Klimawandels. Gleichzeitig erhöhen anthropogene Eingriffe, wie etwa die Abholzung von Wäldern, die Anpflanzung von Monokulturen oder die Teilversiegelung von Flächen, den Hitzestress auf die Bodenvegetation und damit zusätzlich das Risiko, aber auch die Auswirkungen von Dürren und Wildbränden.

2 Hitze, Dürren und Brände – Zusammenhänge

Niederschläge differieren regional auch im Zeitverlauf. Eine Prognose darüber, in welchem Maße sich durch den Klimawandel die Entwicklung von Niederschlägen und damit die regionale Zunahme von Dürren entwickelt, ist grundsätzlich schwierig. Dai et al. (2018) etwa prognostizieren eine Zunahme der Niederschläge im eurasischen Raum sowie im tropischen Afrika und in Nordamerika, aber einen Rückgang im subtropischen Afrika, im Mittelmeerraum und in großen Teilen Südamerikas. Unabhängig davon, ob diese Prognose zutreffend ist, stellt dies für die Regionen mit gleichbleibenden oder sogar zunehmenden Niederschlägen keine Entwarnung dar, zum einen durch die jahreszeitliche Veränderung der Verteilung von Niederschlägen, zum anderen durch die höhere Verdunstung aufgrund ansteigender Durchschnittstemperaturen und die damit verbundenen höheren Verdunstungsraten. Dadurch kann die Bodenfeuchtigkeit, etwa in den Sommermonaten, deutlich abnehmen. Eine Konsequenz daraus ist zudem, dass der landwirtschaftliche und sonstige Wasserbedarf zu dieser Zeit zunimmt, was Dürreeffekte deutlich verstärken kann.

Warmperioden mit erhöhten Durchschnittstemperaturen in der Erdgeschichte zeigen, dass es keine einfachen Mechanismen zwischen Niederschlag und Temperatur gibt, weil weitere Faktoren wie Meeresströmungen, Struktur der Vegetation, in heutiger Zeit aber vor allen Dingen auch anthropogen veränderte Oberflächenstrukturen Bodentrockenheit bzw. -Feuchtigkeit und damit das Binnenklima beeinflussen.

Auswirkungen auf die landwirtschaftliche Produktion und die Trinkwasserversorgung sind aber durch die veränderten meteorologischen Bedingungen zu erwarten, etwa in Form von Missernten oder Einschränkungen der Nutzung von Trink- und Brauchwasser durch Betriebe und Haushalte.

Eine direkte Folge von Dürren können Wald- und Buschbrände sein. Die Entstehungszusammenhänge von Wald- und Buschbränden ist auch hier komplex. So hat nicht die Zahl der Wildbrände in den letzten Jahrzehnten zugenommen, sondern regional die Größe der durch Wildbrände zerstörten bzw. bedeckten Fläche *(Fire Footprint)*. So findet sich seit 1932 unter den 10 größten Bränden in Kalifornien nur ein Großbrand aus der Zeit vor 2010, unter den 20 größten Bränden in Kalifornien wiederum findet sich nur ein Ereignis aus dem letzten Jahrhundert (Statista, 2024b). Lag der Anteil der durch Brände verursachten Waldverluste Anfang dieses Jahrhunderts bei etwa 10–20 %, so steigt dieser seit 2012 auf bis zu 1/3 an, bei gleichzeitiger Zunahme der Waldverluste vor allem in Afrika und Südamerika. In Deutschland waren die größten von Bränden betroffenen Flächen vor allem in den Hitzejahren 2003 sowie 2018–2020 und 2022 zu verzeichnen, was den Zusammenhang zwischen Starkhitze und sommerlichen Hitzeperioden und der Entstehung von Wildbränden verdeutlicht.

Die veränderten klimatischen Bedingungen begünstigen die Voraussetzungen für die Entstehung von Wildbränden, vergrößern also das Risiko, dass diese entstehen. Neben den genannten Faktoren gibt es aber (weitere) auslösende Ursachen.

Eine bedeutende Ursache sind Gewitter (Song et al., 2024), vor allem in Form von Trockengewittern, die insbesondere bei starker oder extremer Hitze entstehen, bei denen Niederschlag durch die Verdunstung den Erdboden nicht oder fast nicht erreicht.

Eine weitere, im Kern natürliche Ursache für die Entstehung von Wildbränden ist die sogenannte Selbstentzündung, die in Abhängigkeit von der Struktur der Vegetation (etwa leicht entzündliche Pflanzen oder Pflanzenreste) durch sehr hohe Bodentemperaturen entstehen kann (Piechnik et al., 2024).

Ein bedeutender Faktor bleibt aber der Mensch mit seinen Eingriffen in die Ökosysteme. Neben bewusster Brandstiftung stellt Fahrlässigkeit, etwa durch Hantieren mit brennbaren Stoffen, eine wichtige Ursache dar (Syphard & Keeley, 2015). In diesem Zusammenhang stellen eingetragene (brennbare) Abfälle, die sich selbst entzünden können, einen wichtigen Faktor dar. Funkenflug, etwa durch technische Anlagen wie Eisenbahn oder aber schlecht isolierte Hochspannungsleitungen kann im Einzelfall ebenfalls initiale Ursache eines Wildbrandes sein.

3 Auswirkungen von Wildbränden und Dürren

Wald-, Busch- und Torfbrände setzen gebundene Klimagase (insbesondere Kohlendioxid oder Methan) als Verbrennungsrückstände (Brüggemann & Butterbach-Bahl, 2023) auch in Form von Ruß frei und verstärken dadurch potenziell den Klimawandel. Die Emissionen von Schadstoffen und Mikropartikeln stellen zudem eine Gesundheitsgefährdung insbesondere für Menschen mit chronischen Erkrankungen der Atmungsorgane oder des

Herz-Kreislauf-Systems dar (Cascio, 2018) (siehe Kap. 17). Chen et al. (2021) haben durch Messungen von wildbrandbedingten erhöhten Feinstaubwerten an weltweit 749 Orten einen Zusammenhang zwischen erhöhter Mortalität und der durch Wildbrände ausgelösten Luftverschmutzung bis zu 3 Tage nach Abklingen der Brände festgestellt. Park et al. (2024) analysieren die Auswirkungen von wildbrandbedingten Feinstäuben nach Weltregionen über 6 Jahrzehnte und finden einen signifikanten Anstieg in den letzten 2 Jahrzehnten. Ursächlich dafür sehen sie den klimawandelbedingten Anstieg von Durchschnittstemperaturen, Exposition und Risiko.

Zudem können Wildbrände als große Flächenbrände an den Schnittstellen zu menschlichen Ansiedlungen und Gebieten Ernten vernichten, Wohngebäude und gewerbliche Anlagen zerstören und damit grundlegend das gesellschaftliche Zusammenleben beeinträchtigen bzw. dauerhaft so verändern, dass im Einzelfall die Lebensgrundlagen ganzer Gemeinschaften nachhaltig geschädigt werden.

Meteorologische Dürren erhöhen grundsätzlich die weltweite Brandgefahr. In Verbindung mit einer deutlich erhöhten Rate der Evapotranspiration trocknen freiliegende Böden aus, was insbesondere für landwirtschaftlich genutzte Flächen gilt, da diese häufig aus ökonomischen Gründen nicht ausreichend beschattet werden können, um dem Verlust von Bodenfeuchte entgegenwirken zu können. In der Konsequenz entsteht eine *landwirtschaftliche Dürre* dadurch, dass die fehlende natürliche Bodenfeuchtigkeit zu einer erhöhten landwirtschaftlichen Nachfrage nach Brauchwasser führt, der gleichzeitig ein geringerer natürlicher Zufluss an Wasser in die Trinkwasser- und Brauchwasserreservoirs sowie ein verringerter Wasserstand in den nutzbaren Fließgewässern gegenübersteht. Insbesondere in Ballungsregionen kommt es zudem in langen Dürreperioden zu einer *hydrologischen Dürre,* weil der Bedarf an Trink- und Brauchwasser, der gegebenenfalls in Zeiten mit meteorologischer Dürre bei gleichzeitiger starker oder extremer Hitze sogar ansteigt, den Zufluss in den Wasserreservoirs übersteigt (Dai et al., 2018).

Eine landwirtschaftliche Dürre bewirkt, dass das Pflanzenwachstum verlangsamt ist und dass in der Konsequenz Ernten von Nutzpflanzen geringer oder ganz ausfallen. Bei *hydrologischen Dürren* verringern sich die Süßwasserreserven (in Flüssen, Seen, Grundwasser) bis auf ein kritisches Niveau, sodass die Bedarfe an die Nutzung von Wasser in Konkurrenz geraten (Landwirtschaft, Gewerbe, Haushalte). Diese Nutzungskonkurrenz bei gleichzeitigen steigenden Ansprüchen und Forderungen an die Wasserreserven wird bisweilen als *sozioökonomische Dürre* bezeichnet (Mehran et al., 2015).

Wiederkehrende oder langanhaltende Dürren können zudem die Lebensgrundlagen indigener Bevölkerungsgruppen, insbesondere dann, wenn ihre Lebensgrundlagen auf landwirtschaftlicher Produktion beruht, nachhaltig so elementar beeinträchtigen, dass deren Lebensgrundlagen als ungesichert angesehen werden können, da die sichere Nutzung landwirtschaftlicher Flächen nicht mehr möglich ist.

Ein zunehmendes Problem in küstennahen Gebieten stellt die Versalzung des oberflächennahen Grundwassers durch den Verlust an Bodenfeuchtigkeit aufgrund zunehmender Trockenheit durch verringerte Niederschläge dar (Adams et al., 2024). Durch den

Rückgang der Bodenfeuchtigkeit an der Oberfläche dringt schweres Salzwasser an die Oberfläche und beeinträchtigt in der Konsequenz die Produktivität landwirtschaftlicher Flächen, verringert daher die landwirtschaftlichen Erträge bis hin zu einem Ausmaß, das Flächen für die landwirtschaftliche Nutzung untauglich werden lässt. Hinzu kommt, dass die Nutzung von Grundwasser als Reservoir für die Wasserversorgung beschränkt wird.

4   Mitigation, Prävention und Adaption klimabedingter Dürren und Wildbrände

Die Komplexität der Entstehungsbedingungen von Dürren und Wildbränden sowie deren Auswirkungen auf Natur, Mensch und Gesellschaft verlangt eine grundlegende Neuorientierung in den verschiedenen gesellschaftlichen Handlungsfeldern, also insbesondere der Landwirtschaft, der Forstwirtschaft, der wasserintensiven Industrie bzw. des wasserintensiven Gewerbes, des Nutzungsverhaltens privater und sonstiger Haushalte, aber auch die Neuorientierung öffentlicher Leistungsbereiche, zum Beispiel von Stadtplanung und Stadtentwicklung, infrastrukturellen Betrieben und Installationen, und schließlich auch eine bewusste Priorisierung auf Ebene politischer und sonstiger Entscheidungsträger:innen.

Konzepte und Maßnahmen lassen sich in Mitigation, Adaption und Prävention kategorisieren, die sich in ihren Effekten und auch Zielen teilweise überschneiden. Dies soll an einigen exemplarischen Handlungsfeldern deutlich gemacht werden.

Torfbrände, die als Schwerbrände über lange Zeit aktiv sind und damit eine dauerhafte Belastung für Umwelt und Menschen darstellen, lassen sich durch Renaturierung, also Wiederherstellung von Mooren verhindern. Da Moore gleichzeitig in hohem Maße ein Speicher von Klimagasen sind, wirkt diese Renaturierung gleichzeitig als Maßnahme zur Eindämmung des Klimawandels (Mitigation) (Neumann et al., 2020).

Waldbrände lassen sich durch gezielte Aufforstung klimaresistenter gründichter Mischwälder verhindern. Diese bewahren Bodenfeuchtigkeit besser, sind weniger anfällig gegenüber Selbstentzündung als etwa monokulturelle Nadelwälder und wirken durch die natürliche Evapotranspiration kühlend auf dem Waldboden und sind ein natürlicher CO_2-Speicher. Damit wird auch diese Maßnahme sowohl präventiv als auch in Hinsicht auf den Klimawandel mitigierend (Neumann et al., 2020). Gleichzeitig lässt sich durch die Anpflanzung klimaangepasster und brandresistenter Baumarten diese Maßnahme als eine Adaption an den fortschreitenden Klimawandel einordnen.

Diese dargestellten exemplarischen Einzelmaßnahmen sind oder könnten Bestandteil eines veränderten Wasser- und Brandschutzmanagements sein. Neben der Veränderung und Anpassung landwirtschaftlicher Produktionsweisen, dabei der Nutzung von Wasserreserven, stellen in Hinsicht auf den bereits eingetretenen Klimawandel ein adaptives

Wassermanagement und ein adaptives Brandschutzmanagement eine notwendige Antwort auf die veränderten klimatischen Bedingungen dar, die im Zusammenhang mit der Entstehung von Dürren und Wildbränden stehen.

Das Problem der Adaption an klimabedingte Dürren ist grundsätzlich, dass die Entstehungsbedingungen von meteorologischen, landwirtschaftlichen und hydrologischen Dürren mit jahreszeitlichen, regionalen und auch jährlichen Schwankungen verbunden sind. Das gilt in Hinsicht auf Niederschläge, die Bodenfeuchtigkeit, den Bedarf an die Nutzung des Wassers, aber auch auf das Nutzungsverhalten. Dies kann immer wieder zu prognostischen Unsicherheiten führen, denen durch wissenschaftlich basierte Analysen zur Entwicklung von Handlungsplänen und -konzepten begegnet werden kann.

Das Wassermanagement ist als solches mit potenziellen Versorgungsrisiken konfrontiert, die sich auf die Wasserressourcen, wie Oberflächenspeicher, Seen, Stauseen, Fließgewässer sowie im Weiteren das Grundwasser beziehen. Der Zugriff auf diese Reserven in schweren Dürren, zunehmend aber auch in Jahren mit durchschnittlichen Niederschlägen, ist mit zunehmenden Nutzungskonkurrenzen durch Haushalte, Landwirtschaft, Gewerbe und Industrie konfrontiert. Schon im Vorfeld von Dürren geht es darum, dieses Nutzungsverhalten der regional Beteiligten durch Aufklärung und Beratung in Hinsicht auf wassersparende Techniken und nachhaltiges Nutzungsverhalten zu beeinflussen.

Diese unterschiedlichen und teilweise gegenläufigen Ansprüche an die Nutzung von Trink- und Brauchwasser lässt sich exemplarisch an der alpinen Wasserversorgung (Jong, 2020) aufzeigen. Durch den Klimawandel erfahren alpine Regionen eine Veränderung des natürlichen Wasserhaushalts. Gletscher ziehen sich zurück, Schneeflächen tauen früher ab, die Schneefläche insgesamt ist reduziert, sodass die Speicherfunktion von Gletschern und Schneeflächen deutlich abnimmt. Niederschläge im Winter, die als Wasserspeicher in Schneeflächen oder Gletschern über längere Zeit gebunden werden, fließen in größeren Mengen bereits im Winter und Frühjahr ab und können daher in immer wärmeren Sommermonaten nicht mehr zur Wasserversorgung in der Region genutzt werden. Dem steht dann ein steigender Bedarf durch Landwirtschaft, Viehzucht, aber auch für die Versorgung von Sommertourist:innen gegenüber. Eine bereits vermehrt eingesetzte Lösung ist die Anlage künstlicher Speicherseen und -teiche, die vorzeitig abfließendes Schmelzwasser oder Niederschläge aufnehmen, um diese für Zwecke der Wasserversorgung zu nutzen. Allerdings werden einige dieser Speicher bereits im Winter dafür genutzt, in einigen Regionen mit bis zu einem Drittel des gesamtjährlichen Wasserbedarfs, um über Schneekanonen den winterlichen Skitourismus wirtschaftlich zu ermöglichen. Der Einsatz von sogenannten Mehrzweckspeichern, die sowohl der Stromerzeugung, der Wasserversorgung als auch dem Hochwasserschutz dienen, führt zu neuen Nutzungskonkurrenzen (Kellner & Weingartner, 2018). So kann ein vor allem dem Interesse der Stromversorgung dienender Eingriff in den natürlichen Wasserhaushalt diesen regional und überregional stören. Ein etwa dürrebedingter sommerlicher Abfluss für die Wasserversorgung wiederum schädigt das Interesse an einer wirtschaftlichen Stromerzeugung in Zeiten, in denen andere Energiequellen nicht in ausreichendem Maße zur Verfügung stehen.

In urbanen Räumen ist der hohe Grad an Bodenversiegelung und der damit verbundene Abfluss von Niederschlägen über die Kanalisation in den Sommermonaten, erst recht in Hitzeperioden, ein grundlegendes Problem. Ein Konzept stellt hier einerseits die Förderung der Anlage dezentraler oberflächlicher Wasserspeicher dar. Ein weitergehendes Konzept ist die Anlage und Nutzung unterirdischer Wasserspeicher nach dem Prinzip der Schwammstadt (Nguyen et al., 2019), das einerseits durch Entsiegelung von Flächen dem Hochwasserschutz dient und in den Sommermonaten als natürlicher Bodenspeicher über aufsteigende Bodenfeuchtigkeit zunehmender Austrocknung des Bodens entgegenwirkt und gleichzeitig zur Kühlung beiträgt. Darüber hinaus kann durch die ergänzende Anlage von in unterirdischen Wasserspeichern in niederschlagsreichen Wintermonaten gesammeltes Regenwasser für weniger qualifizierte Ansprüche an die Nutzung in Trockenperioden genutzt werden.

Um die Schäden durch Wildbrände zu verringern, bedarf es eines adaptiven Brandmanagements, das sich den veränderten klimatischen und meteorologischen Bedingungen stellt. Nach Dunn et al. (2017) bedarf es für die Implementierung eines solchen adaptiven Brandmanagements der Beachtung grundlegender Faktoren der gefährdeten Region. Das sind zunächst regionale Umweltvariablen, etwa die Topografie und das zu erwartende Brandgeschehen, im Weiteren ressourcenbezogene Aspekte, die zur Bekämpfung von Wildbränden eingesetzt werden können, und schließlich prozedurale Fragen der Prävention, Vorbereitung und des Handelns im Falle eines Wildbrandes.

Beispielsweise entwickelten Sample et al. (2022) für das US-amerikanische Forstministerium eine vor allem präventiv ausgerichtete Konzeption zum Brandmanagement (siehe Abb. 1), das unter Berücksichtigung auch forstwirtschaftlicher Maßnahmen und unter Einbezug aller Stakeholder in der Region vor allem Resilienz und Resistenz gegenüber Wildbränden unter Bewertung der voraussichtlichen Veränderungen durch den Klimawandel herstellen möchte.

Die Komplexität der durch den Klimawandel hervorgerufenen Veränderungen hinsichtlich Exposition und Risiko von Wildbränden und Dürren verlangt mit Blick auf die zum Teil gravierenden Folgen in Hinsicht auf Morbidität, Mortalität, aber auch die Auswirkungen auf die Versorgung mit Lebensmitteln, die Sicherung von Lebensgrundlagen, vor allem Lebens- und Wohnraum, und den zunehmenden wirtschaftlichen und volkswirtschaftlichen Schaden eine Anpassung des Managements der Wasserversorgung, aber auch des Brandmanagements auf regionaler Ebene. Die Auswirkungen von Wildbränden und Dürren beschränken sich aber nicht auf die jeweils betroffenen Regionen. So sind die gesundheitlichen Auswirkungen von Wildbränden selbst dann noch von Bedeutung, wenn diese bereits gelöscht sind, und sie wirken sowohl während als auch danach über die betroffenen Regionen hinaus. Neben globalen Anstrengungen zum Klimaschutz bedarf es auch zur Adaption des bereits eingetretenen Klimawandels für die betroffenen Regionen

11 Wildbrände und Dürren im Zeitalter des Klimawandels

Brände als natürliche Prozesse verstehen
- In brandangepassten Ökosystemen Brände gezielt nutzen
- Brände in neuen oder angepassten Systemen einsetzen, wenn positive Effekte zur Resilienz erzielt werden können
- biotische und abiotische Stressoren reduzieren

Biotische und abiotische Stressoren reduzieren
- Nicht-native invasive Spezies entfernen abwehren
- Resilienz gegen Schädlinge und Schadstoffe fördern.
- Landnutzung, die Resilienz beeinträchtigt, unterbinden oder einschränken und gezielt monitoren.

Das Risiko für schädliche Brände reduzieren
- Brandsensitive oder –vulnerable Ökosysteme gezielt schützen
- Waldstrukturen oder Waldzusammensetzungen anpassen, um das Risiko für schwere schädliche Brände zu reduzieren sowie deren Ausbreitung zu unterbinden.
- Brennstofffreie Schneisen zum Schutz vor Ausbreitung einrichten.

Auswirkungen von schädlichen Bränden mindern und Wiederherstellung fördern
- Förderung der Verbindung von Habitaten und Erhöhung der Redundanz von Ökosystemen
- Brand-Refugien für native Spezies erhalten bzw. einrichten
- *Footprints* von Bränden stabilisieren und aufwerten, um nach dem Brand Erosion durch Wind und Starkregen zu verhindern
- Die Wiederherstellung von nativen Biotopen fördern

Strukturelle Diversität bewahren und verbessern

Klima- und feuerangepasste Spezies und Genotypen identifizieren, fördern und bewahren
- Native Spezies und Genotypen fördern die mit Blick auf zukünftige Bedingungen gut klima und feuerangepasst sind.
- Regionale Spezies und Genotypen nutzen, die an Bedingungen angepasst sind, die zukünftig zu erwarten sind.

Die Adaption des Ökosystems an zukünftige Klima- und Brandregime ermöglichen
- Die Zuwanderung zukunftsadaptiver Spezies erleichtern.
- Brände in sicheren Jahren gezielt einsetzen, um das Ökosystem auf zukünftige Klima- und Brandregime auszurichten

Brandereignisse zur Neuausrichtung des Ökosystems zu nutzen
- Wiederbepflanzung mit brandresistenten und dürreangepassten Spezies und Phänotypen
- Natürliche Regeneration von Gebieten zulassen, um zukunftsangepasste Spezies zu testen
- Nach Brandereignissen bereits angepasste Ökosystem bewahren.

Organisatorische und prozessuale Flexibilität sicherstellen
- Adaptive Teams und flexible Budgets.
- Bei Planungsprozessen und adaptivem Management grundsätzlich Klimawandel und entspreche Brandregime priorisieren.
- Indigene bzw. örtliche Gemeinschaften einbeziehen und deren Werte bei Management der Brandregime integrieren.

Brandadaptierte Gemeinschaften fördern
- Besondere Berücksichtigung der Schnittstellen von Wildgebieten und urbanen Gebieten in Brandregime, um Maßnahmen der Reduktion von brennbarem Material zu ergreifen,
- Social Awareness promoten und Bildungsmaßnahmen ergreifen, die die angenommen zukünftige Klimaveränderungen und notwendige Brandregime verständlich machen

Abb. 1 Konzepte des Brandmanagements. (Eigene Darstellung nach Sample et al., 2022)

nationaler und supranationaler Unterstützungen und Anstrengungen, um die Auswirkungen möglichst gering zu halten und eine zukunftsgerechte Anpassung an die durch die Klimaerwärmung hervorgerufenen Veränderungen zu ermöglichen.

Literatur

Adams, K. H., Reager, J. T., Buzzanga, B. A., David, C. H., Sawyer, A. H., & Hamlington, B. D. (2024). Climate-Induced Saltwater Intrusion in 2100: Recharge-Driven Severity, Sea Level-Driven Prevalence. *Geophysical Research Letters, 51*(22), e2024GL110359. https://doi.org/10.1029/2024GL110359

Berg, A., & Sheffield, J. (2018). Climate Change and Drought: The Soil Moisture Perspective. *Current Climate Change Reports, 4*(2), 180–191. https://doi.org/10.1007/s40641-018-0095-0

Brüggemann, N., & Butterbach-Bahl, K. (2023). Auswirkungen des Klimawandels auf biogeochemische Stoffkreisläufe. In G. P. Brasseur, D. Jacob, & S. Schuck-Zöller (Hrsg.), *Klimawandel in Deutschland* (S. 227–236). Springer.

Cascio, W. E. (2018). Wildland fire smoke and human health. *The Science of the total environment, 624*, 586–595. https://doi.org/10.1016/j.scitotenv.2017.12.086

Chen, G., Guo, Y., Yue, X., Tong, S., Gasparrini, A., Bell, M. L., Armstrong, B., Schwartz, J., Jaakkola, J. J. K., Zanobetti, A., Lavigne, E., Nascimento Saldiva, P. H., Kan, H., Royé, D., Milojevic, A., Overcenco, A., Urban, A., Schneider, A., Entezari, A., & Li, S. (2021). Mortality risk attributable to wildfire-related PM2·5 pollution: A global time series study in 749 locations. *The Lancet. Planetary health, 5*(9), e579–e587. https://doi.org/10.1016/S2542-5196(21)00200-X

Dai, A., Zhao, T., & Chen, J. (2018). Climate Change and Drought: A Precipitation and Evaporation Perspective. *Current Climate Change Reports, 4*(3), 301–312. https://doi.org/10.1007/s40641-018-0101-6

de Jong, C. (2020). Hochgebirge: Wassertürme für eine wachsende Weltbevölkerung. In J. L. Lozán, S.-W. Breckle, H. Escher-Vetter, H. Graßl, D. Kasang, F. Paul, & U. Schickhoff (Hrsg.), *Warnsignal Klima – Hochgebirge im Wandel* (S. 45–52). Wissenschaftliche Auswertungen in Kooperation mit GEO.

Dunn, C. J., Thompson, M. P., & Calkin, D. E. (2017). A framework for developing safe and effective large-fire response in a new fire management paradigm. *Forest Ecology and Management, 404*, 184–196. https://doi.org/10.1016/j.foreco.2017.08.039

Kellner, E., & Weingartner, R. (2018). Chancen und Herausforderungen von Mehrzweckspeichern als Anpassung an den Klimawandel. *Wasser, Energie, Luft, 110*(2), 101–107.

Mehran, A., Mazdiyasni, O., & AghaKouchak, A. (2015). A hybrid framework for assessing socio-economic drought: Linking climate variability, local resilience, and demand. *Journal of Geophysical Research: Atmospheres, 120*(15), 7520–7533. https://doi.org/10.1002/2015JD023147

Mukherjee, S., Mishra, A., & Trenberth, K. E. (2018). Climate Change and Drought: A Perspective on Drought Indices. *Current Climate Change Reports, 4*(2), 145–163. https://doi.org/10.1007/s40641-018-0098-x

Neumann, K., Richter, M., & Rohleder, L. (2020). Vom Klimagas zum Wertstoff: CO2. In V. Wittpahl (Hrsg.), *Klima: Politik & Green Deal Technologie & Digitalisierung Gesellschaft & Wirtschaft* (S. 108–127). Springer.

Nguyen, T. T., Ngo, H. H., Guo, W., Wang, X. C., Ren, N., Li, G., Ding, J., & Liang, H. (2019). Implementation of a specific urban water management – Sponge City. *The Science of the total environment, 652*, 147–162. https://doi.org/10.1016/j.scitotenv.2018.10.168

Park, C. Y., Takahashi, K., Fujimori, S., Jansakoo, T., Burton, C., Huang, H., Kou-Giesbrecht, S., Reyer, C. P. O., Mengel, M., Burke, E., Li, F., Hantson, S., Takakura, J., Lee. D. K., & Hasegawa, T. (2024). Attributing human mortality from fire PM2.5 to climate change. *Nature Climate Change*, *14*(11), 1193–1200. https://doi.org/10.1038/s41558-024-02149-1

Piechnik, K., Hofmann, A., & Klippel, A. (2024). Self-ignition of forest soil samples demonstrated through hot storage tests. *Fire and Materials, 48*(4), 495–507. https://doi.org/10.1002/fam.3198

Qiu, G., Li, H., Zhang, Q., Chen, W., Liang, X., & Li, X. (2013). Effects of Evapotranspiration on Mitigation of Urban Temperature by Vegetation and Urban Agriculture. *Journal of Integrative Agriculture, 12*(8), 1307–1315. https://doi.org/10.1016/S2095-3119(13)60543-2

Sample, M., Thode, A. E., Peterson, C., Gallagher, M. R., Flatley, W., Friggens, M., Evans, A., Loehman, R., Hedwall, S., Brandt, L., Janowiak, M., & Swanston, C. (2022). Adaptation Strategies and Approaches for Managing Fire in a Changing Climate. *Climate, 10*(4), 58. https://doi.org/10.3390/cli10040058

Statista. (2024a). *Hitze und Trockenheit in Europa*. Statistik-Report zu Hitze und Trockenheit in Europa (Artikel-ID: Did-133059-1). https://de-statista-com.uni-wh.idm.oclc.org/statistik/studie/id/133059/dokument/hitzewellen-und-duerre-in-europa/

Statista. (2024b). *Waldbrände und Buschfeuer* (Artikel-ID: Did-49501-1). https://de-statista-com.uni-wh.idm.oclc.org/statistik/studie/id/49501/dokument/waldbraende-und-buschfeuer/

Syphard, A. D., & Keeley, J. E. (2015). Location, timing and extent of wildfire vary by cause of ignition. *International Journal of Wildland Fire*, *24*(1), 37. https://doi.org/10.1071/WF14024

Gesundheitliche Risiken durch den Klimawandel aus der Perspektive der Wasserwirtschaft

12

Clemens Strehl

Zusammenfassung

Eine wesentliche Veränderung durch den Klimawandel betrifft den globalen hydrologischen Kreislauf. Die Veränderungen sind komplex, betreffen verschiedene Variablen im Weg des Wassers und bedingen erhebliche Risiken für die sichere Siedlungsentwässerung und Wasserversorgung. Die Herausforderungen betreffen die Wassergüte sowie die Wassermengenwirtschaft. Veränderungen in beiden Bereichen ziehen gesundheitliche Risiken nach sich. Eine sichere Wasserversorgung sowie Siedlungsentwässerung sind daher ein wesentlicher Baustein der öffentlichen Daseinsvorsorge. Eine Anpassung an die Risiken aus dem Klimawandel für die Wasserwirtschaft rückt aus diesem Grund immer stärker in den Fokus der Wissenschaft und Praxis. Der vorliegende Beitrag fasst die Risiken zusammen, zeigt beispielhafte Lösungswege auf und gibt einen Ausblick zur Anpassung in der wasserwirtschaftlichen Branche.

1 Klimawandel und hydrologischer Kreislauf

Der Klimawandel hat bereits signifikante Veränderungen im Wasserkreislauf der Erde bewirkt, die sich auf verschiedene Elemente wie Niederschlag, Bodenfeuchte, Abfluss, Evapotranspiration (Gesamtverdunstung von Bodenoberflächen, Vegetation und Wasserflächen), Abb. 1 zeigt ein vereinfachtes Diagramm des Wasserkreislaufs.

C. Strehl (✉)
Stadtwerke Essen AG, Unternehmensplanung, Essen, Deutschland
E-Mail: clemensstrehl@gmx.de

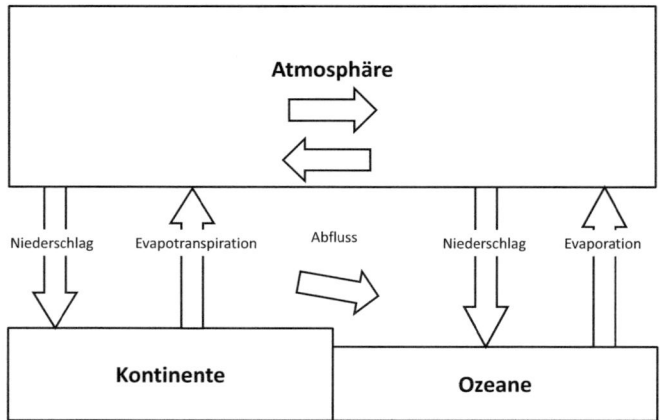

Abb. 1 Vereinfachter Wasserkreislauf. (Eigene Darstellung)

Veränderungen im Niederschlag wie in der Frequenz und Intensität von Starkregenereignissen stellen die Entwässerungs- und Abwassersysteme vor zunehmende Herausforderungen (Bates et al., 2008).

Die Bodenfeuchte wiederum ist ein weiterer kritischer Aspekt, der durch den Klimawandel beeinflusst wird. In Deutschland hat die Anzahl der Tage mit kritischen Bodenfeuchtewerten zugenommen, was die Landwirtschaft belastet. Prognosen zeigen, dass insbesondere im mediterranen Raum und in Teilen Afrikas ein Rückgang der Bodenfeuchte zu erwarten ist, was die Wasserversorgung und die landwirtschaftliche Produktivität weiter gefährden könnte (Umweltbundesamt, 2019; Intergovernmental Panel on Climate Change, IPCC, 2013).

Der Abfluss von Wasser zeigt ebenfalls eine heterogene Entwicklung. Während in Regionen mit hohem Schneeniederschlag die Winterabflüsse zunehmen, sind in Südeuropa und dem Mittleren Osten geringere Abflüsse zu erwarten. In Deutschland sind die Winterabflüsse gestiegen, während die Sommerabflüsse abnehmen. Diese saisonalen Veränderungen können die Grundwasseranreicherung und die Kapazität von Stauseen beeinträchtigen (Bates et al., 2008; Kunstmann et al., 2017).

Die Evapotranspiration, die den Wasseraustausch zwischen Erde und Atmosphäre reguliert, ist stark von den Niederschlägen abhängig. In Regionen mit abnehmenden Niederschlägen, wie im mediterranen Raum, wird ein Rückgang der Evapotranspiration erwartet, was die Verfügbarkeit von Oberflächenwasser und die Grundwasserneubildung weiter einschränken könnte (Bates et al., 2008; IPCC, 2013).

Ein besonders besorgniserregender Aspekt ist das Schmelzen von Schnee und Eis, die etwa 75 % der Süßwasservorräte der Erde ausmachen. Der Rückgang der Schneedecken und Gletschermassen hat direkte Auswirkungen auf saisonale Abflüsse und kann zu neuen Hochwasserspitzen führen, welche die Entwässerungssysteme belasten.

Schließlich beeinflusst der Klimawandel auch den Meeresspiegel, der durch thermische Ausdehnung und den Verlust von Gletschermassen ansteigt. Prognosen deuten darauf hin, dass der Meeresspiegel in hohen Emissionsszenarien um bis zu 1 m steigen könnte, was erhebliche Auswirkungen auf küstennahe Infrastrukturen und Ökosysteme hat (Bates et al., 2008; IPCC, 2013).

Der Klimawandel bewirkt also zusammenfassend zunehmend Veränderungen im Ökosystem Wasser. Diese Entwicklung hat unmittelbare Wirkungen auf die Wasserwirtschaft und bedingt in dieser Kette auch Risiken für die menschliche Gesundheit.

2 Ökosystem Wasser und menschlicher Nutzen

Wir nutzen die Ökosysteme unserer Umwelt und insbesondere der Wasserkreislauf vielfältig. Nach Haines-Young und Potschin (2016) sind insbesondere die finalen Leistungen aus einem Ökosystem relevant, welche zum Wohlbefinden des Menschen beitragen. Nach der international geläufigen Klassifizierung CICES: Common Classification of Ecosystem Services (European Environmental Agency, 2018) lassen sich insbesondere drei Ökosystemleistungen aus der Umwelt für Menschen unterscheiden

- bereitstellende Leistungen wie z. B. die Trinkwasserbereitstellung,
- regulierende Leistungen wie z. B. die Regulation durch natürliche Abbauprozesse von Nährstoffen im Wasserkörper und
- kulturelle Leistungen wie z. B. Freizeitaktivitäten im Ökosystem wie Schwimmen im Wasser.

Der natürliche Wasserkreislauf und seine Veränderungen durch Klimawandeleinflüsse sind komplex, wie bereits oben skizziert. Mithilfe des Konzepts der Ökosystemleistungen offenbaren sich verschiedene Wege, wie diese zu einer negativen Beeinflussung gesundheitlich relevanter Leistungen führen können. Wenn Starkregenereignisse die natürliche Retention sowie die wasserwirtschaftliche Entwässerungskapazität überschreiten, dann kann der Fluss nicht mehr seine regulative Ökoytemleistung *(Regulation von Abflüssen)* übernehmen, das Wasser tritt über die Ufer und kann lebensbedrohliche Überschwemmungen nach sich ziehen. Weitere regulative Ökosystemleistungen bieten einen Nutzen für gute Rohwasserqualität in der Trinkwasserversorgung. So reguliert z. B. das Zooplankton in Oberflächengewässern das Phytoplankton und verhindert so für gewöhnlich ein zu trübes, mit einem zu hohen Anteil organischen Kohlenstoffs versehenes Wasser. Wenn allerdings steigende Temperaturen eine frühere Sommerstagnation des Gewässers bedingen sowie ein erhöhtes Algenwachstum eintritt, kann dieses Überangebot an Phytoplankton ggf. nicht mehr durch die regulative Ökosystemleistung *(Zooplankton reguliert Algen)* begrenzt werden. Der folgende Anstieg der Trübung und des gesamten organischen Kohlenstoffs im Wasser verschlechtert die Rohwasserqualität für den Betreiber eines Trinkwasserversorgungssystems. Auf der anderen Seite können auch extreme Niederschläge die Rohwasserqualität schlagartig verschlechtern, wenn diese mit einer zusätzlichen organischen Belastung aus den Zuflüssen in den Oberflächenwasserkörper einhergehen. Um gesundheitliche Risiken auszuschließen, können alle diese Wirkungszusammenhänge kostspielige Investitionen in neue Aufbereitungstechnik erforderlich machen.

Abseits dieser Wassergüteproblematik durch Klimawandeleinflüsse kann es aber auch zu Wassermengenproblemen kommen. Eine andauernde Dürre kann dazu führen, dass z. B. selbst Talsperren durch hohe Verdunstung und ausbleibenden Zufluss bei beständiger Rohwasserentnahme zwecks Trinkwasseraufbereitung zu geringe Wassermengen führen. Das kann notwendigerweise in der letzten Eskalationsstufe zu einer Einschränkung der bereitstellenden Ökosystemleistung über eine Rationierung führen. Dieses einfache Beispiel verdeutlicht ein mengenwirtschaftliches Risiko durch den Klimawandel, welches das Trinkwasser als wichtigstes Lebensmittel und damit die menschliche Gesundheit betrifft. Eine z. B. in Folge der Erderwärmung häufiger eintretende Wasserqualitätsverschlechterung des Oberflächenwassers würde aber auch kulturelle Ökosystemleistungen wie das Schwimmen oder sonstige Freizeitaktivitäten mit direktem Oberflächenwasserkontakt in der Natur treffen. Schließlich können in sehr ungünstigen Fällen toxische Probleme durch Cyanobakterien die Folge sein (Wricke & Gernke, 2021; Strehl & Willmitzer, 2021). Diese bedingen gesundheitliche Gefahren beim Kontakt durch Freizeitaktivitäten im Wasser, wie z. B. Hautausschläge oder auch Magen-Darm-Erkrankungen.

Unsere Gesundheit hängt also mit den klimawandelbedingten Einflüssen auf den Wasserkreislauf und den damit verbundenen Veränderungen der Ökosystemleistungen zusammen. Zusammenfassend führt der Klimawandel zu einer potenziellen Verschlechterung dieser Ökosystemleistungen aus dem Wasserkreislauf für Menschen. Diese zeigen sich in Wassermengen- und Wassergüteproblemen mit Risiken für die menschliche Gesundheit. Aus der wasserwirtschaftlichen Perspektive sind sowohl die Systeme der Siedlungsentwässerung als auch der Trinkwasserversorgung betroffen. Wenn das Hochwasser oder die urbane Sturzflut nicht mehr aufzuhalten ist, dann zeigt sich Anpassungsbedarf im System der Siedlungsentwässerung, um zukünftige gesundheitliche Risiken zu minimieren. Leidet die Wasserqualität oder besteht ein Rohwasserquantitätsrisiko unter dem Klimawandel, muss wiederum die Trinkwasserversorgung ihr System anpassen.

3 Weltweite Gefahren durch einen veränderten Wasserkreislauf

Weltweite Gefahren aus dem Klimawandel, welche insbesondere mit Extremwetterlagen und einem veränderten Wasserkreislauf zusammenhängen, wurden bereits im 5. Sachstandsbericht des IPCC als sogenannte Schlüsselrisiken (RFC, "reasons for concern") identifiziert und finden sich ebenfalls im aktuellen 6. Sachstandsbericht (IPCC, 2014, 2023):

- Risiko von Todesfällen und zerstörten Lebensgrundlagen für große urbane Populationen durch inländische Überflutungen in manchen Regionen,
- Risiken durch Extremwetterereignisse mit der Folge des Zusammenbruchs von Infrastrukturnetzwerken und kritischen Leistungen wie Elektrizität, Wasserversorgung, Gesundheits- und Notfallversorgung (siehe Kap. 15 und 26),
- Risiko von Personenschäden durch Hitzewellen, insbesondere für vulnerable urbane Populationen und Arbeiter im Freien in urbanen oder ländlichen Bereichen (siehe Kap. 6),
- Risiko von Lebensmittelunsicherheit und eines Zusammenbruchs der Lebensmittelsysteme, verursacht durch Erwärmung, Dürren, Überflutungen und Niederschlagsvariabilität und -extremität, insbesondere für ärmere Populationen in urbanen und ländlichen Bereichen (siehe Kap. 13).

Cisse (2019) hebt die erheblichen Risiken aus Krankheiten in Verbindung mit mangelhafter Wasserqualität hervor. Wasserbedingte Infektionskrankheiten sind demnach eine führende Ursache für Mortalität und Morbidität weltweit sowie insbesondere in Afrika. Die Folgen des Klimawandels werden voraussichtlich die Herausforderungen für das öffentliche Gesundheitswesen in betroffenen Weltregionen verschärfen. Der Hauptauslöser für Krankheiten in Verbindung mit Wasser ist mit pathogenen Mikroorganismen kontaminiertes Trinkwasser. Erhöhte Wassertemperaturen begünstigen die Vermehrung dieser Mikroorganismen, etwa Bakterien. Zu den wesentlichen wasserbedingten Krankheiten zählen Durchfallerkrankungen, Cholera, Shigellen, Typhus, Hepatitis A und E sowie Poliomyelitis (World Health Organization, 2015).

4 Beispiele zu gesundheitlichen Gefahren in Europa und Deutschland

Auch Europa hat nach Einschätzung des IPCC in Zukunft mit steigenden Risiken aus einem Wandel im Wasserkreislauf zu rechnen. Bereits der 5. IPCC-Sachstandsbericht zum Klimawandel hat für Europa drei mit dem globalen Wasserkreislauf verbundene Schlüsselrisiken hervorgehoben, welche sich in jüngster Vergangenheit insbesondere durch Überflutungen zunehmend bestätigten:

- steigende ökonomische Schäden und Betroffensein von Menschen durch Überflutung in Flusslandschaften und Küstenregionen aufgrund von Extremniederschlägen und Meeresspiegelanstieg,

- steigende Wasserrestriktionen insbesondere in Südeuropa aufgrund von Extremtemperaturen und Dürren sowie
- steigende ökonomische Schäden und betroffene Menschen aufgrund von Hitzewellen und ausbleibenden Niederschlägen (IPCC, 2014).

Diese Risiken für die menschliche Gesundheit und Ökonomie lassen sich auf wassermengenwirtschaftliche Probleme zurückführen. Aber auch die Wasserqualitätsrisiken durch den Klimawandel nehmen in Europa bereits messbar zu, wie Lentz et al. (2024) untersucht haben. Demnach stiegen die Konzentrationen von Medikamentenrückständen (Carbamazepin, Sulfamethoxazol und Metoprolol, die in der konventionellen Abwasserbehandlung schwer zu entfernen sind) in den großen Flüssen wie Rhein und Elbe während der Dürre im Jahr 2018 messbar an. Dies führen die Autor:innen auf eine geringere Verdünnung der chemischen Fracht aus Kläranlagen unter Trockenwetterabflussbedingungen zurück. Gleichwohl wurde eine reduzierte Diclofenac-Konzentration im Untersuchungszeitraum festgestellt, welche wahrscheinlich auf verstärkte Abbauprozesse unter höheren Wassertemperaturen zurückgeführt werden kann.

Auch bezüglich Wasserquantitätsrisiken haben sich in jüngster Vergangenheit bereits Auswirkungen des Klimawandels in Deutschland gezeigt. So haben die Jahre 2018 bis 2020 mit ihren ausgeprägten Trockenphasen bereits vielerorts zu bedenklich niedrigen Talsperrenfüllständen geführt. Dies war auf unterdurchschnittliche Niederschlagsmengen im hydrologischen Sommer bei zugleich hohen Oberflächentemperaturen mit hoher Verdunstung zurückzuführen (Wupperverband, 2020; Bielitz & Winker, 2019). Zusätzlicher Druck auf die Wasserressourcen kommt in der Sommerperiode durch einen höheren Spitzenverbrauch hinzu.

5   Lösungskonzepte allgemein

Im Allgemeinen müssen Lösungskonzepte den Einfluss des Klimawandels auf das Ökosystem Wasser möglichst reduzieren. Ebenso müssen sie aber auch die (wasserwirtschaftlichen) Systeme, mit denen wir von diversen Ökosystemleistungen wie der Bereitstellung von Trinkwasser oder regulativer Leistungen wie der natürlichen Wasserqualitätsregulierung profitieren, an die neuen Realitäten anpassen. Nur so lassen sich die Risiken zumindest reduzieren. Dazu sollten Anpassungsmaßnahmen an den Klimawandel in der Wasserwirtschaft integrativ und interdisziplinär analysiert werden, damit umsetzungsfähige Maßnahmen mit ausreichender Risikoreduktion identifiziert werden können. Dazu ist im Allgemeinen die Integration des Wissens und der Methoden aus der Meteorologie, Hydrologie, Technik und Ökonomie notwendig (Strehl, 2022; Oral et al., 2020; Wilby, 2019). Dabei ist es wichtig, gemäß dem Leitsatz von Charlesworth (2010, S. 176) „think globally, act locally" die global abgeleiteten hydrologischen Risiken auf die Betrachtung der Situation vor Ort inklusive der fallabhängigen Lösungssuche zu konkretisieren. Die besondere Herausforderung liegt darin, die Anpassung vor Ort vor dem Hintergrund sogenannter nichtstationärer Klimadaten zu bewerkstelligen (Milly et al., 2008).

Bezogen auf die Wasserwirtschaft bedeutet die Klimawandelanpassung im Bereich der Siedlungsentwässerung eine möglichst dezentrale Regenwasserbewirtschaftung (Hurlimann & Wilson, 2018). Diese umfasst dezentrale Entsiegelungs- Versickerungs- (z. B. Muldensysteme) Begrünungs- (z. B. Gründächer) und naturnahe Rückhaltemaßnahmen (künstliche Wasserflächen), um im urbanen Raum die Versickerung und Evapotranspiration zu erhöhen sowie den Abfluss und die Belastung konventioneller Kanalsysteme zu reduzieren. Neben einer Risikoreduktion von Überflutungsgefahren kann die dezentrale Regenwasserbewirtschaftung auch helfen, das Mikroklima im innerstädtischen Bereich zu verbessern und gesundheitliche Risiken durch eine hohe Hitzebelastung im Sommer zu reduzieren (Matzinger et al., 2017a, b; Sieker et al., 2006).

Für die Wasserversorgung wiederum ist es wichtig, den Schutz der eigenen Ressourcen weiter voranzutreiben und sich auch auf Wasserquantitätsrisiken einzustellen. Zur Anpassung rücken zunehmend auch aufwendige Infrastrukturanpassungen wie der Ausbau von Talsperrenverbundsystemen (Bielitz & Winker, 2019) sowie der Bau zusätzlicher Förderbrunnen und Wassertransportleitungen (Simon et al., 2019) oder auch die Reaktivierung alter Brunnen (Bernemann, 2019) in den Fokus.

6   Beispiele innovativer Lösungen

Abseits der häufig naturwissenschaftlichen und ingenieurtechnisch geprägten Perspektive bietet die fortschreitende Informationstechnik mit seinen Trends wie Big Data, künstliche Intelligenz, Internet of Things usw. vielfältige weitere Lösungsansätze, insbesondere bezogen auf Frühwarnsysteme.

Diese Ansätze aus der Informationstechnik können beispielsweise für die Reduktion von Wasserqualitätsrisiken nützlich sein. Die aktuelle Forschung betrifft hier die optische Messung der Chlorophyllkonzentration, die ein Indikator zur Messung des Phytoplanktons in Oberflächengewässern ist. Dadurch kann auf das Wachstum des Phytoplanktons und z. B. auf die Eutrophierung in den Meeren, natürlichen Oberflächengewässern im Binnenland und Stauseen geschlossen werden. Im schlechtesten Fall kann bei ungünstigen Umweltbedingungen die Zunahme von Phytoplankton bis zu einem Ausbruch toxischer Algenblüten und damit zu einer gesundheitsgefährdenden Wasserqualitätsverschlechterung im Rohwasser führen. Eine wachsende Studienzahl beschäftigt sich daher mit der Messung des Chlorophylls mit In-situ- und Satellitendaten sowie neuen Auswertungsmethoden basierend auf künstlicher Intelligenz (García–Nieto et al., 2024; Stramska & Jakacki, 2024; Baltodano et al., 2024). So lassen sich im Idealfall das Monitoring der Wasserqualität und entsprechende Frühwarnsysteme ausbauen.

Ein weiteres Forschungsfeld betrifft die Nutzung innovativer Sensorik aus dem Bereich des sogenannten Internet of Things. Hier ermöglichen Sensorlösungen im Allgemeinen eine kosteneffiziente Datenerfassung von Umweltdaten und Übertragung der Messergebnisse in Echtzeit und finden zunehmend auch in Pilotstudien und der wasserwirtschaftlichen Praxis Anwendung (Abdulle et al., 2024; Daconte et al., 2024). Diese Informationstechnik bietet z. B. über den Ausbau von Starkregenmesssensoren und Pegelmesssensorik an den Flüssen Potenzial, die Frühwarnung vor Überflutungsgefahren zu verbessern. Die gewonnenen Daten können Einsatzkräften bessere Echtzeitinformationen liefern. Im besten Fall gelingt es dadurch, knappe Hilfsressourcen wie begrenzte Feuerwehreinsatzkräfte im Überflutungsfall effizient zu den aktuellen oder sich anbahnenden Hotspots zu lotsen.

7 Ausblick

Die Wassergüte unserer Umwelt ist ein wichtiges Gut, und ebenso wichtig ist eine verantwortungsvolle, umweltverträgliche Wassermengenbewirtschaftung. Daher ist die Wasserwirtschaft in Europa stark reguliert. Den ordnungspolitischen Rahmen gibt dazu die EG-Wasserrahmenrichtlinie (EG-WRRL) vor, welche direkt auf der 1. Seite klarstellt, dass "Wasser keine übliche Handelsware [ist], sondern ein ererbtes Gut, das geschützt, verteidigt und entsprechend behandelt werden muss" (EG-WRRL, 2000, S. 1). Die Umsetzung der EG-WRRL ist zwar insbesondere in anthropogen stark überprägten Regionen eine andauernde Herausforderung. Auf Deutschland bezogen wird dieser Regulierungsrahmen allerdings konsequent bis zu den Gemeinden und den Betreibern der wasserwirtschaftlichen Ver- und Entsorgungsinfrastruktur heruntergebrochen. Das zeigt sich beispielsweise an der Pflicht zur Vorlage von Wasserversorgungskonzepten durch jede Gemeinde, welche im letzten Turnus auch explizit auf die Risiken des Klimawandels eingehen mussten. Zusätzlich müssen aktuell alle Betreiber von Wassergewinnungsanlagen erstmalig die sogenannte Trinkwassereinzugsgebieteverordnung umsetzen. Ziel dieser Verordnung ist es, den Schutz des Wassers in den Trinkwassereinzugsgebieten zu erhöhen. Hierzu sollen mögliche Risiken für die Trinkwasserressourcen durch Verunreinigungen und folglich für die menschliche Gesundheit abgeschätzt werden. Daran anknüpfend sollen fallabhängig die Untersuchungsprogramme für die Wasserqualität überarbeitet sowie in einem späteren Schritt passende Risikoreduktionsmaßnahmen durch die zuständigen Behörden festgelegt werden (Landesamt für Natur, Umwelt und Verbraucherschutz Nordrhein-Westfalen, 2024).

Auch die großen Branchenverbände (Bundesverband der Energie- und Wasserwirtschaft e. V., Deutscher Verein des Gas- und Wasserfaches e. V., Deutsche Vereinigung für Wasserwirtschaft, Abwasser und Abfall e. V.) haben die Herausforderungen durch den Klimawandel auf ihren verbandspolitischen Agenden. Für eine zukunftssichere Wasserwirtschaft, welche auch neuen gesundheitlichen Risiken aus dem Klimawandel begegnen muss, bietet dieser ordnungspolitische Hintergrund in Verbindung mit der fachlichen Kompetenz der großen Verbände eine gute Ausgangsbasis. Um mit diesem Rahmen in Zukunft innovative Anpassungswege an die steigenden Risiken durch den sich wandelnden Wasserkreislauf zu gehen, ist der Schulterschluss zwischen den Verbänden mit der Praxis der Wasserwirtschaft sowie angewandter Forschung aus der Universitäts- und Institutslandschaft anzuraten. So kann den Risiken durch Veränderungen in der Wassermenge und Wassergüte in Deutschland wirkungsvoll und mit entsprechender Strahlkraft in Europa sowie weltweit begegnet werden.

Literatur

Abdulle, A. M.,Ali, A. S., Ali, A. S., Ali, M. A.,Kahie, S. A., & Mohamed, N. A. (2024). 22 – IoT-based river monitoring and alerting system to mitigate flood damage. In F. Al-Turjman (Hrsg.) Advanced Studies in Complex Systems, Computational Intelligence and Blockchain in Complex Systems (S. 233–243). Morgan Kaufmann. https://doi.org/10.1016/B978-0-443-13268-1.00022-4

Baltodano, A., Agramont, A., Lexarkar, K. Spyrakos, E., Reusen, I., & van Griensven, A. (2024). Exploring global remote sensing products for water quality assessment: Lake Nicaragua case study. *Remote Sensing Applications. Society and Environment, 36*, Article 101331. https://doi.org/10.1016/j.rsase.2024.101331

Bates, B. C., Kundzewicz, Z. W, Wu, S., & Palutikof, J. P. (2008). Climate Change and Water. Technical Paper of the Intergovernmental Panel on Climate Change. IPCC Secretariat.

Bernemann, M. (2019). Bevor wir auf dem Trockenen sitzen – Anpassungsstrategien in der Trinkwasserversorgung, wenn der Regen ausbleibt. *DVGW Energie Wasser Praxis, 3,* 9–13.

Bielitz, E., & Winker, U. (2019). Bewirtschaftung unter veränderten klimatischen Bedingungen: Die sächsischen Talsperren und das Trockenjahr 2018. *Energie | Wasser-Praxis,* (12), 46–49.

Charlesworth, S. M. (2010). A review of the adaptation and mitigation of global climate change using sustainable drainage in cities. *Journal of Water and Climate Change,* (01.3), 165–180.

Cissé, G. (2019). Food-borne and water-borne diseases under climate change in low- and middle-income countries: Further efforts needed for reducing environmental health exposure risks. *Acta tropica, 194*, 181–188. https://doi.org/10.1016/j.actatropica.2019.03.012

Daconte, A., Sierra, M., Noguera, J., & Rodriguez, N. (2024). Preliminary results of an IoT-based prototype monitoring system for physicochemical parameters and water level in an aquifer: Case of Santa Marta, Colombia. *Procedia Computer Science, 231*, 478–483. https://doi.org/10.1016/j.procs.2023.12.237

Europäische Gemeinschaft – Wasserrahmenrichtlinie (2000). Richtlinie 2000/60/EG des Europäischen Parlaments und des Rates vom 23. Oktober 2000 zur Schaffung eines Ordnungsrahmens für Maßnahmen der Gemeinschaft im Bereich der Wasserpolitik, Amtsblatt der Europäischen Gemeinschaften.

European Environment Agency (EEA). (2018). CICES V5.1, 18/03/2018. https://cices.eu/resources/.

García-Nieto, P. J., García-Gonzalo, E., Fernández, J. R. A., & Muñiz, C. D. (2024). Forecast of chlorophyll-a concentration as an indicator of phytoplankton biomass in El Val reservoir by utilizing various machine learning techniques: A case study in Ebro river basin. *Journal of Hydrology, 639*, Article 131639. https://doi.org/10.1016/j.jhydrol.2024.131639

Haines-Young, R., & Potschin, M. (2016). *Common International Classification of Ecosystem Services (CICES) V5.1 Guidance on the Application of the Revised Structure*. Fabis Consulting Ltd.

Hurlimann, A., & Wilson, E. (2018). Sustainable Urban Water Management under a Changing Climate: The Role of Spatial Planning. *Water, 10*(5). https://doi.org/10.3390/w10050546

IPCC. (2014). Summary for policymakers. In C. B. Field, V. R. Barros, D. J. Dokken, K. J. Mach, M. D. Mastrandrea, T. E. Bilir, M. Chatterjee, K. L. Ebi, Y. O. Estrada, R. C. Genova, B. Girma, E. S. Kissel, A. N. Levy, S. MacCracken, P. R. Mastrandrea, & L. L. White (Hrsg.), *Climate Change 2014: Impacts, Adaptation, and Vulnerability. Part A: Global and Sectoral Aspects*. Contribution of Working Group II to the Fifth Assessment Report of the Intergovernmental Panel on Climate Change (S. 1–32). Cambridge University Press.

IPCC. (2023). Summary for Policymakers. In H. Lee, & J. Romero (Hrsg.), Climate Change 2023: Synthesis Report. Contribution of Working Groups I, II and III to the Sixth Assessment Report of the Intergovernmental Panel on Climate Change (S. 1–34). IPCC. https://doi.org/10.59327/IPCC/AR6-9789291691647.001

IPCC. (2013). The Physical Science Basis. Contribution of Working Group I to the Fifth Assessment Report of the Intergovernmental Panel on Climate Change. In T. F. Stocker, Qin, D., G.-K. Plattner, M. Tignor, S. K. Allen, J. Boschung, A. Nauels, Y. Xia, V. Bex, & P. M. Midgley (Hrsg.), *Climate Change 2013* (S. 1535). Cambridge University Press.

Kunstmann, H., Fröhle, P., Hattermann, F. F., Marx, A., Smiatek, G., & Wanger, C. (2017). Wasserhaushalt. In G. P. Brasseur, D. Jacob, & S. Schuck-Zöller (Hrsg.), *Klimawandel in Deutschland: Entwicklung, Folgen, Risiken und Perspektiven Brasseur* (S. 161–172). Springer.

Landesamt für Natur, Umwelt und Verbraucherschutz Nordrhein-Westfalen (LANUV). (2024). Umsetzung der Trinkwassereinzugsgebieteverordnung in NRW. https://www.lanuv.nrw.de/themen/wasser/wasserversorgung-und-trinkwasser/umsetzung-der-trinkwassereinzugsgebiete-verordnung-in-nrw

Lentz, M. P., Graham, D. J., & van Vliet, M. T. H. (2024). Drought impact on pharmaceuticals in surface waters in Europe: Case study for the Rhine and Elbe basins. *The Science of the total environment, 922*, 171186. https://doi.org/10.1016/j.scitotenv.2024.171186

Matzinger, A., Riechel, M., Remy, C., Schwarzmüller, H., Rouault, P., Schmidt, M., Offermann, M., Strehl, C., Nickel, D., Sieker, H., Pallasch, M., Köhler, M., Kaiser, D., Möller, C., Büter, B., Leßmann, D., von Tils, R., Säumel, I., Pille, L. ("…") Reichmann, B. (2017a). Zielorientierte Planung von Maßnahmen der Regenwasserbewirtschaftung – Ergebnisse des Projektes KURAS (Translation: Goal-oriented planning of stormwater management – Results of the KURAS project).

Matzinger, A., Schmidt, M., Strehl, C., Nickel, D., Pallasch, M., Kaiser, D., Möller, C., Lessmann, D., von Tils, R., Säumel, I., Winkler, A., Heinzmann, B., Reichmann, B., Rehfeld-Klein, M., & Rouault, P. (2017b). Integrated planning of urban stormwater management – Introduction to the KURAS-approach from Berlin, Germany. 14th IWA/IAHR International Conference on Urban Drainge.

Milly, P. C., Betancourt, J., Falkenmark, M., Hirsch, R. M., Kundzewicz, Z. W., Lettenmaier, D. P., & Stouffer, R. J. (2008). Climate change. Stationarity is dead: Whither water management? *Science, 319*(5863), 573–574.

Oral, H. V., Carvalho, P., Gajewska, M., Ursino, N., Masi, F., Hullebusch, E. D., & v., Kazak, J. K., Exposito, A., Cipolletta, G., Andersen, T. R., Finger, D. C., Simperler, L., Regelsberger, M., Rous, V., Radinja, M., Buttiglieri, G., Krzeminski, P., Rizzo, A., Dehghanian, K. ("…") Zimmermann, M. (2020). A review of nature-based solutions for urban water management in European circular cities: A critical assessment based on case studies and literature. *Blue-Green Systems, 2*(1), 112–136.

Sieker, F., Kaiser, M., & Sieker, H. (2006). *Dezentrale Regenwasserbewirtschaftung im privaten, gewerblichen und kommunalen Bereich – Grundlagen und Ausführungsbeispiele*. Fraunhofer IRB Verlag.

Simon, S., Schöpfer, R., Schumacher, D., & Meyer, C. (2019). Auswirkungen der Sommertrockenheit 2018 auf die öffentliche Wasserversorgung. *DVGW Energie Wasser Praxis, 3*, 14–19.

Stramska, M., & Jakacki, J. (2024). Variability of chlorophyll a concentration in surface waters of the open Baltic Sea. *Oceanologia, 66*(2). 365–380. https://doi.org/10.1016/j.oceano.2024.02.003

Streil, C. (2022). *Fallstudien zur Anpassung wasserwirtschaftlicher Infrastruktur an den Klimawandel [zugl. Dissertation TU-Dortmund]*. Wirtschafts- und Verlagsgesellschaft Gas und Wasser mbH.

Streil, C., & Willmitzer, H. (2021). Talsperrenmanagement und Ökosystemleistungen – eine umweltökonomische Perspektive auf den Zielkonflikt zwischen Rohwasserrückhalt und Unterwasserabgabe, Energie | Wasser-Praxis, 12.

Umweltbundesamt. (2019). Monitoringbericht 2019 zur Deutschen Anpassungsstrategie an den Klimawandel, Bericht der Interministeriellen Arbeitsgruppe Anpassungsstrategie der Bundesregierung. Umweltbundesamt.

Wilby, R. L. (2019). A global hydrology research agenda fit for the 2030s. *Hydrology Research, 50*(6), 1464–1480.

World Health Organization. (2015). *Waterborne Diseases – MDGs-SDGs2015; zitiert nach Cissé*.

Wricke, B., & Gernke, U. (2021). Steigende DOC-Konzentrationen in Trinkwassertalsperren: Prognose, Vorsorge, Handlungsoptionen. *evp*, (2), 44–47.

Wupperverband. (2020). *Jahresbericht 2020*. Wupperverband.

Veränderungen von Klimazonen und ihre Auswirkungen auf die Ernährung und Ernährungssicherheit

13

Anita Sackl

Zusammenfassung

Der Klimawandel gestaltet Ökosysteme neu, und die physikalischen, biologischen und biophysikalischen Veränderungen in der Pflanzen- und Tierproduktion haben direkte und indirekte Einflüsse auf die Ernährungssicherheit und deren Dimensionen: Verfügbarkeit, Zugang, Verwertung und Stabilität. Intensität, Vulnerabilität und Resilienz bestimmen zudem das Ausmaß der klimabedingten Auswirkungen. Die Lebensgrundlagen von Individuen, Haushalten, Regionen und Nationen werden sich wandeln und verfügbare Ressourcen die Anpassungsmöglichkeiten entscheiden. Die Gewährleistung der Ernährungssicherheit im Kontext des Klimawandels muss sichergestellt werden, und Vulnerabilitäten wie beispielsweise von Menschen mit chronischen Erkrankungen müssen adressiert werden. Die Begegnung klimatischer Veränderungen und Risiken erfordert eine sektorübergreifende und internationale Zusammenarbeit. Die Forschung und die Entwicklung neuer Technologien müssen dem Wohle aller Menschen, dem Klimaschutz und der Klimawandelanpassung dienen.

1 Geschichte der Ernährungsgegenwart

Historische Entwicklungen und gesellschaftliche Komponenten bilden den Ernährungswandel ab, markieren aber vor allem die Ungleichheiten innerhalb bzw. zwischen Gesellschaften (Prahl & Setzwein, 1999) und fragen nach den Ressourcen einer Bevölkerung. Die Ernährung ist ein essenzieller Bestandteil menschlichen Lebens. Naturkatastrophen,

---

A. Sackl (✉)
MPH, MAS, Health Expert, Gesundheit Österreich GmbH, Wien, Österreich
E-Mail: anita.sackl@goeg.at

Kriege und Politik bedingten Nahrungsmangel und Preissteigerungen, die wiederum Hunger, Armut, Krankheit und Tod zur Folge hatten (Preiser-Kapeller, 2021). Indes die Erfahrung von Hunger und Durst in den meisten modernen Wohlstandsgesellschaften nicht mehr präsent ist, bestimmt das Fehlen und die ungleiche Verteilung von Nahrung und Wasser bis heute den Alltag vieler Menschen in unterschiedlichsten Regionen.

1.1 Ressourcen und Wachstum

Im Jahr 1798 hielt Thomas Malthus fest, dass die Menschheit einer Katastrophe entgegensteuere, da die Bevölkerung exponentiell wachse, während die Nahrungsmittelproduktion nur linear steigen könne. Diese Theorie entstand zwischen der alten und neuen Welt, der industriellen Revolution und der ökonomischen Theoriebildung der Physiokraten, die den Boden als einzige Quelle wirtschaftlichen Reichtums betrachteten (Malthus, 2022). Die Industrialisierung und politische Entwicklungen führten zu einer Steigerung der Produktionsmethoden in der Landwirtschaft. Die Bevölkerung wuchs von 0,5 Mrd. Menschen im Jahr 1650 zunächst auf 1,6 Mrd. Menschen im Jahr 1900 und schließlich auf 6 Mrd. Menschen im Jahr 2000. Wichtige Regulierungsfaktoren sind Sterberaten, Fruchtbarkeit, medizinische Versorgung, Ernährung und wirtschaftliche Verbesserung (Meadows et al., 2020). Die wachsende Bevölkerung begründet Strategien wie eine erhöhte landwirtschaftliche Produktion, die jedoch das Ökosystem belasten und zu steigenden Emissionen führen kann. 1972 veröffentlichte der Club of Rome eine Studie zu den Grenzen des Wachstums, welche die Wechselwirkungen globaler Variablen wie Bevölkerung, Technologie, Industrieproduktion, Nahrungsmittel, Ressourcen und Verschmutzung von 1972 untersuchte und darauf aufbauend bis ins Jahr 2100 prognostiziert. Die Ergebnisse zeigen, dass die Umweltauswirkungen durch Bevölkerungswachstum und steigenden Ressourcenverbrauch zwischen 1900 und 1972 zugenommen haben. Die Belastbarkeit des Planeten ist begrenzt, und mehr Ressourcenverbrauch sowie Emissionen können nicht nachhaltig bewältigt werden. Technologien können die Belastung verzögern, aber nicht verhindern. Herausforderungen sind zu bewältigen, wenn führende Gesellschaften handeln (The Club of Rome, 2022).

1.2 Industrialisierung

Die industrielle Revolution im 18. und 19. Jahrhundert veränderte soziale und wirtschaftliche Bedingungen durch den Zugang zu Ressourcen, Märkten und verbesserten Transportmitteln sowie durch technologische Entwicklungen (Fischer, 2022). Im 20. Jahrhundert führten biotechnologische Innovationen zu Konservierungsmethoden wie Einfrieren und Haltbarmachung in Konservendosen, was die Haltbarkeit von Lebensmitteln verlängerte.

Technologische Fortschritte steigerten die landwirtschaftliche Produktion und verbesserten die Ernährung und den Lebensstandard vieler Menschen, vor allem durch Fortschritte in der Medizin und der Wasser- und Hygieneversorgung. Dennoch profitieren nicht alle Regionen davon, und ungleiche Nahrungsverteilung bleibt ein Problem (Prahl & Setzwein, 1999). In den 1960-er Jahren wurde die Grüne Revolution zur Verbesserung der Ernährungssicherheit gestartet. Hochertragssorten für Getreide und moderne Technologien wie synthetische Düngemittel, Pestizide und Bewässerungssysteme sollten höhere Erträge bringen. In vielen Ländern Asiens und Lateinamerikas erfolgte eine Ertragssteigerung, und die Unterernährung der Bevölkerung konnte verringert werden. Länder wie Indien und Mexiko wurden zu Nahrungsmittlexporteuren. Große Betriebe profitierten, während Kleinbauern benachteiligt wurden. Die intensive Nutzung von Düngemitteln und Pestiziden führte zu Umweltschäden und verminderter genetischer Vielfalt (Evenson & Gollin, 2003). Seither entwickelten sich Ansätze zur Bewältigung ökologischer Herausforderungen und des Klimawandels, wie wassersparende Bewässerung und Nährstoffmanagement (Zeigler & Mohanty, 2010). Diese Ansätze haben sich bis heute erhalten und bilden sich in den ökologischen, sozialen und gesundheitlichen Aspekten einer nachhaltigen Landwirtschaft ab.

2 Klimazonen und Ernährungssicherheit

Wladimir Köppen (1884) beschrieb neben der Definition von begünstigenden und benachteiligten Klimazonen die direkte Wirkung der Temperatur für die Besiedelung durch Menschen sowie Möglichkeiten der Beschaffung organischer Nahrung. Er schlussfolgerte, dass Wärme und Wasserzufuhr direkt auf Lebensprozesse einwirken, diese bestimmen sowie Organismenarten beeinflussen, und betonte damit die Wechselwirkungen zwischen der Menschen und der Umwelt.

2.1 Klimazonen und deren Verschiebung

Die Klimazonen sind Gebiete mit ähnlichen klimatischen Bedingungen, welche sich parallel zu den Breitengraden der Erde erstrecken und definierte Klimatypen umfassen. Die Einteilung in verschiedene Klimazonen basiert auf gleichbleibenden geophysikalischen Bedingungen wie Globalstrahlung, Lufttemperatur oder Wind- und Luftdruckgürtel. Die Köppen-Geiger-Klimaklassifikation ist heute eine der meistverwendeten Klimaklassifikation, welche das Klima in fünf Hauptzonen einteilt. Die Zonen orientieren sich an der globalen Verteilung von Pflanzen und deren Anpassung sowie an Wärme- und Feuchteverhältnisse, die durch Temperatur- und Niederschlagsdaten beschrieben werden (GeoSphere Austria, 2024). Kottek et al. (2006) aktualisierten und digitalisierten die Köppen-Geiger-Klimakarte auf Basis neuer Datensätze und bildeten den Klimawandel sowie die prognostizierte Verschiebung der Klimazonen im Zeitverlauf digital ab. Die Verschiebung der Klimazonen verändert die Umwelt, den Wetterzyklus und die Bedingungen für Pflanzen und Tiere. Dies hat erhebliche Auswirkungen auf die Landwirtschaft, insbesondere für Bevölkerungsgruppen, deren Lebensgrundlage sie bildet, sowie auf die biologische Vielfalt und die menschliche Gesundheit (FAO – Food and Agriculture Organization of the United Nation, 2015).

2.2 Wechselwirkungen zwischen Klimaveränderungen und Ernährungssystemen

Ökosysteme (Agro-, Wald-, Küsten- oder Meeresökosysteme) sind an die regional vorherrschenden klimatischen Bedingungen angepasst, deren Elemente unterschiedlich auf klimatische Veränderungen reagieren. Bei nur geringfügigen Änderungen, wie etwa klimatischen Veränderungen, wird die bestehende Pflanzen- und Tierwelt in Mitleidenschaft gezogen; einige werden aktiv und andere weniger produktiv oder verschwinden gar (FAO, 2015). Der IPCC – Intergovernmental Panel on Climate Change (2014, 2021) und Mbow et al. (2019) beschreiben eine Reihe von physikalischen, biologischen und biophysikalischen Klimaveränderungen:

- Temperatur an Land und im Meer,
- Versauerung der Ozeane,
- Anstieg des Meeresspiegels und des Salzgehaltes des Oberflächen- und Grundwassers in Küstengebieten,
- Anbausorten und deren saisonale Verschiebung der Wachstumsphasen aufgrund verlängerter Wachstumsperioden durch die Erwärmung,
- atmosphärische Zusammensetzung von langlebigen Klimaschadstoffen (Kohlendioxid, Stickstoffoxid) und kurzlebigen Klimaschadstoffen (Methan, Fluorkohlenwasserstoff, schwarzer Kohlenstoff und troposphärisches Ozon),
- Niederschlags- und Verdunstungsraten,
- Wetterextreme, z. B. hohe Temperaturen, Starkregen etc.

Umweltfaktoren wie Temperatur, Wind, Luftqualität und die Quantität von Wasser und Boden beeinflussen das ökologische Gleichgewicht und die Biodiversität sowie Ernährungssysteme; von der Produktion bis zum Transport und dem Verlust (Mbow et al., 2019). Die Eigenschaften eines Systems machen dieses mehr oder weniger anfällig für eine Reihe von Risiken. Monokulturen sind anfälliger für Extremwetterereignisse und Schädlingsbefall, während wasserarme Regionen vermehrt von Dürren betroffen sind. Der Klimawandel birgt diverse Risiken für Ernährungssysteme, welche in der Folge Auswirkungen auf die Ernährungssicherheit und die menschliche Gesundheit haben (Fanzo et al.,

2017; FAO, 2015). Haushalte, die überwiegend auf Regenfeldbau angewiesen sind, sind wirtschaftlich anfälliger für Dürren als Haushalte mit anderen Einkommensquellen. Klimabedingte Auswirkungen und Preisverfall werden auf das Produktionssystem und die Haushalte übertragen, wobei die Auswirkungen je nach Richtlinien und Institutionen variieren. Die Diversität an Einkünften und Ressourcen einer Region oder eines Haushaltes ist resilienter gegenüber Verlusten, insbesondere wenn soziale Sicherungssysteme vorhanden sind.

3 Klimawandel, Ernährungssicherheit und Vulnerabilität

Nach den Weltkriegen im 20. Jahrhundert wurde die Ernährungssicherheit zu einem globalen Anliegen. Ernährungs- und Lebensstandards, insbesondere der ländlichen Bevölkerung, und die Erzeugung sowie Verteilung von Nahrung sollten verbessert werden. Nichtregierungsorganisationen und internationale Organisationen wie etwa die Food and Agriculture Organization of the United Nation (im Jahr 1945) oder das World Food Programm (im Jahr 1961) wurden gegründet.

Zudem umfasst die Allgemeine Erklärung der Menschenrechte (1948) die Aspekte der Ernährungssicherheit: Nahrung, Lebensstandard, Vulnerabilität, Sicherheit und Gender. So wird in Artikel 25 (1) ausgeführt: Jeder hat das Recht auf einen Lebensstandard, der seine und seiner Familie Gesundheit und Wohl gewährleistet, einschließlich Nahrung, Kleidung, Wohnung, ärztlicher Versorgung und notwendiger sozialer Leistungen, sowie das Recht auf Sicherheit im Falle von Arbeitslosigkeit, Krankheit, Invalidität oder Verwitwung, im Alter sowie bei anderweitigem Verlust seiner Unterhaltsmittel durch unverschuldete Umstände. (2) Mutter und Kind haben Anspruch auf besondere Fürsorge und Unterstützung. Alle Kinder, eheliche wie außereheliche, genießen den gleichen sozialen Schutz (United Nations, 2024).

Der World Food Summit (1996) und das World Food Programme (2009) definieren Ernährungssicherheit als den Zugang aller Menschen zu ausreichender, sicherer und nahrhafter Nahrung, die ihren Bedürfnissen und Vorlieben entspricht und ein gesundes Leben ermöglicht. Die Definitionen umfassen somit:

- den *physischen, sozialen und wirtschaftlichen Zugang* zu Nahrung und betont die Notwendigkeit einer gerechten Verteilung und Verfügbarkeit von Nahrung – Ernährungssicherheit wird durch die Wechselwirkung von Haushaltsversorgung, nationaler Selbstversorgung und internationalem Handel bestimmt,
- *ausreichende, sichere und nahrhafte Nahrung*; dies bezieht sich auf die Qualität und Menge der Nahrung in verschiedenen Lebensphasen und für Menschen mit speziellen Bedürfnissen. Nahrung soll frei von Schadstoffen sein.

Die Verschiebung von Klimazonen und der hiermit verbundene Verlust von Ökosystemen, welche direkt die Ernährung und die Lebensgrundlage von Menschen sichern, sind unmittelbar betroffen. Ernteeinbußen beeinflussen die Eigenproduktion, den Handel und die Preise. Handel und Preisschwankungen wirken sich in der Folge indirekt auch auf entfernte Bevölkerungsgruppen aus bzw. Bevölkerungsgruppen, welche ihren Lebensunterhalt nicht mit der Landwirtschaft bestreiten bzw. deren Lebensgrundlage nicht die Landwirtschaft ist (FAO, 2015). Eine nachhaltige Lebensgrundlage erfordert Fähigkeiten, Vermögenswerte und Aktivitäten, die Krisen standhalten und sich erholen, ohne die natürlichen Ressourcen zu schädigen (Serrat, 2017).

Die Sicherung der Lebensgrundlage umfasst folgende Elemente:

- Prioritäten, die Menschen für ihren Lebensunterhalt definieren,
- Zugang zu sozialem, menschlichem, physischem, finanziellem und natürlichem Kapital sowie deren produktive Nutzung,
- Strategien zur Verwirklichung ihrer Prioritäten und Nutzung von Vermögenswerten und Bewältigungsmechanismen,
- Politik, Institutionen und Prozesse, die ihren Zugang zu Vermögenswerten beeinflussen,
- Umweltfaktoren, die die Fragilität gegenüber unerwarteten Ereignissen und Stress beeinflussen (Natarajan et al., 2022; Serrat, 2017; Department for International Development, 1999).

Vulnerabilität wird als Unsicherheit im Wohlergehen von Einzelpersonen, Haushalten und Gemeinschaften angesichts von Veränderungen in ihrer äußeren Umgebung charakterisiert, zu denen u. a. Elemente klimabedingter Auswirkungen zählen. Diese Elemente definieren FAO (2024a) und IPCC (2022) als:

- Exposition: Art, Häufigkeit und Intensität der Klimaschwankungen oder Klimastressoren, die eine Person betreffen,
- Sensibilität: Grad, in dem Personen, Arten oder Ökosysteme aufgrund der Exposition gegenüber Klimastressoren Schaden nehmen kann,
- Anpassungsfähigkeit: Fähigkeit einer Person, sich an den Klimawandel anzupassen, potenzielle Chancen zu nutzen und auf seine Folgen zu reagieren.

Die Vulnerabilität der Ernährungssicherheit gegenüber dem Klimawandel umfasst ökologische, wirtschaftliche, soziale und institutionelle Dimensionen. Der institutionellen Dimension kommt eine bedeutende Rolle der Governance und Koordination zu, da Schwächen wie unzureichende Wasserversorgung, Landpolitik oder Katastrophenvorsorge die Situation verschärfen können (IPCC, 2014). Klimabedingte Veränderungen oder Katastrophen können bestehende Vulnerabilitäten kompensieren, kumulieren oder verstärken (FAO, 2015). Schwächen in einer Dimension der Ernährungssicherheit (Verfügbarkeit,

Zugang, Nutzung und Stabilität) verstärken negative Auswirkungen und verschärfen weitere Folgen. Ein Produktionsverlust betrifft sowohl die wirtschaftliche als auch die soziale Ebene. Vulnerabilität in einem Bereich kann oft auch die Vulnerabilität in anderen Bereichen auslösen oder verstärken (IPCC, 2014). Eine bereits bestehende Fragilität wird durch weitere Ressourcenverluste verschärft, was Armut, Migration oder Tod zur Folge haben kann. Die klimabedingten Auswirkungen hängen von der Intensität der Veränderung, der Vulnerabilität und der Resilienz der Systeme und Menschen ab (IPCC, 2022; Mbow et al., 2019).

3.1 Auswirkungen des Klimawandels auf die Verfügbarkeit von Nahrungsmitteln

Die einheimische Produktion, kommerzielle Importe, Reserven und Nahrungsmittelhilfen definieren das physische Vorhandensein von Nahrungsmitteln in einer Region. Dies kann auf regionaler, nationaler, Bezirks- oder Gemeindeebene aggregiert werden und wird bestimmt durch:

- die Produktion: in dem Gebiet erzeugte Nahrungsmittel,
- den Handel: Nahrung, die durch Marktmechanismen in das Gebiet gebracht werden,
- die Bestände: Nahrung bei Händlern und in staatlichen Reserven,
- die Transfers: Nahrung, die von der Regierung und/oder Hilfsorganisationen zur Verfügung gestellt werden (WFP, 2009).

Der Klimawandel verändert Ökosysteme und den Zugang zu und die Nahrungsverfügbarkeit in Weide-, Jagd-, Fischerei- und Sammelgründen (Mbow et al., 2019; IPCC, 2019). Physikalische, biologische und biophysikalische Klimaveränderungen beeinflussen die Pflanzen- sowie Tierproduktion und Viehhaltesysteme. Kulturpflanzen und auch Unkräuter können positiv auf einen Anstieg des CO_2-Gehalts in der Atmosphäre reagieren. Das Ergebnis kann ein Mehr- oder Minderertrag der angebauten Pflanzen sein, je nachdem, ob die Unkräuter um Nährstoffe und Wasser konkurrieren, oder ob die landwirtschaftlichen Praktiken Abhilfe schaffen (FAO, 2015). Tab. 1 fasst die Auswirkungen des Klimawandels auf die Pflanzen- und Tierproduktion zusammen.

Weltweit sind 1500 Arten von Nutzpflanzen von der Bestäubungsleistung durch Insekten, Vögel und Fledermäuse abhängig (Klein et al., 2007). Neben der Temperatur und den atmosphärischen Veränderungen wird Bestäubungsleistung bedingt durch die Ausbreitungsfähigkeit und den Standort der Bestäuber. Mbow et al. (2019) beschreiben folgende verändernde Faktoren einer reduzierten Bestäubungsleistung:

- Interaktion von Blühzeiten der Pflanzen und Auftreten von Tieren (abhängig etwa von Signalen wie Tageslänge und Temperatur),

Tab. 1 Auswirkungen des Klimawandels auf die Pflanzen- und Tierproduktion. (Eigene Darstellung, in Anlehnung an Mbow et al., 2019; FAO 2015; Rojas-Downing et al., 2017)

	Pflanzenproduktion	Tierproduktion
Physikalische, biologische und biophysikalische Klimaveränderungen	• Temperatur- und Niederschlagsschwankungen • Erwärmung • Atmosphärische Zusammensetzung von Klimaschadstoffen	
Umwelt	• Biodiversität	
(Saison-) Landwirtschaftskalender	• Phänologie von Pflanzen • Aussaat- und Erntetermine • Zeitpunkt der Anthese und Reife	• Quantität und Qualität von Wasser, Weiden und Plankton • Tierproduktion und Reproduktion • Anpassung von Tiergenotypen
Pflanzen- und Tiergesundheit	• Nährstoffstatus von Pflanzen aufgrund der CO_2-Konzentration in der Atmosphäre • Schädlings- und Krankheitsbefall	• Qualität von Tierprodukten aufgrund veränderten Nährwerts von etwa Pflanzen • Geografische Verbreitung von Vektorenerkrankungen
Ertrag	• Rentabilität einiger Nutzpflanzen • Zunahme von Ertragsschwankungen; z. B. Reis, Mais, Sojabohne etc.	• Verfügbarkeit und Kosten von Futtermittel

- Verbreitung und Virulenz von Krankheitserregern,
- erhöhte Sterblichkeit aufgrund extremer Wetterereignisse und Nahrungsmangel durch Verringerung der Blühdauer und -intensität,
- Bedrohungen des Verlustes von Lebensraum resp. dessen Fragmentierung.

Die Küstenökosysteme sind vom Meeresspiegelanstieg betroffen, welcher die Größe von Lebensräumen, die Biodiversität sowie die Ökosystemfunktionen und -leistungen verändert. Der Pflanzenbewuchs schützt die Küstenlinie vor Stürmen und Erosion und hilft, den Folgen des Meeresspiegelanstiegs entgegenzuwirken. Die Fischereipraktiken und die Umweltbelastungen durch Plastik oder die Medikamentenverschmutzung haben Einflüsse auf die Meeresfischerei. Der Klimawandel trägt durch die Erwärmung der Ozeane, marine Hitzewellen, Meereisveränderungen und biochemische Veränderungen (z. B. Sauerstoffverlust) dazu bei und verändert die geografischen Verbreitungsgebiete, die saisonale Aktivität, Eutrophierung oder das Aufkommen schädlicher Algenblüten (IPCC, 2019). Indes sich die Produktions- und Infrastrukturen und Aquakulturen den veränderten Konsummustern und globalen Märkten angepasst haben, zeigen sich nach Barange et al. (2018) die folgenden klimabedingten Auswirkungen:

- kurzfristige Auswirkungen: Extremwetterereignisse wie Überschwemmungen, erhöhtes Risiko von Krankheiten, toxische Algen und Parasiten, Infrastrukturschäden, Produktivitätseinbußen aufgrund suboptimaler Anbaubedingungen etc.
- langfristige Auswirkungen Verknappung von Wildsamen, eingeschränkter Zugang zu Süßwasser für die Landwirtschaft aufgrund reduzierter Niederschläge, begrenzter Zugang zu Futtermitteln aus marinen und terrestrischer Quellen, verringerte Produktivität aufgrund suboptimaler Bewirtschaftungsbedingungen, Eutrophierung etc.

Schädlinge und Krankheiten gelangen in Regionen, welche biologisch und institutionell nicht gut darauf vorbereitet sind und potenziell größere negative Auswirkungen haben (FAO, 2015). Die Art und das Ausmaß der klimabedingten Veränderungen von Schädlingen, Krankheiten und Vektoren hängen vom lokalen agrarökologischen und betriebswirtschaftlichen Kontext ab. Die Risiken für einige Krankheiten können ab- oder zunehmen und spiegeln sich nach Mbow et al. (2019) in den Faktoren des Schädlings- und Krankheitsmanagements wider:

- Dynamik von Schädlingen und Krankheiten,
- Veränderungen der Wirtsanfälligkeit aufgrund von Auswirkungen der CO_2-Konzentration auf die Pflanzenzusammensetzung,
- biologische Veränderungen von Schädlingen und Krankheiten oder deren Vektoren,
- zeitliche Unstimmigkeiten zwischen Schädlingen oder Vektoren und deren natürlichen Feinden,
- Persistenz von Schädlingen oder Krankheitserregern aufgrund eines günstigen Umfeldes und Veränderungen in der Schädlingsverteilungen; z. B. kann das Austrocknen die Überlebensfähigkeit von Pilzen verringern.

Umweltveränderungen können langsam erfolgen oder durch Extremwetterereignisse die Pflanzen- und Tierproduktion sofort reduzieren oder zerstören. Kleinbäuerliche Anbausysteme sind häufig von chronischer Ernährungsunsicherheit, Isolation, fehlendem Zugang zu Sicherheitsnetzen und begrenzten Ressourcen betroffen. Die Veränderung von Landflächen und Jagd- sowie Fischereigründen beeinflusst die Lebensgrundlage und Ernährungssicherheit. Traditionelle Systeme und Fragen zu Landzugang und -rechten werden zunehmend wichtig. Abnehmende Weideflächen und Wasserverfügbarkeit verändern die Mobilität und saisonale Routen von nomadischen Gemeinschaften und Agropastoralisten (traditionelle Wirtschaftsformen, bei der Feldbau und Pastoralismus [Viehhaltung auf Naturweiden] miteinander kombiniert werden). Die Anpassung an klimabedingte Auswirkungen umfassen betriebswirtschaftliche, technische, verhaltensbezogene (Förderung von sozialer Zusammenarbeit) und politikbezogene Optionen.

Die Möglichkeiten einer Produktionsanpassung sind nach Mbow et al. (2019):

- Intensivierung,

- Integration neuer Kulturpflanzen,
- Diversität von Pflanzen und Tierarten,
- Mobilität,
- Boden- und Nährstoffmanagement,
- Wasser- und Weidemanagement,
- Futter- und Nahrungsmittellagerung,
- technologische Optionen an Züchtungsstrategien,
- Informationstechnologie.

Eine Anpassung birgt auch die Gefahr, dass etwa Landwirtschaftssysteme durch die Intensivierung zur aufrechterhaltenden Versorgung die Anfälligkeit für klimatische Veränderungen und Auswirkungen auf die Bevölkerung und deren Ernährung erhöhen (Tirado et al., 2010).

3.2 Auswirkungen des Klimawandels auf den Zugang zu Nahrungsmitteln

Neben der Verfügbarkeit von Nahrung etwa durch deren Produktion spielt der Zugang zu Nahrung eine bedeutende Rolle. Der Zugang zu Nahrung ist die Fähigkeit eines Haushalts, angemessene Mengen an Nahrung zu erwerben, durch eine Kombination von Eigenproduktion und Vorräten, Käufen, Tauschhandel, Geschenken, Ausleihen und Nahrungsmittelhilfen (WFP, 2009). Beispiele können folgende Formen sein:

- Eigenproduktion von Feldfrüchten, Vieh etc.,
- Jagen, Fischen und Sammeln von wilden Nahrungsmitteln,
- Kauf auf Märkten, in Geschäften etc.,
- Tauschhandel: Tausch von Gegenständen (des Haushalts oder der Landwirtschaft) oder von Anteilen der Eigenproduktion gegen Lebensmittel,
- Geschenke von Angehörigen, der Gemeinde, der Regierung, Hilfsorganisationen etc. (WFP, 2009).

Nahrungsmittel können darüber hinaus verfügbar, aber nicht zugänglich sein. Zugang bedeutet ausreichende Mengen an Wasser, Land und Jagdgründen sowie eine funktionierende Markt- und Transportinfrastruktur. Der Klimawandel beeinflusst die Landnutzung (Wiebe et al., 2015; Nelson et al., 2014; Schmitz et al., 2014) und führt zu einem zusätzlichen Bedarf an Anbauflächen aufgrund sinkender landwirtschaftlicher Produktivität (Hasegawa et al., 2018). Mehr Nahrungsmittel können theoretisch produziert werden, jedoch begrenzen Faktoren wie Bodenqualität, Witterung, Erosion und Anbautechniken den Ertrag. Gewässer können durch Düngemittel und Pestizide belastet werden. Neue

Ackerflächen gehen oft durch Versalzung, Erosion, Wüstenbildung und Urbanisierung verloren. Nicht jedes Land ist für die Nahrungsproduktion geeignet, da auch Wälder, Weiden und Schutzzonen benötigt werden (Meadows et al., 2020).

Höhere Lebensmittelpreise werden erwartet, die je nach Produkt, Region und Nachfrage variieren. Ein Preisanstieg bei Getreide und tierischen Lebensmitteln ist durch den Klimawandel zu erwarten. Weitere Faktoren sind technologische Entwicklungen, Landnutzungspolitik und nachhaltige Ernährungsweisen (Mbow et al., 2019). Unterernährung und ungleiche Nahrungsverteilung hängen nicht nur von den physischen Grenzen der Erde ab. Durch unterschiedliche Böden und Klimabedingungen können nicht alle Landflächen Höchsterträge erzielen (Meadows et al., 2020). Witterung und Erosion beeinflussen den Ertrag.

Kann in einer Region die Bevölkerung für gewöhnlich ernährt werden, können hohe Lebensmittelpreise, schlechte Landbewirtschaftung, eine schlechte Vorjahresreserve (geringe Nahrungsmittelvorräte) oder ein Extremwetterereignis zum Phänomen *Green Famine* (Grüne Hungersnot) führen, obwohl die kommende Ernte potenziell reichhaltig wirkt. Ressourcen, Anpassungsstrategien, Wirtschaft und Technologie beeinflussen das Hungerrisiko durch den Klimawandel. Hasegawa et al. (2018) geben zu bedenken, dass eine strenge Klimaschutzpolitik bis 2050 negative Auswirkungen auf den globalen Hunger und die Ernährungssicherheit haben könnte.

3.3 Auswirkungen des Klimawandels auf die Nahrungsverwertung

Auch wenn Nahrungsmittel zur Verfügung stehen und der Zugang gewährleistet ist, kann die Nahrungsmittelverwertung individuell eingeschränkt sein, was insbesondere für Menschen mit chronischen (Stoffwechsel-)Erkrankungen zutreffen kann. Die Nahrungsmittelverwertung bezieht sich auf die Verwendung der Lebensmittel, zu denen die Haushalte Zugang haben, und die subjektive Fähigkeit, die Nährstoffe aufzunehmen und zu verstoffwechseln. Dies beinhaltet nach der WFP (2009):

- die Art und Weise, in der Lebensmittel gelagert, verarbeitet und zubereitet werden, einschließlich des verwendeten Wassers, der Kochbrennstoffe sowie der Hygienebedingungen,
- die Ernährungspraktiken, insbesondere für Personen mit besonderen Ernährungsbedürfnissen; z. B. Säuglinge, Kleinkinder, ältere Menschen, chronisch kranke Personen und schwangere oder stillende Frauen,
- die Aufteilung der Lebensmittel innerhalb eines Haushaltes und das Ausmaß, in dem diese den Ernährungsbedürfnissen einzelner Personen gerecht wird,
- der Gesundheitszustand der einzelnen Haushaltsmitglieder.

Ein Beispiel können Menschen mit Diabetes mellitus sein, die aufgrund ihrer Erkrankung besondere Ernährungsbedürfnisse haben und die auch innerhalb eines Haushaltes individuelle Ernährungspraktiken erfordern.

Neben dem Gesundheitszustand sind die Nährstoffzusammensetzung, Zubereitung und Lebensmittelsicherheit entscheidend für die Nahrungsverwertung. Klimabedingte Veränderungen könnten die Nährstoffkonzentration verringern, insbesondere Proteine, Vitamine und Mineralstoffe, was den Proteinmangel weltweit verschärfen könnte (Medek et al., 2017). Beispielsweise beeinträchtigt Hitzestress das Immunsystem von Tieren und verändert die Fleischqualität und dessen Ertrag durch Fettablagerung und chemische Bestandteile (Lara & Rostagno, 2013). Zudem fehlen Milliarden Menschen Mikronährstoffe, und eine Änderung des Nährstoffstatus könnte den Mangel an Vitamin C, Zink und Eisen verstärken (Scheelbeek et al., 2018). Nahrung und Wasser kann mit Rückständen von Pestiziden und Schwermetallen belastet sein.

Auf allen Ebenen einer Lebensmittelkette ergeben sich klimabedingte erhöhte Risiken von lebensmittelbedingten Krankheitsbildern. Klimatische Veränderungen wirken auf die Aktivität von Mykotoxin produzierenden Pilzen oder krankheitsverursachende Aktivitäten von Mikroorganismen in aquatischen Nahrungsketten. Enterische Mikroben (z. B. Salmonellen) verbreiten sich mittels Überschwemmungen oder Wind (Verwehen von kontaminierter Erde) und gelangen so in die menschliche Nahrungskette. Temperatur und Feuchtigkeit können Kühlketten und Lagerungsbedingungen beeinflussen bzw. ein mikrobieller Verfall oder auch Schädlinge (z. B. Milben, Käfer, Motten) können zum Verderben von Nahrungsmitteln führen (Hellberg & Chu, 2016; Moses et al., 2015). Die Verschiebungen der Klimazonen werden die diesbezüglichen Risiken erhöhen oder auch verringern (Paterson & Lima, 2010). Daraus folgt, dass eine erhöhte Klimavariabilität sowie die Häufigkeit und Intensität extremer Ereignisse und langsam fortschreitende Klimaveränderungen die Stabilität der Nahrungsmittelversorgung, deren Zugang und Verwendbarkeit beeinträchtigen können.

3.4 Auswirkungen des Klimawandels auf die Stabilität der Ernährungssicherheit

Trotz aller Fortschritte war im Jahr 2023 1 von 11 Menschen auf der Welt und 1 von 5 Menschen in Afrika mit Hunger konfrontiert (FAO, 2024b). Trotz der beträchtlichen Fortschritte, die in den letzten Jahrzehnten bei der Verringerung des Hungers erreicht wurden, sind Millionen Menschen chronisch unterernährt, Millionen Kinder unter fünf Jahren unterentwickelt und Millionen Menschen fettleibig. Die wirtschaftlichen, sozialen und medizinischen Folgen implizieren eine Belastung für Individuen, Haushalte und Nationen (World Health Organisation, 2024). Des Weiteren werden auch zukünftig Menschen auf Unterstützung wie etwa Nahrungsmittelhilfe angewiesen sein.

Die verfügbare Quantität und (Nährstoff-)Qualität wird sich klimabedingt reduzieren und die Nahrungsmittelhilfe vor zukünftige Herausforderungen stellen (Mbow et al., 2019). Die Stabilität der Dimensionen Verfügbarkeit, Zugang und Verwertung ist essenziell für die Bevölkerung einer Region. Die Stabilität bezieht sich auf die Fähigkeit der Menschen, Zugang zu Nahrungsmitteln zu haben und diese zu nutzen, sodass keine Hungerperioden entstehen. Auch wenn die Nahrungsaufnahme ausreichend ist, gilt eine Person als ernährungsunsicher, wenn der Zugang zu Nahrungsmitteln unregelmäßig und unzureichend ist und dadurch eine Verschlechterung des Ernährungszustandes droht. Wirtschaftliche Faktoren (steigende Lebensmittelpreise, Arbeitslosigkeit und Krankheit), politische Instabilität oder ungünstige Wetterbedingungen können sich auf den Status der Ernährungssicherheit auswirken.

4 Fazit

Die klimabedingten Veränderungen haben direkte und indirekte Auswirkungen auf die Ernährungssicherheit von Individuen, Haushalten, Regionen und Nationen. Das Ausmaß der klimabedingten Auswirkungen ist in vielen Regionen spürbar und wird sich global weiter verschärfen. Die Lebensgrundlagen von Menschen werden sich dadurch verändern, Die Lebensgrundlagen von Menschen werden sich verändern und verfügbare Ressourcen werden über die Möglichkeit einer Anpassung entscheiden. Diese Anpassungen beziehen sich auf die Systemebene (Weltwirtschaft, Politik und Infrastrukturen etc.), die regionale Ebene (alternativer Anbau von Pflanzen, Nutztierhaltung und Renaturierung etc.) wie auch die subjektive Ebene (individuelle Ernährung, Konsum und Gesundheitsverhalten etc.), wodurch die Komplexität und die Dynamik der Anpassungsfähigkeit deutlich wird.

Um den klimatischen Veränderungen und Risiken zu begegnen, bedarf es einer sektorübergreifenden und internationalen Zusammenarbeit, um die sich verändernden Dimensionen der Ernährungssicherheit besser zu verstehen sowie auch Klimaanpassungsstrategien zu entwickeln und umzusetzen. Determinanten wie etwa Bildung, soziale Netzwerke, Zugang zu Land und Ressourcen, Zugang zu Beratungsdiensten und Frühwarnsysteme unterstützen die Fähigkeit, wirksame Anpassungsstrategien zu etablieren. Die Entwicklung neuer Technologien muss dem Wohle aller Menschen und dem Klimaschutz dienen.

Es ist essenziell, die Ernährungssicherheit im Kontext des Klimawandels sicherzustellen und Vulnerabilitäten wie beispielsweise von Menschen mit chronischen Erkrankungen zu adressieren. Speziell Menschen mit chronischen Krankheiten benötigen eine adäquate Ernährung, wenn sie aufgrund ihrer Erkrankung eine weniger flexible Anpassungsfähigkeit haben, um physiologische Prozesse zu unterstützen, Symptome zu lindern oder das Wohlbefinden zu stärken. Nachhaltigkeit in der Wasser-, Wald- und Landnutzung, Tierhaltung, Verarbeitung von Lebensmitteln, Transport, Lagerung und Handel sind dringend erforderlich. Eine nachhaltige Ernährung muss verfügbar sein, um die aktuellen Lücken in der Ernährungssicherheit zu schließen.

Literatur

Barange, M., Bahri, T., Beveridge, M. C. M., Cochrane, K. L., Funge-Smith, S., & Poulain, F. (2018). Impacts of Climate Change on Fisheries and Aquaculture: Synthesis of Current Knowledge, Adaptation and Mitigation Options. Fisheries and Aquaculture (Technical Paper No. 627). https://bvearmb.do/handle/123456789/3035

Department for International Development. (1999). Framework. Sustainable livelihoods guidance sheets. Department for International Development. https://www.eeas.europa.eu/sites/default/files/1999_sustainable_livelihoods_guidance_sheet_dfid.pdf

Evenson, R. E., & Gollin, D. (2003). Assessing the Impact of Green Revolution, 1960 to 2000. *Science, 300*(5620), 758–762. https://doi.org/10.1126/science.1078710

Fanzo, J., McLaren, R., Davis, C., & Choufani, J. (2017). Climate change and variability: What are the risks for nutrition, diets, and food systems? International Food Policy Research Institute (IFPRI). http://ebrary.ifpri.org/cdm/ref/collection/p15738coll2/id/131228

Food and Agriculture Organization of the United Nation. (2024a). The unjust climate – Measuring the impacts of climate change on rural poor, women and youth: Summary. Zugriff am 10.09.2024 unter: https://doi.org/10.4060/cc9638en

Food and Agriculture Organization of the United Nation. (2024b). The State of Food Security and Nutrition in the World 2024. Financing to end hunger, food insecurity and malnutrition in all its forms. Zugriff am 10.09.2024 unter: The state of food security and nutrition in the world 2024

Food and Agriculture Organization of the United Nation. (2015). Climate change and food security: Risks and responses. Zugriff am 10.09.2024 unter: Http://www.fao.org/3/a-i5188e.pdf.

Fischer, C. (2022). Industrialisierung: Die Geschichte, Fakten und Hintergründe. Https://www.onpulson.de/69199/industrialisierung/. Zugegriffen: 10. Sept. 2024.

GeoSphere Austria. (2024). Klima. Klimazonen. Https://www.zamg.ac.at/cms/de/klima/informationsportal-klimawandel/klimazukunft/global/klimazonen. Zugegriffen: 10. Sept. 2024.

Hasegawa, T., Fujimori, S., Havlik, P., Valin, H., Bodirsky, B. L., Doelman, J. C., Fellmann, T., Kyle, P., Koopmann, J. F. L., Lotze-Campen, H., Mason-D'Croz, D., Ochi, Y., Domínguez Pérez, I., Stehfest, E., Sulser, T. B., Tabeau, A., Takahashi, K., Takahura, J., van Meijl, H., ... Witzke, P. (2018). Risk of increased food insecurity under stringent global climate change mitigation policy. *Nature Clim Change, 8*, 699–703. https://doi.org/10.1038/s41558-018-0230-x

Hellberg, R. S., & Chu, E. (2016). Effects of climate change on the persistence and dispersal of foodborne bacterial pathogens in the outdoor environment: A review. *Critical Reviews in Microbiology, 42*(8), 548–572. https://doi.org/10.3109/1040841X.2014.972335

Intergovernmental Panel on Climate Change – IPCC (2022). Summary for Policymakers. In H. O. Pörtner, D. C. Roberts, M. Tignor, E. S. Poloczanska, K. Mintenbeck, A. Alegría, M. Craig, S. Langsdorf, S. Löschke, V. Möller, A. Okem, & B. Rama (Hrsg.), Climate Change 2022: Impacts, Adaptation and Vulnerability. Contribution of Working Group II to the Sixth Assessment Report of the Intergovernmental Panel on Climate Change (S. 3–33). Cambridge University. https://www.ipcc.ch/report/ar6/wg2/downloads/report/IPCC_AR6_WGII_SummaryForPolicymakers.pdf

Intergovernmental Panel on Climate Change – IPCC (2021). Klimawandel 2021: Eine Zusammenfassung für alle [Report]. https://www.ipcc.ch/report/ar6/wg1/downloads/outreach/IPCC_AR6_WGI_SummaryForAll_German.pdf

Intergovernmental Panel on Climate Change – IPCC (2019). Zusammenfassung für politische Entscheidungsträger. In H. O. Pörtner, D. C. Roberts, V. Masson-Delmotte, P. Zhar, M. Tignor, E. Poloczanska, K. Mintenbeck, A. Alegría, M. Nicolia, A. Okem, J. Petzold, B. Rama, & N. M. Weyer (Hrsg.), IPCC-Sonderbericht über den Ozean und die Kryosphäre in einem sich wandelnden Klima. In Druck. Deutsche Übersetzung auf Basis der Onlineversion inklusive Errata vom 2. März 2020. Deutsche IPCC-Koordinierungsstelle. Bonn.

Intergovernmental Panel on Climate Change – IPCC (2014). Klimaänderung 2014: Synthesebericht. Beitrag der Arbeitsgruppen I, II und III zum Fünften Sachstandsbericht des Zwischenstaatlichen Ausschusses für Klimaänderungen. IPCC, Genf, Schweiz.

Klein, A. M., Vaissière, B. E., Cane, J. H., Steffan-Dewenter, I., Cunningham, S. A., Kremen, C., & Tscharntke, T. (2007). Importance of pollinators in changing landscapes for world crops. *Proceedings. Biological sciences, 274*(1608), 303–313. https://doi.org/10.1098/rspb.2006.3721

Kottek, M., Grieser, J., Beck, C., Rudolf, B., & Rubel, F. (2006). World Map of the Köppen-Geiger climate classification updated. Meteorologische Zeitschrift, 15(3). 259–263. https://doi.org/10.1127/0941-2948/2006/0130. http://www.ingentaconnect.com/content/schweiz/mz/2006/00000015/00000003/art00001

Köppen, W. (1884). Die Wärmezonen der Erde, nach der Dauer der heissen, gemässigten und kalten Zeit und nach der Wirkung der Wärme auf die organische Welt betrachtet. Meteorologische Zeitschrift, 215–226. http://koeppen-geiger.vu-wien.ac.at/pdf/Koppen_1884.pdf

Lara, L. J., & Rostagno, M. H. (2013). Impact of Heat Stress on Poultry Production. Animals: An open access journal from MDPI, 3(2), 356–369. https://doi.org/10.3390/ani3020356

Malthus, T. R. (2022). *Das Bevölkerungsgesetz*. Matthes & Seitz.

Mbow, C., Rosenzweig, C., Barioni, L. G., Benton, T. G., Herrero, M., Krishnapilla, M., Liwenga, E., Pradhan, P., Rivera-Ferre, M. G., Sapkota, T., Tubiello, F. N., & Xu, Y. (2019). Chapter 5 Food Security. In N. Benkeblia, A. Challino, A. Khan, & J. R. Porter (Hrsg), Climate Change and Land: An IPCC special report on climate change, desertification, land degradation, sustainable land management, food security, and greenhouse gas fluxes in terrestrial ecosystems (S. 439–550). Cambridge University Press. https://doi.org/10.1017/9781009157988.007

Meadows, D., Randers, J., & Meadows, D. (2020). *Grenzen des Wachstums. Das 30-Jahre update. Signal zum Kurswechsel* (6. Aufl.). S. Hirzel Verlag.

Medek, D. E., Schwartz, J., & Myers, S. S. (2017). Estimated Effects of Future Atmospheric CO_2 Concentrations on Protein Intake and the Risk of Protein Deficiency by Country and Region. *Environmental health perspectives, 125*(8), 087002. https://doi.org/10.1289/EHP41

Moses, J. A., Jayas, D. S., & Alagusundaram, K. (2015). Climate Change and its Implications on Stored Food Grains. *Agricultural Research 4*, 21–30. https://doi.org/10.1007/s40003-015-0152-z

Natarajan, N., Newsham, A., Rigg, J., & Suhardiman, D. (2022). A sustainable livelihoods framework for the 21st century. *World Development, 155*, 105898. https://doi.org/10.1016/j.worlddev.2022.105898

Nelson, G. C., Valin, H., Sands, R. D., Havlík, P., Ahammad, H., Deryng, D., Elliott, J , Fujimori, S., Hasegawa, T., Heyhoe, E., Kyle, P., Von Lampe, M., Lotze-Campen, H., Mason d'Croz, D., van Meijl, H., van der Mensbrugghe, D., Müller, C., Popp, A., Robertson, R., ... Willenbockel, D. (2014). Climate change effects on agriculture: Economic responses to biophysical shocks. *Proceedings of the National Academy of Sciences of the United States of America, 111*(9), 3274–3279. https://doi.org/10.1073/pnas.1222465110

Paterson, R. R. M., & Lima, N. (2010). How will climate change affect mycotoxins in food? *Food Research International, 43*(7), 1902–1914. https://doi.org/10.1016/j.foodres.2009.07.010

Prahl, H. W., & Setzwein, M. (1999). Ernährung zwischen Gesellschaft und Natur. In H. W. Prahl & M. Setzwein (Hrsg.), Soziologie der Ernährung (S. 7–25). VS Verlag. Wiesbaden. https://doi.org/10.1007/978-3-322-99874-3_1

Preiser-Kapeller, J. (2021). *Der Lange Sommer und die Kleine Eiszeit. Klima, Pandemie und der Wandel der Alten Welt von 500 bis 1500 n. Chr.* 2. Mandelbaum Verlag.

Rojas-Downing, M. M., Nejadhashemi, A. P., Harrigan, T., & Woznicki, S. A. (2017). Climate change and livestock: Impacts, adaptation, and mitigation. *Climate Risk Management, 16*, 145–163. https://doi.org/10.1016/j.crm.2017.02.001

Scheelbeek, P. F. D., Frances, A. B., Tuomisto, H. L., Green, R., Harris, F. B., Joy, E. J. M., Chalabi, Z., Allen, E., Haines, A., & Dangour, A. D. (2018). Effect of environmental changes on vegetable and legume yields and nutritional quality. *Proceedings of the National Academy of Sciences of the United States of America, 115*(26), 6804–6809. https://doi.org/10.1073/pnas.1800442115

Schmitz, C., van Meijl, H., Kyle, P., Nelson, G. C., Fujimori, S., Gurgel, A., Havlik, P., Heyhoe, E., Mason d'Croz, D., Popp, A., Sands, R., Tabeau, A., van der Mensbrugghe, D., von Lampe, M., Wise, M., Blanc, E., Hasegawa, T., Kavallari, A., & Valin, H. (2014). Land-use change trajectories up to 2050: Insights from a global agro-economic model comparison. *Agricultural Economics, 45*(1), 69–84. https://doi.org/10.1111/agec.12090

Serrat, O. (2017). *The Sustainable Livelihoods Approach. In Knowledge Solutions, Tools, Methods, and Approaches to Drive Organizational Performance* (S. 21–26). Springer. https://doi.org/10.1007/978-981-10-0983-9_5

The Club of Rome. (2022). Understanding "The Limits to Growth": A clear warning and a message of hope. https://www.clubofrome.org/wp-content/uploads/2022/02/CoR-TheMessageOfLtG.pdf. Zugegriffen: 15. Dez. 2024.

Tirado, M. C., Clarke, R., Jaykus, L. A., McQuatters-Gollop, A., & Frank, J. M. (2010). Climate change and food safety: A review. *Food Research International, 43*(7), 1745–1765. https://doi.org/10.1016/j.foodres.2010.07.003

United Nations. (2024). Universal Declaration of Human Rights. Https://www.un.org/en/about-us/universal-declaration-of-human-rights. Zugegriffen: 15. Dez. 2024.

World Food Programme. (2009). *Emergency Food Security Assessment Handbook* (2. Aufl.). Emergency Food Security Assessment Handbook – second edition.

World Health Organisation. (2024). Malnutrition. Https://www.who.int/health-topics/malnutrition#tab=tab_1. Zugegriffen: 15. Dez. 2024.

Wiebe, K., Lotze-Campen, H., Sands, R., Tabeau, A., van der Mensbrugghe, D., Biewald, A., Bodirsky, B., Islam, S., Kavallari, A., Mason-D'Croz, D., Müller, C., Popp, A., Robertson, R., Robinson, S., van Meijl, H., & Willenbockel, D. (2015). Climate change impacts on agriculture in 2050 under a range of plausible socioeconomic and emissions scenarios. Environmental Research Letters, 10, 085010. https://doi.org/10.1088/1748-9326/10/8/085010

World Food Summit. (1996). Rome Declaration on World Food Security. https://www.fao.org/4/w3613e/w3613e00.htm. Zugegriffen: 10. Sept. 2024.

Zeigler, R., & Mohanty, S. (2010). Support for international agricultural research: Current status and future challenges. *New Biotechnology, 275*(30), 565–572. https://doi.org/10.1016/j.nbt.2010.08.003

Teil III
Klimavulnerabilität

Klimavulnerabilität von Systemen

14

Manfred Fiedler

Zusammenfassung

Systeme als aufeinander bezogene Strukturen mit einem übergeordneten Zweck können ganz oder in Teilen gegenüber den Folgen des Klimawandels in besonderem Maße vulnerabel sein. Anthropogene Eingriffe in die Ökosphäre verursachen und verschärfen den Klimawandel. Da die Anthroposphäre selbst eingebettet ist in die Ökosphäre, wirkt der Klimawandel vor allem auf anthropogene Systeme, die wiederum gesellschaftliche Zwecke erfüllen. Die systemische Stabilität hängt davon ab, ob und in welchem Maße sie oder einzelne Systemelemente resistent oder resilient gegenüber Klimaereignissen sind. Von gesellschaftlicher Bedeutung sind kritische Systeme, die grundlegende gesellschaftliche Aufgaben erfüllen. Zu solchen auch als Sektoren bezeichneten Systemen gehören etwa Versorgungsketten (Logistik) oder das Gesundheitssystem, die exemplarisch betrachtet werden. Zwar hat in den letzten Jahren die wissenschaftliche Reflexion systemischer Klimavulnerabilität zugenommen. Am Beispiel des Gesundheitssystems wird deutlich, dass aktuell Leistungserbringer, also Gesundheitseinrichtungen, und auch Privathaushalte gefordert sind, aber auch gesamtgesellschaftliche Unterstützung einfordern müssen.

M. Fiedler (✉)
Department für Humanmedizin und Fakultät für Gesundheit, Universität Witten/Herdecke, Witten, Deutschland
E-Mail: manfred.fiedler@uni-wh.de

1 What for? Bedeutung von Systemen

Der Begriff *System* ist im alltäglichen Sprachgebrauch und auch im wissenschaftlichen Kontext allgegenwärtig, nahezu ein selbsterklärender und selbstverständlicher Terminus. Trotz dieser Selbstverständlichkeit ist es nicht so einfach, den Systembegriff einzugrenzen und widerspruchsfrei zu definieren. Das liegt zuerst an der Breite dessen, was alles ein System sein kann und sein könnte. Deswegen wird der Versuch unternommen, sich dem Systembegriff zunächst aus einer abstrakteren Definition heraus zu nähern (Arnold & Wade, 2015; Erk, 2016; Tabilo Alvarez & Ramírez-Correa, 2023).

Systeme sind miteinander verbundene, aufeinander bezogene Strukturen, die einem gemeinsamen übergeordneten Zweck dienen. Systeme können natürliche, sozioökologische, soziale, soziotechnische und technische Systeme sein. Sie bestehen aus einzelnen Elementen, die Funktionalität durch die insgesamten systemischen Strukturen, Prozesse und Zwecke erhalten. Systeme sind abgrenzbar und damit von anderen Systemen zu unterscheiden. Sie besitzen entweder physische oder durch Definition festgelegte Umgrenzungen. Letztere sind damit eher gedachter Natur, wie etwa die Grenzen des Gesundheitssystems.

Mit dieser zunächst sehr abstrakten Definition sind Systeme aber noch immer nicht präzise zu beschreiben. Denn die Elemente eines Systems sind häufig, wenn nicht sogar überwiegend in ihren Eigenschaften selbst zusammengesetzt, haben also für sich innere Bezüge. Bei Betrachtung eines Systems lassen sich also Elemente definieren als Eigenschaften eines Systems, die wiederum selbst Systeme sind. Häufig werden sie als Subsysteme bezeichnet, bisweilen aber auch als Sektoren (Malerba, 2004). Als Einzelelemente eines Systems lassen sich Institutionen oder Organisationen definieren, die in ihren internen Strukturen systematisch aufgebaut sind. Aus dieser Ausdifferenzierung von Systemen und Systemelementen lassen sich heraus Unterscheidungen von Systemen konstruieren, die zu Zuordnungsebenen führen, die in der Regel als Meta-, Mega-, Makro-, Meso-, Mikro- und Minisysteme bezeichnet werden. Diese Ausdifferenzierung macht deutlich, dass Systeme untereinander Bezüge haben und diese in einem größeren Kontext wiederum zu Systemen höherer Ordnung machen.

Ein weiteres Merkmal von Systemen ist Komplexität bzw. der Grad an Komplexität (Malik, 2002). Komplexität ergibt sich einerseits aus der Menge der einzelnen Systemelemente, zum anderen aber auch aus der Qualität und Quantität der Bezüge der systemischen Elemente untereinander. Komplexität entsteht schließlich auch aus den unterschiedlichen Eigenschaften und Zuständen, die einzelne Systemelemente einnehmen können, die wiederum die Beziehungen und Austausche zwischen einzelnen Systemelementen in Hinblick auf ihre Funktionalität mit Bezug zum systemischen Gesamtzweck beeinflussen können.

Ein System ist also komplexer in Abhängigkeit von der Zahl der Systemelemente, der Vielfalt der Beziehungen unter den Systemelementen und den Eigenschaften und damit den unterschiedlichen Zuständen, die die einzelnen Systemelemente einnehmen können. Je komplexer ein System ist, desto schwieriger ist die Steuerung von Systemen, die als

Kybernetik bezeichnet wird (Herder-Dorneich, 1986; Tabilo Alvarez & Ramírez-Correa, 2023). Wesentliche Elemente der Steuerung eines Systems sind organisierte Strukturen, regelgeleitete Prozesse, Informationen und darauf basierte Rückkopplungen bzw. Feedbacks. Dies bedeutet, dass Systemelemente miteinander geordnet regelgeleitet Informationen kommunizieren und daraufhin gewollte bzw. angemessene Veränderungen in den Elementen erfolgen. Falschinformationen und Störungen im kommunikativen Austausch können zu systemischen Fehlfunktionen führen bzw. die Funktionalität der Systeme beeinträchtigen. Mit dem Verständnis von Erk (2016), dass Systeme eine übergreifende Einheit sind, lassen sich Systeme somit als organisierte Einheit einer vielzähligen Vielfalt bezeichnen.

Aus dieser systemischen Komplexität resultiert die Bedeutung von Systemelementen oder Subsystemen für die Funktionalität eines Systems. Systemelemente oder Subsysteme sind dann als kritisch für ein System anzusehen, wenn sie besondere Bedeutung für die Funktionalität des Gesamtsystems haben, d. h., dass beim Ausfall oder bei einer Störung dieser Einzelelemente oder Subsysteme die Funktionalität des Systems kritisch beeinflusst wird bis zu dem Punkt, an dem ein Systemausfall möglich oder wahrscheinlich ist. In Hinsicht etwa auf das ökosphärische Klimasystem sind das kritische Prozesse, bei deren Ausfall im Sinne von Kipppunkten eine massive Veränderung des Klimasystems erwartet wird, die wenigstens kurz- bis mittelfristig irreversibel ist. Kritische Elemente oder Subsysteme haben also für die zielgerichtete Steuerung des Gesamtsystems eine besondere, herausragende Relevanz.

2 Offene und geschlossene Systeme und Vulnerabilität

Systeme sind in der Regel offene Systeme (Chick, 2004), was bedeutet, dass sie prozessuale oder kommunikative Verbindungen außerhalb des Systems haben. Sie sind also nicht einfach nur eingebettet in Systemen höherer Ordnung, sondern haben mit anderen Systemen, auch gleicher oder niederer Ordnung, Schnittstellen oder gemeinsame Elemente bzw. Zu- oder Ausgänge zum Systemumfeld, über die Informationen, materielle und immaterielle Ressourcen ausgetauscht werden.

Demgegenüber stellen geschlossene Systeme, zumindest in der Theorie – Cooper (2023) spricht von Fiktion – Systeme dar, die keinerlei Beziehungen oder Elemente mit anderen Systemen teilen und damit gegenüber der Umwelt nur aus der Systematik und Funktionalität heraus Bedeutung haben.

Lebende, insbesondere soziale Systeme sind grundsätzlich offene Systeme, da sie stetig in Wechselbeziehung zu der sie umgebenden Umwelt stehen und dadurch dynamische Systeme sind, die auf Veränderungen von Umweltfaktoren jeglicher Hinsicht reagieren und von diesen abhängig sind (Cohen & Harel, 2007). Während geschlossene Systeme durch ihre konstituierenden Ausgangsbedingungen heraus definiert sind, damit eine inhärente, aber nicht dynamische Stabilität besitzen, ist die Stabilität offener Systeme im Zeitverlauf immer wieder neu herzustellen und besitzt damit eine dynamische Qualität.

Für die Frage der systemischen Vulnerabilität ist die scheinbar theoretische Unterscheidung im Sinne des Grades der Offenheit oder Geschlossenheit von Systemen damit praktisch relevant. Offene Systeme erhöhen durch die Eingebundenheit und Verknüpfung mit anderen Systemen ihre Komplexität, sind aber eher in der Lage, auf Veränderungen von Rahmenbedingungen bzw. In- und Outputs anderer Systeme zu reagieren. In nahezu geschlossenen Systemen hingegen kann die Systemfunktionalität dann komplett eingeschränkt sein, wenn es sich bei den wenigen Zugängen um kritische Zugänge handelt, z. B. die Energiezufuhr bei technischen Systemen oder informationelle Inputs, ohne die das System nicht arbeitsfähig ist.

Offene Systeme mit vielen Zugängen und geteilten Elementen dagegen sind schlechter zu kontrollieren (Kupferman et al., 2000). Entscheidungen zur Steuerung in offenen Systemen sind damit mit größerer Unsicherheit verbunden, auch weil die außerhalb des Systems entstehenden Bedingungen und Zugänge wie Abgänge nicht direkt innerhalb des Systems beeinflusst werden können.

Die Angreifbarkeit und Verletzlichkeit von Systemen nehmen also mit dem Grad der Offenheit zu, was aber nicht automatisch bedeutet, dass die Vulnerabilität zunimmt. Komplett geschlossene, aber eingebettete Systeme sind für sich nicht angreifbar, aber da sie sich nicht entwickeln können und damit auf Veränderungen funktioneller Anforderungen von außerhalb des Systems nicht reagieren können bzw. sich diesen nicht anpassen, können ihre systemischen Zwecke und Funktionen obsolet werden. Vulnerabilität entsteht, wenn systeminterne Störungen auftreten oder externe Einflüsse die Systemgrenzen aufbrechen.

3 Vulnerabilität von Systemen in Klimawandel

Das gesamte planetare System wird als Ökosphäre bezeichnet, also als ein System aus belebten und unbelebten Elementen, biologischen und nichtbiologischen Prozessen. Eingebunden in die Ökosphäre ist die Biosphäre, die alle belebten Elemente und biologischen Prozesse umfasst. Darin eingebunden wiederum findet sich die Anthroposphäre, also alle durch den Menschen veränderten und geschaffenen Systeme, Elemente und Prozesse (siehe Abb. 1). Ökosphäre und Biosphäre stellen gegenüber der Anthroposphäre damit jeweils ein System höherer Ordnung dar. Der menschengemachte Klimawandel hat globale Auswirkungen auf die natürlichen Systeme der Ökosphäre, damit im Weiteren auf die Anthroposphäre.

Alle nichtnatürlichen, anthroposphärischen Systeme sind letztlich eingebaute, subordinate Bestandteile der Ökosphäre. Aus der Definition sozialer Systeme als offene Systeme folgt mithin, dass sie in Wechselwirkung mit ökologischen Prozessen stehen und damit

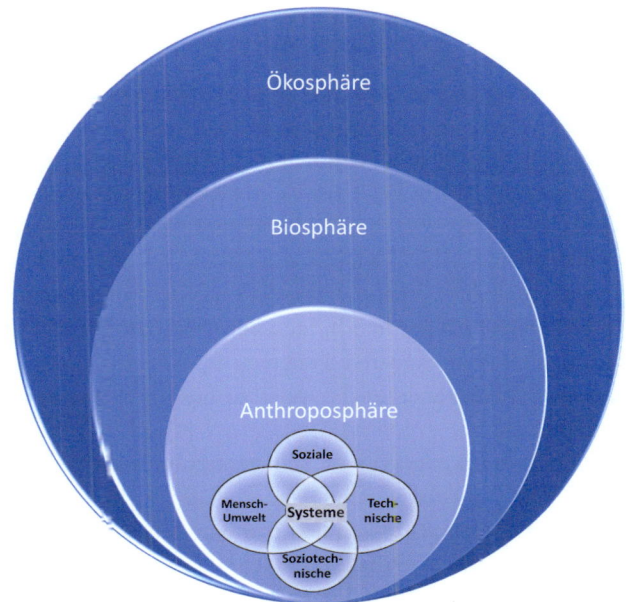

Abb. 1 Systemische Integration der Anthroposphäre. (Eigene Darstellung)

auch gegenüber Veränderungen der ökosphärischen Prozesse und Bedingungen sensitiv sind. Dies bedeutet, dass instabile Bedingungen der Ökosphäre also potenziell Instabilität der Anthroposphäre und ihrer geschaffenen Subsysteme hervorrufen können. Gleichzeitig wiederum beeinflusst die Anthroposphäre durch die anthropogenen Eingriffe in die belebte (Biosphäre) und unbelebte Natur die Ökosphäre und ihre Prozesse (Steiner, 2015).

Grundsätzlich ist systemische Vulnerabilität eine Frage der Aufrechterhaltung von Stabilität bzw. Instabilität von Systemen, d. h. ihrer Prozesse, Strukturen und damit der Funktionalität. In Abhängigkeit von der endogen oder exogen bedingten Komplexität von Systemen bedeutet das, dass sowohl Einzelelemente oder Subsysteme als auch die Schnittstellen zu oder Überlappungen mit anderen Systemen oder systemische Zu- oder Abgänge, aber auch Systeme als solche angreifbar sind.

Klimabedingte systemische Vulnerabilität bedeutet zunächst die Verletzlichkeit eines Systems gegenüber unterschiedlichen Klimaereignissen. Klimaereignisse sind zum einen katastrophale Extremwetterereignisse, zum anderen aber auch Folgen klimatischer Ereignisse, wie Hitze, Trockenheit oder die fortdauernde Veränderung klimatischer Bedingungen auf regionaler Ebene. Anthropogene Systeme erfüllen zunächst Funktionen innerhalb der Anthroposphäre und sind damit letztlich bedeutsam für Menschen und soziale Gemeinschaften. Die Eingebundenheit in die Ökosphäre und die Wechselwirkung mit ihren Prozessen und natürlichen Subsystemen bedingt, dass Klimaereignisse zu einer temporären, aber auch dauerhaften Einschränkung dieser Funktionalität führen kann, insbesondere dann, wenn Schnittstellen, Elemente, Subsysteme oder Sektoren eines anthropogenen Systems betroffen sind, die für die Funktionalität von zentraler Bedeutung sind.

In einem soziotechnischen System (Tekkaya et al., 2024), das z. B. auf eine externe Energieversorgung angewiesen ist, kann der Ausfall dieser externen Stromversorgung oder der Schnittstelle zur externen Stromversorgung zu einem Systemausfall führen (Kang et al., 2020). Eine interne Stromquelle kann dies zumindest temporär ausgleichen, wenn diese mit einem Rückkopplungsprozess verbunden ist. Fällt also das entscheidende Element aus, wird automatisch auf das redundante Element zurückgegriffen. Hochkomplexe Systeme besitzen eine systembezogene regelbasierte Steuerung. Systeme *kommunizieren* intern, tauschen Informationen mit anderen Elementen oder an den Schnittstellen mit anderen Systemen aus, die wiederum die Systemelemente zu Aktionen, wie Zustandsveränderungen, oder zu bestimmten definierten Handlungen oder Aktionen veranlassen.

Die Auswirkungen eines Klimaereignisses lassen sich in diesem Verständnis als eine externe Störung der Kommunikation in das System hinein verstehen, die zu einer Veränderung von Systemprozessen und damit zu einer Beeinträchtigung der Systemfunktionalität führen kann. Diese Störungen können direkt oder indirekt auf das System einwirken. Ein Beispiel soll dies verdeutlichen:

Nach einem Starkregenereignis ist der Zugang zur Versorgungseinrichtung dadurch gestört, dass Menschen durch die Überflutungen von Zugangswegen diese Einrichtung nicht mehr erreichen können. Dadurch ist die Aufgabe der Einrichtung in Hinsicht etwa auf die Versorgung mit Gütern des täglichen Bedarfs nur noch eingeschränkt oder gar nicht mehr möglich. In einem anderen Szenario ist nicht die Zugänglichkeit eingeschränkt, sondern die Versorgungseinrichtung wird überschwemmt, sodass sie für die Versorgung mit Gütern des täglichen Bedarfs, etwa Lebensmitteln, nicht mehr zur Verfügung steht. Das System der Versorgung mit Gütern des täglichen Bedarfs ist damit insgesamt für die entsprechende Region eingeschränkt.

Der Vulnerabilität von Systemen kann durch Maßnahmen der Klimaanpassung begegnet werden. In den beiden vorgenannten Beispielen kann im ersten Fall eine ereignisangepasste Versorgungslogistik oder die Evakuierung der von der Versorgung abgeschnittenen Personen als Lösung vorgesehen werden. Im zweiten Fall ist die Nutzung von Systemen unter Reservekapazitäten möglich. Bei einer großflächigen Schadenslage würde dies sogar zu einem vollständigen Ausfall der normalen Versorgung führen und könnte nur noch durch eine Ersatzhandlung von außerhalb des regionalen Systems gewährleistet werden.

4 Das Beispiel der Güterversorgung bzw. der Versorgungsketten

Die Güterversorgung (Logistik) oder die Versorgungsketten ("supply chains") sind die Grundlage vieler sozialer und soziotechnischer Systeme. Sie sind daher für die Stabilität vieler Systeme ein kritisches schnittstellenbezogenes System. In der Regel werden Güter auf verschiedenen Wegen von einer Einrichtung zur nächsten transportiert. Unterschieden wird in Güterfern- und -nahverkehr. Der überwiegende Teil von Gütern wird auf der Straße über den Güterlastverkehr transportiert und kommissioniert (Greene, 2023; Landener, 2025). Ein weiterer großer Teil wird über Wasserstraßen, d. h. per Schiff über Seegewässer, Flüsse und künstlich angelegte Kanäle transportiert (Bundesministerium für Verkehr, Bau und Stadtentwicklung, 2012). Von Bedeutung ist der schienengebundene Transport über die Eisenbahn. Diese Transportmedien werden ergänzt durch Transporte über den Luftweg.

Die COVID-19-Pandemie hat uns Bedeutung und Vulnerabilität von Versorgungsketten deutlich vor Augen geführt, als die Versorgung mit wichtigen Medikalprodukten, wie etwa medizinische Masken, aber auch von Gütern des alltäglichen Bedarfs eingeschränkt wurde, weil nationale und vor allem auch internationale Versorgungsketten durch das pandemische Ereignis eingeschränkt waren (Chowdhury et al., 2021).

Das System der Versorgungsketten besteht aus grundlegenden Elementen bzw. Teil-/Subsystemen: Zum einen ist dies das Transportwesen bestehend aus der Lagerhaltung sowie aus den Transportunternehmen (Spediteure, Reedereien, Luftfahrtunternehmen, Binnen- und Seeschifffahrt), zum anderen ist dies die Verkehrsinfrastruktur, also Straßen, Häfen, Flughäfen, künstliche Wasserstraßen und Ähnliches (Auerbach et al., 2012).

Die Aufgabe von Versorgungsketten ist die Verbringung von Gütern von einer Einrichtung zu einer anderen, in der Regel von einem Lager zu einem anderen. Viele Klimaereignisse, vor allem Extremwetterereignisse, gefährden grundlegend die unterschiedlichen Elemente von Versorgungsketten (Abreu et al., 2022). So können etwa Überschwemmungen oder Starkregenereignisse Straßen nachhaltig zerstören, etwa wenn Straßen unterspült oder Befestigungen aufgeweicht werden. Dadurch können Einrichtungen nicht erreicht werden, oder sie können selbst beschädigt oder zerstört sein, sodass Elemente der Versorgung in der internen Systemstruktur der Versorgungsketten beeinträchtigt sind, aber auch Störungen an den Ausgängen der Versorgungsketten entstehen.

Die kritische Bedeutung der Versorgungsketten der Logistik korrespondiert damit, dass sie selbst mit geschätzten 11 % (Landener, 2025) eine der weltweit bedeutendsten Emittenten von Treibhausgasen darstellen und, da der Dieselmotor immer noch die überwiegende Antriebsart ist, auch in einem erheblichen Maße an der Emission von Stickoxiden und Mikropartikeln teilhaben. Allerdings konnte bei Letzteren durch technische Verbesserungen in den letzten 20 Jahren eine deutliche Reduktion um wenigstens

90 % pro gefahrenem Kilometer erreicht werden (Umweltbundesamt, 2025). Verbesserungen im Kraftstoffverbrauch wurden durch die deutlich höhere Kilometerleistung maximal überkompensiert. Zu den vorgenannten Faktoren sind noch die Emissionen und der Ressourcenverbrauch für den Bau von Transportwegen, deren Instandsetzung/-haltung und Unterhalt hinzuzurechnen.

Die Logistik steht also mitten im Zentrum des Klimawandels als wesentlicher Verursacher, aber auch als gesellschaftlich kritisches System, das in Bezug auf die Vulnerabilität gegenüber Klimaereignissen vor großen Herausforderungen steht, sodass Klimaschutz (Mitigation) und Klimaanpassung (Adaption) als gleichgewichtige Zukunftsaufgabe zur Transformation der Prozesse innerhalb des Systems zu gelten haben.

Die auf Optimierung ausgelegte lokalisierte Wirtschaft hat dazu geführt, dass, um regional vorhandene korporative Kostenvorteile auszunutzen, die Güterproduktion auch von hochwertigen Produkten weltweit verteilt ist (Meng et al., 2009). Die Versorgungsketten sind damit existenziell von Bedeutung, um die Produktion eines Gutes zu gewährleisten. Die Folge ist eine Vielzahl global verteilter Produktionsstätten und Lager, d. h. eine Vielzahl von Zugängen und Abgängen in die Versorgungsketten. Mit Blick auf die dadurch steigende Komplexität werden Versorgungsketten nicht nur in Hinsicht auf Klimaereignisse angreifbar und damit vulnerabler. Dies gilt am Ende auch für die Versorgung der Endkund:innen/Verbraucher:innen. Die Entscheidung, wo und in welcher regionalen Dichte Einrichtungen zur Versorgung der Endkund:innen geschaffen werden, ist zunächst von ökonomischen Kriterien geprägt, muss zunehmend aber auch von der Exposition gegenüber katastrophalen Klimaereignissen unter Beachtung der nationalen und regionalen Versorgungssicherheiten bedacht werden (Çevik, 2024; Dasaklis & Pappis, 2013). Dies ist auch insofern von Bedeutung, als auf eine kurzfristige Überbrückung von Versorgungsengpässen gerichtete individuelle, private Vorratshaltung bei einer Vielzahl von extremen Klimaereignissen untauglich ist, da diese häufig mit Zerstörungen von Wohneinheiten verbunden sind, sodass die private Vorratshaltung ebenfalls vernichtet ist.

Das Ziel ist also, die Versorgungsketten angesichts der veränderten Umweltfaktoren funktionell zu halten und damit die Güterversorgung insbesondere mit grundlegenden und existenziellen Versorgungsgütern, Lebensmitteln, aber auch Medikalprodukten und Pharmazeutika jederzeit zu gewährleisten. Dabei ist, wie grundsätzlich bei allen Planungen zur Klimaanpassung, die Einschätzung der Vulnerabilität der Versorgungsketten sowie des Risikos des Eintritts der schädigenden Ereignisse von grundlegender Bedeutung (McKinnon, 2024). Da wir es bei der Logistik mit einem gemischtwirtschaftlichen System zu tun haben, also aus einem überwiegend privatwirtschaftlich organisierten Element der Transportwirtschaft und einer in der Regel öffentlich verantworteten oder öffentlich lizenzierten Anbieterstruktur der Verkehrsinfrastruktur, bedarf es für die Planung und Umsetzung von Maßnahmen zur Klimaanpassung und zur Reaktion auf Klimaereignisse einer integrativen Vorgehensweise, um eine gemeinsame Verständigung über Vulnerabilität gegenüber den wahrscheinlichen Klimarisiken zu erreichen. Zudem besteht die Problematik, dass die Versorgungssicherheit aufgrund der Vulnerabilität von sowohl globalen als auch regionalen

Versorgungsketten beeinträchtigt werden kann. Die Einschätzung von Vulnerabilität und daraus resultierenden Maßnahmen zur Klimaanpassung sind damit auch unterschiedlichen nationalstaatlichen Regelungsbereichen sowie politischen und kulturellen Einschätzungen über den Klimawandel und seinen Auswirkungen unterworfen. Da wundert es kaum, dass ein konkretes Framework zur Einschätzung von Vulnerabilität und Risiko gegenüber Klimaereignissen bis heute nicht grundlegend etabliert ist. Im Folgenden soll daher nur auf grundlegende Aspekte zur Einschätzung von Risiken der Versorgungsketten eingegangen werden: Vulnerabilität und Risiken…

1. auf der Aufnahmeseite: z. B. Produzenten können nicht liefern, Lagerhäuser sind zerstört oder Waren verlieren durch klimatische Beeinflussung an Qualität;
2. während des Transports: z. B. wetterbedingte Verzögerungen oder Stockungen (etwa weil schnelle und/oder schnelle und wirtschaftlich günstige Verkehrswege aufgrund von Klimaereignissen akut kurz- bis mittelfristig nicht verfügbar sind), klimabedingte Schädigungen von Transportmedien oder klimabedingte Beeinträchtigung der Mitarbeitenden in der Transportlogistik;
3. auf der Ausgangsseite: z. B. Lagerhäuser sind nicht zugänglich oder zerstört, Übergabe von Gütern an Häfen, Bahnhöfen oder Flughäfen sind nicht möglich bzw. Einrichtungen sind zerstört;
4. auf der Infrastrukturseite: z B. Straßen sind unterspült, Straßenbeläge sind nicht hitzekompatibel, Schieneninfrastruktur ist klimaereignisbedingt beschädigt bzw. teilweise zerstört, oder Klimaereignisse lassen eine Nutzung von Verkehrsinfrastruktureinrichtungen nicht zu;
5. auf der Endkundenseite: z. B. Regionen sind nicht zugänglich oder Distribution zum Endkunden ist nicht möglich.

Konsequenterweise lassen sich Widersprüche in den unterschiedlichen Elementen der Versorgungsketten vermuten, die aber schwierig zu reflektieren sind. Da ist zum einen die betriebswirtschaftliche Perspektive auf Klimavulnerabilität in Hinsicht auf Rentabilität durch die Logistikunternehmen, die nicht immer deckungsgleich ist mit einer gemeinwohlorientierten Perspektive auf Klimavulnerabilität mit Bezug auf das Thema Versorgungssicherheit. Dass die Verkehrsinfrastruktur zudem eine geteilte nicht auf die Nutzung des öffentlichen und privaten Personenverkehrs ist, welche im Krisenfall zusätzliche Anforderungen bewältigen muss, ist eine zusätzliche Erschwernis bei der Einschätzung von Maßnahmen zur Begegnung und Bewältigung von Klimaereignissen.

5 Vulnerable Menschen in vulnerablen Systemen: das Gesundheitssystem im Klimawandel

Das Gesundheitssystem hat in der Klimakrise eine herausragende Bedeutung, da es bei Klimaereignissen besondere Aufgaben in Hinsicht auf die Bewältigung der Auswirkungen auf die menschliche Gesundheit zu erfüllen hat.

Das Gesundheitssystem ist ein soziales System, das die Aufgabe der Sicherung von Gesundheit, vor allem aber der Versorgung von Menschen mit akuten und dauerhaften chronischen Einschränkungen zum Gegenstand hat (Funktionalität). Als soziales System isteine Vielzahl von Organisationen sowie Personen an dieser Aufgabe beteiligt. Dies können auch stärker in sich selbst bezogene, funktionell verselbständigte Subsysteme sein, häufig auch als Sektoren bezeichnet, die Teilaufgaben und Teilfunktionen des Gesundheitssystems übernehmen (Thiemeyer, 1981).

Grundsätzlich ist das Gesundheitssystem sowohl sektoral als auch funktionell gegliedert (Fiedler, 2024). Funktionell wird in die Aufgaben der Langzeitversorgung, der Akutversorgung sowie der Rehabilitation und der Prävention unterschieden. Als Sektoren werden üblicherweise die stationäre, ambulante, teilstationäre, schließlich häusliche Versorgung definiert. Eine andere Perspektive auf Elemente, Einrichtungen und Teilsysteme ist der Blick auf das sogenannte Versorgungssetting, das sowohl funktionelle als auch institutionelle Eigenschaften der Versorgung betrifft, wie etwa das Setting der Intensivstation.

Die Sektoren des Gesundheitssystems beinhalten für sich Aufgaben und Funktionen, aber sie sind auch mit anderen Sektoren funktional verbunden. Dadurch entsteht eine hohe Komplexität, etwa bei chronisch kranken Menschen, die auf eine größere Zahl von Systemelementen zugreifen müssen, um eine adäquate Versorgung im Rahmen ihrer Erkrankungssituation erhalten zu können. Diese Komplexität und die damit verbundene Verknüpfung der Elemente untereinander bedingt, dass sich grundlegende Veränderungen einzelner Elemente oder in einzelnen Sektoren oder Settings auch auf andere Elemente/Sektoren/Settings im Gesundheitssystem auswirken.

Das Gesundheitssystem ist zudem mit anderen, vor allem gesellschaftlichen Systemen verbunden oder in diese eingebunden. Diese besitzen für das Gesundheitssystem als Ganzes oder für einzelne Elemente oder Sektoren Relevanz, bzw. gesellschaftliche Systeme sind funktionell auf das Gesundheitssystem angewiesen. Dazu gehören auf der einen Seite das Verkehrssystem oder die Energieversorgung oder andere Infrastruktureinrichtungen. Auf der anderen Seite erbringt das Gesundheitssystem Leistungen für die Funktionalität des Arbeitsmarktes, für die Befähigung zur Teilhabe an gesellschaftlichen Institutionen usw. Die Gesamtfunktionalität des Gesundheitssystems resultiert also aus diesem Zusammenspiel unterschiedlicher Sektoren und Funktionsbereiche innerhalb und den Bezügen und Schnittstellen zu weiteren gesellschaftlichen Systemen außerhalb des Gesundheitssystems.

Das Gesundheitssystem ist damit in mehrfacher Hinsicht sowohl bei der Klimaanpassung als auch beim Klimaschutz gefordert. Zum einen ist es selbst Emittent von Treibhausgasen. Eine Studie im Auftrag des Bundesministeriums für Gesundheit aus dem Jahr 2022 ermittelte für das Jahr 2019 einen CO_2-Fußabdruck in Höhe von 6 % der gesamten bundesdeutschen Treibhausgasemissionen (Pichler, o. J.). Zum anderen ist es selbst vulnerabel gegenüber Klimaereignissen und erhält gleichzeitig durch den Klimawandel und seine Folgen zusätzliche gravierende Aufgaben, die es allgemein, im Vorfeld von Klimaereignissen und ereignisbezogen zu erfüllen hat.

Während extremer Klimaereignisse muss das Gesundheitssystem für Menschen, die kontinuierlich auf gesundheitliche Leistungen angewiesen sind, weiterhin leistungsfähig bleiben. Zudem sind Personen, die aufgrund akuter Krankheitsereignisse mit potenziellen schwerwiegenden Risiken in Hinsicht auf die Krankheitsfolgen belastet sind, auch während eines Klimaereignisses adäquat zu versorgen. Schließlich sind die durch das Klimaereignis selbst entstehenden gesundheitlichen Auswirkungen auf die Bevölkerung, insbesondere für vulnerable soziale Gruppen und Personen in der vom Klimaereignis betroffenen Region, als zusätzliche akute Anforderungen an das Gesundheitssystem zu bewältigen (Hess et al., 2009).

Diese besondere Bedeutung des Gesundheitssystems in der Klimakrise macht es wichtig, die Vulnerabilität des Gesundheitssystems im Rahmen eines Risikomanagements in ihren unterschiedlichen Elementen – Subsystemen – Settings vertiefend zu analysieren (Behrens et al., 2022). Abb. 2 zeigt einen thematischen Überblick über die Aspekte gesundheitssystemischer Vulnerabilität, die ergänzt wird um die Ebene der Regionalität, d. h. um die räumliche Gliederung des Gesundheitssystems, die üblicherweise im Verständnis einer Gesundheitsregion auch als Planungsgrundlage für die Gesundheitsplanung gilt (Nüsken & Busse, 2011).

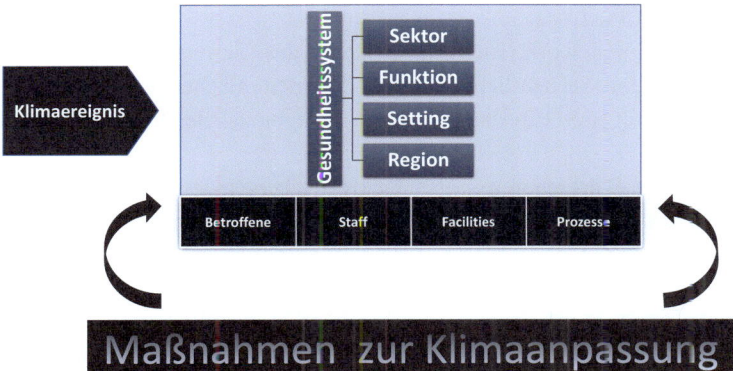

Abb. 2 Grundlegende Aspekte der Einschätzung von Vulnerabilität im Gesundheitssystem. (Eigene Darstellung)

Das Assessment zur Einschätzung der Vulnerabilität des Gesundheitssystems gegenüber Klimaereignissen muss immer auf ein in Art und Weise und der Schwere des Eintritts zu definierendes sowie in Hinsicht auf das Eintrittsrisiko einschätzbares Ereignis hin erfolgen. Auch mit Blick auf die Handhabbarkeit sowie den in Hinsicht auf die Ergebnisse des Essens handelnden kann sowohl ein sektorales Assessment, mit Blick auf das zu bewertende Klimaereignis funktionales Assessment vorgenommen werden. So sind etwa stationäre Akuteinrichtungen, also vor allem Krankenhäuser, bei unterschiedlichen Klimaereignissen von besonderer systemischer Bedeutung, sodass die Einschätzung von Vulnerabilität hohe Priorität besitzen sollte (Mashallahi et al., 2022). Zudem stellt die stationäre Akutversorgung für viele Gesundheitsregionen eine zentrale Ankerinstitution dar, da sie sowohl die akutstationäre als auch in Hinsicht auf diagnostische und spezialisierte ambulante Leistungen eine herausragende Funktion besitzen, was Akutkrankenhäuser häufig zu den in der Region und darüber hinaus am stärksten im Gesundheitssystem vernetzten Einrichtungen macht.

Eine andere mögliche Perspektive auf die Einschätzung von Vulnerabilität ist der Blick auf Versorgungsprozesse als solche, der sich häufig mit dem Settingbegriff als dem funktionalen Ort der Leistungserbringung verbindet, also etwa das Setting der häuslichen Versorgung, das Setting der Intensivstation, das stationäre Setting in der Akut- oder Langzeitversorgung. Dabei kann auch der Blick auf den Anlass des Zugangs auf Gesundheitseinrichtungen in Versorgungssektoren konkreter betrachtet werden, insbesondere mit Bezug auf eine spezifiziertes Klimaereignis.

Vulnerabel sind vor allen Dingen die Elemente des Gesundheitssystems, wobei zuerst die Betroffenen (Pflegebedürftige, Patient:innen usw.) und ihre personenbezogenen Eigenschaften in Hinsicht auf die Vulnerabilität gegenüber Klimaereignissen zu nennen sind. Im Weiteren sind es die Gesundheitsfachkräfte und sonstige an der Versorgung beteiligte Berufe und Professionen, also die Workforce, die Facilities, also die Gebäude und technischen Hilfsmitteln zu erbringen eine Gesundheitsleistung sowie schließlich die leistungsbezogenen Prozesse.

Dieses grobe Framework soll am Beispiel des Settings der zentralen stationären Notfallversorgung verdeutlicht werden. In einem flächendeckenden katastrophalen Klimaereignis ist folgende Einschätzung von settingbezogener Vulnerabilität denkbar:

1. Klimaereignis = Starkregen mit großflächiger Überschwemmung.
2. Die stationären Notfallambulanzen befinden sich nicht in einem von Überschwemmungen bedrohten Gebiet.
3. Der Hochwasserschutz der akutstationären Einrichtungen in der Gesundheitsregion ist gewährleistet.
4. Ereignisbezogen ist mit einem Stromausfall von mehreren Stunden zu rechnen. Notstromaggregate sind vorhanden und in besonderem Maße geschützt.
5. Die Zugänglichkeit über den Landweg führt im hohen Maße über Gebiete, die überschwemmungsgefährdet sind, sodass die Versorgung von Notfallpatient:innen

nur eingeschränkt gewährleistet ist. Gegebenenfalls sind in die Analyse weitere Notfallambulanzen einzuziehen.
6. Das Personal der Notfallambulanzen ist für das Klimaereignis geschult.
7. Das Personal der Notfallambulanzen kann während des Klimaereignisses die Einrichtung nicht sicher erreichen. Ein Alarmierungsplan, um rechtzeitig und ausreichend Personal für das Klimaereignis vorzubereiten, existiert in den Einrichtungen.
8. Die Zahl kritischer Patient:innen wird durch das Klimaereignis zunehmen. Ein Konzept zur Entlassung oder unkritischen Verlegung von Patient:innen in andere Einrichtungen (Triage) ist erarbeitet und im Rahmen des Alarmierungskonzepts den Mitarbeitenden bekannt.

Tatsächlich hat zwar die Diskussion zur systemischen Klimavulnerabilität an Intensität zugenommen. Ein durchgängiges, systematisches, das jeweilige Setting berücksichtigendes Assessment ist aber in der Praxis nicht etabliert. Dies ist aber notwendig, um für vulnerable und situativ Betroffene im Ereignisfall die Versorgung sicherzustellen. Je häufiger Klimaereignisse stattfinden, desto eher ist es notwendig, Einschätzungen über die Gefährdung durch Klimaereignisse in einer Gesundheitsregion vorzunehmen. Wenn etwa Pflegeeinrichtungen in einem gefährdeten Gebiet im Vorfeld eines potenziellen Klimaereignisses evakuiert werden können, kann dies, wie die Geschehnisse im Ahrtal 2021 zeigen (SWR aktuell, 2023), Leben retten. Für Menschen, die gerade in Krisensituationen nur eingeschränkt selbsthilfefähig sind, ist es bedeutsam, sicherzustellen, dass auch in einer Krisensituation, wie einem extremen Klimaereignis, die häusliche Versorgung weiterhin gesichert ist. Dies zeigt zugleich, dass isolierte Lösungen bei flächendeckenden Ereignissen nicht ausreichen. Notwendige Maßnahmen, um für das regionale Gesundheitssystem Klimaresistenz und -resilienz im Vorfeld eines Klimaereignisses sicherzustellen, stellt immer auch ein Zusammenspiel von Maßnahmen innerhalb des Gesundheitssystems und von Maßnahmen an den Schnittstellen, insbesondere mit Blick auf kritische Infrastruktur, dar.

Die Einschätzung der Vulnerabilität von anthropogenen Systemen ist von besonderer Komplexität, nicht nur mit Blick auf ihre Offenheit gegenüber anderen externen Einflüssen, sondern auch aufgrund der Frage nach den verantwortlichen Akteur:innen, die aus den Einschätzungen der Klimavulnerabilität Maßnahmen zur Klimaanpassung in einem System veranlassen. Gerade für ein kritisches System, wie das Gesundheitssystem eines ist, bleibt diese Frage zunächst unbeantwortet. Dies hat nicht nur in Deutschland damit zu tun, dass etwa Kommunen oder Regionen weder rechtliche noch faktische Handlungskompetenz im Gesundheitsbereich besitzen, sofern man die allgemeine Zuständigkeit für den Katastrophenschutz (Wissenschaftliche Dienste des Deutschen Bundestags, 2022) nicht grundsätzlich auf gesundheitssystemische Fragen der Einschätzung von Klimavulnerabilität und der Durchsetzung von Klimaanpassungsmaßnahmen erweitert. Im Status quo bleiben damit die Leistungserbringer, die Einrichtungsträger, bisweilen auch die privaten Haushalte mit ihren unterschiedlichen Vulnerabilitäten gefordert, sich einerseits auf

Klimaereignisse angemessen vorzubereiten, aber auch eine systemische Koordination zu verlangen.

Literatur

Arnold, R. D., & Wade, J. P. (2015). A Definition of Systems Thinking: A Systems Approach. *Procedia Computer Science, 44*, 669–678. https://doi.org/10.1016/j.procs.2015.03.050

Auerbach, M., Herrmann, C., & Krieger, B. (2012). Adaptation of the Road Infrastructure to Climate Change. In Bundesministerium für Verkehr, Bau und Stadtentwicklung (Hrsg.), *KLIWAS – impacts of climate change on waterways and navigation in Germany: Conference proceedings, second status conference, 25 and 26 October 2011* (S. 48–54). Bundesministerium für Verkehr Bau- und Stadtentwicklung. https://henry.baw.de/server/api/core/bitstreams/4a1313b1-d116-4d03-8edd-a2fc209aa0b3/content#page=51

Behrens, D. A., Rauner, M. S., & Sommersguter-Reichmann, M. (2022). Why Resilience in Health Care Systems is More than Coping with Disasters: Implications for Health Care Policy. *Schmalenbachs Zeitschrift fur betriebswirtschaftliche Forschung = Schmalenbach journal of business research, 74*(4), 465–495. https://doi.org/10.1007/s41471-022-00132-0

Çevik, V. A. (2024). Impacts of Climate Change on Logistics and Supply Chains. *Afet ve Risk Dergisi, 7*(2), 368–391. https://doi.org/10.35341/afet.1361151

Chick, V. (2004). On Open Systems. *Brazilian Journal of Political Economy, 24*(1), 3–17. https://doi.org/10.1590/0101-31572004-1638

Chowdhury, P., Paul, S. K., Kaisar, S. & Moktadir, M. A. (2021). COVID-19 pandemic related supply chain studies: A systematic review. *Transportation research. Part E, Logistics and transportation review, 148*, 102271. https://doi.org/10.1016/j.tre.2021.102271

Cohen, I. R., & Harel, D. (2007). Explaining a complex living system: Dynamics, multi-scaling and emergence. *Journal of the Royal Society, Interface, 4*(13), 175–182. https://doi.org/10.1098/rsif.2006.0173

Cooper, R. (2023). On closed and open systems *ephemerajournal, 23*(2), 37–54. https://epherajournal.org/sites/default/files/2024-04/23.3%20Cooper%20Closed%20and%20open%20systems.pdf

Dasaklis, T. K., & Pappis, C. P. (2013). Supply chain management in view of climate change: An overview of possible impacts and the road ahead. *Journal of Industrial Engineering and Management, 6*(4). https://doi.org/10.3926/jiem.883

de Abreu, V. H. S., Santos, A. S., & Monteiro, T. G. M. (2022). Climate Change Impacts on the Road Transport Infrastructure: A Systematic Review on Adaptation Measures. *Sustainability, 14*(14), 8864. https://doi.org/10.3390/su14148864

Erk, C. (2016). *Was ist ein System? Eine Einführung in den klassischen Systembegriff*. Red guide. LIT.

Fiedler, M. (2024). Gegliederte Versorgung: Prävention – Kuration – Rehabilitation – Langzeitversorgung. In D. Schmitz, M. Fiedler, H. Becker, S. Hatebur, & J.-H. Ortloff (Hrsg.), *Chronic Care – Wissenschaft und Praxis* (S. 245–252). Springer.

Herder-Dorneich, P. (1986). *Theorie der sozialen Steuerung, die Theorie der Scheine* (1. Aufl.). Nomos-Verl.-Ges.

Hess, J. J., Heilpern, K. L., Davis, T. E., & Frumkin, H. (2009). Climate change and emergency medicine: Impacts and opportunities. *Academic emergency medicine : Official journal of the Society for Academic Emergency Medicine, 16*(8), 782–794. https://doi.org/10.1111/j.1553-2712.2009.00469.x

Kang, J.-N., Wei, Y.-M., Liu, L.-C., Han, R., Yu, B.-Y., & Wang, J.-W. (2020). Energy systems for climate change mitigation: A systematic review. *Applied Energy, 263*, 114602. https://doi.org/10.1016/j.apenergy.2020.114602

Kupferman, O., P. Madhusudan, P., Thiagarajan, P. S., & Vardi, M. Y. (2000). Open Systems in Reactive Environments: Control and Synthesis. In C. Palamidessi (Hrsg.), *Lecture notes in computer science: Bd. 1877. Concurrency theory: 11th international conference, University Park, PA, USA, August 22 – 25, 2000 ; proceedings.* Springer.

Landener, T. (2025). *Nachhaltigkeit und Logistik – Der CO2-Anteil der Logistik.* https://www.even-logistics.com/blog/nachhaltigkeit-und-logistik-der-co2-anteil-der-logistik

Malerba, F. (2004). *Sectoral systems of innovation: Concepts, issues and analyses of six major sectors in Europe* [Nachdr.]. Cambridge Univ. Pr.

Malik. (2002). *Komplexität – was ist das? Modewort oder mehr?* [Kybernetisches Führungswissen – Control of High Variety-Systems]. https://www.kybernetik.ch/dwn/Komplexitaet.pdf

Mashallahi, A., Ardalan, A., Nejati, A., & Ostadtaghizadeh, A. (2022). Climate adaptive hospital: A systematic review of determinants and actions. *Journal of Environmental Health Science & Engineering, 20*(2), 983–1013 https://doi.org/10.1007/s40201-022-00810-5

McKinnon, A. C. (2024). Logistics and climate: An assessment of logistics' multiple roles in the climate crisis. *International Journal of Logistics Research and Applications, 27*(12), 2556–2570. https://doi.org/10.1080/13675567.2024.2367534

Meng, Q., Huang, Y., & Cheu, R. L. (2009). Competitive facility location on decentralized supply chains. *European Journal of Operational Research, 196*(2), 487–499. https://doi.org/10.1016/j.ejor.2008.03.030

Nüsken, J. & Busse, R. (2011). *Ansatzpunkte und Kriterien der Bedarfsplanung in anderen Gesundheitssystemen.* TU Berlin. https://www.bundesaerztekammer.de/fileadmin/user_upload/_old-files/downloads/Internationale-Bedarfsplanung.pdf

Pichler, P.-P. (o. J.). *Evidenzbasis Treibhausgasemissionen des deutschen Gesundheitswesens GermanHealthCFP.* https://www.bundesgesundheitsministerium.de/fileadmin/Dateien/5_Publikationen/Gesundheit/Berichte/GermanHealthCFP_Sachbericht.pdf

SWR aktuell. (2023, 23. Juni). *Noch ein Vermisster – Aktuelle Daten und Fakten: SWR-Datenanalyse zur Flutkatastrophe an der Ahr* [Pressemitteilung]. https://www.swr.de/swraktuell/rheinland-pfalz/flut-in-ahrweiler-so-gross-ist-der-schaden-104.html

Steiner, C. (2015). Mensch-Umwelt-Systeme in der Geographie: Zur metatheoretischen Möglichkeit einer grundlegenden Systemkompetenz. In I. Gryl, A. Schlottmann & D. Kanwischer (Hrsg.), *Praxis neue Kulturgeographie: Band 11. Mensch:Umwelt:System: Theoretische Grundlagen und praktische Beispiele für den Geographieunterricht* (S. 23–42). LIT.

Tabilo Alvarez, J., & Ramírez-Correa, P. (2023). A Brief Review of Systems, Cybernetics, and Complexity. *Complexity, 2023,* 1–22. https://doi.org/10.1155/2023/8205320

Tekkaya, E., Grodotzki, J., Müller, B., Gude, M. & Weck, D. (2024). Soziotechnische Systeme – Symbiose von Mensch & Maschine : Online-Content zum interaktiven Whitepaper KORESIL. In M. Gude (Hrsg.), *Komplexität beherrschen, Kreisläufe schließen: Soziotechnische Systeme für ressourceneffiziente Leichtbaustrukturen ; Das interaktive Whitepaper.* Technische Universität Dresden. https://doi.org/10.25368/2024.49

Thiemeyer, T. (1981). Gesundheitswesen I: Gesundheitspolitik. In W. Albers (Hrsg.), *Handwörterbuch der Wirtschaftswissenschaft: Zugleich Neuauflage des "Handwörterbuchs der Sozialwissenschaften" / hrsg. von Willi Albers. Finanzen bis Handelshemmnisse, nicht-tarifäre* (S. 576–591). Gustav Fischer.

Umweltbundesamt. (2025, 21. April). *Emissionen des Verkehrs.* Umweltbundesamt. https://www.umweltbundesamt.de/daten/verkehr/emissionen-des-verkehrs#verkehr-belastet-luft-und-klimaminderungsziele-der-bundesregierung

Wissenschaftliche Dienste des Deutschen Bundestags. (2022). *Katastrophenschutz in den Bundesländern: Struktur und Organisation* [Aktenzeichen: WD 3 – 3000 – 112/22]. Fachbereich: WD 3: Verfassung und Verwaltung. https://www.bundestag.de/resource/blob/916926/a4a75c813172c7ccdca7290c4c97dc82/WD-3-112-22-pdf-data.pdf

Resilienz und Vulnerabilitäten der Energieversorgung und deren Einfluss auf das Gesundheitswesen

Kris Schroven, Benjamin Lickert ⓘ, Till Martini ⓘ, Michael Gerold und Alexander Stolz ⓘ

Zusammenfassung

Das Stromnetz stellt die zentrale kritische Infrastruktur der modernen Gesellschaft dar. Viele weitere kritische Infrastrukturen sind, nicht zuletzt aufgrund der zunehmenden Elektrifizierung und Digitalisierung, mit ihm verwoben. Durch den Klimawandel und Maßnahmen der Energiewende steht das Stromnetz unter Anpassungsdruck, während seine Wichtigkeit weiter zunimmt. Störungen des Stromnetzes können insbesondere in der medizinischen Versorgung in zunehmendem Maße zu weitreichenden Ausfallkaskaden führen. Trotz partiell verfügbarer Notstromversorgung, sei es durch Generatoren oder Batterien, kann die medizinische Versorgung in Krankenhäusern, Arztpraxen und im Heimbetrieb bei dysfunktionaler Stromversorgung nur kurzfristig aufrechterhalten werden. Daher ist es essenziell, Verwundbarkeiten des Stromnetzes zu erkennen und zu quantifizieren. In diesem Kontext hat sich in den letzten Jahren der Ansatz des *Resilience Engineering* verbreitet, der in diesem Beitrag näher beleuchtet wird.

K. Schroven · B. Lickert · T. Martini · A. Stolz (✉)
Fraunhofer Institut für Kurzzeitdynamik, Ernst-Mach-Institut, EMI, Freiburg im Breisgau, Deutschland
E-Mail: Alexander.Stolz@emi.fraunhofer.de

M. Gerold
Fraunhofer-Institut für Optronik, Systemtechnik und Bildauswertung IOSB, IOSB-AST, Ilmenau, Deutschland

Ein geflügeltes Wort unter Ingenieur:innen und Wissenschaftler:innen besagt, dass Stromnetze die größten und komplexesten Maschinen repräsentieren, die die Menschheit je gebaut hat. So reicht das kontinentaleuropäische Verbundsystem, zu dem Deutschland gehört, von Portugal bis zur Ukraine und von Dänemark bis Marokko und besteht nicht nur aus den omnipräsenten Stromleitungen, sondern auch aus Umspannwerken, Energieerzeugungsanlagen, Leitwarten und vielem mehr. Der Stromtransport findet auf verschiedenen Spannungsebenen statt. Das Übertragungsnetz dient dem Transport über weite Strecken. Es operiert im Höchstspannungsbereich (bis zu 400 kV), um Übertragungsverluste zu minimieren. Dem steht das Verteilnetz gegenüber, das die Versorgung der Stromverbraucher auf lokaler Ebene übernimmt und in der Niederspannung bis Hochspannung operiert. Auf gesellschaftlicher Ebene stellt die Stromversorgung eine zentrale kritische Infrastruktur dar.

Zahlreiche andere kritische Infrastrukturen sind aufgrund ihrer Funktionsweisen und der zunehmenden Elektrifizierung mit dem Stromnetz verwoben. Eine Störung im Stromnetz kann nicht nur zu weiteren Komplikationen innerhalb dessen führen, sondern auch angrenzende Infrastrukturen beeinträchtigen. Kompressoren im Gasnetz und Pumpen der Wasserversorgung benötigen beispielsweise Strom, um den erforderlichen Druck aufrechtzuerhalten. Kommunikationsnetze, ob kabelgebunden oder mobil, benötigen Strom für die Signalübertragung und Datenverarbeitung. Ausgefallene Kommunikationsnetze können wiederum eine Rückkopplung der Störung zu den Stromnetzen erzeugen, sodass die Fernsteuerung von Anlagen wie Umspannwerken oder Schaltanlagen nicht mehr möglich ist. Zwar sind die Kommunikationsnetze in der Stromversorgung redundant ausgelegt, doch können zufällige Schäden oder gezielte Angriffe die Kommunikation dennoch stören. So wurden im Oktober 2022 bei einem versuchten Kupferkabeldiebstahl zwei zueinander redundante Lichtleiterkabel durchtrennt, was den Zugfunk der Deutschen Bahn in Norddeutschland stark beeinträchtigte. Die Ausbreitung von Störungen innerhalb einer Infrastruktur, die Ausweitung auf verbundene Infrastrukturen und die beschriebenen Rückkopplungen stellen Kaskadeneffekte dar. Die chaotische Natur dieser Kaskadeneffekte führt dazu, dass die Folgen von Störungen intuitiv oft schwer vorhersagbar sind. Ein lokaler oder großflächiger Stromausfall birgt ein hohes Risiko, Kaskadeneffekte auszulösen, die andere kritische Infrastrukturen, wie Telekommunikation, Wasser-/Gasnetze und nicht zuletzt auch die medizinische Versorgung massiv beeinträchtigen (Petermann et al., 2011). Unsere Gesellschaft als sozioökonomisches System ist daher hochgradig von einem funktionierenden Stromsystem abhängig.

Insbesondere die hochgradig dezentrale und arbeitsteilige Gesundheitsversorgung kann von kurz, mittel und lang andauernden Stromausfällen in verschiedener Schärfe beeinträchtigt werden. Trotz partiell verfügbarer Notstromversorgung ist die medizinische Versorgung in Krankenhäusern und Arztpraxen, ebenso wie medizinische Geräte und Technik im Heimbetrieb und in Laboren, auf eine funktionierende Stromversorgung angewiesen. Auch benötigen die Produktion und Logistik medizinischen Materials, insbesondere die ordnungsgemäße Lagerung von Medikamenten, eine dauerhafte Stromversorgung.

Die Gesundheitsversorgung ist zusätzlich von einer Vielzahl weiterer kritischer Infrastrukturen abhängig (siehe Kap. 26). Kommunikationsnetze ermöglichen den Austausch von Informationen und Notrufen, insbesondere die zeitkritische medizinische Notversorgung, während das Straßennetz den Zugang zu medizinischen Einrichtungen gewährleistet. Die Gasversorgung ist für die Wärmeversorgung und Dampferzeugung notwendig und die Wasserversorgung ist für fast die gesamte Infrastruktur der Gesundheitsversorgung von Krankenhäusern, Apotheken, Arztpraxen bis hin zur Medikamentenproduktion entscheidend. Während der Ausfall der Stromversorgung und der Kommunikationsnetze im Falle kurz andauernder Stromausfälle von wenigen Stunden durch gesetzlich vorgeschriebene Notstromaggregate (insbesondere in Krankenhäusern) und den Einbau von Batterien (medizinische Geräte) sowie redundante Kommunikationskanäle aufgefangen werden kann, erfordern Ausfälle der Gas- und Wasserversorgung schnelles Handeln. In solchen Fällen ist meist keine lokale Speicherung dieser Medien möglich, sodass Patient:innen möglicherweise evakuiert und in umliegende, funktionsfähige Gesundheitseinrichtungen verlegt werden müssen.

Je länger und flächendeckender ein Stromausfall ist, desto gravierender sind die Konsequenzen für die medizinische Versorgung. Die Notstromversorgung ist zeitlich begrenzt, die ordnungsgemäße Lagerung von Medikamenten kann schon nach einigen Stunden ohne Stromversorgung insbesondere in vielen Apotheken nicht mehr gewährleistet werden. Spätestens wenn die Notstromversorgung der Krankenhäuser, die Wasserversorgung und die Telekommunikation ausfallen, muss die medizinische Versorgung zwingend in umliegende Gebiete mit funktionierender Infrastruktur verlegt werden.

1 Definition der Resilienz des Stromversorgungssystems

Durch Maßnahmen wie die Energiewende oder die Verbreitung von Wärmepumpen und Elektrofahrzeugen ist die (europäische) Stromversorgung auf absehbare Zeit mit andauerndem strukturellem Umbau und sich fortwährend ändernden Anforderungen konfrontiert. Die sukzessive Dezentralisierung der Stromerzeugung, die voranschreitende Digitalisierung und die durch den Klimawandel zunehmende Frequenz und Stärke von Extremwetterereignissen stellen große Herausforderungen dar. Aufgrund seiner immensen Bedeutung als eine zentrale kritische Infrastruktur unserer Gesellschaft wird insbesondere im Falle des europäischen Übertragungsnetzes bereits ein großes Augenmerk auf Sicherheitskonzepte für eine zuverlässige Stromversorgung gelegt, die das Ziel haben, bekannte Risiken zu minimieren.

Zusätzlich hierzu hat sich in den letzten Jahren der neue Ansatz des *Resilience Engineering* verbreitet. Hierbei lässt man das *Dogma des reinen Schutzes* hinter sich und zielt auf einen Ansatz, der Vorsorge, Schutz und Erholung umfasst. Anstatt also vornehmlich auf die Reduzierung bekannter Risiken zu setzen, untersucht der Ansatz komplexe Systeme, wie das der Stromversorgung, ganzheitlich auf seine Fähigkeit, kurzfristige, schockartige Störungen und mittel- und langfristige Stressoren und Veränderungen zu bewältigen – Situationen also, die aufgrund der aktuellen klimatischen, ökonomischen und soziotechnischen Entwicklungen immer wahrscheinlicher werden.

Hierbei werden vermehrt die Verteilnetze in den Blick genommen, die mit der zunehmenden Bedeutung lokaler, erneuerbarer Energieerzeuger, zum Beispiel Photovoltaik (PV), an Bedeutung für eine verlässliche Stromversorgung gewinnen, jedoch nicht über die Sicherheitsstandards der Übertragungsnetze verfügen.

In der Literatur sind verschiedene Resilienzkonzepte für die Stromversorgung spezifiziert, die sich aus der allgemeinen Definition der Resilienz komplexer Systeme ableiten. Eine mögliche Zusammenfassung ist hierbei:

Ein resilientes Stromversorgungssystem besitzt die Fähigkeit, Störungen oder veränderte äußere Umstände soweit zu tolerieren, dass Ausmaß und Dauer einer Versorgungsverschlechterung insoweit begrenzt sind, dass kritische Funktionalitäten aufrechterhalten werden können und eine bezahlbare Energieversorgung dauerhaft bereitgestellt werden kann (CIRED working group and Pestana et al., 2018; Skea et al., 2011; Stanković et al., 2023).

1.1 Quantifizierung der Resilienz eines Systems

Um ein System resilient zu gestalten bzw. um eine Resilienzsteigerung für solche Systeme herbeiführen zu können, ist es elementar, die Resilienz eines Systems in eine quantifizierbare Größe überführen zu können (Thoma et al., 2016). Hierzu wird die Resilienz eines Systems häufig mithilfe einer Resilienzkurve beschrieben. Diese bildet einen festgelegten Indikator vor, während und nach der Störung des Systems zeitlich ab. Der Performanzindikator zur Erstellung der Resilienzkurve leitet sich aus den Kenngrößen der Systemresilienz ab. Diese wiederum basieren auf den Interessen des Akteurs, der die Resilienz des Systems bestimmen möchte. Solche *Stakeholder* sind neben Stromproduzenten und Netzbetreibern (mit vorwiegend ökonomischen Interessen) auch politische Institutionen wie z. B. Bund, Gemeinde- und Stadtverwaltungen (mit sozialen sowie ökonomischen Interessen). Mögliche Performanzindikatoren zur Bestimmung der Resilienz des Stromversorgungssystems sind:

- Anzahl aller versorgten Verbraucher relativ zur Gesamtzahl der zu versorgenden Verbraucher,
- bereitgestellte Energie relativ zu der Gesamtenergienachfrage.

In beiden Beispielen fehlen allerdings eine Berücksichtigung der Energiekosten und eine Gewichtung der *Relevanz* der verschiedenen Verbraucher. Die Nichtversorgung kritischer Infrastruktur, beispielsweise des Gesundheitssektors, kann über eine geeignete Gewichtung stärker berücksichtigt werden als nicht versorgte Privathaushalte. Zu berücksichtigen ist hier, dass die Stromversorgung aktuell *diskriminierungsfrei* organisiert werden muss – es darf keine Bevorzugung bestimmter Verbraucher stattfinden. Dies erschwert eine Überführung der angesprochenen Gewichtung in praktische Maßnahmen.

Unterliegt das untersuchte Stromsystem einer hinreichend schwerwiegenden Störung, bricht die Performanzkurve ein. Es werden beispielsweise nicht mehr alle Verbraucher versorgt. Das Einbrechen ist je nach Störung unterschiedlich tief und dauert unterschiedlich lang. Normiert ergibt die Fläche unter der Performanzkurve die Resilienz des Systems in Bezug auf die betrachtete Störung. Sind Daten vorhanden, kann mithilfe der Performanzkurve die Resilienz eines Systems hinsichtlich historischer Störungen nachträglich bestimmt werden. Allerdings ist es Ziel des *Resilience Engineering,* die Resilienz eines Systems aus den Systemeigenschaften abzuleiten und so über eine reine Risikoabschätzung bekannter Störungen hinauszugehen (Hollnagel et al., 2010). Mithilfe von Simulationen können Resilienzkurven für verschiedene bekannte und theoretisch auftretende Störungen vorhergesagt werden.

Darüber hinaus kann das System auf diverse Resilienzkriterien hin untersucht werden. Für eine belastbare Resilienzbewertung müssen diese Resilienzkriterien ganzheitlich für alle Komponenten des Systems bestimmt werden.

Ein resilientes soziotechnisches System durchläuft alle Phasen des Resilienzzyklus (Thoma et al., 2016). Bevor eine Störung auftritt, bereitet es sich auf Störungen vor und betreibt Vorsorge. Vor und während einer Störung schützt es die Systemkomponenten. Während der Störung reagiert es auf die Störung und limitiert so die Systemschäden. Anschließend wird eine schnelle Regeneration angestoßen. Nach der Störung lernt das System aus den Ereignissen und passt sich an die neuen Randbedingungen an.

Zusätzlich zeigt ein resilientes System folgende Eigenschaften, zusammengefasst als die *4 Rs* (basierend auf den englischen Begriffen robustness, redundancy, resourcefulness, rapidity):

- Robustheit,
- Redundanz,
- Einfallsreichtum,
- Schnelligkeit.

Ein System mit einer starken Ausprägung dieser Eigenschaften zeigt im Vergleich zu einem schwächeren System im Verlauf seiner Resilienzkurve eine langsamere Degradierung der Performanz, eine gesteigerte minimale Performanz und eine schnellere Performanzregeneration (siehe Abb. 1).

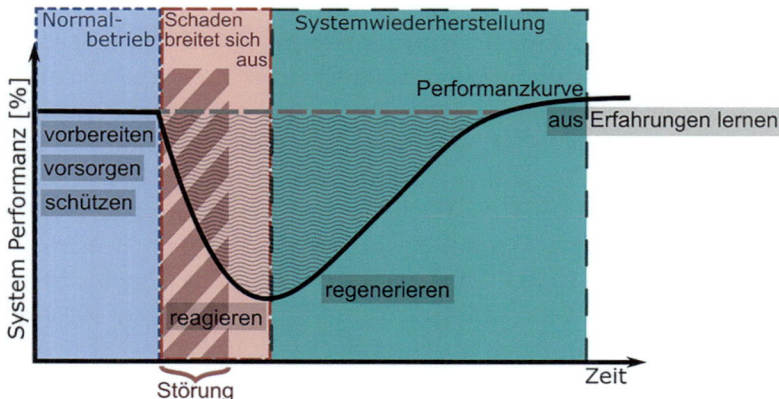

Abb. 1 Beispiel einer Performanzkurve. Eingezeichnet sind die Dauer der Störung und die Phasen des Resilienzzyklus. (Eigene Darstellung)

2 Aktuelle Resilienzmaßnahmen und -ansätze in der Stromversorgung

Gerade im Hinblick auf die unbedingte Vermeidung eines lang andauernden, großflächigen Blackouts sind Netzbetreiber und große Energieproduzenten an viele Vorschriften gebunden, die das Risiko eines Stromausfalls minimieren sollen.

Das *n-1-Prinzip* stellt hierbei die wohl prominenteste Vorschrift dar. Es besagt, dass ein intaktes Übertragungsnetz den Ausfall eines jeden Betriebsmittels, z. B. einer Stromleitung, ausfallfrei kompensieren können muss. Dies stellt Redundanzen in der Netzinfrastruktur sicher. In der Praxis erfordert dies schnelle, automatisierte Reaktionen bis in den Millisekundenbereich. Übertragungsnetzbetreiber untersuchen simulativ, ob ihr System *n-1-sicher* ist. Außerdem werden großflächige Stromausfälle und sogenannte „*system splits*" im Nachgang ausgewertet, um festzustellen, wo Fehlerquellen lagen, und um die Schlussfolgerungen in neue Vorschriften oder Maßnahmenforderungen an Netzbetreiber oder Produzenten überführen zu können.

Aktuelle Veränderungen in der Struktur und den Anforderungen an die Stromversorgung lassen jedoch andere Systemteile der Stromversorgung an Relevanz gewinnen. Darüber hinaus werden immer mehr Bereiche des täglichen Lebens elektrifiziert, sodass auch lokale, kürzere Stromausfälle zumindest ökonomisch stärkere Konsequenzen mit sich bringen.

2.1 Neue Randbedingungen und Anforderungen an die Stromversorgung

Das europäische Stromversorgungssystem durchläuft aktuell eine bedeutende Umstrukturierung. Zeitgleich ändern sich die Anforderungen an das System in verschiedener Hinsicht.

Aufgrund des Klimawandels werden Extremwetterereignisse immer häufiger und extremer. Dies umfasst Hitzewellen und extreme Trockenheit (teilursächlich für den massiven Ausfall von Kernkraftwerken in Frankreich 2022), starken Schneefall (Münsterländer Schneechaos 2005), Fluten, Waldbrände und Stürme, welche deutlich häufiger die Infrastruktur des Versorgungssystems gefährden und teils tagelange Stromausfälle auslösen. Um der Klimakrise zu begegnen, werden Maßnahmen zu einer drastischen Reduzierung der Kohlenstoffemissionen zunehmend angegangen. Folge ist ein kontinuierlicher Anstieg des Anteils erneuerbarer Energien an der Stromversorgung. Während große Kraftwerke (z. B. Kohle, Kernkraft), die derzeit wesentliche Beiträge zur Stabilität des Netzes leisten und direkt an das Übertragungsnetz angeschlossen sind, nach und nach wegfallen, wird die Stromproduktion zunehmend dezentraler und wandert teilweise in untere Netzebenen (z. B. Photovoltaik, Windkraft). Zusätzlich weisen breite Teile der hinzugewonnenen dezentralen Energieproduktion aufgrund ihrer Wetterabhängigkeit schlechter vorhersagbare Produktionskurven auf. Eine ausreichend planbare Energieproduktion ist jedoch notwendig, um Variationen in Energieproduktion und -verbrauch austarieren zu können und so eine Destabilisierung des Netzes zu verhindern. Hinzu kommt, dass durch die Verlagerung der Stromproduktion in das Versorgungsnetz dieses mehr Einfluss auf die Stabilität des Gesamtsystems gewinnt. Die derzeit auf diesen Netzebenen verbaute Technik ist für diese neue Netzanwendung oftmals nicht ausgelegt. Dies steigert die Unsicherheit bezüglich der Haltbarkeit einzelner Komponenten. Außerdem werden Echtzeitüberwachung und weitere Methoden zur Steigerung der Zuverlässigkeit in Verteilnetzen nicht im gleichen Maße eingesetzt, wie es im Übertragungsnetz der Fall ist.

Diese Entwicklungen machen es unabdingbar, die Digitalisierung der Stromversorgung weiter voranzutreiben. Neue Anlagen (z. B. digitale Umspannwerke und virtuelle Kraftwerke) setzen vermehrt auf digitale Operation. Auch verbraucherseitig verlässt man sich zunehmend auf digitale Hilfsmittel, etwa digital gesteuerte Wärmepumpen. Dies führt zu vielfältigen neuen Verwundbarkeiten und erfordert dringend entsprechende Maßnahmen. Digitale Komponenten müssen vor Cyberangriffen und anderen Bedrohungen geschützt werden. Verteilnetze müssen entsprechend ihrer steigenden Bedeutung für die Systemstabilität resilienter gestaltet werden. Wegfallende Stabilitätsgaranten im Netz müssen – angepasst an die neue Netzstruktur – hinreichend ersetzt werden. Die Netzinfrastruktur muss an die absehbar weiter steigende Frequenz und Heftigkeit von Extremwetterereignissen angepasst werden.

Allerdings liefern die beschriebenen Entwicklungen auch neue Möglichkeiten, die Resilienz des Stromversorgungssystems zu steigern. Die immer flächendeckendere Digitalisierung erlaubt eine bessere Echtzeitüberwachung und Informationsbereitstellung des Systems. Kleinere Störungen können schneller erkannt und korrigiert werden. Diese steigende Informationsdichte über das untersuchte System ist ein bedeutender Beitrag zur Resilienzsteigerung.

Eine dezentralisierte Stromversorgung reduziert die Abhängigkeit von einzelnen großen Produzenten. Dies eröffnet die Möglichkeit, lokale Netzeinheiten *(„micro grids")* zu schaffen, die unabhängig vom übergeordneten Netz in der Lage sind, sich zeitweise selbst zu versorgen.

2.2 Aktuelle Ansätze zur Verringerung der neuen Vulnerabilitäten und Nutzung der neuen Systemeigenschaften

In der *Roadmap Systemstabilität* (Bundesministerium für Wirtschaft und Klimaschutz, BMWK, 2023) wurden die wichtigsten Schritte hin zu einem sicheren und robusten Stromversorgungsbetrieb aufgezeigt. Sie sollen die oben beschriebenen Vulnerabilitäten durch die Systemumstrukturierung hin zu erneuerbarer, dezentraler Energieproduktion auflösen. Entlang dieser Roadmap beschäftigen sich diverse Projekte mit der Konkretisierung und ersten Umsetzung der aufgezeigten Schritte.

Begleitend wurde in den letzten Jahren der Ansatz des *Resilience Engineering* auf den Bereich der Stromversorgung übertragen. Hier werden soziale, organisatorische wie technische Aspekte der Energieversorgung auf Resilienzkriterien hin untersucht.

Organisatorische Aspekte beschäftigen sich unter anderem mit geeigneten Vorbereitungs- oder Reaktionsmaßnahmen im Falle einer Krise. Die Umsetzung von *Resilience-by-Design* kann insbesondere in der langfristigen Netzplanung angewendet werden.

Technische Aspekte behandeln unter anderem die physische Infrastruktur der Stromversorgung. Hier werden einzelne Komponenten der Infrastruktur individuell auf Resilienzkriterien hin untersucht. Zunehmend werden in diesem Kontext auch die Dezentralisierung der Stromversorgung, Stromspeicherung und Digitalisierung dahingehend untersucht, ob und wie lokale Versorgungsinseln möglich werden. Diese können im Fall eines größeren Stromausfalls eine lokale Stromversorgung über einen gewissen Zeitraum aufrechterhalten und steigern somit die Resilienzeigenschaften des Systems.

Möglichkeiten, die Informationsdichte, insbesondere bei Verteilnetzen, zu verbessern und den Datenaustausch mit dem Übertragungsnetz zu steigern, können organisatorischen sowie technischen Aspekten zugeordnet werden. Ein umfassendes Echtzeitmonitoring des Stromversorgungssystems ermöglicht zudem vorsorgliche Handlungsoptionen, um Störungen zu vermeiden oder die Auswirkungen zu reduzieren.

Soziale Aspekte beschäftigen sich mit den Konsequenzen eines Stromausfalls auf die betroffene Bevölkerung. In den Abschnitten 5 und 6 werden zwei Ansätze vorgestellt, wie die Resilienz des Stromversorgungssystems auf Resilienzkriterien hin untersucht und seine Performanz verbessert werden kann.

3 Messung der Resilienz eines Stromversorgungssystems

Wie im vorherigen Abschnitt beschrieben, werden verschiedene Teile der Stromversorgung individuell auf verschiedene Resilienzkriterien hin überprüft. Um eine Abschätzung der aktuellen Resilienz des (beispielsweise eigenen, lokalen) Stromversorgungssystems vornehmen zu können, müssen diese Erkenntnisse zusammengetragen, gewichtet und anhand aller Resilienzkriterien bewertet werden.

Für die Stromversorgung wurden mehrere *Key Performance Indicators* (KPIs) ausgearbeitet, an deren Verlauf sich ein hinreichendes Gesamtbild für die Resilienz des betrachteten Stromversorgungssystems erschließen lässt. Diese KPIs umfassen:

KPI 1. Risikobewertung externer Bedrohungen

Dieser KPI beschreibt das Risiko für Störungen mit externem Auslöser, von Extremwetter, über Versagen von Komponenten der physischen Infrastruktur bis hin zu Cyber- oder physischen Angriffen. Je nach Definition des betrachteten Stromversorgungssystems (z. B. die lokale Energieversorgung einer Gemeinde) sollte hier das Risiko eines Verlustes der Verbindung zum übergeordneten Netz berücksichtigt werden. Wettervorhersagen, Kenntnisse zur Fragilität der physischen Systemkomponenten gegenüber verschiedensten Bedrohungsarten sowie Kenntnisse über angekoppelte Systeme (wie das übergeordnete Netz) müssen hier verarbeitet werden. Darüber hinaus sind Simulationen des Systemverhaltens unter bestimmten Bedingungen hilfreich, um die Bedrohungen zu gewichten.

KPI 2. Systemstress

Dieser KPI beschreibt den Stress, dem das System derzeit ausgesetzt ist. Ein gestresstes System (z. B. durch Personalmangel oder weil kaum Redundanzen existieren) ist im Fall einer Störung stärker betroffen als ein ungestresstes. Das Absinken der Resilienzkurve wird bei einer Störung ausgeprägter sein, da die Auswirkungen der Störung schlechter abgefangen werden können. Auch die Wiederherstellung der Systemperformanz dauert länger. Vorteilhaft ist hier eine Systemanalyse bezüglich verschiedener Systemkomponentenfehler, um Schwachstellen des Systems zu identifizieren. Diese Analyse beschränkt sich nicht nur auf technische Komponenten, sondern umfasst auch organisatorische (Krisenmanagement, verfügbares Personal und Material für Reparaturen und Gegenmaßnahmen) und wirtschaftliche Aspekte.

In rein technischer Hinsicht drückt sich ein gestresstes Stromnetz auch durch Instabilitäten in den Netzparametern inklusive mangelnder Flexibilität in der Erzeugung aus. Diese Parameter werden auf Übertragungsnetzebene in Echtzeit gemonitort, um eine schnelle Reaktion zu ermöglichen.

KPI 3. Systemflexibilität

Dieser KPI bildet das Adaptionsvermögen des Systems ab. Systeme mit hoher Flexibilität können schnell auf unerwartete Störungen reagieren und so ihre Auswirkungen verringern. Außerdem beschleunigt sich die Wiederherstellung der Systemperformanz, da das System mehrere Optionen hat, um auf die Situation zu reagieren. Ein Beispiel ist die Fähigkeit lokaler Teile des Netzes, sich zeitweise selbst zu versorgen. Im Fall von Störungen in der Netzinfrastruktur erlaubt ein umfassender Netzausbau mehr Möglichkeiten, die Versorgung von Netzgebieten kurzfristig umzustellen. Hierzu ist ein hoher, stets aktueller Informationsgrad bezüglich der Stromnetzsituation nötig sowie eine umfassende Kenntnis über die möglichen Maßnahmen zur Verbesserung derselben.

4 Ganzheitliches Resilienzmonitoring für ein Stromversorgungssystem

Aktuelle Informationen über den Systemzustand sind grundlegend für *Resilience Engineering*. Nur bei ausreichender Verfügbarkeit können die Systemresilienz hinreichend bestimmt und Maßnahmen zu ihrer Steigerung untersucht werden. Hier bieten sich unter anderem *Digitaler-Zwilling*-Simulationen (engl. „digital twin") an, mit denen verschiedene Störungsszenarien und mögliche Reaktionen durchgespielt und die zugehörige Resilienzkurve oder KPIs berechnet werden können. Dies spielt auch für die Netzplanung eine entscheidende Rolle. Basierend auf der aktuellen Netzstruktur können mithilfe von Simulationstools (Banerjee et al., 2023) mögliche Ausbauoptionen in Hinblick auf den erwarteten Energiebedarf und relevante Erzeuger identifiziert werden, die gegenüber Störungen weniger vulnerabel sind.

Ein naheliegendes Ziel ist darüber hinaus ein Echtzeitresilienzmonitoring des Stromversorgungssystems. Insbesondere im Fall von Übertragungsnetzen wird dies teilweise bereits umgesetzt. Mit *Dynamic-Security-Assessment-Tools* werden dynamische Simulationen basierend auf Echtzeitdaten durchgeführt, um verschiedene Störungsszenarien durchzuspielen und die resultierende Netzstabilität, insbesondere die Frequenzstabilität, zu analysieren.

Für lokale Stromversorgungssysteme auf der Ebene der Verteilnetze, z. B. in einer Stadt oder einer Gemeinde, kann ebenfalls ein ganzheitliches Resilienzmonitoring angestrebt werden. Das angebundene Übertragungsnetz wird in diesem Fall als angeschlossenes System verstanden, dem ein Störungsrisiko mit externem Auslöser zugeordnet wird.

Wie oben beschrieben, werden die drei KPIs zur externen Risikobewertung, zum Systemstress und zur Flexibilität mithilfe der verfügbaren Systeminformationen definiert und in Echtzeit bestimmt. Je nach Resilienzdefinition ist eine Abschätzung der Konsequenzen abhängiger kritischer Infrastruktur erforderlich. Mögliche Herangehensweisen werden im Folgenden vorgestellt.

Inwieweit bei einem Echtzeitresilienzmonitoring für Verteilnetze das Potenzial, mithilfe eigener, dezentraler Stromerzeugung (DER) und Speicherkapazitäten zeitweise eine unabhängige Stromversorgung aufrechtzuerhalten, die Performanz der KPIs steigert, wurde von Ungerland et al. (2023) gezeigt.

Weist etwa KPI 1 (Risiko externer Störungen) auf ein erhöhtes Risiko hin, dass es zu Störungen in der Energieversorgung durch die übergeordnete Netzebene kommt, kann über gezielte Energiespeichermaßnahmen die erwartbare Dauer der Selbstversorgung erhöht werden. Hier können Extremwetterlagen, erwartbare physische Schäden oder Cyberangriffe ursächlich sein. Je nach Wetterlage (z. B. während einer Dunkelflaute, also gleichzeitig niedrigen Erträgen von Windanlagen und PV) muss beim Eintreten der genannten Störung mehr Energie über die Energiespeicher bereitgestellt werden. Die erwartbare Dauer der Selbstversorgung sinkt bei gleicher gespeicherter Energiemenge, wenn die lokale Erzeugung zu gering ist. Die gespeicherte Energiemenge sowie die momentane Energieproduktion in dem Teilnetz hat somit Einfluss auf die Performanz von KPI 3 (Flexibilität). Redundanzen in der Leistung, die bereitgestellt werden kann, werden ebenfalls gemessen und in der Performanz von KPI 2 abgebildet.

Dieser Ansatz kann auch auf kleinskaliger Ebene angewendet werden, z. B. für die Stromversorgung eines Betriebs. Biogasanlagen mit variabler Stromproduktion können in diesem Fall Speicherkapazitäten ersetzen. In diesem Fall sind der Vorrat an Treibstoff und die Verfügbarkeit von Personal ausschlaggebend und werden bei der Berechnung der KPIs einbezogen.

Flächendeckend eingesetzt (beispielsweise mithilfe von Batteriespeichern) bei Apotheken, Arztpraxen, Pflegeheimen, kann dies die medizinische Versorgungssicherheit im Fall langanhaltender Blackouts signifikant verlängern. So wird zusätzlich zur Notstromversorgung (oder ggf. an deren Stelle) eine zusätzliche Stromversorgung bereitgestellt.

5 Abschätzung des Einflusses von Stromnetzstörungen auf abhängige kritische Infrastrukturen

Will man die Auswirkungen von Stromausfällen auf abhängige kritische Infrastruktur, wie z. B. Krankenhäuser, für ein großflächiges Gebiet simulativ untersuchen, ist eine Kombination physikalischer Modelle, wie z. B. Lastflussrechnungen, die erste Wahl. Allerdings sind solche Modelle sehr datenintensiv, man benötigt exaktes Wissen zum Aufbau der lokalen Stromnetze sowie anderer Transportinfrastrukturen. Bereits der Aufbau eines digitalen Modells eines Stadtquartiers (siehe unten) ist zwar möglich, aber auch herausfordernd. Auf größeren geografischen Skalen ist man dagegen auf eine vereinfachte Modellierung angewiesen, um das betrachtete System abzubilden.

Es ist beispielsweise möglich, das interdependente Geflecht kritischer Infrastrukturen und Dienstleistungen durch ein Netzwerkmodell darzustellen. Die Knoten des Modells repräsentieren hierbei die kritischen Infrastrukturen, die Netzwerkkanten gegenseitige Abhängigkeiten. Werden kritische Infrastrukturen beschädigt, so breitet sich die Störung entlang dieser Kanten im Netzwerk aus, man kann somit Störungskaskaden dynamisch abbilden.

Wenn es zum Ausfall einer anderen, für die Funktion der betrachteten Einrichtung relevanten, kritischen Infrastruktur kommt, beispielsweise dem Stromnetz, ist davon auszugehen, dass die meisten kritischen Infrastrukturen entweder in der Lage sind, eine signifikante Zeit ohne diese zu operieren, oder sie sollten mit Notstromanlagen ausgestattet sein (z. B. müssen Krankenhäuser über Notstromgeneratoren verfügen). Dennoch wird jede Einrichtung oder Dienstleistung, die im Notfallbetrieb arbeitet, sukzessive ihre Leitungsfähigkeit verlieren, bis sie schließlich dysfunktional wird. Dieses Verhalten kann vereinfacht modelliert werden, indem den verschiedenen kritischen Infrastrukturen Lebensdauern zugeordnet werden, die ihre Haltbarkeit gegenüber dem Verlust notwendiger Versorgung quantifiziert.

Sobald die Versorgung einer dysfunktionalen kritischen Infrastruktur wiederhergestellt ist, kann allerdings nicht erwartet werden, dass die Infrastruktur sofort wieder in Betrieb genommen wird; es muss mit einer Verzögerung gerechnet werden. Dies kann modelliert werden, indem den Netzwerkknoten Reparaturzeiten zugewiesen werden. Da die europäische Stromversorgung sehr sicher ist, treten Ernstfälle wie das komplette Versagen eines Krankenhauses aufgrund eines langfristigen Stromausfalls relativ selten auf. Daher müssen Expertenschätzungen berücksichtigt werden, um Lebensdauern und Reparaturzeiten festzulegen (Petermann et al., 2011).

Abb. 2 zeigt exemplarisch, wie die Resultate einer entsprechenden Simulation aussehen können, es wurde hier ein Netzwerkmodell des Landkreises Grafschaft Bentheim betrachtet. Das betrachtete Ereignis wird durch rote, vertikale gestrichelte Linien dargestellt, es handelt sich um einen einwöchigen Ausfall des Übertragungsnetzes, also den *worst case*. Die verschiedenen anderen Linien stellen den Ausfall verschiedener kritischer Infrastrukturen dar. Zunächst fallen die Arztpraxen aus, gefolgt von der Wasserversorgung und den Krankenhäusern (gewichtet basierend auf der Anzahl an Betten). Da Krankenhäuser von einer funktionierenden Wasserversorgung abhängen, muss diese wiederhergestellt sein, bevor Krankenhausdienste wiederaufgebaut werden können. Es wird angenommen, dass Arztpraxen funktionale Kliniken in ihrer Näher brauchen, um effektiv arbeiten zu können, daher wird diese kritische Leistung erst nach den Kliniken wiederhergestellt.

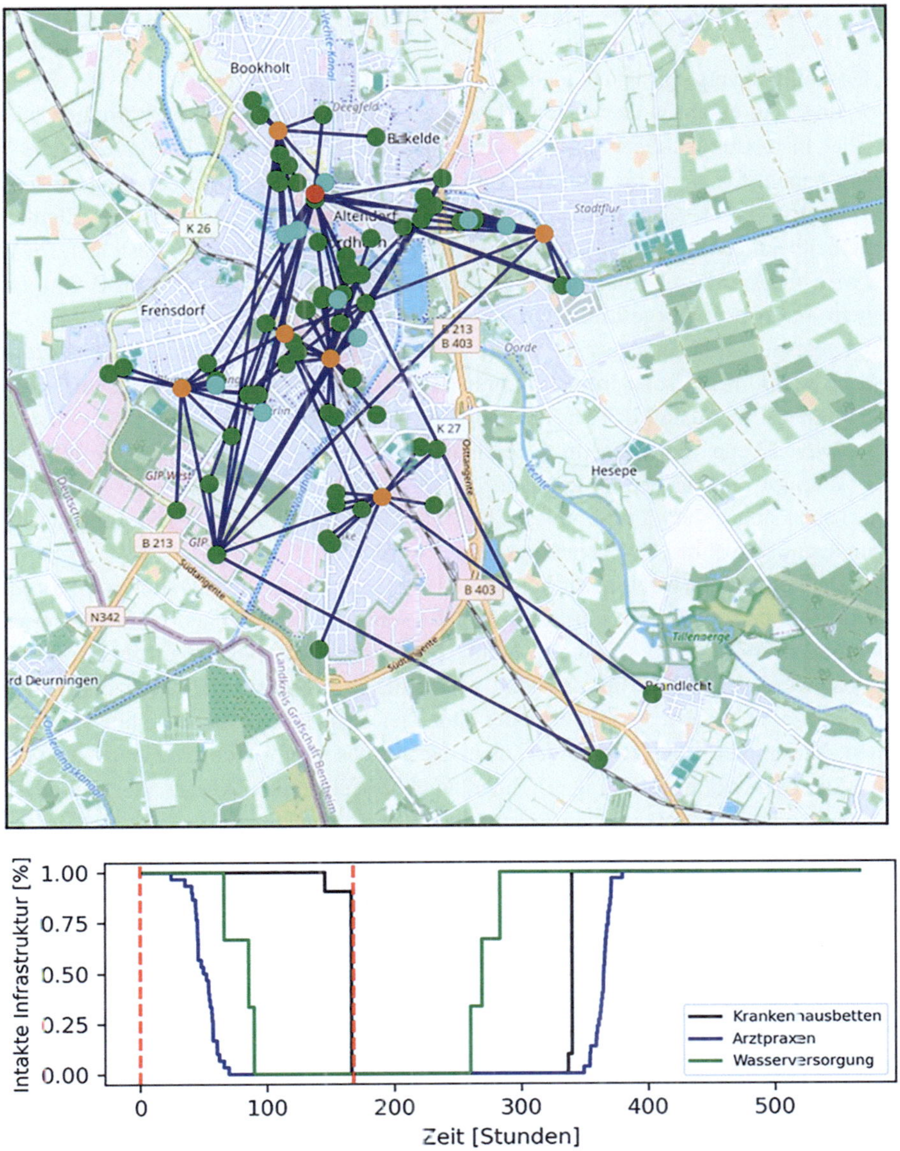

Abb. 2 Oben: Zoom auf die Stadt Nordhorn im Kreis Grafschaft Bentheim. Der rote Punkt zeigt das örtliche Krankenhaus an, die türkisfarbenen Punkte repräsentieren die Arztpraxen, orangefarbene Punkte zeigen Netzwerkknoten des Stromnetzes, die grünen Punkte stehen für andere kritische Infrastrukturen und die blauen Linien zeigen die Kanten des Netzwerkmodells. Netzwerkanten, welche die gezeigten Knoten mit solchen außerhalb des Kartenausschnitts verbinden, wurden nicht eingezeichnet. Unten: Simulation des Versagens und der Wiederherstellung verschiedener kritischer Infrastrukturbereiche für einen einwöchigen Ausfall des Übertragungsnetzes (rote Linien). Hintergrundkarte und Netzwerkkoordinaten: OpenStreetMap 2024, ODbL). (Eigene Darstellung)

6 Simulation eines Stadtquartiers

Die Gesundheitsversorgung ist nicht nur von großen Ausfallszenarien in der Energieversorgung, wie einem landesweiten Blackout, bedroht. Auch kleinere Störungen lokaler kritischer Infrastruktur können schwerwiegende Auswirkungen auf die medizinische Versorgung haben. Da es deutlich häufiger zu Störungen der Energieversorgung auf lokaler Ebene kommt, ist es wichtig zu verstehen, welche Abhängigkeiten zwischen Elementen der medizinischen Versorgung und umliegender kritischer Infrastruktur bestehen. Im Weiteren wird ein Ansatz zur Untersuchung möglicher Folgen von Störungen für Patient:innen in einem Stadtviertel vorgestellt.

Ausgangspunkt dieses Ansatzes ist die Betrachtung des urbanen Raums als *soziotechnisches System*. Technische Infrastrukturen stehen stets in Wechselwirkung mit sozialen Bedürfnissen. Ein Ausfall der Stromversorgung durch einen *technischen* Defekt kann auf der *sozialen* Ebene Einbußen im Sicherheitsempfinden (z. B. Licht), im Wohlbefinden (z. B. Wärme) oder in der Gesundheitsversorgung (z. B. stromabhängige medizinische Geräte) nach sich ziehen. Daher müssen bei der Analyse der Folgen von Störungen sowohl soziale als auch technische Ebenen betrachtet werden.

Um die komplexen Wechselwirkungen und die lokalen Auswirkungen dieser Störungen besser verstehen zu können, müssen *Was-wäre-wenn*-Fragestellungen betrachtet werden. Dabei muss im Idealfall das betrachtete Gebiet auf dem Niveau einzelner Gebäude aufgelöst werden, um auf den Zustand individueller Elemente der medizinischen Versorgung, wie z. B. Krankenhäuser oder Orte der häuslichen Pflege, schlussfolgern zu können. Zusammen mit der erforderlichen Detailtreue ergibt sich eine hohe Komplexität der zu beantwortenden Fragen. Einen vielversprechenden Ansatz hierzu bildet ein digitales Modell mit gekoppelten Simulationen der einzelnen Infrastrukturbereiche, das eine virtuelle Darstellung der Verwundbarkeit und funktionalen Beeinträchtigungen von Infrastrukturen in Stadtvierteln während Gefahrenlagen ermöglicht (Martini et al., 2024).

Abb. 3 veranschaulicht beispielhaft den Aufbau einer solchen gekoppelten Simulation unter Integration mehrerer Simulationsmodule für kritische Infrastrukturen und Dienstleistungen, darunter Wasser, Strom, Gas und Telekommunikation und Eingabekanälen der Lageaufklärung sowie flexibler Visualisierungsmöglichkeiten der Ergebnisse (Winter et al., 2024). Für höchstmögliche Detailtreue basiert jedes Modul auf ingenieurtechnischen Modellen, die auf physikalischen Prinzipien, Standards oder realen Daten beruhen. Diese Datengrundlage ermöglicht zuverlässige Vorhersagen über den Zustand des modellierten Systems. Zusätzlich werden probabilistische Ingenieurmodelle zur szenariospezifischen Prognose von Gebäudeschäden integriert. Auch ein agentenbasiertes Simulationsmodell der Einsatzkräfte wird berücksichtigt, um deren Reaktionen auf kritische Vorfälle zu modellieren. Diese Kombination erlaubt eine umfassende strukturelle Bewertung der kritischen Infrastruktur und die Untersuchung von Kaskadeneffekten,

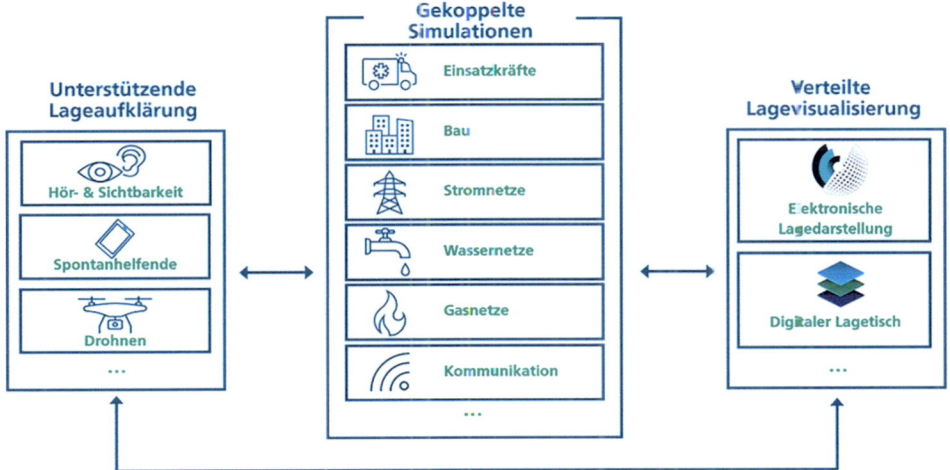

Abb. 3 Aufbau der gekoppelten Simulation. (Eigene Darstellung)

die die Notfallreaktion beeinträchtigen könnten. Zudem wird die individuelle Patient:innenversorgung in Krankenhäusern und Privathaushalten dargestellt, um kleinskalige und lebensschutzkritische Entscheidungen treffen zu können.

Die Funktionalität der Simulationsplattform wird nun anhand eines exemplarischen Szenarios veranschaulicht. Das betrachtete Szenario spielt im urbanen Gebiet einer deutschen Großstadt, das von Wohngebäuden, einer Rettungswache, einem Krankenhaus und zwei Umspannwerken geprägt ist. Im betrachteten Beispiel tritt ein starkes Regenereignis auf, das aufgrund der Versiegelung des Gebiets zu Überschwemmungen führt. Als Eingabewerte für die Simulation werden Informationen zu gemeldeten Wasserständen an einzelnen Gebäuden übermittelt, um Wahrscheinlichkeiten für Gebäudeschäden durch die anliegenden Belastungen prognostizieren zu können (siehe Abb. 4).

Eines der Umspannwerke ist von der Überschwemmung betroffen und weist eine hohe Schadenswahrscheinlichkeit auf. Eine Beeinträchtigung des Umspannwerks führt zu einem Stromausfall. Das Krankenhaus befindet sich zwar im betroffenen Gebiet, kann jedoch auf Notstromgeneratoren zurückgreifen. Im vom Stromausfall betroffenen Gebiet kommt es zu einem völligen Zusammenbruch der Kommunikation, und die Gas- und Wasserversorgung sind beeinträchtigt, da angenommen wird, dass diese kritischen Systeme keine Notstromversorgung besitzen.

Diese Ausfälle erfordern zusätzliche Einsätze der Notfalldienste, deren Zugang zum Einsatzort durch die Überschwemmung erschwert wird. Die Notwendigkeit einer Evakuierung des Krankenhauses steht letztendlich trotz vorgehaltener Notstromversorgung im Raum, da es keine Optionen zur kurzfristigen Kompensation der ausgefallenen Wasser- und Gasversorgung gibt, um hygienische Patient:innenversorgung, Reinigung von Instrumenten und Wärmeversorgung zu ermöglichen (siehe Abb. 5).

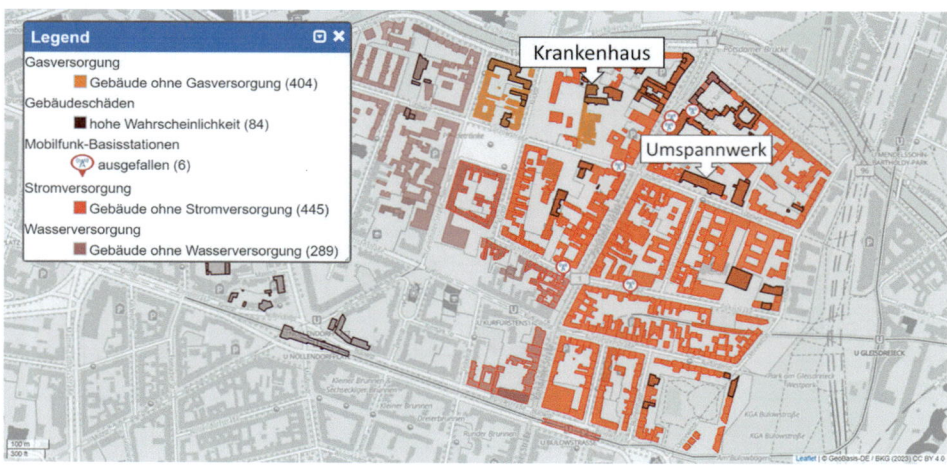

Abb. 4 Überblick über die Schadenslage im betrachteten Gebiet nach Kaskadenentwicklung, ausgelöst durch einen Gebäudeschaden am Umspannwerk nach einem Starkregenereignis. Hintergrundkarte: GeoBasis-DE/BKG (2023) CC BY 4.0). (Eigene Darstellung)

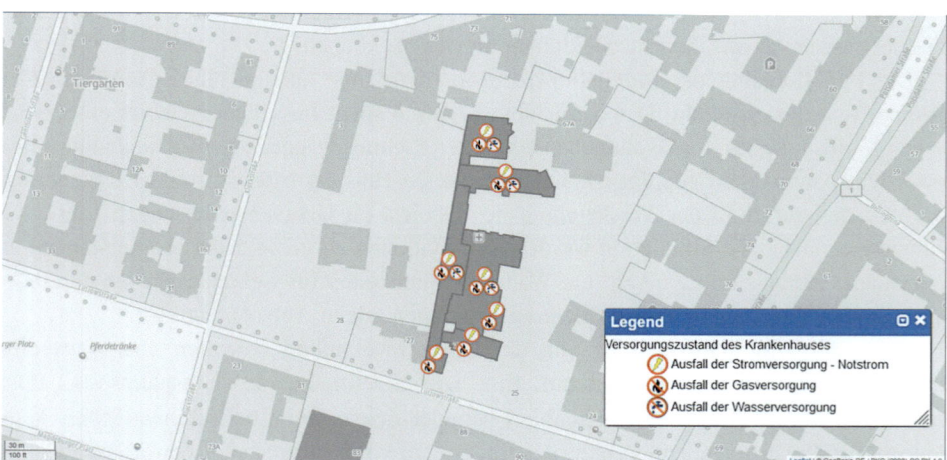

Abb. 5 Fokus auf den Versorgungszustand des Krankenhauses nach der Schadensentwicklung. Hintergrundkarte: GeoBasis-DE/BKG (2023) CC BY 4.0). (Eigene Darstellung)

Diese Simulation zeigt beispielhaft, dass Kaskadeneffekte (hier: Überschwemmung → Stromausfall → Kommunikations-/Gas-/Wasserausfall → Krankenhausevakuierung) umfassend modelliert werden können und müssen. Die Kombination von präzisen Modellen mit einem tiefen Verständnis soziotechnischer Systeme ermöglicht es, intuitiv oft schwer vorhersagbare Abhängigkeiten und damit verbundene Vulnerabilitäten aufzudecken. Insgesamt bietet die entwickelte Methodik wertvolle Einblicke in komplexe Wechselwirkungen und Kaskadeneffekte, die durch schwere natürliche Ereignisse oder gezielte Angriffe ausgelöst werden können.

7 Zusammenfassung und Interpretation

Ein funktionierendes Stromsystem ist für zahlreiche andere kritische Infrastrukturen sehr wichtig. Ein langandauernder, großflächiger Blackout hätte katastrophale Folgen, welche letztendlich den Ausfall vieler weiterer kritischer Infrastrukturen zur Folge hätte, die Gesundheitsversorgung inklusive.

Aktuelle Veränderungen innerhalb des Systems werden durch die steigende Bedeutung erneuerbarer, dezentraler Energiequellen, eine steigende Digitalisierung, ein verändertes Verbraucherverhalten und immer häufigere und stärkere Extremwetterereignisse hervorgerufen. Diese Veränderungen führen zu neuen Vulnerabilitäten des Systems, die die Wahrscheinlichkeit für Stromnetzstörungen erhöhen. Gleichzeitig bieten sie aber auch neue Möglichkeiten, die Resilienz des Systems zu steigern. In diesem Kontext gewinnt *Resilience Engineering* zunehmend an Bedeutung.

Für die kritische Infrastruktur der Gesundheitsversorgung (Krankenhäuser, Apotheken etc.) ist ein Vorhalten einer Notstromversorgung verpflichtend oder wird nahegelegt. Hier können die aktuellen Entwicklungen genutzt werden, um eine Notstromversorgung flächendeckender umzusetzen.

Um die Resilienz einer Stadt oder Gemeinde, insbesondere der Gesundheitsversorgung, gegenüber Stromausfällen zu steigern und somit auch die Sicherheit der Patient:innen zu gewährleisten, sind Simulationen hilfreich, welche soziale Konsequenzen für verschiedene Ausfallszenarien abbilden können. So gewonnene Informationen können in die Planung, die Organisation und den Betrieb von resilienter kritischer Infrastruktur einfließen. Darüber hinaus unterstreichen Abhängigkeiten mit Kaskadeneffektpotenzial die Notwendigkeit eines frühzeitigen und umfassenden Informationsaustauschs zwischen verschiedenen Infrastrukturen, um die Konsequenzen eines Blackouts zu minimieren.

Literatur

Banerjee, G., Dollichon, J., Hachmann, C. C., Mende, D., Lipphardt, J. & Braun, M. M. (2023). Resilience-driven strategic grid planning with an overload protection scheme reducing cascading outages. *ETG Congress 2023*.

Bundesministerium für Wirtschaft und Klimaschutz. (Hrsg.). (2023) *Roadmap Systemstabilität*. https://www.publikationen-bundesregierung.de/pp-de/publikationssuche/stromversorgung-2248598.

CIRED working group and Pestana, M. L. et al. (2018). Final report: Resilience of distribution grids. *International Conference on Electricity Distribution.* http://www.cired.net/cired-working-groups/resilience-of-distribution-grids.

Hollnagel, E., Pariès, J., Woods, D., & Wreathall, J. (2010). *Resilience engineering in practice: A guidebook.* Ashgate Publishing Limited.

Martini, T., Rosin, J., Vetter, J. Z., Neuhäuser, S., Lukau, E., Catal, F., Boigk, M., Simon, M., Monteforte, M., Gerold, M., Phung, W., Dietze, S., Finger, J., Brausewetter, P., & Nicolai, S. (2024). Towards a modular co-simulation framework for the assessment of cascading effects among critical infrastructures and the impact on citizens. In V. Kopustinskas, H. Foretic, & I. Asensio Bermejo (Hrsg.), *Resilience assessment: Methodological challenges and applications to critical infrastructures* (S. 110–120). Publications Office of the European Union. https://data.europa.eu/doi/10.2760/2808748.

Petermann, T., Bradke, H., Lüllmann, A., Poetzsch, M., & Riehm, U. (2011). What happens during a blackout: Consequences of a prolonged and wide-ranging power outage. In *Büro für Technikfolgen-Abschätzung beim Deutschen Bundestag (TAB), Technology Assessment Studies Series.* https://doi.org/10.5445/IR/1000103292.

Skea, J., Ekins, P., & Winskel, M. (2011). *Energy 2050: Making the transition to a secure low-carbon energy system.* Routledge. https://doi.org/10.4324/9781849775311.

Stanković, A. M., Tomsovic, K. L., de Caro, F., Braun, M [Martin]. Chow, J. H., Čukalevski, N., Dobson, I., Eto, J., Fink, B., Hachmann, C., Hill, D., Ji, C., Kavicky, J. A., Levi, V., Liu, C.-C., Mili, L., Moreno, R., Panteli, M., Petit, F. D., … Zhao, S. (2023). Methods for analysis and quantification of power system resilience. *IEEE Transactions on Power Systems, 38*(5), 4774–4787. https://doi.org/10.1109/TPWRS.2022.3212688.

Thoma, K., Scharte, B., Hiller, D., & Leismann, T. (2016). Resilience engineering as part of security research: Definitions, concepts and science approaches. *European Journal for Security Research, 1*(1), 3–19. https://doi.org/10.1007/s41125-016-0002-4.

Ungerland, J., Denninger, R., Werner, D., Schroven, K., Lickert, B., Köpke, C., & Stolz, A. (2023). Improving power system resilience based on grid-forming converter control and real-time monitoring. In *2023 8th IEEE Workshop on the Electronic Grid (eGRID)* (S. 1–6). IEEE. https://doi.org/10.1109/eGrid58358.2023.10380816.

Winter, N., Monteforte, M., Müller, F., Rohrbach, I., Hertweck, P., & Martini, T. (2024). User-tailored visualization of simulation and sensor data for efficient crisis management: WiP Paper – IT solutions for crisis management. In B. Penkert, B. Hellingrath, M. Rode, A. Widera, M. Middelhoff, K. Boersma, & M. Kalthöner (Vorsitz), *Embracing the crisis management lifecycle.* https://ojs.iscram.org/index.php/Proceedings/article/view/43/56.

Verwundbarkeit von Kommunen gegenüber dem Klimawandel

16

Dennis Becker und Stefan Greiving

Zusammenfassung

Kommunen stehen in besonderer Weise im Fokus des Klimawandels – einerseits mit ihren enormen Emissionen als Mitverursacher klimatischer Veränderungen, andererseits sind sie auch besonders von den Folgen des Klimawandels betroffen. Dieses Kapitel beleuchtet, was Kommunen gegenüber dem Klimawandel verwundbar macht, wie diese Verwundbarkeit ermittelt werden kann und welche Herausforderungen und Chancen sich für Kommunen in Zeiten des Klimawandels ergeben können. In diesem Kontext kommt der Raumplanung eine besondere Bedeutung zu, da sie mit ihrem Instrumentarium wesentlich dazu beitragen kann, die Verwundbarkeiten zu reduzieren.

1 Kommunen im Klimawandel

Die Bewältigung des Klimawandels ist eine Jahrhundertaufgabe für das gesellschaftliche Zusammenleben. Dabei umfasst das Problem nicht nur den Klimaschutz, sondern insbesondere auch die Anpassung an die nicht mehr vermeidbaren Folgen des Klimawandels. Dies haben uns die Extremereignisse der vergangenen Jahre deutlich vor Augen geführt.

D. Becker (✉)
Ingenieur im Aufgabengebiet Starkregenvorsorge, Stadtentwässerungsbetrieb der Stadt Dortmund, Dortmund, Deutschland
E-Mail: dennis3.becker@tu-dortmund.de

S. Greiving
Fakultät Raumplanung, Fachgebiet Regionalentwicklung und Risikomanagement, Dortmund, Deutschland
E-Mail: stefan.greiving@tu-dortmund.de

© Der/die Herausgeber bzw. der/die Autor-(en), exklusiv lizenziert an Springer-Verlag GmbH, DE, ein Teil von Springer Nature 2025
D. Schmitz et al. (Hrsg.), *Klima und Vulnerabilität*,
https://doi.org/10.1007/978-3-662-71727-1_16

Kommunen stehen in besonderer Weise im Fokus des Klimawandels – einerseits sind sie mit ihren enormen Emissionen mitverantwortlich für den anthropogenen Klimawandel, andererseits sind sie insbesondere von den negativen Folgen des Klimawandels betroffen und häufig besonders verwundbar. Aufgrund der großen Bedeutung von Städten für das gesellschaftliche Leben haben die Beeinträchtigung oder der Ausfall von Schlüsselfunktionen sowie kritischen Infrastrukturen, z. B. in den Bereichen Nahrungsmittelversorgung, Dienstleistungsproduktion, Handel, Verwaltung und Politik, zum Teil schwerwiegende Folgen für das gesellschaftliche Zusammenleben.

Das Klima in Städten unterscheidet sich aufgrund seiner veränderten Energiebilanz maßgeblich von seinem Umland bzw. seiner ländlicheren Umgebung. Wesentliche Gründe dafür sind der hohe Anteil an versiegelten Flächen, die Wärmespeicherung der Gebäude sowie die reduzierte Ventilation. Die Temperaturdifferenz kann innerhalb von Stadtstrukturen im Vergleich zu den ländlichen Außenbereichen teilweise bis zu 6,0°C in den Sommernächten betragen (Fenner et al., 2014). Dieses Phänomen der dabei auftretenden Temperaturdifferenz wird in der Literatur und Forschung als städtische Wärmeinsel bzw. urbane Hitzeinsel bezeichnet (Oke, 1982). Die höheren Versiegelungsgrade führen ebenfalls zu einem veränderten Wasserhaushalt und letztendlich zu einem reduzierten Abflussverhalten von Niederschlagswasser. Extremereignisse wie Starkregen führen daher schnell an die Belastungsgrenzen der Entwässerungsinfrastruktur und damit zu hohen Schäden. Im Ergebnis ist so bereits ohne den Wandel des Klimas das Klima in den Städten deutlich wärmer und oftmals stärker belastet. Somit ist die Notwendigkeit der aktiven Steuerung der Flächennutzung hin zu einer klimaangepassten bzw. klimagerechten und Stadtentwicklung dringender denn je.

2 Ermittlung von Verwundbarkeit und Klimawandel für Kommunen

Die Bedeutung des Begriffs Verwundbarkeit hat in der Klimafolgenforschung einen Wandel erfahren. In den letzten Jahren hat sich nicht nur die Methode zur Bestimmung von Klimafolgen von der Verwundbarkeit hin zum Risiko gewandelt, sondern damit einhergehend auch die Bedeutung des Begriffs und wie er verstanden wird. In der Vergangenheit wurde Verwundbarkeit als Ergebnis einer Klimaanalyse ermittelt und in der Regel als Kombination von Klimawirkung und Anpassungskapazität definiert. Dieses Verständnis findet sich auch im „Leitfaden für Klimawirkungs- und Vulnerabilitätsanalysen" des Umweltbundesamtes (Buth et al., 2017). Die Klimawirkung wird in Abhängigkeit von dem klimatischen Einfluss, dem räumlichen Vorkommen sowie der Sensitivität des zu betrachtenden Sektors oder Elements, beispielsweise einer Bevölkerungsgruppe, bestimmt. Der klimatische Einfluss wird durch klimatische Parameter wie Niederschlagssummen, Temperatur oder klimatologische Kenntage abgebildet. Die

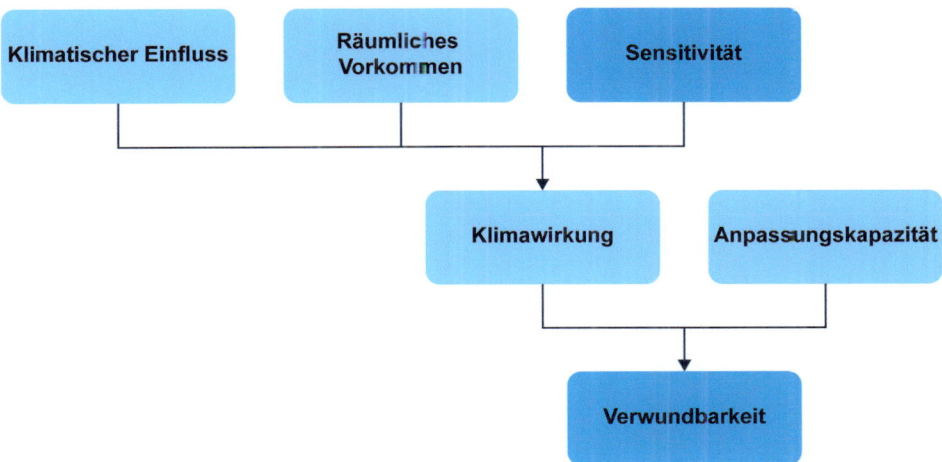

Abb. 1 Verwundbarkeitsabschätzung nach dem Leitfaden des Umweltbundesamts. (Nach Buth et al., 2017). (Eigene Darstellung)

Sensitivität beinhaltet die Empfindlichkeit eines Elements gegenüber klimatischen Einflüssen aufgrund der Eigenschaften dieses Elements. Im Zusammenspiel ergeben diese drei Komponenten die Klimawirkung, somit die zu erwartende Wirkung des Klimawandels auf das Element. Die Verwundbarkeit ergibt sich erst wenn die Klimawirkung mit der Anpassungskapazität, den Fähigkeiten und Kapazitäten, sich an diese Folge anzupassen, kombiniert wird. Die Endgröße der Abschätzung, wie im Leitfaden dargestellt, stellt dann die Verwundbarkeit dar. Hierbei ist hervorzuheben, dass klar zwischen den Begriffen bzw. Komponenten Verwundbarkeit und Sensitivität unterschieden wird (siehe Abb. 1).

Mit der Etablierung des Risikokonzepts im Intergovernmental Panel on Climate Change (IPCC) (Pachauri & Meyer, 2016) hat sich die Bedeutung des Begriffs verändert. Die Verwundbarkeit bildet nun neben der Gefahr und der Exposition das Risiko ab (siehe Abb. 2). Dort bezieht sich der Begriff nun sowohl auf die Sensitivität als auch auf die Bewältigungs- und Anpassungskapazität eines Elements gegenüber bestimmten klimatischen Einflüssen. Diese Entwicklung führt jedoch auch heute noch dazu, dass die Interpretationen und Anwendungen des Vulnerabilitätsbegriffs im Kontext methodischer Ansätze stark variieren. Infolgedessen kann es zu Missverständnissen und Fehlinterpretation des Begriffs Verwundbarkeit kommen, und dadurch können Ergebnisse von Analysen beeinträchtigt werden. Die Vor- und Nachteile beider Ansätze werden unter anderem auch im Leitfaden des Umweltamts diskutiert (Buth et al., 2017).

Die Frage danach, *wer gegenüber welchem Ereignis wann verwundbar ist*, gewinnt dabei immer mehr an Bedeutung, denn Maßnahmen zur Anpassung an den Klimawandel benötigen eine verlässliche Datengrundlage und Evidenzbasis. Klimafolgenabschätzungen oder Klimarisikoanalysen sind daher wichtige Voraussetzungen für die Entwicklung

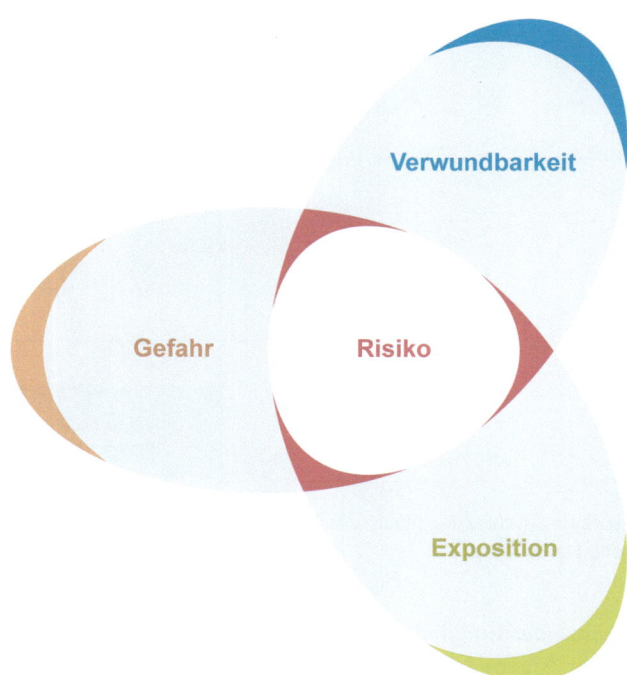

Abb. 2 Risikopropeller des Intergovernmental Panel on Climate Change. (Nach Pachauri & Meyer, 2016) . (Eigene Darstellung)

von Anpassungsstrategien und auch Maßnahmen. Sie identifizieren, welche Bereiche oder Sektoren städtischer (Infra-)Strukturen besonders vom Klimawandel betroffen oder verwundbar sind und damit zugleich, wo Anpassungen besonders dringend erscheinen.

Neben der geeigneten Wahl der Methode gibt es weitere Anforderungen an Klimaanalysen, die berücksichtigt werden sollten, um eine verlässliche Grundlage für Anpassungshandeln zu schaffen. An der Verfügbarkeit und Auswahl an Aussagen zur Veränderung des Klimas bis zum Ende des Jahrhunderts mangelt es mittlerweile kaum. Was jedoch häufig fehlt und auch nur in seltenen Fällen adäquat berücksichtigt wird, sind Aussagen zu sozioökonomischen Veränderungen in der Zukunft. Unabhängig vom zugrunde liegenden methodischen Verständnis sind diese jedoch mindestens ebenso bedeutsam wie die zukünftigen Aussagen zum Klimawandel selbst. Ohne Kenntnis der zukünftigen räumlichen Strukturen und der damit verbundenen Bevölkerungsmuster können keine verlässlichen Aussagen über die Folgen des Klimawandels in der Zukunft getroffen werden. Im Rahmen der Analyse von Klimafolgen sollte somit zwingend neben Projektionen zum Klimawandel auch die Berücksichtigung von sozioökonomischen Veränderungen erfolgen, da diese einen maßgeblichen Einfluss auf die Empfindlichkeit und somit auf die Verwundbarkeit eines Systems haben können (Greiving et al., 2017).

Um die Bandbreite der zukünftigen Herausforderungen abschätzen zu können, sollte für die Zukunft zudem für beide dieser Analysekomponenten nicht von einem einzigen zukünftigen Zustand ausgegangen werden. Stattdessen sollte ein Szenarienkorridor verwendet werden, um einen Möglichkeitsraum aufzuspannen, dessen Grenzen ein *schwaches* und ein *starkes* Szenario bilden. Erst ein solcher Szenarienkorridor erlaubt es, die Bandbreite der möglichen zukünftigen Entwicklung abzubilden (Becker et al., 2022). Um die Verwundbarkeit besser abschätzen zu können, bedarf es somit nicht unbedingt verbesserter Klimadaten oder Projektionen, sondern einer besseren Erfassung und Berücksichtigung der nichtklimatischen Determinanten im Rahmen von Klimaanalysen (Birkmann et al., 2012, S. 7).

Die Frage, welche methodische Vorgehensweise zur Abschätzung von Klimafolgen herangezogen wird, bestimmt maßgeblich, was im Verlauf einer Analyse und damit auch im Ergebnis unter dem Begriff Verwundbarkeit verstanden wird. Dabei ist auch immer die Frage zu stellen: Wer ist wann gegenüber welchem Ereignis verwundbar?

3 Was macht Städte verwundbar?

Städte spielen eine zentrale Rolle im gesellschaftlichen, wirtschaftlichen und kulturellen Leben, doch dies macht sie gleichzeitig auch besonders anfällig für die Folgen des Klimawandels. Im Vergleich zum Umland weisen Städte aufgrund ihrer hohen Bevölkerungsdichte, ihrer physischen Beschaffenheit und ihrer zentralen gesellschaftlichen Funktion spezifische Verwundbarkeiten auf, die eng mit soziokulturellen, ökonomischen, infrastrukturellen und ökologischen Aspekten verknüpft sind. Diese näher zu betrachten, ist Gegenstand des vorliegenden Kapitels.

Städte sind seit jeher Orte, an denen viele Menschen auf engem Raum zusammenleben. Die hohe Bevölkerungsdichte in urbanen Räumen führt zu einer Verstärkung der Auswirkungen von Extremereignissen wie Hitzewellen, Überschwemmungen oder Stürmen, da eine große Anzahl an Menschen direkt betroffen ist. Ein weiterer Aspekt, der bei der Verwundbarkeit von Städten zu berücksichtigen ist, ist ihre oftmals historisch bedingte räumliche Lage in Gefahrenbereichen. Viele Städte liegen in der Nähe von Flüssen oder an Küsten, was sie besonders anfällig für Flusshochwasser oder den Anstieg des Meeresspiegels macht. Hinzu kommt, dass die städtischen Strukturen nach wie vor stark von versiegelten Flächen geprägt sind. Dies führt zu einer Reduktion der natürlichen Fähigkeit des Bodens, Wasser aufzunehmen, und erhöht damit das Risiko von Überschwemmungen bei Hochwasser sowie insbesondere bei Starkregen. Aufgrund fehlender Versickerungsmöglichkeit fließt das Regenwasser ungehindert an der Oberfläche ab, was das Risiko von Überflutungen in urbanen Gebieten deutlich erhöht.

Eng mit der hohen Versieglung verknüpft ist der bereits eingangs erwähnte städtische Wärmeinseleffekt. Diese zusätzliche Erwärmung führt dazu, dass Hitzewellen in urbanen Räumen besonders intensiv und belastend wirken können, was gesundheitliche Risiken für die Stadtbewohner:innen verstärkt. Im Umkehrschluss gehen hohe Versieglungsgrade mit Defiziten bei Grün- und Erholungsflächen einher. Die deutsche Umwelthilfe hat dieses Missverhältnis vor Kurzem in einer Studie bestätigt (Deutsche Umwelthilfe, 2024). Doch gerade Grünflächen kommt in Zeiten des Klimawandels einer hohe Bedeutung zu, da sie dabei helfen können, dessen Auswirkungen abzumildern, indem sie Schatten spenden, die Luftqualität verbessern sowie den Wasserabfluss regulieren können und damit wichtige Ausgleichsräume sind.

Gleichzeitig sind Städte und ihre Bewohner:innen auf komplexe Versorgungsketten angewiesen, die durch klimabedingte Unterbrechungen gefährdet werden können. Extremwetterereignisse können die Versorgung mit lebensnotwendigen Gütern wie Lebensmitteln und Wasser stören, was insbesondere in dicht besiedelten Gebieten zu erheblichen Problemen führen kann. Die Abhängigkeit von Lieferketten und die dadurch entstehenden Risiken verdeutlichen, wie eng vernetzt und gleichzeitig verwundbar moderne Gesellschaften und Städte sind. Die Relevanz der einzelnen Infrastrukturkomponenten ist in diesem Zusammenhang als besonders hoch einzustufen. Der Ausfall einer einzelnen kritischen Infrastruktur, wie beispielsweise einer Brücke oder Verkehrsachse, kann gravierende Konsequenzen nach sich ziehen, die mitunter weit über den unmittelbar betroffenen Bereich hinausreichen. Auch solche von einer Klimafolge ausgelösten Kaskaden gilt es im Kontext des Klimawandels zu berücksichtigen (Birkmann et al., 2016, S. 1). Ein weiterer Faktor, der die Situation von Städten zusätzlich erschwert, ist der Umstand, dass kommunale Infrastrukturen vielerorts bereits seit Längerem einen hohen Investitionsstau aufweisen. Straßen, Brücken und öffentliche Verkehrsmittel sind häufig nicht für die zunehmend extremen Wetterbedingungen ausgelegt, sodass durch den Klimawandel bedingte Extremereignisse wie Stürme, Hitzewellen oder Überschwemmungen erhebliche Ausfälle und Schäden verursachen und dadurch wichtige städtische Dienstleistungen beeinträchtigen können.

Neben dieser eher physischen Dimension der Verwundbarkeit ist insbesondere auch die soziale Dimension der Verwundbarkeit von hoher Bedeutung (Cutter, 2022). Dabei liegt der Fokus auf den Bewohner:innen, ihren Eigenschaften und Fähigkeiten mit dem Klimawandel umzugehen, was auch immer mit sozialer Ungleichheit verknüpft ist nicht zuletzt deshalb, als die Verwundbarkeit einer Gruppe mit anderen Gruppen verglichen bzw. in Bezug zu einem festgelegten Idealzustand gesetzt wird (Kuhlicke, 2017, S. 107). Die soziale Verwundbarkeit einer Stadt ist geprägt durch die Bevölkerungszahl sowie durch ihre Zusammensetzung, da unterschiedliche Bevölkerungsgruppen differenzierte Verwundbarkeiten aufweisen. Je nach zu betrachtender Klimafolge sollten diese Gruppen jeweils differenziert betrachtet werden. Unabhängig von den analysierten Klimafolgen werden häufig das Alter und der soziale Status als Indikatoren für die Verwundbarkeit herangezogen. Dabei stehen insbesondere ältere und ganz junge Menschen sowie Personen mit einem geringen sozioökonomischen Status im Fokus der sozialen Verwundbarkeit. Das Alter kann als Proxyindikator für den gesundheitlichen Zustand sowie die Fähigkeit, sich im Ereignisfall selbst helfen zu können, betrachtet werden (siehe dazu Kap. 23).

Sozioökonomisch benachteiligte Bevölkerungsgruppen verfügen häufig über geringere finanzielle Mittel, um sich gegen die Auswirkungen des Klimawandels zu schützen oder sich von extremen Ereignissen wie Überschwemmungen oder Hitzewellen zu erholen (Guardaro et al., 2022, S. 1). Damit sind sie zum einen besonders verwundbar, zum anderen weisen sie eine geringere Anpassungskapazität auf, um sich proaktiv an Klimafolgen anzupassen, sei es durch eingeschränkte finanzielle Mittel oder den beschränkten Zugang zu Bildungsressourcen. Dieses Beispiel verdeutlicht die Bedeutung der sozialen Dimension der Verwundbarkeit, da der Klimawandel nicht alle Menschen gleichermaßen belastet. In der Tat sind es oftmals gerade die ohnehin sozial benachteiligten Bevölkerungsgruppen, die in besonders hohem Maß von den Auswirkungen betroffen sind. Hier spielen auch räumliche Segregationsaspekte eine wesentliche Rolle, da sozial benachteiligte Personengruppen tendenziell in bereits mehrfach belastete Quartiere oder Räume verdrängt werden bzw. wurden. Dort leben dann häufig Menschen, die es sich nicht leisten können wegzuziehen. Dass in Quartieren häufig Mehrfachbelastungen auftreten, die durch den Klimawandel noch verschärft werden, wird seit einiger Zeit unter dem Stichwort der Klimagerechtigkeit näher betrachtet.

Die Verwundbarkeit von Städten gegenüber dem Klimawandel ist vielseitig und mehrdimensional. Neben der physischen Dimension der Verwundbarkeit gewinnt insbesondere die soziale Dimension immer mehr an Bedeutung. Die Frage danach, wer gegenüber welchem Ereignis und wann verwundbar ist, sollte Grundlage jeder Ermittlung von Verwundbarkeit sein. Zudem zeigt der Blick auf die Merkmale von Kommunen hinsichtlich der Verwundbarkeit, dass wir durchaus bewusst und unbewusst Möglichkeiten haben, diese Verwundbarkeiten zu steuern und damit auch zu reduzieren. Einen guten Überblick über die verschiedenen in der Praxis betrachteten Verwundbarkeiten, nicht nur auf kommunaler Ebene, liefert die Datenbank des VulneraCity Projekts (Stolte et al., 2024).

4 Verwundbarkeit und die Dynamik von Städten

Nicht nur das Klima wandelt sich, sondern auch die Gesellschaft und ihre Lebensbedingungen. Immer mehr Menschen leben weltweit in Städten. In Europa lebten beispielsweise bereits 2018 rund 74 % der Menschen in urbanen Räumen, und der Trend hält an (United Nations, Department of Economic and Social Affairs, 2019). Die Zunahme der Verstädterung verschärft auch die Verwundbarkeit von Kommunen gegenüber dem Klimawandel. Neben der starken Zunahme an versiegelten Flächen bei gleichzeitiger Abnahme der Grün- und Freiräume findet oftmals Bebauung in Risikogebieten statt. Zudem ändert sich durch die Verstädterung nicht nur die Gesamtzahl an potenziell betroffenen Menschen in städtischen Gebieten, sondern auch ihre Zusammensetzung. Prozesse wie beispielsweise der demografische Wandel führen zu einer Transformation der Bevölkerungszusammensetzung, was wiederum zu einer Differenzierung und teilweise

Erhöhung der Verwundbarkeit führt. Eine Anpassung an demografische Veränderungsprozesse, beispielsweise unter dem Thema *Barrierefreiheit* durchgeführte Maßnahmen zur Förderung altersgerechter Mobilität (wie das Absenken von Bordsteinkanten), kann Auswirkungen auf das Abflussverhalten bei Starkregen haben und somit zu einer Erhöhung der Schäden beitragen. Ebenso ist darauf zu achten, dass bei der Planung und Allokation von sozialen Infrastruktureinrichtungen wie Kindergärten, Alten- und Pflegeheimen die stadtklimatischen Verhältnisse nicht außer Acht gelassen werden. Gerade Letztere werden aufgrund des demografischen Wandels stark nachgefragt werden. Es wird empfohlen, bereits heute belastete Bereiche bei der Standortwahl zu meiden und alternative Standorte hinsichtlich ihrer stadtklimatischen Belastungen zu prüfen. Die demografischen Veränderungsprozesse spielen somit im Rahmen der Anpassung an die Folgen des Klimawandels eine entscheidende Rolle.

Aussagen zur zukünftigen Bevölkerung sind ebenso erforderlich wie Informationen über den Klimawandel selbst. Die Entwicklung und Umsetzung zukunftsweisender Anpassungsmaßnahmen an den Klimawandel erfordert daher eine gemeinsame und integrierte Betrachtung klimatischer und nicht klimatischer Veränderungsprozesse, da nur so Konflikte vermieden oder auch Synergien genutzt werden können. Generell gilt es dabei, aktuelle Trends und Entwicklungen mit in die Planung aufzunehmen und sich die Frage zu stellen, inwiefern sich dadurch Verwundbarkeiten ändern.

Fekete und Rhyner (2020) zeigen in ihrem Beitrag anhand der Digitalisierung sehr anschaulich, wie sich auch Verwundbarkeiten über die Zeit ändern können. Es kann also keineswegs angenommen werden, dass die Verwundbarkeiten von heute auch in Zukunft noch dieselbe Relevanz aufweisen werden. Diesen Faktor mit zu berücksichtigen, ist eine wesentliche Herausforderung in der Abschätzung zukünftiger Klimarisiken (Fekete & Rhyner, 2020).

Insbesondere die Extremereignisse der letzten Jahre haben uns deutlich vor Augen geführt, dass es keinen absoluten Schutz gibt. Die Sicherheitsversprechen von Schutzmaßnahmen wie Deichen oder Rückhaltebecken werden durch den Klimawandel immer wieder infrage gestellt. Die Menschen und Werte, die sich aufgrund dieser Schutzversprechen in exponierten Gebieten angesiedelt haben, sind daher bei der Betrachtung der Verwundbarkeit ebenfalls zu berücksichtigen. Ein Satz, der in diesem Zusammenhang zu Recht immer wieder zitiert wird, lautet: „Mit Sicherheit wächst der Schaden" (Seifert, 2012, o.S.), denn die Zunahme der Schäden durch Extremereignisse in den vergangenen Jahren ist einigen Studien zufolge nicht primär der Zunahme der Intensität und Eintrittswahrscheinlichkeit von Extremereignissen geschuldet, sondern der Zunahme an teilweise besonders verwundbaren Werten und Nutzungen in vermeintlich geschützten, aber dennoch bei Extremereignissen oder beim Versagen der Schutzbauwerke weiterhin exponierten Bereichen (Kuhlicke, 2017).

Damit wird deutlich, dass keineswegs von einem Status quo der Verwundbarkeit ausgegangen werden kann. Es handelt sich um ein mehrdimensionales Phänomen, dessen adäquate Berücksichtigung im Rahmen des Klimawandels mindestens genauso herausfordernd ist wie der Klimawandel selbst. Die gegebene Unsicherheit über zukünftige Entwicklungen erfordert von Planungsträgern das Ausüben ihrer sog. *Einschätzungsprärogative*. Kommunen dürfen und müssen also entscheiden, auf welches Szenario sie ihr Anpassungshandeln letztendlich fußen wollen. Welche Rolle die Raumplanung dabei spielen kann, wird im nachfolgenden Abschnitt dargestellt.

5 Die Rolle der Raumplanung

Die Raumplanung steuert die Raumnutzung in Deutschland. Auf den Ebenen der Raumordnung, Landes- und Regionalplanung sowie auf kommunaler Ebene stehen den einzelnen Ebenen diverse Instrumente zur Verfügung, um die Raumnutzung nachhaltig zu entwickeln. Der kommunalen Ebene kommt dabei eine entscheidende Rolle zu, da sie aufgrund der im Grundgesetz geregelten kommunalen Selbstverwaltung über ihre Flächenkulisse bestimmt. Dies findet zwar unter Berücksichtigung der Grundsätze, Ziele und Vorgaben der vorgelagerten Ebenen statt, jedoch besteht hier ein Gestaltungsspielraum, der auch genutzt werden kann, um einzelne Themen zu forcieren. Durch ihre Kompetenzen steht die Raumplanung damit am Anfang einer Risikovermeidungskette, da sie sowohl die Exposition als auch die Verwundbarkeit im Raum beeinflusst und steuern kann. Planerisches Handeln ist damit unabdingbar für die Reduzierung der Verwundbarkeit auf allen räumlichen Ebenen (BMVBS, 2013).

Auf kommunaler Ebene stehen der Raumplanung formelle sowie informelle Verfahren und Instrumente zur Verfügung, um die Raumnutzung zu steuern. Als formelle Instrumente der verbindlichen Bauleitplanung sind der Flächennutzungsplan sowie Bebauungspläne hervorzuheben, in denen über Darstellungen bzw. Festsetzung die Art und der Umfang der Flächennutzung dargestellt bzw. festgesetzt werden. Informellen Konzepten kommt eine bedeutende Rolle im Rahmen des Klimawandels zu, da sie die Beteiligung der Bevölkerung an Entscheidungsprozessen stärker forcieren und somit die Resilienz von Gemeinschaften stärken können, indem sie lokale Bedürfnisse und auch lokales Wissen berücksichtigen. Dazu zählen neben Konzepten der integrierten Stadtentwicklung beispielsweise auch Klimaanpassungskonzepte, welche im besten Fall eine Verwundbarkeits- oder Risikoanalyse beinhalten und damit besonders verwundbare Gruppen oder Räume identifizieren und Maßnahmen zur Reduzierung vorschlagen. Häufig wird die darin enthaltene analytische Grundlage jedoch aufgrund methodischer Schwächen nicht ausreichend durchgeführt, sodass diese Konzepte teilweise mehr Klima- als Anpassungskonzepte sind.

Generell ist bei den Steuerungsmöglichkeiten zwischen der Neuplanung bzw. dem Neubau und dem Umgang mit dem großen Anteil des Bestands zu differenzieren. Mit den Novellen des Baugesetzbuches, insbesondere auch dem aktuell vorliegenden Referentenentwurf, wird der formellen Bauleitplanung eine Vielzahl an Festsetzungen gegeben, um das Thema Verwundbarkeit und Klimawandel in ihren Plänen noch stärker zu berücksichtigen. Hinsichtlich des Bestands sind dies neben den gemäß dem neuen Klimaanpassungsgesetz des Bundes verpflichtenden kommunalen Klimaanpassungskonzepten insbesondere Konzepte der integrierten Stadtentwicklung, die sich mit dem Bestand auseinandersetzen. Hier ist auf die Förderfähigkeit von Klimaanpassungsmaßnahmen im Rahmen der Städtebauförderung zu verweisen.

Zur Bewältigung des Klimawandels muss die räumliche Planung eine langfristigere Perspektive – bis 2050 oder sogar bis 2100 – berücksichtigen. Dies gilt insbesondere bei der Planung von Infrastrukturen und Gebäuden aufgrund ihrer hohen baulichen Persistenz von 50 bis weit über 100 Jahre (Birkmann et al., 2012). Zudem kommt stadtregionalen oder auch interkommunalen Kooperationen eine hohe Bedeutung zu, da Klimafolgen nicht an administrativen Grenzen Halt machen, wie das Beispiel der Hochwasserkatastrophe 2021 im Westen Deutschlands deutlich gezeigt hat.

Durch die Vernetzung von wissenschaftlichen, politischen und gesellschaftlichen Akteuren leistet die Raumplanung somit einen effektiven Beitrag zur Minderung von Klimarisiken.

6   Die Rolle naturnaher Lösungen

Naturnahe Lösungen (sog. *„nature-based solutions"*) sind Lösungen für Umweltprobleme, die die Natur nutzen oder von ihr inspiriert sind und darauf abzielen, verschiedene Umweltherausforderungen auf eine kohlenstoffarme, nachhaltige Weise anzugehen (Andersson et al., 2024). Sie stellen gleichzeitig eine effektive und kosteneffiziente Methode für Klimaanpassung dar, mit der sich häufig hohe Unterhaltungsaufwendungen für technische Ingenieurbauwerke vermeiden lassen und mit der viele *Co-Benefits* verbunden sind wie etwa eine Aufwertung des Wohnumfelds oder die Erhöhung der Biodiversität (European Commision, 2021).

Ein bekanntes Beispiel ist die sog. *Schwammstadt,* die darauf setzt, Niederschlagswasser zurückzuhalten und auf grün-blauen Infrastrukturen zwischenzuspeichern, um den oberflächigen Abfluss zu vermeiden oder zumindest so zu verringern, dass möglichst keine oder geringe Schäden an Infrastrukturen und Gebäuden durch Starkregenereignisse auftreten. *Co-Benefits* sind eine Aufwertung des Wohnumfelds, aber auch eine Abmilderung der Folgen von Hitzewellen, da die Versorgung grüner Infrastrukturen mit (zwischengespeichertem) Wasser dazu beiträgt, dass grüne Infrastrukturen ihre kühlende Wirkung auch in längeren Perioden ohne Niederschlag länger aufrechterhalten können. Das Schwammstadtmodell ist vor allem für Ereignisse mit hoher bis mittlerer Eintrittswahrscheinlichkeit wirksam, stößt aber bei Extremereignissen an seine Grenzen, da auch natürliche Wasserspeicher dann schnell an ihre Aufnahmegrenzen kommen und gesättigte Böden nahezu natürlich versiegelt werden.

7   Fazit und Ausblick

Die Verwundbarkeit von Kommunen gegenüber dem Klimawandel ist ein multidimensionales und multitemporales Phänomen, dessen adäquate Erfassung für Anpassungsmaßnahmen von entscheidender Bedeutung ist. Städte stehen im Zentrum sozialer, wirtschaftlicher und kultureller Entwicklungen – und gleichzeitig im Zentrum der Auswirkungen des Klimawandels. Ihre spezifischen Verwundbarkeiten, die durch physische Gegebenheiten wie Versiegelung und räumliche Lage sowie durch soziale und infrastrukturelle Aspekte geprägt sind, erfordern ein ganzheitliches Anpassungshandeln. Eine zentrale Herausforderung ist die genaue Analyse der physischen und sozialen Verwundbarkeiten unter Berücksichtigung zukünftiger Entwicklungen wie Urbanisierung oder demografischer Wandel.

Der Raumplanung kommt eine Schlüsselrolle zu, da sie Exposition und Verwundbarkeit durch nachhaltige Gestaltung beeinflussen kann. Maßnahmen wie naturnahe Lösungen, interkommunale Zusammenarbeit und langfristige Perspektiven sind entscheidend, um Risiken zu mindern und gleichzeitig einen zusätzlichen Nutzen wie höhere Lebensqualität und Resilienz zu schaffen. Städte müssen ihre Rolle als Gestalter einer klimagerechten Zukunft aktiv wahrnehmen und Verwundbarkeiten gezielt reduzieren – durch integrierte Ansätze, die Wissenschaft, Politik und Gesellschaft verbinden. Bereits ohne den Klimawandel sind Städte klimatischen Belastungen deutlich stärker ausgesetzt als ihr ländliches Umland. Um auch in Zukunft lebenswerte Städte zu haben, müssen daher sowohl Klima- als auch Bevölkerungsveränderungen integriert berücksichtigt werden. Der Raumplanung kommt dabei eine zentrale Rolle zu, da sie die Verwundbarkeiten im Raum steuern und Klimarisiken wirksam minimieren kann.

Literatur

Andersson, E., Pintér, L., & Greiving, S. (2024). Nature-based solutions for sustainable climate adaptation within Cohesion Policy.: Cohesion for Transition Communities of Practice. EC.

Becker, D., Othmer, F. J., & Greiving, S. (2022). Climate impact assessment for sustainable structural change in the Rhenish lignite mining region. *Land, 11*(7), 957. https://doi.org/10.3390/land11070957

Birkmann, J., Wenzel, F., Greiving, S., Garschagen, M., Vallée, D., Nowak, W., Welle, T., Fina, S., Goris, A., Rilling, B., Fiedrich, F., Fekete, A., Cutter, S. L., Düzgün, S., Ley, A., Friedrich, M., Kuhlmann, U., Novák, B., Wieprecht, S., & Mitchell, J. K. (2016). Extreme events, critical infrastructures, human vulnerability and strategic planning: Emerging research issues. *Journal of Extreme Events, 03*(04), 1650017. https://doi.org/10.1142/S2345737616500172

Birkmann, J., Schanze, P. D. J., Müller, P., & Stock, M. (Hrsg.). (2012). Anpassung an den Klimawandel durch räumliche Planung Grundlagen, Strategien, Instrumente (E-Paper der ARL Nr. 13). http://shop.arl-net.de/media/direct/pdf/e-paper_der_arl_nr13.pdf

BMVBS. (2013). Alles im Wandel: Demografische und klimatische Veränderungen im Kontext der integrierten Stadtentwicklung. BMVBS-Online-Publikation 23/2013

Buth, M., Kahlenborn, W., Greiving, S, Fleischhauer, M., Zebisch, M., Schneiderbauer, S., & Schauser, I. (2017) Leitfaden für Klimawirkungs- und Vulnerabilitätsanalysen: Empfehlungen der Interministeriellen Arbeitsgruppe Anpassung an den Klimawandel der Bundesregierung (Für Mensch und Umwelt/Umweltbundesamt). KomPass, Kompetenzzentrum Klimafolgen und Anpassung. http://nbn-resolving.de/urn:nbn:de:gbv:3:2-69879

Cutter, S. L. (2022). Vulnerability and resilience science: Concepts, tools, and practice. In H. James, R. Shaw, V. Sharma, & A. Lukasiewicz (Hrsg.), *Disaster risk, resilience, reconstruction and recovery. Disaster risk reduction in Asia Pacific* (S. 213–231). Springer Nature. https://doi.org/10.1007/978-981-16-4811-3_11

Deutsche Umwelthilfe. (2024, 30. Juli). Zu viel Grau, zu wenig Grün: Viele deutsche Städte fallen durch im ersten Hitze-Check der Deutschen Umwelthilfe [Pressemitteilung]. https://www.duh.de/presse/pressemitteilungen/pressemitteilung/zu-viel-grau-zu-wenig-gruen-viele-deutsche-staedte-fallen-durch-im-ersten-hitze-check-der-deutschen/

European Commision. (2021). *Evaluating the impact of nature-based solutions: A handbook for practitioners.*

Fekete, A., & Rhyner, J. (2020). Sustainable digital transformation of disaster risk – integrating new types of digital social vulnerability and interdependencies with critical infrastructure. *Sustainability, 12*(22), 9324. https://doi.org/10.3390/su12229324

Fenner, D., Meier, F., Scherer, D., & Polze, A. (2014). Spatial and temporal air temperature variability in Berlin, Germany, during the years 2001–2010. *Urban Climate, 10*, 308–331. https://doi.org/10.1016/j.uclim.2014.02.004

Greiving, S., Arens, S., Becker, D., Fleischhauer, M., & Hurth, F. (2017). Improving the assessment of potential and actual impacts of climate change and extreme events through a parallel modeling of climatic and societal changes at different scales. *Journal of Extreme Events, 04*(04), 1850003. https://doi.org/10.1142/S2345737618500033

Guardaro, M., Hondula, D. M., Ortiz, J., & Redman, C. L. (2022). Adaptive capacity to extreme urban heat: The dynamics of differing narratives. *Climate Risk Management, 35*, 100415. https://doi.org/10.1016/j.crm.2022.100415

Kuhlicke, C. (2017). Soziale Verwundbarkeit und die Folgen des Klimawandels. In A. Marx (Hrsg.), *Klimaanpassung in Forschung und Politik* (S. 105–117). Springer Fachmedien. https://doi.org/10.1007/978-3-658-05578-3_6

Oke, T. R. (1982). The energetic basis of the urban heat island. *Quarterly Journal of the Royal Meteorological Society, 108*(455), 1–24. https://doi.org/10.1002/qj.49710845502

Pachauri, R. K., & Meyer, L. (2016). Klimaänderung 2014: Synthesebericht: Beitrag der Arbeitsgruppen I, II und III zum Fünften Sachstandsbericht des zwischenstaatlichen Ausschusses für Klimaänderungen (IPCC). IPCC. Deutsche Übersetzung durch Deutsche IPCC-Koordinierungsstelle Bonn 2016.

Seifert, P. (2012). Mit Sicherheit wächst der Schaden? Überlegungen zum Umgang mit Hochwasser in der räumlichen Planung.

Stolte, T. R., Koks, E. E., de Moel, H., Reimann, L., van Vliet, J., de Ruiter, M. C., & Ward, P. J. (2024). VulneraCity – drivers and dynamics of urban vulnerability based on a global systematic literature review. *International Journal of Disaster Risk Reduction*, 104535. https://doi.org/10.1016/j.ijdrr.2024.104535

United Nations, Department of Economic and Social Affairs. (2019). *World urbanization prospects: The 2018 revision* (ST/ESA/SER.A/420). UN.

17 Klimavulnerabilität auf personaler Ebene

Manfred Fiedler und Lena Lorenz

Zusammenfassung

Personale Vulnerabilität bezieht sich insbesondere auf besondere soziale und gesundheitliche Verwundbarkeit, die aus besonderen Eigenschaften (Capabilites) von Personen und sozialen Gruppen resultiert. Der Klimawandel verändert und erweitert diese Vulnerabilität durch unterschiedliche Klimaereignisse. Der Beitrag unterscheidet daher sowohl in die besonderen Klimaereignisse und deren Auswirkungen als auch nach den Capabilities, die Menschen gegenüber Klimaereignissen besonders vulnerabel machen. Von Bedeutung ist dabei auch das Verständnis von temporärer Vulnerabilität, wonach Personen gegenüber Klimaereignissen situativ klimavulnerabel sind. Die Bedeutung von Klimavulnerabilität auf die menschliche Gesundheit ist angesichts der Zunahme von Klimaereignissen methodisch nicht einfach zu erfassen und mit Blick auf zukünftige Entwicklungen verlässlich zu prognostizieren. Es ist aber unzweifelhaft, dass das Betroffensein durch Klimaereignisse und damit auch die Zahl der gefährdeten Menschen abhängig davon ist, wie entschieden den Ursachen des Klimawandels und seinen Auswirkungen begegnet wird.

M. Fiedler (✉) · L. Lorenz
Department für Humanmedizin und Fakultät für Gesundheit, Universität Witten/Herdecke, Witten, Deutschland
E-Mail: manfred.fiedler@uni-wh.de

L. Lorenz
E-Mail: lena.lorenz@uni-wh.de

© Der/die Herausgeber bzw. der/die Autor(en), exklusiv lizenziert an Springer-Verlag GmbH, DE, ein Teil von Springer Nature 2025
D. Schmitz et al. (Hrsg.), *Klima und Vulnerabilität*,
https://doi.org/10.1007/978-3-662-71727-1_17

1 Das klassische Konzept der Vulnerabilität

In den Sozial- und Gesundheitswissenschaften gilt Vulnerabilität als etabliertes Konzept, um die besondere Verwundbarkeit als soziale und gesundheitliche Gefährdung von Personen und Gruppen zu identifizieren. Vulnerabel sein bedeutet, aufgrund personaler Eigenschaften (Capabilities) besonders anfällig zu sein in Hinsicht auf körperliche und geistige/mentale Schädigungen/Verwundungen. Ausgehend von dem in Kap. 3 dargestellten Verständnis unterscheiden wir grundlegend zwischen Exposition oder das gefährdende Potenzial in Hinsicht auf die gefährdende Ursache und deren Qualitäten, des Weiteren in Hinsicht auf die Wahrscheinlichkeit der Exposition (Risiko). Ein weiteres Merkmal ist die Sensitivität, also die in Hinsicht auf personen- oder gruppenbezogene Eigenschaften allgemeine oder spezifische Verwundbarkeit gegenüber gefährdenden Potenzialen.

Der Klimawandel und die massiven Eingriffe in die Ökosphäre verändern sowohl die Exposition als auch das Risiko für vulnerable Personen und Personengruppen. Klimaereignisse sind zunächst lokale, regionale Ereignisse in Form von extremen Wetterereignissen, aber auch grundlegenden Umweltveränderungen, etwa durch anhaltende Veränderung des lokalen oder regionalen Klimas, durch Veränderungen von Klimazonen, durch Verstärkung von Wetterereignissen. Gegenstand des Beitrags ist es, ausgehend vom klassischen Verständnis von Vulnerabilität, personen- und personengruppenbezogene Verletzlichkeit gegenüber Klimaereignissen zu systematisieren und dadurch adäquate Handlungsanforderungen für Gesundheitspolitik und -versorgung zu identifizieren.

2 Auswirkungen von Klimaereignissen

In diesem Abschnitt werden zunächst Auswirkungen von Klimaereignissen auf die menschliche Gesundheit betrachtet, die nicht die jeweiligen Klimaereignisse selbst, sondern die differenzierte Wirkung auf die personale Gesundheit zum Gegenstand haben. Dabei geht es um unmittelbare Auswirkung auf Personen und Gruppen. Es ist darauf hinzuweisen, dass Auswirkungen von Klimaereignissen auf etwa die soziale und wirtschaftliche Infrastruktur, die hier nicht Gegenstand ist, durch Unterbrechung oder Einschränkung von Versorgungsketten und -leistungen Personen und Gruppen unterschiedlich betreffen und diese damit im Einzelfall besonders gefährdet sind.

2.1 Hitzestress

Die Zunahme der globalen Temperaturen stellt eine der gravierendsten Auswirkungen des Klimawandels dar. 2024 wurde erstmals das Klimaziel von $+1{,}5°C$ globale Durchschnittstemperatur gegenüber dem vorindustriellen Zeitalter gemessen (Krapp, 2025). Diese Veränderung der Durchschnittstemperaturen hat unterschiedlichste Auswirkungen.

Eine der bedeutendsten ist die Zunahme der Wahrscheinlichkeit von Perioden starker (>32°C) oder extremer Hitze (>37°C), insbesondere in den Sommermonaten Juli und August. Auf den einzelnen Menschen wirken nur Temperaturen als Hitzestress, wobei Hitzeempfinden und Hitzestress keine objektiven Maße sind. Das biometeorologische Modell von Jendritzky definiert die gefühlte Temperatur unter Berücksichtigung von gemessener Temperatur, Luftfeuchtigkeit, Sonneneinstrahlung und Wind (Staiger et al., 1997). Hitze und damit Hitzestress sind also nicht ausschließlich aus der objektiv gemessenen Temperatur heraus zu definieren. Subjektive Wahrnehmung und personenbezogene Eigenschaften, wie Alter, persönliche Konstitution, chronische Erkrankungen, wie Adipositas oder Herz-Kreislauf-Erkrankungen, können den Hitzestress erhöhen und die Fähigkeit, Hitze zu bewältigen, vermindern (siehe dazu ausführlich Kap. 6).

2.2 Ernährungssicherheit

In der Diskussion um die Folgen des Klimawandels werden vor allen Dingen Extremwetterereignisse diskutiert. Weniger beachtet werden die Auswirkungen dieser diversen Klimaereignisse auf die Landwirtschaft. Wildbrände, Starkregen, Überschwemmungen, aber auch Dürren und lange Regenperioden erhöhen den Druck auf die Landwirtschaft und die landwirtschaftliche Produktion, da sie die Gefahr von Minder- und Missernten deutlich erhöhen (Richards et al., 2023).

Gerade Menschen in Regionen mit verbreiteter, anhaltender Unterernährung und einem geringen Pro-Kopf-Einkommen sind davon unmittelbar durch Hungersnöte betroffen (siehe Kap. 13). Aber auch für die Menschen in Hochlohnländern, die nur über ein subsistenzsicherndes Einkommen verfügen, führt dies durch den Druck auf die Lebensmittelpreise (Inflation) zu zunehmender Ernährungsunsicherheit. Hinzu kommt, dass Ernährungsunsicherheit auch gesamtgesellschaftliche Auswirkungen haben kann, die zu einer Destabilisierung staatlicher, sozialer und politischer Strukturen führen kann.

2.3 Wildbrände – Luftverschmutzung

Klimabedingte Wildbrände, aber auch Starkhitze führt zur dauerhaften oder temporären Verminderung der Luftqualität (siehe Kap. 11). Wildbrände, Dürren, ausbleibender Niederschlag und Hitze beeinflussen sich gegenseitig. Dürren erhöhen durch Trockenheit die Gefahr von Wildbränden. Grundsätzlich steigern höhere Temperaturen durch den höheren Grad an Verdunstung die Brandgefahr, auch wenn Niederschläge nicht ausgeblieben sind. Dürren und Hitze erhöhen also die Wahrscheinlichkeit für die Entstehung von Wildbränden (Mansoor et al., 2022). Menschen, die in Wildbrandgebieten leben, sind grundsätzlich durch die Brände unmittelbar gefährdet. Besonders gefährdet sind Personen, die kognitiv oder mobilitätseingeschränkt sind.

Die Entstehung von gesundheitsgefährdenden Luftschadstoffen überträgt sich auch in Gebiete, die außerhalb des eigentlichen Brandareals liegen. Durch Brände erhöht sich die Gefahr von Luftstäuben insbesondere in Hinsicht auf lungengängige Feinstäube (siehe Kap. 9). Gleichzeitig entsteht durch die Verbrennung bei Wildbränden eine größere Zahl von Luftschadstoffen, etwa von Stickoxiden oder Kohlenmonoxid oder polyzyklischen aromatischen Kohlenwasserstoffen (PAK). Hitze und starke Sonneneinstrahlung erhöhen die bodennahe Konzentration von Ozon (Lichtblau et al., 2024).

Einzelne Studien deuten darauf hin, dass Hitze und das Zusammenwirken mit hohen Luftschadstoffen die Mortalität deutlich stärker erhöht als dies Hitze und Luftverschmutzung jeweils für sich tun (Jaffe et al., 2020). Dies ist auch deswegen zu erwarten, da die Exposition gegenüber Luftschadstoffen die Gefahr von Herz-Kreislauf-Erkrankungen, Diabetes mellitus und chronischen Atemwegserkrankungen deutlich erhöht. PAK haben zudem erbgutschädigende und krebserzeugende Wirkungen (Breitner-Busch et al., 2023).

Besonders gefährdet sind damit Menschen, die in Gebieten leben, die grundsätzlich stärker mit Luftschadstoffen belastet sind, wie verkehrsreiche, urbane Quartiere oder Gebiete mit gewerblich bedingtem, höherem Eintrag von Luftschadstoffen.

2.4 Displacement – regionale Entwurzelung

Klimabedingte regionale Mobilität gibt es schon länger. So fällt die germanische Völkerwanderung des 3. Jahrhunderts mit dem Ende des sogenannten *römischen Optimums* zusammen, also den Beginn von für Mitteleuropa kühleren und feuchteren klimatischen Bedingungen (Bauer, 1996). Für das Ende des Mayareichs und damit verbunden das Aufgeben der städtischen Agglomerationen werden langanhaltende Klimaveränderungen mit der Folge von anhaltenden Dürren verantwortlich gemacht (Marx et al., 2017).

2023 geht das UNHCR (United Nations High Commissioner for Refugees) von 26,4 Mio. klima(ereignis)bedingt Flüchtenden aus (UNHCR, o. J.). Diese als *Environmental Displaced Persons* (Boano et al., 2007) bezeichnete soziale Gruppe flieht vor der Zerstörung ihrer Lebensgrundlagen, ihrer Behausungen, Dörfer, vor der Devastierung ihrer landwirtschaftlichen Grundlagen, damit vor massiver Ernährungsunsicherheit. Das sind Folgen von devastierenden Klimaereignissen, wie Sturmfluten, Stürmen, Überschwemmungen aber auch Dürren und daraus resultierenden Wildbränden, schließlich aber auch Landverlust durch das Ansteigen der Meereshöhen. Seit den 1990er-Jahren nehmen diese hydrologischen und meteorologischen Extremwetterereignisse deutlich zu (Boksch, 2020), während durch anthropogene Eingriffe in die Landschaftsstruktur natürliche Schutzfaktoren teilweise verloren gehen. Diese Form der Migration ist frei von Willensentscheidungen, den Wohnort zu verlassen, sondern beinhaltet den Zwang, sich ein neues Wohnumfeld zu suchen (Herbeck & Klepp, 2015).

Gefährdet sind vor allem Menschen in den Ländern des geografischen Südens, deren wirtschaftliche Ressourcen in der Regel nicht ausreichen, um Schutzmaßnahmen und ein geeignetes Katastrophenmanagement aufzubauen.

Anders als etwa politisch oder ethnisch verfolgte Menschen erfahren klimabedingt entwurzelte Menschen international keinen völkerrechtlich besonderen Schutz (Korte, 2024). Dabei ist zu erwarten, dass die Zahl der klimabedingt Flüchtenden besonders dann, wenn die supranational vereinbarten Klimaziele weiterhin nicht konsequent verfolgt werden, deutlich zunehmen werden (Intergovernmental Panel on Climate Change, IPCC, 2023) Je nachdem etwa, wie sich die globale Zunahme der Durchschnittstemperaturen weiterhin entwickelt, werden am Ende des Jahrhunderts bis zu einem Drittel aller Menschen, insbesondere in Südasien, im subsaharischen Afrika und in Mittelamerika und Teilen Südamerikas, in Regionen leben, in denen Temperaturen vorherrschen, die eine subsistenzwirtschaftliche Selbstversorgung nicht mehr zulassen. Gleichzeitig erhöht sich dadurch der Druck auf vulnerable Gruppen in potenziellen Fluchtzielländern mit der Konsequenz einer Ressourcenkonkurrenz zur Sicherung von menschlichen Grundbedürfnissen (Lebensraum, Wohnraum, Ernährung, aber auch Sicherheit) (Kirchhoff et al., 2019).

2.5 Mentale und psychische Auswirkungen des Klimawandels

Die Auswirkungen des anthropogen verursachten Klimawandels werden vor allem in Hinsicht auf die körperlichen und sozialen Auswirkungen diskutiert. In der jüngeren Zeit sind aber auch zunehmend die psychischen und mentalen Belastungen und Beanspruchungen in den Blickpunkt geraten.

Dabei ist zu unterscheiden zwischen den unmittelbaren Auswirkungen von Klimaereignissen, den Folgewirkungen eines Ereignisses sowie den mittelbaren Auswirkungen des Klimawandels und von Klimaereignissen.

Unmittelbare Auswirkungen sind solche, die direkt mit einem Ereignis verbunden sind. So lassen Studien vermuten, dass etwa Hitze oder stark erhöhte Temperaturen zu einem Anstieg von Aggression und im Weiteren zu häuslicher Gewalt führen (Clayton, 2020). Des Weiteren nimmt die Suizidalität zu. Die bei Klimaereignissen im Einzelfall entstehende Isolation, etwa wenn vulnerable Personen bei Starkhitze ihre Wohnung über Tage nicht oder nur selten verlassen können, kann zu Vereinsamung (Loneliness) führen (Malmquist et al., 2022) und dadurch Ängste und depressive Symptome zur Folge haben. Bei Menschen mit chronischer Angst bzw. Depressionen können die Symptome dieser Erkrankungen verstärkt werden.

Psychische und mentale Folgewirkungen von Klimaereignissen resultieren aus der extremen Erfahrung, die mit Klimaereignissen verbunden sein können, wie etwa Zerstörung der eigenen Lebensgrundlagen, des Verlusts des persönlichen Lebensraums, die eigene körperliche Schädigung sowie Verlust von Angehörigen und Nachbarn. Angststörungen, Depression und vor allem posttraumatische Belastungsstörung (PTBS) sind mögliche Folgen, von denen besonders Frauen und Personen mit einem geringeren sozioökonomischen Status betroffen sind (Bunz & Mücke, 2017). Bei Wildbränden zeigen sich hohe Prävalenzen von PTBS, Depressionen und Angstzuständen im Rahmen der postakuten Phase (3 Monate) bis hin zu Jahren. Bedingt durch extreme Hitzeereignisse kann das menschliche Aggressionspotenzial steigen, womit erhöhte Morbidität und Mortalität von affektiven, psychischen Erkrankungen sowie Schizophrenie einhergehen (Walinski et al., 2023). Bei dem Großteil lösen sich akut bedingte Symptome infolge eines traumatischen Ereignisses mit der Zeit auf. Einige Personen entwickeln hingegen eine diagnostizierte psychische Störung (Crane et al., 2022).

Mittelbare Auswirkungen des Klimawandels und deren Folgen sind hingegen nicht mit der persönlichen Erfahrung mit einem Klimaereignis verbunden, sondern resultieren aus der subjektiven Wahrnehmung des Klimawandels. Klimaangst, Klimawut, aber auch Klimaleugnung sind 3 der bedeutendsten Aspekte der mittelbaren psychischen/mentalen Auswirkungen des Klimawandels. Der Klimawandel wird dabei grundlegend als negativ wirkender Stressor erfahren. Der Umgang damit hängt einerseits mit der Lebensphase und der Lebenssituationen zusammen, zum anderen mit Persönlichkeitsmerkmalen.

Mit der sogenannten *Klimaangst* werden negative Emotionen wie Schuld, Sorge und Verzweiflung verbunden (Bunz & Mücke, 2017; Clayton, 2020). Klimaangst betrifft zunächst in großem Maße Kinder und Jugendliche. Nach einer Untersuchung aus dem Jahr 2021 in 10 Ländern weltweit sind etwa 60 % der befragten Kinder und Jugendlichen sehr oder stark beunruhigt, weniger als 1% sind gar nicht oder wenig beunruhigt. Verbunden damit sind Gefühle von Angst, aber auch von Wut und Resignation (Hickman et al., 2021). Hajek und König (2023) konstatieren für Deutschland eine zunehmende Klimaangst, auch hier vor allen bei Kindern und Jugendlichen als zukünftig Betroffene.

Klimaangst stellt zunächst keine pathopsychologische Struktur dar, kann aber individuell unterschiedliche chronische psychisch-mentale Auswirkungen zur Folge haben.

Die Leugnung des Klimawandels (Climate Denial) stellt ebenfalls eine bedeutende psychisch-mentale Reaktion auf den Klimawandel dar, die sich mit grundlegenden psychisch-mentalen Orientierungen in Verbindung bringen lassen (Malecki et al., 2025). So zeigen Studien, dass Menschen mit autoritären Persönlichkeitsstrukturen, insbesondere dem sogenanntem Right Wing Authoritarianism, sowie solche mit sozial-dominanter Orientierung (Social Dominant Orientation) verstärkt zu Climate Denial neigen. Autoritätsgläubigkeit und Überlegenheitsorientierung korrespondieren zudem mit den 5 großen Persönlichkeitsmerkmalen (Big Five Traits). Gering ausgeprägte Eigenschaften, etwa von Offenheit gegenüber neuen Erfahrungen (Openness) oder positiven Einstellungen gegenüber anderen Menschen (Agreeableness), sind häufig verknüpft mit Climate Denial (Cipriani et al., 2024). Gerade bei sozial dominant orientierten, autoritären Personen geht dies oft einher mit Mitleidlosigkeit, Bezugskälte und geringer Empathie (Duckitt, 2015).

3 Capabilities von personaler Klimavulnerabilität

3.1 Soziale Vulnerabilität

Soziale Vulnerabilität lässt sich auch als sozialökonomische Verletzlichkeit definieren. In der Gesundheitsversorgung hat dieser Punkt mit Bezug zum Konzept der sozialen Determinanten von Gesundheit in den letzten Jahren eine besondere Bedeutung erlangt (Friel et al., 2008; Wilkinson & Marmot, 2004). Daraus lassen sich Aspekte sozialer Vulnerabilität ableiten. 3 relevante Kategorien sollen kurz erörtert werden.

Das ist zunächst die sozial-ökonomische Situation, die sich durch Einkommen und Bildung charakterisieren lässt. Einkommen und Bildung stellen interdependente Faktoren dar. Ein hohes Bildungskapital ermöglicht es auch, im Lebensverlauf ein höheres Einkommen zu erzielen. Mit Blick auf klimabezogene Gefährdungen sind Menschen mit geringem Einkommen und geringer Bildung weniger in der Lage, Ressourcen zum Schutz gegen Klimaereignisse einzusetzen. Ein damit verbundener Aspekt ist der des Lebensumfeldes und des Wohnraums. In der Regel sind Menschen mit geringeren ökonomischen Ressourcen auf preiswerten Wohnraum angewiesen. Dies bedeutet, dass sie häufig in Quartieren leben, die gegenüber Klimaereignissen vulnerabler sind. Auch der eigene Wohnraum ist in der Regel etwa gegen Hitze- oder Kälteereignisse weniger gut geschützt (Min et al., 2021). Menschen mit chronischen Erkrankungen sind durch krankheitsbezogene Ausgaben ökonomisch zusätzlich belastet und haben häufig einen schlechteren Zugang zum Arbeitsmarkt und damit zu einem höheren Einkommen.

Ein weiterer Aspekt sozialer Vulnerabilität ist die soziale Eingebundenheit. Menschen mit unzureichenden oder brüchigen sozialen Netzwerken können weniger Unterstützungsleistungen für sich einsetzen und sind in einem klimatischen Krisenfall deutlich vulnerabler. Dies gilt häufig für Menschen mit chronischen Krankheiten, da diese krankheitsbedingt geringere Chancen zum Aufbau oder zum Erhalt eines sozialen Netzwerks besitzen (Butsch et al., 2023).

Soziale Vulnerabilität stellt damit im Kontext von Gesundheit ein Themenfeld der Gesundheitsgerechtigkeit dar. Gleichzeitig lässt es sich mit dem Konzept der Klimagerechtigkeit verbinden, da Menschen mit geringeren sozial-ökonomischen Ressourcen in der Regel auch einen deutlich geringeren Beitrag zum Klimawandel leisten, als auch deutlich weniger anthropogener Eingriffe in die Ökosphäre begründen.

3.2 Körperliche Einschränkungen

Chronische Erkrankungen

Chronische Erkrankungen stellen eine besondere Eigenschaft von Personen dar, die in der Regel mit Einschränkungen im Hinblick auf Selbstständigkeit und selbstbestimmte Lebensführung, insbesondere bei den Aktivitäten des täglichen Lebens, einhergehen.

In der Konsequenz sind sie einerseits auf soziale und gesundheitliche Unterstützungs- und Versorgungsleistungen angewiesen, die durch Klimaereignisse zeitweise unterbrochen werden können. Gleichzeitig sind sie durch die Erkrankung selbst gegenüber Klimaereignissen besonders vulnerabel. Dies gilt für Menschen mit kardiovaskulären Erkrankungen oder mit chronischen Lungenerkrankungen, aber auch bezüglich der Wirkungen von Arzneimitteln und für mehrfach chronisch Erkrankte bei Polypharmazie in Hinsicht auf Wechselwirkungen bei Starkhitze (Fiedler & Hatebur, 2023). Besonders gefährdet sind etwa auch Menschen mit Niereninsuffizienz, da bei Stark- oder Extremhitze die Nierenfunktion und -leistung durch *„heat-stress nephropathy"* beeinträchtigt werden kann oder die Versorgung bei Dialysepflicht durch Extremwetterereignisse unterbrochen sein kann (Bein et al., 2020). Die schwere Form des Hitzschlags kann unter anderem zu chronischen Nierenerkrankungen führen (Sasai et al., 2023). Menschen mit chronisch obstruktiven Lungenerkrankungen (COPD) sind für noxenassoziierte inflammatorische Reaktionen (z. B. erhöhte CO_2-Konzentrationen oder Treibhausgase in der Luft, Luftverschmutzung und Hitzewellen) anfällig. Des Weiteren werden durch klimatische Veränderungen eine Verschiebung und die Verlängerung der Pollensaison deutlich, womit von Allergien Betroffene verlängert an allergischen Reaktionen leiden. Extreme Klimaereignisse und Gewitter können Asthmaanfälle aufgrund der plötzlichen Freisetzung von Aeroallergenen begünstigen (Eguiluz-Gracia et al., 2020).

Mobilitätseinschränkungen
Menschen mit Mobilitätseinschränkungen sind dadurch gefährdet, dass sie im Fall eines Extremwetterereignisses den Gefahrenort nicht selbständig oder nur sehr langsam verlassen können. Vor allem ältere Menschen mit Mobilitätseinschränkungen, die dabei auf Hilfsmittel wie etwa Gehhilfen, Rollatoren oder Rollstühle angewiesen sind, sind in ihrer Bewegung deutlich verlangsamt. Zudem können Menschen mit Mobilitätseinschränkungen sich in einer Notfallsituation häufig nur eingeschränkt selbst helfen und, aufgrund ihrer mobilen Beeinträchtigung, insbesondere in Verbindung mit anderen chronischen Einschränkungen personenbezogene Schutzmaßnahmen nur sehr eingeschränkt beeinflussen. Bestehen keine weiteren sozialen oder familiären Netzwerke, welche in Notfällen zugänglich und aktivierbar sind, wird an diese Personengruppen in der Maßnahmenplanung nicht ausreichend gedacht (Habermann-Horstmeier, 2023; Gabel & Schobert, 2024).

Neurologische Einschränkungen
Im Jahr 2023 fand die erste Klimakonferenz *The Hot Brain* zur Bewusstseinsschärfung des Themas Klimawandel und neurologische Erkrankung in London statt. Unter anderem wurde berichtet, dass sich in Madrid bedingt durch Hitzewellen die Symptome bei Menschen mit Epilepsie, Morbus Parkinson oder Demenz verschlimmern (Sisodiya, 2023). Allgemein zeigt sich, dass klimatische Veränderungen demenzielle Erkrankungen je nach Krankheitsstadium und Komorbiditäten unterschiedlich beeinflussen können. In einem fortgeschrittenen Stadium können Patient:innen anfälliger für Hitzewellen sein,

da Einschränkungen in der Kommunikation von Hunger und Durst bestehen (Astolphi Lima et al., 2024). Nach aktuellen Studien steigt das Schlaganfallrisiko, bedingt durch Temperatursteigerungen und -schwankungen, deutlich an. Eine Metaanalyse zeigt, dass allein die Exposition von Luftschadstoffen über 7 Tage das Schlaganfallrisiko erhöhen kann (Naumann, 2024). Bei Patient:innen mit einer generalisierten Epilepsie können sich Anfallsauslöser (z. B. erhöhte Körpertemperatur, Stress und Schlafmangel durch Extremwetterereignisse) oder vektorübertragende Infektionen für Epilepsie verschlimmern und zusätzliche neurologische Komorbiditäten beeinflussen (Gulcebi et al., 2021).

3.3 Sozialdemografische Vulnerabilität

Sozialkulturell

Klimabezogene Präventionsinformationen müssen an die betroffenen Personen gelangen. Diese müssen die Informationen verstehen und auch umsetzen können. So konnte bestätigt werden, dass Frauen mit einem geringeren sozial-ökonomischen Status den Klimawandel im Vergleich zu Männern mit einem höheren sozial-ökonomischen Status als bedrohlicher einstufen (Herman, 2015). Im Rahmen einer Studie aus 29 Ländern der globalen Tropen wurden veränderte Bildungserfolge von Kindern und Jugendlichen deutlich. Überdurchschnittliche Temperaturen in Südostasien sind bei den Kindern mit einer geringeren Anzahl an Schuljahren verbunden. Klimabedingte Gesundheits- und Einkommensveränderungen können die Bildungsergebnisse der Kinder negativ beeinflussen (Randell & Gray, 2019). Soziale Netzwerke nehmen eine bedeutsame Rolle ein, um sich gegenseitig bei klimabedingten Veränderungen zu unterstützen. Bereits die positive oder negative Wahrnehmung, dass jemand umweltbewusst handelt, zeigte sich die Abhängigkeit von umweltbezogenen individuellen Handlungen. (Smith et al., 2021). Die Menschen in der östlichen Mittelmeerregion sind am stärksten von den Folgen des Klimawandels betroffen (z. B. Dürren und Wasserknappheit wirken sich auf den landwirtschaftlichen Erfolg und die Ernährungsunsicherheit aus) (Al-Jawaldeh et al., 2022). Insbesondere Personen, die in Städten leben, spüren die Auswirkungen des Klimawandels, da in städtischen Räumen die Temperaturen vermehrt zunehmen. Grünflächen sind innerstädtisch unterschiedlich verteilt, und Personen können nicht in gleichem Maße von den günstigen Klimabedingungen profitieren. Allerdings erfahren Menschen in Verdichtungsgebieten und ohne Frischluftschneisen auch in den Nächten tropische Temperaturen, wodurch der Schlaf beeinträchtigt wird und gesundheitliche Risiken entstehen (Fiedler & Hatebur, 2023).

Alter

Mit dem Alter nimmt die Zahl der von chronischen Erkrankungen der Betroffenen zu. Allerdings birgt das Alter in Form von Gebrechlichkeit *(frailty)* selbst einen Faktor von Vulnerabilität gegenüber Klimaereignissen, die etwa in Form einer allgemeinen, auch kognitiven bedingten Verlangsamung die Bewältigung von Klimaereignissen erschweren (Tipaldo et al., 2024). Bei Hitzewellen sind ältere Menschen häufig aufgrund von fehlenden baulichen Anpassungen oder unzureichenden Schulungen der Pflegekräfte letal bedroht (Habermann-Horstmeier, 2023).

Aber auch Säuglinge, Kinder und Jugendliche sind angesichts geringer Selbstständigkeit, der Anfälligkeit durch ihre körperlich-geistige Unreife gegenüber Stressoren und der Anfälligkeit für Infektionskrankheiten besonders von klimatischen Veränderungen betroffen. Kinder in Entwicklungsländern, mit bereits bestehenden Erkrankungen oder mit sozialen bzw. wirtschaftlichen Belastungen, sind vulnerabel für psychische Erkrankungen (Vergunst & Berry, 2022). Nach den Ergebnissen des Deutschen Alterssurveys 2023 nahm etwa jede 4. Person in der 2. Lebenshälfte eine hohe Bedrohung durch die Klimakrise wahr (Bünning et al., 2024). Mit dem Alter steigt der Anteil an Menschen mit einer oder mehreren chronischen Erkrankungen, und das Ausmaß an Pflege- und Hilfebedürftigkeit nimmt z. B. in der Folge bei andauernden Hitzeperioden zu. Mit der Komponente des zunehmenden Alters muss bedacht werden, dass sich soziale Netze minimieren sowie unzureichende finanzielle Lagen existieren (Ayalon & Roy, 2023).

4 Temporäre und situative Vulnerabilität

Neben den vorgenannten vulnerablen Gruppen gibt es solche, die aufgrund ihrer personalen Eigenschaften nicht grundsätzlich als vulnerabel zu gelten haben, sondern die situativ, temporär vulnerabel bzw. gefährdet sind. So sind Schwangere – und mit ihnen die Feten – bei Hitzestress besonders gefährdet, eine Frühgeburt oder sogar einen Abort zu erleiden (Baharav et al., 2023). Akut erkrankte oder verletzte Personen können aufgrund dieser Einschränkungen selbst oder mit Bezug etwa auf die pharmakotherapeutische Behandlung bei Hitze gefährdet sein (Redshaw et al., 2013). Traumapatient:innen können aufgrund der durch das Trauma bedingten Mobilitätseinschränkung gegenüber Klimaereignissen temporär vulnerabel sein.

Das Verständnis von personenbezogener Klimavulnerabilität sollte also auch auf Personengruppen bezogen sein, die als solche nicht als vulnerabel angesehen werden. Selbstverständlich werden klinisch behandelte akut erkrankte Personen als vulnerabel angesehen (siehe Kap. 27); sie sind es aber eben auch außerhalb der akut-klinischen Behandlung.

Das Verständnis von situativer, temporärer Vulnerabilität ist wichtig, um Maßnahmen zum Schutz angemessen zu planen und umzusetzen. Dabei ist zu bedenken, dass die Betroffenen nicht immer Kompetenzen zur Vorbereitung auf und zur Bewältigung von Klimaereignissen entwickelt haben und insbesondere die eigene Vulnerabilität situativ nicht immer richtig einschätzen.

5 Klimabedingte Morbidität und Mortalität

Auch wenn wir erkennen können, etwa aufgrund der durch Verletzungen, Krankheiten oder Todesfälle betroffenen Menschen bei singulären extremen Wetterereignissen, dass der Klimawandel direkte Auswirkungen auf Morbidität und Mortalität haben wird, ist es schwierig, diese statistisch abzubilden und in Hinsicht auf die zukünftige Entwicklung zu prognostizieren. Dies hat zunächst damit zu tun, dass etwa Hitzetote als solche nicht an Hitze sterben, deshalb Mortalität und Morbidität auch nur mittelbar eingeschätzt werden können, hier in Hinsicht auf eine temperaturassoziierte Zunahme von Mortalität und Morbidität (Wasem et al., 2019). Zwar können ereignisbezogen, etwa bei Überschwemmungen, Wirbelstürmen oder Wildbränden, Todesfälle und Verletzte zuordenbar dokumentiert werden. Eine belastbare, quantifizierbare Aussage über eine gesamtgesellschaftliche klimabedingte Veränderung von Morbidität und Mortalität lässt sich darüber aber nicht ableiten.

Schließlich gibt es in Hinsicht auf prognostische Aussagen auch deshalb enorme Schwierigkeiten, weil die Auswirkungen anthropogener Klimaveränderungen von mehreren Faktoren abhängig sind. Dazu gehören Maßnahmen zur Mitigation des Klimawandels, zum Schutz natürlicher Ressourcen und zur Stärkung der Biodiversität. Auch präventive Maßnahmen zum Schutz gegen Klimaereignisse, die Stärkung von Klimaresilienz können jeweils Einfluss auf klimabedingte Mortalität und Morbidität haben.

Deutlich wird dies bei den Prognosen zur Schätzung der Entwicklung von Nahrungsmittelunsicherheit und infolge davon von Unterernährung. So konnte der Anteil unterernährter Menschen zwischen 2010 und 2015 von 12,4 % auf 8 % deutlich verringert werden, stieg aber bis 2020 wieder auf 9 % (FAO et al., 2024). Aktuell sind 700 Mio. Menschen von Hunger und Unterernährung betroffen. Unterschiedliche Studien schätzen die klimabedingte Zunahme bis 2050 auf 177–600 Mio. (Richardson et al., 2018). Richards et al. (2023) stimmen diesen Prognosen unter der Annahme zu, dass die Zunahme der durchschnittlichen Temperaturen begrenzt oder moderat bis +4°C eingehalten werden kann. Unter der Annahme einer jedoch unbegrenzten Zunahme der globalen Durchschnittstemperaturen kommen sie zu einer katastrophalen Einschätzung. Danach würde die weltweite Nahrungsmittelproduktion bis 2040 ihren Höhepunkt erreichen, ab 2050 könnte es unter Zunahme katastrophaler Klimaereignisse zu einem Kollaps der Nahrungsmittelproduktion kommen, in dessen Folge etwa 2/3 aller Menschen keinen ausreichenden Zugang zu Lebensmitteln haben. Sie prognostizieren ab diesem Zeitraum einen Verlust von Menschenleben, vergleichbar mit einem postnuklearen Szenario, zwischen 2 und 5 Mrd. Menschen. In einem solchen katastrophalen Szenario werden ernährungsbedingte Unterversorgung und Mortalität auch Europa und Nordamerika betreffen, also Gebiete, die bisher von hoher Nahrungsmittelsicherheit gekennzeichnet sind. Davon besonders betroffen sein werden mit hoher Wahrscheinlichkeit sozial vulnerable und chronisch kranke Menschen.

Die Auswirkungen des Klimawandels und schädlicher anthropogener Eingriffe in die Ökosphäre auf vulnerable Personen und Personengruppen in der kurzen und mittleren Perspektive einzuschätzen, ist also mit Unsicherheit verbunden, die nicht zuletzt von gesellschaftlichen politischen Entscheidungen abhängen. Je schwächer die Maßnahmen zur Mitigation, Prävention und Resilienzförderung sind, desto größer werden die Auswirkungen auf die Gesellschaft, dabei auf klimavulnerable Personen und Personengruppen, sein. Auch macht das Beispiel der Nahrungsmittelsicherheit deutlich, dass davon die Entwicklung der Zahl der klimavulnerablen Menschen abhängt. Die Tendenz zu einer Climate-Denial-Politik, wie sie in einigen Staaten festzustellen ist, verstärkt den Druck auf Regionen, Systeme und Institutionen und erhöht damit über die Zeit die Zahl der von Klimavulnerabilität betroffenen Personen und Personengruppen.

Literatur

Al-Jawaldeh, A., Nabhani, M., Taktouk, M., & Nasreddine, L. (2022). Climate Change and Nutrition: Implications for the Eastern Mediterranean Region. *International journal of environmental research and public health, 19*(24), 17086. https://doi.org/10.3390/ijerph192417086

Astolphi Lima, C., Alsunaidi, S., Lowe, S., Hogan, D. B., Dennett, L., Jones, C. A., & Yamamoto, S. (2024). Exploring the influence of weather variability and climate change on health outcomes in people living with dementia: A scoping review protocol. *PloS one, 19*(6), e0304181. https://doi.org/10.1371/journal.pone.0304181

Ayalon, L., & Roy, S. (2023). The role of chronological age in climate change attitudes, feelings, and behavioral intentions: The case of null results. *PloS one, 18*(6), e0286901. https://doi.org/10.1371/journal.pone.0286901

Baharav, Y., Nichols, L., Wahal, A., Gow, O., Shickman, K., Edwards, M., & Huffling, K. (2023). The impact of extreme heat exposure on pregnant people and neonates: A state of the science review. *Journal of Midwifery & Women's Health, 68*(3), 324–332. https://doi.org/10.1111/jmwh.13502

Bauer, S. J. (1996). Klima im Wandel. *Carinthia II, 186./106*(1), 153–161 (Schriftliche Zusammenfassung eines Vortrages bei der Jahreshauptversammlung im März 1995).

Bein, T., Karagiannidis, C., Gründling, M., & Quintel, M. (2020). Neue intensivmedizinische Herausforderungen durch Klimawandel und globale Erderwärmung [New challenges for intensive care medicine due to climate change and global warming]. *Der Anaesthesist, 69*(7), 463–469. https://doi.org/10.1007/s00101-020-00783-w

Boano, C., Zetter, R., & Morris, T. (2007). Environmentally Displaced People: Understanding the Linkage between Environmental Change and Forced Migration [A Policy Briefing by the Refugee Studies Centre for the Conflict, Humanitarian and Security Department, Department For International Development (UK)]. University of Oxford, Oxford.

Boksch, R. (2020). Naturkatastrophen nehmen tendenziell zu. https://de.statista.com/infografik/21744/anzahl-der-relevanten-schadensereignisse/

Breitner-Busch, S., Mücke, H.-G., Schneider, A., & Hertig, E. (2023). Auswirkungen des Klimawandels auf nicht-übertragbare Erkrankungen durch erhöhte Luftschadstoffbelastungen der Außenluft. Vorab-Onlinepublikation. https://doi.org/10.25646/11649

Bunz, M., & Mücke, H. G. (2017). Klimawandel – physische und psychische Folgen. *Bundesgesundheitsbl, 60*, 632–639. https://doi.org/10.1007/s00103-017-2548-3

Bünning, M., Hagen, C., & Simonson, J. (2024). DZA Aktuell Deutscher Alterssurvey – Wahrgenommene Bedrohung durch den Klimawandel in der zweiten Lebenshälfte. https://www.dza.de/fileadmin/dza/Dokumente/DZA_Aktuell/DZA-Aktuell_01_2024_Bedrohung_Klimawandel.pdf

Butsch, C., Beckers, L.-M., Nilson, E., Frassl, M., Brennholt, N., Kwiatkowski, R., & Söder, M. (2023). Gesundheitliche Auswirkungen von Extremwetterereignissen – Risikokaskaden im anthropogenen Klimawandel. Vorab-Onlinepublikation. https://doi.org/10.25646/11646

Cipriani, E., Frumento, S., Gemignani, A., & Menicucci, D. (2024). Personality traits and climate change denial, concern, and proactivity: A systematic review and meta-analysis. *Journal of Environmental Psychology, 95,* 102277. https://doi.org/10.1016/j.jenvp.2024.102277

Clayton, S. (2020). Climate anxiety: Psychological responses to climate change. *Journal of Anxiety Disorders, 74,* 102263. https://doi.org/10.1016/j.janxdis.2020.102263

Crane, K., Li, L., Subramanian, P., Rovit, E., & Liu, J. (2022). Climate Change and Mental Health: A Review of Empirical Evidence, Mechanisms and Implications. *Atmosphere, 13*(12), 2096. https://doi.org/10.3390/atmos13122096

Duckitt, J. (2015). Authoritarian personality. In J. D. Wright (Hrsg.), *International encyclopedia of the social & behavioral sciences* (2. Aufl., S. 255–261). Elsevier.

Eguiluz-Gracia, I., Mathioudakis, A. G., Bartel, S., Vijverberg, S. J. H., Fuertes, E., Comberiati, P., Cai, Y. S., Tomazic, P. V., Diamant, Z., Vestbo, J., Galan, C., & Hoffmann, B. (2020). The need for clean air: The way air pollution and climate change affect allergic rhinitis and asthma. *Allergy, 75*(9), 2170–2184. https://doi.org/10.1111/all.14177

FAO, IFAD, UNICEF, WFP & WHO. (2024). *The State of Food Security and Nutrition in the World 2024.* FAO; IFAD; UNICEF; WFP; WHO. https://doi.org/10.4060/cd1254en

Fiedler, M. & Hatebur, S. (2023). Hitzeprävention für chronisch Kranke. *Pflegen Demenz, 68,* 8–11.

Friel, S., Marmot, M., McMichael, A. J., Kjellstrom, T., & Vågerö, D. (2008). Global health equity and climate stabilisation: A common agenda. *The Lancet, 372*(9650), 1677–1683. https://doi.org/10.1016/S0140-6736(08)61692-X

Gabel, F. & Scobert, M. (2024). *Langfassung zum Abschlussbericht der Bestandsaufnahme zum Katastrophenmanagement und der Inklusion von Menschen mit Behinderungen (Projekt KIM).* University of Tuebingen.

Gulcebi, M. I., Bartolini, E., Lee, O., Lisgaras, C. P., Onat, F., Mifsud, J., Striano, P., Vezzani, A., Hildebrand, M. S., Jimenez-Jimenez, D., Junck, L., Lewis-Smith, D., Scheffer, I. E., Thijs, R. D., Zuberi, S. M., Blenkinsop, S., Fowler, H. J., Foley, A., Epilepsy Climate Change Consortium, & Sisodiya, S. M. (2021). Climate change and epilepsy: Insights from clinical and basic science studies. *Epilepsy & behavior, 116,* 107791. https://doi.org/10.1016/j.yebeh.2021.107791

Habermann-Horstmeier, L. (2023). Umgang mit dem Klimawandel und seinen Folgen in Alten- und Behinderteneinrichtungen. *Arbeitsmed Sozialmed Umweltmed, 58*(8), 502–507.

Hajek, A., & König, H.-H. (2023). Climate anxiety and mental health in Germany. *Climate, 11*(8), 158. https://doi.org/10.3390/cli11080158

Herbeck, J. & Klepp, S. (2015). Decentering Climate Change: Aushandlungen um Klimawandel und Migration in Europa und Ozeanien. *artec-paper, 203,* https://doi.org/10.26092/elib/608

Herman, B. (2015). The Influence of Global Warming Science Views and Sociocultural Factors on Willingness to Mitigate Global Warming. *Science Education, 99*(1), 1–38. https://doi.org/10.1002/sce.21136

Hickman, C., Marks, E., Pihkala, P., Clayton, S., Lewandowski, R. E., Mayall, E. E., Wray, B., Mellor, C., & van Susteren, L. (2021). Climate anxiety in children and young people and their beliefs about government responses to climate change: A global survey. *The Lancet Planetary Health, 5*(12), e863–e873. https://doi.org/10.1016/S2542-5196(21)00278-3

Intergovernmental Panel on Climate Change. (2023). Climate Change: Synthesis Report of The IPCC Sixth Assessment REPORT (AR6). IPCC. https://www.ipcc.ch/report/ar6/syr/downloads/report/IPCC_AR6_SYR_LongerReport.pdf

Jaffe, D. A., O'Neill, S. M., Larkin, N. K., Holder, A. L., Peterson, D. L., Halofsky, J. E., & Rappold, A. G. (2020). Wildfire and prescribed burning impacts on air quality in the United States. *Journal of the Air & Waste Management Association (1995), 70*(6), 583–615. https://doi.org/10.1080/10962247.2020.1749731

Kirchhoff, G., Landua, D., & Reimann, B. (2019). Kommunalumfrage: Zuwanderung, Wohnen, Nachbarschaft – Bericht im Rahmen des Forschungsprojekts „Zusammenhalt braucht Räume – integratives Wohnen mit Zuwanderern". DifU Sonderveröffentlichung. https://edocs.tib.eu/files/e01fn20/1700544780.pdf

Korte, K. (2024). Same same but different? Warum an Klimamigration vieles nicht neu ist und manches doch anders als bisher. Vorab-Onlinepublikation. https://doi.org/10.48439/zmf.224 (Zeitschrift für Migrationsforschung, Online-First-Artikel).

Krapp, C. (2025). Klimawandel: 2024 hat erstmals die 1,5-Grad-Schwelle überschritten. Natur. https://www.wissenschaft.de/erde-umwelt/2024-hat-erstmals-die-15-grad-schwelle-ueberschritten/

Lichtblau, M., Reimann, L., & Piccari, L. (2024). Pulmonary vascular disease, environmental pollution, and climate change. *Pulmonary circulation, 14*(2), e12394. https://doi.org/10.1002/pul2.12394

Malecki, W. P., Thaker, J., & Schneider-Mayerson, M. (2025). Climate and authoritarianism in two global powers: Exploring right-wing and left-wing authoritarianism, social dominance orientation, and climate concern and activism in the USA and India. *Climatic Change, 178*(2). https://doi.org/10.1007/s10584-025-03862-2

Malmquist, A., Hjerpe, M., Glaas, E., Karlsson, H., & Lassi, T. (2022). Elderly people's perceptions of heat stress and adaptation to heat: An interview study. *International Journal of Environmental Research and Public Health, 19*(7), 3775. https://doi.org/10.3390/ijerph19073775

Mansoor, S., Farooq, I., Kachroo, M. M., Mahmoud, A. E. D., Fawzy, M., Popescu, S. M., Alyemeni, M. N., Sonne, C., Rinklebe, J., & Ahmad, P. (2022). Elevation in wildfire frequencies with respect to the climate change. *Journal of Environmental Management, 301,* 113769. https://doi.org/10.1016/j.jenvman.2021.113769

Marx, W., Haunschild, R., & Bornmann, L. (2017). The role of climate in the collapse of the maya civilization: A bibliometric analysis of the scientific discourse. *Climate, 5*(4), 88. https://doi.org/10.3390/cli5040088

Min, J., Lee, H.-S., Choi, Y.-S., & Min, K. (2021). Association between income levels and prevalence of heat- and cold-related illnesses in Korean adults. *BMC Public Health, 21*(1), 1264. https://doi.org/10.1186/s12889-021-11227-4

Naumann, M. (2024). Klima, Umwelt und Hirngesundheit – die Neurologie ist gefordert! *DGNeurologie, 7,* 95–96. https://doi.org/10.1007/s42451-024-00638-3

Randell, H., & Gray, C. (2019). Climate change and educational attainment in the global tropics. *Proceedings of the National Academy of Sciences of the United States of America, 116*(18), 8840–8845. https://doi.org/10.1073/pnas.1817480116

Redshaw, C. H., Stahl-Timmins, W. M., Fleming, L. E., Davidson, I., & Depledge, M. H. (2013). Potential changes in disease patterns and pharmaceutical use in response to climate change. *Journal of Toxicology and Environmental Health. Part B, Critical Reviews, 16*(5), 285–320. https://doi.org/10.1080/10937404.2013.802265

Richards, C. E., Gauch, H. L., & Allwood, J. M. (2023). International risk of food insecurity and mass mortality in a runaway global warming scenario. *Futures, 150,* 103173. https://doi.org/10.1016/j.futures.2023.103173

Richardson, K. J., Lewis, K. H., Krishnamurthy, P. K., Kent, C., Wiltshire, A. J., & Hanlon, H. M. (2018). Food security outcomes under a changing climate: Impacts of mitigation and adaptation on vulnerability to food insecurity. *Climatic Change, 147*(1–2), 327–341. https://doi.org/10.1007/s10584-018-2137-y

Rizmie, D., Miraldo, M., Atun, R., & de Preux, L. (2019). The effect of extreme temperature on emergency admissions across vulnerable populations in England: An observational study. *The Lancet, 394,* S7. https://doi.org/10.1016/S0140-6736(19)32804-1

Sasai, F., Roncal-Jimenez, C., Rogers, K., Sato, Y., Brown, J. M., Glaser, J., Garcia, G., Sanchez-Lozada, L. G., Rodriguez-Iturbe, B., Dawson, J. B., Sorensen, C., Hernando, A. A., Gonzalez-Quiroz, M., Lanaspa, M., Newman, L. S., & Johnson, R. J. (2023). Climate change and nephrology. Nephrology, dialysis, transplantation. *Official publication of the European Dialysis and Transplant Association – European Renal Association, 38*(1), 41–48. https://doi.org/10.1093/ndt/gfab258

Sisodiya, S. M. (2023). Climate change and neurology: time to talk and to act. The Lancet. *Neurology, 22*(8), 656–657. https://doi.org/10.1016/S1474-4422(23)00235-1

Smith, C. J., Dupré, K. E., McEvoy, A., & Kenny, S. (2021). Community perceptions and pro-environmental behavior: The mediating roles of social norms and climate change risk. *Canadian Journal of Behavioural Science / Revue canadienne des sciences du comportement, 53*(2), 200–210. https://doi.org/10.1037/cbs0000229

Staiger, H., Bucher, K., & Jendritzky, G. (1997). Gefühlte Temperatur Die physiologisch gerechte Bewertung von Wärmebelastung und Kältestreß beim Aufenthalt im Freien mit der Maßzahl Grad Celsius. In Annalen der Meteorologie: N.F., 33. 3. Fachtagung BIOMET am 4. und 5. Dezember 1996 in München. Dt. Wetterdienst.

Tipaldo, J. F., Balk, D. & Hunter, L. M. (2024). A framework for ageing and health vulnerabilities in a changing climate. *Nature Climate Change, 14*(11), 1125–1135. https://doi.org/10.1038/s41558-024-02156-2

UNHCR. (o. J.). Klimakrise als Fluchtgrund. UNHCR. https://www.uno-fluechtlingshilfe.de/hilfe-weltweit/themen/fluchtursachen/klimawandel

Vergunst, F., & Berry, H. L. (2022). Climate Change and Children's Mental Health: A Developmental Perspective. *Clinical psychological science: a journal of the Association for Psychological Science, 10*(4), 767–785. https://doi.org/10.1177/21677026211040787

Walinski, A, Sander, J., Gerlinger, G., Clemens, V., Meyer-Lindenberg, A., & Heinz, A. (2023). The effects of climate change on mental health. *Dtsch Ärztebl Int, 120,* 117–124. https://doi.org/10.3238/arztebl.m2022.0403

Wasem, J., Richert, K., & Schillo, S. (2019). Untersuchung des Einflusses von Hitze auf Morbidität – Abschlussbericht. Universität Duisburg-Essen. https://www.bundesgesundheitsministerium.de/fileadmin/Dateien/5_Publikationen/Gesundheit/Berichte/Hitze_u._Morbiditaet_Abschlussbericht.pdf

Wilkinson, R., & Marmot, M. (2004). *Soziale Determinanten von Gesundheit: Die Fakten* (2. Aufl). Gesunde Städte im 21. Jahrhundert. Geneva: WHO.

Klimabedingte Auswirkungen auf die Dimensionen, Komponenten und Kontextfaktoren von Gesundheit und Krankheit

18

Jan-Hendrik Ortloff

Zusammenfassung

Klimaveränderungen und Extremwetterereignisse können sich auf die Komponenten von Gesundheit und Krankheit auswirken und dabei in ihrer Intensität und Dynamik variieren. Die Versorgung klimavulnerabler Personen(-gruppen), zu denen insbesondere Menschen mit chronischen und multimorbiden Krankheitsbildern zählen, setzt voraus, dass Klimavulnerabilität sozial anerkannt ist und entsprechende Ressourcen und Maßnahmen zur Verfügung gestellt werden. Das Kapitel überträgt zunächst das Modell der Salutogenese von Antonovsky auf die Komponenten von Gesundheit und Krankheit des bio-psycho-sozialen Modells der Weltgesundheitsorganisation. Darauf folgt ein Transfer des Compensatory-Carry-Over-Action-Modells nach Lippke von der Makroebene (Gesellschaft) über die Mesoebene (Institutionen) bis hin zur Mikroebene (Fachkräfte und Betroffene). Zudem wird veranschaulicht, wie Klimaresilienz durch eine Kombination der Verhältnisförderung und Verhaltensförderung erzielt werden kann.

J.-H. Ortloff (✉)
Department für Humanmedizin und Fakultät für Gesundheit, Universität Witten/Herdecke, Witten, Deutschland
E-Mail: jan-hendrik.ortloff@uni-wh.de

1 Klimabedingte Wechselwirkungen in der Mensch-Umwelt-Interaktion

Menschen können auf vielfältige Weise mit ihrer Umwelt interagieren, wodurch positive und negative Wechselwirkungen in der Mensch-Umwelt-Interaktion entstehen. Umweltfaktoren können die Gesundheit von vulnerablen Personen(-gruppen) beeinflussen, indem sie sowohl Ressourcen (Schutzfaktoren) als auch Belastungen (Risikofaktoren) darstellen. Dabei können Wechselwirkungen einerseits entstehen, wenn Ressourcen aus der Umwelt genutzt werden, anderseits können jedoch auch gegenseitige Belastungen eintreten, wenn Ressourcen aus der Umwelt übermäßig verbraucht werden oder klimatische Einflussfaktoren auf die Gesundheit einwirken. Als Beispiele hierzu können eine ausgewogene Ernährung der Bevölkerung, die Resilienz von Gesundheitssystemen als auch Individuen oder eine gesundheitsbezogene Infrastruktur (siehe Kap. 26) etc. genannt werden. Sind diese vorhanden, stellen sie Schutzfaktoren dar, fehlen sie hingegen, können sie zu Risikofaktoren werden. Vor dem Hintergrund des demografischen Wandels und in Bezug auf vulnerable Bevölkerungsgruppen ist die gesundheitliche Relevanz von Wetter, Witterung und Klima eine essenzielle Komponente für individuelle Anpassungs- und Versorgungsmaßnahmen (Brasseur et al., 2017). Klimatische Veränderungen und Extremwetterereignisse können eine adäquate Gesundheitsversorgung beeinflussen, indem diese die Dimensionen von Gesundheit oder die Komponenten des bio-psycho-sozialen Modells der World Health Organization (WHO) mit einer unterschiedlich ausgeprägten Intensität oder durch unterschiedliche Wechselwirkungen beeinflussen. Anhand des Compensatory-Carry-Over-Action-Modells (Lippke et al., 2022) kann veranschaulicht werden, wie das Bewusstsein für persönliche Schutz- und Risikofaktoren gefördert werden und die gezielte Anwendung des Modells zu einer individuellen Resilienz gegenüber klimatischen Ereignissen führen kann.

2 Gesundheit als Normzustand und Krankheit als Normabweichung

Gesundheit und Krankheit sind Konzepte, die sowohl gesellschaftlich als auch individuell konstruiert sind. Gesundheit wird dabei oft als ein Zustand des körperlichen, psychischen und sozialen Wohlbefindens verstanden, der mehr umfasst als nur das Fehlen von Krankheit. Krankheit hingegen wird nach einem bio-medizinischen Verständnis als Normabweichung verstanden, bei dem ein bestimmter Standard als Gesundheit und Abweichungen von diesem Standard als Krankheit definiert werden. Ein biomedizinisches Verständnis setzt also voraus, dass es eine allgemein anerkannte Definition davon gibt, was als Norm bzw. allgemeiner Gesundheitszustand gilt, und ebenso, dass jede Abweichung davon als Hinweis auf eine Krankheit interpretiert wird. Bis heute existiert jedoch weder für Gesundheit noch für Krankheit ein einheitlich verwendbares Konzept

(Franzkowiak & Hurrelmann, 2022). Insbesondere chronische Erkrankungen sind jedoch kein normiertes Konzept, da sie neben der medizinischen Diagnose („disease") auch ein subjektives Empfinden („illness") sowie gesellschaftliche Auswirkungen („sickness") umfassen (Ortloff, 2024).

Neben dem bio-medizinischen Verständnis von Gesundheit und Krankheit, das sich auf pathogenetische Einflussfaktoren und deren Auswirkungen konzentriert, hat sich das Modell der Salutogenese von Antonovsky (1997) als wichtiges Paradigma in den Gesundheitswissenschaften etabliert, um die Entstehung und Förderung von Gesundheit zu erklären. Am ursprünglichen Modell der Salutogenese wurde jedoch kritisiert, dass es das subjektive Erleben und sozioökonomische Faktoren nur unzureichend einbezieht. Daher hat Faltermaier (2023) den ursprünglichen Ansatz der Salutogenese um eine subjektive Gesundheitsvorstellungen sowie eine handlungsorientierte Komponente des Gesundheitshandelns erweitert. Dieses integrative Modell der Salutogenese lässt sich durch 4 zentrale, interagierende Komponenten beschreiben: Eine Person ordnet sich selbst innerhalb eines Gesundheits-Krankheits-Kontinuums eher als gesund oder eher als krank ein (1). Stressoren wirken als Einflussfaktoren (2), deren Bewältigung durch Widerstandsressourcen ermöglicht wird (3). Durch diese Widerstandsressourcen können Menschen ein Kohärenzgefühl entwickeln (4). Menschen mit ausgeprägtem Kohärenzgefühl bewegen sich tendenziell in eine positive Richtung innerhalb des Gesundheits-Krankheits-Kontinuums, da sie die Widerstandsressourcen zur Bewältigung von Stressoren definieren, auswählen und nutzen können.

Die Definitionen von Gesundheit als Normzustand variieren je nach sozialem, kulturellem und wirtschaftlichem Kontext etc., gesundheitswissenschaftlichem Paradigma und individuellen Perspektiven (Erleben und Verhalten). Damit wird Gesundheit als dynamisches Konzept verstanden, bei dem sich die Einflussfaktoren und Auswirkungen sowohl aufgrund gesellschaftlicher und individueller Umstände als auch im Laufe der Zeit verändern können. Als Einflussfaktoren zählen genetische, umweltbezogene und verhaltensbezogene Risikofaktoren (Pathogenese), welche durch Schutzfaktoren wie Widerstandsressourcen, Resilienz und Copingstrategien (Salutogenese) komplettiert werden. Sowohl die Risiko- als auch die Schutzfaktoren können Auswirkungen auf die Krankheitslast, die gesundheitsbezogene Lebensqualität und die Definition von Haupt- und Nebendiagnosen haben (Ortloff, 2024). Potenzielle Stressoren wie z. B. belastende Lebensereignisse, klimatische Einflussfaktoren oder Umweltschadstoffe können auf ein Individuum einwirken und dadurch einen körperlichen und psychischen Spannungszustand (Stressor) auslösen, der anschließend bewältigt werden muss. Dabei haben sowohl die pathogenetischen Risikofaktoren als auch die salutogenetischen Schutzfaktoren einen Einfluss auf die temporäre Position, in der sich eine Person innerhalb des Gesundheits-Krankheits-Kontinuums wahrnimmt. Die Wechselwirkungen zwischen klimatischen Ereignissen und der Einordnung innerhalb des Gesundheits-Krankheits-Kontinuums können insbesondere von Menschen mit chronischen Krankheitsbildern als negativ erlebt werden, wenn sich die Betroffenen aufgrund von Risikofaktoren weniger flexibel anpassen können, potenzielle Schutzfaktoren aufgrund der Haupt- und Nebendiagnosen nicht ausgeprägt genug sind oder die Versorgungsmaßnahmen auf der gesellschaftlichen Ebene nicht gewährleistet werden. Dabei bestehen die Wechselwirkungen nicht nur zwischen einem klimatischen Ereignis und einer Person, sondern auch zwischen den Dimensionen, Komponenten und Kontextfaktoren von Gesundheit und Krankheit.

3 Dimensionen, Komponenten und Kontextfaktoren von Gesundheit und Krankheit

Gesundheit kann allgemein anhand von fünf Dimensionen betrachtet werden, zu denen bei Franke (2012) eine Störungsfreiheit, Wohlbefinden, Leistungsfähigkeit und Rollenerfüllung, ein Gleichgewichtszustand (Homöostase) sowie Flexibilität (Heterostase) zählen. Auf der subjektiven Ebene entwickeln Menschen durch ihre Erfahrungen und ihre Sozialisation darüber hinaus ein Verständnis von Gesundheit und Krankheit, das zwar individuell erlebbar ist, jedoch stets auch durch soziale Normen bestimmt wird (Faltermaier, 2020). Aus diesem Grund spielen die jeweiligen Kontextfaktoren, in denen Gesundheit und Krankheit betrachtet werden, eine entscheidende Rolle, und es ist sinnvoll, die bio-psycho-sozialen Kontextfaktoren sowohl als multidimensionales als auch dynamisches Phänomen zu erfassen. Die gesundheitsrelevanten Klassifikationen der WHO werden in der International Classification of Diseases (ICD) als auch in der International Classification of Functioning, Disabilty and Health (ICF) angewendet. Neben den bio-medizinischen geprägten Definitionen von Krankheitsbildern, wie sie in der ICD zu finden sind, kommen durch die ICF auch bio-psycho-soziale Kontextfaktoren sowie die damit einhergehenden Wechselwirkungen zum Tragen. Als Klassifikationssystem beschreibt die ICF die Gesundheitsfaktoren in zwei Teilen, von denen sich ein Teil mit der Funktionsfähigkeit/Behinderung befasst und die Komponenten Körperfunktionen, Körperstrukturen, Aktivität und Partizipation beinhaltet. Der andere Teil umfasst die Kontextfaktoren, zu den die Komponenten Umweltfaktoren und personenbezogene Faktoren zählen (Rentsch, 2006). Die Kontextfaktoren stellen den gesamten Lebenshintergrund einer Person dar und vervollständigen damit die bio-psycho-soziale Perspektive, da auch die dynamischen Wechselwirkungen zwischen den Komponenten und Kontextfaktoren berücksichtigt werden. Damit stützt sich die ICF auf das Prinzip der Salutogenese und integriert zusätzlich zu den Defiziten eines Krankheitsbildes (Risikofaktoren) auch die Ressourcen (Schutzfaktoren), die sich aus den biologischen, psychischen und sozialen Kontextfaktoren einer Person ergeben können.

Die Entwicklung der ICF ist durch die konsequente Einbeziehung der Komponenten und Kontextfaktoren gekennzeichnet, welche sich an den Aktivitäten sowie den jeweiligen Partizipations- und Teilhabemöglichkeiten einer Person ausrichten und sich auf klimabedingte Einflussfaktoren übertragen lassen:

- Körperstrukturen beziehen sich auf die anatomischen Bestandteile des Körpers wie z. B. Organe, Nervenbahnen oder Gliedmaßen und ermöglichen u. a. die Wahrnehmung (Durstgefühl) in Hitzeperioden und die Aufnahme von Flüssigkeit. Körperfunktionen beziehen sich hingegen auf die physiologischen und psychologischen Funktionen von Körpersystemen, im Sinne von Klimavulnerabilität beispielsweise also auf die Wahrnehmung von Belastungen und deren mentale Verarbeitung.
- Aktivitäten sind geplante und umgesetzte Handlungen, die für eine selbstständige Lebensführung, Partizipation und Teilhabe notwendig sind. Im Falle von klimavulnerablen Personen kann dies die Organisation und Selbstwirksamkeit beinhalten, mit der Maßnahmen zur Entwicklung von Klimaresilienz, wie das bewusste Sammeln von Informationen für eine ausreichende Gesundheitskompetenz (Health Literacy), umgesetzt werden.
- Partizipation (und Teilhabe) beinhalten die Einbeziehung einer Person in einen bestimmten Lebensbereich oder eine Lebenssituation. Partizipation meint dabei die gesellschaftliche Ermöglichung, z. B. durch barrierefreie Zugänge oder Schulungsangebote zur Klimavulnerabilität. Teilhabe bezieht sich auf die aktive Rolle, die eine Person bei der Nutzung von Aktivitätsangeboten einnimmt. Partizipation ermöglicht somit Teilhabe.
- Umweltbezogene Faktoren stellen die sozialen, materiellen und wertebezogenen Kriterien des Umfeldes dar, in dem eine Person lebt. In Bezug auf Klimavulnerabilität beinhaltet dies auch das Bewusstsein und den Umgang von nahestehenden Personen aus dem Familien- und Freundeskreis, Schule und Arbeit sowie formale Voraussetzungen (Arbeitszeitmodelle, bauliche Ausstattung, Gesetzesgrundlagen etc.).
- Personenbezogene Faktoren berücksichtigen die subjektive Lebensführung und deren Gegebenheiten sowie die individuellen Eigenschaften, Werte und Überzeugungen, die nicht zwingend Teil des Gesundheitsproblems sind, dieses jedoch beeinflussen können. Auf der subjektiven Ebene beinhaltet dies auch den Lebensstil, den Bildungsstand und den Umgang mit spirituellen und religiösen Werten, die einen Einfluss auf die Entstehung und den Umgang mit klimabedingten Erkrankungen haben.

Gesundheit kann folglich in verschiedenen Kontextfaktoren und u. a. anhand des Wohlbefindens, der Lebensqualität oder Arbeitsfähigkeit betrachtet werden. Klimaveränderungen und Extremwetterereignisse können sich mit einer unterschiedlichen Intensität und Dynamik auf alle Kontextfaktoren auswirken. Während sich externe Risikofaktoren wie Arbeitsbedingungen (z. B. physische Belastungen, Schadstoffe, Lärm) oder natürliche Einflussfaktoren (z. B. UV-Strahlen, extreme Temperaturen, Luftverschmutzungen) auf die umweltbezogenen Kontextfaktoren beziehen, betrachten internale Risikofaktoren erlebens- und verhaltensbezogene Kontextfaktoren als auch Maßnahmen, welche den Auslösern entgegenwirken können. Entstehen beispielsweise Gesundheitsprobleme durch klimatische Einflussfaktoren wie hohe Temperaturen, Lärm- und Luftverschmutzung, können in Zusammenhang mit körperlich anstrengenden Tätigkeiten, psychischem Stress, mangelnder Einflussnahme auf die jeweilige Situation und unzureichender sozialer Unterstützung Wechselwirkungen entstehen, welche die Symptome noch verstärken (Klimavulnerabilität) oder zu einer Chronifizierung führen können. Jedoch können auch positive Effekte durch eine bewusste Berücksichtigung der ICF-Komponenten entstehen, welche die individuelle Klimaresilienz stärken. Ein Beispiel hierfür kann das Bewusstsein für klimabedingte Risikofaktoren sein (personenbezogener Faktor), der in Kombination mit ausreichenden Partizipationsmöglichkeiten zur Teilhabe (aktive Informationsbeschaffung) und so zu einer gesteigerten Gesundheitskompetenz führt, die wiederum in einer Anpassung der individuellen Lebensverhältnisse (Aktivitäten) münden kann.

4 Gesellschaftliche Versorgungsmaßnahmen und individuelle Anpassungsfähigkeit

Die Gesundheitsversorgung findet auf gesellschaftlicher und individueller Ebene Anwendung und beinhaltet Maßnahmen zur Stärkung der Gesundheitsressourcen und -potenziale der Betroffenen. Um ein höheres Maß an Gesundheit und Wohlbefinden zu erlangen, ist es daher notwendig, dass gesunde Lebensumstände gefördert und gesündere Lebensweisen entwickelt werden. Bereits die Ottawa-Charta (WHO, 1986) betonte die Bedeutung materieller, sozialer und individueller Ressourcen, die im Menschen selbst (internale Ressourcen) und der Umwelt (externale Ressourcen) liegen können. Damit wird deutlich, dass externale Bedingungen wie ein stabiles Ökosystem, Ernährung, Frieden, Wohnbedingungen, Bildung, Einkommen, Chancengleichheit etc. für die Entwicklung gesundheitsförderlicher Lebenswelten notwendig sind, als auch, dass der gesundheitliche Zustand zu einem wesentlichen Element der Lebensqualität werden kann. Gesundheitsfördernde Lebenswelten zu schaffen, ist entsprechend der Ottawa-Charta ein vorrangiges Handlungsfeld, damit möglichst alle Menschen davon profitieren können. Die Entwicklung gesundheitsförderlicher Lebenswelten soll durch Maßnahmen der Verhältnisförderung und Verhaltensförderung erreicht werden, zwischen denen ebenfalls Wechselwirkungen bestehen. Während bei der Verhältnisförderung gesellschaftliche Bedingungen so verändert werden sollen, dass gesundheitsfördernde Lebensbedingungen entstehen, sollen durch die Verhaltensförderung Menschen dazu befähigt werden, gesündere Verhaltensmuster zu übernehmen (Lippke & Hessel, 2018). Eine klimarelevante Gesundheitsförderung kann daher durch eine Optimierung der Lebenswelten und Chancengleichheit unter Berücksichtigung sozialer Determinanten, Partizipation und Teilhabe,

Empowerment und Gesundheitskompetenz etc. erfolgen. Infolge ausreichender Gesundheitskompetenz können sich wiederum persönliche Fähigkeiten ergeben, mit denen das individuelle Gesundheitsverhalten gesteuert werden kann.

Eine Theorie, die Gesundheitsverhaltensänderung in verschiedenen Settings betrachtet, ist das Compensatory-Carry-Over-Action-Modell, das versucht, Wechselwirkungen zwischen den Einflussfaktoren vorherzusagen und dadurch eine Grundlage für Lebensstilinterventionen zur Verhaltensänderung zu liefern. Durch ein Bewusstsein der Diskrepanz zwischen der Intention und dem bisherigen Verhalten (in Abb. 1 – CC: „compensatory cognitions") können dabei zukünftige Verhaltensweisen optimiert werden. Das Modell berücksichtigt dazu mehrere Verhaltensweisen sowohl gleichzeitig als auch miteinander, wodurch nicht nur die Prozesse eines aktiven Lebensstils innerhalb der einzelnen Verhaltensweisen, sondern auch verhaltensübergreifende Mechanismen innerhalb und außerhalb der jeweiligen Settings berücksichtigt werden. Nach Lippke et al. (2022) basiert das Compensatory-Carry-Over-Action-Modell auf fünf Annahmen, die auf die klimabedingten Risiko- und Schutzfaktoren von Menschen mit chronischen und multimorbiden Krankheitsbildern übertragen werden können, da Parallelen zum biopsychosozialen Modell der ICF vorhanden sind.

- Übergeordnete Ziele und Verhaltensweisen interagieren miteinander. Wenn z. B. eine Person mit einer chronischen Erkrankung Verhaltensweisen (adäquate Ernährung und Flüssigkeitszufuhr, ausreichende Bewegung, Verzicht auf schädliche Konsumgüter etc.) einem übergeordneten Ziel (z. B. stabile Resilienz gegenüber Klimaereignissen) zuordnet, werden diese Verhaltensweisen bezüglich ihrer kognitiven Verarbeitung und Auftretenswahrscheinlichkeit stärker miteinander zusammenhängen.
- Emotional relevante Ziele fördern den Antrieb und die Motivation. Die Angst vor einer Verschlechterung des Krankheitsbildes aufgrund klimatischer Einflussfaktoren kann die Motivation fördern, Gegenmaßnahmen einzuleiten und aufrechtzuerhalten.
- Verhaltensweisen bauen auf kognitiven Fähigkeiten auf, die für die Veränderung bzw. Aufrechterhaltung eines Verhaltens notwendig sind. Die Wahrnehmung von Klimavulnerabilität kann z. B. das Bewusstsein für erfolgsversprechende, selbstwirksame und gesunde Verhaltensweisen fördern.
- Psychologische Mechanismen wirken zwischen den verschiedenen Verhaltensweisen. Ressourcen wie soziale Netzwerke können beispielsweise durch sogenannte Carry-Over-Mechanismen (Transferüberzeugungen) übertragen werden, um sie zur Bewältigung der Klimavulnerabilität zu nutzen. Kompensatorische Kognitionen oder Gesundheitsüberzeugungen können zudem die Bildung von Intentionen und die Umsetzung eines gesunden Verhaltens fördern oder hemmen, was durch situative Emotionen, Umwelteinflüsse oder Kontextveränderungen beeinflusst wird.
- Verhaltensweisen, die der Klimavulnerabilität entgegenwirken bzw. Strategien zur Erweiterung der eigenen Klimaresilienz fördern sollen, können sowohl innerhalb

einer Belastungsbewältigung als auch situativ zwischen unterschiedlichen Belastungen variieren und dadurch die Copingstrategien und das Wohlbefinden beeinflussen.

Für Verhaltensweisen stehen nach diesem Modell nur begrenzte Ressourcen zur Selbstregulation zur Verfügung. Aus diesem Grund ist es insbesondere für Menschen mit chronischen und multimorbiden Krankheitsbildern oder klimavulnerablen Personen(-gruppen) zielführend, die dynamischen Wechselwirkungen der internalen und externalen Kontextfaktoren zu berücksichtigen und durch ein Kohärenzgefühl die subjektive Klimaresilienz zu fördern.

Wie Abb. 1 veranschaulicht, können sowohl internale Faktoren (z. B. Erlebens- und Verhaltensweisen) als auch externale Faktoren (z. B. Arbeitsbedingungen und soziale Netzwerke) einen Einfluss auf die Komponenten und Kontextfaktoren von Gesundheit haben und durch den iterativen Prozess des Compensatory-Carry-Over-Action-Modell kompensiert werden. Wenn beispielsweise ein Mensch mit einer chronischen Erkrankung das höhergesetzte Ziel hat, trotz seiner Einschränkungen und Belastungen ein nach subjektiven Maßstäben qualitativ hochwertiges Leben zu führen, kann die Intention vorhanden sein, durch eine Änderung der Handlungen eine Minderung der negativen Einflüsse auf die Lebensqualität und eine Förderung der Klimaresilienz herbeizuführen.

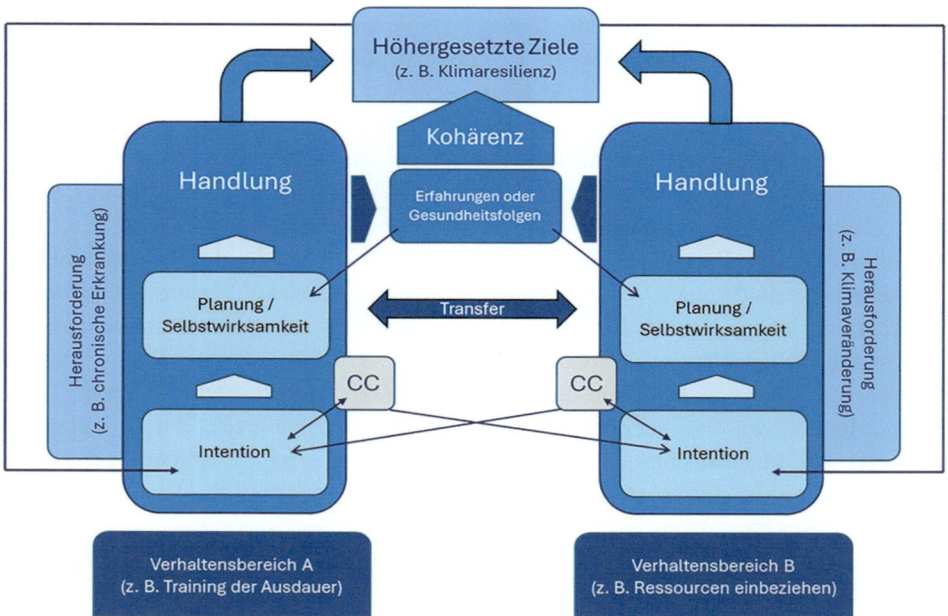

Abb. 1 Förderung der Klimaresilienz anhand des Compensatory-Carry-Over-Action-Modell (CC: „compensatory cognitions") (angelehnt an Lippke et al., 2022, S. 88, CC-BY 4.0)

Diesbezüglich kann z. B. bei einer Herz-Kreislauf-Erkrankung erkannt werden, dass Betroffene aufgrund der Erkrankung anfälliger für klimatische Einflussfaktoren sein können und bei extremer Hitze schützende Verhaltensweisen benötigen. Dies setzt voraus, dass die betroffene Person einerseits ein grundlegendes Bewusstsein für das Krankheitsbild hat, andererseits aber auch ein Verständnis für mögliche positive oder negative Einflüsse bzw. Wechselwirkungen aus den Kontextfaktoren besitzt und ein Kohärenzgefühl entwickelt. Bei einer Herz-Kreislauf-Erkrankung wären etwa sowohl die Symptome der Erkrankung als auch die positiven und negativen Ressourcen der Umweltfaktoren bekannt. Wird anschließend die Diskrepanz zwischen der Intention (Verhaltensbereich A) und dem bisherigen Verhalten erkannt, können anhand der bisherigen Erfahrungen mit den gesundheitlichen Auswirkungen der Kontextfaktoren (Verhaltensbereich B) zukünftige Verhaltensweisen optimiert werden. Wenn aus Erfahrungen abgeleitet wird, dass z. B. eine ausreichende physische Kondition förderlich für die Lebensqualität ist, kann dies zu der Erkenntnis führen, dass ein gesundheitsförderndes Verhalten in anderen Lebens- und Verhaltensbereichen ebenfalls einen positiven Einfluss auf die Lebensqualität hat (z. B. Reflexion oder Evaluation), wodurch die gesundheitsförderlichen Verhaltensweisen auf neue Situationen übertragen werden können (Transferleistung). Gleichwohl können negative Verhaltensweisen wie z. B. körperlich anstrengende Tätigkeiten bei extremer Hitze unterlassen und auf einen günstigeren Zeitpunkt verschoben werden. Im Umkehrschluss kann dies auch dazu führen, dass durch die Einbeziehung von Ressourcen und Wissen weitere Schritte zum Erreichen des höhergesetzten Zieles bewusst geplant und umgesetzt werden (Selbstwirksamkeit).

5 Verhältnisförderung und Verhaltensförderung für einen kompetenten Umgang mit Vulnerabilität

Gesundheit und Krankheit sind dynamische und multidimensionale Konzepte, die ein ganzheitliches Verständnis des Einflusses der internalen bzw. externalen Risiko- und Schutzfaktoren erfordern. Entsprechend der jeweiligen Situation der Betroffenen, den Wechselwirkungen zwischen den Einflussfaktoren sowie der Intensität und Dynamik der gesundheitlichen Auswirkungen treten manche Dimensionen bzw. Kontextfaktoren dabei in den Vordergrund der Versorgung, während andere eher im Hintergrund wirken. Die Wahrnehmung von bzw. das Bewusstsein für klimatische Veränderungen in Bezug auf eine persönliche Klimavulnerabilität können das gesundheitsbezogene Erleben und Verhalten ebenso stark beeinflussen wie die Verfügbarkeit von Ressourcen, die soziale Unterstützung, die multi- und interprofessionelle Zusammenarbeit oder den Zugang zu gesundheitsbezogenen Infrastrukturen etc.

Das bio-psycho-soziale Modell der ICF bietet eine erste Orientierung, um die Risiko- und Schutzfaktoren von Menschen mit chronischen Krankheitsbildern in Bezug auf Klimaveränderungen und Extremwetterereignisse zu berücksichtigen. Dabei werden die sozialen, kulturellen und wirtschaftlichen Wechselwirkungen betrachtet und in einen Bezug zueinander gesetzt. Die gesellschaftlichen und sozialen Voraussetzungen können auch die klimatischen Auswirkungen auf die Dimensionen, Komponenten und Kontextfaktoren von Gesundheit und Krankheit beeinflussen, indem sie adäquate Ressourcen zur Verfügung stellen bzw. diese so adaptieren, dass gesundheitsfördernde Lebensbedingungen entstehen (Verhältnisförderung). Maßnahmen und Ziele für den Umgang mit Klimavulnerabilität sollten daher zunächst auf der gesellschaftlichen Ebene (Makroebene) fokussiert werden, um eine Optimierung der Lebenswelten, Chancengleichheit, Partizipation und Teilhabe sowie die Förderung des Empowerments und der Gesundheitskompetenz zu ermöglichen. Nur wenn gefährdete Personen als klimavulnerabel wahrgenommen werden, erhalten sie die notwendige Aufmerksamkeit und Gegenmaßnahmen zur Förderung ihrer Klimaresilienz. Daher sollten die klimatischen Einflüsse auf vulnerable Personen sozial anerkannt sein. Zielführend hierfür ist eine multi- und interprofessionelle Zusammenarbeit (Mesoebene), durch die eine flexible Anpassung an die dynamischen Verhältnisse auf der Makro- und Mikroebene und damit einhergehend eine Optimierung der Versorgungsstrukturen ermöglicht wird. Die Ressourcen und Maßnahmen, die auf der Makroebene vorhanden sind, um die Klimaresilienz betroffener Personengruppen zu fördern, können dann über die Mesoebene auf die Mikroebene der Betroffenen übertragen und dazu genutzt werden, die subjektiven Auswirkungen auf Gesundheit und Krankheit zu mildern bzw. einer persönlichen Klimavulnerabilität durch individuelle Verhaltensmuster entgegenzuwirken (Verhaltensförderung). Durch Partizipation und Teilhabe in der Versorgungspraxis können die Betroffenen beim Umgang mit den klimabedingten Risikofaktoren selbstbestimmt (mit-)entscheiden, wann, wie und welche Maßnahmen geplant und umgesetzt werden sollen. Entsprechend dem integrativen Modell der Salutogenese ist es für vulnerable Personen (-gruppen) daher wichtig, die Wechselwirkungen zwischen klimatischen Ereignissen, den Dimensionen, Komponenten und Kontextfaktoren von Gesundheit und Krankheit als auch dem eigenen Handeln zu kennen, um ein Bewusstsein für die eigenen Schutz- und Risikofaktoren zu entwickeln. Durch individuelle kognitive Fähigkeiten, persönliche Werte und Einstellungen können die Ressourcen erkannt und als gesunde Verhaltensmuster bewusst genutzt werden. Die Übertragung des Compensatory-Carry-Over-Action-Modells auf die Klimavulnerabilität von Menschen mit chronischen und multimorbiden Krankheitsbildern veranschaulicht dazu, wie durch gesunde Verhaltensmuster in Kombination mit Erfolgserfahrungen ein Kohärenzgefühl entwickelt werden kann, das die Kompensation („compensatory cognitions") ermöglicht und somit die persönliche Resilienz fördert. Damit verdeutlicht dieses Kapitel, dass die Entwicklung von Gesundheitskompetenz und Klimaresilienz und ein selbstwirksamer Umgang mit klimabezogener Vulnerabilität erst durch eine Kombination aus Verhältnisförderung, Verhaltensförderung und einem iterativen Prozess entsteht, der auch Reflexionen und Evaluation beinhaltet.

Literatur

Antonovsky, A. (1997). *Salutogenese: Zur Entmystifizierung der Gesundheit.* Deutsche Gesellschaft für Verhaltenstherapie

Brasseur, G., Jacob, D., & Schuck-Zöller, S. (2017). *Klimawandel in Deutschland: Entwicklung, Folgen, Risiken und Perspektiven.* Springer Spektrum. https://doi.org/10.1007/978-3-662-50397-3

Faltermaier, T. (2020). Subjektive Gesundheit: Alltagskonzepte von Gesundheit. In Bundeszentrale für gesundheitliche Aufklärung (BZgA) (Hrsg.), *Leitbegriffe der Gesundheitsförderung und Prävention. Glossar zu Konzepten, Strategien und Methoden.* https://doi.org/10.17623/BZGA:Q4-i119-3.0

Faltermaier, T. (2023). Salutogenese. In Bundeszentrale für gesundheitliche Aufklärung (BZgA) (Hrsg.), *Leitbegriffe der Gesundheitsförderung und Prävention. Glossar zu Konzepten, Strategien und Methoden.* https://doi.org/10.17623/BZGA:Q4-i104-3.0

Franke, A. (2012). *Modelle von Gesundheit und Krankheit* (3., überarbeitet und erweiterte Auflage). Göttingen: Hogrefe.

Franzkowiak, P., & Hurrelmann, K. (2022). Gesundheit. In Bundeszentrale für gesundheitliche Aufklärung (BZgA) (Hrsg.), *Leitbegriffe der Gesundheitsförderung und Prävention. Glossar zu Konzepten, Strategien und Methoden.* https://doi.org/10.17623/BZGA:Q4-i023-1.0

Lippke, S., & Hessel, A. (2018). Verhaltens- und Verhältnisinterventionen in der Prävention: Metaanalytische Befunde und Implikationen. In M. Tiemann & M. Mohokum (Hrsg.), *Prävention und Gesundheitsforderung* (S. 86). Springer Verlag. https://doi.org/10.1007/978-3-662-62426-5

Lippke, S., Schüz, B., & Godde, B. (2022). Modelle gesundheitsbezogenen Handelns und Verhaltensänderung. In M. Tiemann & M. Mohokum (Hrsg.), *Prävention und Gesundheitsforderung* (S. 86–91). Springer Verlag. https://doi.org/10.1007/978-3-662-62426-5

Ortloff, J. H. (2024). Auswirkungen chronischer Erkrankungen. In D. Schmitz, M. Fiedler, H. Becker, S. Hatebur, & J. H. Ortloff (Hrsg.), *Chronic Care – Wissenschaft und Praxis* (S. 87–96). Springer Verlag. https://doi.org/10.1007/978-3-662-68415-3

Rentsch, H. P. (2006). Grundlagen der „International Classification of Funcioning, Disability and Health" (ICF). In J. Tesak (Hrsg.), *ICF in der Rehabilitation: Die praktische Anwendung der internationalen Klassifikation der Funktionsfähigkeit, Behinderung und Gesundheit im Rehabilitationsalltag* (2. Aufl., S. 31). Schulz-Kirchner Verlag.

World Health Organisation Europa. (1986). Ottawa-Charta zur Gesundheitsförderung, Deutsche Fassung. www.euro.who.int/_data/assets/pdf_file/0006/129534/Ottawa_Charter_G.pdf. Zugegriffen: 16. Aug. 2024.

Teil IV
Transdisziplinäre Zugänge und Bezugssysteme

Planetary Health – planetare Gesundheit

19

Manfred Fiedler und Daniela Schmitz

Zusammenfassung

Die anthropogenen Eingriffe in den Planeten haben nicht nur dessen Aussehen massiv verändert, sondern beeinflussen auch planetare Strukturen und Prozesse und damit die planetare Stabilität. Das Konzept des Planetary Health befasst sich mit den Auswirkungen dieser anthropogenen Eingriffe auf die Stabilität planetarer Prozesse und damit deren Auswirkungen auf die menschliche Gesundheit. Die erreichten gesellschaftlichen Fortschritte haben bisher die negativen Auswirkungen auf die Gesundheit kompensiert. Dieser Effekt droht mit dem Überschreiten planetarer Grenzen beendet zu werden. Die Einschätzung, ab wann diese Grenzen überschritten werden, ist allerdings schwierig, da zum einen die planetaren Prozesse sich gegenseitig bedingen und beeinflussen. Zum anderen sind ihre Veränderung non-linear und Auswirkungen anthropogener Eingriffe einerseits intertemporal als auch räumlich ungleich verteilt. In Hinsicht auf die Sicherung planetarer Stabilität, aber auch die Anpassung an bereits eingetretene Veränderungen planetarer Prozesse kann es also kein Ausreizen der Grenzen der Gesundheit unseres Planeten geben.

M. Fiedler (✉) · D. Schmitz
Department für Humanmedizin und Fakultät für Gesundheit, Universität Witten/Herdecke, Witten, Deutschland
E-Mail: manfred.fiedler@uni-wh.de

D. Schmitz
E-Mail: daniela.schmitz@uni-wh.de

1 Planetare Bedingungen als Basis menschlicher Zivilisation – von ganzheitlichen Naturverständnissen zum wissenschaftlichen Konzept der Planetary Health

Die menschlichen Eingriffe in die sogenannte natürliche Umwelt, die Ökosphäre, haben die Gestalt unseres Planeten massiv verändert. Schon in den 1970er-/1980er-Jahren gab es eine Rückbesinnung auf die sogenannte ganzheitliche Medizin, auf naturheilkundliche Verfahren, aber auch auf naturnahe Lebensweisen, die auf den Einklang von Mensch, Geist und Natur setzen (Prescott & Logan, 2019; Tipaldo et al., 2024). Wenn von planetarer Gesundheit gesprochen wurde, war das Verständnis geleitet vom Idealbild einer intakten, an und für sich gesunden Ökosphäre als die Gesamtheit der unbelebten und belebten natürlichen Entitäten unseres Planeten. Der Mensch ist dabei ein integrativer Bestandteil der Ökosphäre, die wiederum die Grundlagen und Bedingungen der Existenz des Menschen und damit der menschlichen Gesellschaft darstellt. Die integrative Medizin, die die naturheilkundliche Medizin mit ihren vor allem nichtpharmazeutischen Verfahren mit der naturwissenschaftlichen, cartesianischen Medizin verbindet (Hunter et al., 2023), lässt sich als Pendant eines integrativen wissenschaftlichen Ansatzes des Verhältnisses von Anthroposphäre, also der von Menschen geschaffenen Entitäten, und Ökosphäre, interpretieren. Dieser Brückenschlag zwischen Naturheilkunde über naturwissenschaftliche Methodik hin zur cartesianischen Medizin ermöglichte es, das Verständnis planetarer Gesundheit aus ihrer Fundierung in der romantischen Naturphilosophie heraus mit der naturwissenschaftlich fundierten, neuzeitlichen Wissenschaftsphilosophie zu vereinen und damit planetare Gesundheit für den wissenschaftlichen Mainstream zu öffnen.

Angesichts der seit der industriellen Revolution gravierenden anthropogenen Eingriffe in die Ökosphäre und der damit einhergehenden Veränderung der Umweltbedingungen ist ein vornehmlich harmonistisches Verständnis des Verhältnisses von Mensch, Gesellschaft und Ökosphäre nicht mehr praxisgerecht, in gewisser Weise unrealistisch. Planetary Health wird daher von dem analytischen Verständnis geleitet, dass die Ökosphäre Grundlage menschlicher Zivilisation ist. Als wissenschaftliches Konzept fragt es nach den konkreten Auswirkungen anthropogener Eingriffe in die Ökosphäre, den Auswirkungen auf die ökosphärische Stabilität und damit auf die zivilisatorische und sozial-gesellschaftliche Stabilität im Sinne einer planetarischen Rückkopplung sowie im Weiteren auch die Auswirkungen auf die menschliche Gesundheit (Prescott et al., 2018).

2 Gesundheit im Anthropozän – zu Wechselwirkungen von anthropogenen Eingriffen

Der Planet, auf dem und von dem die Menschen leben, hat rückblickend eine Vielzahl geologischer Epochen durchgemacht, die sich durch besondere ökosphärische Evolutionen ausgezeichnet haben und die sich aus wissenschaftlicher Perspektive durch dominierende Eigenschaften, etwa Zusammensetzung der Biosphäre, also der belebten Welt, ausgezeichnet haben und damit als solche unterscheidbar wurden.

Die gegenwärtige planetare Epoche wird als Holozän bezeichnet, das geologisch mit dem Ende der letzten Kaltzeit vor etwa 12.000 Jahren beginnt. Die Begrifflichkeit – und das Verständnis – des Anthropozäns, die seit Ende des letzten Jahrhunderts wissenschaftlich diskutiert werden, zeichnen sich durch zwei besondere Merkmale aus (Kersten, 2014):

Zum einen wird es nicht rückwirkend mit Bezug auf spezifische geologische Eigenschaften als Epoche definiert, sondern innerhalb der sich entwickelnden Eigenschaften im zeitlichen Verlauf. Zum anderen zeichnet sich das Anthropozän als planetare Epoche aus, in der mit dem Handeln des Menschen eine einzelne Spezies durch deren bewusste Eingriffe in die ökosphärischen Bedingungen eine herausragende Bedeutung für die Entwicklung der planetaren Bedingungen hat. Das Anthropozän stellt damit eine erdgeschichtliche Epoche dar, die sich durch die gestalterische Fähigkeit der Spezies Mensch auszeichnet.

Ab wann wir vom Anthropozän sprechen können, ist in der Literatur nicht eindeutig definiert. Mit Crutzen (2016) und Steffen et al. (2011), die als erste den Begriff geprägt haben, lässt sich der Beginn des Anthropozäns mit dem Beginn der Industrialisierung definieren. Diese Festlegung hat für die konzeptuelle Diskussion besondere Vorteile. So lässt sich der Dreiklang des Anthropozäns aus Ökosphäre, Kultur und Technik mit dem Beginn der Industrialisierung am besten visualisieren. Auch steigt seit der Industrialisierung der atmosphärische Kohlendioxidgehalt kontinuierlich an, wenn auch in der 2. Hälfte des 20. Jahrhunderts beschleunigt. Und schließlich gehört es zum wissenschaftlichen und auch umweltpolitischen Konsens, sich bei den Indikatoren vom Klimawandel auf das vorindustrielle Zeitalter zu beziehen.

Das Anthropozän-Konzept wird aber nicht nur als die Beschreibung eines Erdzeitalters interpretiert. Die Definition des Anthropozäns als absichtsvolle anthropogene Transformation der Ökosphäre hat zur Folge, dass es nicht einem fatalistischen Verständnis unterliegt, sondern sich als ein komplexes politisches Handlungsfeld darstellt. Die Auswirkungen anthropogenen Handelns sind damit sowohl juristischen Grundsätzen zugänglich als auch im Sinne eines reflektiven Herangehens in Form eines politischen Handlungskonzepts beispielsweise kontraktualistisch behandelbar und damit veränderbar (Kersten, 2014).

Das Anthropozän-Konzept verweist zudem darauf, dass die Folgen anthropogener Eingriffe in die Ökosphäre über die Auswirkungen der Erderwärmung hinausgehen und dass damit planetare Wechselwirkungen innerhalb der Ökosphäre und deren Bedeutung für die menschliche Zivilisation beachtet werden müssen. Schon frühzeitig in der Phase der Industrialisierung haben diese gravierenden Auswirkungen auf die Ökosphäre gehabt, besonders in Form der Entstehung massiver Umweltgifte, etwa als Luftverschmutzung oder toxischen Eintrag in Gewässer, aber auch in Form von großflächigen Landschaftsveränderungen, auch durch die Intensivierung der Landwirtschaft (Uekötter, 2007). Damit waren zudem Einflüsse auf die menschliche Gesundheit verbunden, die das Wohlbefinden massiv beeinträchtigten. Im Gegenzug wurde durch die Zunahme der Produktivität im Rahmen des fortschreitenden technischen, sozialen und gesellschaftlichen Fortschritts die Versorgung großer Teile der Bevölkerung verbessert.

Die anthropogene Nutzung von natürlichen Ressourcen hat damit zwar zunächst einen negativen Einfluss auf die menschliche Gesundheit, gleichzeitig haben aber die damit einhergehenden Transformationen der Ökosphäre in Form der Urbanisierung, der Verbesserung der Wohn- und Lebensverhältnisse, etwa in Form der Entwicklung grundlegender Infrastruktur, sauberer Trinkwasserversorgung, funktioneller Abwasserentsorgung für einen großen Teil der Bevölkerung in den frühindustrialisierten Staaten zu einer Verbesserung der Gesundheit und der Lebenserwartung sowie der allgemeinen Lebensbedingungen geführt (Uekötter, 2007).

In der Konsequenz haben die positiven Auswirkungen des Anthropozäns die negativen Effekte anthropogener Eingriffe überschattet bzw. überkompensiert. Mit der Fortdauer des Anthropozäns und der damit verbundenen Zunahme anthropogene Eingriffe verändert sich das Einwirken auf die menschliche Gesundheit und das menschliche Wohlbefinden. Mit der Zunahme der Häufigkeit und der Intensität von Klimaereignissen etwa in Form von Extremwetterereignissen verändert sich das Verhältnis zwischen gesundheitsförderlichen und gesundheitsschädlichen Eigenschaften anthropogener Eingriffe (Steffen et al., 2011).

Dabei wirken nicht nur die atmosphärische Zunahme des Anteils von Treibhausgasen auf die menschliche Gesundheit, sondern in Wechselwirkung weitere Eingriffe mittelbar oder unmittelbar, wie etwa die Versiegelung von Flächen, die Einwirkung auf Gewässer oder die Reduzierung der Biodiversität. Die dadurch hervorgerufene Destabilisierung etwa biosphärischer Systeme hat unmittelbare Auswirkungen auf die menschliche Gesundheit, nicht nur auf das Individuum, sondern auch auf die Stabilität gesellschaftlicher Strukturen, Kommunen, Staaten und Regionen (Steffen et al., 2011).

Die anthropogenen Eingriffe verändern also die Ökosphäre strukturell, prozessual und destabilisieren damit die systemische Funktionalität. Das gewollte Zurückdrängen ökosphärischen Einwirkens auf die menschlichen Gemeinschaften erfährt damit auf längere Perspektive negative Rückkopplungseffekte, die auch die Stabilität menschlicher Gemeinschaften lokal, regional oder global mittel- bis langfristig gefährden. Planetare Gesundheit fokussiert auf diese Rückkopplungseffekte zwischen Ökosphäre und dem damit verbundenen durch den Menschen als Gattung geschaffenen und organisierten Lebensraum (Anthroposphäre).

3 Planetare Gesundheit und planetare Grenzen

Das Grundverständnis planetarer Gesundheit ist also, dass die Anthroposphäre einen veränderten Raum innerhalb der Ökosphäre darstellt, die sich damit zwar von den sonstigen ökosphärischen Strukturen abgrenzt, in gewisser Hinsicht emanzipiert, aber eben weiterhin Bestandteil der Ökosphäre bleibt. Grenzen planetarer Stabilität wirken damit destabilisierend auf die Anthroposphäre. Von besonderer Bedeutung dafür sind sogenannte planetare Grenzen, Instabilität verstärkende und mitigierende Effekte anthropogener Eingriffe in die Ökosphäre, sowie die Nonlinearität der Grenzpunkte negativer Produktivität anthropogener Eingriffe.

a. Die 9 planetaren Grenzen für die Entwicklung menschlicher Zivilisation:
Die massive anthropogene Transformation der Ökosphäre ist das Merkmal des Anthropozäns. Entscheidend für die Auswirkungen auf die menschliche Gesundheit ist das Überschreiten der Grenze immanenter Resilienz von planetaren Subsystemen der Ökosphäre. Dies bedeutet, dass, so lange anthropogene Eingriffe in Hinsicht auf ihre Auswirkungen auf Strukturen und Subsysteme der Ökosphäre so begrenzt werden können, die ökosphärische Stabilität nicht gefährdet ist. Wenn diese Resilienz gegenüber anthropogenen Eingriffen verloren geht, wirkt dies auf die Stabilität des ökosphärischen Systems, im Weiteren als Rückkopplung in die Anthroposphäre und hat damit negative Inputs auf die Gesundheit von Menschen und Gesellschaft. Im wissenschaftlichen Verständnis von Planetary Health werden bezüglich dieser Problematik 9 besonders bedeutende planetare Grenzen (Whitmee et al., 2015) identifiziert (siehe Abb. 1).
Ein Problem dieses Konzepts liegt in der Einschätzung der jeweiligen Grenzpunkte bzw. Grenzkonzentrationen, die als quantifizierbare Grenzwerte eingeschätzt werden können (Gupta et al., 2024). Zwischen den 9 genannten kritischen Grenzprozessen gibt es übergreifende Aspekte. So kann etwa der Anstieg von Stickoxiden den Klimawandel verstärken. Zudem kann der Eintrag von Stickmonoxiden (Ammoniak) die Versäuerung von Böden und Gewässern beschleunigen. Es gibt also keinen einzelnen Faktor, der im Kontext eines komplexen interdependenten Geschehens isoliert zu betrachten ist oder, etwa mit Blick auf den Klimawandel, als irrelevant bzw. von minderer Bedeutung angenommen werden kann. Dies ist auch deshalb von Bedeutung, weil etwa beim Klimawandel, bei der Landnutzung (Grad und Art der Versiegelung) oder dem Verlust an Biodiversität bereits seit einiger Zeit angenommen wird, dass planetare Grenzen überschritten werden (Whitmee et al., 2015).

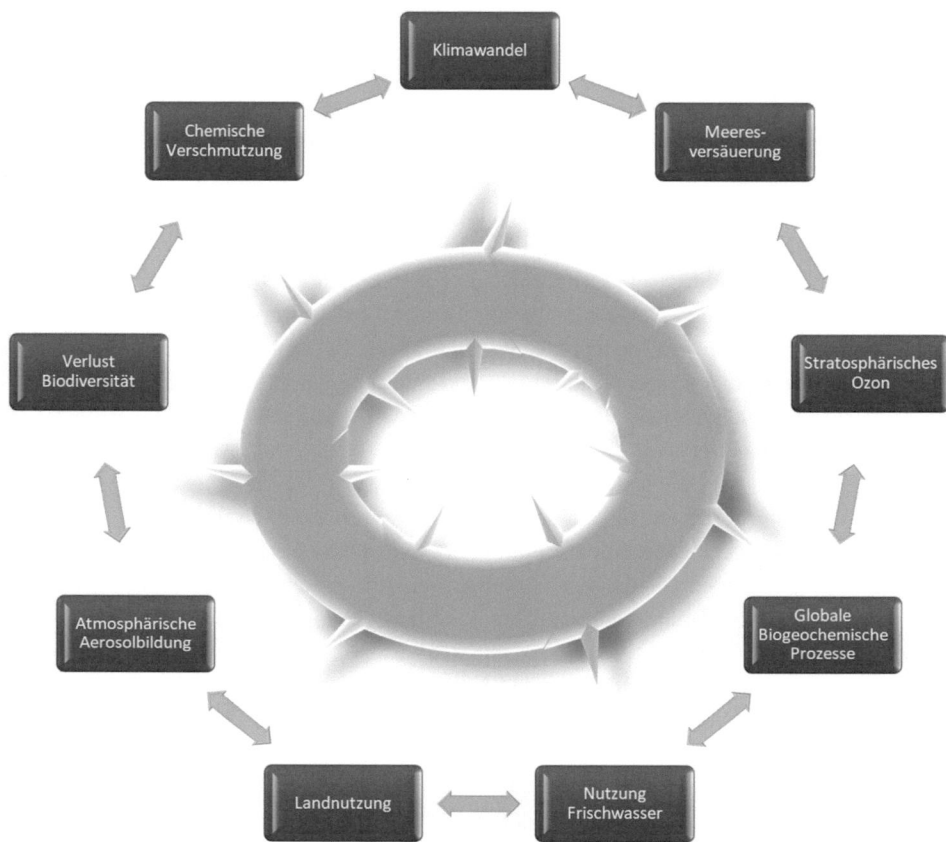

Abb. 1 Die 9 sich gegenseitig beeinflussenden planetaren Grenzen. (Eigene Darstellung)

b. Verstärkende und mitigierende Effekte anthropogener Eingriffe in die natürliche Umwelt:

Das gesellschaftliche Ziel anthropogener Eingriffe ist die stetige Wohlstandsmehrung. Dazu gehören etwa die Verbesserung der Gesundheitsversorgung durch medizinisch-technische Interventionen und Verfahren, die Förderung der allgemeinen Hygiene oder die Erhöhung der Ernährungs- und Lebensmittelsicherheit. Damit verbunden ist der stetige Anstieg der Lebenserwartung. Das Verlassen planetarer Grenzen droht, diesen Effekt umzukehren.

Mit Blick auf die Effekte – der die Gesundheit fördernden Auswirkungen im Verhältnis zu den die Gesundheit beeinträchtigenden Effekten – können diese zum einen regional, aber auch in Hinsicht auf die soziale Betroffenheit, auch mit Blick auf adaptive

Maßnahmen, unterschiedlich verteilt sein. Auch können anthropogene Eingriffe mitigierende Wirkungen hinsichtlich der Stabilität von Ökosystemen haben, etwa durch nachhaltige Techniken oder durch die Entsiegelung von Flächen (Gupta et al., 2024).

c. Nonlinearität der Grenzpunkte negativer Produktivität der Nutzung planetarer Ressourcen zur Herstellung menschlichen Wohlbefindens:

Aus einem ökonomischen Verständnis heraus stellt die Ökosphäre eine wirtschaftlich nutzbare Ressource dar und damit zunächst einen Produktionsfaktor. Gleichzeitig stellt sie die Conditio sine qua non jeder zivilisatorischen Entwicklung dar und damit die Lebensgrundlage des einzelnen Menschen und der menschlichen Gemeinschaften. Die Übernutzung dieser Ressource, die Überschreitung planetarer Grenzen führt zum einen zur Verteuerung der Nutzung dieser planetaren Ressourcen. Zum anderen verläuft diese Entwicklung nicht linear (Rial et al., 2004). Dies bedeutet, dass der Produktivitätsverlust natürlicher Ressourcen im Zeitverlauf, insbesondere in Form von Kipppunkten, sprunghaft und gegebenenfalls exponentiell verläuft. Es zeigt sich etwa an der Zunahme von extremen Klimaereignissen, wird aber auch in Hinsicht auf unterschiedliche Kipppunkte im planetaren Maßstab befürchtet. Eine Konsequenz sind massive wirtschaftliche Schäden. Zudem ist eine Rückkehr zu einem vorherigen, stabilen Zustand erschwert, besonders teuer oder gar unmöglich. Dies betrifft auch die Auswirkung auf die Gesundheit, etwa in Form der Zunahme von Zoonosen oder in Form von globaler Nahrungsunsicherheit durch klimabedingte Ernteausfälle (siehe Kap. 13).

4 Planetary Ethics

Diese Bedingungen planetarer Gesundheit verlangen eine gesellschafts- und umweltpolitische Antwort, die nicht darin bestehen kann, die ungenau definierbaren Grenzen planetarer Stabilität und in der Folge gesellschaftlicher Stabilität auszuloten. Stattdessen sind Maßnahmen bis hin zu planetarer Bedeutung zu ergreifen und zu vereinbaren, die zum einen auf Mitigation und Wiederherstellung stabiler ökosphärischer Prozesse setzt und, insbesondere zum Schutz vulnerabler Gruppen, Maßnahmen der Adaption des bereits eingetretenen Klimawandels vorsieht. Dies gilt speziell mit Blick darauf, dass es soziale Gruppen geben kann, die wegen ihrer zumindest kurzfristig ökonomisch und regional geringeren Betroffenheit aus subjektiver Perspektive oder ökonomischen Gründen ein temporär geringeres Interesse daran haben, den negativen Auswirkungen anthropogener Eingriffe in die Ökosphäre zu begegnen.

Tatsächlich führt die globale Dimension anthropogener Eingriffe und ihrer Auswirkungen auf die Ökosphäre und Anthroposphäre dazu, dass jeder Mensch, unabhängig von seinem Beitrag an den planetaren Veränderungen der Ökosphäre, in unterschiedlicher Weise betroffen ist. Niemals in der etwa 300.000-jährigen Geschichte des modernen

Menschen, war jede einzelne Person so unmittelbar physisch und moralisch miteinander verbunden (House, 2007). Daraus leitet sich das Verständnis einer planetaren Ethik (Planetary Ethics) ab (Anderson, 2023), die sich auf grundsätzliche Aspekte einer so miteinander verbundenen Weltgesellschaft fokussieren muss.

Dies bezieht sich vor allem auf den schon angesprochenen Antagonismus zwischen Verursachung und Betroffenheit von den Auswirkungen anthropogener Veränderungen, was sich ethisch mit dem Begriff der planetaren Gerechtigkeit (Planetary Justice) oder mit Bezug auf den menschengemachten Klimawandel als Klimagerechtigkeit (Climate Justice) beschreiben lässt. Dahinter verbirgt sich, dass es in mehrerer Hinsicht Gewinner und Verlierer der anthropogen induzierten planetaren Veränderungen gibt:

a. Sozial: Menschen, die sozial vulnerabel sind, sind stärker von den Auswirkungen des Klimawandels betroffen und haben als Einzelpersonen, aber auch als soziale Gemeinschaften, weniger Ressourcen, um sich gegen die negativen Auswirkungen zu schützen. Gleichzeitig haben sie regelhaft einen vergleichbar geringeren Anteil an den Ursachen planetarer Veränderungen.
b. Geografisch, regional, örtlich: Viele der erwarteten und schon eingetretenen Folgen anthropogener Eingriffe betreffen vor allem die Länder des geografischen Südens und Inselstaaten, wie etwa der Anstieg des Meeresspiegels, Überschwemmungen, Dürren und Missernten. Die meisten dieser Länder haben etwa in Hinsicht auf den Eintrag von Klimagasen in die Atmosphäre absolut, aber vor allem pro Kopf einen deutlich geringeren Beitrag an der Entstehung des Klimawandels als der Durchschnitt der Weltbevölkerung.
c. Intertemporal: Relevante anthropogene Eingriffe lassen sich mit der Industrialisierung verbinden. Die Nonlinearität der Effekte der anthropogenen Eingriffe führt dazu, dass es intertemporale und intergenerative Ungleichheiten zwischen Entstehen/Verursachung, Vorteilen/Nutzen und Zahl und Stärke schädlicher Auswirkungen gibt, die zudem die Bereitschaft zur recht-/frühzeitigen mitigierenden Intervention beeinträchtigt.

Mit Blick auf die gesundheitlichen Auswirkungen lässt sich von Planetary Health Justice oder von Intertemporal Climate Health Justice sprechen. Neckel et al. (2018) verweisen in diesem Zusammenhang auf die soziale Heterogenität in der Frage der gesellschaftlichen Nachhaltigkeit. Die Ungleichzeitigkeit und Ungleichheit von Ursache und Wirkung macht zur Lösung des Klimawandels und der planetaren Übernutzung einen lokalen, nationalen und vor allem zwischenstaatlichen-supranationalen Kontraktualismus ethisch und sachlich zwingend notwendig.

Ethisches Leitkonzept kann dabei das Konzept des Planetary Resource Stewardship sein (Chapin et al., 2011). Resource Stewardship ist in seinem ursprünglichen Verständnis ein unternehmerisches Konzept zum ressourcenschonenden und -bewahrenden Handeln (Lertzman, 2009). Als Leitprinzip eines planetaren Kontraktualismus geht es über das unternehmerische Handlungsfeld hinaus und wird als globale Handlungsnorm konzeptualisiert, die die Schonung und den Schutz natürlicher Ressourcen zum prinzipiellen Gegenstand auf allen politischen Handlungsebenen macht. Angesichts der doppelten Eigenschaft der Ökosphäre als wirtschaftliche Ressource und als unabdingbare Lebensgrundlage von Menschen und menschlicher Zivilisation geht es dabei darum, die Verantwortung für deren nachhaltige Funktionalität und Stabilität auf allen politischen, aber eben auch ökonomischen und sozial-gesellschaftlichen Handlungsebenen zu verankern.

5 Gesundheitsversorgung und Planetary Health

Planetary Health stellt ein gesundheitswissenschaftliches Konzept dar, das die Bedeutung anthropogener Eingriffe auf die Gesundheit von Gesellschaften und Individuum zum Gegenstand hat. Der konzeptuelle Bezug auf die planetaren Grenzen anthropogener Eingriffe ist zwar pragmatisch, beinhaltet aber das Problem, dass das Überschreiten planetarer Grenzen nicht eindeutig definierbar ist. Ein Herantasten an diese Grenzen planetarer Stabilität ist aus vielfältigen Gründen keine erfolgversprechende Strategie. Insbesondere beim Erreichen planetarer Kipppunkte ist das Wiederherstellen ökosphärischer Stabilität nicht oder nur unter enormem Aufwand zu erreichen. Zudem ist mit fatalen Auswirkungen zu rechnen. Wie oben dargelegt, haben anthropogene Eingriffe immer auch schon negative Auswirkungen auf die menschliche Gesundheit gehabt, sie wurden im Zuge der Entwicklung der modernen Gesellschaften bisher durch die gleichzeitig die Gesundheit verbessernde Wirkung gesellschaftlichen, sozialen und technischen Fortschritts kompensiert.

Die nonlineare Dynamik der Wirkung anthropogener Eingriffe stellt die Gesundheitsversorgung daher vor neue, zusätzliche Herausforderungen.

1. Die durch Umweltveränderungen eintretenden zusätzlichen und teilweise neuen Gesundheitsgefährdungen verändern die Anforderungen an die Gesundheitsversorgung. Im Vordergrund stehen hier die in diesem Buch diskutierten Extremwetterereignisse, aber auch andere Klimaereignisse, wie etwa die Ausbreitung neuer Infektionserkrankungen oder die Einwanderung neuer Krankheitserreger durch die Veränderung von Klimazonen. Zudem können Extremwetterereignisse auch nachhaltige Wirkungen entfalten, wie etwa den Verlust von Naturraum und Lebensraum sowie landwirtschaftlicher Flächen.
2. Das Gesundheitswesen selbst ist Bestandteil der anthropogenen Strukturen, die in die Ökosphäre eingreifen. In Hochlohnländern werden im Schnitt mehr als 10 % des Bruttoinlandsprodukts für Gesundheitsleistungen ausgegeben, in Deutschland sind dies sogar mehr als 12 %. In Hinblick auf die notwendige wirtschaftliche Transformation

gibt es also auch für Gesundheitsunternehmen die Aufgabe, den durch sie verursachten globalen Ressourcenverbrauch zu reduzieren und die durch sie zu erbringenden Gesundheitsleistungen in Hinsicht auf die Einwirkungen auf die Ökosphäre nachhaltig zu gestalten.
3. Die Funktionalität des Gesundheitssystems als solches wird in der Klimakrise negativ beeinflusst, sodass die situative Bewältigung fataler Ereignisse erschwert werden kann. Es bedarf also einer präventiven Strategie zur Adaption zukünftiger Klimaereignisse im System der Gesundheitsversorgung, um die erwartete und bereits zu beobachtende Zunahme klimabedingter Ereignisse und deren Auswirkungen zu bewältigen. Mit anderen Worten: Das Gesundheitswesen muss auch dann lokal, regional und global funktionieren, wenn durch besondere Klimaereignisse Versorgungsstrukturen und Versorgungsprozesse besonders beeinträchtigt sind. Dies bedeutet zum einen, in den unterschiedlichen Settings und Institutionen Vorbereitungen für unterschiedliche Klimaereignisse zu treffen, als auch Prozesse der interprofessionellen und interinstitutionellen Kollaboration im Vorfeld anzuleiten und damit im Krisenfall zu sichern. Gemeint ist in diesem Zusammenhang die Herstellung von Klimaresilienz der Versorgungseinrichtungen und der Vorbereitung in Form von Climate Preparedness.

Planetary Health in den hier skizzierten Grundlagen ist ein relativ junges wissenschaftliches Konzept. Es befasst sich unmittelbar mit den Auswirkungen anthropogener Eingriffe auf die Stabilität der Ökosphäre und deren Rückwirkungen auf die Gesundheit von Menschen, menschlichen Gemeinschaften und der Gesellschaft als solcher. Damit ergänzt es in einem umfänglichen Maße das Verständnis von Gesundheit, Gesundheitsleistungen, aber auch von Strukturen und Prozessen von Gesellschaft und Ökosphäre im Zusammenhang mit einem umfassenden Verständnis von Gesundheit. Der konzeptuelle Einbezug planetarer Stabilität und planetarer Grenzpunkte verlangt außerdem ein integratives Verständnis von Mitigation, Prävention und Adaption im Sinne eines inter- oder transdisziplinären Herangehens zur Konzeptualisierung, Planung von Maßnahmen und Handlung zur Bewältigung der planetaren und vor allem der Klimakrise. Damit werden klassische disziplinäre Grenzen der Gesundheitswissenschaften überschritten. Denn das Verständnis der durch den Menschen verursachten Überlastung und damit Destabilisierung gesellschaftlicher, dabei auch gesundheitssichernder Leistungssysteme verlangt die grundsätzliche Transformation der Prozesse anthropogenen Handelns und damit der Veränderung des anthropogenen Zugriffs auf die Ökosphäre innerhalb eines interdisziplinär wissenschaftlich gesicherten Bereichs planetarer Grenzen.

Dies bedeutet nichts anderes als ein durch erweiterte Perspektive öffentlicher Gesundheit im Sinne eines Ecological Public-Health-Ansatzes (Lang & Rayner, 2012). Die vorgenannten Aspekte planetarer Gesundheit verweisen im Weiteren auf das Konzept der sozialen Determinanten von Gesundheit, erweitern dieses Konzept aber um das Verständnis der Stabilität und Sicherung ökosphärischer Strukturen und Prozesse als fundamentale Voraussetzung für menschliche und gesellschaftliche Gesundheit.

Insofern kann das Konzept planetarer Gesundheit als fundamentales, umfassendes, integratives wissenschaftliches Konzept verstanden werden, das nicht nur die Adaption und Prävention der Auswirkungen anthropogener Eingriffe zum Gegenstand hat, sondern auch den Fokus auf die Verhinderung und Mitigation der Folgen anthropogenen Handelns im planetaren Maßstab legt.

Literatur

Anderson, W. (2023). Toward planetary health ethics? Refiguring bios in bioethics. *Journal of bioethical inquiry, 20*(4), 695–702. https://doi.org/10.1007/s11673-023-10285-0

Chapin, F. S., Pickett, S. T. A., Power, M. E., Jackson, R. B., Carter, D. M., & Duke, C. (2011). Earth stewardship: A strategy for social-ecological transformation to reverse planetary degradation. *Journal of Environmental Studies and Sciences, 1*(1), 44–53. https://doi.org/10.1007/s13412-011-0010-7

Crutzen, P. J. (2016). Geology of mankind. In P. J. Crutzen & H. G. Brauch (Hrsg.), *A Pioneer on atmospheric chemistry and climate change in the anthropocene* (S. 211–215). Springer International Publishing.

Gupta, J., Bai, X., Liverman, D. M., Rockström, J., Qin, D., Stewart-Koster, B., Rocha, J. C., Jacobson, L., Abrams, J. F., Andersen, L. S., Armstrong McKay, D. I., Bala, G., Bunn, S. E., Ciobanu, D., DeClerck, F., Ebi, K. L., Gifford, L., Gordon, C., Hasan, S., … Gentile, G. (2024). A just world on a safe planet: A Lancet Planetary Health-Earth Commission report on Earth-system boundaries, translations, and transformations. *The Lancet. Planetary Health, 8*(10), e813–e873. https://doi.org/10.1016/S2542-5196(24)00042-1

House, R. (2007). Uncovering the planetary ethic. *The International Journal of the Humanities: Annual Review, 4*(6), 131–138. https://doi.org/10.18848/1447-9508/CGP/v04i06/41938

Hunter, J., Harnett, J. E., Chan, W.-J.J., & Pirotta, M. (2023). What is integrative medicine? Establishing the decision criteria for an operational definition of integrative medicine for general practice health services research in Australia. *Integrative Medicine Research, 12*(4), 100995. https://doi.org/10.1016/j.imr.2023.100995

Kersten, J. (2014). Das Anthropozän-Konzept. *Rechtswissenschaft, 5*(3), 378–414. https://doi.org/10.5771/1868-8098-2014-3-378

Lang, T., & Rayner, G. (2012). Ecological public health: The 21st century's big idea? An essay by Tim Lang and Geof Rayner. *BMJ, 345*, e5466. https://doi.org/10.1136/bmj.e5466

Lertzman, K. (2009). The paradigm of management, management systems, and resource stewardship. *Journal of Ethnobiology, 29*(2), 339–358. https://doi.org/10.2993/0278-0771-29.2.339

Neckel, S., Besedovsky, N. P., Boddenberg, M., Hasenfratz, M., Pritz, S. M., & Wiegand, T. (2018). Die Gesellschaft der Nachhaltigkeit: Umrisse eines Forschungsprogramms. Sozialtheorie. transcript. http://www.transcript-verlag.de/978-3-8376-4194-3

Prescott, S., Logan, A., Albrecht, G., Campbell, D., Crane, J., Cunsolo, A., Holloway, J., Kozyrskyj, A., Lowry, C., Penders, J., Redvers, N., Renz, H., Stokholm, J., Svanes, C., & Wegienka, G. (2018). The Canmore Declaration: Statement of principles for planetary health. *Challenges, 9*(2), 31. https://doi.org/10.3390/challe9020031

Prescott, S. L., & Logan, A. C. (2019). Planetary health: From the wellspring of holistic medicine to personal and public health imperative. *Explore, 15*(2), 98–106. https://doi.org/10.1016/j.explore.2018.09.002

Rial, J. A., Pielke, R. A., Sr., Beniston, M., Claussen, M., Canadell, J., Cox, P., Held, H., de Noblet-Ducoudré, N., Prinn, R., Reynolds, J. F., & Salas, J. D. (2004). Nonlinearities, feedbacks and critical thresholds within the earth's climate system. *Climatic Change, 65*(1/2), 11–38. https://doi.org/10.1023/B:CLIM.0000037493.89489.3f

Steffen, W., Persson, A., Deutsch, L., Zalasiewicz, J., Williams, M., Richardson, K., Crumley, C., Crutzen, P., Folke, C., Gordon, L., Molina, M., Ramanathan, V., Rockström, J., Scheffer, M., Schellnhuber, H. J., & Svedin, U. (2011). The anthropocene: From global change to planetary stewardship. *Ambio, 40*(7), 739–761. https://doi.org/10.1007/s13280-011-0185-x

Tipaldo, J. F., Balk, D., & Hunter, L. M. (2024). A framework for ageing and health vulnerabilities in a changing climate. *Nature Climate Change, 14*(11), 1125–1135. https://doi.org/10.1038/s41558-024-02156-2

Uekötter, F. (2007). *Umweltgeschichte im 19. und 20. Jahrhundert*. Enzyklopädie deutscher Geschichte/hrsg. von Lothar Gall (Bd. 81). Oldenbourg.

Whitmee, S., Haines, A., Beyrer, C., Boltz, F., Capon, A. G., de Souza Dias, B. F., Ezeh, A., Frumkin, H., Gong, P., Head, P., Horton, R., Mace, G. M., Marten, R., Myers, S. S., Nishtar, S., Osofsky, S. A., Pattanayak, S. K., Pongsiri, M. J., Romanelli, C., … Yach, D. (2015). Safeguarding human health in the Anthropocene epoch: report of the Rockefeller Foundation-Lancet Commission on planetary health. *The Lancet, 386*(10007), 1973–2028. https://doi.org/10.1016/S0140-6736(15)60901-1

Global Health – globale Gesundheit

Lena Lorenz und Jan-Hendrik Ortloff

20

Zusammenfassung

Durch das Konzept *Global Health* wird Gesundheit in einem weltweiten Kontext betrachtet, um Risiken, Herausforderungen, Disparitäten, aber auch förderlichen Faktoren international zu begegnen. Weltweit rücken klimabedingte Faktoren und demografische Veränderungen dabei in den Vordergrund, die zu Gesundheitsrisiken und chronischen Krankheitsbildern führen können. Zur Verbesserung der Gesundheit der Weltbevölkerung wird dazu das gesamte intersektorale Spektrum von individuellen und öffentlichen Maßnahmen betrachtet, an dem diverse Disziplinen aus Wissenschaft und Praxis beteiligt sind. Dieses Kapitel verdeutlicht, wie vulnerable Personengruppen anhand von Global-Burden-of-Disease-Studien identifiziert werden können, wie sich diese regional voneinander unterscheiden, aber auch, wie Präventions- und Versorgungsmaßnahmen unter Berücksichtigung sozialer und kultureller Aspekte auf nationaler Ebene unterschiedlich strukturiert und umgesetzt werden können.

1 Global-Health-Konzept

Global Health (globale Gesundheit) basiert auf internationalen Beobachtungen von gesundheits- und krankheitsbezogenen Herausforderungen in Relation zu systemischen Bedingungen und umfasst je nach Definition ein breites Spektrum an Themenfeldern.

L. Lorenz (✉) · J.-H. Ortloff
Department für Humanmedizin und Fakultät für Gesundheit, Universität Witten/Herdecke, Witten, Deutschland
E-Mail: lena.lorenz@uni-wh.de

J.-H. Ortloff
E-Mail: jan-hendrik.ortloff@uni-wh.de

Dabei überschreitet Global Health nationale Grenzen und analysiert globale politische sowie wirtschaftliche Einflüsse auf Gesundheitsprobleme. Im Gegensatz zu Public Health betrachtet es gruppen- und bevölkerungsbezogene Strategien zur Krankheitsprävention und Gesundheitsförderung (Gerlinger et al., 2012). Das Institut für Globale Gesundheit Berlin e. V. (2017) beschreibt Global Health als menschenrechtsbasierten, multidisziplinären Ansatz, der Gesundheit für alle und globale Gerechtigkeit fördert und transnationale Gesundheitsprobleme an den Schnittstellen von Politik, Wissenschaft und Gesellschaft bearbeitet. Der Ansatz der globalen Gesundheit unterstützt die Umsetzung der Agenda 2030 und der UN-Nachhaltigkeitsziele. Bonk und Ulrichs (2021) betonen die interdisziplinäre Zusammenarbeit globaler Akteur:innen zur Verbesserung von Umwelt, psychischer Gesundheit und Luftqualität. Gräser (2023) hebt die transnationalen Einflüsse der Globalisierung und soziale Determinanten von Gesundheit hervor, einschließlich internationalem Handel, Klimawandel, Migration und globaler Mobilität im Kontext gesundheitsbezogener Herausforderungen.

Das Konzept Global Health findet sich auch im Schichtenmodell der Health-Konzepte (siehe Abb. 1) wieder, da es sowohl Abgrenzungen als auch Verknüpfungen zu den anderen Health-Konzepten aufweist.

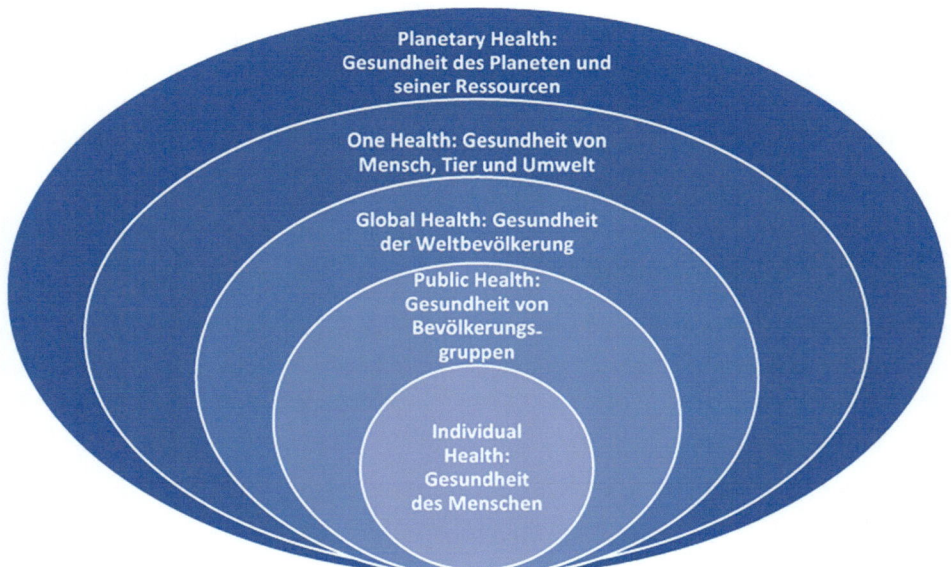

Abb. 1 Schichtenmodell Health-Konzepte (Schmitz & Hatebur, 2024; in Anlehnung an Marty, 2021)

Global Health weist zwar Verknüpfungen zu anderen Health-Konzepten auf, in denen ebenfalls die Gesundheit von Menschen betrachtet wird (Individual Health, Public Health und One Health), jedoch geht Global Health über die Betrachtung der Gesundheit von Individuen oder Bevölkerungsgruppen hinaus, da systemische Bedingungen und deren Auswirkungen im Vordergrund stehen. Gesundheit und Krankheit haben entsprechend den aufgeführten Definitionen häufig transnationale Auswirkungen. Bei Global Health werden insbesondere gesundheitsbezogene Herausforderungen fokussiert, die sich den Kontrollmöglichkeiten einzelner Staaten und somit systemischen Bedingungen auf nationaler Ebene entziehen. Auf der anderen Seite wird die Gesundheit der Umwelt und von Tieren nicht durch Global Health erfasst, da sich die epidemiologischen Messungen von Global Health auf die Mortalität und Morbidität von Menschen beziehen, die sich im Global Burden of Disease wiederfinden

2   Systemische Perspektive von Global Health

Um eine systemische Perspektive von Global Health einzunehmen, unterscheiden Kickbusch und Cassar-Szabo (2014) zwischen einer *Global Health Governance* und einer *Global Governance for Health*. Bei der *Global Health Governance* werden unter dem Einsatz von internationalen Organisationen und Institutionen globale Gesundheitsprobleme nach den Vorstellungen der World Health Organization (WHO) spezifiziert, um z. B. gesundheitliche Ungleichheiten zu bewältigen. Die *Global Governance for Health* thematisiert hingegen angrenzende Organisationen und Aufgabenfelder (z. B. Wirtschaftspolitik), um nationale Strategien der Gesundheit mit Auswirkung im globalen Raum zu intendieren und gesundheitsbezogene Ansichtsweisen gesellschaftspolitisch zu erfassen.

Durch transnationale Zusammenarbeit in der Global Health sind weltweit diverse Akteursgruppen integriert, um den Gesundheitszustand der Weltbevölkerung zu erfassen und zu verbessern. Trotz Fortschritten in Industrialisierung und Globalisierung bestehen weiterhin globale Probleme wie Infektionen, chronische Krankheiten und gesundheitliche Auswirkungen des Klimawandels. Daher ist es wichtig, die Akteurslandschaft im Global-Health-Konzept, einschließlich nationaler Regierungen und internationaler Kooperationen, zu betrachten, wobei die Vereinten Nationen und die WHO führende Rollen spielen. In den letzten Jahren haben internationale Gremien, Non-Governmental Organizations und Stiftungen ihre Zusammenarbeit im Hinblick auf Global Health verstärkt (Bonk & Ulrichs, 2021). Seit den Millenniumsentwicklungszielen 2000 engagieren sich die 193 UN-Mitgliedsstaaten stärker im Gesundheitsbereich und haben neue Kooperationen, wie den Global Fund, gegründet. 2015 verabschiedeten die Vereinten Nationen die Agenda 2030 mit 17 Sustainable Development Goals (SDG), wobei SDG 3 Gesundheit und Wohlergehen explizit den Schutz vor übertragbaren und nicht übertragbaren Erkrankungen zum Ziel hat. Ein weltweites Engagement ist notwendig, um die Krankheitslast zu senken (Vereinte Nationen, 2024; Bonk & Ulrichs, 2021). Die WHO, eine Sonderorganisation der Vereinten Nationen, gibt Richtlinien zur Verbesserung der Gesundheitsversorgung und globalen Gesundheit vor. Sie ist für die Gesundheitsakteur:innen sowie die Umsetzung und Finanzierung globaler Gesundheitsprogramme zuständig. Ihr Ziel ist es, den bestmöglichen Gesundheitszustand für alle Menschen zu erreichen, indem sie Erkrankungen bekämpft und die allgemeine Gesundheit fördert (WHO, 2024). Die WHO erstellt Gesundheitsberichte, berät Länder beim Aufbau von Gesundheitssystemen und fördert Programme zur Bekämpfung übertragbarer und nicht übertragbarer Krankheiten (Bundesministerium für Gesundheit, 2024a). Das Framework der WHO *Achieving well-being 2023* fokussiert dazu das übergeordnete Ziel, durch die Mitgliedsstaaten ein individuelles und gesellschaftliches Wohlergehen für eine gerechte Gesundheit weltweit zu schaffen (WHO, 2023b). Weiterführend ist die Europäische Union notwendig, um globale Gesundheitsprobleme bewältigen zu können. Die Mitgliedsstatten und die Europäische Union sind daher wichtige Geldgeber für die globale Gesundheit (Europäische Kommission, 2024).

Für die Umsetzung der UN-Nachhaltigkeitsziele ist globale Zusammenarbeit zwischen Staaten, Zivilgesellschaft, Wirtschaft, Wissenschaft und Individuen erforderlich. Der Global Health Hub Germany bringt Akteur:innen der globalen Gesundheit in einem Netzwerk zusammen, fördert den Austausch und ermöglicht neue Kooperationen. Interdisziplinäre Mitglieder arbeiten gemeinsam an Themen wie Klima und Gesundheit (Bundesministerium für Gesundheit, 2024b). Dazu wurden verschiedene Projekte umgesetzt; dazu zählen u. a.:

- Die Global-Health-Protection-Programme wurden 2016 vom Bundesministerium für Gesundheit ins Leben gerufen, um die nationale und internationale Zusammenarbeit zu stärken. Ziel ist es, deutsche Fachinstitutionen global einzubringen und die Vernetzung im Gesundheitsschutz zu fördern, um Epidemien und Pandemien vorzubeugen (Global Health Protection Programme, 2024).
- Das Consortium for Universities in Global Health unterstützt akademische Einrichtungen bei ihren Forschungsaktivitäten zu globalen Gesundheitsproblemen. Mit 190 Mitgliedern weltweit fördert es Verbesserungen durch Bildung, Forschung und Dienstleistungen (Consortium for Universities in Global Health, 2024).
- Die Bill und Melinda Gates Foundation zählt zu den größten Non-Profit-Stiftungen mit einem Fokus auf Gesundheit, Bildung, Armut und Ernährung. Dadurch, dass sie zur Gründung von mehreren internationalen Partnerschaften und deren Finanzierung beiträgt, hat die Bill und Melinda Gates Foundation großen Einfluss auf den globalen Gesundheitssektor gewonnen (Bill & Melinda Gates Foundation, 2024). Private, gewinnorientierte Unternehmen wie die Pharmaindustrie spielen ebenfalls eine Rolle, wobei die Entwicklung von Medikamenten und Impfstoffen besonders an Bedeutung gewonnen hat. In wirtschaftlich schwächeren Regionen verstärken der Test von Impfstoffen und der Medikamentenkauf die Vulnerabilität (Akademie für öffentliches Gesundheitswesen in Düsseldorf, 2024).

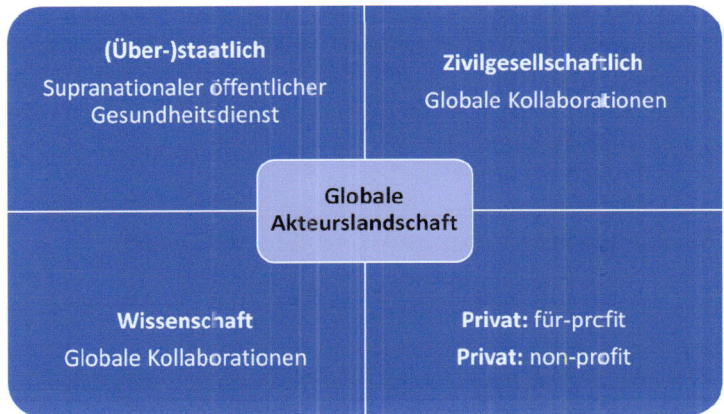

Abb. 2 Darstellung der Akteurslandschaft in der globalen Gesundheit. (Eigene Darstellung, in Anlehnung an Akademie für öffentliches Gesundheitswesen in Düsseldorf, 2024)

Sie hat mehrere internationale Partnerschaften wie z. B. GAVI gegründet bzw. trägt maßgeblich zu deren Finanzierung bei. Hierdurch hat die BMGF großen Einfluss auf der internationalen Entwicklungsagenda und bei supranationalen Einrichtungen wie der Weltgesundheitsorganisation gewonnen.

Auf globaler Ebene haben sich diverse Akteur:innen auf unterschiedlichen Ebenen gebildet, die in Abb. 2 dargestellt werden.

Wie aus der Grafik ersichtlich wird, können die Akteur:innen auf (über-)staatlicher Ebene (z. B. WHO oder Vereinte Nationen), auf zivilgesellschaftlicher Ebene (z. B. Global Hub Germany), in der Wissenschaft (z. B. Consortium für Universities in Global Health) sowie auf der privaten Ebene for-profit (z. B. globale Wirtschaft) oder non-profit (z. B. globale Stiftungen) agieren.

3 Chronische Erkrankungen und Global Health

Chronische Erkrankungen dauern mindestens ein Jahr, erfordern kontinuierliche Behandlung und beeinträchtigen das alltägliche Leben (Warshaw, 2006). Ihre Häufigkeit nimmt durch demografische Veränderungen, hohe Lebenserwartung, zunehmende Mobilität und den Klimawandel zu, der Anpassungsprozesse verlangt (WHO, 2023c). Insbesondere im Rahmen der Globalisierung können sich (chronische) Erkrankungen bedingt durch den Reise- und Handelsverkehr über die nationalen Grenzen hinweg verbreiten. Interdisziplinäre Forschung zielt darauf ab, sowohl auf Klimaveränderungen als auch auf chronische Erkrankungen zu reagieren, um eine adäquate Praxisantwort zu ermöglichen. Gesundheitssysteme müssen flexibler, systematischer und patientenorientierter werden, um langfristige Versorgung sicherzustellen (Bonk & Ulrichs, 2021). Neben chronischen Erkrankungen können auch Risiko- und Schutzfaktoren, Gesundheitskompetenzen und Resilienzen auf systemischer Ebene betrachtet werden.

Herausforderungen der Gesundheitssysteme im globalen Kontext entstehen durch die zunehmende Lebenserwartung und Bedeutung chronisch verlaufender Krankheiten sowie die damit verbundenen steigenden Ausgaben für die Gesundheitsversorgung. Weitere globale Problematiken sind bedingt durch gesundheitliche Ungleichheit der pandemischen Lagen, Abwanderung von Fachkräften oder den Diskurs zwischen Klimawandel und globaler Gesundheit (Bundesministerium für wirtschaftliche Zusammenarbeit & Entwicklung, 2019). Chronische Erkrankungen sind eine der größten globalen Gesundheitsherausforderungen und erfordern koordinierte Maßnahmen, um die transnationalen Auswirkungen wie z. B. eine erhöhte Krankheitslast und Mortalität, Belastungen für die Wirtschaft und die Gesundheitssysteme, verlängerte Lebensjahre mit Behinderungen oder Einschränkungen, Ungleichheiten in der gesundheitlichen Versorgung sowie Veränderungen im Gesundheitsverhalten und der Prävention zu verringern und so die Gesundheit der Weltbevölkerung zu verbessern.

4 Global Burden of Disease, Injuries, and Risk Factors Study

Zur Erfassung der globalen Auswirkungen von Gesundheit und Krankheit wird die *Global Burden of Disease, Injuries, and Risk Factors Study (GBD)* durch die WHO, die Weltbank und die Harvard University initiiert und in verschiedenen Ländern kontinuierlich durchgeführt. Die „*disability-adjusted life years*" *(DALYs)* erfassen dazu standardisiert die Krankheitslast durch Tod und gesundheitsbezogene Einschränkungen. Diese setzen sich aus der Addition folgender zwei Komponenten zusammen: *durch Sterblichkeit verlorene Lebensjahre („years of life lost due to death")* und *mit gesundheitlichen Einschränkungen oder in Krankheit verbrachte Lebensjahre („years lived with disability")* (Bonk & Ulrichs, 2021). Dadurch lassen sich Vergleiche zu physischen und psychischen Krankheitsbildern generieren.

Die global gesehen vier häufigsten chronischen und nicht übertragbaren Krankheiten (Herz-Kreislauf-Erkrankungen, Krebserkrankungen, chronische Atemwegserkrankungen sowie Diabetes mellitus; WHO, 2023a) bedingen jährlich 74 % (41 Mio.) aller Todesfälle, vorrangig in Ländern mit niedrigem und mittlerem Einkommen. Zur weiteren Veranschaulichung werden in Tab 1 globale Sterbe- und DALY-Raten, Veränderung der Sterbe- und/ oder DALY-Raten zwischen den Jahren, regionale Vergleiche und Hauptrisikofaktoren zweier Krankheitsbilder aus aktuellen GBD-Studien verglichen.

Durch die Vergleiche der Krankheitsbilder wird deutlich, dass globale Unterschiede weiterhin bestehen. Im Rahmen der Ottawa-Charta der WHO (1986) sind gesamtgesellschaftliche Maßnahmen der Gesundheitsförderung auf internationaler Ebene aller Menschen anzustreben. Ferner sollen Umsetzungsmaßnahmen zur Verhinderung der Ausbreitung von Krankheitsursachen der Primär- (Vermeidung des Krankheitsausbruchs), Sekundär- (Krankheitseindämmung im Frühstadium) und Tertiärprävention (Fortschreiten der Erkrankung verhindern) realisiert werden (Franzkowiak, 2018). International zeigt sich, dass die Umsetzung von Präventionszielen anhand der Länder in 3 Kategorien unterteilt, wird: Länder mit weit fortgeschrittener Umsetzung von Prävention, Länder mit verstärkten Bemühungen zur Umsetzung und Länder mit nur ansatzweise umgesetzten Maßnahmen (Weinbrenner et al., 2007). Wie aus Tab. 1 hervorgeht, können politische, kulturelle und soziale Disparitäten bei der Bevölkerung zu einer unterschiedlichen Bewertung der Gesundheit führen, die durch den Klimawandel zusätzlich beeinflusst werden kann. In der globalen Betrachtung der Nord- und Südhalbkugel lassen sich in Bezug auf chronische Krankheitsbilder u. a. Unterschiede in Sterberaten, DALY-Raten und Risikofaktoren sowie deren Wechselwirkungen ableiten.

5   Globale Gesundheitsdeterminanten und -indikatoren

Im Jahr 2005 entstand auf Basis globaler Beobachtung zur Wirksamkeit von sozialen Einflussfaktoren auf die Gesundheit die *Commission on Social Determinants of Health* der WHO (2008). Des Weiteren können nach Bonk und Ulrichs (2021) u. a. folgende globale Determinanten von gesundheitlicher Ungleichheit herausgestellt werden: Einkommen, Bildung, Internetzugang, Landgrabbing (Erwerb landwirtschaftlicher Flächen), Handelsbedingungen, Krieg und Klimawandel. Auf epidemiologischer Grundlage sind mithilfe der Kennzahlen von Gesundheitsindikatoren Vergleiche und Optimierungsstrategien der

Tab. 1 Vergleiche zwischen 2 der häufigsten globalen Krankheitskategorien. (Eigene Darstellung, nach Mensah et al., 2023; Safiri et al., 2022)

Erkrankungskategorie	Herz-Kreislauf-Erkrankungen (Mensah et al., 2023)	COPD (Safiri et al., 2022)
Globale Sterberaten	Unterschiede je nach Regionen: • Von 73,6 pro 100.000 Einwohner in den einkommensstarken Ländern Asien-Pazifiks • bis 432,3 pro 100.000 Einwohner in Osteuropa	• 42,5 pro 100.000 Einwohner
Globale DALY-Raten	• Die höchsten globalen DALYs entstehen mit 2275,9 pro 100.000 Einwohner durch die ischämische Herzkrankheit, gefolgt von intrazerebralen Blutungen und ischämischen Schlaganfällen.	• 926,1 pro 100.000 Einwohner
Veränderungen der Sterbe- und/oder DALY-Raten zwischen den Jahren	• Die globale Sterberate ist von 1990 bis 2022 um 34,9 % gesunken. • Rückgang der DALYs von 1990 bis 2022 um 65,1 % durch die Luftverschmutzung in Haushalten und durch feste Brennstoffe.	• Die globale Sterberate ist im Jahr 2019 um 41,7 % niedriger als im Jahr 1990. • Die globale DALY-Rate ist im Jahr 2019 um 39,8 % niedriger als im Jahr 2019.
Regionale Vergleiche	Unterschiede der Prävalenz je nach Regionen: • Reicht von 5881,0 pro 100.000 Einwohner in Südasien. • bis hin zu 11.342,6 pro 100.000 Einwohner in Zentralasien.	• Teile des globalen Nordes und Südens zeigten die höchste Punktprävalenz (Häufigkeit von Krankheitsfällen zu einem bestimmten Zeitpunkt/ Stichtag) pro 100.000 Einwohner: Dänemark (4299,5), Myanmar (3963,7) und Belgien (3927,7)
Hauptrisikofaktoren	• Der Risikofaktor hoher systolischer Blutdruck war global mit 2564,9 pro 100.000 Einwohner für die größte Anzahl der DALYs maßgeblich.	Die Hauptrisikofaktoren waren: • Rauchen (46,0 %), • Luftverschmutzung durch Feinstaub (20,7 %) • und berufliche Exposition gegenüber Feinstaub, Gasen und Dämpfen (15,6 %)

Ressourcenverteilung zwischen und innerhalb von Ländern, Regionen und Kommunen möglich (Röding et al., 2024). Durch die von der WHO (2018) veröffentlichte *Globale Referenzliste von 100 Gesundheitsindikatoren* werden relevante globale Kernindikatoren benannt, welche in folgende vier Bereiche unterteilt werden:

- Gesundheitsstatus (z. B. Sterblichkeit nach Alter, Geschlecht und Morbidität),
- Risikofaktoren (z. B. Ernährung, Umweltfaktoren und nicht übertragbare Erkrankungen),
- Gesundheitsdienstleistungen und Versorgen (z. B. Leistungsumfang für Mütter, Neugeborene und Kinder, Immunisierung sowie Screeningverfahren),
- Gesundheitssysteme (z. B. Verteilung der Gesundheitseinrichtungen, Gesundheitspersonal, Qualität der Versorgung).

Dabei existiert bei diesen genannten Gesundheitsindikatoren keine Rangordnung über deren Relevanz. Es kann jedoch davon ausgegangen werden, dass insbesondere der Klimawandel als Risikofaktor mitsamt der erwarteten Umweltveränderungen Auswirkungen auf übertragbare Erkrankungen und die Ernährung haben wird.

Im Zuge der GBD-Studie 2019 zeigten sich weltweit in einer systematischen Analyse für die Krankenlast 87 Risikofaktoren in 204 Ländern. Zwischen den Jahren 2010 und 2019 konnten die größten Rückgänge der Risikofaktoren durch soziale und wirtschaftliche Entwicklungen (z. B. unreines Wasser) festgestellt werden. Gesundheitsbedingte Risikofaktoren, Auswirkungen des Klimawandels und deren globale Unterschiede lassen sich wie folgt differenzieren:

- Im Jahr 2019 war der systolische Blutdruck mit 10,8 Mio. Todesfällen der führende Risikofaktor weltweit.
- Der Risikofaktor Unterernährung von Kindern und Müttern konnte hingegen vor allem im globalen Süden identifiziert werden.
- Im globalen Norden war ein Anstieg durch die Risiken hoher Nüchternblutzucker, Body Mass Index, systolischer Blutdruck, Cholesterinspiegel sowie Nierenfunktionsstörungen und Ernährungsrisiken essenziell.
- Erstmals wurden Veränderungen der durchschnittlichen Außentemperatur in der GBD-Studie 2019 als Risikofaktor analysiert; es wurden 1,9 Mio. dadurch bedingte Todesfälle festgestellt.
- Bezüglich der Luftverschmutzung zeigte sich eine Belastung zwischen 10 % und 15 % im globalen Süden (GBD, 2020).
- Auf globaler Ebene übersteigen die Geburten die Zahl der Sterbefälle, und zukünftig wird von einem globalen Geburtenüberschuss ausgegangen. Nach *Alter* als globale Determinante für Gesundheit stellen Prognosen dar, dass der Anteil der über 60-Jährigen bis 2050 auf über 30 % in Nordamerika, Europa und Asien steigen wird (WHO, 2015).

Demzufolge sind die Gesundheitsrisiken und -kosten herausfordernd, und die Ausbreitung von Krankheiten nimmt zu (Bundesministerium für Gesundheit, 2024c). Personen in Ländern mit einem geringen sozioökonomischen Status weisen eine schlechtere subjektive Gesundheit und eine kürzere Lebenserwartung im Vergleich zu Ländern mit einem höheren sozioökonomischen Status auf (Mackenbach et al., 2008). Nach Darstellung der Risikofaktoren, Gesundheitsdeterminanten und -indikatoren können sich klimatische Veränderungen auch auf das Krankheitsgeschehen und insbesondere auf chronische Erkrankungen auswirken.

6 Globaler Gesundheitsschutz und -sicherheit

In einer global vernetzten Welt verbreiten sich Krankheitserreger schnell und gefährden die Gesundheit. Gesundheitsschutz erfordert länderübergreifende Zusammenarbeit und umfasst gesetzlich geregelte Maßnahmen zum Schutz vor Gefahren. Wichtige Handlungsgrundlagen sind das Vorsorge-, Verursacher- und Kooperationsprinzip, die Bereiche wie Arbeitsschutz, Infektionsschutz und Katastrophenschutz abdecken (Kuhn & Böhm, 2024). Damit fokussiert sich der globale Gesundheitsschutz darauf, die Gesundheit aller Menschen weltweit zu fördern und zu schützen, indem etwa internationale Standards, Regelungen und Gesetze für Verbraucherschutz, Infektionsschutz und Katastrophenschutz etabliert werden.

Mit dem Vorsorgeprinzip umfasst dies sowohl individuelle verhaltensbedingte Präventionsmaßnahmen als auch die gesundheitliche Aufklärung und das Empowerment der Bevölkerung aufgrund internationaler Maßnahmen. Beispielsweise können Menschen die klimabedingten Risiken von COPD besser einschätzen, wenn sie einen niedrigschwelligen Zugang zu fachlich richtigen Informationen haben. Anhand des Verursacherprinzips soll die Verantwortung für die Gefahrenabwehr nach Möglichkeit der Verursacher tragen, sodass beispielsweise die Gefahren, die durch eine glukosereiche Ernährung entstehen (Diabetes mellitus), bereits von den Produzenten verantwortet werden sollen. Das Kooperationsprinzip bezieht sich hingegen darauf, dass Behörden, Verursacher und andere Beteiligte bei der Gefahrenabwehr zusammenwirken. Wenn beispielsweise ein Land mit klimabedingten Risiken konfrontiert ist, die zu einem Anstieg des systolischen Blutdrucks oder von Krebserkrankungen bei einer großen Anzahl an Personen in der Bevölkerung führen, erfordert das Kooperationsprinzip, dass die verschiedenen Akteur:innen zusammenarbeiten, um die Risiken einzudämmen und die öffentliche Gesundheit zu schützen. Abb. 3 veranschaulicht dazu die primären Handlungsfelder, die international genutzt werden können, um Maßnahmen zur Steigerung der Gesundheitskompetenz der Weltbevölkerung umzusetzen.

Die internationale Zusammenarbeit umfasst die Koordination von Ressourcen und Fachwissen, die Entwicklung von Interventionsstrategien, die Unterstützung bei medizinischer, pflegerischer oder therapeutischer Versorgung und die gemeinsame Kommunikation mit der Bevölkerung. Globaler wie nationaler Gesundheitsschutz beinhaltet insbesondere in Zeiten von Krisen und klimabedingten Katastrophen auch ein Katastrophenmanagement (Disaster-Management), denn die „primäre Versorgungsleistungen sind in der Not-

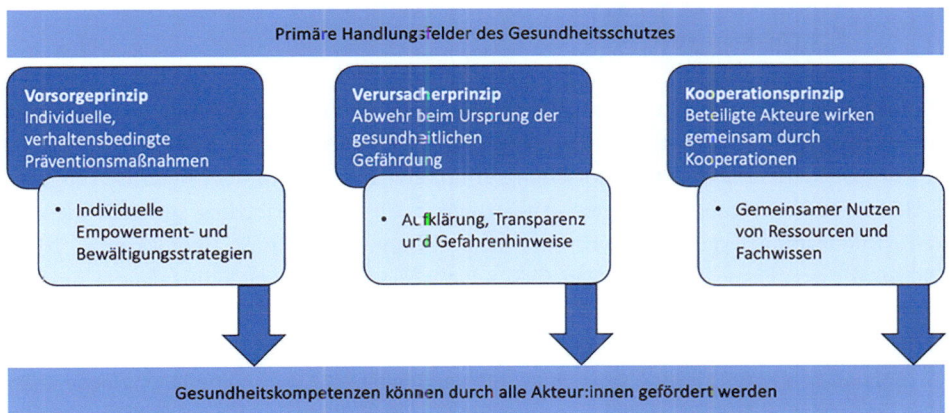

Abb. 3 Primäre Handlungsfelder des Gesundheitsschutzes. (Eigene Darstellung, nach Kuhn & Böhm, 2024)

und Katastrophenhilfe wie auch in der Entwicklungszusammenarbeit vom Funktionieren der Wasser-, Nahrungs- und Gesundheitsversorgung abhängig" (Fekete, 2022, S. 6). Das Katastrophenmanagement organisiert Maßnahmen zur Vorbereitung auf klimabedingte Notfälle. Nach dem Vorsorgeprinzip können vulnerable Personen wie Menschen mit chronischen Erkrankungen präventiv identifiziert werden, um bei Katastrophen schnell versorgt zu werden, etwa durch schnellere Medikamentenlieferungen, Transport oder Anpassung der Gesundheitsdienste. Entsprechend dem Verursacherprinzip kann die Gefahrenabwehr für Menschen mit chronischen Erkrankungen in klimabedingten Katastrophenfällen sowohl durch die Betroffenen selbst als auch durch die Verursacher erfolgen. Beispielsweise sind Lebensmittel oder medizinische Geräte so deklariert, dass ihre Inhaltsstoffe und Verwendbarkeit konkret angegeben sind. Betroffene und Gesundheitsfachkräfte können in Katastrophenfällen dadurch erkennen, ob die verfügbaren Ressourcen auch bei Menschen mit spezifischen chronischen Erkrankungen eingesetzt werden dürfen. Das Kooperationsprinzip findet ebenfalls in Katastrophenfällen statt, wenn beispielsweise bei einem klimabedingten Großschadensereignis eine Versorgungskette mit unterschiedlichen Gesundheitsfachkräften errichtet wird, bei denen die einzelnen Akteur:innen zusammenarbeiten, um die Gefahr insbesondere für Menschen mit chronischen Erkrankungen abzuwehren.

7 Zukunftsperspektiven für Menschen mit chronischen Erkrankungen

Globale Entwicklungen stellen die Gesundheitspolitik und die Bevölkerung vor Herausforderungen, während Innovationen durch Mobilität und Kommunikation den internationalen Zugang zu Medikamenten und Forschung ermöglichen. Chancen der Digitalisierung, wie E-Health oder Telemedizin, bieten Ansatzpunkte für die Umsetzung globaler Gesundheit (Bundesministerium für wirtschaftliche Zusammenarbeit & Entwicklung, 2019). Durch Vernetzungsprozesse werden Gesundheitsfragen, z. B. zu Klimawandel, international im Rahmen der Vereinten Nationen reflektiert und soziale Determinanten stärker berücksichtigt.

Maßnahmen zum Gesundheitsschutz erfolgen weiterhin auf nationaler Ebene. Eine globale Stärkung der Gesundheitssysteme sollte den Zugang zur Gesundheitsversorgung verbessern. Prävention und Gesundheitsförderung müssen als integraler Ansatz über alle Lebensphasen hinweg betrachtet werden. Zur Unterstützung der WHO-Strategie gegen nicht-übertragbare Krankheiten und modifizierbare Risikofaktoren müssen sektorübergreifende sowie internationale Kooperationen ausgebaut werden (Die Bundesregierung, 2023). Die Gesundheitsversorgung der Weltbevölkerung rückt im Global Health in den Fokus, da die Zahl der Betroffenen wächst und Disparitäten zwischen dem globalen Norden und Süden, insbesondere bei klimabedingten Krankheiten wie am Beispiel Herz-Kreislauf-Erkrankungen und COPD, bestehen. Politische, kulturelle und finanzielle Faktoren beeinflussen den Umgang mit klimabedingten Gesundheitsrisiken. Gesundheitspolitische Strategien und die Versorgung sind national unterschiedlich entwickelt. Internationale Forschung kann helfen, diese Lücken zu schließen, indem sie regionale Disparitäten und Veränderungen bei chronischen Krankheiten (Global-Burden-of-Disease-Studien) belegt und in den Gesundheitsschutz einfließen lässt. Internationale Maßnahmen für spezifische Regionen und vulnerable Gruppen lassen sich aus globalen Gesundheitsdisparitäten ableiten. Der globale Süden ist tendenziell stärker von chronischen Erkrankungen betroffen, besonders bei Risikofaktoren wie Unterernährung und Luftverschmutzung (siehe Kap. 9). Internationale Vernetzungsstrategien können Gesundheitsdisparitäten ausgleichen und die Resilienz nationaler Systeme stärken. Die Global Health Governance verfolgt internationale Ansätze, während die Global Governance for Health national agiert. Durch primäre Handlungsfelder wie Verteilung von Medikamenten, Finanzierung und Netzwerkarbeit wird deutlich, dass globale Kooperationen für die Gesundheit in Zeiten klimatischer Veränderungen entscheidend sind. Das Vorsorgeprinzip erfordert präventive Maßnahmen und eine gerechte Verteilung von Ressourcen, während das Verursacherprinzip globale Ungleichheiten und Herausforderungen im Kontext von klimatischen Veränderungen aufzeigt. Das Kooperationsprinzip fördert die Zusammenarbeit globaler Akteur:innen zur Verbesserung der Gesundheit. Demzufolge ist es zielführend, wenn unterschiedliche Formen von Netzwerkarbeit unter den globalen Akteursgruppen bestehen, um die Gesundheit weltweit zu verbessern.

Literatur

Akademie für öffentliches Gesundheitswesen in Düsseldorf. (2024). Globale Gesundheit – Lehrbuch für den Öffentlichen Gesundheitsdienst. Hintergrund Akteure. https://akademie-oeffentliches-gesundheitswesen.github.io/GlobaleGesundheit/document-4.html. Zugegriffen: 16. Dez. 2024.

Bill and Melinda Gates Foundation. (2024). Our role. https://www.gatesfoundation.org/about/our-role. Zugegriffen: 2. Jan. 2024.

Bittlingmayer, U. H. (2023). Strukturorientierte Perspektiven auf Gesundheit und Krankheit. In M. Richter & K. Hurrelmann (Hrsg.), *Soziologie von Gesundheit und Krankheit* (2. Aufl., S. 23–24). Springer VS.

Bonk, M., & Ulrichs, T. (2021). *Global Health: Das Konzept der Globalen Gesundheit*. De Gruyter.

Bundesministerium für Gesundheit. (2024a). Weltgesundheitsorganisation. https://www.bundesgesundheitsministerium.de/themen/internationale-gesundheitspolitik/global/who.html. Zugegriffen: 16. Dez. 2024.

Bundesministerium für Gesundheit. (2024b). Global Health Hub Germany (GHHG). https://www.bundesgesundheitsministerium.de/themen/internationale-gesundheitspolitik/global/internationale-kooperationen/ghhg.html. Zugegriffen: 16. Dez. 2024.

Bundesministerium für Gesundheit. (2024c). Globale Herausforderungen der Gesundheitspolitik. https://www.bundesgesundheitsministerium.de/themen/internationale-gesundheitspolitik/global/globale-herausforderungen-der-gesundheitspolitik.html. Zugegriffen: 22. Apr. 2024.

Bundesministerium für wirtschaftliche Zusammenarbeit und Entwicklung. (2019). Globale Gesundheit-Eine Investition in die Zukunft. https://www.bmz.de/resource/blob/23570/b4622cf0ba37418c194b1b22628aeea3/strategiepapier460-02-2019-data.pdf. Zugegriffen: 20. Apr. 2024.

Bundesministerium für wirtschaftliche Zusammenarbeit und Entwicklung. (2024). Agenda 2030 | 17 Ziele für nachhaltige Entwicklung SDG 11: Nachhaltige Städte und Gemeinden. https://www.bmz.de/de/agenda-2030/sdg-11. Zugegriffen: 16. Dez. 2024.

Cockerham, W. C. (2017). *Medical sociology* (14 Aufl.). Pearson.

Consortium for Universities in Global Health. (2024). Mission and Vision. https://www.cugh.org/about/mission-vision/. Zugegriffen: 2. Jan. 2024.

Die Bundesregierung. (2023). Globale Gesundheitspolitik gestalten – gemeinsam handeln – Verantwortung wahrnehmen. https://www.bundesgesundheitsministerium.de/fileadmin/Dateien/5_Publikationen/Gesundheit/Broschueren/Globale_Gesundheitspolitik-Konzept_der_Bundesregierung.pdf. Zugegriffen: 10. Mai 2024.

Europäische Kommission. (2024). Globale Gesundheit. https://health.ec.europa.eu/internationalcooperation/global-health_de. Zugegriffen: 16. Dez. 2024.

Fekete, A. (2022). *Kritische Infrastruktur und Versorgung der Bevölkerung: Klimawandel, Epidemien, digitale Transformation und das Risikomanagement*. Springer.

Franzkowiak, P. (2018). Prävention und Krankheitsprävention. In Bundeszentrale für gesundheitliche Aufklärung (Hrsg.), *Leitbegriffe der Gesundheitsförderung und Prävention, Glossar zu Konzepten, Strategien und Methoden* (S. 776). https://doi.org/10.17623/BZGA:224-E-Bbook-2018

Gerlinger, T., Babitsch, B., Blättner, B., Bolte, G., Brandes, I., Dierks, M. L., Faller, G., Gerhardus, A., Gusy, B., & Deutsche Gesellschaft für Public Health. (2012). Situation und Perspektiven von Public Health in Deutschland - Forschung und Lehre. Positionspapier der Deutschen Gesellschaft für Public Health e. V [Situation and perspectives of public health in Germany-research and teaching. Position paper of the German Public Health Association]. *Das Gesundheitswesen*, 74(11), 762–766. https://doi.org/10.1055/s-0032-1330011

Global Burden of Disease. (2020). Global burden of 87 risk factors in 204 countries and territories, 1990–2019: A systematic analysis for the global burden of disease study 2019. *The Lancet, 396*(10258), 1223–1249. https://doi.org/10.1016/S0140-6736(20)30752-2

Global Health Protection Programme. (2024). Über das GHPP. https://ghpp.de/ueber-das-ghpp/. Zugegriffen: 16. Dez. 2024.

Gräser, S. (2023). Globale Gesundheit/Global Health. In Bundeszentrale für gesundheitliche Aufklärung (BZgA) (Hrsg.), *Leitbegriffe der Gesundheitsförderung und Prävention. Glossar zu Konzepten, Strategien und Methoden.* https://doi.org/10.17623/BZGA:Q4-i063-3.0

Institut für Globale Gesundheit Berlin e. V. (2017). https://institut-fuer-globale-gesundheit.de/themen/. Zugegriffen: 16. Dez. 2024.

Kickbusch, I., & Cassar Szabo, M. M. (2014). A new governance space for health. *Global Health Action, 7*(1). https://doi.org/10.3402/gha.v7.23507

Kuhn, J., & Böhm, A. (2024). Gesundheitsschutz. In Bundeszentrale für gesundheitliche Aufklärung (BZgA) (Hrsg.), *Leitbegriffe der Gesundheitsförderung und Prävention. Glossar zu Konzepten, Strategien und Methoden* (S. 537). https://doi.org/10.17623/BZGA:Q4-i059-3.0

Mackenbach, J. P., Stirbu, I., Roskam, A. J., Schaap, M. M., Menvielle, G., Leinsalu, M., & Kust, A. E. (2008). Socioeconomic inequalities in health in 22 European countries. *New England Journal of Medicine, 358*(23), 2468–2481. https://www.nejm.org/doi/pdf/10.1056/NEJMsa0707519

Marty, E. (2021). What is planetary health? https://www.forbes.com/sites/johndrake/2021/04/22/what-is-planetary-health. Zugegriffen: 16. Dez. 2024.

Mensah, G. A., Fuster, V., Murray, C. J. L., Roth, G. A., & Global Burden of Cardiovascular Diseases and Risks Collaborators (2023). Global burden of cardiovascular diseases and risks, 1990–2022. *Journal of the American College of Cardiology, 82*(25), 2350–2473. https://doi.org/10.1016/j.jacc.2023.11.007

Nationale Versorgungsleitlinie. (2023). Patientenleitlinie zur Nationalen VersorgungsLeitlinie. Arbeitsgemeinschaft der Wissenschaftlichen Medizinischen Fachgesellschaften. https://register.awmf.org/assets/guidelines/nvl-004p1_S3_KHK_2023-07.pdf. Zugegriffen: 27. Apr. 2024.

Nettleton, S. (2020). *The sociology of health and illness* (4. Aufl.). Polity.

Ohlbrecht, H. (2023). Die qualitative Analyse von Gesundheit und Krankheit. In M. Richter & K. Hurrelmann (Hrsg.), *Soziologie von Gesundheit und Krankheit* (2. Aufl., S. 79–80). Springer VS.

Razum, O. (2014). *Global Health: Gesundheit und Gerechtigkeit.* Huber.

Richter, M., & Hurrelmann, K. (2023). *Soziologie von Gesundheit und Krankheit* (2. Aufl.). Springer VS.

Röding, D., Gerlich, M. G., & Walter, U. (2024). Gesundheitsindikatoren. In Bundeszentrale für gesundheitliche Aufklärung (Hrsg.), *Leitbegriffe der Gesundheitsförderung und Prävention. Glossar zu Konzepten, Strategien und Methoden.* https://doi.org/10.17623/BZGA:Q4-i055-3.0

Safiri, S., Carson-Chahhoud, K., Noori, M., Nejadghaderi, S. A., Sullman, M. J. M., Ahmadian Heris, J., Ansarin, K., Mansournia, M. A., Collins, G. S., Kolahi, A. A., & Kaufman, J. S. (2022). Burden of chronic obstructive pulmonary disease and its attributable risk factors in 204 countries and territories, 1990–2019: Results from the Global Burden of Disease Study 2019. *BMJ (Clinical research ed.), 378,* e069679. https://doi.org/10.1136/bmj-2021-069679

Schmitz, D., & Hatebur, S. (2024). One Health – Umwelt und Gesundheit im Kontext von chronischen Krankheiten. In D. Schmitz, M. Fiedler, H. Becker, S. Hatebur, & J.-H. Ortloff (Hrsg.), *Chronic Care – Wissenschaft und Praxis* (S. 451). Springer.

Siegrist, J. (2021). *Gesundheit für alle? Die Herausforderung sozialer Ungleichheit.* Wissenschaftliche Buchgesellschaft.

Sperlich, S. (2023). Handlungsorientierte Perspektiven auf Gesundheit und Krankheit. In M. Richter & K. Hurrelmann (Hrsg.), *Soziologie von Gesundheit und Krankheit* (2. Aufl., S. 43–45). Springer VS.

Vereinte Nationen. (2024). Ziel 3: Ein gesundes Leben für alle Menschen jeden Alters gewährleisten und ihr Wohlergehen fördern. https://unric.org/de/17ziele/sdg-3/. Zugegriffen: 16. Dez. 2024.

Warshaw, G. (2006). Introduction: Advances and challenges in care of older people with chronic illness. *Generations, 30*(3), 5–10.

Weinbrenner, S., Wörz, M., & Busse, R. (2007). Gesundheitsförderung in Europa - Ein Ländervergleich. *GGW, 2*(7), 19–30. https://www.wido.de/fileadmin/Dateien/Dokumente/Publikationen_Produkte/GGW/wido_ggw_0207_weinbrenner_et_al.pdf

World Health Organization. (1986). Ottawa-Charta zur Gesundheitsförderung. https://iris.who.int/bitstream/handle/10665/349654/WHO-EURO-1986-4044-43803-61669-ger.pdf?sequence=1&isAllowed=y. Zugegriffen: 23. Mai 2024.

World Health Organization. (2008). Closing the gap in a generation. Health equity through action on the social determinants of health. https://iris.who.int/bitstream/handle/10665/43943/9789241563703_eng.pdf?sequence=1. Zugegriffen: 23. Mai 2024.

World Health Organization. (2015). World report on ageing and health. https://iris.who.int/bitstream/handle/10665/186463/9789240694811_eng.pdf?sequence=1. Zugegriffen: 10. Mai 2024.

World Health Organization. (2018). Global reference list of 100 core health indicators (plus health-related SDGs). https://iris.who.int/handle/10665/259951. Zugegriffen: 16. Mai 2024.

World Health Organization. (2023a). Noncommunicable Diseases. https://www.who.int/news-room/fact-sheets/detail/noncommunicable-diseases. Zugegriffen: 8. Okt. 2024.

World Health Organization. (2023b). Achieving well-being. A global framework for integrating well-being into public health utilizing a health promotion approach. https://apps.who.int/gb/ebwha/pdf_files/WHA76/A76(22)-en.pdf. Zugegriffen: 30. Mai 2024.

World Health Organization. (2023c). Climate change. https://www.who.int/news-room/fact-sheets/detail/climate-change-and-health. Zugegriffen: 6. Jan. 2025.

World Health Organization. (2024). What we do. https://www.who.int/about/what-we-do. Zugegriffen: 23. Dez. 2024.

One Health – zum Zusammenhang von Mensch-, Tier- und Umweltgesundheit

Daniela Schmitz und Manfred Fiedler

Zusammenfassung

One Health ist ein interdisziplinärer und multisektoraler Ansatz, der die Gesundheit von Mensch, Tier und Umwelt als untrennbar miteinander verbunden betrachtet. Der Ansatz erfordert eine gleichwertige Zusammenarbeit von Human- und Veterinärmedizin sowie Umwelt- und Sozialwissenschaften, um gesundheitliche Herausforderungen wie Zoonosen, antimikrobielle Resistenzen, Ernährungssicherheit und Klimawandel zu bewältigen. Der Schwerpunkt von One Health liegt auf Infektionskrankheiten, findet jedoch in weiteren Handlungsfeldern wie der Prävention zoonotischer Epidemien, Lebensmittelsicherheit und der Anpassung an Extremwetterereignisse statt. Für eine effektive Implementierung und Evaluation bedarf es interprofessioneller Kompetenzen, nachhaltiger Governance-Strukturen und innovativer Bewertungsansätze.

D. Schmitz (✉) · M. Fiedler
Department für Humanmedizin und Fakultät für Gesundheit, Universität Witten/Herdecke, Witten, Deutschland
E-Mail: daniela.schmitz@uni-wh.de

M. Fiedler
E-Mail: manfred.fiedler@uni-wh.de

1 Ursprung und Genese des Zusammenhangs von Mensch-, Tier- und Umweltgesundheit

One Health ist ein globaler Ansatz, der die Gesundheit des Menschen im gleichrangigen Wechselspiel mit der Gesundheit seiner Umwelt und der Gesundheit von Tieren betrachtet und eine Untrennbarkeit der Gesundheit von Mensch, Tier und Umwelt postuliert (de Macedo Couto & Brandespim, 2020). One Health wird als integrierter Ansatz verstanden, der das Ziel verfolgt, die Gesundheit von Menschen, Tieren und Ökosystemen nachhaltig auszugleichen und zu optimieren (One Health High-Level Expert Panel, OHHLEP, o. J.). Die inhaltliche Basis bildet die Verbundenheit und wechselseitige Abhängigkeit der 3 Bereiche (siehe Abb. 1). Zur Umsetzung des Ansatzes muss Zusammenarbeit in unterschiedlichen Sektoren (multisektoral) und Disziplinen (inter- und transdisziplinär) stattfinden, um gesundheitlichen Herausforderungen zu begegnen und zu einer globalen Gesundheitssicherheit beizutragen.

Damit alle drei Bereiche gleichermaßen vertreten sind, hat sich eine sogenannte Quadripartite gebildet, die die organisatorische Zusammenarbeit auf globaler Ebene leitet. Dieser vielgliedrige Zusammenschluss besteht aus den Organisationen Weltgesundheitsorganisation (WHO), Weltorganisation für Tiergesundheit (OIE), Ernährungs- und Landwirtschaftsorganisation der Vereinten Nationen (FAO) und Umweltprogramm der Vereinten Nationen (UNEP). Für die inhaltliche Ausgestaltung wurde die Expertengruppe

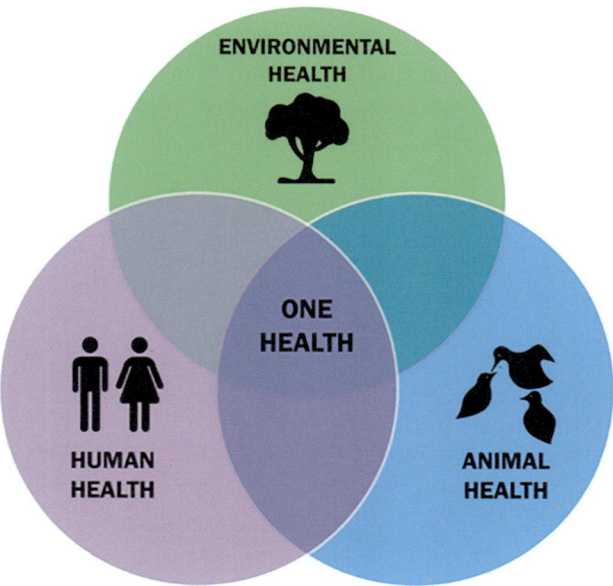

Abb. 1 One Health Konzept. (Quelle: Creative Commons by Thddbfk, CC-BY-SA 4.0)

OHHLEP 2021 gegründet, die die Quadripartite wissenschaftlich und strategisch beraten und helfen, den One-Health-Ansatz zu operationalisieren. Unterstützt wird dies von der One-Health-Initiative auf administrativer und strategischer Ebene zur Entwicklung von Umsetzungsinstrumenten für nationale Politik, Leitfäden und Ressourcen zur Umsetzung von One Health auf Länderebene. One Health kann in den jeweiligen Ländern national, regional und kommunal umgesetzt werden.

Weitere zentrale Grundsätze für One Health sind eine gesellschaftspolitische und multikulturelle Parität, die Verantwortung des Menschen für die Unversehrtheit der Ökosysteme und das Wohlergehen von Tieren als auch eine transdisziplinäre und multisektorale Zusammenarbeit (OHHLEP, o. J.). Die Expertengruppe arbeitet an der Entwicklung eines gemeinsamen One-Health-Aktionsplans (2022–2026). Aufschwung haben One-Health-Aktivitäten durch die Coronapandemie 2020 erhalten, die sich u.a. damit beschäftigen, wie Mensch- und Tiergesundheit angesichts der Zunahme von Zoonosen geschützt werden können.

2 One Health in Abgrenzung zu EcoHealth und Planetary Health

Die bisherigen Ausführungen beziehen sich auf ein breites Verständnis von One Health. Daneben besteht auch ein engeres Begriffsverständnis, das den Fokus auf Verbindungen zwischen Public Health und Veterinärmedizin legt (Lerner & Berg, 2017). Vorläufer dieses Verständnisses war der kurative Ansatz One Medicine als interdisziplinäre Kooperation von Human- und Veterinärmedizinern. Rudolf Virchow als Pionier der Pathologie und Public Health stellte in seiner Forschung zur Ausbreitung von Krankheiten heraus, dass virologische und soziale Faktoren bei der Ausbreitung von Krankheiten zusammenwirken und dass es keine natürlichen Scheidegrenzen zwischen Menschen und Tieren gibt, bekannt als Zoonosen (Rudolf Virchow zitiert nach Stellmach et al., 2019). One Health ergänzt jedoch zu One-Medicine den Faktor Umwelt.

Die Ansätze One Health, EcoHealth und Planetary Health gehen von einer ähnlichen Grundannahme aus, und zwar, dass Menschen und Tiere denselben Planeten mit denselben Umweltherausforderungen, Infektionserregern und anderen die Gesundheit beeinflussenden Aspekten teilen, sich jedoch in ihrem theoretisch-konzeptionellen und interdisziplinärem Zuschnitt und den dahinterliegenden Bezugsgrößen unterscheiden (Lerner & Berg, 2017).

One Health konzentriert sich auf die wechselseitige Verwobenheit und Abhängigkeit von Mensch-, Tier- und Umweltgesundheit. Dazu braucht es konzeptionell alle Gesundheitswissenschaften und die mit ihnen verbundenen Disziplinen, die grenzüberschreitend zusammenarbeiten. Darüber hinaus sind für Themen wie biologische Vielfalt, Ökologie, Klimawandel und landwirtschaftliche Systeme auch Beiträge aus Umwelt- und Sozialwissenschaften erforderlich. Beispiele für One Health mit einem Nutzen für

Mensch, Tier und Umwelt stammen aus den Bereichen gemeinsame Gesundheitsdienste und -infrastrukturen, Überwachungs- und Reaktionssysteme, Überwachung von Antibiotikaresistenzen, Lebensmittelsicherheit, Umweltgefahren, Wasser- und Sanitärversorgung und Zoonosenbekämpfung (Zinsstag et al., 2023). Die Autor:innen haben One-Health-Konzepte auch auf ihre Wirksamkeit hin untersucht, wobei Belege für den Nutzen von One Health eher spärlich einzustufen sind, da sich die wirksamsten und nachhaltigsten im Bereich Prävention, der Abwehrbereitschaft sowie der Früherkennung und Untersuchung sich entwickelnder Risiken und Gefahren, Überwachung von vektorübertragenen Zoonosen sowie als weitere Evidenzbasis bei der Bekämpfung endemischer und vernachlässigter Tropenkrankheiten finden.

EcoHealth legt den Fokus mehr auf die biologische Vielfalt, ökologische Nachhaltigkeit und sozioökonomische Stabilität im Kontext von Mensch- und Tiergesundheit in Ökosystemen. Gesundheit und Wohlbefinden sind diesem Ansatz nach auf einem ressourcenarmen, verschmutzten und sozial instabilen Planeten schwer realisierbar (Lerner & Berg, 2017). Beteiligte Disziplinen sind hier auch Human- und Veterinärmedizin, Public Health, Nachhaltigkeitswissenschaften, Raumplanung wie auch Sozial- und Geisteswissenschaften. Bezugspunkte sind die Gesundheit von Mensch und Tier in Ökosystemen, Biodiversität und nachhaltige Entwicklung.

Planetary Health fokussiert den Umgang mit wachsenden Bedrohungen der Gesundheit weltweit, wobei der Fokus auf menschlicher Gesundheit liegt und im Kern eine vornehmlich anthropozentrische Perspektive einnimmt. Der Mensch ist von dem ihn umgebenden Ökosystem abhängig, im Fokus von Planetary Health stehen daher die ursächliche Prävention, Mitigation (Eindämmung) sowie Abschwächung von und Reaktion (Respond) auf Bedrohungen der menschlichen Gesundheit, die sich aus anthropogenen Natureingriffen ergeben. Beteiligte Disziplinen sind hier Humanmedizin, Ökologie und Umweltwissenschaften, Wirtschaft, Energiewirtschaft, Agrarwissenschaften, Meereswissenschaften und mehr (Lerner & Berg, 2017). Zentraler Bezugspunkt für die interdisziplinäre Zusammenarbeit ist die Gesundheit der lebenden und künftigen menschlichen Generationen im Kontext von Nachhaltigkeit natürlicher Ressourcen und biologischer Vielfalt (Abb. 2).

Ruiz de Castañeda et al. (2023) untersuchten Veröffentlichungen zu One Health und Planetary Health, um gemeinsame und eigene Forschungsfelder zu identifizieren. In den Jahren 2020 und 2021 hat die Anzahl an Publikationen zu beiden Konzepten deutlich zugenommen. Publikationen zu One Health befassten sich vorwiegend mit Themen im Zusammenhang mit Infektionskrankheiten, wie COVID-19, Zoonosen und antimikrobiellen Resistenzen. Veröffentlichungen zu Planetary Health dominierten das Themenfeld Klimawandel, befassten sich aber auch – anders als One Health – mit nicht übertragbaren Krankheiten und Fragen im Zusammenhang mit Ernährungssystemen oder körperlicher Aktivität und Inaktivität. Planetary Health Forschung konzentriert sich auf Fragestellungen zu Klimawandel und menschliche Gesundheit sowie soziale Determinanten von Gesundheit. Abgesehen von den Unterschieden arbeitete Hill-Cawthorne (2019, S. 16)

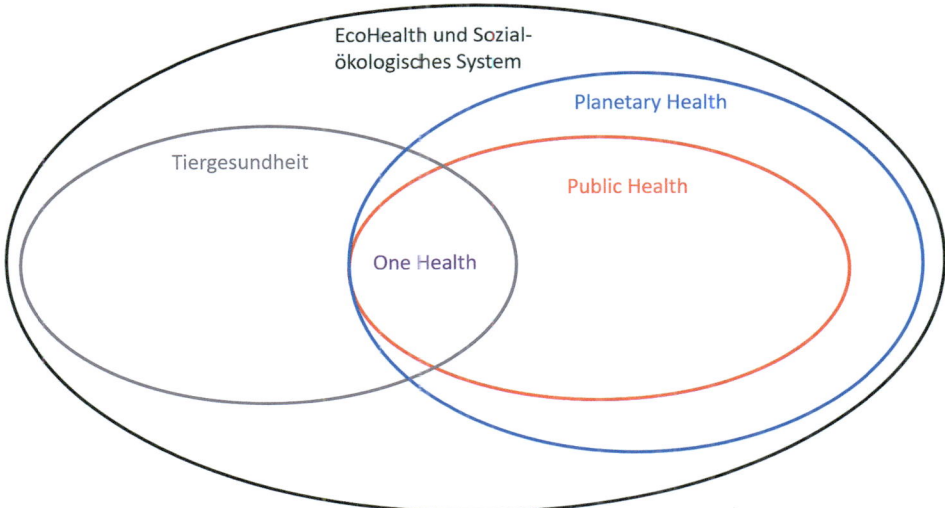

Abb. 2 Überschneidungen von One Health, EcoHealth und Public Health, angepasste Darstellung nach Zinsstag et al., (2023, S. 594)

den gemeinsamen Moment heraus: „Irrespective of the name, there needs to be recognition that modern public/global health needs a composite of human, animal and ecological health".

3 Inhalte und Handlungsfelder des Konzepts

One Health befasst sich oft mit neu auftretenden Infektionen und neuartigen Krankheitserregern, antimikrobiellen Resistenzen, Ernährungssicherheit sowie Klimawandel im Kontext von Mensch-, Tier- und Umweltgesundheit, denn „all life is equal, and of equal concern" (The Lancet, 2023, S. 169). Durch die COVID-19-Pandemie hat One Health zunehmende gesellschaftliche Aufmerksamkeit erhalten und wird von nationalen Regierungen in ihren Programmen operationalisiert (Zinsstag et al., 2023). Eine Analyse, von bestehenden One-Health-Netzwerken, kommt auch zu dem Schluss, dass die meisten Netzwerke zu neu auftretenden Infektionen und neuartigen Krankheitserregern mit Pandemiepotenzial den vorrangigen Schwerpunktbereich ausmachten und dass diese vorwiegend in Europa angesiedelt und global betrachtet demnach defizitär verteilt sind (Mwatondo et al., 2023). Die häufigsten Handlungsfelder von One Health werden im Folgenden kurz skizziert:

Neuartige Krankheitserreger und Zoonosen
In diesem Handlungsfeld von One Health braucht es operationalisierte Konzepte und Regelungen für die Prävention, Preparedness und Response auf Epidemien und andere Public-Health-relevante gesundheitliche Notfälle. Die Evidenzlage zur Wirksamkeit von One-Health-Konzepten ist in diesem Handlungsfeld am stärksten ausgeprägt (Zinsstag et al., 2023). Ellwanger et al. (2021) fassen wirksame Maßnahmen zum Umgang mit One-Health-relevanten Infektionskrankheiten zusammen. Dazu gehören unter anderem Impfungen, Umwelthygiene, Förderung persönlicher Hygienepraktiken, Maßnahmen zur Bekämpfung von Krankheitsüberträgern (Vektorkontrolle), Verringerung des Kontakts von Menschen mit Wildtieren und Vieh, Abbau sozialer Ungleichheiten, Überwachung von Infektionskrankheiten und Erhaltung der biologischen Vielfalt.

Künftig sollten auch chronische Erkrankungen in diesem Handlungsfeld in der Forschung mehr Berücksichtigung finden. Richard et al. (2021) nennen als mögliche Forschungsfelder Einfluss und Belastungen von Zoonosen auf chronische Erkrankungen, Zoonosen und vulnerable Bevölkerungsgruppen sowie Strategien für die Prävention und Kontrolle von Zoonosen.

Ernährungssicherheit und Lebensmittelsicherheit
Die Verwobenheit von Mensch-, Tier- und Umweltgesundheit zeigt sich im u. a. im Kontext von Ernährung. Am Beispiel Fleischkonsum können Menschen mit pathogenen Mikroorganismen kontaminierte Lebensmittel zu sich nehmen. Lebensmittelproduktionsprozesse werden überwacht, z. B. Verfahren zum Nachweis von Infektionserregern oder chemischen Kontaminationen. Mit Blick auf die gesamte Lebensmittelproduktionskette sind Krankheitserreger wie Salmonellen oder Escherichia coli zu verhindern (Jeggo et al., 2019).

Extremwetterereignisse, Wassersicherheit und Umweltzerstörung
Auch diese 3 Aspekte lassen sich aus der Perspektive von One Health betrachten, nämlich, welchen Einfluss Extremwetter, Wassersicherheit und Umweltzerstörung für die Gesundheit von Menschen, Tieren und Umwelt nehmen können. Zum Beispiel können Dürren und Überschwemmungen die Umwelt zerstören und dadurch Einfluss auf den Lebensraum von Menschen und Tieren nehmen. Studien deuten darauf hin, dass One-Health-Konzepte zur Prävention und als Vorsorgemaßnahmen wirksam sein können, es mangelt jedoch an Evidenzen zur Reaktion auf derartige Ereignisse (Zinsstag et al., 2023).

Individuelle Faktoren
Für die Weiterentwicklung und Umsetzung von One-Health-Konzepten sind individuelle Faktoren wie soziale Determinanten von Gesundheit, z. B. regionale Unterschiede, finanzielle Aspekte, soziale Netzwerke und Bildungsaspekte zu berücksichtigen. Darüber hinaus können auch geschlechtsspezifische Aspekte eine Rolle spielen. Aus dem Beispiel der Vogelgrippe und Leptospirose leiten Cataldo et al. (2023) ab, dass das Geschlecht

einen Einfluss nehmen kann und die Rolle von Männern und Frauen sich an der Schnittstelle Mensch-Tier-Umwelt in den sozialen Normen, Aktivitäten und Risikoverhalten gegenüber Umweltexpositionen unterscheiden können.

4 Vulnerabilität im One-Health-Konzept

Vulnerabilität findet in Form von sozialer, gruppenbezogener Vulnerabilität in One-Health-Ansätzen Berücksichtigung. Unter anderem gibt es Assessments zur Identifizierung vulnerabler Gruppen, um dadurch abgestimmte Strategien zur Reaktion auf krisenhafte Ereignisse und zur Abmilderung solcher Ereignisse in Städten oder Regionen zu unterstützen. Jeleff et al. (2022) untersuchten in einem Scoping Review unter anderem Konzepte zum Assessment von Vulnerabilität sozialer Gruppen gegenüber spezifischen Infektionskrankheiten, dabei auch vektorbasierten, im Weiteren gegenüber pharmazeutikaresistenten Erregern sowie die Risikoperzeption gegenüber klimawandelbedingten Risiken (Infektionserkrankungen und Naturkatastrophen). Sie fanden dabei Assessments zur Vulnerabilität unter anderem für die Gefährdung durch Ebola, Cholera, HIV, Malaria und vektorbasierte Krankheiten, vorwiegend in afrikanischen Ländern. Aus den untersuchten Studien schlussfolgern sie, dass soziale Vulnerabilität auch für Infektionskrankheiten von Bedeutung ist und kontextbedingte Faktoren beinhaltet, da der regionale/lokale und kulturelle Kontext, in dem sich Menschen bewegen, Einfluss nehmen kann. Zur Einschätzung dieser multidimensionalen Vulnerabilität sollten verschiedene Ansätze kombiniert werden: Studien über soziale und ökologische Faktoren der betrachteten Infektionskrankheit und ihre Exposition sowie lokale Faktoren und lokale Entscheidungsträger, denn „vulnerability is also shaped by socioeconomic, political, and institutional contexts" (Jeleff et al., 2022, S. 683). Wenn soziale Vulnerabilität eingeschätzt werden soll, dann muss dies kontextbezogen auf einer lokalen Ebene, also den Quartieren, Kommunen, unter Berücksichtigung der spezifischen ökologischen Bedingungen geschehen. Das betrifft etwa sozial marginalisierte Gruppen mit eingeschränktem sozioökonomischem Status, die häufig in der Nähe von Gefahrengebieten wohnen und, weil sie über weniger Ressourcen verfügen, ungünstige Infrastrukturbedingungen haben und meist auch bei politischen Entscheidungen benachteiligt werden, schlechter mit externen Belastungen umgehen und sich nur in geringem Maß anpassen können. Konzepte zum Umgang mit sozialer Vulnerabilität müssen jene vulnerabilitätsauslösenden Faktoren berücksichtigen, zumal quantitative Assessments ihre Grenzen finden, etwa in Bezug auf individuelle Faktoren, wie Risikoperzeption, gerade hinsichtlich der Bewertung anderer Risiken, Berücksichtigung sozialer Bindungen und Unterstützung, also soziokultureller Ressourcen, und des Bewältigungshandelns.

Dieses Verständnis lässt sich mit dem „*eposure-disease-stress-model for environmental health disparities*" (Gee & Payne-Surges, 2004) verdeutlichen, das soziale Segregation (hier nach ethnischer Zugehörigkeit), Umweltfaktoren und Gesundheit miteinander verbindet. Vereinfacht gesagt, leben soziale Minderheiten auf der kommunalen Ebene in Quartieren, die durch Umweltbedingungen gekennzeichnet sind, die die Gesundheit negativ beeinflussen können. Das Modell bezieht sich auf physischen Stress, also vor allem Umweltbedingungen, wie Lärm oder Luftverschmutzung, und psychosozialen Stress, hier vor allem Enge, Angst, Diskriminierung oder soziale Verelendung. Auf der kommunalen Ebene lassen sich damit Vulnerabilitäten etwa in Form benachteiligter Quartiere identifizieren. Diese Ebene der Vulnerabilität wirkt wiederum auf das Individuum, das sich als solches mehr oder weniger vulnerabel zeigt. Der individuelle Umgang mit dem im Lebensfeld erfahrenen Stress hängt sowohl von individuellen Stressoren als auch individuellen Resilienzfaktoren ab.

5   Kompetenzen für und durch One Health

Kernkompetenzen für One Health wurden von 3 unterschiedlichen Initiativen (Bellagio Working Group der Rockefeller Foundation, Stone Mountain Meeting Training Workgroup, RESPOND-Initiative der Emerging Pandemic Threats Program der United States Agency for International Development) unabhängig voneinander entwickelt und 2012 im Rahmen eines gemeinsamen Workshops synthetisiert. Kernkompetenzen liegen in übergreifenden Feldern wie Management, Kommunikation und Informatik, Werte und Ethik, Führung, Team und Zusammenarbeit, Rollen und Verantwortlichkeiten sowie Systemdenken (Hill-Cawthorne, 2019). Diese ähneln den Kompetenzen für eine interprofessionelle Zusammenarbeit (siehe Kap. 34). Da für die Entwicklung und Umsetzung von One-Health-Konzepten unterschiedliche Disziplinen aus den Bereichen Mensch-, Tier- und Umweltgesundheit zusammenarbeiten müssen, braucht es ein gemeinsames Verständnis als Grundlage für die Zusammenarbeit (siehe Kap. 35). Berufsgruppen, die mit One-Health-Konzepten Herausforderungen im Bereich der öffentlichen Gesundheit bewältigen sollen, benötigen Kenntnisse, Fähigkeiten, Verhaltensweisen und Einstellungen, die über ihr disziplinenspezifisches Wissen hinausgehen (Frankson et al., 2016).

Durch eine berufsgruppenübergreifende Zusammenarbeit entstehen integrierte, abgestimmte Konzepte in der Praxis, die die Perspektiven von Mensch-, Tier- und Umweltgesundheit gleichwertig berücksichtigen. Zum Erwerb von Fähigkeiten zur Integration disziplinärer Theorien, Methoden und Konzepte als Basis von One-Health-Kompetenzen braucht es entsprechende organisatorisch und zeitlich abgestimmte Vermittlungskonzepte für die Ausbildung künftiger Professionen sowie konkrete Weiterbildungsangebote für die Praxis, die aus der disziplinären Sozialisation heraus zu berufsgruppenübergreifendem Denken befähigen (Roopnarine, 2020).

6 Implementierung von One-Health-Konzepten

Um globalen Gesundheitsbedrohungen zu begegnen, sind im internationalen Kontext verschiedene globale Initiativen und One-Health-Netzwerke entstanden. Viele Länder und Regionen unterstützen die Initiativen mit Investitionen, damit Fachleute aus unterschiedlichen Disziplinen von der kommunalen bis zur globalen Ebene über Sektoren- und Institutionsgrenzen hinaus zusammenarbeiten können (FAO et al., 2022). Dennoch trifft die Umsetzung von One-Health-Konzepten auf technische, institutionelle und fachliche Hindernisse wie auch konkurrierende Orientierungen, mangelnde Finanzierung und Bedenken hinsichtlich Nachhaltigkeit. Hindernisse liegen auch in mangelndem Engagement für sektorübergreifende Initiativen. Auf regionaler, nationaler und subnationaler Ebene liegen weitere Hindernisse nach FAO et al. (2022) in einer unzureichenden Vertretung einiger Sektoren, in unzusammenhängenden Rechtssystemen, mangelndem Datenaustausch und Wissenstransfer sowie fehlender Transparenz und sektorübergreifenden Koordinierungsmechanismen, isolierten Budgets und Entscheidungsprozessen sowie im Fehlen eines soliden Rechtsrahmens und förderlicher Politik.

Zur Überwindung dieser Hindernisse und erfolgreicher Implementierung von One-Health-Konzepten sind sektorübergreifende Kompetenzen, Zuständigkeiten und Koordinierungsaktivitäten, angemessene Gesetzgebungen und Grundsätze für eine sektorübergreifende Governance und geeignete Investitionen, die Einbeziehung aller Beteiligten wie auch die Gemeinschaft sowie passender Karrierewege und -möglichkeiten und Aus- und Weiterbildungsstrukturen für eine transdisziplinäre sektorübergreifende Zusammenarbeit notwendig. Als erfolgreiches Beispiel für die Implementierung von One Health nennen die FAO et al. (2022) die Bekämpfung von Antibiotikaresistenzen. Ogunseitan (2022) betont ebenfalls die Rolle der Ausbildung für die Umsetzung von One-Health-Konzepten. Anhand großer Zoonoseausbrüche wie der Schweinegrippe, Vogelgrippe, Ebola, MERS (Middle East Respiratory Syndrome), SARS (Severe Acute Respiratory Syndrome) identifiziert er Lücken in der Ausbildung in den Gesundheitsberufen wie Human- und Veterinärmedizin, Pflege, Public Health wie auch Agrarwissenschaften, die auf eine mangelnde interprofessionelle Ausbildung und überfüllte Lehrpläne zurückgeführt werden. Zudem bestehen Diskrepanzen zwischen den vermittelten Inhalten und den in der Praxis zur Umsetzung von One-Health-Konzepten benötigten Kompetenzen. Zur Implementierung und Überbrückung dieser Lücken bedarf es einer Integration verschiedener interdisziplinärer und interprofessioneller Rahmenkonzepte auf der Basis wissenschaftlicher Erkenntnisse, Maßnahmen zur Umsetzung von Präventionsstrategien im Kontext von One Health und entsprechender politischer Programme.

7 Evaluation von One-Health-Konzepten

Aufgrund der Komplexität von One Health, der vielfältigen Schnittstellen, der beteiligten Disziplinen und Organisationen und auch Nationen in derartigen Konzepten müssen Evaluationsansätze diese Komplexität berücksichtigen, um den Mehrwert solcher Bemühungen in Gänze zu erfassen und für Forschende, Regierungen, Finanzierende und Interessensgruppen zu belegen. Rüegg et al. (2017) schlagen einen Rahmen vor, der in einem Workshop des europäischen Networks for Evaluation of One Health entwickelt wurde. Der Rahmen fokussiert sogenannte Drivers, die One-Health-Aktivitäten in den jeweiligen unterstützenden Rahmenbedingungen betrachten und die jeweiligen Outcomes analysieren. Als Drivers werden soziale, wirtschaftliche und ökologische Triebkräfte identifiziert, die zu integrierten Gesundheitsansätzen führen und One-Health-Vorgänge initiieren können (Rüegg et al., 2017). Soziale Triebkräfte basieren auf sozialen Determinanten von Gesundheit. Unter ökologischen Triebkräften werden der Klimawandel, Rückgang der biologischen Vielfalt, Verschlechterung der Ökosysteme und Böden gefasst. Globalisierungsprozesse wie Regulierungen von Märkten und Finanzkapital werden unter wirtschaftlichen Triebkräften gefasst. Die Triebkräfte haben Einfluss auf One-Health-Aktivitäten.

One-Health-Aktivitäten lassen sich in die 3 Säulen One Health Thinking, One Health Planning und One Health Working unterteilen. Die Denkweise in One-Health-Aktivitäten ist durch globale, multidisziplinäre Maßstäbe, integrativ durch verschiedene, räumliche Maßstäbe (lokal, regional, national, global) charakterisiert.

Unterstützende Infrastruktur besteht aus den Aktivitätsbereichen One Health Sharing, One Health Learning und systemische Organisation. Sharing beinhaltet das Teilen von Daten, Wissen, Ressourcen und Personal. Learning umfasst Wissenstransferaktivitäten, das organisationale Gedächtnis, Feedback- und Selbstregulationsprozesse. Systemische Organisation beschreibt komplexe, polyzentrische Strukturen, die eine Entwicklung in Richtung Nachhaltigkeit und Resilienz unterstützen. Planungsaktivitäten basieren auf gemeinsamen Zielen, Problemformulierungen, Finanzierungen und Verantwortlichkeiten. Rollen, Aufgaben und Zuständigkeiten müssen festgelegt werden. Working umfasst die transdisziplinäre Zusammenarbeit in der Praxis sowie die Einbeziehung der Akteur:innen in die jeweiligen Prozesse und ist durch Teamwork und Partizipation geprägt (Rüegg et al., 2017).

Im Bereich der Outcomes werden Ergebnisse der One-Health-basierten Gesundheitsversorgung in den Bausteinen Nachhaltigkeit, Gesundheit und Wohlergehen, Gerechtigkeit und Verantwortung sowie Effektivität und Effizienz erfasst. Von den Outcomes ausgehend entstehen Einflüsse auf die Triebkräfte (siehe Abb. 3).

Peyre et al. (2022) weisen darauf hin, dass über One-Health-Konzepte externe Effekte von Zoonosen messbar sind und Umweltprobleme berücksichtigt werden können, stellen jedoch die Frage, wie der Mehrwert gemessen werden kann. Herausforderungen für die

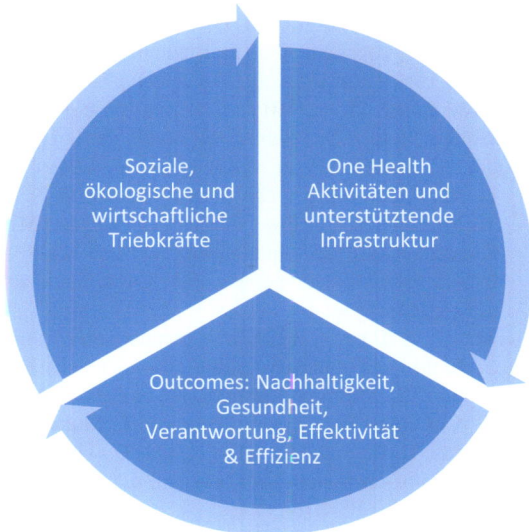

Abb. 3 Evaluationsaspekte für One-Health-Konzepte (vereinfachte Darstellung nach Rüegg et al., 2017, S. 3)

Evaluation von One-Health-Konzepten liegen darin, die einzelnen Facetten auf nationaler, regionaler und globaler Ebene anhand unterschiedlicher Methoden und Datenquellen zu erfassen, in Bezug zu setzen und Bewertungsmaßstäbe für den Integrationsgrad der Bestandteile zu entwickeln. Um den Mehrwert von One Health bewerten zu können, sollte auch der jeweilige Informations- und Wissenszuwachs auf unterschiedlichen Ebenen gemessen werden.

Literatur

Cataldo, C., Bellenghi, M., Masella, R., & Busani, L. (2023). One health challenges and actions: Integration of gender considerations to reduce risks at the human-animal-environmental interface. *One Health, 16,* 100530.

de Macedo Couto R., & Brandespim, D. F. (2020). A review of the one health concept and its application as a tool for policy-makers. *International Journal of One Health, 6*(1), 83–89.

Ellwanger, J. H., Veiga, A. B. G., Kaminski, V. L., Valverde-Villegas, J. M., Freitas, A. W. Q., & Chies, J. A. B. (2021). Control and prevention of infectious diseases from a one health perspective. *Genetics and Molecular Biology, 44*(1 Suppl 1), e20200256.

FAO, UNEP, WHO, and WOAH. (2022). One Health Joint Plan of Action (2022–2026). Working together for the health of humans, animals, plants and the environment. Rome. https://doi.org/10.4060/cc2289en

Frankson, R., Hueston, W., Christian, K., Olson, D., Lee, M., Valeri, L., Hyatt, R., Annelli, J., & Rubin, C. (2016). One health core competency domains. *Frontiers in Public Health, 4,* 192. https://doi.org/10.3389/fpubh.2016.00192

Gee, G. C., & Payne-Sturges, D. C. (2004). Environmental health disparities: A framework integrating psychosocial and environmental concepts. *Environmental health perspectives, 112*(17), 1645–1653. https://doi.org/10.1289/ehp.7074

Hill-Cawthorne, G. A. (2019). One Health/EcoHealth/Planetary Health and their evolution. In M. Walton (Hrsg.), *One planet, one health* (S. 1–19), Sydney University Press.

Jeggo, M., Arabena, K., & Mackenzie, J. S. (2019). One health and global security into the future. In. M. Walton (Hrsg.), *One planet, one health* (S. 21–52), Sydney University Press.

Jeleff, M., Lehner, L., Giles-Vernick, T., Dückers, M. L. A., Napier, A. D., Jirovsky-Platter, E., & Kutalek, R. (2022). Vulnerability and one health assessment approaches for infectious threats from a social science perspective: A systematic scoping review. *The Lancet Planetary Health, 6*(8), e682–e693.

Lerner, H., & Berg, C. (2017). A comparison of three holistic approaches to health: One health, ecohealth, and planetary health. *Frontiers in Veterinary Science 4,* 163.

Mwatondo, A., Rahman-Shepherd, A., Hollmann, L., Chiossi, S., Maina, J., Kurup, K. K., Hassan, O. A., Coates, B., Khan, M., Spencer, J., Mutono, N., Thumbi, S. M., Muturi, M., Mutunga, M., Arruda, L. B., Akhbari, M., Ettehad, D., Ntoumi, F., Scott, T. P., … Dar, O. (2023). A global analysis of one health networks and the proliferation of one health collaborations. *The Lancet, 401*(10376), 605–616.

Ogunseitan, O. A. (2022). One health and the environment: From conceptual framework to implementation science. *Environment: Science and Policy for Sustainable Development, 64*(2), 11–21. https://doi.org/10.1080/00139157.2022.2021792

Peyre, M., Roger, F., & Goutard, F. (Hrsg.). (2022). *Principles for evaluation of one health surveillance: The EVA book.* Springer.

Richard, L., Aenishaenslin, C., & Zinszer, K. (2021). Zoonoses and social determinants of health: A consultation of Canadian experts. *One Health, 12,* 100199. https://doi.org/10.1016/j.onehlt.2020.100199

Roopnarine, R. (2020). Factors That Influence the Development of Interprofessional Education and OneHealth for Medical, Veterinary and Dual Degree Public Health Students at an Offshore Medical School. The University of Liverpool (United Kingdom) ProQuest Dissertations & Theses.

Rüegg, S. R., McMahon, B. J., Häsler, B., Esposito, R., Nielsen, L. R., Ifejika Speranza, C., Ehlinger, T., Peyre, M., Aragrande, M., Zinsstag, J., Davies, P., Mihalca, A. D., Buttigieg, S. C., Rushton, J., Carmo, L. P., De Meneghi, D., Canali, M., Filippitzi, M. E., Goutard, F. L., Ilieski, V., … Lindberg, A. (2017). A blueprint to evaluate one health. *Frontiers in Public Health, 5,* 20. https://doi.org/10.3389/fpubh.2017.00020

Ruiz de Castañeda, R., Villers, J., Faerron Guzmán, C. A., Eslanloo, T., de Paula, N., Machalaba, C., Zinsstag, J., Utzinger, J., Flahault, A., & Bolon, I. (2023). One Health and planetary health research: Leveraging differences to grow together. *In. The Lancet Planetary Health, 7*(2), e109–e111. https://doi.org/10.1016/S2542-5196(23)00002-5

Stellmach, D., Bagnol, B., Guest, D., Marais, B., & Alders, R. (2019). Interdisciplinary health research. In M. Walton (Hrsg.), *One planet, one health* (S. 85–104). Sydney University Press.

The Lancet. (2023). One health: A call for ecological equity. *The Lancet, 401*(10372).

Zinsstag, J., Kaiser-Grolimund, A., Heitz-Tokpa, K., Sreedharan, R., Lubroth, J., Caya, F., Stone, M., Brown, H., Bonfoh, B., Dobell, E., Morgan, D., Homaira, N., Kock, R., Hattendorf, J., Crump, L., Mauti, S., del Rio Vilas, V., Saikat, S., Zumla, A., Heymann, D., Dar, O., & de la Rocque, S.(2023). Advancing one human–animal–environment health for global health security: What does the evidence say? *The Lancet, 401* (10376), 591–604.

Die drei Umweltkrisen und ihre Bewältigung durch EcoHealth und naturbasierte Lösungen

22

Constanze Schmidt

Zusammenfassung

Klimawandel, Verschmutzung der Umwelt und Biodiversitätsverlust – diese 3 Umweltkrisen bestimmen die aktuelle Zeit und gefährden in erheblichem Maße die menschliche Gesundheit. Die Renaturierung der Ökosysteme und die Implementierung von naturbasierten Lösungen (NbL) fördern hingegen die Leistungen bzw. Fähigkeiten der Ökosysteme, die die menschliche Gesundheit bewahren.

1 Einflüsse der 3 Umweltkrisen auf die menschliche Gesundheit

Konzepte wie die Sustainable Development Goals oder die planetaren Grenzen (Rockström et al., 2009) machen deutlich, dass Nachhaltigkeitsziele und Belastungsgrenzen der Erde nur eingehalten werden können, wenn ihre gemeinsame Basis, die Biosphäre mit ihren Ökosystemen und deren Leistungen, intakt bleibt. In diesen Konzepten ist die menschliche Gesundheit direkt und indirekt mit eingeschlossen: Nur wenn sich Menschen in einer funktionierenden ökologischen Umwelt bewegen, können sie auf sauberes Trinkwasser, reine Luft und gesunde Lebensmittel zurückgreifen. Diese ökologische Basis wird jedoch durch die drei großen Umweltkrisen (Wissenschaftlicher Beirat der Bundesregierung Globale Umweltveränderungen, WBGU, 2023) negativ beeinflusst. Klimawandel, der Verlust von Biodiversität und eine global zunehmende Umweltverschmutzung gefährden die menschliche Gesundheit und prägen unsere aktuelle Zeit. Sie

C. Schmidt (✉)
Wuppertal Institut für Klima, Umwelt, Energie gGmbH, Wuppertal, Deutschland
E-Mail: constanze.schmidt@wupperinst.org

© Der/die Herausgeber bzw. der/die Autor(en), exklusiv lizenziert an Springer-Verlag GmbH, DE, ein Teil von Springer Nature 2025
D. Schmitz et al. (Hrsg.), *Klima und Vulnerabilität*,
https://doi.org/10.1007/978-3-662-71727-1_22

stellen eine Bedrohung sowohl für den Menschen als auch für Flora und Fauna dar, denn sie beeinträchtigen Lebensräume und schwächen Nahrungsketten sowie die Versorgung mit Lebensmitteln. Durch die Störung wichtiger ökologischer Systeme und Prozesse wird die menschliche Gesundheit in erheblichem Maße gefährdet.

Der EcoHealth-Ansatz berücksichtigt diese Umstände und betrachtet globale Gesundheitsprobleme ganzheitlich. Dabei schließt er die enge Verbindung aller Lebewesen, wie Menschen und Tiere, mit den Ökosystemen ein, um Lösungen inter- und transdisziplinär zu erarbeiten. Hierbei werden soziale, wirtschaftliche und ökologische Gesundheitsfaktoren gleichermaßen mitbedacht, um Gesundheitsrisiken zu minimieren (EcoHealth Alliance; Wilcox et al., 2004).

Das Kapitel greift diese Überlegungen auf und skizziert im Folgenden den Einfluss der drei Umweltkrisen auf die menschliche Gesundheit. Danach wird aufgezeigt, inwiefern die Leistungen bzw. Fähigkeiten der Ökosysteme für diese relevant sind und wie naturbasierte Lösungen (NbL) und die Renaturierung der Ökosysteme dabei helfen können, den Umweltkrisen entgegenzuwirken und die menschliche Gesundheit somit abzusichern.

1.1 Klimawandel

Durch die steigenden Luft- und Meeresoberflächentemperaturen nehmen Wetterextreme wie Überflutungen, Stürme, Dürre, Trockenheit oder Starkregen global zu.

Hitze ist ein ernst zu nehmendes Wetterextrem, denn sie wirkt direkt auf den menschlichen Organismus und beeinträchtigt dabei wichtige Körperfunktionen und die Leistungsfähigkeit. Besonders für vulnerable Gruppen wie alte, mit chronischen Vorerkrankungen belastete als auch schwangere Menschen sowie für Kinder und Säuglinge ist sie gefährlich und herausfordernd. Bei älteren Menschen über 65 Jahre stieg in den letzten beiden Dekaden sogar die hitzebedingte Sterblichkeit um ca. 68 % an (Romanello et al., 2022).

In Ballungsräumen können sich durch einen hohen Versiegelungsgrad bei geringer blau-grüner Infrastruktur urbane Hitzeinseln bilden. Die Temperatur ist dort im Vergleich zu zentrumsentfernten und ländlichen Gebieten häufig höher. In diesen urbanen Gebieten wird eine Übersterblichkeit beobachtet (Kovats & Hajat, 2008), sodass Hitzeinseln bereits jetzt, aber auch zukünftig eine ernst zu nehmende Bedrohung für vulnerable Gruppen darstellen. Eine erhöhte Feinstaubbelastung begünstigt allgemein Atemwegserkrankungen, aber auch Asthma und Allergien. Diese Beschwerden nehmen durch verlängerte Pollenflugzeiten und hochallergische invasive Arten zu (Lake et al., 2017), die durch lange Sommer- und Hitzeperioden gefördert werden.

Auch in der Landwirtschaft spielen Hitze und Dürre eine zentrale Rolle für die Nahrungsmittelproduktion. Sie können Nahrungsketten und die Ernährungssicherheit stören. Ernteerträge hängen stark von der Wasserversorgung und der Wasserqualität ab (siehe Kap. 13). Ist das Wasserangebot zu gering, kommt es zum verringerten Wachstum der

Nutzpflanzen bis hin zum Ernteausfall (Intergovernmental Panel on Climate Change, IPCC, 2019). Bei der landwirtschaftlichen Tierhaltung kann es zu einer reduzierten Milchproduktion bei Kühen oder zu einer verminderten Legeleistung bei Geflügel kommen (Amamou et al., 2019; Kumar et al., 2021). Somit gefährdet der Klimawandel eine gesunde, nährstoffreiche und vielfältige Ernährung für den Menschen und begünstigt zudem weltweit die Zunahme von Infektionen, beispielsweise durch eine geografische Verbreitung von Erregern oder durch einen geringeren Abstand zwischen Krankheitsüberträgern und Menschen (Mora et al., 2022). So verbreiten sich durch steigende Temperaturen und milde Winter Überträger wie Stech- oder Tigermücken zunehmend in Europa und Deutschland (Pluskota et al., 2016), sodass sich Fälle von Dengue- oder Zika-Virusinfektionen häufen (Schmitt et al., 2023).

Die steigende globale Durchschnittstemperatur trägt ebenfalls dazu bei, dass die Verwüstung in vielen Teilen der Welt, aber auch in Europa, wie beispielsweise auf Sizilien, voranschreitet. Diese und andere Landänderungen verschieben die Habitate von (Wild-)Tieren, sodass sie dem Menschen näherkommen. Dieser Umstand begünstigt Zoonosen, also das Übertragen von Krankheiten durch (Wild-)Tiere auf den Menschen (Intergovernmental Science-Policy Platform on Biodiversity and Ecosystem Services, IPBES, 2020). Wie bei der Corona-Pandemie zu sehen war, haben Zoonosen das Potenzial, sich zu einer weltweit stattfindenden Pandemie zu entwickeln (Alimi et al., 2021).

1.2 Umweltverschmutzung

Die Verschmutzung von Luft, Wasser und Boden ist eine zentrale Ursache für schwere gesundheitliche Beeinträchtigungen und frühzeitige Todesfälle. So führen Verunreinigungen zu etwa 9 Mio. vorzeitigen Todesfällen weltweit pro Jahr; das sind 17 % der gesamten globalen Sterbefälle (Fuller et al., 2022). Dies sind mehr als die durch AIDS, Tuberkulose und Malaria verursachten Fälle zusammen. Häufig sind dabei ärmere, diskriminierte und vulnerable Bevölkerungsgruppen sowie Kinder besonders stark betroffen (Landrigan et al., 2018). Dies ist unter anderem auf gesundheitsgefährdende per- und polyfluorierte Chemikalien (PFAS), neuartige Stoffe und die verschlechterte Umgebungsluft zurückzuführen (Fuller et al., 2022). Teilweise sind die Ausmaße und die Wirkung der PFAS noch zu wenig erforscht, jedoch wurden gesundheitsschädliche Wirkungen auf den Körper und schädigende Einflüsse auf die Umwelt nachgewiesen. Da die häufig in schmutz- und wasserabweisenden Produkten mit Antihaftfähigkeit vorkommenden Substanzen langlebig sind und sich in Organismen und im Menschen anreichern, gibt es diesbezüglich besondere Bedenken. Zu solchen Produkten zählen beispielsweise Pfannen, Imprägniersprays, behandelte Teppiche und Möbeloberflächen, Fast-Food-Verpackungen oder Zahnseiden.

Die Luftverschmutzung wirkt sich zudem schädlich auf kognitive Fähigkeiten wie u. a. Gedächtnis, Sehfähigkeiten, Aufmerksamkeit, Rechenleistung, Leseverständnis und verbale wie nonverbale Intelligenz aus (Lu, 2020; Deutsche Gesellschaft für Psychiatrie und

Psychotherapie, Psychosomatik und Nervenheilkunde e. V., DGPPN, 2023). Eine erhöhte Feinstaubbelastung korreliert laut einer Metastudie zudem mit mehr psychiatrischen Notfällen und einer steigenden Depressionsprävalenz (Braithwaite et al., 2019).

1.3 Biodiversitätsverlust

Die oben beschriebenen Umweltkrisen Klimawandel und Umweltverschmutzung hängen eng mit der 3. Krise, dem Biodiversitätsverlust, zusammen und begünstigen diesen. Beispielsweise führen mit der Zunahme der globalen Durchschnittstemperatur Hitzewellen nicht nur für den Menschen, sondern auch für Flora und Fauna zu einem erhöhten Mortalitätsrisiko (Ruthrof et al., 2018; Stillman, 2019).

Der Verlust der Biodiversität und das Artensterben führen zu einer lückenhaften globalen Biosphäre, die unterbrochene Nahrungsketten zur Folge hat. Dies führt nicht nur zu einem Nahrungsmittelmangel und einer Nahrungsmittelunsicherheit, sondern auch zur Begünstigung von gesundheitsschädigenden Krankheiten und Seuchen.

Die Fragmentierungen von Lebensräumen und ihre völlige Zerstörung mindern die Gesamtbiomasse von Säugetieren auf der Erde. So entfallen ca. 96 % der Säuger auf Menschen und Nutztiere, aber nur noch etwa 4 % auf andere Arten wie Vögel, Insekten oder Wildtiere wie Elefanten. Das Artensterben ist mittlerweile so groß, dass ein natürlicher Verlust 100- bis 1000-fach geringer ausfällt (IPBES, 2019).

Auch maritime Ökosysteme verändern sich durch steigende Meerestemperaturen. Bei einer globalen Erhöhung der Durchschnittstemperatur von 2°C erhöhen sich Hitze- und Versauerungsextreme von 12 auf 265 Tage pro Jahr im Vergleich zum vorindustriellen Zeitalter (Burger et al., 2022). Fischbestände verschieben hierdurch ihre Verbreitungsgrenzen (Cheung & Frölicher, 2020), was für Regionen, die größtenteils von der Fischerei leben, ein großes Problem darstellt (Whitmee et al., 2015; IPCC, 2022).

2 Bedeutung der Fähigkeiten der Ökosysteme für die menschliche Gesundheit

Die oben beschriebenen Einflüsse der drei Umweltkrisen auf die menschliche Gesundheit mindern ebenfalls die Fähigkeiten der Ökosysteme, die für den Menschen und seine Gesundheit aber unabdingbar sind: In den Jahren von 2010 bis 2020 war der Ausstoß an CO_2-Emissionen so hoch wie nie zuvor. Dabei wurden 23 % von ozeanischen und 31 % von terrestrischen Ökosystemen aufgenommen (IPCC, 2022). Somit haben die Ökosysteme insgesamt über die Hälfte der Emissionen in der letzten Dekade eingelagert und den Treibhausgaseffekt auf diese Weise gemindert. Diese wichtige Speicherfähigkeit ist nur eine von vielen Ökosystemleistungen, die für den Menschen und seine Gesundheit zentral sind.

Unter den sogenannten Ökosystemleistungen ist ein Konzept zu verstehen, das Leistungen beschreibt, die die Natur für den Menschen erbringt (Ehrlich & Ehrlich, 1981). Dieses Konzept legt den Fokus auf den Menschen, anstatt ihn als Teil eines zusammenwirkenden Systems anzuerkennen. Um eine andere Perspektive als die menschzentrierte Sichtweise auszudrücken, kann auch von *Fähigkeiten* anstelle von Leistungen der Ökosysteme gesprochen werden. Die Studie namens Millenium Ecosystem Assessment (MA, 2005) untersuchte den weltweiten Stand der Ökosysteme und ihre Entwicklungstrends. Dabei unterteilte die Studie die Funktionen der Ökosysteme in versorgende, regulierende, kulturelle und Basisleistungen

- Unter Versorgungsleistungen sind etwa landwirtschaftliche Nahrungserzeugnisse oder die Bereitstellung von Holz oder Grundwasser durch Wälder zu verstehen.
- Regulierende Fähigkeiten umfassen beispielsweise den Aufbau und Schutz von Böden, aber auch die Regulierungen der Luftqualität, des Klimas, der Meeresversauerung, der Süßwassermenge oder die Regulierung von Schädlingen und Krankheiten durch Ökosysteme (WBGU, 2023).
- Zu den kulturellen Ökosystemleistungen zählen Naturerbe und (touristische) Aktivitäten in Ökosystemen wie Radfahren, Wandern oder Bootfahren.

Die Basisleistungen ermöglichen die oben beschriebenen Leistungen oder Ökosystemfähigkeiten. Sie stellen die primären Fähigkeiten wie Photosynthese oder biologische Aktivitäten, wie beispielsweise im Boden, dar (Kommission Bodenschutz beim Bundesumweltamt (KBU), 2019).

Diese unterschiedlichen Ökosystemleistungen haben gemeinsam, dass sie entweder indirekt oder direkt einen relevanten Einfluss auf die menschliche Gesundheit haben. In der Literatur ist auch von *gesundheitsschützenden* und *gesundheitsfördernden* Faktoren die Rede (Claßen & Bunz, 2018). So haben Gewässer und Begrünung die *gesundheitsschützenden* Fähigkeiten Schadstoffe aus Luft und Wasser zu filtern und umzuwandeln, Lärm zu mindern, einen Überschwemmungsschutz bei Starkregen zu bieten und an heißen Tagen vor starker UV-Belastung zu schützen und zu kühlen. Zudem *fördern* sie die mentale Gesundheit, indem sie zur Erholung beitragen, das Stressempfinden mindern und die Konzentration steigern (World Health Organisation Europe, 2016). Ökosysteme haben auch ein *gesundheitsförderndes* Potenzial auf physischer Ebene. So bieten sie Anreize, sich im Freien zu bewegen, und senken nachweislich Blutdruck und die Ausschüttung von Stresshormonen.

Auch auf sozialer Ebene bieten Ökosysteme wie Parkanlagen oder Seen die Möglichkeit zum sozialen Austausch und zur Begegnung. Auf diese Weise können sie zur Inklusion und Integration von sozioökonomisch benachteiligten Menschen beitragen und so sozialen Gesundheitsrisiken wie Einsamkeit und Isolation entgegenwirken.

Intakte Ökosysteme bieten also mit ihren Leistungen bzw. Fähigkeiten das Potenzial den drei Umweltkrisen zu begegnen und zusätzlich die menschliche Gesundheit zu schützen und zu fördern. Daher gilt es, die Stabilität der Ökosysteme zu erhalten und auszuweiten.

3 Naturbasierte Lösungen und Renaturierung von Ökosystemen

Naturbasierte Lösungen (NbL) und die Renaturierung von Ökosystemen bieten die Möglichkeit, auf lokaler und globaler Ebene Ökosystemdienstleistungen zu fördern, gleichzeitig den 3 Umweltkrisen zu begegnen und so zur Verbesserung der menschlichen Gesundheit beizutragen.

Unter NbL sind nach unterschiedlichen Definitionen natürliche Lösungen oder Handlungen zu verstehen, die Ökosysteme schützen, erhalten oder renaturieren und dabei Effekte auf Resilienz, Biodiversität und das menschliche Wohlergehen haben. Beispiele für NbL sind u. a. Fassadenbegrünungen, kleine Pocket Parks auf Brachflächen sowie große Parkanlagen, Gründächer oder Regenmulden.

Vor allem im städtischen Raum wirkt sich der Einfluss einer geschädigten Umwelt besonders stark auf die Gesundheit der Stadtbewohnenden aus: Unter urbanen Faktoren wie Bebauung, Versiegelung, starkem Verkehr, Altlasten und Schadstoffen leiden Luft-, Boden- und Wasserqualität. Im Sommer steigt die Gefahr der Hitzeinseln, der tropischen Nächte, und Feinstaub begünstigt die Zunahme von Allergien und psychischen Beeinträchtigungen. Sozioökonomisch benachteiligte vulnerable Bevölkerungsgruppen leben häufiger in Bereichen der Stadt, die besonders stark von Lärm, Luftverschmutzung sowie von aufgeheizten Flächen betroffen sind. Häufig haben sie keine Grünflächen in der Nähe.

Hier sind NbL wie Stadtbegrünungsmöglichkeiten besonders effektiv und gesundheitswirksam. Denn sie spenden an heißen Sommertagen Schatten und schützen vor UV-Strahlung, kühlen sowohl Außen- als auch Innenräume in Hitzeinseln und nehmen Wasser bei Überschwemmungen oder Starkregen auf. Gründächer tragen dazu bei, dass Starkregen dort aufgenommen wird, wo er fällt, und entlasten somit Kanalisationssysteme bzw. reduzieren ihr Überfluten und somit den Eintrag von Schadstoffen in das Wasser (Liquete et al., 2016).

Die Verschmutzung von Luft, Wasser und Boden bedingt global eine hohe Anzahl an Sterbefällen. Sogenannte blau-grüne Infrastrukturen, also Begrünungsvegetation und Gewässer, tragen insbesondere in Städten zur Aufnahme und Filterung von Schadstoffen und Feinstaub bei. Ebenso lockern und durchlüften Bepflanzungen sowohl in der Stadt als auch auf dem Land den Boden, schützen ihn vor Erosion und unterstützen so seine vielfach unterschätzten Fähigkeiten, Schadstoffe und Wasser zu absorbieren, zu filtern, zum Mikroklima beizutragen und wertvolle Nährstoffe für anzubauende Lebensmittel bereitzustellen (Mancuso et al., 2021).

Das Konzept der Agroforstwirtschaft in der Landwirtschaft kombiniert Ackerland mit Bäumen sowie Sträuchern und nutzt so Synergieeffekte. So reduzieren die Maßnahmen

Verdunstung, regen die wichtige Humusbildung an, fungieren als Windschutz und filtern die Schadstoffe des Düngers im Boden und im Wasser direkt auf dem Feld.

Auch die Renaturierung von Ökosystemen spielt eine wichtige Rolle. Beispielsweise tragen renaturierte Auen zum Hochwasserschutz von Städten flussabwärts und zur Grundwasserneubildung bei. Indem Ökosysteme wie Flussbette oder Wälder wiederhergestellt und Moore vernässt werden, wird (Wild-)Tieren und Insekten Lebensraum zurückgegeben. Dadurch kann sich einerseits die Artenvielfalt erhöhen, und die Biodiversität kann zunehmen; beispielsweise nimmt die Bestäubung durch mehr Insekten zu, wodurch sich Nahrungsketten stabilisieren und die Nahrungsmittelsicherheit bestehen bleibt. Andererseits erhalten (Wild-)Tiere Raum zum Rückzug. Daher ist die Renaturierung von Ökosystemen ein wichtiger Baustein, um Zoonosen und daraus entstehenden Pandemien entgegenzuwirken.

Um die menschliche Gesundheit zu erhalten und zu verbessern, ist es daher zentral, den Menschen als Teil der Biosphäre zu begreifen. Ökosysteme sind nicht nur dienlich für den Menschen und erbringen ihm Leistungen, vielmehr halten ihre regulierenden Fähigkeiten die planetaren Belastungsgrenzen und somit die Grundlage aller Lebewesen im Gleichgewicht.

Die Renaturierung von Ökosystemen und NbL sind daher eine Mehrgewinnstrategie, um Emissionsminderungen voranzutreiben, die Anpassung an den Klimawandel effektiv zu gestalten, der Verschmutzung von Wasser, Luft und Erde zu begegnen, Lebensräume und Artenvielfalt zu schaffen und nicht zuletzt die menschliche Gesundheit abzusichern.

Literatur

Alimi, Y., Bernstein, A., Epstein, J., Espinal, M., Kakkar, M., Kochevar, D., & Werneck, G. (2021). Report of the Scientific Task Force on Preventing Pandemics. Harvard Global Health Institute.

Amamou, H., Beckers, Y., Mahouachi, M., & Hammami, H. (2019). Thermotolerance indicators related to production and physiological responses to heat stress of holstein cows. *Journal of Thermal Biology, 82*, 90–98. https://doi.org/10.1016/j.jtherbio.2019.03.016

Braithwaite, I., Zhang, S., Kirkbride, J. B., Osborn, D. P. J., & Hayes, J. F. (2019). Air pollution (particulate matter) exposure and associations with depression, anxiety, bipolar, psychosis and suicide risk: A systematic review and meta-analysis. *Environmental Health Perspectives, 127*(12), 126002. https://doi.org/10.1289/EHP4595

Burger, F. A., Terhaar, J., & Frölicher, T. L. (2022). Compound marine heatwaves and ocean acidity extremes. *Nature Communications, 13*(4722), 1–12. https://doi.org/10.1038/s41467-022-32120-7

Cheung, W. W. L., & Frölicher, T. L. (2020). Marine heatwaves exacerbate climate change impacts for fisheries in the northeast Pacific. *Scientific Reports, 10*(1), 6678. https://doi.org/10.1038/s41598-020-63650-z

Claßen, T., & Bunz, M. (2018). Einfluss von Naturräumen auf die Gesundheit – Evidenzlage und Konsequenzen für die Wissenschaft und Praxis. *Bundesgesundheitsblatt, 61*, 720–728.

DGPPN – Deutsche Gesellschaft für Psychiatrie und Psychotherapie, Psychosomatik und Nervenheilkunde e. V. (2023). Klimawandel und psychische Gesundheit. Positionspapier einer Task-Force der DGPPN.

EcoHealth Alliance. (2024). *EcoHealth Alliance develops science-based solutions to prevent pandemics and promote conservation.* https://www.ecohealthalliance.org/. New York. Zugegriffen: 10. März 2025.

Ehrlich, P., & Ehrlich, A. (1981). *Extinction: Causes and Consequences of the Disappearence of Species.* Random House.

Fuller, R., Landrigan, P. J., Balakrishnan, K., Bathan, G., Bose-O'Reilly, S., Brauer, M., Caravanos, J., Chiles, T., Cohen, A., Corra, L., Cropper, M., Ferraro, G., Hanna, J., Hanrahan, D., Hu, H., Hunter, D., Janata, G., Kupka, R., Lanphear, B., Lichtveld, M., ... & Yan, C. (2022). Pollution and health: A progress update. *The Lancet. Planetary Health, 6*(6), e535–e547. https://doi.org/10.1016/S2542-5196(22)00090-0

IPBES – Intergovernmental Science-Policy Platform on Biodiversity and Ecosystem Services. (2019). *The Global Assessment Report on Biodiversity and Ecosystem Services.*

IPBES – Intergovernmental Science-Policy Platform on Bio- diversity and Ecosystem Services. (2020). *Workshop Report on Biodiversity and Pandemics.*

IPCC – Intergovernmental Panel on Climate Change. (2022). Summary for policymakers. In H.-O. Pörtner, D. C. Roberts, E. S. Poloczanska, K. Mintenbeck, M. Tignor, A. Alegría, M. Craig, S. Langsdorf, S. Löschke, V. Möller, A. Okem, & B. Rama (Hrsg.), *Climate Change 2022: Impacts, Adaptation, and Vulnerability. Contribution of Working Group II to the Sixth Assessment Report of the Intergovernmental Panel on Climate Change* (S. 3–33). Cambridge University Press. https://doi.org/10.1017/9781009325844.001

IPCC – Intergovernmental Panel on Climate Change. (2019). *Climate Change and Land. An IPCC Special Report on Climate Change, Desertification, Land Degradation, Sustainable Land Management, Food Security, and Greenhouse Gas Fluxes in Terrestrial Ecosystems.*

KBU – Kommission Bodenschutz beim Bundesumweltamt. (2019). *Position der KBU. Das Konzept der Ökosystemleistungen – Ein Gewinn für den Bodenschutz.*

Kelsey, J., Parker, S. S., Randall, J. M., Cohen, B. S., Roderick-Jones, R., Ganguly, S., & Sourial, J. (2021). Planting Stormwater Solutions: A methodology for siting nature-based solutions for pollution capture, habitat enhancement, and multiple health benefits. *Urban Forestry & Urban Greening, 64,* 127300. https://doi.org/10.1016/j.ufug.2021.127300

Kovats, R. S., & Hajat, S. (2008). Heat stress and public health: A critical review. *Annual Review of Public Health, 29,* 41–55. https://doi.org/10.1146/annurev.publhealth.29.020907.090843

Kumar, M., Ratwan, P., Dahiya, S. P., & Nehra, A. K. (2021). Climate change and heat stress: Impact on production, reproduction and growth performance of poultry and its mitigation using genetic strategies. *Journal of Thermal Biology, 97,* 102867. https://doi.org/10.1016/j.jtherbio.2021.102867

Lake, I. R., Jones, N. R., Agnew, M., Goodess, C. M., Giorgi, F., Hamaoui-Laguel, L., Semenov, M. A., Solmon, F., Storkey, J., Vautard, R., & Epstein, M. M. (2017). Climate change and future pollen allergy in Europe. *Environ Health Perspect, 125*(3), 385–391. https://doi.org/10.1289/ehp173

Landrigan, P. J., Fuller, R., Acosta, N. J. R., Adeyi, O., Arnold, R., Basu, N. N., Baldé, A. B., Bertollini, R., Bose-O'Reilly, S., Boufford, J. I., Breysse, P. N., Chiles, T., Mahidol, C., Coll-Seck, A. M., Cropper, M. L., Fobil, J., Fuster, V., Greenstone, M., Haines, A., Hanrahan, D., ... & Zhong, M. (2018). The lancet commission on pollution and health. *Lancet (London, England), 391*(10119), 462–512. https://doi.org/10.1016/S0140-6736(17)32345-0

Liquete, C., Udias, A., Conte, G., Grizzetti, B., & Masi, F. (2016). Integrated valuation of a nature-based solution for water pollution control. Highlighting hidden benefits. *Ecosystem Services, 22*(Part B), 392–401. https://doi.org/10.1016/j.ecoser.2016.09.011

Lu, J. G. (2020). Air pollution: A systematic review of its psychological, economic, and social effects. *Current Opinion in Psychology, 32,* 52–65. https://doi.org/10.1016/j.copsyc.2019.06.024

MA – Millennium Ecosystem Assessment. (2005). Ecosystems and Human Well-Being – Synthesis. https://maweb.org/. Zugegriffen: 6. Sept. 2024.

Mancuso, G., Bencresciuto, G. F., Lavrnić, S., & Toscano, A. (2021). Diffuse water pollution from agriculture: A review of nature-based solutions for nitrogen removal and recovery. *Water, 13*(14), 1893. https://doi.org/10.3390/w13141893

Mora, C., McKenzie, T., Gaw, I. M., Dean, J. M., von Hammerstein, H., Knudson, T. A., Setter, R. O., Smith, C. Z., Webster, K. M., Patz, J. A., & Franklin, E. C. (2022). Over half of known human pathogenic diseases can be aggravated by climate change. *Nature Climate Change, 12*(9), 869–875. https://doi.org/10.1038/s41558-022-01426-1

Pluskota, B., Jöst, A., Augsten, X., Stelzner, L., Ferstl, I., & Becker, N. (2016). Successful overwintering of Aedes albopictus in Germany. *Parasitology Research, 115*(8), 3245–3247. https://doi.org/10.1007/s00436-016-5078-2

Ruthrof, K. X., Breshears, D. D., Fontaine, J. B., Froend, R. H., Matusick, G., Kala, J., Miller, B. P., Mitchell, P. J., Wilson, S. K., van Keulen, M., Enright, N. J., Law, D. J., Wernberg, T., & Hardy, G. (2018). Subcontinental heat wave triggers terrestrial and marine, multi-taxa responses. *Scientific Reports, 8*, 13094. https://doi.org/10.1038/s41598-018-31236-5

Rockström, J., Steffen, W., Noone, K., Persson, A., Chapin, F. S., Lambin, E. F., Lenton, T. M., Scheffer, M., Folke, C., Schellnhuber, H. J., Nykvist, B., de Witt, C. A., Hughes, T. M. C., van der Leeuw, S., Rodhe, H., Sörlim, S., Snyder, P. K., Constanza, R., Svedin, U., … & Foley, J. A. (2009). Planetary boundaries: Exploring the safe operating space for humanity. *Ecology and Society, 14*(2), 32. https://www.jstor.org/stable/26268316

Romanello, M., Di Napoli, C., Drummond, P., Green, C., Kennard, H., Lampard, P., Scamman, D., Arnell, N., Ayeb-Karlsson, S., Ford, L. B., Belesova, K., Bowen, K., Cai, W., Callaghan, M., Campbell-Lendrum, D., Chambers, J., van Daalen, K. R., Dalin, C., Dasandi, N., Dasgupta, S., … & Costello, A. (2022). The 2022 report of the Lancet Countdown on health and climate change: Health at the mercy of fossil fuels. *Lancet (London, England), 400*(10363), 1619–1654. https://doi.org/10.1016/S0140-6736(22)01540-9

Schmitt, M., Kühlert, M., & Baedeker, C. (2023). *Explorationsstudie Klimawandel und Gesundheit – Projektbericht*. Wuppertal Institut.

Stillman, J. H. (2019). Heat waves, the new normal: Summer-time temperature extremes will impact animals, ecosystems, and human communities. *Physiology, 34*(2), 86–100. https://doi.org/10.1152/physiol.00040.2018

Watts, N., Adger, W. N., Agnolucci, P., Blackstock, J., Byass, P., Cai, W., Chaytor, S., Colbourn, T., Collins, M., & Cooper, A. (2015). Health and climate change: Policy responses to protect public health. *The Lancet, 386*(10006), 1861–1914. https://doi.org/10.1016/S0140-6736(15)60854-6

WBGU – Wissenschaftlicher Beirat der Bundesregierung Globale Umweltveränderungen. (2023). *Gesund leben auf einer gesunden Erde*.

Whitmee, S., Haines, A., Beyrer, C., Boltz, F., Capon, A. G., de Souza Dias, B. F., Ezeh, A., Frumkin, H., Gong, P., & Head, F. (2015). Safeguarding human health in the Anthropocene epoch: Report of The Rockefeller Foundation–Lancet Commission on planetary health. *The Lancet, 386*(10007), 1973–2028. https://doi.org/10.1016/S0140-6736(15)60901-1

WHO Europe – World Health Organization Regional Office for Europe. (2016). *Urban green spaces and health – A review of evidence*.

Wilcox, B. A., Aguirre, A. A., Daszak, P., Horwitz, P., Martens, P., Parkes, M., Patz, J. A., & Waltner-Toews, D. (2004). EcoHealth: A transdisciplinary imperative for a sustainable future. *EcoHealth, 1*, 3–5. https://doi.org/10.1007/s10393-004-0014-9

Teil V
Multiprofessionelle Praxisfelder

23 Gesundheitsbedeutsame Klimafolgen für vulnerable Gruppen: Aktive Gestaltungspotenziale für ein multiprofessionelles Schnittstellenmanagement

Ulrike Höhmann

Zusammenfassung

Die Bewältigung klimabezogener Gesundheitsfolgen insbesondere für vulnerable Gruppen erfordert ein grundsätzlich neues Zusammenwirken bislang getrennt agierender Arbeitsbereiche und Berufsgruppen. Entsprechend skizziert der 1. Abschnitt die vielfältigen am Klimaschutz beteiligten Kooperationsbereiche sowie die Forderung, das Thema *Gesundheit* als multiprofessionellen Common Ground zur Integration von Schnittstellen zu nutzen. Der 2. Abschnitt zeigt unter analytischer Perspektive systematische Hürden, die Professionelle beim Schnittstellenmanagement gestalten und bewältigen müssen. Der 3. Abschnitt illustriert die Komplexität dieser Anforderungen auf Einrichtungsebene am Beispiel des Umgangs mit hitzebedingten Gesundheitsfolgen im Pflegeheim. Als Kern des notwendigen Schnittstellenmanagements werden aktive Gestaltungsoptionen der professionellen Akteur:innen in vier grundlegenden Umsetzungsschritten skizziert.

U. Höhmann (✉)
Universität Witten/Herdecke, Witten, Deutschland
E-Mail: ulrike.hoehmann@uni-wh.de

1 Gesundheitsbedeutsame Klimafolgen bewältigen: Gesundheit als Common Ground für ein Schnittstellenmanagement

Aktuelle und prognostizierte Klimaveränderungen erzeugen sowohl direkte als auch indirekte negative Folgen für die Gesundheit, besonders für vulnerable Gruppen. Präventions- und Bewältigungsstrategien erfordern auf allen Ebenen große Reorganisationsanstrengungen, um die vielen, oft isolierten Handlungs- und Zuständigkeitsbereiche zu integrieren. Dazu müssen alle beteiligten Berufsgruppen lernen, schnittstellenübergreifend gemeinsame Maßnahmen neu zu konzipieren und koordinieren. Dabei steht insbesondere das Bedingungsgefüge von fünf fachlich getrennten Arbeitssektoren vor der Anforderung, die eigenen Arbeitsbeiträge abzustimmen und zu integrieren (Romanello et al., 2023), und zwar auf den Ebenen politischer Entscheidungen, organisationsbezogener Gestaltungen sowie auf der Ebene der direkten Umsetzungspraxis im Umgang mit Klient:innen. Dabei liegen die folgenden Sektoren im Fokus:

A Im Mittelpunkt stehen die Institutionen und Professionen, die an der Bewältigung *direkter Gesundheitsfolgen* arbeiten, die meist durch Wetterphänomene, wie Hitze, Trockenheit, Brände, Starkregen, Überschwemmungen etc. direkt oder vermittelt in den privaten, institutionellen (z. B. Heime, Kliniken, Arbeitsumfeld) oder öffentlichen Lebensräumen (z. B. Quartier/Stadt/Region) eintreten, insbesondere bei sozial und gesundheitlich vulnerablen Gruppen.

Schon auf dieser direkten Umsetzungsebene sind vielfältig Beteiligte zu koordinieren (vgl. Abschn. 3). Deren Handlungsspielräume sind jedoch geprägt durch Bedingungen, die in anderen Arbeitssektoren gesetzt werden, vor allem durch:

B *Öffentliche und private Präventions-* und *Adaptionsstrategien* (z. B. Risikoassessments, Informationsmanagement) auf allen Ebenen sozialer Settings, die bei Maßnahmen der öffentlichen und personalen Resilienz- und Strukturförderung soziale Ungleichheit vermeiden sollten, wie in Aufklärungskampagnen, Impfstrategien, baulichen Ausstattungen, etc.

C *Staatliche Infrastrukturmaßnahmen, zur meist indirekten Begrenzung negativer Gesundheitsfolgen,* wie resiliente Formen der Energieproduktion, Mobilitätskonzepte oder Maßnahmen zur Sicherung der Ernährungssicherheit, Arbeitsfähigkeit etc.

D *Maßnahmen des Ökonomie-, Finanzsektors,* die den Umgang mit ökonomischen Auswirkungen von Klimaereignissen, wie z. B. Extremwetterereignissen, Arbeitskraftverlusten etc., die kurzfristige, aber auch langfristige Steuerungsanreize setzen, z. B. zum Umgang mit Emissionen, dem Ausbau grüner Energie, neuen Qualifikationen und Berufen, Arbeitsmarktveränderungen etc.

E *Interventionsstrategien,* z. B. nationaler politischer, zivilgesellschaftlicher NGOs oder wissenschaftlicher Forschungsergebnisse.

Dieses Bedingungsgefüge verdeutlicht, dass Bewältigungsaktivtäten negativer gesundheitsbezogener Klimafolgen des unverzichtbaren Zusammenspiels der multiprofessionellen Akteur:innen aus Gesundheits- (GB) und Nichtgesundheitsberufen (NGB) aus allen direkt und indirekt wirkenden Einflussbereichen bedarf. Notwendig wird eine grundlegend neue *Sichtweise („Brille")* zur inhaltlichen sektorübergreifenden Koordination und Integration von Schnittstellen internationaler, nationaler, kommunaler, organisationsbezogener und personaler Maßnahmen. Damit verbunden sind hohe Gestaltungsanforderungen an die Professionellen, die im folgenden Argumentationsgang im Mittelpunkt stehen.

Aufgrund ihres umfassenden Verständnisses von *Gesundheit* und der Existenzbedrohung durch die Klimafolgen fordern Romanello et al. (2023) als diese neue *Brille,* politische Entscheidungen verpflichtend über deren gesundheitliche Auswirkungen zu steuern. Dazu sollen die Berufe der wissenschaftsbezogenen Health Community die neue Rolle übernehmen, a) auf allen Ebenen notwendige Präventions- und Gegenmaßnahmen zu entwickeln, b) diese zwischen bislang isoliert arbeitenden Bereichen auf Makro-, Meso- und Mikroebene zu koordinieren und gegen legitimatorische *Healthwashing*-Aktivitäten (Romanello et al., 2023) anzukämpfen. Diese konzeptionelle Innovation und das damit verbundene Schnittstellenmanagement sollen nun Teil der Ausgestaltung der *Health-in-All-Strategie* (HiAP) der WHO (2019) werden: *Gesundheit* soll zum *Common Ground* zur Reorganisation aller Politikbereiche werden.

2006 griff das *Europaparlament* Teile dieses HiAP-Konzept in reduzierter Form als klassische Public-Health-Strategie auf, um Mitgliedsstaaten für die Bedeutung von Prävention und Gesundheit in allen Politikbereichen zu sensibilisieren. Inzwischen nutzen einige Staaten diese Idee umfassender zur bereichsübergreifenden Entwicklung nachhaltiger Präventions- und Gesundheitsförderungsstrategien (u. a. die USA). In *Deutschland* propagierte vor allem die Bundeszentrale für Gesundheitliche Aufklärung dieses Konzept im Kontext der COVID-19-Pandemie und schrieb erstmals dem Öffentlichen Gesundheitsdienst (ÖGD) entsprechend weitreichende Konzeptions- und sektorübergreifende Koordinationsaufgaben zu (Köckler & Geene, 2022).

Eine Studie des Umweltbundesamtes (2023) konkretisiert beispielhaft entsprechend neue *kooperative Planungserfordernisse* bei der Entwicklung umfassender räumlicher Klimaschutzmaßnahmen für vulnerable Gruppen. Sie ermittelt Erfordernisse und Hürden, der *Gesundheit* Vorrang in zentralen klimarelevanten Präventions- und Schutzmaßnahmen einzuräumen. Am Beispiel öffentlicher Koordinationserfordernisse aus den Bereichen Lärmaktions-, Grün-, Freiraum-, Bauleit- und Stadtteilentwicklungsplanung wird deutlich, dass passgenaue technologische und infrastrukturelle Voraussetzungen erst durch ein inhaltlich neu abzustimmendes Zusammenwirken behördlich getrennter Planungs-, Entscheidungs- und Umsetzungseinheiten erreichbar sind. Hürden für abgestimmte Planungsprozesse wurden vor allem in formalen Zuständigkeiten der Professionellen in ihren unterschiedlichen Ämtern und Aufgaben identifiziert, mit je eigenen Beteiligungsrechten und -pflichten angrenzender Bereiche, aber auch in informellen, personalen Hindernissen, wie dysfunktionalen Entscheidungswegen und engen fachlichen Perspektiven der

Professionellen. Ein verbindender Common Ground *Gesundheit* liegt nicht im Horizont notwendiger Schnittstellenarbeit. Zufällig verbindende Einzelaspekte fallen oft anderen Fach- oder Investitionsinteressen zum Opfer. Auch diese Studie (Umweltbundesamt, 2023) weist aus fachinhaltlichen und rechtssystematischen Gründen dem ÖGD diese neue, aktive Koordinations- und Gestaltungsfunktionen zu, auch wenn einschränkend auf noch fehlende Personal-, fachplanerische Qualifikations-, Informations- und Koordinationskompetenzen verwiesen wird. Im Ergebnis stehen Handlungsempfehlungen um das künftig erforderliche lokal-behördliche Schnittstellenmanagement zu befördern. Dabei spielen Perspektivabgleiche aller Beteiligten und gemeinsame multiperspektivische Lernprozesse zur Gesundheitsbedeutung der Klimaschutzmaßnahmen eine zentrale Rolle, um operationale Koordinationsaktivitäten und Ressourcenforderungen inhaltlich aufeinander beziehen zu können.

1.1 Fazit

In vielfältigen Äußerungen aus Wissenschaft und Behörden wird die Komplexität der Bedingungsfaktoren im Umgang mit gesundheitsbezogenen Klimaauswirkungen anerkannt. Damit verbunden sind grundlegende Schnittstellen, die bei der Entwicklung kohärenter Klimaschutzstrategien zu berücksichtigen sind: verschiedene rahmensetzende Bedingungsfaktoren auf politischer Makroebene der internationalen, nationalen, landes- und kommunalpolitischen Entscheidungen und Vorgaben sowie die auf Basis solcher Vorgaben auf der Mesoebene von Behörden oder Gesundheitseinrichtungen entwickelten Praxisvorgaben, und nicht zuletzt die Mikroebene der handelnden Professionellen, die daraus im Umgang mit vulnerablen Menschen eine passgenaue Handlungspraxis ableiten müssen. Gestaltungsaufgaben liegen bei GB und NGB gleichermaßen.

Im nächsten Abschnitt werden aus handlungstheoretischer Perspektive zentrale Ursachen, Hürden, aber auch Ansatzpunkte zur Bewältigung solcher Schnittstellen skizziert. Schnittstellen und ihre Gestaltung werden hier als verflochtene direkte und indirekte geronnene Handlungsprodukte von Akteuren in ihren Institutionen verstanden, mit zum Teil beeinflussbaren Bedingungen und Folgen. Auch wenn diese Handlungsprodukte später als institutionell verfestigte Bedingungen rezipiert werden (z. B. als Rechtsregeln), unterliegen ihnen doch personal beeinflussbare Konstitutionsmechanismen. Diese können als gemeinsame Gestaltungsaufgabe verstanden werden. Der 3. Abschnitt gibt konkrete Anhaltspunkte solcher personalen Gestaltungsoptionen auf Einrichtungsebene.

2 Schnittstellen als Kooperationshürden

Der Begriff *Schnittstelle* wird übergreifend in Technik, Natur-, Human-, Sozialwissenschaften etc. genutzt. Analytisch bezeichnet er in spezialisierten und differenzierten Systemen Grenzen oder Berührungspunkte zwischen Teilsystemen, an denen die durch Funktionseigenschaften, Arbeitsteilung oder Zuständigkeit etc. sachlogisch zusammengehörenden Sachverhalte oder Handlungsketten unterbrochen und darüber hinweg funktional integriert werden müssen. Der Begriff umfasst sowohl die Ebene der Verhältnisse, wie modulierende institutionelle Infrastrukturen, Rahmenregeln, Zuständigkeiten etc., als auch die Ebene des Verhaltens der Akteure, wie ihre Kommunikation, Koordination, Managementaktivitäten etc., die den Umgang mit Phänomenen prägen.

Diskutiert wird vor allem die Ambivalenz zwischen einer *gesteigerten Leistungsfähigkeit spezialisierter Teilsysteme* bei der Lösung einzelner Probleme (z. B. von Organisationen, Berufen, Wissen der Professionellen) und *Desintegrationseffekten* (Mayntz, 1988). Denn gerade bei komplexen Problemen besteht die Gefahr, dass Lösungen das *Ganze* (z. B. Gesundheit im Klimaschutz) aus dem Blick verlieren, weil die beteiligten Teilsysteme (Behörden, Berufe etc.) in der Regel unverbunden nebeneinanderher arbeiten. Das Defizit der übergreifenden Zusammenführung von Wissensbeständen, Zielvorstellungen, Zuständigkeiten illustriert die o. g. Studie des Umweltbundesamtes. So sind sowohl NGB als auch GB gefordert, eingeschliffene Grenzen in ihren Bereichen zu reflektieren, zu dehnen und neue Pfade für funktional anschlussfähige Handlungsketten zu etablieren.

Die systematischen Funktionsbedingungen gesellschaftlicher Teilsysteme plausibilisieren, dass diese Anforderungen höchst voraussetzungsreich für alle Professionellen sind.

2.1 Handlungsprinzipien versäulter Teilsysteme

Unter systemtheoretischer Perspektive betrachtet Luhmann (1972) Schnittstellenprobleme als Folgen von Differenzierungs- und Spezialisierungsprozessen gesellschaftlicher (Teil-) Systeme (z. B. Organisationen, Berufe) und der damit verbundenen Funktionsweise, dem *Programmcharakter.* Das heißt, Teilsysteme arbeiten isoliert nebeneinander her, gesteuert durch Rechtsregeln, die a) ihre *Zuständigkeiten für spezifisch abgegrenzte Problemausschnitte* und b) *ihre darauf bezogenen Leistungen,* als *Programm* festlegen. Ein Programm definiert so Zuständigkeitsgrenzen und Schwerpunktaufgaben für die Problemlösungen. Professionelle reproduzieren dann mit ihrer Arbeitspraxis die ausschnitthaften Programmgrenzen. So beschreibt Luhmann vor allem für komplexe Problemlagen (z. B. gesundheitsbezogener Klimaschutz) die vorhandenen Einzelprogramme (z. B. einzelne politische und behördliche Zuständigkeiten und Leistungen) als nicht deckungsgleich mit den Problemerfordernissen. Es kommt zu Lücken zwischen Lösungsbedarf, Programmzuständigkeiten und -leistungen.

Vor diesem Hintergrund zielt das folgende Argument auf personal gestaltbare Stellschrauben in dieser zweistufigen Programmlogik. Denn sowohl Zuordnungs- als auch Ausgestaltungsregeln von Leistungen unterliegen in der Regel *professionellen Interpretationen*. Professionelle können z. B. kurzfristig fachliche *Deutungsfreiräume der Regeln zur Minderung solcher Lücken* nutzen, z. B. bei der Auslegung des Gesundheitsbegriffs, der unterschiedlich breite Teilaspekte eines Problems berücksichtigen kann. Auch wenn kurzfristig so ein Flickenteppich disparater (Teil-)Praxislösungen entstehen kann, sind insbesondere neue, komplexe Problemlagen, wie der gesundheitsbezogene Klimaschutz, für die noch keine fertigen Gesamtprogramme und Kooperationspfade vorliegen, anfänglich auf solche aktiven fachlichen Deutungs- und Gestaltungsleistungen angewiesen. Auch wenn Erfolge solcher Ad-hoc-Lösungen kaum zu generalisieren sind, stoßen sie oft zielführende Weiterentwicklungen an.

Ein naheliegender Lösungsvorschlag, nämlich bei neuen Anforderungen Programmgrenzen ad hoc zu flexibilisieren, stößt sich an der Funktionslogik des Rechtssystems, seinem *konditionalen Regelverständnis* (den *Weil-Begründungen*). Danach sind öffentliche Leistungsentscheidungen immer auf *zuvor formulierte, kodifizierte Zuordnungs- und Ausgestaltungsregeln* durch Gesetze oder Verordnungen angewiesen. Sind diese nicht oder nur unvollständig vorhanden, wie bei neuen Phänomenen, müssen erst neue *Programm*vorschriften formuliert werden, die neue konditionale *Weil-Begründungen* für neue passende Leistungen liefern. Dieses Procedere wird als grundsätzliches Veränderungshemmnis diskutiert, eher als *Daseinsnachsorge* (Luhmann, 1972) denn zur Vorsorge oder Bearbeitung aktueller Probleme. Dem steht entgegen, dass trotz dieser Begrenzungen, solche Weil-Regeln helfen, Gleichbehandlung, Transparenz, den Ausschluss von Beliebigkeiten sowie die Vorhersehbarkeit von Rechtsansprüchen auf bestimmte Leistungen zu sichern: Eigenschaften, die bei der Neukonzeption und Etablierung z. B. gesundheitsbezogener Klimaschutzmaßnahmen erst systematisches Planungshandeln absichern.

Gleichwohl erleben engagierte Professionelle dieses Verfahren oft dann als demotivierende Entkernung ihrer fachlichen Lösungskompetenz, wenn ihr offizielles Berufshandeln hinter ihren inhaltlichen Problemlösungskompetenzen zurückbleiben muss. Dieser Verlust beruflicher Sinnkohärenz wird verstärkt durch alltagspraktische Verselbstständigungen des konditionalen Regelprinzips, wie durch demonstrative und symbolische Zuständigkeitsbeschneidungen, künstlich aufgeblähte Starrheit professioneller Handlungsbegrenzungen, oder betriebswirtschaftliche Überhöhung von Zielen etc. (Höhmann et al., 2018), die dann selbstgemachte Schnittstellenhürden erzeugen.

2.2 Fazit: Gestaltungsperspektiven

Diese analytische Perspektive verdeutlicht die Komplexität von Hürden und Gestaltungschancen auch für die oben illustrierten Koordinationserfordernisse der klimarelevanten Sektoren und Berufe. Es bedarf eines gemeinsamen Common Grounds, um Akteuren systematisch die Möglichkeit zu eröffnen, Einzelprogramme problembezogen zu modulieren und Schnittstellen problemlösend zu integrieren. Aufgefordert dazu sind NGB als *gestaltende Programmierer* und GB als *Programmgestalter*. Die handlungstheoretische Perspektive eröffnet Einflussoptionen für beide Gruppen: NGB und GB wirken auf ihren Zuständigkeitsebenen daran mit, neue Probleme zu erkennen und unter bestehenden Regeln alte unzureichende zu identifizieren, Änderungen anzustoßen und diese auf Verhältnis- und Verhaltensebene auf neue Probleme anzupassen (Umweltbundesamt, 2023; RKI, 2023b; WHO, 2019).

Jede organisatorisch-institutionelle Absicherung solcher Schnittstellengestaltung unterliegt übergeordneten Bedingungsfaktoren, die z. T. widersprüchliche Anreize für die Berufsgruppen setzen, wie z. B. zwischen betriebswirtschaftlichen Reduktionen auf Schwerpunktaufträge, und der professionsfachlichen Ausgestaltung von Zielvorstellungen. Führungskräfte haben die Aufgabe, dieses Spannungsfeld zu verstehen und zielführend zu gestalten.

Alle Professionellen sind so gefragt, in der konkreten Handlungspraxis ihres disziplinären Arbeitsfeldes und Erfahrungshorizontes *inhaltlich-konzeptionelle und organisational-institutionelle* Brüche wahrzunehmen und zu bearbeiten. Dazu wird ihnen regelhaft eine neue Form des Wissenserwerbs, Perspektivabgleichs, ihrer Lern-, Kommunikations-, Abstimmungs- und Kooperationsbereitschaft und -fähigkeit abverlangt. *Lernerfordernisse* zielen darauf ab, *wechselseitig* die verschiedenen konzeptionellen Orientierungsmuster, Wissenskörper, Berufsverständnisse, Normen, Interessenunterschiede, Qualitäts- und Entscheidungskriterien, Erfolgsparameter, fachlichen Selbstverständlichkeiten, Problemsichten und -lösungsmuster etc. kennenzulernen, einen gemeinsamen Common Ground auszuhandeln und auf dieser Basis die eigenen Arbeitsbeiträge problemlösend ineinanderzufügen (Umweltbundesamt, 2023; Schmitz et al., 2021, 2020; Höhmann, 2002; Höhmann et al., 1998). Oft erschweren dies ökonomisch-rechtliche, status- und berufsbezogene institutionelle *Eigenlogiken,* unhinterfragte Regeln und Routinen, EDV-Prozeduren, Dokumentationsvorgaben, Kooperationen etc. Um dennoch gestaltungsmotiviert Programmgrenzen überschreitende Bedarfe zu erkennen und neue Kooperationen aufzubauen, sollten Professionelle systematisch in die Lage versetzt werden, ihre Fachlichkeit ins Verhältnis zu den Rahmenbedingungen, Programmregeln und handlungswirksamen Interessenkonstellationen zu setzen. Entlang des gemeinsamen *Common Grounds* können dann berufliche Perspektiven erweitert, durch Partialinteressen getriggerte Bedarfsanalysen und eine darauf reduzierte Praxis der Problemzuständigkeit und Leistungserbringung relativiert und als durchaus professionell gestaltbar erkannt werden. Die Berufsgruppen können so unterhalb grundlegender Strukturveränderungen Problemlösungen verbessern und systematische Veränderungsdesiderata anstoßen. Mit dieser Perspektive können Professionelle durch abgestimmtes Verhalten die Wirkung und die Ausprägung der Verhältnisse, unter denen sie arbeiten, gestalten, Dysfunktionalitäten von Schnittstellen mindern und gleichzeitig die Sinnkohärenz ihrer Arbeit erhöhen. Damit werden sie zu *aktiven Akteuren lernender Organisationen* (Höhmann et al., 2018; Argyris & Schön, 1978).

Der folgende Abschn. 3 gibt beispielhafte Einblicke in die Möglichkeit eines solchen gestaltungsorientierten Schnittstellenmanagements auf der Handlungsebene einer stationären Pflegeeinrichtung (sPE).

3 Schnittstellenmanagement als Gestaltungsaufgabe: Kooperative Selbstqualifikation der Professionellen

Das folgende Anwendungsbeispiel fokussiert den Umgang mit besonders für ältere Menschen in Pflegeheimen bedeutsamen Gesundheitsfolgen der Hitzeexposition (RKI, 2023a).

Hintergrund dieser Priorität ist der 2024 veröffentlichte erste nationale Hitzeschutzplan des Bundes und die von einzelnen Bundesländern und Gebietskörperschaften ebenfalls verfassten Empfehlungen. Rechtlich verbindliche Verpflichtungen zur Entwicklung und Umsetzung von Hitzeschutzplänen gelten bislang jedoch nur für stationäre Pflegeeinrichtungen (sPE). Deshalb bietet es sich an, auf dieser Handlungsebene exemplarische Gestaltungsschritte eines gelingenden Schnittstellenmanagements für die einrichtungsbezogene Entwicklung und Umsetzung eines Hitzeschutzplans zu skizzieren. Hitzeschutzpläne stehen nicht im luftleeren Raum, sie kondensieren zentrale wissenschaftliche und behördliche Vorgaben. Gleichwohl konkretisieren sie das Selbstverständnis einer sPE bei der Ausgestaltung ihres *Programmauftrags*.

Die Prinzipien der folgenden Vorgehensweise haben allgemeinen Charakter und gelten für multiprofessionelle Kontexte von GB und NGB gleichermaßen, unabhängig davon, ob sie direkte Gesundheitsfolgen des Klimawandels bekämpfen oder Rahmenbedingungen dazu formulieren. Alle Beteiligten müssen, wie skizziert, in ihren jeweiligen Aufgabenbereichen, Funktionen und Professionen lernen, wechselseitig anschlussfähige Problemwahrnehmungs- und Handlungsstrategien für den Umgang mit (Hitze-)Problemen zu entwickeln. Dabei gilt es berufs- und einrichtungsübergreifend, über horizontale und vertikale Handlungsebenen hinweg, *Gesundheit als verbindende Orientierungsgröße* zu integrieren, und zwar umfassend, in den Problemwahrnehmungs-, Informations-, Aushandlungs-, Abstimmungs-, Koordinations-, Umsetzungs-, Monitorings- und erneuten Adaptionsprozessen. Diese Lernerfordernisse fordern ein *prozessuales Planungs- und Steuerungsverständnis,* um Voraussetzungen und Konsequenzen gesundheitsrelevanter Maßnahmenbündel zu reflektieren und settingspezifisch auszurichten (WHO, 2019).

Die Aufgabe der Entwicklung und Umsetzung von Hitzeschutzplänen ist für viele sPE neu. Trotz einer Vielzahl z. T. standardisierter Vorlagen sind Modifikationen und Adaptionen an die eigenen Gegebenheiten erforderlich. Deshalb liegt der Schwerpunkt im Folgenden vorrangig auf dem innerorganisatorischen Zusammenfügen der spezifischen Zuständigkeiten, Aufgaben und Kompetenzen der beteiligten Heim-, Pflege,- Wohnbereichsleitungen, der unterschiedlich qualifizierten Pflegekräfte, der Hauswirtschaft, des technischen Diensts, der Betreuungskräfte, des Sozialdiensts etc. Je nach

Praxis des Hauses können darüber hinaus z. B. Hausärzt:innen, Apotheker:innen, Notfallkräfte, Kliniken, Kontrollbehörden wie Medizinischer Dienst, Heimaufsicht, Ernährungsberatung, technische Dienstleister, Architekt:innen, Bau-, Grünflächenplaner:innen etc. einbezogen werden. Denn sowohl intern als auch extern Beteiligte müssen die Grundziele, ihre Aufgaben und Praxisabläufe des Hitzeschutzplans verstehen und als regelhafte Leistung in der sPE umsetzen.

Die Systematik entsprechender zielführender Handlungsschritte stützt sich auf das allgemeine Prinzip *vollständiger Handlungen* (Hacker, 1980), das vielfach in unterschiedlichen (Management-)Modellen genutzt wird, wie im grundlegenden 10-Schritte-Programm der WHO (2019) zur Entwicklung und Umsetzung von Maßnahmen des Klimaschutzes. Aus Praktikabilitätsgründen kondensiert das folgende Beispiel diese zu 4 Grundschritten. Sie zielen auf die Entwicklung eines *konzeptgesteuerten Schnittstellenmanagements* (Höhmann, 2002), dessen zentrale Voraussetzung ein Common Ground ist, der es den Beteiligten systematisch ermöglicht, ihre Arbeitsbeiträge auch bei fehlenden Detailregelungen im Sinne des gemeinsamen Ziels flexibel einzupassen.

Die zusammengefasste Abfolge dieser 4 Entwicklungsschritte wird in den nächsten Abschnitten erläutert:

Ausgehend vom *1. konzeptionellen Schritt,* der auf Basis eines Perspektiv- und Erwartungsabgleichs auf die Entwicklung eines konzeptionellen Common Ground der Beteiligten abzielt und sie zu einem gemeinsamen Aufgaben- und Zielverständnis befähigen soll,

geht es auf dieser Basis um *2. die Umsetzung abgestimmter Maßnahmen und Kooperationen,* die instrumentellen Handlungen der Professionellen für eine integrierte Gesamtleistung.

Im *3. Schritt* überprüfen die Beteiligten im Umsetzungsprozess reflexiv beim niedrigschwelligen *Monitoring die Zielgenauigkeit und Praktikabilität* ihres Schnittstellenmanagements.

Sie ziehen im *4. Schritt Konsequenzen* aus diesen Ergebnissen und nehmen entsprechende *Anpassungen ihrer Kooperationspraxis* vor.

Die Schritte im Einzelnen:

3.1 Konzeptionelle Grundlegung: Common Ground für abgestimmtes Problem-, Ziel- und Maßnahmenverständnis erarbeiten

Der 1. Schritt, die Entwicklung einer gemeinsamen konzeptionellen Grundlage, ist Basis für alles Weitere. Zentral sind Abstimmungen der Professionellen zu übergeordneten Fragen, welches Verständnis von *Gesundheit* sie in den Mittelpunkt rücken, welche Ziele sie damit verfolgen und schließlich, welche Regelungen dazu getroffen werden sollen, damit wer welche Aufgaben übernehmen kann. Dazu müssen im Weiteren Einzelheiten geklärt werden, z. B. welche Professionsgruppen unter welchen Bedingungen welche Gesundheitsprobleme und Interventionen für prioritär halten. Wie sollen verhaltens- und verhältnisbezogene Maßnahmen zusammenspielen – gerade bei vulnerablen Gruppen, deren Selbstkompetenzen eingeschränkt sind? Wie werden Maßnahmen im Pflegealltag z. B. mit pflegerischen Expertenstandards koordiniert? Welche Aufgaben ergeben sich aus diesen Abstimmungen für die verschiedenen Professionellen? Welche Schnittstellen treten dabei auf und müssen bearbeitet werden? Welche Themen sind noch offen? Etc.

Diesen Prozess initiiert möglichst ein multiperspektivisch verankertes, handlungsfähiges *Lenkungs-, Steuerungs- und Multiplikationsgremium,* das später bedarfsgerecht modifiziert werden kann. Eine *vertrauensvolle Moderation* sollte den wechselseitigen Aushandlungs- und Abgleichprozess rahmen und strukturieren, um Status-, Macht-, Wissens-, Interessensdifferenzen zwischen den Beteiligten sozial zu kanalisieren und den roten Faden zu gewährleisten.

Der inhaltlich grundlegende *Reflexions-, Aushandlungs- und Lernprozess* kann berufsgruppenintern oder gleich multiprofessionell organisiert werden. Zu Beginn erfolgt ein strukturiertes wechselseitiges *Informieren und Kennenlernen* der jeweiligen Berufsperspektiven, der Fachlichkeit, Aufgaben, Verständnisse und Einbindungen in die Programmleistungen der sPE. Dabei stellen die Beteiligten aus Sicht ihres spezifischen Wissens, ihres Berufs- und Regelverständnisses, ihrer konzeptionellen Vorstellungen und Erfahrungen, ihrer Handlungspraxis und Arbeitsroutinen ihre daraus abgeleiteten Problemverständnisse, Prioritäten, Ziele, Begründungen und Maßnahmen beim Hitzeschutz in der sPE vor. Zu erwarten ist, dass dabei die fachlichen Prioritäten, Vorstellungen zu Aufgaben und Abläufen, der Zusammenarbeit mit Externen oder dem Notfallmanagement etc. zwischen den Berufsgruppen, Pflege, Hauswirtschaft, technischem Dienst, Medizin, aber auch zwischen den Verantwortungsebenen variieren. Konkret wird das unter Umständen bei verschiedenen Ansätzen zur hitzeadaptierten Überwachung der Medikamenteneinnahme, der Trinkmenge, der Körperpflege, Kleidungsauswahl, des Speiseplans, der Hygieneregeln, der Kühlung in Innenräumen und Außenbereichen usw.

Liegen diese *Perspektivdifferenzen* offen, geht es darum, im Diskurs zwischen Berufen und Positionen, im Lichte der Sichtweisen anderer – mit Bezug auf behördliche, wissenschaftliche und eigene wertbezogene Ziele – ein gemeinsames Verständnis zu entwickeln. Dazu eigenen sich strukturierte *Erwartungsabgleiche und kommunikative Aushandlungsprozesse.* Konkretes Ziel ist es, auf Basis gemeinsamer Zielvorstellungen zum angestrebten Gesundheitsschutz *gemeinsame Prioritäten,* anschlussfähige *Zuständigkeiten* und *Maßnahmen* als Beiträge zum Gesamtziel zu konzipieren. Im Ergebnis sind tragfähige Verabredungen nötig, z. B. darüber, ab welcher Temperatur, wer mit welchen Maßnahmen bei welchen Bewohner:innen unter Einbezug welcher weiteren Beteiligten eingreifen soll; wer sich um die Zimmerkühlung kümmert, wer um körperliche Symptome wie Schwindel, Übelkeit, Blutdruckentgleisungen, wer um Informationsweitergabe zu Hausärzten und -ärztinnen, technischem Dienst etc. Um solche Aushandlungsergebnisse praktikabel zu halten, hilft das Durchspielen entsprechender Szenarien mit ihren Handlungsketten. Dabei sollten auch *Regelungen für nicht automatisch gelingende Schnittstellenkommunikation* konzipiert werden. Dies gilt insbesondere für die Schnittstellen nach außen, z. B. (Haus-) Ärzte und Ärztinnen, Rettungsstellen, Kliniken, technische Dienstleister, Angehörige und Behörden etc.

Diese inhaltliche Entwicklungsarbeit von gemeinsamen verbindlichen Orientierungsgrößen berührt vorrangig die *emotional-kognitive und motivationale Ebene* der Berufsgruppen, das heißt, ihre aktive *Lern-, Reflexions- und übergeordnete Einigungsbereitschaft*, um diese gemeinsame Basis für eine konzeptgesteuerte Zusammenarbeit bei (drohenden) Hitzeproblemen legen zu wollen. Ebenso müssen sich die Professionellen selbst befähigen wollen, im gegenseitigen Austausch ihres Wissens und ihrer Perspektiven Differenzen, die durch konzeptionell-fachlichen und institutionell-organisatorischen Zuständigkeitswechsel an Schnittstellen entstehen, erkennen, *eigene Gestaltungsbeiträge im Sinne gemeinsamer Problem-, Ziel-, und Maßnahmenverständnisse abstimmen und mindern* zu wollen. Dies erfolgt idealerweise durch ein Wechselspiel zwischen *assimilativen* (eigene Perspektive bleibt bestehen, wird durch neue erweitert) und *akkommodativen* (eigene Perspektive wird – partiell – verworfen und durch neue ersetzt) *Lernprozessen* der Beteiligten. Das Aushandlungsergebnis mündet dann in die Grundlage eines gemeinsam akzeptierten Common Grounds. Der Körnungsgrad der Gemeinsamkeiten darf dabei nicht zu eng disziplinär oder berufsspezifisch gefasst sein, sondern muss unterschiedliche Fachlichkeiten anschlussfähig integrieren, die im Mosaik eine für alle identitätsstiftende, gemeinsame inhaltliche Zielerreichung repräsentieren. Je nach Bedarf und Aufgaben können zusätzlich disziplinäre oder multiprofessionelle Lern- oder Schulungsprozesse angeregt, ermöglicht und begleitet werden, z. B. zu Fragen der Hygiene, Ernährung, Medikamentenmanagement, Lagerung, Kühlungsmöglichkeiten, Notfallmanagement, aber auch zu Kommunikations- oder Koordinationsstrategien etc.

Solche Erarbeitungsformen gemeinsamer inhaltlicher Grundlagen folgen Konzepten einer *arbeitsprozessintegrierten kooperativen Selbstqualifikation* (Höhmann et al., 2018, 1998), bei der die Schnittstellenbeteiligten, *selbstgesteuert im Arbeitsprozess durch Perspektivabgleich* und Lernprozesse, *ihre gemeinsame Verstehens- und Handlungsbasis aushandeln* und ihre darauf bezogene *Schnittstellenarbeit konzeptionell übergreifend steuern*. Sie reduzieren damit aktiv a) ihre auf Unkenntnis der jeweils anderen beruhende wechselseitige Erwartungs- und Verhaltensunsicherheit und b) ihren professionellen Normdruck, aufgrund enger ökonomisch-verfahrenstechnischer Vorgaben die eigene Fachlichkeit nur reduziert zu praktizieren. Denn im Lichte der Perspektiven der anderen eröffnen gemeinsame inhaltliche Konzepte den Blick für Freiräume neuer Denk- und Gestaltungspotenziale, aber auch für die Modifikation der eigenen Routinen und Grenzen. Diese aktive Auseinandersetzung mit den eigenen und gemeinsamen fachlich-inhaltlichen Zielen stärkt die berufliche Sinnkohärenz der Akteur:innen.

3.2 Umsetzung der Kooperation: Einzelbeiträge koordinieren und Abläufe integrieren

In der Erprobung dieses *Common Grounds im Rahmen praktisch-instrumenteller Kooperationen* der Schnittstellenarbeit zeigt sich, ob und wie die Beteiligten ihre vereinbarte Grenzarbeit umsetzen, wie es gelingt, eventuell modifizierte Denkmuster in neue professionelle Routinen abgestimmter Pfade zu gießen und zielbezogen veränderte Zuständigkeitsgrenzen, Erwartungen, Kompetenzen, Statusprivilegien, einen neuen Vertrauensaufbau, Berufs-/Aufgabenverständnisse etc. in der Praxis zu realisieren. Hier erweist sich, ob die Beteiligten regelhaft oder situational, fachlich, positional und sozial die abgestimmte Handlungspraxis umsetzen und am selben Strick des gemeinsam verstandenen Gesundheitsschutzes bei Hitze ziehen, ob die Arbeiten angemessen verteilt sind, aber auch, wie Rahmenbedingungen dies hergeben, und wo sie angepasst werden müssen.

Lücken, Hürden und Doppelzuständigkeiten bei Absprachen und Maßnahmen werden sichtbar, und Mittel zur Bearbeitung und ggf. Abhilfe gilt es zu identifizieren. Zur Absicherung der Konzepte bieten sich z. B. instrumentelle Hilfsmittel an, wie *Checklisten* oder *Dokumentationssysteme,* die den Common Ground operationalisieren und die schnittstellenarme *Neuausrichtungen von Arbeitspfaden, Verfügungsvereinbarungen* über personelle und materielle Ressourcen, *Verabredungen* zu *regelmäßigen Dienst-, Abstimmungsgesprächen,* Konsultationen etc. unterstützen.

Die Umsetzung sollte erprobt werden, um die Tragfähigkeit konzeptioneller Planungen von Kooperationen ggf. sofort zu Beginn des Inkrafttretens des Hitzeschutzplans niederschwellig, eigeninitiativ nachjustieren zu können (WHO, 2019). Die Beteiligten können gezielte Kompetenzen dazu als *„pre-action reflection", „reflection in action"* und *„reflection on action"* als kritisch begleitende Gestaltung zum kurzfristig situationalen Ausgleich von Problemen bewusst einüben und in neuen Vereinbarungen absichern (Argyris & Schön, 1978). Problemlösungen müssen im Handlungshorizont der Akteur:innen liegen. Dabei ist es zentral, die Problemanforderungen zu differenzieren und auf der adäquaten Ressourcenebene zu bearbeiten, z. B. Fachwissen auf der *personalen,* Vertrauensbrüche auf der *interpersonalen,* Ausstattungsprobleme auf der *institutionell-strukturellen* Ebene zu adressieren (Höhmann et al., 2018).

3.3 Prozesshafte Überprüfung der Zielgenauigkeit: Reflexives Monitoring

Idealerweise überprüfen die Beteiligten systematisch durch gezielte *reflexive Prozessbeobachtung* ihre Praxis und ihre Zielerreichung als weiteren integralen Teil ihrer aktiven kooperativen Selbstqualifikation. Sie prüfen und dokumentieren im längerfristigen Arbeitsverlauf – je nach Verabredung – niederschwellig vor allem die Kriterien:

- ob der *Common Ground sowie die* gemeinsamen Ziele und Festlegungen tragen,
- ob die *vereinbarten Kooperationsabläufe* und *die entwickelten instrumentellen Hilfsmittel,* wie Dokumentationen, EDV-Systeme, Checklisten etc., die angestrebten *bewohnerbezogenen Ziele erreichen, präzise, sparsam und für alle praktikabel* sind,
- ob und welche neu abzustimmenden *Flexibilisierungen, Optimierungen und Neujustierungen* am Common Ground und/oder der Umsetzungspraxis sinnvoll sind etc.

Ermittelte Modifikations-, Adaptionswünsche und -erfordernisse können sich auf *motivational-soziale, inhaltlich-konzeptionelle, instrumentell-technische oder personale Fragen z. B. der Kompetenzentwicklung* sowie auf *Strukturen und Ressourcen sichernde Voraussetzungen* beziehen. Die Ergebnisse sollten dokumentiert, gesammelt, in Abständen besprochen und daraus systematische, wiederum überprüfbare Adaptionen festgelegt werden.

3.4 Anpassung von Maßnahmen: Kooperationspraxis passgenau justieren

Dieser im Kreis vollständiger Handlungen letzte Schritt droht vor allem bei schwierigen Kooperationsproblemen und zäh zu bekämpfenden Ursachen, unter den Tisch zu fallen. Resultierende Unzufriedenheit und Distanzierungen der Akteur:innen mindern jedoch ihre Sinnkohärenz und ihre oft entstandene aktive Gestaltungsbereitschaft. Auch in diesem Schritt ist zu prüfen, ob identifizierte Adaptionswünsche und -erfordernisse im personalen Einflussbereich der Akteur:innen liegen, oder auf struktureller Ebene, die jenseits deren direkter Einflusssphäre liegt, z. B. in baulichen Voraussetzungen, behördlichen Vorgaben, Rechtsregeln, finanziellen Vergütungssystemen etc., und dort adressiert werden müssen.

Die Formate für Akteur:innen hinsichtlich zugänglicher Anpassungsarbeiten müssen praxistauglich, transparent und zielführend sein. Die Professionellen können dabei von bestehenden Vertrauensverhältnissen durch bereits erprobte gemeinsame Entwicklungsarbeit profitieren. Praktikabel sind z. B. vielfältige Formen von Dienstbesprechungen, kollegiale Reflexionsgespräche oder Beratungen, Mikroschulungen, gemeinsame Fortbildungen, Planungs- und Entwicklungstage, Blitzlichter zu kritischen Situationen, Rollentausche, bis hin zur gemeinsamen Formulierung baulicher oder rechtlicher Veränderungsbedarfe etc.

In diesem Schritt hilft den Akteur:innen wieder auf Basis des Common Grounds, ihrer beruflichen Handlungskompetenz und Vertrautheit mit kooperativer Selbstqualifikation, kurzfristig problembezogene Anpassungen ihrer Schnittstellengestaltung vorzunehmen, bei Bedarf mit oder ohne Unterstützung von Vorgesetzen oder Verantwortlichen. Sie können so fehlende oder doppelte Zuständigkeiten, unpraktikable Umsetzungsvereinbarungen, Abläufe, Dokumentationsroutinen oder Probleme im Umgangsstil niederschwellig bearbeiten und selbst identifizierte Lücken schließen. Gleichzeitig sollte aber im Bewusstsein bleiben, dass strukturelle Probleme, wie Gebäudesubstanzen, Personalregelungen, behördliche oder Trägervorgaben, die sich als unpraktikabel erweisen, an die jeweilig verantwortlichen Instanzen zu adressieren sind. Die regelmäßige Rückbesinnung auf einen tragfähigen, gemeinsamen fachlich-inhaltlichen Common Ground stärkt die kollektive Frustrationstoleranz der Professionellen. In diesem Sinne ist aktive und widerständige Gestaltungsbereitschaft der Akteur:innen der erste Schritt, um Veränderungen und Schnittstellen zielführender zu gestalten.

3.5 Fazit

Der Beitrag skizziert analytische Konzepte und Entwicklungsdesiderata, um die Bedeutung abgestimmter Handlungskonzepte bei der notwendigen Integration und Gestaltung von Schnittstellen der vielfältigen am Klimaschutz beteiligen Teilsysteme zu fokussieren. Bezugspunkte sind die personale, organisationale und politische Handlungsebene des Gesundheits- und Sozialsystems. Dabei steht das Erfordernis eines gesundheitsbezogenen Common Grounds als inhaltlicher Orientierungsmaßstab im Mittelpunkt. Eine solche gemeinsame *Brille* wird gerade in multiprofessionellen Kontexten als Basis bereichs- und berufsübergreifenden Verstehens und als Voraussetzung für eine abgestimmte Handlungspraxis angesehen. Zudem richtet sich die Argumentation auf die Potenziale einer aktiven Gestaltungsbereitschaft der Professionellen, um auch unterhalb gesellschaftlicher konditionaler Regelveränderungen sinnkohärente Verbesserungen für Klient:innen und ihre Arbeitspraxis herbeiführen zu können. Die Betonung der zentralen Gestaltungsbedeutung gemeinsamer konzeptioneller Orientierungspunkte folgt nicht der Naivität, strukturelle Bedingungen als Handlungsrahmen zu ignorieren oder zu vernachlässigen. Sie ist vielmehr ein Plädoyer zur Nutzung personaler Handlungsoptionen als Beitrag zur dringlichen Entwicklung übergreifend integrierter Klimaschutzstrategien, insbesondere für vulnerable Gruppen. Auch bei der Weiterentwicklung vorhandener Bruchstücke können Professionelle auf allen Ebenen ihren fachlichen Beitrag koordinieren und ihre Kooperationspraxis nahtloser und wirkungsvoller an klimabezogenen Gesundheitsbedarfen ausrichten, ohne damit dem Druck zu unterliegen, sofort die komplexen strukturellen Lücken geschlossen zu haben.

Literatur

Argyris, C., & Schön, D. (1978). Organisational learning: A theory of action perspective. Addison-Wesley.

Hacker, W. (1980). Methoden zum Ermitteln tätigkeitsregulierender kognitiver Prozesse und Repräsentationen bei industriellen Arbeitstätigkeiten. In W. Volpert (Hrsg.), *Beiträge zur Psychologischen Handlungstheorie* (S. 29–49). Huber.

Höhmann, U., Lauxen, O., & Schwarz, L. (Hrsg.). (2018). *Gestaltungskompetenzen im Pflegealltag stärken*. Mabuse.

Höhmann, U. (2002). Spezifische Vernetzungserfordernisse für chronisch kranke, langzeitpflegebedürftige Menschen. In DZA (Hrsg.), *Expertisen zum 4. Altenbericht* (Bd. III, S. 289–428). Vincentz.

Höhmann, U., Müller-Mundt, G. & Schulz, B. (1998). *Qualität durch Kooperation*. Mabuse.

Köckler, H., & Geene, R. (2022). Gesundheit in allen Politikfeldern/Health in All Policies (HiAP). In Bundeszentrale für gesundheitliche Aufklärung (BZgA) (Hrsg.), *Leitbegriffe der Gesundheitsförderung und Prävention. Glossar zu Konzepten, Strategien und Methoden*. https://doi.org/10.17623/BZGA:Q4-i157-1.0.

Luhmann, N. (1972). Formen des Helfens im Wandel gesellschaftlicher Bedingungen. In H. U. Otto & S. Schneider (Hrsg.), *Gesellschaftliche Perspektiven der Sozialarbeit I* (S. 21–43). Luchterhand.

Mayntz, R. (1988). Funktionelle Teilsysteme in der Theorie sozialer Differenzierung. In R. Mayntz, B. Rosewitz, U. Schimank, & R. Stichweh (Hrsg.), *Differenzierung und Verselbständigung* (S. 11–44). Campus.

Romanello, M., Napoli, C. D., Green, C., Kennard, H., Lampard, P., Scamman, D., Walawender, M., Ali, Z., Ameli, N., Ayeb-Karlsson, S., Beggs, P. J., Belesova, K., Berrang Ford, L., Bowen, K., Cai, W., Callaghan, M., Campbell-Lendrum, D., Chambers, J., Cross, T. J., van Daalen, K. R., … Costello, A. (2023). The 2023 report of the Lancet Countdown on health and climate change: The imperative for a health-centred response in a world facing irreversible harms. *Lancet*, 402(10419), 2346–2394. https://doi.org/10.1016/S0140-6736(23)01859-7.

Robert Koch Institut. (2023a). *Klimawandel wirkt sich vielfältig auf die Gesundheit aus* [Report]. https://www.aerzteblatt.de/nachrichten/145688/RKI-Bericht-Klimawandel-wirkt-sich-vielfaeltig-auf-die-Gesundheit-aus.

Robert Koch Institut. (2023b). Klimagerechtigkeit, Kommunikation und Handlungsoptionen, Teil 3 des Sachstandsberichts Klimawandel und Gesundheit. *Journal Health Monitoring*, S6/2023.

Schmitz, D., Becker, B., Schütz, K., & Höhmann, U. (2021). Die Normalisierungsprozesstheorie als Ausgangspunkt für die Gestaltung der Lehre? Strategien für das gemeinsame Lernen heterogener Professionen. In T. Schmohl (Hrsg.), *Situiertes Lernen im Studium* (S. 81–91). WbV.

Schmitz, D., Becker, B., Schütz, K., & Höhmann, U. (2020). „Neuland betreten" und multiprofessionelle Routinen aufbauen – Strategien von Lehrenden und Lernenden. *Eine exemplarische Studie in einem multiprofessionellen Studiengang für Gesundheits- und Nicht-Gesundheitsberufe. Pädagogik der Gesundheitsberufe*, 7(4), 287–297.

Umweltbundesamt. (2023). *Kooperative Planungsprozesse zur Stärkung gesundheitlicher Belange – modellhafte Erprobung und Entwicklung von Ansätzen zur nachhaltigen Umsetzung*. http://www.umweltbundesamt.de/publikationen.

Weltgesundheitsorganisation (WHO). (2019). *Zur Prävention hitzebedingter Gesundheitsschäden: NEUE und AKTUALISIERTE Hinweise für unterschiedliche Zielgruppen*, WHO/EURO. Regionalbüro für Europa.

Transprofessionelle Kooperationen zur Klimavulnerabilität

24

Daniela Schmitz und Jan-Hendrik Ortloff

Zusammenfassung

Um den aktuellen und zukünftigen Herausforderungen zu begegnen, die sowohl durch den Klimawandel, den demografischen und strukturellen Wandel der Gesellschaft als auch durch die steigende Anzahl vulnerabler Bevölkerungsgruppen entstehen, wird der Zusammenarbeit im Sinne stärkerer Kooperation zunehmend mehr Bedeutung beigemessen. Sowohl in spontan auftretenden Krisensituationen (z. B. nach Flutkatastrophen, übermäßigem Schneefall oder Hitzewellen) als auch bei anhaltenden Versorgungsengpässen (z. B. bei der gesundheitlichen Versorgung von Menschen mit chronischen Erkrankungen in ländlichen Regionen) sind z. T. transprofessionelle Kooperationen und Kompetenzen erforderlich, um die übergeordnete Planung und Koordination von Versorgungsabläufen in den verschiedenen Settings umzusetzen und die unmittelbare Versorgung der Betroffenen sicherzustellen.

1 Kooperationen zwischen Professionen

Eine Kooperation kann als das aufeinander abgestimmte Verhalten von Einheiten (Menschen, Organisationen etc.) bezeichnet werden, durch das ein von den beteiligten Akteur:innen präferierter Zustand oder Prozess erreicht wird oder werden soll.

D. Schmitz (✉) · J.-H. Ortloff
Department für Humanmedizin und Fakultät für Gesundheit, Universität Witten/Herdecke, Witten, Deutschland
E-Mail: daniela.schmitz@uni-wh.de

J.-H. Ortloff
E-Mail: jan-hendrik.ortloff@uni-wh.de

Kooperationsprozesse beinhalten Herausforderungen wie Koordinations-, Beitrags- und Verteilungsprobleme und können durch negative externe Effekte erschwert werden, da sie von Strukturen, Ordnungen und Ressourcen abhängen. Zur Ermöglichung und erfolgreichen Umsetzung von Kooperationen ist daher immer eine Ordnung der Handlungen und eine Ordnung der wechselseitigen Erwartungen notwendig (Suchanek, 2021). Die Ziele und Perspektiven der Akteur:innen können in ihrer Bedeutung und ihrem Nutzen (Kohärenz) variieren, jedoch sind besonders professionsübergreifende Kooperationen dann notwendig, wenn Situationen durch einzelne Professionen nicht gelöst werden können und verschiedene Expertisen benötigt werden.

Begriffe, die im Zusammenhang mit professionsübergreifender Zusammenarbeit verwendet werden, sind oftmals vieldeutig. Dies zeigt sich sowohl bei den häufig synonym verwendeten Begriffen *Disziplin* und *Profession* als auch darin, dass sich für Bezeichnungen der Berufsgruppen unterschiedliche Sprachkonventionen herausgebildet haben (Mitzkat et al., 2016). Eine wissenschaftliche Disziplin wird als primäre Einheit der internen Differenzierung der Wissenschaft beschrieben (Stichweh, 1994). Der Begriff Disziplinarität bezieht sich auf die Struktur und Ordnung von Fachgebieten sowie deren Beziehungen und Schnittstellen zu anderen Disziplinen. „Mit Profession werden Expertenberufe im Dienstleistungsbereich bezeichnet, die in einem gesellschaftlich relevanten Problemfeld wissenschaftlich begründbare Leistungen erbringen. Der Fokus liegt hier auf der Ausrichtung und dem Nutzen für die Gesellschaft" (Klotz, 2020, S. 806). Die Präfixe mono-, multi-, inter- oder trans- verdeutlichen zudem die innere Organisation und reichen von (Mono-)Disziplin bis Transdisziplin bzw. (Mono-)Profession bis Transprofession.

In der Versorgungspraxis kann zwischen alltäglichem, erfahrungsbasiertem Handeln (Erfahrungswissen) und dem auf Expertise beruhenden Wissen in spezifischen Berufen und Organisationen (Expertenwissen) unterschieden werden. Merkmale einer Profession sind eine lang andauernde Ausbildung, definierte Zugangswege, spezialisiertes Wissen, Fachterminologien, berufliche Normen, Zuständigkeitsmonopole, Handlungsausautonomie, Leistungsstandards und Interessenvertretung durch Berufsverbände. Professionelle Akteur:innen integrieren zudem Erfahrungs- und Expertenwissen (Welz-Spiegel & Spiegel, 2023). Für Professionen lassen sich folglich Standards ableiten, *Professionalität* findet hingegen auf der Handlungsebene statt, wenn die professionellen Akteur:innen ihr Handeln nachvollziehbar planen, überprüfen und die einzelnen Schritte begründen können.

Während Multiprofessionalität eine parallele, eigenständige, oft ad hoc stattfindende Arbeit verschiedener Professionen ohne tiefergehende Zusammenarbeit beschreibt, meint Interprofessionalität eine enge, koordinierte, regelbasierte und dauerhafte Zusammenarbeit zwischen den Professionen mit gemeinsamen Aushandlungsprozessen und Entscheidungsfindungen. Transprofessionalität geht darüber hinaus, indem die Beteiligten ihre Rollengrenzen im gegenseitigen Austausch flexibel überschreiten und teils neu definieren. Aus der Literatur ergeben sich konstitutive Merkmale für Transprofessionalität, eine einheitliche Definition besteht jedoch nicht.

- Das Verschwinden von Grenzen und die wechselseitige Austauschbarkeit von Kompetenzen heben Mahler et al. (2014) hervor.
- Fisk et al. (2017) betonen die Fähigkeit, Aufgabenteilung im Team zu praktizieren und über Kompetenzen zu verfügen, die ihnen diese ermöglichen.
- Im Fokus einer transprofessionellen Zusammenarbeit steht bei Schendel (2020) die Flexibilität als Leitthema; eine Orientierung an Kompetenzen. Transprofessionalität bringt jedoch auch spezifische Herausforderungen mit sich, da eine etablierte und reflektierte Teamkultur und klare Regelungen erforderlich sind, um eine ungewünschte Kompetenzvermischung zu vermeiden und die Arbeitsqualität sicherzustellen.
- Transprofessionalität wird bei Korth (2022) als intrapersonales Phänomen erfasst, wenn Angehörige einer Profession im Laufe ihres Berufslebens ihre Profession wechseln, die Ursprungsprofession jedoch weiter verinnerlicht haben und deshalb in Problemsituationen biprofessionell agieren können.
- Collasius (2023) fasst als weitere Merkmale zusammen, dass transprofessionelle Zusammenarbeit die komplexeste Stufe einer professionsübergreifenden Zusammenarbeit darstellt, die auf eine deutliche Überschreitung professioneller Grenzen hinausläuft, um Probleme professionsunabhängig, gemeinsam und gleichrangig lösen zu können. Im Fokus stehen demnach nicht mehr historische Berufsprofile und Hierarchien, sondern die Kompetenzen selbst.

Unklare Berufsgrenzen und Kompetenzüberschneidungen führen zu austauschbaren Rollen. Poggenburg et al. (2019) kritisieren dies als Aufweichung von Berufsgrenzen und bewerten solche Teamarbeit im Gesundheitswesen als unpraktikabel, da intransparente Zuständigkeiten die Patientensicherheit und Versorgungsqualität beeinträchtigen. Der Einwand ist berechtigt, wenn der Fokus auf Transprofessionalität und rechtlichen Zuständigkeiten liegt. Stattdessen kann der Fokus auf transprofessionellen Kompetenzen liegen, die die Fähigkeit und Bereitschaft eines Individuums umfassen, Probleme in variablen Situationen zu lösen (Weinert, 2001). Kompetenzen sind nach Schöler (2016) Zuständigkeiten oder Fähigkeiten. Transprofessionelle Kompetenz beschreibt die Fähigkeit zur professionsübergreifenden Zusammenarbeit, bei der Berufsgrenzen flexibel überschritten und Kompetenzen austauschbar gemacht werden. Sie fokussiert auf die spezifischen Kompetenzen der Beteiligten zur gleichrangigen Lösung komplexer Probleme und erfordert Flexibilität, die Integration unterschiedlicher Perspektiven sowie eine Teamkultur mit klaren Regelungen, um unerwünschte Kompetenzvermischungen zu vermeiden.

2 Konzepte und Modelle für transprofessionelle Kooperationen

Um dem Anspruch an eine transprofessionelle Kooperation und ihren Definitionsmerkmalen wie Überschreiten von Grenzen, überschneidende Kompetenzbereiche, gemeinsame Bearbeitung von Problemstellungen sowie Integration von Perspektiven gerecht werden zu können, gilt es, diese Form in der Ausbildung zu erlernen und den Transfer in die Praxis zu fördern.

2.1 Erwerb von Fähigkeiten für transprofessionelle Kooperationen

Damit Lernende auf transprofessionelle Kooperationen in der Praxis vorbereitet werden können, wurde das Konzept des transprofessionellen Lehrens und Lernens („transprofessional education") entwickelt. Im Zentrum stehen Methoden und Situationen mit einem Schwerpunkt auf Reflexionen (Field et al., 2020). Lernende aus Gesundheitsberufen kommen in auf „wicked problems" basierenden Lernsituationen (siehe Kap. 34) mit Lernenden aus anderen Berufsfeldern zusammen, um Lösungsansätze zu entwickeln und ihr Handeln zu reflektieren. Das gemeinsame Lernen mit Nichtgesundheitsberufen und kommunalen Akteur:innen unterscheidet die „transprofessional education" auch von der „interprofessional education" (Frenk et al., 2010). Die transprofessionellen Lernprozesse können durch Lehrende aus unterschiedlichen Professionen zusammen mit Akteur:innen aus der Praxis begleitet werden. Frenk et al. (2010) betonen das Potenzial durch die Zusammenarbeit mit anderen Berufsgruppen wie Verwaltung, Management, politischen Entscheidungsträgern und kommunalen Akteur:innen, um die Leistungsfähigkeit des Gesundheitssystems durch transprofessionelle Ausbildung zu erhöhen.

Im Rahmen der Weiterbildung von Gesundheitsberufen können transprofessionelle Rollenspiele zum Einsatz kommen, bei denen die Rollen anderer Berufsgruppen anhand eines ausgewählten Fallbeispiels simuliert werden, um die Perspektive der gewählten Professionen zu vermitteln. Anhand eines Szenarios schlüpfen die Teilnehmenden in Kleingruppen in eine andere berufliche Rolle, tragen aus der jeweiligen Perspektive zu einer Problemlösung bei und reflektieren den anschließenden Prozess wie auch die Lösung. Anhand eines Praxisproblems können die Beteiligten die Notwendigkeit der berufsgruppenübergreifenden Kooperation, die Herausforderungen und Schwierigkeiten der anderen Berufsgruppen sowie deren Einflüsse auf das Handeln der eigenen Berufsgruppe erkennen (Ohta et al., 2021).

Transprofessionelle Kompetenzen wurden bisher nur in Praxisfeldern außerhalb des Gesundheitsbereichs diskutiert und sind dementsprechend als Ergebnisse von „transprofessional education" noch zu spezifizieren. Vereinzelte Studien verweisen dazu auf spezifische Studierendengruppen, wie etwa im Bereich Ökologie, in den u. a. kreatives, problemorientiertes Denken zu den transprofessionellen Kompetenzen gehört (Pogrebnaya & Mikhailova, 2024). Differenziert beschrieben werden transprofessionelle Kompetenzen von Lehrenden an Schulen, die dadurch gekennzeichnet sind, dass diese über den Rahmen des Lehrerberufs hinausgehen, sodass sich diese schnell neue Fähigkeiten aus anderen Berufsfeldern, wie z. B. der Digitalisierung, aneignen können (Yurinova et al., 2022). Am Beispiel der Digitalisierung des Lehrens und Lernens wird zwischen psychologischen Kompetenzen wie z. B. Autonomie, Lernbereitschaft, Selbstregulation und Selbstreflexion, digitale Kompetenzen in der Anwendung von und im Umgang mit Medien sowie kommunikative Kompetenzen in der interdisziplinären Zusammenarbeit mit unterschiedlichen Zielgruppen, die jeweils differenziert auf die Lerninhalte Berücksichtigung finden im Rahmen interdisziplinärer Zusammenarbeit bezogen auf die Lerninhalte differenziert. Bamgbose et al. (2023) beschreiben transprofessionelle Kompetenzen zudem als Fähigkeiten, die in verschiedenen Berufsbereichen anwendbar sind. Anhand des Berufsbildes von Bibliothekar:innen zeigen sich diese Kompetenzen in der Auswahl und Kommunikation zielgruppenadäquater Inhalte, die auf dem Verständnis unterschiedlicher disziplinärer Sprachen basieren.

2.2 Modelle für die Praxis transprofessioneller Kooperationen

Transprofessionelle Konzepte, die sich auf die Gesundheitsversorgung und Klimavulnerabilität beziehen, lassen sich bisher nicht finden. Jedoch sind Modelle vorhanden, die sich auf die Gesundheitsversorgung beziehen und übertragen lassen. Das Transprofessional Model nach Cherin et al. (1998) wurde für Patient:innen entwickelt, die nicht in herkömmliche Versorgungsprozesse passten. Sozialarbeiter:innen und Pflegekräfte agieren dabei als Betreuungsmanager:innen und bieten eine biopsychosoziale Unterstützung (siehe Kap. 18) für Patient:innen kontinuierlich und abgestimmt statt isoliert an. Die Gemeinsamkeit bisher veröffentlichter Modelle legt den Fokus auf Kommunikation, Kooperation und direkte Patientenversorgung.

Morphet et al. (2016) berichten von einem transprofessionellen Modell in der Notaufnahme in Australien. Pflegekräfte, Therapeut:innen und Sozialarbeiter:innen werden dabei geschult, um ihr Leistungsspektrum zu erweitern und den Patientenfluss in der Notaufnahme zu verbessern. Transprofessionelle Interventionen der Berufsgruppen sind das Anlegen von Stützverbänden, Schlingen, Schienen und Controlled-Ankle-Motion-Schuhen sowie die Überweisung an neue Dienste wie Case Management und psychologische Teams. Die transprofessionellen Kompetenzen der Berufsgruppen ermöglichen es, die zu einem bestimmten Zeitpunkt benötigten Dienstleistungen und Fähigkeiten anzubieten. Dies ist ein wichtiger Vorteil des transprofessionellen Modells, da es die mit dem Warten auf mehrere spezialisierte Beurteilungen verbundenen Verzögerungen vermeidet (Morphet et al., 2016). Anstatt auf eine berufsgruppenbezogene Beurteilung zu warten, kann ein Mitglied eines transprofessionellen Teams entsprechend der jeweiligen

Schulung zunächst eine erste Beurteilung durchführen, anschließend weitere Maßnahmen ergreifen oder spezifische Fachkräfte involvieren. Dies kann insbesondere in Notsituationen, wie sie auch nach Extremwetterereignissen vorhanden sind, Verzögerungen verhindern, wenn beispielsweise Fachkräfte nicht verfügbar sind. Gleichwohl birgt dies die Gefahr der Fehlinterpretation, wenn Entscheidungen nicht von Fachkräften gefällt werden. Dementsprechend muss ein Fokus auf die Inhalte der Schulungen, Kompetenzen und Zuständigkeiten gelegt werden.

Transprofessionelle Zusammenarbeit kann anhand eines gemeinsamen Verständnisses und einer gemeinsamen Sprache mithilfe von Methoden des Wissenstransfers gelingen. Auf der Basis eines sogenannten Common Grounds haben die Kooperationsbeteiligten eine gemeinsam geteilte, situativ geschaffene Wissensbasis hergestellt und sind sich wechselseitig des abgestimmten Wissens bewusst. Der Erstellungsprozess dieser Wissensbasis erfolgt anhand des Modells der Experten-Laien-Kommunikation (Bromme et al., 2004) (siehe Kap. 29). In diesem Modell wechseln die Rollen Experte und Laie situativ zwischen den Beteiligten eines transprofessionellen Teams, je nach Problemfacette und Lösungsideen. Inhaber der Expertenrolle müssen zur Herstellung des Common Grounds die Perspektive der Laienrolle abschätzen und die jeweilige Kommunikation anpassen, bis ein wechselseitiges Verständnis entsteht.

3 Empirische Ergebnisse zu transprofessioneller Kooperation und ihre Bedeutung für Klimavulnerabilität

Bislang gibt es wenige Studien, die Fragen transprofessioneller Kooperation erforschen. Das liegt u. a. daran, dass mit dem Begriff transprofessionell häufig synonym zu interprofessionell gearbeitet wird und dass in der Praxis eher wenige transprofessionelle Kooperationen implementiert sind. Angrenzende Studien mit Ergebnissen, die sich auf Klima und Vulnerabilität übertragen lassen, werden im Folgenden dargestellt.

Aus der Disziplin der Raumplanung untersuchten Sörensen et al. (2016) Maßnahmen des kommunalen Hochwasserschutzes aufgrund extremer Niederschläge in Schweden. Systeme zum städtischen Hochwasserschutz müssen für eine transprofessionelle Zusammenarbeit gut integriert sein und die beteiligten Berufsgruppen bereits in Planungsprozesse einbinden. Im Rahmen ihrer Fallstudie untersuchten sie in einem von Überschwemmung betroffenen städtischen Gebiet die Maßnahmen, die ergriffen werden können. Neben einem Planungstool werden verschiedene Maßnahmen zur Anpassung an den Klimawandel und ihre Wirkung visualisiert. Zudem sollten auch Kommunikationsprozesse über die erforderlichen Klimaanpassungsmaßnahmen in der berufsübergreifenden Zusammenarbeit zwischen städtischen Wasseringenieur:innen und Stadtplaner:innen erleichtert werden. Im Ergebnis zeigten die Visualisierungen des digitalen Planungstools auf, dass Schwierigkeiten bestehen, in städtischen Strukturen Platz für oberirdische Maßnahmen zur Abführung von Überschwemmungen zu schaffen. Bei der Planung von Maßnahmen

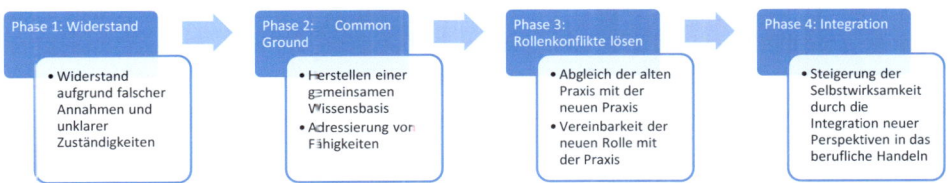

Abb. 1 Der Prozess der transprofessionellen Zusammenarbeit (angelehnt an Goto & Haruta, 2020)

ist die Abstimmung zwischen einzelnen Berufsgruppen unerlässlich, um wechselseitig Verständnis für den Umfang von Maßnahmen und ihrer Notwendigkeit zu schaffen. Auch wenn hier ein anderes Praxisfeld in der Studie untersucht wurde, ist die Abstimmung und das wechselseitige Verständnis mit Akteur:innen aus Gesundheitsberufen auch für erweiterte Konzepte zur Versorgung vulnerabler Personen zentral.

Goto und Haruta (2020) untersuchten die transprofessionelle Kooperation von Pflegekräften und Physiotherapeut:innen mit einem Aktionsforschungsansatz, um die Prozesse der Perspektivübernahme in einem Pflegeheim zu beschreiben. Der Prozess der Integration vom Rehabilitationsperspektiven durch die Pflegekräfte lässt sich in die 4 Phasen: Gliederung, Common Ground, Rollenkonflikte lösen und Integration gliedern. Abbildung. 1 veranschaulicht diesen Prozess:

Goto und Haruta (2020) weisen darauf hin, dass diese Prozesse individuell und nicht linear verlaufen und die transprofessionelle Kooperation Zeit benötigt, um sich zu etablieren. Auch wenn die Ergebnisse institutionell und kulturell limitiert sind, können die 4 Phasen einer Transprofessionalisierung als Grundlage für die Implementierung transprofessioneller Kooperationen zur Planung und Evaluation nützlich sein.

Thylefors et al. (2005) untersuchten die Teameffizienz und das Teamklima von Gesundheitsberufen abhängig vom Teamtyp. Von 59 befragten Teams mit 337 Befragten gaben 33 % an, dass sie nach einem transprofessionellen Teammodell arbeiten, 62 % in interprofessionellen und 5 % in multiprofessionellen Teams. Bei der Analyse der Fragebögen stellten die Autor:innen fest, dass, je größer die Interdependenz zwischen den Professionen und je enger die Zusammenarbeit war, desto höher war die Effizienz des Teams und desto besser das Teamklima, unabhängig von der Profession und Organisation der befragten Personen. Merkmale für die Erhebung der transprofessionellen Teamarbeit waren: Fähigkeit, über die eigene Rollenspezialisierung hinaus andere Teammitglieder, wenn nötig, ersetzen zu können; die Interdependenz der Teammitglieder und Aufgaben; Koordination der Teamarbeit durch direkte Interaktion, Flexibilität und Improvisation; Fähigkeiten bei anstehenden Aufgaben, die Stärken und Schwächen anderer Teammitglieder zu kompensieren; eine selbstregulierte Führung des Teams, die situativ variiert, und die Fähigkeit, sich in der eigenen Rolle kontinuierlich anzupassen. Die Autoren formulieren als Appell in der Schlussfolgerung: „Strive for transprofessional teamwork!"

(Thylefors et al., 2005, S. 110). Voraussetzung sind zeitliche Ressourcen und abgestimmte Kalender sowie soziale Kompetenzen zu dieser engen Form der Zusammenarbeit. Die Autor:innen stellen heraus, dass diese Form der Teamarbeit aufwendig ist und nicht immer die richtige Wahl sein muss. Es müssen Situationen identifiziert werden, in denen eine multi-, inter- oder transprofessionelle Zusammenarbeit zielführend ist, wie z. B. in Notfall- oder Krisensituationen. Entscheidungskriterien für den Modus der Zusammenarbeit sind der Zugang zu Ressourcen, die Komplexität des Problems der Klient:innen und der Grad an Empowerment, der insbesondere mit Blick auf vulnerable Gruppen in klimabedingten Krisensituationen relevant wird.

Larsen et al. erforschten (2017) die berufsgruppenübergreifende Versorgung älterer, multimorbider Menschen in der Häuslichkeit, die komplexe Bedürfnisse in der Versorgung haben. Die Erfahrungen der Zusammenarbeit der Befragten waren von Misstrauen und Vertrauen sowie Unsicherheit und Sicherheit geprägt. Hilfreich für die Zusammenarbeit war, sich auf die Bedürfnisse der betreuten Person zu fokussieren sowie einen reflektierenden wie auch hinterfragenden Ansatz im Arbeitsfeld zu haben, um ein Gefühl des Vertrauens und der Sicherheit in der Zusammenarbeit mit anderen Berufsgruppen zu entwickeln. Dies ermöglichte die Überwindung der Grenzziehungen zwischen der Grundversorgung und Spezialversorgung. Die Autor:innen heben die Notwendigkeit einer transprofessionellen Zusammenarbeit hervor, die den Fokus von den Strukturen auf die zwischenmenschlichen Beziehungen lenkt und in der die Teammitglieder flexibel sind, eng miteinander zusammenarbeiten und improvisieren können. Ein personzentrierter Fokus sowie enge, jedoch flexible Arbeitsweisen können auch für klimatische Herausforderungen vulnerabler, multimorbider Personen in der Häuslichkeit zielführend sein, um Preparednesskonzepte zu entwickeln und anlassbezogen umzusetzen.

Eine finnische Studie befasste sich hingegen mit organisationalen Rahmenbedingungen für transprofessionelle Zusammenarbeit. Vor dem Hintergrund der lernenden Organisation sowie der Kundenorientierung als theoretischem Zugang wird die transprofessionelle Zusammenarbeit in einem Herzzentrum neu um die Prozesse von Patient:innen herum organisiert und strategisch ausgerichtet, damit die Führung transprofessioneller Teams unterstützt wird. Die lernende Organisation nach Senge (1990) soll Menschen befähigen, von- und miteinander zu lernen, um oft durch organisationale Akteur:innen verursachte Probleme zu lösen. In lernenden Organisationen besteht eine offene Kultur der Zusammenarbeit, in der Mitarbeitende ihr Wissen teilen. Für die Umstrukturierung des finnischen Herzzentrums wurden diese Elemente umgesetzt. Im Rahmen der Studie von Niemi (2016) wurden zehn Führungskräfte zu ihrer Einschätzung der veränderten Strukturen interviewt. Für die Versorgung sind eine gute Qualität der Betreuung und ein auf Kundenzufriedenheit basierendes Kundenerlebnis relevant. Die Befragten gehen davon aus, dass Patient:innen von transprofessioneller Zusammenarbeit profitieren, da sie im Rahmen transprofessioneller Zusammenarbeit und eines regelmäßigen Dialoges als gleichberechtigt mit den Teammitgliedern angesehen werden. Die befragten Führungskräfte sehen transprofessionelle Zusammenarbeit als Ressource an, jedoch stand das individuelle Wissen stärker im Vordergrund als gemeinsames Lernen.

4 Ansatzpunkte für transprofessionelle Kooperationen

Die Integration von Erfahrungs- und Expertenwissen ist eine zentrale Aufgabe von professionell Handelnden, die insbesondere bei transprofessioneller Kooperationen in Krisensituation von Fachkräften für Angehörige und Lai:innen übernommen wird. Damit dies gelingt, bieten erste Transprofessional-education-Ansätze die Möglichkeit, den Umgang mit Krisen und Konflikten („wicked problems") bereits in Ausbildung und Studium zu erlernen.

Die Ergebnisse der Studien im 3. Abschnitt deuten darauf hin, dass sich transprofessionelle Kooperationen insbesondere für explorative Abstimmungs- und Kommunikationsprozesse, umfassende Beurteilungen von komplexen Situationen und die direkte Versorgung von Betroffenen (bzw. Patient:innen) eignen. Ein Beispiel hierfür kann die Versorgung durch Ersthelfer:innen von vulnerablen Personen (-gruppen) wie chronisch kranken Menschen oder Verletzten nach einem klimabedingten Extremwetterereignis sein. In diesen Fällen werden Kompetenzen, die konkreten Disziplinen zugeordnet werden können (wie z. B. das Anlegen von Verbänden, das Entfernen von Barrieren für freie Zugangswege, unterstützende Gespräche zur psychischen Stabilisierung bis hin zum Transport der Betroffenen) von unterschiedlichen Fachkräften, Angehörigen und Lai:innen übernommen werden, je nachdem, wer zuerst vor Ort ist. Das Beispiel verdeutlicht, dass bei transprofessionellen Kooperationen die Kompetenzen der Akteur:innen im Vordergrund stehen, während Berufsprofile eher in den Hintergrund rücken. Damit einher geht sowohl eine Flexibilität als auch eine (In-)Transparenz bezüglich der Zuständigkeiten. Aus diesem Grund sollten transprofessionelle Kooperationen systematisch und nicht zufallsgesteuert umgesetzt werden.

Eine Möglichkeit, den Prozess der Integration transprofessioneller Kooperationen zu gestalten, bietet das 4-Phasen-Modell nach Goto und Haruta (2020), anhand dessen sich der Widerstand der beteiligten Akteur:innen aufgrund falscher Annahmen durch einen Dialog beseitigen lässt. Müssen beispielsweise nach Extremwetterereignissen schnelle Entscheidungen bezüglich der Versorgung von Menschen mit chronischen und multimorbiden Krankheitsbildern getroffen werden (erforderliche Situation für transprofessionelle Kooperationen), können kommunale Akteur:innen, Fachkräfte wie auch Angehörige (Lai:innen) in Planungen, Steuerungen, Entscheidungen und Umsetzungen der Lösungen integriert werden. Durch die Entwicklung eines Common Grounds und einer Adressierung der Fähigkeiten kann ein Abgleich der alten Praxis mit der neuen Praxis der Beteiligten erfolgen (lernende Organisation), sodass neue Perspektiven integriert werden können. Voraussetzung dafür ist, dass die Strukturen, Ordnungen der Handlung sowie der gegenseitigen Erwartungen und Ressourcen allen beteiligten Akteur:innen bekannt sind. Herausfordernd bleibt die Klärung der Befugnisse und Zuständigkeiten, insbesondere dann, wenn schnelle Entscheidungen und Lösungen in Krisensituation notwendig sind.

Literatur

Bamgbose, A. A., Ibrahim, H. M., & Sa'ad Madaki, A. (2023). Transprofessional competencies of information managers and the challenges of the new normal (2023). *Library Philosophy and Practice (e-journal). 7887.*

Bromme, R., Jucks, R., & Rambow, R. (2004). Experten-Laien-Kommunikation im Wissensmanagement. In G. Reinmann & H. Mandl (Hrsg.), *Psychologie des Wissensmanagements* (S. 176–188). Hogrefe.

Cherin, D. A., Simmons, W. J., & Hillary, K. (1998). The transprofessional model: Blending intents in terminal care of AIDS. *Home Health Care Services Quarterly, 17*(1), 31–54.

Collasius, V. (2023). Berufsübergreifende Kooperation in der ambulanten sprachtherapeutischen Praxis: Ergebnisse einer Online-Befragung zu Modellen und Bewertungen der Zusammenarbeit. *Spektrum Patholinguistik, 16,* 201–217.

Field, J., Hervey, T., & Valachovic, R. (2020). ADEA-ADEE Shaping the Future of Dental Education III: From interprofessional education to transprofessional learning: Reflections from dentistry, applied linguistics, and law. *Journal of Dental Education, 84*(1), 05–110.

Fisk, J. R., Lonstein, J. E., & Malas, B. S. (2017). The Atlas of Spinal Orthotics. Exceed Worldwide.

Frenk, J., Chen, L., Bhutta, Z. A., Cohen, J., Crisp, N., Evans, T., Fineberg, H., Garcia, P., Ke, Y., Kelley, P., Kistnasamy, B., Meleis, A., Naylor, D., Pablos-Mendez, A., Reddy, S., Scrimshaw, S., Sepulveda, J., Serwadda, D., & Zurayk, H. (2010). Health professionals for a new century: Transforming education to strengthen health systems in an interdependent world. *Lancet, 376*(9756), 1923–1958.

Goto, R., & Haruta, J. (2020). The process of transprofessional collaboration: How caregivers integrated the perspectives of rehabilitation through working with a physical therapist. *Family medicine and community health, 8*(4), e000378. https://doi.org/10.1136/fmch-2020-000378.

Klotz, S. (2020). Professionalisierung und Handlungsfelder in den Gesundheitsfachberufen. In R. Haring (Hrsg.), *Gesundheitswissenschaften* (S. 803–812). Springer.

Korth, A. (2022). Die Wandler zwischen den Welten. Intrapersonale Biprofessionalität als Transprofessionalität. Eine qualitativ-empirische Studie zur Subjektperspektive auf das berufliche Selbstbild von Professionsträger*innen mit zweifachem Professionsbezug. Juventa.

Larsen, A., Broberger, E., & Petersson, P. (2017). Complex caring needs without simple solutions: The experience of interprofessional collaboration among staff caring for older persons with multimorbidity at home care settings. *Scandinavian journal of caring sciences, 31*(2), 342–350. https://doi.org/10.1111/scs.12352.

Mahler, C., Gutmann, T., Karstens, S., & Joos, S. (2014). Begrifflichkeiten für die Zusammenarbeit in den Gesundheitsberufen – Definition und gängige Praxis. *GMS Z Med Ausbild, 31*(4), 2, Doc40.

Mitzkat, A., Berger, S., Reeves, S., & Mahler, C. (2016). Mehr begriffliche Klarheit im interprofessionellen Feld – ein Plädoyer für eine reflektierte Verwendung von Terminologien im nationalen und internationalen Handlungs- und Forschungsfeld. *GMS Journal for Medical Education, 33*(2), 5.

Morphet, J., Griffiths, D. L., Crawford, K., Williams, A., Jones, T., Berry, B., & Innes, K. (2016). Using transprofessional care in the emergency department to reduce patient admissions: A retrospective audit of medical histories. *Journal of Interprofessional Care, 30*(2), 226–231. https://doi.org/10.3109/13561820.2015.1115394.

Niemi, P. (2016). Moniammatillinen yhteistyö terveydenhuollossa – strategiana huipputiimit ja mielenrauha. Thesis Universität Tampere, Finnland. https://trepo.tuni.fi/bitstream/handle/10024/99207/GRADU-1464969655.pdf?sequence=1&isAllowed=y. Zugegriffen: 20. Okt. 2024.

Ohta, R., Ryu, Y., & Yoshimura, M. (2021). Realist evaluation of interprofessional education in primary care through transprofessional role play: What primary care professionals learn together. *Education for primary care: An official publication of the Association of Course Organisers, National Association of GP Tutors, World Organisation of Family Doctors, 32*(2), 91–99. https://doi.org/10.1080/14739879.2020.1858349.

Poggenburg, S., Rabady, S., Bitschnau-Friedl, A., Dachs, C., Wendler, M., & Glehr, R. (2019). ÖGAM-Positionspapier Interprofessionalität. *Ärzte Krone, 23,* 26–28.

Pogrebnaya, I., & Mikhailova, S. (2024). Environmental education in the formation of transprofessional competencies among future ecologists. *InE3S Web of Conf, 531,* 05016. https://doi.org/10.1051/e3sconf/202453105016.

Schendel, G. (2020). Multiprofessionalität und mehr. Multiprofessionelle Teams in der evangelischen Kirche. SI-Kompakt Nr. 3/2020. Sozialwissenschaftliches Institut der EKD.

Schöler, S. (2016). Akademische Lehrkompetenz. Modellierung, Entwicklung und Messung mit Mixed-Methods.https://openscience.ub.uni-mainz.de/bitstream/20.500.12030/4862/1/100001471.pdf.

Senge, P. M. (1990). The Fifth Discipline. Doubleday Business.

Sörensen, J., Johansson, A., Nordgren, M., Sternudd, C., & M. Persson (2016). Adapting to flood risk in a changing climate through transprofessional cooperation.*VATTEN – Journal of Water Management and Research, 72,* 177–185.

Stichweh, R. (1994). Wissenschaft, Universität, Professionen: Soziologische Analysen, In I. Darmann-Finck & K. H. Sahmel (Hrsg.), *Pädagogik im Gesundheitswesen* (S. 306). Springer Reference Pflege. https://doi.org/10.1007/978-3-662-66832-0.

Suchanek, A. (2021). Kooperation. In L. Heidbrink, A. Lorch, & V. Rauen (Hrsg.), *Handbuch Wirtschaftsphilosophie III: Praktische Wirtschaftsphilosophie* (S. 335–348). Springer VS.

Thylefors, I., Persson, O., & Hellström, D. (2005). Team types, perceived efficiency and team climate in Swedish cross-professional teamwork. *Journal of interprofessional care, 19*(2), 102–114. https://doi.org/10.1080/13561820400024159.

Yurinova, E. A., Byrdina, O. G., & Dolzhenko, S. G. (2022). Transprofessional competences of school teachers in the digital environment: Education employers' perspective. *Education and Information Technologies, 27,* 1841–1863. https://doi.org/10.1007/s10639-021-10687-w.

Weinert, F. E. (Hrsg.). (2001). Leistungsmessungen in Schulen. Beltz.

Welz-Spiegel, C., & Spiegel, F. (2023). Interprofessionelles Management im Gesundheitswesen. Springer Nature.

25. Anforderungen an das Gesundheitsfachpersonal zur Bewältigung von Klimaereignissen

Lena Lorenz und Manfred Fiedler

Zusammenfassung

Der anthropogen verursachte Klimawandel führt mit der dadurch verursachten zunehmenden Zahl schwerwiegender Klimaereignisse zu veränderten Anforderungen in der Akut- und Notfallversorgung, insbesondere aber in der Versorgung chronisch kranker Menschen. Damit in den unterschiedlichen Handlungsfeldern adäquat auf Klimaereignisse und deren Auswirkungen auf die Betroffenen reagiert werden kann, sind besondere klimabezogene Kompetenzen und Kenntnisse bei Gesundheitsfachkräften (z. B. Ärzt:innen; Pflegefachkräften, Hebammen, Therapeut:innen, Sozialarbeiter:innen) von großer Bedeutung. Im deutschsprachigen Raum gibt es erste, aber noch nicht systematisch etablierte Konzepte im Rahmen von Aus-, Weiter- und Fortbildungsmaßnahmen in Form von Modellprojekten und/oder ergänzende Module als Reaktion auf die veränderten Qualifikationsanforderungen. Angesichts der erwartbaren Zunahme in Zahl und Schwere von Klimaereignissen ist es anzustreben, allgemein verpflichtende und kontinuierlich durchgeführte Formate zu etablieren.

L. Lorenz (✉) · M. Fiedler
Department für Humanmedizin und Fakultät für Gesundheit, Universität Witten/Herdecke, Witten, Deutschland
E-Mail: lena.lorenz@uni-wh.de

M. Fiedler
E-Mail: manfred.fiedler@uni-wh.de

1 Anforderungen an die Gesundheitsversorgung durch den Klimawandel

Die Folgen anthropogener Eingriffe in die Ökosphäre können als Klimaereignisse durch singuläre Katastrophen die Akut- und Notfallversorgung belasten und zu veränderten Bedingungen in der Versorgung von Menschen mit akuten und chronischen Erkrankungen führen. Zudem können sich aufgrund der Verlagerung von Klimazonen klimasensitive Erreger und vektorbasierte Infektionskrankheiten ausbreiten. Die Auswirkungen können des Weiteren unter dem zusätzlichen Einfluss von sozialen Determinanten (z. B. sozialen Netzwerken, sozialökonomischer Lage, Wohnbedingungen) mit gesundheitlichen Folgen wie Dehydratation, Atemwegserkrankungen, psychischen Erkrankungen oder Herz-Kreislauf-Erkrankungen einhergehen (Umweltbundesamt, 2019). Im Sinne der Gesundheitsversorgung muss die Vulnerabilität von Menschen erkannt und eingeschätzt werden, um insbesondere in Krisen- oder katastrophalen Zeiten eine angemessene soziale und gesundheitliche Versorgung für Betroffene sicherzustellen (siehe Kap. 17). Menschen mit chronischen Erkrankungen sind auf die Versorgung und Unterstützung von Gesundheitsfachkräften angewiesen. Brechen Leistungen durch oder während Klimaereignissen weg, kann die Gesundheit der auf die Leistung Angewiesenen maßgeblich beeinträchtigt werden.

Gegenstand des Beitrags ist es, ausgehend von den Veränderungen und Herausforderungen der Gesundheitsversorgung durch den menschengemachten Klimawandel, qualifikatorische Anforderungen an die Berufe und Tätigkeitsfelder im Gesundheitswesen zu diskutieren, ob und welche klimabezogenen Qualifikationen bei Gesundheitsfachkräften bereits vorhanden sind und welche Kompetenzen und Qualifikationen zur professionellen Bewältigung der Klimakrise zukünftig benötigt werden.

2 Grundlegende Anforderungen durch den Klimawandel für Gesundheitsfachkräfte

Die Auswirkungen von Klimaveränderungen auf die menschliche Gesundheit, insbesondere chronisch kranke Menschen sowie deren Versorgung macht es notwendig, dass Gesundheitsfachkräfte Kompetenzen bezüglich des Zusammenhangs von Klimawandel, Klimaereignissen und Gesundheit erwerben. Abbildung. 1 zeigt die Beziehung zwischen den Auswirkungen des Klimawandels als grundlegende Rahmenbedingung und den für die Gesundheitsversorgung und die Betroffenen relevanten Sektoren bzw. Systemen, etwa der Versorgung, inklusive der Bereitstellung von Medikal- und pharmazeutischen Produkten, oder dem Katastrophenschutz, sowie im Weiteren den für die Versorgung der Betroffenen wichtigsten Berufsgruppen mit deren relevanten Berufsfeldern bzw. Settings.

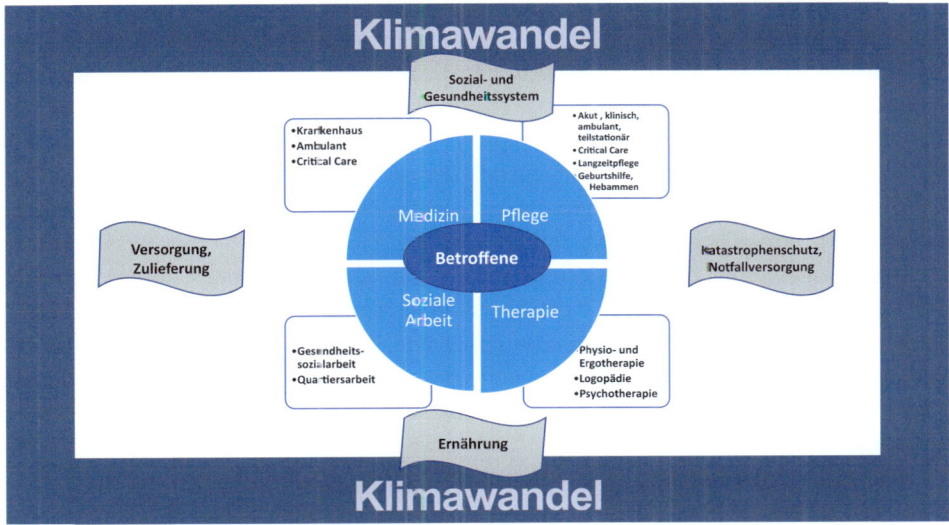

Abb. 1 Betroffene Berufsfelder in der Gesundheitsversorgung bei klimatischen Veränderungen. (Eigene Darstellung)

In der Behandlung von Menschen mit chronischen Erkrankungen haben Ärzt:innen eine zentrale Bedeutung. Sie betreuen diese Personen etwa bei der Pharmakotherapie, bei Multimorbidität auch in Form von Polypharmazie, bei der Anordnung von Heil- und Hilfsmitteln, und sie sind federführend für Diagnose und Feststellung von Krankheitszuständen (Progression, Komplikationen) sowie der Entwicklung von Begleit- und Folgeerkrankungen. Klimaereignisse haben Einfluss auf die Wirksamkeit von Therapien und verändern Krankheitszustände. Beispielsweise kann ein Delir durch Dehydratation während einer Hitzewelle entstehen oder aber auch Folge mentaler oder psychischer Bedingungen durch ein Klimaereignis insbesondere bei Älteren und bei Menschen mit kognitiven Einschränkungen sein (Krebs et al., 2021). Auch kann sich die Wirkung von Medikamenten in Hitzeperioden verändern oder die Pharmakotherapie sich den klimatischen Bedingungen als nicht angemessen zeigen (Eggert & Sulmann, 2024).

Zudem sind die Pflege und das Hebammenwesen von den Herausforderungen des Klimawandels in besonderem Maße betroffen. Sowohl das International Council of Nursing (ICN) (2021) als auch der Deutsche Berufsverband für Pflegeberufe (DBfK) (2020) fokussieren die Gesundheitsfolgen von Extremwetterereignissen auf die Gesundheit vor allem von Älteren und chronisch kranken Menschen und die Bedeutung dessen für die pflegerische Praxis. Hitze und Luftverschmutzung, etwa durch Wildbrände, belasten die Schwangere und den Fetus und führen zu einer erhöhten Zahl von Frühgeburten (Yüzen et al., 2023).

Die psychische Gesundheit wird durch den Klimawandel in unterschiedlichem Maße beeinträchtigt, etwa in Form von Angstzuständen oder als Folge von erlebten katastrophalen Klimaereignissen in Form von posttraumatischen Belastungsstörungen. Demzufolge sind auch ärztliche und psychologische Psychotherapeut:innen in der Praxis durch den Klimawandel gefordert. Da sozialökologische Faktoren ein wichtiger Aspekt für Klimavulnerabilität sind, ist die (Gesundheits-)Sozialarbeit sowohl beim sozial gerechten Klimaschutz als auch bei der Klimaanpassung und Vorbereitung auf Klimaereignisse nicht zuletzt in der Arbeit im Quartier gefordert (Opielka, 2023).

Klimaereignisse haben häufig den Charakter von Naturkatastrophen, wodurch sowohl der Rettungsdienst als auch die Notfallversorgung und die Intensivmedizin im besonderen Maße betroffen sind. Bedeutung erhält für Klimaereignisse die Sicherheit der Versorgungssysteme. Im Gesundheitswesen betroffen sind vor allem die Apotheken. Diese können etwa auch bei Pharmakotherapien in Hitzeperioden Betroffene beratend unterstützen.

In Deutschland ist bislang keine flächendeckende Implementierung zum Thema Klimawandel, Nachhaltigkeit und Gesundheit in Rahmenlehrplänen oder in akademischen Curricula von Therapie-, Gesundheits- und Pflegefachberufen sowie in der medizinischen Ausbildung erkennbar (Matthies-Wiesler et al., 2021).

Das Fachgebiet der Umweltmedizin befasst sich zwar mit Krankheiten, die durch Umwelteinflüsse entstehen oder mitbeeinflusst sind. Der Terminus *Umwelt* kann die natürliche, soziale, kulturelle und wirtschaftliche Umwelt einschließen. Vorrangig werden in der deutschsprachigen Praxis die anthropogenen Einflüsse bedingt durch biologische, physikalische und chemische Faktoren auf die gesundheitlichen Wirkungsweisen der Menschen fokussiert. Die Umweltmedizin findet sich aber weder im klinischen Kontext noch in der ambulanten ärztlichen Versorgung als eigenständiges Fachgebiet, sondern wird als zusätzliche Weiterbildung ergänzend zu einer klinischen/praktischen Fachrichtung erworben. Ärzt:innen wiederum mit der Fachgebietsbezeichnung in der Hygiene- und Umweltmedizin sind in der Regel im öffentlichen Gesundheitsdienst oder in der Koordinierung und Beratung klinischer Einrichtungen vor allem für klinische Hygiene und den Umgang mit Umweltschadstoffen tätig (Hanke, 2024).

Es ist von Bedeutung, dass die Umweltmedizin unter Bezug auf Konzepte wie Planetary (siehe Kap. 19) und One Health (siehe Kap. 21) globale klimabedingte Faktoren bei bisher vor allem lokalen Betrachtungen in Hinsicht auf die personale, aber auch im Weiteren auf lokale, nationale und globale Auswirkungen einbezieht, um daraus praktische Schlussfolgerungen, etwa bei der Abwägung des Einsatzes von klimabelastenden Produkten, wie Einmalartikel, im klinischen Kontext zu ziehen (Zschachlitz et al., 2023).

Bei der Ausbildung der Mediziner:innen im Allgemeinen wurde das Teilgebiet *planetare Gesundheit* immerhin bereits im freiwilligen Teil des Nationalen Kompetenzbasierten Lernzielkatalogs Medizin integriert, allerdings wurden im verpflichtenden Teil der aktuell gültigen Fassung nur Anwendungsbeispiele verankert (Matthies-Wiesler et al., 2021).

Klimaereignisse als Katastrophen betreffen das Gebiet der Katastrophenmedizin/ Disaster Medicine, die sich fachlich auf die Notfallmedizin als medizinische Fachrichtung und das Katastrophenmanagement als berufsgruppenübergreifendes Konzept bezieht. Vor allem Notfallärzt:innen und sonstige Berufe des Rettungsdienstes und der Intensivmedizin spezialisieren sich auf die Versorgungsanforderungen durch Katastrophen und arbeiten in einem darauf ausgerichteten Team (Ciottone, 2024).

Die Pflege stellt die zahlenmäßig größte Berufsgruppe bei der Versorgung während Katastrophen. Das Konzept des *Disaster Nursing,* als die pflegerische Tätigkeit im Rahmen der Bewältigung von Katastrophen, zielt auf die Anpassung professioneller Pflegefähigkeiten zur Erkennung von pflegerischen, körperlichen und emotionalen Bedürfnissen, die sich aus einer Katastrophe ergeben. Das übergeordnete Ziel des Disaster Nursing ist es, das bestmögliche gesundheitliche Wohlergehen für Menschen und Gemeinschaften, die von einer Katastrophe betroffen sind, zu erreichen (Santamaria, 1995). Im Rahmen des Disaster Nursing ist die systemische und flexible Nutzung von Wissen und Fertigkeiten notwendig, um gesundheitliche Gefahren zu minimieren und im Sinne von Katastrophen mit anderen Fachbereichen zusammenzuarbeiten (Japan Society of Disaster Nursing, 2004). Nach der International Nursing Coalition for Mass Casualty Eduaction (2003) ist es ein Muss, das jede Pflegekraft über Kenntnisse und Fähigkeiten verfügt, die notwendig sind, um in akuten Notfällen und Krisen handeln zu können. In Deutschland ist Disaster Nursing eher ein Randthema und bekommt noch wenig Aufmerksamkeit (Ewers & Lehrmann, 2021). Nach Krüger et al. sind Pflegefachkräfte in Deutschland auf außergewöhnliche Ereignisse aufgrund ihrer Rahmenbedingungen und Routine nicht vorbereitet. Demzufolge sollten sie auch langfristige Krisen und Katastrophen vor zunehmende Herausforderungen stellen (Krüger et al., 2021). Vernetzungsstrategien sind insbesondere im ambulanten Setting nur bedingt vorhanden, z. B. mit Rettungsdiensten und Notfalleinrichtungen (Oschmiansky & Händlmeyer, 2019).

Entlang dem konzeptuellen Verständnis des Disaster Management hat das International Council of Nurses (2019) acht Kernkompetenzen des Disaster Nursing definiert, die als curriculare Grundlagen für die Aus-, Fort- und Weiterbildung dienen sollen:

- Vorbereitung und Planung für Abläufe und Maßnahmen, die während eines Ereignisses ergriffen werden sollen,
- Kommunikation als Formen der Vermittlung und Weitergabe von Informationen (Warnungen, Maßnahmen, Entscheidungen) während eines Ereignisses,
- Systeme und Strukturen zur Bewältigung von Zwischenfällen, z. B. nationale Organisation des Katastrophenmanagements,
- Schutz und Sicherheit; Verständnis von sicheren Maßnahmen, die die eigene und den Schutz der Bevölkerung während eines katastrophalen Ereignisses bewahren bzw. Gefährdungen mindern oder ausschließen,

- Einschätzungsverfahren, im Sinne von Warnungen vor einem Ereignis, aber vor allem die Einschätzungen (Triagieren) des Zustands von Betroffenen, Familien usw. während und im Fortgang eines Ereignisses,
- Interventionen während eines Ereignisses gegenüber und mit den Betroffen (Aktivierung),
- Recovery – Verständnis der funktionalen Aufrechterhaltung und Wiederherstellung von Strukturen und Personen während eines Ereignisses und vor allem in der Nachereignisphase,
- rechtliche und ethische Rahmenbedingungen kennen und anwenden.

Das ICN unterscheidet dabei zwischen Anforderungen an grundständig qualifizierte Fachpflegekräfte und Specialized oder Advanced Practice Nurses (APN), also Masterqualifizierte Pflegefachkräfte mit erweiterten pflegefachlichen Kompetenzen.

Es wird deutlich, dass es Ansätze wie das Konzept des Disaster Nursing oder auch der Katastrophenmedizin gibt, die angesichts der Zunahme von katastrophalen Klimaereignissen an Bedeutung gewinnen. Allerdings beziehen sie sich zunächst auf Auswirkungen des Klimawandels als Naturkatastrophen. In jüngerer Zeit wird das Verständnis erweitert auf ein Verständnis des Klimawandels, das Klimaereignisse mit seinen langfristigen Auswirkungen als Anforderungen an die Gesundheitsberufe betrachtet.

3 Perspektiven der Integration in Aus-, Weiter- und Fortbildung den Gesundheitsberufen

Angesichts der Folgen des menschengemachten Klimawandels und der berufspraktischen Auswirkungen auf die Gesundheitsfachkräfte stellt sich die Frage, wie diese darauf qualifikatorisch vorbereitet werden können. Im Folgenden sollen Aspekte zur Integration in die Aus-, Weiter- und Fortbildung aufgezeigt werden.

3.1 Ausbildung

Im Bereich der Ausbildungsformate wird deutlich, dass zwar Modellprojekte oder thematische Inhalte in Lehrveranstaltungen bei Gesundheitsfachberufen thematisiert werden, allerdings sind diese nicht flächendeckend ausgerichtet. Die Sensibilisierung und auch die Integrationen der Themen Klima, Vulnerabilität und Gesundheit ist stark von einzelnen Initiativen Lehrender und Lehrinstitutionen sowie Modellprojekten geprägt.

Neben dem Bewusstsein und den Kenntnissen über gesundheitsbedingte Auswirkungen, dem Verständnis für Determinanten von Klimaveränderungen und Klimavulnerabilität sowie Preparedness und Risikowahrnehmung in der Praxis (Richards et al., 2023) sollten in der Ausbildung von Gesundheitsfachberufen digitale Lehr-Lern-Formate, wie

Telenursing oder virtuelle Simulationen, verstärkt eingesetzt werden, damit die Personen realitätsnah an die kommenden Situationen herangeführt werden (Gowing et al., 2017). Zudem ist schon während der Ausbildung die Zusammenarbeit mit klinischen und kommunalen Partnerschaften anzuregen, um etwa Notfallpläne gemeinsam zu entwickeln und akademische Programme bei Notlagen zu gewährleisten (Schmitz et al., 2024). Das Bundesinstitut für Berufsbildung (2024) fördert aktuell ein Praxisprojekt, in dem angesichts der Zunahmen klimabedingter Katastrophen curriculare Grundsätze für die Integration des Disaster Managements in die Pflegeausbildung erarbeitet werden sollen. Die Hochschule Bielefeld (2023) hat im Rahmen eines Projektes die gesundheitlichen Auswirkungen des Klimawandels, den Umgang damit im Pflegealltag, klimasensibles Handeln und das Rollenverständnis in der Pflege in das Bachelorstudium integriert. Auch wenn es noch schwierig ist, Best-Practice-Beispiele zu integrieren, wird das Projekt als vorbildlich betrachtet, Inhalte des Planetary Health in die akademische und nichtakademische Pflegeausbildung zu integrieren.

Über die Primärqualifikation hinaus ist zu diskutieren, ob additive spezialisierte Qualifikationen sinnvoll sind. Das ICN (2019) weist APN-ergänzende Kompetenzen zu. Da der Klimawandel absehbar ein permanenter Stressor vor allem für Ältere und chronisch kranke Menschen ist, verändert sich die Aufgabe und Rolle von APN, im Sinne der Beratung, Orientierung von Pflegefachkräften, aber auch als Ansprechperson für Betroffene und deren Angehörige in Fragen der Auswirkungen des Klimawandels. Ein Modell könnte eine spezielle Qualifikation im Sinne einer APN Climate Health Emergency Care sein, aber auch die Integration in Masterstudiengänge, etwa zu Critical oder Intensive Care, oder bei Kompetenzentwicklung einer APN im Feld Family und Community Care.

3.2 Weiterbildung

In Weiter- und Fortbildungsmaßnahmen von Gesundheitsfachberufen und medizinischen Berufen ist es das Ziel, die berufstätigen Personen über die veränderten klimatischen Bedingungen und die Anpassungsmöglichkeiten bei den gesundheitlichen Auswirkungen zu informieren, Wissen zu vermitteln und zu sensibilisieren (Mücke et al., 2013).

Speziell in der ärztlichen Weiterbildung müssen Ärzt:innen dazu befähigt werden, durch den Klimawandel bedingte oder beeinflusste Erkrankungen zu erkennen und auch differenzialdiagnostisch in Hinsicht auf therapeutische angemessene Maßnahmen einzuordnen (Mücke et al., 2013). 2021 wurde auf dem Deutschen Ärztetag beschlossen, einen eigenständigen Weiterbildungsinhalt *Auswirkungen des Klimawandels auf die Gesundheit* in die Musterweiterbildungsordnung vor allem mit Bezug auf die Entwicklung von kognitiven Kompetenzen und Methodenkompetenz aufzunehmen (Bundesärztekammer, 2021).

Auch wenn etwa mit Fokus auf planetare Gesundheit in den Gesundheitsfachberufen Weiterbildungsangebote angemahnt werden (Wabnitz et al., 2021), bleibt unklar, in welcher Form dies geschehen soll. Angesichts der Bedeutung der Klimakrise könnte etwa auch eine Fachweiterbildung zur Climate (prepared) Nurse diskutiert werden, um in Notfallsituationen besondere Fähigkeiten und Kenntnisse zur Koordination und zu weiteren Auswirkungen zu besitzen (Nicholas et al., 2020; Nikendei et al., 2020).

Im Rahmen der Entwicklung von professionsbezogener Weiterbildung wird deutlich, dass erste Ansätze diskutiert und erprobt werden, deren allgemeine Implementierung aber noch nicht erfolgt ist. Zukünftig erscheint es notwendig, sich neben Angeboten im Zusammenhang mit einem auf Klimaereignisse bezogenen Disaster Management Weiterbildungskonzepte im Hinblick auf die permanenten Auswirkungen des Klimawandels insbesondere bei klimavulnerablen Personen und Personengruppen, etwa Menschen mit chronischen Erkrankungen, für den praxisrelevanten Alltag zu entwickeln.

3.3 Fortbildung

Fortbildungsmaßnahmen dienen der Aktualisierung, Erweiterung sowie dem Erhalt der durch Aus- oder Weiterbildung erworbenen Qualifikationen. Sie können also gezielt dazu genutzt werden, für die praktische Tätigkeit unterstützende Kompetenzen und Kenntnisse zu vermitteln.

Mediziner:innen können über Angebote im Rahmen der verpflichtenden Fortbildung erreicht werden (Wabnitz et al., 2021), etwa mit Inhalten zur Planetaren Gesundheit. So hat die Bundesärztekammer (2022) ein Rahmencurriculum für die Durchführung einer Fortbildung *Klimawandel und Gesundheit* entwickelt, auf deren Grundlage Landesärztekammern Fortbildungsmaßnahmen entwickeln, wie etwa die Ärztekammer Nordrhein (2025) zur Umweltmedizin. Die Fortbildung zur klimasensiblen Gesundheitsberatung richtet sich vor allem an Hausärzt:innen, die dadurch insbesondere befähigt werden sollen, angemessene Entscheidungen mit Bezug auf klimabedingte Herausforderungen zu treffen und Betroffene hinsichtlich klimabedingter Herausforderung beratend zu unterstützen (Herrmann et al., 2023).

Sinnvoll erscheint es, Fachkräfte im Pflegedienst und in der Quartiersarbeit (z. B. Sozialarbeiter:innen) in den Auswirkungen des Klimawandels zu schulen, da diese die Betreuung im ambulanten Sektor übernehmen.

Für Pflegekräfte sollen kontinuierlich regelmäßig Fortbildungsmaßnahmen zur klimabezogenen Kompetenzentwicklung durchgeführt werden, damit eine kritische und reflexive Entscheidungskompetenz im Umgang mit Katastrophen und den veränderten klimatischen Bedingungen entwickelt werden können (Said & Chiang, 2020). Auf der Grundlage von klimatischen Veränderungen ist es wichtig, dass Pflegefachkräfte grundlegende Kompetenzen im Bereich der Notfall-, Krisen- und Katastrophenpflege erwerben.

Das Grundniveau sollte durch Auffrischungskurse, manifestierte Teilnahmen an Fortbildungen und praktischen Übungen aktualisiert resp. etabliert werden (International Council of Nurses (ICN), 2019). Pflegemanager:innen sollen vertiefende Fortbildungen zu Kompetenzen im Management von Krisen erhalten (Sachverständigenrat zur Begutachtung der Entwicklung im Gesundheitswesen, 2023). Angesichts vor allem der Zunahmen von Hitzeperioden ist es notwendig, dass im häuslich-ambulanten Setting betreuende Pflegefachkräfte gegenüber Pflegebedürftigen Präventions-, Sensibilisierung- und Aufklärungsarbeit leisten können und zudem befähigt werden, Symptome zu erkennen und kompetente Entscheidungen zu fällen. Die Instrumente gehen mit Schulungen der Mitarbeitenden, Beratungen von Pflegebedürftigen, Identifizierung der Unterstützung als auch der Anpassungen von Hitzeschutzangeboten bei dem Klientel als auch beim Personal einher. Das Projekt *Hitze in der ambulanten Pflege begegnen – Schulung für medizinische Fachangestellte & Pflegepersonen* vom Umweltbundesamt (2016) fokussiert die Verringerung von hitzebedingter Morbidität und Mortalität.

Die Bundesapothekenkammer (2023) hat ein neues Fortbildungscurriculum *Klima, Umwelt und Gesundheit* für das Fachpersonal entwickelt. Dabei werden in drei Modulen u. a. folgende Wissensbezüge vermittelt: Einfluss des Klimawandels auf die Gesundheit, Nachhaltigkeit in der Apotheke und die Zusammenhänge zwischen der Umwelt und Arzneimitteln.

Im Rahmen der beruflichen Fortbildung sind regelmäßige Angebote zur Qualifikation für Ärzt:innen, Psycholog:innen, Therapeut:innen und Pflegeberufe sinnvoll, die teilweise mandatorisch sein können, um Kenntnisse und notwendige Kompetenzen zur Bewältigung der professionellen Anforderungen durch den Klimawandel und Gesundheit zu vermitteln und Gesundheitsfachkräfte dadurch für die Praxis zu sensibilisieren.

Literatur

Ärztekammer Nordrhein. (2025). 12. Gebiet Hygiene und Umweltmedizin. https://www.aekno.de/aerzte/weiterbildung/weiterbildungsordnung-2014/weiterbildung-abschnitt-b-gebiete-facharzt-und-schwerpunktkompetenzen/12-gebiet-hygiene-und-umweltmedizin. Zugegriffen: 21. März 2025.

Bundesapothekerkammer. (2023). Modulare Fortbildung „Klima, Umwelt und Gesundheit". Version 1.0 vom 28. November 2023. Verabschiedet durch die Mitgliederversammlung der Bundesapothekerkammer. https://www.abda.de/fileadmin/user_upload/assets/Fortbildung/Zertifikatfortbildungen__open_/Curr_Klima_Umwelt_Gesundheit_23_11_28.pdf. Zugegriffen: 21. März 2025.

Bundesärztekammer. (2022). BÄK-Curriculum Klimawandel und Gesundheit. https://www.bundesaerztekammer.de/fileadmin/user_upload/BAEK/Themen/Aus-Fort-Weiterbildung/Fortbildung/BAEK-Curricula/BAEK-Curriculum_Klimawandel_und_Gesundheit.pdf.

Bundesärztekammer. (2021). 124. Deutscher Ärztetag. Beschlussprotokoll. https://www.bundesaerztekammer.de/fileadmin/user_upload/BAEK/Aerztetag/124.DAET/pdf/Beschlussprotokoll_124_Daet_2021_Stand-06 05.2021_mit_numerischen_Lesezeichen.pdf.

Bundesinstitut für Berufsbildung. (2024). Modul Disaster Nursing in der Ausbildung – Pflegeresilienz durch Krisenkompetenz (MODINA). https://www.bibb.de/de/200888.php. Zugegriffen: 21. März 2025.

Ciottone, G. R. (2024). Introduction to Disaster Medicine. In G. R. Ciotonne (Hrsg.), *Ciotonne's Disaster Medicine* (S. 4). Elsevier.

Deutscher Berufsverband für Pflegeberufe – DBfK Bundesverband e.V. (2020). Pflege im Umgang mit dem Klimawandel. Informationen und Tipps für Pflegende zum Umgang mit Auswirkungen der Wetterextreme.

Eggert, S., & Sulmann, D. (2024). Hitzeschutz in der ambulanten Pflege. ZQP diskurs, Ausgabe 2024, 04–09. https://www.zqp.de/produkt/diskurs-2024/.

Ewers, M., & Lehmann, Y. (2021). Krisen, Notfälle und Katastrophen in der häuslichen und gemeindebasierten Pflege. Literatursynthese & Bibliografie. Working Paper No. 21–02 der Uni Gesundheitswissenschaften und Didaktik. Charité – Universitätsmedizin Berlin.

Gowing, J. R., Walker, K. N., Elmer, S. L., & Cummings, E. A. (2017). Disaster Preparedness among Health Professionals and Support Staff: What is Effective? An Integrative Literature Review. *Prehospital and disaster medicine, 32*(3), 321–328. https://doi.org/10.1017/S1049023X1700019X.

Hanke, S. (2024), Facharzt-Weiterbildung Hygiene und Umweltmedizin: Dauer, Inhalte, Perspektiven. https://aerztestellen.aerzteblatt.de/de/redaktion/facharzt-weiterbildung/facharzt-weiterbildung-hygiene-und-umweltmedizin. Zugegriffen: 24. Apr. 2025.

Herrmann, A., Mews, C., Hansen, H., Lenzer, B., Schwienhorst-Stich, E.-M., & Quitmann, C. (2023). *Klimasensible Gesundheitsberatung. Z Allg Med, 99,* 426–436. https://doi.org/10.1007/s44266-023-00139-8.

Hochschule Bielefeld. (2023). Im Projekt „Planetary Health and Nursing" wurden Lehrinhalte rund um das Thema „Klimawandel und Pflege" entwickelt. https://www.hsbi.de/presse/pressemitteilungen/auswirkungen-des-klimawandels-in-der-pflege. Zugegriffen: 21. März 2025.

International Council of Nurses (ICN). (2021). Der ICN-Ethikkodex für Pflegefachpersonen. https://deutscher-pflegerat.de/wp-content/uploads/2021/11/ICN_Ethikkodex_2021.pdf.

International Council of Nurses (ICN). (2019). Core Competencies in Disaster nursing Version 2.0. https://www.icn.ch/sites/default/files/inline-files/ICN_Disaster-Comp-Report_WEB.pdf.

International Nursing Coalition for Mass Casualty Education. (2003). Educational competencies for registered nurses responding to mass casualty incidents. https://www.aacnnursing.org/Portals/0/PDFs/Teaching-Resources/INCMCECompetencies.pdf.

Japan Society of Disaster Nursing. (2004). About the Japan Society of Disaster Nursing. http://www.jsdn.gr.jp/eng_header. Zugegriffen: 24. März 2025.

Krebs, S., Lietz, A. L., & Hasseler, M. (2021). Notwendige Anpassungen in Einrichtungen der Gesundheitsversorgung aufgrund hitzebedingter Dehydrationsrisiken. In C. Günster, J. Klauber, B.-P. Robra, C. Schmuker, & A. Schneider (Hrsg.), *Versorgungs-Report: Klima und Gesundheit* (S. 191–203). Medizinisch Wissenschaftliche Verlagsgesellschaft. https://doi.org/10.32745/9783954666270-14.

Krüger, M., Ewers, M., & Oschmiansky, H. (2021). Perspektiven auf die Aufrechterhaltung der ambulanten Pflegeinfrastruktur in Krisen und Katastrophenfällen. Theoretische Beiträge aus dem Katastrophenschutz, den Sicherheitsstudien und der Pflegewissenschaft, AUPIK Working Paper 1. In IZEW (Hrsg.), *Materialien zur Ethik in den Wissenschaften* (Bd. 18).

Matthies-Wiesler, F., Herrmann, M., Schulz, C., Gepp, S., Jung, L., Schneider, A., & Breitner-Busch, S. (2021). The Lancet Countdown on Health and Climate Change. Policy Brief für Deutschland. https://www.klimawandel-gesundheit.de/wp-content/uploads/2021/10/20211020_Lancet-Countdown-Policy-Germany-2021_Document_v2.pdf.

Mücke, H.-G., Straff, W., Faber, M., Haftenberger, M., Laußmann, D., Scheidt-Nave, C., & Stark, K. (2013). Klimawandel und Gesundheit. Allgemeiner Rahmen zu Handlungsempfehlungen für Behörden und weitere Akteure in Deutschland.

Nicholas, P. K., Breakey, S., & Blank, P. (2020). Roles of Nurse Practitioners: Health Consequences of Climate Change in Vulnerable Older Adults. *The Journal for Nurse Practitioners, 16*(6), 433–437. https://doi.org/10.1016/j.nurpra.2020.03.011.

Nikendei, C., Bugaj, T. J., Nikendei, F., Kühl, S. J., & Kühl, M. (2020). Klimawandel: Ursachen, Folgen, Lösungsansätze und Implikationen für das Gesundheitswesen [Climate change: Causes, consequences, solutions and public health care implications]. *Zeitschrift für Evidenz, Fortbildung und Qualität im Gesundheitswesen, 156,* 59–67. https://doi.org/10.1016/j.zefq.2020.07.008.

Opielka, M. (2023). *Soziales Klima: Der Konflikt um die Nachhaltigkeit des Sozialen* (1. Aufl.). Beltz Juventa. https://content-select.com/de/portal/media/view/63bd9a68-a9bc-4905-ad2f-4609ac1b0004.

Oschmiansky, H., & Händlmeyer, A. (2019). 8. Menschen mit Pflege- und Hilfsbedarf in Krisen, Großschadenslagen und Katastrophen: Erfahrungen und Erkenntnisse von Hilfsorganisationen. In M. Krüger & M. Max (Hrsg.), *Resilienz im Katastrophenfall: Konzepte zur Stärkung von Pflege- und Hilfsbedürftigen im Bevölkerungsschutz* (S. 157–180). Transcript https://doi.org/10.1515/9783839444887-012.

Richards, C., Holmes, M., Nash, R., & Ward, A. (2023). Nursing in the Anthropocene – translating disaster nursing experience into climate crisis nurse education. *Teaching and Learning in Nursing, 18*(3), e113–e121. https://doi.org/10.1016/j.teln.2023.03.017.

Sachverständigenrat zur Begutachtung der Entwicklung im Gesundheitswesen. (2023). Resilienz im Gesundheitswesen. Wege zur Bewältigung künftiger Krisen: Gutachten 2023. Medizinisch Wissenschaftliche Verlagsgesellschaft.

Said, N. B., & Chiang, V. C. L. (2020). The knowledge, skill competencies, and psychological preparedness of nurses for disasters: A systematic review. *International emergency nursing, 48,* 100806. https://doi.org/10.1016/j.ienj.2019.100806.

Santamaria, B. (1995). Nursing in Disaster. In C. M. Smith & F. A. Maurer (Hrsg.), *Community Health Nursing: Theory and Practice* (S. 383–400). Saunders.

Schmitz, D., Fiedler, M., & Ortloff, J.-H. (2024). Lehrkonzept für die Pflege zu Vulnerabilität und Klima. *Pflege & Gesellschaft, 4,* 342–356. https://doi.org/10.3262/PUG2404342.

Umweltbundesamt. (2019). Monitoringbericht 2019 zur Deutschen Anpassungsstrategie an den Klimawandel. Bericht der interministeriellen Arbeitsgruppe Anpassungsstrategie der Bundesregierung. https://www.umweltbundesamt.de/sites/default/files/medien/1410/publikationen/das_monitoringbericht_2019_barrierefrei.pdf.

Umweltbundesamt. (2016). Hitze in der ambulanten Pflege begegnen – Schulung für medizinische Fachangestellte & Pflegepersonen. https://www.umweltbundesamt.de/themen/klima-energie/klimafolgen-anpassung/werkzeuge-der-anpassung/tatenbank/hitze-in-der-ambulanten-pflege-begegnen-schulung. Zugegriffen: 21. März 2025.

Yüzen, D., Graf, I., Tallarek, A. C., Hollwitz, B., Wiessner, C., Schleussner, E., Stammer, D., Padula, A., Hecher, K., Arck, P. C., & Diemert, A. (2023). Increased late preterm birth risk and altered uterine blood flow upon exposure to heat stress. *eBioMedicine, 93,* 104651. https://doi.org/10.1016/j.ebiom.2023.104651.

Wabnitz, K., Galle, S., Hegge, L., Masztalerz, O., Schwienhorst-Stich, E. M., & Eichinger, M. (2021). Planetare Gesundheit – transformative Lehr- und Lernformate zur Klima- und Nachhaltigkeitskrise für Gesundheitsberufe. *Bundesgesundheitsblatt, Gesundheitsforschung, Gesundheitsschutz, 64*(3), 378–383. https://doi.org/10.1007/s00103-021-03289-x.

Zschachlitz, T., Kümpfel, R., Niemann, H., & Straff, W. (2023). Die Bedeutung der Konzepte One Health und Planetary Health für die Umweltmedizin im 21. Jahrhundert [The implications of the concepts One Health and Planetary Health for the environmental medicine of the 21st century]. Bundesgesundheitsblatt, Gesundheitsforschung, Gesundheitsschutz, 66(6), 669–676. https://doi.org/10.1007/s00103-023-03711-6.

Teil VI
Gesundheitsbezogene Infrastruktur

Gesundheitsbezogene Infrastrukturen

26

Jan-Hendrik Ortloff

Zusammenfassung

Die kritische Infrastruktur Gesundheit wird entsprechend der KRITIS-Sektorendefinition beschrieben und bezieht sich inhaltlich auf Labore, Arzneimittel und Impfstoffe sowie die medizinische Versorgung. Für eine adäquate Versorgung von vulnerablen Personen wie Menschen mit chronischen Erkrankungen sind jedoch diverse und permanente Dienstleistungen erforderlich. Interdependenzen von kritischen Infrastrukturen können eine Fragilität erzeugen, welche die Stabilität der Daseinsvorsorge gefährden und Schadensereignisse erschweren können. Ein interprofessionelles Risiko- und Krisenmanagement, das sich an die dynamischen Bedarfe vulnerabler Personen anpasst, kann die soziale Resilienz auf allen gesellschaftlichen Ebenen fördern und dieser Fragilität entgegenwirken. Das vorliegende Kapitel veranschaulicht dazu, wie vorhandene Strategien adaptiert werden können, um die kritische Infrastruktur Gesundheit an neue gesellschaftliche Anforderungen und klimabedingte Schadenereignisse anzupassen.

1 Chronische Erkrankungen und Infrastrukturen

Menschen mit chronischen und multimorbiden Erkrankungen sind auf verschiedene Fachkräfte, Güter und Infrastrukturen angewiesen und bilden daher eine vulnerable Gruppe im Versorgungsnetzwerk. Ihre erhöhte Vulnerabilität resultiert nicht nur aus

---

J.-H. Ortloff (✉)
Department für Humanmedizin und Fakultät für Gesundheit, Universität Witten/Herdecke, Witten, Deutschland
E-Mail: jan-hendrik.ortloff@uni-wh.de

den Krankheitsbildern, sondern auch aus der Fragilität der Infrastrukturen und deren Interdependenzen. Erste Strukturen zur Krisenbewältigung sind zwar vorhanden, jedoch noch unzureichend auf gesellschaftliche und klimatische Veränderungen ausgerichtet. Zur Optimierung der sektorenübergreifenden Versorgung von Menschen mit chronischen Erkrankungen wurden beispielsweise strukturierte Behandlungsprogramme (Disease-Management-Programme) in die gesetzliche Krankenversicherung eingeführt, welche die Kernpunkte: evidenzbasierte Medizin; Definition von Schnittstellen; Schulungsangebote für Betroffene sowie eine ärztliche, strukturierte Dokumentation beinhalten (Gibis, 2022). Disease-Management-Programme können an die Bevölkerungsstruktur in kommunalen Quartieren angepasst werden, um z. B. soziale, regionale und klimabedingte Vulnerabilitäten zu berücksichtigen. Bisher wurden diese Programme jedoch nur für ausgewählte Krankheitsbilder entwickelt, fokussieren sich nicht auf klimabedingte Vulnerabilitäten und berücksichtigen nur begrenzt ein multiprofessionelles Praxisfeld, da die Versorgung über ärztliche Verordnungen geregelt ist. Dadurch treffen Disease-Management-Programme auf ein hierarchisches Gesundheitssystem mit fragilen, teils überlasteten Infrastrukturen.

Die Verfügbarkeit von Waren und die Erreichbarkeit von Fachkräften ist für die individuelle Lebenssituation oftmals von zentraler Bedeutung. Eine gesundheitsbezogene Infrastruktur gilt für Deutschland im Allgemeinen als qualitativ hochwertig, gleichmäßig verteilt und gut erreichbar (Kriwy et al., 2020). Gleichwohl schüren Erfahrungen mit dem Fachkräftemangel, Streiks oder Engpässen in der Medikamentenversorgung die Unzufriedenheit mit dem Gesundheitssystem (Werner, 2024). Zudem können Extremwetterereignisse und Klimaveränderungen, Pandemien oder Cyberkriminalität etc. Risiken für die Infrastrukturen darstellen. Vor dem Hintergrund des Postulats einer Gleichwertigkeit von Lebensverhältnissen in allen Regionen Deutschlands (Bundesministerium des Innern, für Bau und Heimat, 2019) wird daher betrachtet, inwiefern eine kritische Infrastruktur für den Gesundheitssektor („health-related infrastructure") den Bedürfnissen von Menschen mit chronischen und multimorbiden Krankheitsbildern entspricht.

2   Die Relevanz gesellschaftlicher Infrastrukturen

Moderne Gesellschaften sind einerseits von intakten Infrastrukturen geprägt und andererseits auf deren koordinierte Zusammenarbeit angewiesen. Ereignisse der Vergangenheit haben gezeigt, dass Infrastrukturen empfindlich auf Störungen durch technisches Versagen, Kriege, Kriminalität oder Naturereignisse reagieren, was schwerwiegende soziale und ökonomische Folgen haben kann. Störungen wie der Ausfall staatlicher Dienstleistungen, Engpässe in der Lebensmittelversorgung oder Unterbrechungen der Energieversorgung können u. a. durch einen Fachkräftemangel entstehen. Daher ist es wichtig, Ursachen und Risiken für Störungen frühzeitig zu identifizieren und sich auf Krisensituationen vorzubereiten. Temporäre Krisensituationen können auch durch langanhaltende Klimaveränderungen, Extremwetterereignisse und eine hohe Zahl vulnerabler Personen verschärft werden. Zudem verändert sich die Verwundbarkeit von Infrastrukturen, da diese zunehmend miteinander verknüpft sind, wodurch Störungen in einer Infrastruktur auch andere Sektoren betreffen können. Aus diesem Grund werden manche Infrastrukturen als kritische Infrastrukturen definiert. Die Nationale Strategie zum Schutz kritischer Infrastrukturen zielt darauf ab, die Auswirkungen extremer Ereignisse zu minimieren und den Umgang mit Krisen zu verbessern (Bundesministerium des Innern, 2009).

Eine besondere Eigenschaft kritischer Infrastrukturen sind Interdependenzen, also gegenseitige Abhängigkeiten, die durch brancheninterne sowie branchenübergreifende Vernetzungen entstehen können. Durch die brancheninterne Vernetzung werden Infrastrukturdienstleistungen über physische, virtuelle oder logische Netzwerke bereitgestellt. Die dabei entstehenden Verknüpfungen können durch etwaige Beeinträchtigungen eigene Schwachstellen darstellen, die wiederum zu regionalen, überregionalen, landesweiten oder globalen Ausfällen führen können. Durch die branchenübergreifenden Verknüpfungen sind kritische Infrastrukturen noch komplexer und abhängiger voneinander (Bundesministerium des Innern, 2011). Beispielsweise kann sich ein Schadensereignis, das ursprünglich die öffentliche Wasserversorgung betrifft (branchenintern), auf das Gesundheitswesen (branchenextern) auswirken, da Leitungswasser im Krankenhaus für unterschiedliche Zwecke wie der Reinigung von Flächen und Materialien, zur Pflege, zur Wundversorgung und zum Trinken/Zähneputzen verwendet wird. Wenn die Wasserqualität durch das Schadensereignis nicht mehr sichergestellt ist, kann dies folglich auch Auswirkungen für die gesundheitliche Versorgung in einem Krankenhaus haben.

Mit dem Gesetz zur Stärkung der Sicherheit in der Informationstechnik wurde der Grundstein für das aktuell geltende Gesetz, das sogenannte BSI-Gesetz (Gesetz über das Bundesamt für Sicherheit in der Informationstechnik) gelegt (Bundesamt für Justiz, 2009). Im Jahr 2011 haben sich der Bund und die Länder darauf aufbauend auf eine Einteilung der kritischen Infrastrukturen in unterschiedliche Sektoren verständigt. Hierzu zählen:

- Wasser: Abwasserbeseitigung, Wasserversorgung
- Energie: Elektrizität, Fernwärme, Gas, Mineralöl
- Ernährung: Ernährungswirtschaft, Lebensmittelhandel
- Finanz- und Versicherungswesen: Banken, Börsen, Finanzdienstleistungen, Versicherungen
- Gesundheit: Arzneimittel und Impfstoffe, Labore, medizinische Versorgung
- Informationstechnik und Telekommunikation
- Medien und Kultur: gedruckte und elektronische Presse, Rundfunk, symbolträchtige Bauwerke
- Staat und Verwaltung: Justiz, Parlament, Regierung und Verwaltung
- Transport und Verkehr: Binnenschifffahrt, Logistik, Luftfahrt, Schienenverkehr, Seeschifffahrt, Straßenverkehr
- Siedlungsabfälle (Novellierung des BSI-Gesetzes im Jahr 2021 – Abstimmung laut Bundesamt für Bevölkerungsschutz und Katastrophenhilfe 2024 noch ausstehend)

Die Rechtsverordnung zum BSI-Gesetz definiert kritische Infrastrukturen als Betriebsstätten und sonstige ortsfeste oder ortsveränderliche Einrichtungen, Maschinen, Geräte, Software und IT-Dienste. Zudem werden auch Dienstleistungen für die Sektoren Energie, Wasser, Ernährung, Informationstechnik und Telekommunikation, Gesundheit, Finanz- und Versicherungswesen, Transport und Verkehr als Teil der kritischen Infrastrukturen gewertet (Bundesamt für Justiz, 2016). Diese Einteilung in Sektoren und Branchen wird kontinuierlich evaluiert und spiegelt auch den politischen Diskurs wider (Bundesamt für Bevölkerungsschutz und Katastrophenhilfe, 2024). Zu den kritischen Infrastrukturen zählen folglich Institutionen und Dienstleistungen, unabhängig davon, ob sie vom Staat, von Kommunen oder privaten Einrichtungen erbracht werden. Die Definitionen kritischer Infrastrukturen nennen Gesundheit zwar als relevanten Sektor, jedoch hat sich auch aus dem politischen Diskurs bis heute keine inhaltliche Definition der kritischen Infrastruktur Gesundheit gebildet, welche die beteiligten Akteur:innen und vulnerable Personen (-gruppen) ausreichend erfasst.

3 Der Zusammenhang zwischen Daseinsvorsorge und kritischen Infrastrukturen

In den 1990er-Jahren stellte sich mit der Konturierung des Gewährleistungsstaates die Frage nach der Reichweite staatlicher Verantwortung für die Daseinsvorsorge. Unter europarechtlichem Einfluss und im Rahmen eines Programms zur Verschlankung staatlicher Aufgaben wurde zwischen der Gewährleistungsverantwortung des Staates (ob) und deren Umsetzungsmöglichkeiten (wie) differenziert (Knauff, 2004). Die meisten Bereiche der öffentlichen Daseinsvorsorge lassen sich einem Sektor oder Teilsektor der kritischen Infrastrukturen zuordnen (Bundesinstitut für Bau-, Stadt- und Raumforschung, 2012). In den Konzepten zur Daseinsvorsorge und zu kritischen Infrastrukturen zeigt sich eine Dynamik in Bezug auf staatliche Verantwortung und gesellschaftliche Relevanz. Der Begriff Daseinsvorsorge umfasst gemeinwohldienliche Leistungen im weiteren Sinn, die zu einer angemessenen Lebensführung benötigt werden und deren grundsätzlich marktförmige Darbietung regelmäßig staatlichem Einfluss unterliegt (Milstein, 2018). Beschränkt sich die staatliche Verantwortung auf die Gewährleistung, kann die Erfüllung durch private oder öffentlich-private Akteur:innen erfolgen. Dies führte zu einer Diskussion über das angemessene Maß staatlicher Interventionen und zur Rückbesinnung auf die Bedeutung öffentlicher Versorgung. Die Rückführung von Versorgungsbereichen in die öffentliche Hand, bekannt als Rekommunalisierungen, stellt einen Gegenpol zur Privatisierung dar, aber nicht zwangsläufig eine Infragestellung der geteilten Verantwortung. Die Verfügbarkeit solcher Infrastrukturen ist entscheidend für die Lebensführung und das soziale Gefüge, während deren Fehlen eine existenzielle Gefahr darstellt, da viele als kritisch eingestufte Infrastrukturen auch als versorgungsrelevant gelten (Krings, 2020).

Während bei der Daseinsvorsorge der Schwerpunkt auf der Bereitstellung von Versorgungsleistungen durch Infrastrukturen liegt, wird beim Schutz kritischer Infrastrukturen verstärkt die Abwehr potenzieller Gefahren durch ein Risiko- und Krisenmanagement betont. Für Menschen mit chronischen und multimorbiden Krankheitsbildern ist beides gleichsam von Bedeutung. Die permanente Produktion von Arzneiwirkstoffen kann zur Daseinsvorsorge gezählt werden, während Lieferengpässe durch ein Risiko- und Krisenmanagement gelöst werden können. Die Wechselwirkungen mit dem Klimawandel zeigen sich etwa im beeinträchtigten Anbau von Arzneiwirkstoffen bei Hitzeperioden und in Lieferengpässen durch extreme Wetterereignisse wie Überschwemmungen, Schneefall oder Blizzards, welche die kritische Infrastruktur Transport und Verkehr betreffen. Im Zusammenhang mit Infrastrukturen, deren Interdependenzen und beständigen Abläufen kann jedoch auch ein Verwundbarkeitsparadoxon auftreten, das besagt, dass moderne Gesellschaften durch die Seltenheit von Störungen intakter Infrastrukturen bei einem plötzlichen Krisenfall unvorbereitet getroffen werden (NOTA Rathenau-Institut, 1994). Lieferketten werden beispielsweise als selbstverständlich angesehen, bis Wetterereignisse wie Frost, Schnee oder Regen sie unterbrechen oder ausfallen lassen. Dabei kann ein ähnliches Extremwetterereignis in verschiedenen Regionen unterschiedlich wahrgenommen werden. Während umfangreiche Schneefälle in alpinen Regionen häufiger vorkommen und die entsprechend vorbereitete Bevölkerung schnell und routiniert auf diese Extremwetterereignisse reagieren kann, können solche Schneefälle in Regionen, in denen diese selten vorkommen, ein Verwundbarkeitsparadoxon bei der Bevölkerung auslösen, wenn die dortigen Infrastrukturen nicht mehr intakt funktionieren.

Das Krisenmanagement befasst sich mit Strukturen und konkreten Schritten, um in der Krise handlungsfähig zu bleiben und somit Krisensituationen besser zu bewältigen. Ziel des Risikomanagements ist es hingegen, Risiken im Vorfeld zu erkennen, zu bewerten und sie durch konkrete Maßnahmen zu reduzieren. Daraus ergeben sich die Fragen, wie Regionen bezüglich ihrer Vorbereitung auf Klimaveränderungen und Extremwetterereignisse von anderen Regionen lernen können, wie eine kritische Infrastruktur Gesundheit aufgebaut sein muss, um vulnerable Personengruppen auf Krisen vorzubereiten (Resilienz), und welche Interdependenzen zu anderen kritischen Infrastrukturen berücksichtigt werden sollten. Die Wechselwirkungen zwischen Klimaveränderungen, vulnerablen Bevölkerungsgruppen und Versorgungsengpässen verdeutlichen diesbezüglich die Interdependenzen von Fachkräften, Institutionen und kritischer Infrastrukturen.

4 Wechselwirkungen und Interdependenzen von kritischen Infrastrukturen

Die Verwundbarkeit und Resilienz kritischer Infrastrukturen kann nicht nur durch eine isolierte Betrachtung einzelner Sektoren und Strukturen bewertet werden, da sie durch Wechselwirkungen und Interdependenzen verschiedener Infrastrukturbereiche entstehen.

Rinaldi et al. (2001) betrachten die Interdependenzen anhand physikalischer, geografischer, informeller und logischer Abhängigkeiten einzelner Systemelemente, die materielle sowie immaterielle Faktoren betreffen:

- Physikalische Systemelemente können diverse Institutionen wie Apotheken, Krankenhäuser, Pflegedienste, Sanitätshäuser und Therapiepraxen etc. mitsamt deren Fachkräften sein und somit die Knotenpunkte einer gesundheitsbezogenen kritischen Infrastruktur darstellen.
- Geografische Abhängigkeiten können sich aufgrund räumlicher Nähe und Umwelteinflüsse zeigen. Beispiele hierfür finden sich u. a. in der Betrachtung und Gestaltung gesundheitsförderlicher Lebenswelten in ländlichen Regionen.
- Informationelle Interdependenzen werden bei der Kommunikation und dem Datenaustausch ersichtlich. Systemelemente wie z. B. Krankenhäuser können Informationen sowohl intern (Krankenhausstationen, Fachabteilungen etc.) als auch mit externen Institutionen innerhalb und außerhalb der gesundheitsbezogenen kritischen Infrastruktur austauschen.
- Logische Abhängigkeiten beziehen sich auf das soziale Kapital einer Region bzw. Struktur. Der Begriff des sozialen Kapitals beschreibt sowohl das soziale Gefüge einer Gemeinschaft (soziale Prozesse, Netzwerke, Normen etc.) als auch die Position eines Individuums in der jeweiligen Umwelt.

Die Gesundheitsversorgung unterscheidet sich einerseits partiell zwischen urbanen und ländlichen Regionen und deren demografischer Entwicklung, andererseits bestehen überregionale Versorgungsnetzwerke mit zum Teil globalen Lieferketten. Bevölkerungsdichte und demografische Entwicklungen beeinflussen sowohl die Anzahl vulnerabler Personen als auch die Anzahl potenzieller Fachkräfte. In peripheren ländlichen Regionen mit niedriger Bevölkerungsdichte sind jedoch auch weniger Einrichtungen der Gesundheitsversorgung vorhanden als in urbanen Regionen. Eine geringe Bevölkerungsdichte hat zur Folge, dass die Einzugsbereiche der einzelnen Institutionen groß sein müssen, damit sie kostendeckend und wirtschaftlich arbeiten können (Van den Berg et al., 2021). Im Jahr 2022 lebte die Mehrheit der Bevölkerung Deutschlands (71 %) in Großstädten und deren Umland, was u. a. auf die Abwanderung zurückzuführen ist und zu einer regional unterschiedlichen Entwicklung des Altenquotienten führt (Statistisches Bundesamt, 2024). Überregionale Interdependenzen entstehen zudem in der Zusammenarbeit kritischer Infrastrukturen, etwa wenn Fachkräfte aus der Infrastruktur Gesundheit die Infrastruktur Transport und Verkehr benötigen, um zur Arbeit zu kommen, die wiederum von der Infrastruktur Energie abhängig ist, um zu funktionieren. Interdependenzen zwischen Infrastrukturen ergeben sich entsprechend der logischen Abhängigkeiten auch durch zwischenmenschliche Beziehungen, soziale oder politische Prozesse, wenn beispielsweise Befugnisse, Vorgaben oder Zuständigkeiten zwischen stationären und ambulanten Schnittstellen, Institutionen und Fachkräften definiert werden. Für das Gesundheitssystem bleibt dabei die Teilung in den stationären und ambulanten Sektor sowie das hierarchische Gefälle zu berücksichtigen.

Nach Hartung (2022) zeigt die Betrachtung des sozialen Kapitals, dass eine angemessene Infrastruktur an Dienstleistungsangeboten im Sozial- und Gesundheitsbereich im unmittelbaren Wohnumfeld für die Gesundheit wichtig ist, da sie den Zugang zu Gesundheitsinformationen erleichtert und die Normen des Gesundheitsverhaltens beeinflusst.

5 Kritikalität von Infrastrukturelementen

Die planerische Relevanz der Interdependenzen und Wechselwirkungen zwischen einer Zentralisierung der Leistungserbringung und Kritikalität der daran beteiligten Infrastrukturelemente kommt dann zum Tragen, wenn in einem Versorgungsgebiet die Anzahl und Auslegung von Infrastrukturelementen infrage steht. Dies ist klassischerweise der Fall, wenn beim Leistungsausbau der Daseinsvorsorge entschieden werden muss, ob bestehende Einrichtungen ausgebaut oder durch weitere ergänzt werden (Krings, 2020). Darüber hinaus spielt bei der Identifizierung von kritischen Infrastrukturelementen die Kapazität der Elemente eine Rolle, da diese die Kritikalität mitdefiniert. Auf welche Leistungen eine kritische Infrastruktur ausgelegt sein muss, hängt u. a. damit zusammen, wie viele Elemente (Behörden, Institutionen und Fachkräfte etc.) an der Bereitstellung einer Gesamtleistung beteiligt sind. Wenn die beteiligten Elemente jeweils eine geringe Kapazität an der Gesamtleistung bereitstellen, wäre durch den Ausfall eines Elements ein anteilsmäßiger Teilausfall verbunden, der ggf. durch andere Elemente kompensiert werden kann. Beispielsweise kann ein Krankenhaus die Patient:innen eines anderen Krankenhauses temporär mitversorgen. Wenn hingegen im Extremfall nur ein einziges Element mit einer entsprechend hohen Kapazität die Gesamtleistung abdeckt, würde deren Ausfall auch den Totalausfall der Gesamtleistung zur Folge haben. Die Kritikalität dieses Infrastrukturelements wäre dann entsprechend hoch einzustufen. Dies kann der Fall sein, wenn nach einem klimabedingten Schadensereignis die gesamte gesundheitsbezogene Versorgung durch einzelne zentrale Elemente (z. B. Krankenhäuser oder niedergelassene Arztpraxen) gesteuert wird. Bei einem Höchstmaß an Zentralisierung kann der Ausfall eines Elements den vollständigen Ausfall der kritischen Infrastruktur im Versorgungsgebiet zur Folge haben. Daher sollte sowohl bei einer zentral als auch dezentral organisierten Bereitstellung von Daseinsvorsorgeleistungen der Zusammenhang zwischen Anzahl, Kapazität und Kritikalität der einzelnen Elemente der Gesundheitsversorgung berücksichtigt werden.

In Bezug auf die Beeinträchtigungen und Interdependenzen kritischer Infrastrukturen treten zwei wiederkehrende Schadensbilder in den Vordergrund. Zum einen können lokale Schäden aufgrund moderner Vernetzungen materielle und immaterielle Systemgrenzen überschreiten, die weit über das ursprüngliche Schadensgebiet hinausgehen. Zum anderen kann es durch Naturgefahren, die insbesondere durch klimatische Veränderungen entstehen, zu regionalen, überregionalen, landes- oder europaweiten Beeinträchtigungen von kritischen Infrastrukturen kommen (Bundesministerium des Innern, 2011). Beeinträchtigt eine Naturgefahr eine oder mehrere kritische Infrastrukturen, gefährdet diese je nach Art, Dauer und Ausbreitung auch die gesundheitsbezogene Versorgung. So können Naturgefahren flächendeckend das Straßensystem blockieren und einerseits dazu führen, dass Gesundheitsgüter und Fachkräfte die Betroffenen in ihrer Häuslichkeit nicht erreichen, und andererseits können die Betroffenen die Institutionen des Gesundheitssystems nicht erreichen. Dies kann im Verlauf sowohl zu multiplen Einschränkungen in der Gesundheitsversorgung einzelner Personen als auch zu Herausforderungen bei vulnerablen Personengruppen führen. Bettlägerige Personen, die in ihrer Häuslichkeit versorgt werden, sind oft darauf angewiesen, dass Gesundheitsfachkräfte mehrmals pro Woche oder sogar täglich die Versorgung übernehmen.

Gleichzeitig müssen Menschen mit chronischen Erkrankungen regelmäßig Gesundheitseinrichtungen erreichen (z. B. im Rahmen von Disease-Management-Programmen). Wird der Zugang zu diesen Einrichtungen durch Naturgefahren blockiert, entstehen zwei grundlegende Probleme: Erstens können Betroffene nicht ausreichend versorgt werden, wenn z. B. Diagnostik oder Behandlung ausfallen und der Krankheitsverlauf dadurch negativ beeinträchtigt wird. Zweitens bleiben wertvolle Ressourcen ungenutzt, wenn Termine ausfallen. Dies ist auch für die Daseinsvorsorge relevant, da Wartelisten bei Fachkräften bereits im Regelfall Monate im Voraus bestehen und Termine bei Ausfällen neu organisiert werden müssen.

Solche Beispiele zeigen, dass Naturgefahren schon bei mehrstündigen oder mehrtägigen Ereignissen erhebliche Auswirkungen haben können, und verdeutlichen den Zusammenhang zwischen der Daseinsvorsorge und Kritikalität von Infrastrukturen. Die Anzahl, Kapazität und Kritikalität der Infrastrukturelemente lassen sich zwar quantifizieren und auf eine Region übertragen, jedoch fehlen qualitative Kriterien zur Bewertung der Kooperationen und Organisationsformen (logische Abhängigkeiten).

6 Steuerung der kritischen Infrastruktur Gesundheit über unterschiedliche Ebenen

Die Maßnahmen und Mittel der Daseinsvorsorge, das Risiko- bzw. Krisenmanagement sowie intakte Infrastrukturen sind eng miteinander verknüpft. Die Fragen: wie, wie schnell und womit die verschiedenen Institutionen und Fachkräfte des Gesundheitswesens erreichbar sind, kann das subjektive Wohlbefinden und Sicherheitsgefühl der Bevölkerung beeinflussen und faktisch über Leben und Tod entscheiden. Dies erfordert eine vorausschauende Organisation der Versorgung in Krisensituationen, die aufgrund der zentralen Steuerung derzeit zwei Probleme aufzeigt: Eine zentrale Steuerung, wie sie durch Disease-Management-Programme (§137 f. des SGB V) für chronisch kranke Menschen vorhanden ist, stützt sich bezüglich der Zuständigkeit auf ausgebildete Mediziner:innen und somit auf ein ohnehin überlastetes System (Fachkräftemangel). Gleiches gilt für die medizinische, pflegerische und therapeutische Versorgung etc., bei der die Maßnahmen durch Mediziner:innen verordnet sein müssen (§92 SGB V). Zu kritisieren bleibt, dass für eine dezentrale Steuerung die notwendigen rechtlichen Befugnisse sowie anerkannte Zuständigkeiten fehlen, die es anderen Fachkräften ermöglichen würden, die Steuerung zu übernehmen.

Kritische Infrastrukturen und deren Organisationen sind häufig kommunal organisiert. Da sie jedoch über Verwaltungsgrenzen hinweg wirken und von komplexen fachgesetzlichen Regelungen beeinflusst werden, ist neben der lokalen Zusammenarbeit auch die Kooperation zwischen Bundes-, Landes- und Kommunalbehörden wichtig. Horizontale und vertikale Kooperationen zwischen den verschiedenen Ebenen sind daher essenziell (Bundesamt für Bevölkerungsschutz und Katastrophenhilfe, 2020). Bei der horizontalen Kooperation arbeiten gleichberechtigte Dienstleister oder Institutionen auf derselben Ebene zusammen, um Kapazitäten zu optimieren und ergänzende Ressourcen sowie Fähigkeiten zu verbinden. Übertragen auf den Gesundheitssektor können dies je nach horizontaler Ebene beispielsweise Krankenhäuser, niedergelassene Internist:innen, ambulante Therapiepraxen oder Pflegedienste sein, wenn jede dieser Organisationen über gleichberechtigte Befugnisse und Zuständigkeiten verfügt. Die vertikale Kooperation setzt hingegen auf unterschiedlichen Stufen der Wertschöpfungskette an und beinhaltet somit die Zusammenarbeit von vor- und nachgelagerten Produktions- bzw. Dienstleistungsstufen. Eine vertikale Kooperation liegt beispielsweise vor, wenn das Gesundheitsamt einer Kommune mit Krankenhäusern oder mit ärztlichen Gemeinschaftspraxen bzw. wenn niedergelassene Internist:innen mit Therapiepraxen oder ambulanten Pflegediensten zusammenarbeiten.

Eine interprofessionelle Zusammenarbeit kann horizontale und vertikale Kooperationen ermöglichen und dadurch auch zu lateralen Kooperationen führen. Ein Beispiel hierfür kann die Behandlung in einem Krankenhaus sein, in dem Heilmittel, Kurzzeitpflege oder häusliche Krankenpflege initialisiert werden können (Krankenhausbehandlung § 39 SGB V). Diese Zusammenarbeit wird jedoch durch Schnittstellen zwischen dem stationären und ambulanten Sektor sowie durch hierarchische Strukturen erschwert, da Dienstleistungen von Heilmittelerbringern und Pflegediensten verordnet werden müssen (Heilmittel-Richtlinie § 92 SGB V, häusliche Krankenpflege § 37 SGB V).

Bereits in den 1960er-Jahren entstanden Alternativen zu hierarchischen Strukturen, etwa der Netzwerkstrukturansatz von Likert (1961), welcher flache Hierarchien fördert und die Zusammenarbeit durch Vernetzung erleichtern soll. Damit wird auch heutzutage das Ziel verfolgt, die Kommunikation zu beschleunigen, Abstimmungen zu vereinfachen, Eigenverantwortung zu stärken und die Gruppenzugehörigkeit zu fördern (Strangalies, 2024). Eine interprofessionelle Zusammenarbeit im Gesundheitswesen fördert ein gegenseitiges Verständnis, stärkt die Kommunikation und verbessert dadurch ggf. die

Gesundheitsversorgung (Schmitz & Ortloff, 2024). Dies ist besonders wichtig, wenn kritische Infrastrukturen zusammenarbeiten, um eine resiliente Versorgung auch während klimatischer Extremereignisse sicherzustellen.

Die Komplexität der Zusammenarbeit zeigt sich für den Gesundheitssektor auf der jeweiligen gesellschaftsbezogenen Mikro-, Meso- und Makroebene und erfordert daher eine Steuerung auf der Metaebene. Dies gilt bereits bei der Versorgung (Daseinsvorsorge) und insbesondere bei klimabedingten Schadensereignissen. Auf der Mikroebene sind es neben den Fachkräften die Betroffenen selbst, die durch chronische und multimorbide Krankheitsbilder dauerhaft oder zumindest regelmäßig auf die Institutionen und eine koordinierte Versorgung angewiesen sind. Damit einher geht die Gestaltung der Mesoebene, welche die Zusammenarbeit innerhalb einzelner Institutionen als auch die Kooperationen zwischen den Institutionen ermöglicht. Klimabedingte Ereignisse und multimorbide Krankheitsbilder erfordern bei Schadensereignissen einen zuverlässigen Informationsaustausch und eine koordinierte Zusammenarbeit, die idealerweise vorab geregelt und an die Dynamik des Versorgungsbedarfs angepasst sind. Klimaveränderungen und Extremwetterereignisse können Großschadenslagen verursachen, bei denen viele Menschen gleichzeitig auf das Gesundheitswesen angewiesen sind. Auf der Makroebene müssen Institutionen und Fachkräfte dann sowohl Betroffene der Großschadenlage als auch Menschen mit chronischen und multimorbiden Erkrankungen versorgen und Prioritäten setzen.

Die Komplexität des Diskurses führt dazu, dass je nach Perspektive unterschiedliche Institutionen und Fachkräfte im Fokus stehen. Dies erfordert wiederum eine Vermittlung durch die Metaebene, die politische und wissenschaftliche Perspektiven sowie die kollektive Informationsweitergabe umfasst. Letztlich sichert die Metaebene die Daseinsvorsorge vor, während und nach einem Schadensereignis und fördert gesellschaftliche Resilienz durch Risiko- und Krisenmanagement sowie Netzwerkstrukturen und laterale Kooperationen.

7 Resilienz als Erfolgsfaktor

Der Begriff Resilienz kann auf verschiedenen Ebenen betrachtet werden. Auf der subjektiven Ebene beinhaltet er sowohl die psychische Resilienz im Sinne von Coping-Strategien und den Umgang mit Stressoren etc. als auch die physische Resilienz mit Blick auf intakte Körperfunktionen und -strukturen. Auf der gesellschaftlichen Ebene umfasst der Begriff darüber hinaus zwischenmenschliche Beziehungen, Netzwerke und den Zusammenhalt sozialer Gruppen (soziales Kapital) sowie die jeweils vorhandenen Transport- und Energiesysteme etc. Für die Resilienz einer kritischen Infrastruktur Gesundheit sind sowohl die subjektive als auch die soziale Ebene mitsamt deren Schnittstellen relevant.

Seit Langem ist bekannt, dass viele der Faktoren, die eine Gemeinschaft widerstandsfähig machen, eine soziale Komponente haben (Rapaport et al., 2018). Diese Faktoren gehen daher über die gesellschaftlichen Ressourcen einer materiellen Infrastruktur hinaus und betreffen auch die sozialen Beziehungen. Während für die Messung der Resilienz auf subjektiver Ebene validierte Verfahren vorhanden sind (u. a. Brief Resilience Scale, Resilience Scale for Adults), ist die Messung der sozialen Resilienz deutlich komplexer. Bei der Entwicklung und Anwendung indikatorenbasierter Messinstrumente müssen normative Entscheidungen über den Umfang und die Zusammensetzung der sozialen Gruppe sowie über die adaptiven oder transformativen Qualitäten getroffen werden, die auf der Vorstellung einer idealisierten Zielgemeinschaft basieren. Cutter (2016) differenziert die Indikatoren zwischen der Bewertung der inhärenten Eigenschaften eines Systems und der Fähigkeit, auf Veränderungen zu reagieren. Saja et al. (2019) klassifizieren zudem das soziale Kapital, Bewältigungsstrategien, adaptive und transformative Fähigkeiten sowie strukturelle und kognitive Dimensionen als Kategorien.

Ein Problem bei der Messung der sozialen Resilienz ist die Interpretation der Indikatoren, die implizieren kann, dass beispielsweise vulnerable Gruppen die soziale Resilienz negativ beeinflussen. Cutter (2016) verweist z. B. darauf, dass ein höherer Prozentsatz älterer Menschen als negativer Indikator für die Widerstandsfähigkeit einer Gemeinschaft zählt. Es ist zudem gut dokumentiert, dass sich das Verhalten von Menschen in Krisen oder unter Risiken ändert. Beispiele hierfür sind Massenmigrationsbewegungen als Reaktion auf Klimakrisen oder Konflikte (Barnett, 2001). Das Einkommen einer sozialen Gruppe kann wiederum als positiver Indikator gelten, da sich wohlhabende Gruppen nach einem (klimatischen) Schadensereignis schneller wieder zu erholen scheinen. Doch solche Interpretationen können auch täuschen, da sie Dynamiken wie kreative Lösungsmechanismen oder subjektive Anpassungsfähigkeiten ausblenden.

Bislang existiert kein Konsens darüber, ob Resilienz als vernetzte Ressourcen, als soziale- oder Wirtschaftskapital oder als Gesamtheit von Infrastrukturmerkmalen zu verstehen ist (Copeland et al., 2020). Für die Bewertung der Resilienz einer kritischen Infrastruktur Gesundheit ist es notwendig, neben den materiellen Ressourcen auch vulnerable Minderheiten und deren soziale Teilhabe bei der Resilienzbildung zu berücksichtigen. Die aufgeführten Indikatormodelle legen den Schwerpunkt dabei normativ auf die Rückkehr zum Status quo (z. B. nach einem klimatischen Schadensereignis), obwohl Resilienz stets auch die Anpassungsfähigkeit von Betroffenen und Systemen umfassen sollte. Die Art und Weise, wie und von wem Resilienz interpretiert, gemessen und priorisiert wird, kann folglich tiefgreifende Auswirkungen auf die Entwicklung von Menschen und Infrastrukturen haben.

8 Steuerungsinstrumente kritischer Infrastrukturen

Die Zuständigkeit von Behörden, Institutionen und Fachkräften kann je nach Art und Dauer eines Schadenereignisses wie einem Extremwetterereignis variieren. Unklare oder rechtlich eingeschränkte Befugnisse können schnelle Hilfen erschweren. Dies führt zur

Frage, wie Staat und privater Sektor bei der Regelung von Befugnissen eingebunden werden sollten. Gründe für eine staatliche Involvierung sind unkalkulierbare Folgekosten, fehlende Ersatzstrukturen und der Bedarf an finanzieller Unterstützung (De Bruijne & van Eeten, 2007).

Interventionsformen, die Staaten nutzen, um den Schutz kritischer (Informations-) Infrastrukturen zu gewährleisten, lassen sich auf einem Interventionskontinuum abbilden, das von der Steuerung durch den privaten Sektor bis hin zur kompletten Übernahme durch den Staat reicht (Assaf, 2009). Darüber hinaus sind Verknüpfungen von Interventionsformen und Instrumenten in der Forschung über den Schutz kritischer Infrastrukturen heutzutage gebräuchlich (Platzer, 2023). Dies lenkt wiederum den Blick auf die Auswahl der Steuerungsinstrumente, die zur Bewertung und Umsetzung kritischer Infrastrukturen umgesetzt werden.

- Ein gesetzliches Steuerungsinstrument auf der europäischen Metaebene ist die Critical Entities Resilience-Richtlinie (Richtlinie (EU) 2022/2557), welche die Mitgliedstaaten verpflichtet, kritische Institutionen (Anlagen) zu identifizieren und deren physische Widerstandsfähigkeit gegenüber Bedrohungen wie Naturgefahren, Terroranschlägen oder Sabotage zu stärken.
- 2024 wurde zudem das NIS-2-Umsetzungs- und Cybersicherheitsstärkungsgesetz (Richtlinie (EU) 2022/2555) in das BSI-Gesetz übernommen, um die europäischen Mindeststandards für Cybersecurity der EU-Direktive NIS2 in die deutsche Regulierung zu überführen.
- Für Deutschland reguliert das KRITIS-Dachgesetz darüber hinaus die Resilienz und physische IT-Sicherheit kritischer Infrastrukturen und verpflichtet Institutionen, die mehr als 500.000 Personen versorgen, zur Ergreifung von Resilienzmaßnahmen und zur Begrenzung von Folgeschäden bei Ausfällen. Der All-Gefahren-Ansatz berücksichtigt dazu alle Risiken, die durch Natur oder Mensch verursacht werden können.

Das Zusammenwirken von Bund und Ländern bei der Gefahrenabwehr von Katastrophen regelt das Zivilschutz- und Katastrophenhilfegesetz. Betreiber kritischer Anlagen müssen auf Basis von Risikoanalysen passende Maßnahmen ergreifen und in Resilienzplänen darstellen (Bundesministerium des Innern und für Heimat, 2024). Ein Instrument dieser Gefahrenabwehr ist die Krankenhausalarm- und -einsatzplanung, das nach den gesetzlichen Vorgaben der Bundesländer in das Risikomanagementsystem von Krankenhäusern eingebettet sein muss und auch finanzielle und haftungsrechtliche Risiken umfasst (Bundesamt für Bevölkerungsschutz und Katastrophenhilfe, 2020).Durch die übergeordneten Ziele und formalen Vorgaben setzt das KRITIS-Dachgesetz damit auf eine zentrale Steuerung, die über eine dezentrale Steuerung durch horizontale, vertikale und laterale Kooperationen (u. a. Risikoanalysen und -bewertungen) in der Praxis umgesetzt werden soll. Das Bundesamt für Bevölkerungsschutz und Katastrophenhilfe setzt ebenfalls auf eine zentrale Steuerung durch Risikoanalysen und präventiv gebildete Arbeitsgruppen.

Relevant für die Versorgung vulnerabler Gruppen sind operative und betriebswirtschaftliche Risiken, welche die Verbindung von regulärer Behandlung und Krisenmanagement erschweren können. Beispielsweise sind Krankenhäuser als Wirtschaftsunternehmen darauf ausgerichtet, ausgelastete Kapazitäten vorzuweisen. Bei Schadensereignissen oder Naturkatastrophen stellen sich daher zwei Fragen: In welchem Krankenhaus können die Verletzten/Betroffenen im Sinne der Gefahrenabwehr versorgt werden? und: Wie können akut oder chronisch Kranke, die bereits vor dem Schadensereignis stationär behandelt wurden, alternativ versorgt werden, um Betten für Verletzte eines Großschadensereignisses zur Verfügung zu stellen?

Ein bedarfsgerechter und wohnortnaher Zugang zu effektiver und wirtschaftlicher Versorgung ist ein zentrales Ziel im deutschen Gesundheitswesen (Sundmacher et al., 2020). Durch die steigende Zahl vulnerabler Personen und klimabedingte Schadensereignisse verändert sich die Definition bedarfsgerechter Versorgung. Die Bedarfsplanungs-Richtlinie des Gemeinsamen Bundesausschusses wird regelmäßig angepasst, um demografische und sozioökonomische Entwicklungen zu berücksichtigen (Kassenärztliche Bundesvereinigung, 2019). Damit ist die Bedarfsplanung ein wichtiges Instrument zur Erfüllung des Sicherstellungsauftrags, bezieht sich jedoch nur auf Mediziner:innen und Psychotherapeut:innen und bildet damit nicht das gesamte Spektrum an Fachkräften ab, die zur Gesundheitsversorgung benötigt werden.

9 Der Gesundheitssektor als kritische Infrastruktur – eine vergleichende Betrachtung

Damit Störungen und Ausfälle von kritischen Infrastrukturen verhindert, die Folgeschäden begrenzt und Arbeitsfähigkeit wiederhergestellt werden können, werden insbesondere für die kritische Infrastruktur Gesundheit unterschiedliche Instrumente angewendet. Da chronische und multimorbide Krankheitsbilder oftmals eine permanente Versorgung benötigen, sollten die Instrumente, die als Grundlage für Risikoanalysen und -bewertungen der gesundheitsbezogenen Institutionen dienen, auch das multiprofessionelle Praxisfeld berücksichtigen. Tab. 1 veranschaulicht hierzu die inhaltliche Darstellung von Gesundheit als Infrastruktur.

Tab. 1 Definitionen von Gesundheit als Infrastruktur. (Eigene Darstellung)

Quelle	Jahr	Definition von Gesundheit als Infrastruktur
Amtsblatt der Europäischen Union, Richtlinie 2008/114/EG	2008	Der Rat der Europäischen Union definierte kritische Infrastrukturen als eine Anlage, ein System oder Teile des Systems, die von wesentlicher Bedeutung für die Aufrechterhaltung wichtiger gesellschaftlicher Funktionen, der Gesundheit, der Sicherheit und des wirtschaftlichen oder sozialen Wohlergehens der Bevölkerung sind
BSI-Gesetz	2009	Gesundheit wird als Sektor genannt, jedoch ist keine inhaltliche Beschreibung vorhanden.
Nationale Strategie zum Schutz kritischer Infrastrukturen	2009	Gesundheit wird als Sektor genannt, jedoch ist keine inhaltliche Beschreibung vorhanden.
Amtsblatt der Europäischen Union, Richtlinie (EU) 2011/24: über die Ausübung der Patientenrechte in der grenzüberschreitenden Gesundheitsversorgung	2011	Artikel 3 – Begriffsbestimmungen: „Gesundheitsdienstleister" ist jede natürliche oder juristische Person oder sonstige Einrichtung, die im Hoheitsgebiet eines Mitgliedstaats rechtmäßig Gesundheitsdienstleistungen erbringt
Gesetz zur Stärkung der Gesundheitsförderung und der Prävention (Präventionsgesetz – PrävG)	2015	Artikel 1 – Hinweis auf Infrastruktur: Der Spitzenverband Bund der Krankenkassen legt unter Einbeziehung unabhängigen, insbesondere gesundheitswissenschaftlichen, ärztlichen, arbeitsmedizinischen, psychotherapeutischen, psychologischen, pflegerischen, ernährungs-, sport-, sucht-, erziehungs- und sozialwissenschaftlichen Sachverstandes sowie des Sachverstandes der Menschen mit Behinderung einheitliche Handlungsfelder und Kriterien für die Leistungen nach Absatz 1 fest, insbesondere hinsichtlich Bedarf, Zielgruppen, Zugangswegen, Inhalt, Methodik, Qualität, intersektoraler Zusammenarbeit, wissenschaftlicher Evaluation und der Messung der Erreichung der mit den Leistungen verfolgten Ziele.

(Fortsetzung)

Tab. 1 (Fortsetzung)

Quelle	Jahr	Definition von Gesundheit als Infrastruktur
Amtsblatt der Europäischen Union, Richtlinie (EU) 2016/1148	2016	Netz- und Informationssicherheit (NIS-Richtlinie) verpflichtet EU-Mitgliedsstaaten, gesetzliche Rahmenbedingungen zu schaffen, die Betreiber von kritischen Infrastrukturen (die mehr als 500.000 Personen versorgen) zu Sicherheitsmaßnahmen und deren Meldung anzuregen
Gesetz zur Einführung eines IT-Sicherheitsgesetzes im Gesundheitswesen (Änderung des BSI-Gesetzes von 2009)	2017	Vereis auf die kritische Infrastruktur Gesundheit.
Bedarfsplanung Kassenärztliche Bundesvereinigung	2019	Ärzt:innen und Psychotherapeut:innen werden als Berufsgruppen für die Bedarfsplanung berücksichtigt.
Krankenhausalarm- und -einsatzplanung	2020	Erforderlich ist die Gründung einer ständigen interdisziplinären und interprofessionellen Arbeitsgruppe unter der Verantwortung des Leiters der Krankenhausalarm- und -einsatzplanung. Vertreter der Ärzteschaft, der Pflege, der Technik, der Logistik sowie des Brand- und Arbeitsschutzes gehören zwingend in diese Arbeitsgruppe, um eine fach- und sachkundige Erstellung des Alarm- und Einsatzplans zu gewährleisten. Operative Krankenhauseinsatzleitung im Schadensfall: • Ärztlicher Dienst • Technischer Dienst • Verwaltung • Logistik

(Fortsetzung)

Tab. 1 (Fortsetzung)

Quelle	Jahr	Definition von Gesundheit als Infrastruktur
Gesetz über den Zivilschutz und die Katastrophenhilfe	2020	Siebter Abschnitt – Maßnahmen zum Schutz der Gesundheit: §21 Planung der gesundheitlichen Versorgung: • die nach Landesrecht zuständigen Behörden • die gesetzlichen Berufsvertretungen der Ärzte, Zahnärzte, Tierärzte und Apotheker • die Kassenärztlichen und Kassenzahnärztlichen Vereinigungen • die Träger der Einrichtungen der gesundheitlichen Versorgung und ihre Verbände wirken bei der Planung und Bedarfsermittlung mit und unterstützen die Behörden §22 Erweiterung der Einsatzbereitschaft: • Einrichtungen der gesundheitlichen Versorgung
Amtsblatt der Europäischen Union, Richtlinie (EU) 2022/2555: NIS-2-Umsetzungs- und Cybersicherheitsstärkungsgesetz	2022	Gesundheitswesen wird definiert als: • Gesundheitsdienstleister • Referenzlaboratorien • Einrichtungen, die Forschungs- und Entwicklungstätigkeiten in Bezug auf Arzneimittel ausüben • Einrichtungen, die pharmazeutische Erzeugnisse herstellen • Einrichtungen, die Medizinprodukte herstellen
Amtsblatt der Europäischen Union, Richtlinie (EU) 2022/2557: Richtlinie Critical Entities Resilience und zur Aufhebung der Richtlinie 2008/114/EG	2022	Gesundheit wird als Sektor genannt, jedoch ist keine inhaltliche Beschreibung vorhanden.

(Fortsetzung)

Tab. 1 (Fortsetzung)

Quelle	Jahr	Definition von Gesundheit als Infrastruktur
BSI-Gesetz	2023	§6 Sektor Gesundheit Wegen ihrer besonderen Bedeutung für das Funktionieren des Gemeinwesens sind im Sektor Gesundheit kritische Dienstleistungen im Sinne des §10 Absatz 1 Satz 1 des BSI-Gesetzes benannt: • die stationäre medizinische Versorgung • die Versorgung mit unmittelbar lebenserhaltenden Medizinprodukten, die Verbrauchsgüter sind • die Versorgung mit verschreibungspflichtigen Arzneimitteln und Blut- und Plasmakonzentraten zur Anwendung im oder am menschlichen Körper; • die Laboratoriumsdiagnostik Die Versorgung mit unmittelbar lebenserhaltenden Medizinprodukten, verschreibungspflichtigen Arzneimitteln und Blut- und Plasmakonzentraten
Bedarfsplanungs-Richtlinie	2023	Ärzte und Psychotherapeuten
KRITIS - Infrastrukturen	2024	Labore, Arzneimittel und Impfstoffe, Medizinische Versorgung
KRITIS - Dachgesetz	2024	KRITIS-Sektordefinition Gesundheit: • Stationäre medizinische Versorgung: Krankenhäuser • Versorgung mit lebenserhaltenden Medizinprodukten: Produktion und Abgabe • Versorgung mit Arzneien und Blut/Plasma: Herstellung, Vertrieb und Abgabe Laboratoriumsdiagnostik: Labore und Analytik Erbringer Gesundheitsdienstleistungen im Sinne der Richtlinie (EU) 2011/24
Arbeitsgruppe kritische Infrastrukturen	2024	Definiert kritische Infrastrukturen als die Systeme, die wesentliche Bedeutung für die Aufrechterhaltung gesellschaftlicher Funktionen, der Gesundheit, der Sicherheit und des wirtschaftlichen oder sozialen Wohlergehens der Bevölkerung haben. Gesundheit wird als Sektor genannt, jedoch ist keine inhaltliche Beschreibung vorhanden.

Wie die inhaltliche Darstellung der einzelnen Gesetzgebungen und Instrumente in Tab. 1 zeigt, sind diese vordergründlich auf den stationären Sektor (Krankenhäuser), die medizinische Notfallversorgung und die Versorgung mit unmittelbar lebenserhaltenden Medizinprodukten ausgelegt. Bezüglich der Gesundheitsfachkräfte fokussieren die Gesetzgebungen und Instrumente häufig Mediziner:innen, gelegentlich auch Psychotherapeut:innen und selten Apotheker:innen und Pflegefachkräfte. Welche Fachkräfte konkret unter den Begriff der Gesundheitsdienstleister fallen, geht daraus nicht hervor. Damit fokussieren die Gesetzgebungen und Instrumente eine zentrale, eher monodisziplinäre Steuerung. Ansätze für eine Kombination aus zentraler und dezentraler Steuerung lassen sich vor allem im der Krankenhausalarm- und -einsatzplanung finden, bei der sich die Komplexität des Krankenhausbetriebes auch in der fachlichen Zusammensetzung der Arbeitsgruppe des jeweiligen Krankenhauses widerspiegeln muss. Auch wenn aus der Krankenhausalarm- und -einsatzplanung spezifisch hervorgeht, welche Berufsgruppen beteiligt sind (wer), wird die konkrete Umsetzung (wie) individuell innerhalb einer Institution und damit dezentral geregelt.

10 Potenzielle Ansätze zur zukünftigen Gestaltung der kritischen Infrastruktur Gesundheit

Gesellschaftsrelevante Handlungsfelder wie Kimapreparedness oder die Gesundheitsversorgung stehen vor dynamischen und drängenden Herausforderungen, deren Zusammenhänge aufgrund branchenübergreifender Interdependenzen und knapper werdender Ressourcen zunehmend komplex sind. Die Sicherstellung der permanenten Versorgung von vulnerablen Personengruppen basiert auf der Expertise unterschiedlichster Fachkräfte und ist über alle gesellschaftlichen Ebenen strukturiert. Wie dieser Beitrag veranschaulicht, erfassen die geltenden Gesetze, europäische bzw. nationale Strategien sowie Bedarfs- und Einsatzplanungen für die kritischen Infrastrukturen den Gesundheitssektor („health-related infrastructure") nicht vollumfänglich, da sie sich auf einzelne Berufsgruppen und die Notfallversorgung fokussieren. Dies erscheint jedoch nicht ausreichend, um die Bedarfe einer sich verändernden Gesellschaft mit vulnerablen Personengruppen und einer zunehmenden Anzahl klimatischer Schadensereignisse sicherzustellen.

Die Abwehr potenzieller Gefahren zum Schutz einer kritischen Infrastruktur Gesundheit bezieht sich u. a. darauf, die Stabilität und Funktionsfähigkeit durch ein adäquates Risiko- und Krisenmanagement zu gewährleisten. Dieses sollte neben zentral gesteuerten Vorgaben und Instrumenten (Top-down-Ansatz, von der Metaebene) auch die Möglichkeit einer dezentralen Steuerung (Buttom-up-Ansatz, von der Meso- und Mikroebene) mit lateralen Kooperationen ermöglichen. Menschen mit chronischen und multimorbiden Krankheitsbildern sowie die beteiligten Fachkräfte sollten im Sinne einer ganzheitlichen Behandlung und eines umfänglichen Risikomanagements daher präventiv, also *vor* den

Krisensituationen in der jeweiligen Region bekannt sein, damit Institutionen und Fachkräfte auch vorab informiert und deren Zuständigkeiten geklärt werden können. Dies kann wiederum dazu führen, dass sich Betroffene und Fachkräfte auf Krisenzeiten besser vorbereiten, um potenzielle Schäden z. B. durch klimabedingte Extremwetterereignisse oder eine Überlastung des Gesundheitswesens punktuell zu erkennen, zu vermeiden oder zu kompensieren.

Bildet eine kritische Infrastruktur für den Sektor Gesundheit das multiprofessionelle Praxisfeld ab, kann dies zu einer flexibleren Anpassungsfähigkeit und neuen Netzwerken mit interprofessionellen Kooperationen führen. Im optimalen Fall würde eine soziale Resilienz gegenüber Schadensereignissen entstehen, wenn ein Risiko- und Krisenmanagement durch den Top-down-Ansatz von der Metaebene (Politik, Wissenschaft, Gesetzesgrundlagen etc.) über die Makroebene (Institutionen) auf die Meso- und Mikroebene (Betroffene, Fachkräfte etc.) strukturiert und durch den Buttom-up-Ansatz von den Betroffenen und Fachkräften einer Region ungesetzt bzw. gesteuert wird. Dadurch können sich vulnerable Personengruppen, Institutionen und gesellschaftliche Systeme auch auf (klimabedingte) Krisensituationen, Ausfälle kritischer Infrastrukturen und Veränderungen der Bevölkerung besser vorbereiten. Überregionale Vernetzungen, gezielte Evaluationsmaßnahmen und dezentrale Steuerungen können zudem eine Transparenz schaffen, die es den beteiligten Akteur:innen ermöglicht, voneinander und aus Krisensituationen zu lernen.

Um sich auf gesellschaftliche Veränderungen und klimabedingte Schadensereignisse vorzubereiten, sollte der Zusammenhang zwischen Anzahl, Kapazität, Kritikalität sowie die Interdependenzen und Wechselwirkungen der einzelnen Infrastrukturen bzw. Anlagen und das multiprofessionelle Praxisfeld der Gesundheitsversorgung berücksichtigt werden. Zielführend erscheint daher ein Risiko- und Krisenmanagement, das über die Notfallversorgung in Krisenzeiten hinaus auch Aspekte der Versorgung von Menschen mit chronischen und multimorbiden Krankheitsbildern beinhaltet, bei dem stationäre und ambulante Institutionen, Fachkräfte sowie vulnerable Personengruppen involviert werden. Daher sollten in Gesetzesgrundlagen, nationalen Strategien und Einsatzplanungen auch Anlagen kritischer Infrastrukturen berücksichtigt werden, die weniger als 500.000 Personen versorgen, da diese in ihrer Gesamtheit die kritische Infrastruktur für den Sektor Gesundheit genauso abbilden wie Anlagen, die mehr als 500.000 Personen versorgen. Notwendig für die soziale Resilienz einer kritischen Infrastruktur Gesundheit sind daher auch eine dezentrale Steuerung mit lateralen Kooperationen sowie ein Verständnis interprofessioneller Zusammenarbeit, in dem die Grenzen eines gemeinsamen Handelns ausgehandelt und überwunden werden können.

Herausfordernd bleibt die wissenschaftliche und versorgungspraktische Anschlussfähigkeit der einzelnen Institutionen und Akteur:innen einer kritischen Infrastruktur Gesundheit. Daher sollte sich die Entwicklung eines indikatorbasierten Messinstruments für die soziale Resilienz auch auf die zunehmend relevanten Bedürfnisse von Menschen mit chronischen Erkrankungen beziehen, die so unterschiedlich und wechselhaft sein können wie das europäische Klima selbst.

Literatur

Amtsblatt der Europäischen Union. (2008). RICHTLINIE 2008/114/EG DES RATES vom 8. Dezember 2008 über die Ermittlung und Ausweisung europäischer kritischer Infrastrukturen und die Bewertung der Notwendigkeit, ihren Schutz zu verbessern. https://eur-lex.europa.eu/LexUriServ/LexUriServ.do?uri=OJ:L:2008:345:0075:0082:DE:PDF. Zugegriffen: 7. Juli 2024.

Arbeitsgruppe Kritische Infrastrukturen. (2024). Was sind kritische Infrastrukturen? https://ag.kritis.info/. Zugegriffen: 7. Juli 2024.

Assaf, D. (2009). Conceptualizing the use of public-private partnerships as a regulatory arrangement in critical information infrastructure protection. In A. Peters (Hrsg.), *Non-state actors as standard setters* (S. 61–83). Cambridge University Press.

Barnett, J. (2001). Adapting to climate change in Pacific Island countries: The problem of uncertainty. *World Development, 29*(6), 977–993. https://doi.org/10.1016/S0305-750X(01)00022-5.

Bundesamt für Bevölkerungsschutz und Katastrophenhilfe. (2020). 10 Jahre „KRITIS-Strategie": Einblicke in die Umsetzung der Nationalen Strategie zum Schutz Kritischer Infrastrukturen.

Bundesamt für Bevölkerungsschutz und Katastrophenhilfe. (2024). Sektoren und Branchen KRITIS. https://www.bbk.bund.de/DE/Themen/Kritische-Infrastrukturen/Sektoren-Branchen/sektoren-branchen_node.html. Zugegriffen: 7. Juli 2024.

Bundesamt für Justiz. (2009). Gesetz über das Bundesamt für Sicherheit in der Informationstechnik (BSI-Gesetz – BSIG). https://www.gesetze-im-internet.de/bsig_2009/BJNR282110009.html. Zugegriffen: 7. Juli 2024.

Bundesamt für Justiz. (2016). Verordnung zur Bestimmung Kritischer Infrastrukturen nach dem BSI-Gesetz (BSI-Kritisverordnung – BSI-KritisV). https://www.gesetze-im-internet.de/bsi-kritisv/BJNR095800016.html. Zugegriffen: 7 Juli 2024.

Bundesinstitut für Bau-, Stadt- und Raumforschung. (2012). Raumordnungsbericht 2011. https://www.bbsr.bund.de/BBSR/DE/veroeffentlichungen/sonderveroeffentlichungen/2012/DL_ROB2011.html. Zugegriffen: 7. Juli 2024.

Bundesministerium des Innern. (2009). Nationale Strategie zum Schutz Kritischer Infrastrukturen (KRITIS-Strategie). https://www.bmi.bund.de/SharedDocs/downloads/DE/publikationen/themen/bevoelkerungsschutz/kritis.pdf?__blob=publicationFile&v=3. Zugegriffen: 7. Juli 2024.

Bundesministerium des Innern. (2011). Schutz Kritischer Infrastrukturen – Risiko- und Krisenmanagement, Leitfaden für Unternehmen und Behörden. https://www.bmi.bund.de/SharedDocs/downloads/DE/publikationen/themen/bevoelkerungsschutz/kritis-leitfaden.html. Zugegriffen: 7. Juli 2024.

Bundesministerium des Innern, für Bau und Heimat. (2019). Unser Plan für Deutschland. Gleichwertige Lebensverhältnisse überall. Langversion. https://www.bmi.bund.de/SharedDocs/topthemen/DE/topthema-kommission-gleichwertige-lebensverhaeltnisse/kom-glartikel.html. Zugegriffen: 7. Juli 2024.

Bundesministerium des Innern und für Heimat. (2024). Umsetzungsplan zur Resilienzstrategie der Bundesregierung veröffentlicht. https://www.bmi.bund.de/SharedDocs/kurzmeldungen/DE/2024/07/resilienz.html. Zugegriffen: 9. Aug. 2024.

Copeland, S., Comes, T., Bach, S., Nagenborg, M., & Schulte, Y. (2020). Measuring social resilience: Trade-offs, challenges and opportunities for indicator models in transforming societies. *Int. J. Disaster Risk Reduct., 51*, 101799. https://doi.org/10.1016/j.ijdrr.2020.101799.

Cutter, S. L. (2016). The landscape of disaster resilience indicators in the USA. *Natural Hazards, 80*, 741–758. https://doi.org/10.1007/s11069-015-1993-2.

De Bruijne, M., & Van Eeten, M. (2007). Systems that should have failed: Critical infrastructure protection in an institutionally fragmented environment. *Journal of Contingencies & Crisis Management, 15*(1), 18–29.

Gibis, B. (2022). Leistungsmanagement in Arztpraxen und Ärztenetzen. In R. Busse, J. Schreyögg, & T. Stargardt (Hrsg.), *Management im Gesundheitswesen: Das Lehrbuch für Studium und Praxis* (5. Aufl., S. 95–130). Springer. https://doi.org/10.1007/978-3-662-64176-7.

Hartung, S. (2022). Sozialkapital und Gesundheit. In R. Haring (Hrsg.), Gesundheitswissenschaften (2. Aufl., S. 181–190). Springer Reference Pflege – Therapie – Gesundheit. https://doi.org/10.1007/978-3-662-65219-0.

Kassenärztliche Bundesvereinigung. (2019). Die Bedarfsplanung: Grundlagen, Instrumente und Umsetzung. https://www.kbv.de/media/sp/Instrumente_Bedarfsplanung_Broschuere.pdf. Zugegriffen: 7. Juli 2024.

Knauff, M. (2004). Der Gewährleistungsstaat: Reform der Daseinsvorsorge. Eine rechtswissenschaftliche Untersuchung unter besonderer Berücksichtigung des ÖPNV. In S. Krings. (Hrsg.), *Doppelt relevant: Kritische Infrastrukturen der Daseinsvorsorge, Raumforschung und Raumordnung/Spatial Research and Planning* (S. 575–593). Sciendo. https://doi.org/10.2478/rara-2020-0034.

Krings, S. (Hrsg) (2020). Doppelt relevant: Kritische Infrastrukturen der Daseinsvorsorge, Raumforschung und Raumordnung/Spatial Research and Planning. *Sciendo, 78*(6), 575–593. https://doi.org/10.2478/rara-2020-0034.

Kriwy, P., Neumaier, S., & Klärner, A. (2020). Regionale gesundheitliche Ungleichheiten. In P. Kriwy & M. Jungbauer-Gans (Hrsg.), *Handbuch Gesundheitssoziologie* (S. 5–15). Springer. https://doi.org/10.1007/978-3-658-06392-4_31.

Likert, R. (1961). New patterns of management. In C. Strangalies (Hrsg.), *Ratings als Steuerungsinstrument von Unternehmen für eine nachhaltige Entwicklung*. Springer Gabler. https://doi.org/10.1007/978-3-658-44078-7.

Milstein, A. (2018). Daseinsvorsorge. In ARL – Akademie für Raumforschung und Landesplanung (Hrsg.), Handwörterbuch der Stadt- und Raumentwicklung. https://www.arl-net.de/system/files/media-shop/pdf/HWB%202018/Daseinsvorsorge.pdf. Zugegriffen: 24. Nov. 2024.

NOTA– Rathenau-Institut. (1994). Stromausfall. Die Verletzlichkeit der Gesellschaft, die Folgen von Störungen der Elektrizitätsversorgung. In A. Fekete (Hrsg.), *Kritische Infrastruktur und Versorgung der Bevölkerung* (S. 8–9). Springer essentials. https://doi.org/10.1007/978-3-662-65047-9_2.

Platzer, E. K. (2023). *Schutz Kritischer Infrastrukturen in Deutschland: Implementation zum Infrastrukturschutz an Verkehrsflughäfen*. Springer VS.

Rapaport, C., Hornik-Lurie, T., Cohen, O., Lahad, M., Leykin, D., & Aharonson-Daniel, L. (2018). The relationship between community type and community resilience. *International Journal of Disaster Risk Reduction, 31*, 470–477. https://doi.org/10.1016/j.ijdrr.2018.05.020.

Rinaldi, S. M., Peerenboom, J. P., & Kelly, T. K. (2001). Identifying, understanding, and analyzing critical infrastructure interdependencies. *IEEE Control Systems Magazine, 21*(6), 11–25. https://doi.org/10.1109/37.969131.

Saja, A. M. A., Goonetilleke, A., Teo, M., & Ziyath, A. M. (2019). A critical review of social resilience assessment frameworks in disaster management. https://www.sciencedirect.com/science/article/abs/pii/S2212420918307945?via%3Dihub. Zugegriffen: 12. Sept. 2024.

Schmitz, D., & Ortloff, J.-H. (2024). Interprofessionelles Handeln und Kompetenzen für interprofessionelle Zusammenarbeit. In D. Schmitz, M. Fiedler, H. Becker, S. Hatebur, & J. H. Ortloff (Hrsg.), *Chronic Care: Wissenschaft und Praxis* (S. 277–284). Springer

Statistisches Bundesamt. (2024). Demografischer Wandel. https://www.destatis.de/DE/Themen/Querschnitt/Demografischer-Wandel/_inhalt.html#_smvquvejc. Zugegriffen: 7. Juli 2024.

Strangalies, C. (2024). Ratings als Steuerungsinstrument von Unternehmen für eine nachhaltige Entwicklung. *Springer Gabler*. https://doi.org/10.1007/978-3-658-44078-7.

Sundmacher, L., Brechtel, T., Weinhold, I., & Wende, D. (2020). Vorschlag zur Neuberechnung der Verhältniszahlen bei der regionalen Bedarfsplanung. In U. Repschläger, C. Schulte, & N. Osterkamp (Hrsg.), *Gesundheitswesen aktuell 2020*. Barmer Institut für Gesundheitssystemforschung.

Van den Berg, N., Fleßa, S., & Hoffmann, W. (2021). Gesundheitsversorgung im ländlichen Raum, Bundeszentrale für politische Bildung (Hrsg.), Gesundheitsversorgung in ländlichen Raum. https://www.bpb.de/themen/stadt-land/laendliche-raeume/334219/gesundheitsversorgung-im-laendlichen-raum/. Zugegriffen: 7. Juli 2024.

Werner, R. (2024). Deutsche zunehmend kritisch zum Gesundheitssystem eingestellt. Deutsches Ärzteblatt. https://www.aerzteblatt.de/nachrichten/149266/Deutsche-zunehmend-kritisch-zum-Gesundheitssystem-eingestellt. Zugegriffen: 9. Aug. 2024.

Auswirkungen von Hitzeextremen und Handlungsmöglichkeiten für Krankenhäuser

Debora Janson

Zusammenfassung

Zukünftig wird der Klimawandel dazu führen, dass in Deutschland häufiger Hitzeextreme auftreten werden. Bereits jetzt wirken sich diese erheblich auf das Gesundheitssystem aus. Krankenhäuser müssen sich beispielsweise auf mehr Rettungseinsätze, auf eine Verschlechterung des Gesundheitszustands von bestimmten Patient:innen, auf eine veränderte Wirkung von einigen Medikamenten sowie auf eine erhöhte Arbeitsbelastung einstellen. Hierzu wird ihnen empfohlen, der negativen Auswirkungen von Hitzeextremen mit der Etablierung von Hitzeschutzplänen entgegenzuwirken. Ein Hitzeschutzplan verfolgt das Ziel, die Gesundheit von Patient:innen, Angehörigen und Mitarbeitenden vor der Hitze zu schützen. Hitzeschutzmaßnamen umfassen das Sensibilisieren für die Gesundheitsrisiken extremer Hitze, die Raum- und Gebäudekühlung, die Anpassung der Pflege- und Behandlungspraxis sowie die Anpassung der Getränke- und Speiseversorgung. Eine Umfrage unter Krankenhäusern im Jahr 2023 zeigt auf, dass Hitzeschutzmaßnahmen bisher keine flächendeckende Praxis sind. Allerdings bestehen bei vielen Krankenhäusern Pläne zur Etablierung von gezielteren Hitzeschutzmaßnahmen. Gespräche mit Klinikpraktiker:innen verdeutlichen, dass auch vermeintlich einfache Maßnahmen in der konkreten Umsetzung eine hohe Komplexität aufweisen.

D. Janson (✉)
Deutsches Krankenhausinstitut e. V., Düsseldorf, Deutschland
E-Mail: debora.janson@dki.de

1 Hitzeextreme und ihre Auswirkungen auf Krankenhäuser

Die Intensität, Häufigkeit und Dauer von Hitzeextremen wird in Deutschland aufgrund des Klimawandels weiter zunehmen. Dabei führen Hitze und heiße Tage bereits heute zu erheblichen gesundheitlichen Schäden (Winklmayr et al., 2023a). In einem Beitrag im vom Robert Koch-Institut herausgegeben Journal of Health Monitoring wird die Anzahl an Todesfällen im Zeitraum von 2000 und 2023, die auf unterschiedliche Extremwetterereignisse zurückgehen, verglichen. Demnach sind in diesen 23 Jahren jeweils zwischen 20 und 30 Todesfälle in Deutschland auf Kälte oder Stürme zurückzuführen. Überschwemmungen waren in diesen Zeitraum bei über 230 Fällen die Todesursache. Nur bei Hitze wird die Anzahl der Todesfälle mit über 17.000 Fällen in Tausenderzahlen bemessen (Winklmayr et al., 2023b). Neben der erhöhten Mortalität gehen Hitzeextreme auch mit einer erhöhten Morbidität einher (Ebi et al., 2021). Dementsprechend stellen Hitzeextreme für Gesundheitseinrichtungen eine große Herausforderung dar. Am Beispiel von Krankenhäusern werden im Folgenden diese Herausforderungen skizziert sowie Handlungsoptionen vorgestellt, wie Krankenhäuser ihnen begegnen können.

Hitze wirkt sich auf mehrfache Weise auf Krankenhäuser aus. Zunächst gehören viele Patient:innen zu jenen Gruppen, für die Hitze ein überdurchschnittlich hohes Gesundheitsrisiko darstellen kann. Zu den für Hitze vulnerablen Gruppen zählen ältere Menschen (insbesondere über 65 Jahren); Menschen mit chronischer Erkrankung oder körperlicher bzw. psychischer Beeinträchtigung sowie Schwersterkrankte; Schwangere; Säuglinge und Kinder; Menschen mit niedrigerem sozioökonomischem Status, sozial isolierte Menschen, Menschen, die im Freien arbeiten und Menschen, die bestimmte Medikamente einnehmen (Landeszentrum Gesundheit Nordrhein-Westfalen, 2024; WHO/Europe, 2021). Es kann davon ausgegangen werden, dass die meisten Patient:innen mindestens einer dieser Gruppen zuzuordnen sind.

Die erhöhten Gesundheitsrisiken der in Bezug auf Hitze vulnerablen Gruppen sind auf die verstärkte Empfindlichkeit für Hitze, die erhöhte Exposition, die verringerten Anpassungskapazitäten oder auf einen erschwerten Zugang zur Gesundheitsversorgung zurückzuführen (Blättner & Grewe, 2024). Beispielsweise kann Hitze bestehende chronische Krankheiten wie Herz-, Lungen- und Nierenerkrankungen verschlimmern, manchmal mit tödlichen Folgen (Ebi et al., 2021). Für Schwangere erhöht sich während Hitzeextremen das Risiko einer Frühgeburt. Personen mit eingeschränkter Mobilität (Schwerstkranke) sind hingegen weniger in Lage, sich an die Hitze anzupassen und z. B. selbstständig Vorhänge zu schließen, um sich einer direkten Sonnenbestrahlung zu entziehen. Bei älteren Menschen entsteht die besondere Vulnerabilität für Hitze wiederum durch ein vermindertes Durstgefühl und durch die geringere Schweißproduktion (Landeszentrum Gesundheit Nordrhein-Westfalen, 2024).

Neben den körperlichen Risikofaktoren existieren auch soziale und räumliche Risikofaktoren. So sind beispielsweise wohnungslose Menschen im Sommer besonders der Hitze ausgesetzt, während gleichzeitig der Zugang zur medizinischen Versorgung mit zusätzlichen Barrieren verbunden sein kann. Allerdings ist die Studienlage für die hitzebedingten Gesundheitsrisiken für die beschriebenen Personengruppen unterschiedlich; für einige Gruppen kann die Betroffenheit eindeutiger anhand empirischer Daten nachgewiesen werden als für andere (Blättner & Grewe, 2024).

In Krankenhäusern werden zudem Medikamente gelagert und verabreicht. Bei extremer Hitze kann eine Überprüfung und Anpassung der Medikamentenvergabe und -lagerung erforderlich werden, da bestimmte Medikamente bei Hitze zu Nebenwirkungen führen können, insbesondere, wenn diese die Thermoregulation, den Flüssigkeits- oder den Elektrolythaushalt beeinflussen. Hinsichtlich der Lagerung muss beachtet werden, dass im Sommer die Innenraumtemperaturen jene 15–25 °C überschreiten können, die üblicherweise für die Lagerung von Medikamenten bei Raumtemperatur angegeben werden (Landeszentrum Gesundheit Nordrhein-Westfalen, 2024).

Darüber hinaus sind Krankenhäuser von einer Veränderung im Krankheitsgeschehen betroffen. So ist mit einem verstärkten Auftreten von Hitzeerkrankungen (Hitzekrämpfe, Hitzekollapse, Hitzeerschöpfungen, Hitzschläge und Sonnenstichen) zu rechnen. Studien zeigen zudem, dass sich die Hospitalisierung (Klauber & Koch, 2021), die Anzahl von Rettungseinsätzen (Steul et al., 2019) sowie die Anzahl von Verkehrs- und Arbeitsunfällen (Wu et al., 2018; Fatima et al., 2021) während Hitzeextremen erhöhen können. Zudem muss Hitzeschutz als ein Thema des Arbeitsschutzes beachtet werden, da die Arbeitsbelastung des Klinikpersonals durch heiße Temperaturen erheblich ansteigt (Sachverständigenrat zur Begutachtung der Entwicklung im Gesundheitswesen, 2023).

2 Politische Impulse zum Hitzeschutz

Die Notwendigkeit, gezielte Maßnahmen zum Schutz der Gesundheit vor sommerlicher Hitze zu etablieren, wurde in Deutschland erstmals als Reaktion auf den extrem heißen Sommer im Jahr 2003 erkannt (Janson et al., 2023). In diesem Jahr wurde die gesundheitliche Belastung von Hitze für die Bevölkerung sehr spürbar. Die Anzahl der mit Hitze assoziierten Todesfälle wird für die europäischen Länder für das Jahr 2003 auf rund 70.000 Fälle geschätzt, allein in Deutschland werden 9000 zusätzliche Todesfälle innerhalb von 2 Augustwochen auf die Hitze zurückgeführt (Robine et al., 2007). Bei einer Konferenz europäischer Gesundheits- und Umweltminister im Jahr 2004 hielten diese fest, dass das Klima bereits im Wandel sei und dass die ansteigende Anzahl an Extremwetterereignissen eine ernsthafte Gesundheitsgefahr für die europäische Bevölkerung darstelle (WHO/Europe, 2008).

In den folgenden Jahren begannen europäische Staaten, Präventionsmaßnahmen vor Hitzeextremen zu etablieren. 2008 veröffentlichte das Regionalbüro Europa der WHO Empfehlungen zur Etablierung von systematischen Maßnahmenplänen zum Hitzeschutz, welche Gesundheitseinrichtungen bereits als zentrale Akteur:innen in den Blick nehmen (WHO/Europe, 2008). Dieser Impuls wurde von einer Bund/Länder-Arbeitsgruppe in den 2017 veröffentlichten Handlungsempfehlungen für die Erstellung von Hitzeaktionsplänen zum Schutz der menschlichen Gesundheit aufgegriffen (Bundesministerium für Umwelt, Naturschutz, Bau und Reaktorsicherheit, 2017). Eine direkte und bundesweite Adressierung von Krankenhäusern erfolgte allerdings erst in den Jahren 2023/2024 durch das Bundesministerium für Gesundheit. Mit den Bundesempfehlungen zum Hitzeschutz werden Krankenhäuser aufgefordert, auf ihr Haus abgestimmte Hitzeschutzpläne zu entwickeln und zu etablieren (Bundesministerium für Gesundheit, 2024).

3   Hitzeschutz in Krankenhäusern etablieren

Viele der negativen Auswirkungen von Hitze können durch präventive Maßnahmen vermieden oder abgemildert werden. Krankenhäusern wird ebenso wie anderen Gesundheitseinrichtungen empfohlen, sich mithilfe von Hitzeaktionsplänen bzw. Hitzeschutzplänen auf die nächsten heißen Sommer vorzubereiten (Bundesministerium für Umwelt, Naturschutz, Bau und Reaktorsicherheit, 2017; Bundesministerium für Gesundheit, 2024; WHO/Europe, 2008).

Ein Krankenhaus verfolgt mit einem Hitzeschutzplan das Ziel, systematisch Maßnahmen zu etablieren, um die Gesundheit von Patient:innen, Angehörigen und Mitarbeitenden vor den negativen Folgen von sommerlicher Hitze zu schützen. Dies kann über mehrere Handlungsfelder erreicht werden. Zunächst sollten Mitarbeitende und Patient:innen über Hitzerisiken sensibilisiert und über Hitzeschutzmaßnahmen informiert werden. Die Hitzebelastung in den Innenräumen des Krankenhauses sollte möglichst gering gehalten (Raumkühlung, Maßnahmen am Gebäude und am Außengelände) und die Pflege- und Behandlungspraxis an die Hitze angepasst werden. Auch gilt es, die Versorgung mit Getränken und Speisen an die heißen Temperaturen anzupassen. Das Zusammenführen und Koordinieren dieser vielfältigen Bereiche stellt eine Managementaufgabe dar (Bundesministerium für Gesundheit, 2024; Grundel & Grewe, 2024; Landeszentrum Gesundheit Nordrhein-Westfalen, 2024).

In einem Hitzeschutzplan werden neben den konkreten Maßnahmen auch die Abläufe und die Verantwortlichkeiten für diese festgehalten. Abb. 1 bietet eine Übersicht über empfohlene Hitzeschutzmaßnahmen für Krankenhäuser.

Auch wenn die prinzipiellen Handlungsfelder und Maßnahmen bekannt sind, müssen die konkreten Maßnahmen individuell für das jeweilige Krankenhaus zusammengestellt werden, da sich diese hinsichtlich mehrerer Faktoren unterscheiden. Wie sehr ein Krankenhaus von Hitze betroffen ist, ist beispielsweise abhängig vom Standort und davon, wie gut das Gebäude die Hitze daran hindert, in die Innenräume einzudringen. Auch die Größe, die medizinischen Schwerpunkte und die zur Verfügung stehenden Ressourcen

Information & Sensibilisierung	Management	Pflege- & Behandlungspraxis
<ul><li>Weitergabe von Informationen (Poster, Flyer)</li><li>Angebot von Fortbildungen zum Hitzeschutz</li><li>Persönliche Kommunikation über Hitzerisiken mit Patient*innen und Angehörigen</li><li>gesundheitliche Hitzerisiken für Mitarbeitende</li></ul>	<ul><li>Festlegung von Strukturen und Verantwortlichkeiten</li><li>Festlegung von Auslösern von Hitzeschutzmaßnahmen (DWD-Hitzewarnungen, Temperaturschwellenwerte eigener Messurgen)</li><li>Koordination und Kommunikation des Hitzeschutzplanes</li><li>Prüfung und ggf. Anschaffung von notwendigen Materialien</li><li>Personalmehrbedarf prüfen und in der Planung berücksichtigen</li><li>Sicherstellung des Arbeitsschutzes (z.B. durch leicht Dienstkleidung, kühle Pausenräume, angepasste Pausenzeiten)</li><li>Evaluation der Hitzeschutzmaßnahmen des Vorjahres</li></ul>	<ul><li>Erfassung und Berücksichtigung individueller hitzebedingter Gesundheitsrisiken von Patient*innen</li><li>anlassbezogen häufigere Kontrolle der Körpertemperaturen</li><li>Sicherstellung ausreichender Flüssigkeitsaufnahme und Ausgleich von Elektrolytverlust</li><li>Anlassbezogen aktive Körperkühlung vornehmen</li><li>Medikationsanpassung in Bezug auf mögliche hitzebedingte Veränderungen</li></ul>
Raumkühlung		**Gebäude & Außengelände**
<ul><li>Nutzung von Verschattungselementen (z.B. Jalousien, Sonnensegel, Sonnenschutzfolien, Textil-Lamellen)</li><li>Technische Raumkühlung / Klimatisierung (Nutzung vorhandener Möglichkeiten)</li><li>Anpassung Lüftungsverhalten: z. B. Lüften in kühleren Morgen- oder Abendstunden</li><li>Medikamente sind kühl gelagert</li></ul>		<ul><li>Beachtung von Hitzeschutz bei Renovierung, Um- oder Neubau (z. B. Fassaden-/Dachdämmung, Sonnensegel, Verschattungselemente)</li><li>Entsiegelung und Begrünung (z. B. Dachbegrünung, Entsiegelung/Bepflanzung von Außenanlagen)</li></ul>
Speisen & Getränke		
<ul><li>hitzeangepasste Nahrung (wasserreich, kühl, über den Tag verteilt)</li><li>Sicherstellung ausreichender Getränkeversorgung</li></ul>		

Abb. 1 Was beinhaltet ein Hitzeschutzplan für ein Krankenhaus? (Eigene Darstellung, nach Bundesministerium für Gesundheit, 2024; Landeszentrum für Gesundheit Nordrhein-Westfalen, 2024; Blättner & Grewe, 2024)

beeinflussen die Zusammenstellung der jeweiligen Hitzeschutzmaßnahmen (Bundesministerium für Gesundheit, 2024; Grundel & Grewe, 2024; Landeszentrum Gesundheit Nordrhein-Westfalen, 2024).

4 Stand der Umsetzung von Hitzeschutzmaßnahmen in Krankenhäusern

Gerade in den letzten Jahren beginnen immer mehr Krankenhäuser, sich mit dem Thema des systematischen Hitzeschutzes zu befassen. Dies lässt sich von einer Umfrage des Deutschen Krankenhausinstituts ableiten, an der sich im Herbst 2023 bundesweit 279 Allgemeinkrankenhäuser und Psychiatrien beteiligten. In dieser Untersuchung gaben 40 % der teilnehmenden Einrichtungen an, dass sie im Jahr 2023 mehr oder gezieltere Maßnahmen zum Hitzeschutz ergriffen haben als im Vorjahr. Darüber hinaus existierten bei vielen Kliniken Pläne zur Verbesserung des Hitzeschutzes im Folgejahr 2024. Fast jedes zweite Haus gab an, im Jahr 2024 Investitionen in die Hitzeanpassung des Gebäudes tätigen zu wollen, etwa in die Verschattung, Isolation oder Kältegewinnung. Zudem bestanden für das Jahr 2024 bei mehreren Krankenhäusern investive Pläne zur kurzfristigen Anpassung (24 %) sowie personelle Pläne, wie etwa die Verankerung von Hitzeschutz auf Leitungsebene oder die Ernennung einer Hitzeschutzbeauftragten (16 %). 24 % gaben an, Schulungsangebote zum Hitzeschutz zu planen (Blum et al., 2023).

Die Umfrage liefert aber auch Hinweise darauf, dass der systematische Hitzeschutz in den Kliniken insgesamt noch am Anfang steht. Auf die Frage nach einer Bewertung der hauseigenen Hitzeschutzkonzepte schätzte sich kein einziges Stichprobenkrankenhaus als Vorreiter ein. Wenige sahen sich als fortgeschrittene Umsetzer (17 %), und die meisten Teilnehmenden beschreiben, dass sie sich in der Anfangsphase befinden (34 % „Wir stehen noch ganz am Anfang"; 39 % „Wir sehen uns als Starter, die sich auf den Weg gemacht haben"). Weitere 10 % gaben an, dies nicht beurteilen zu können (Blum et al., 2023).

Als größtes Hindernis beim Hitzeschutz identifizierten die befragten Krankenhäuser fehlende finanzielle Mittel. Zu den besonders kostenintensiven Hitzeschutzmaßnahmen gehören bauliche Maßnahmen. Gerade in Bezug auf die bauliche Anpassung gibt der Großteil der teilnehmenden Befragten jedoch an, dass ihr Krankenhaus nur auf wenigen Stationen (70 %) oder gar nicht (5 %) an Hitze angepasst ist. Ein Viertel der Häuser beschreibt, dass ihr Krankenhaus baulich auf vielen Stationen (20 %) oder krankenhausweit (5 %) hitzeangepasst sei (Blum et al., 2023).

Bei der aktuell überaus angespannten wirtschaftlichen Situation der deutschen Krankenhäuser (Blum & Löffert, 2024) kann nicht davon ausgegangen werden, dass mittelbar umfassende und flächendeckende bauliche Maßnahmen an den Gebäuden vorgenommen werden. In den nächsten Jahren werden daher vermutlich besonders jene Maßnahmen beim Hitzeschutz in Krankenhäusern eine Rolle spielen, die mit verhältnismäßig geringen Investitionen umgesetzt werden können. Dies betrifft insbesondere bestimmte Maßnahmen im Bereich der Raumkühlung, der Sensibilisierung für Hitzerisiken sowie der Beachtung von Hitze in der Behandlungspraxis.

4.1   Herausforderungen vor Ort

Auch vermeintlich einfache Maßnahmen können in der konkreten Umsetzung eine hohe Komplexität aufweisen. Dies wird im Folgenden beispielhaft an der Maßnahme des hitzeangepassten Lüftens nachvollzogen. Ein hitzeangepasstes Lüftungsmanagement ist eine Maßnahme zur Raumkühlung, die primär auf veränderten Abläufen im Stationsalltag aufbaut. Dabei wird das Ziel verfolgt, die Aufheizung der Innenräume und des Gebäudes bei Sommerhitze zu vermeiden, indem eine Lüftung dann stattfindet, wenn die Außentemperatur niedriger ist als die Innenraumtemperaturen. Dies bedeutet in der Regel, dass Fenster tagsüber möglichst geschlossen bleiben, diese dafür aber für längere Zeit nachts bzw. spätabends oder frühmorgens geöffnet werden. Um zu vermeiden, dass aufgrund der geschlossenen Fenster der CO_2-Gehalt und die Luftfeuchtigkeit in den Innenräumen auf sehr hohe Werte ansteigen, sollten Möglichkeiten in Betracht gezogen werden, auch innerhalb eines Gebäudes für einen Luftaustausch zu sorgen, beispielsweise indem Türen zu Fluren oder Treppenaufgängen geöffnet werden (Grewe & Siebert, 2024).

Krankenhauspraktiker:innen, die in ihren Häusern bereits Hitzeschutzmaßnahmen etabliert haben, berichten von mehreren Hürden, die ihnen bei der Umsetzung von einem hitzeangepassten Lüftungsmanagement begegnen. Grundlage für die hier aufgeführten Beispiele stellen persönliche Gespräche mit Praktiker:innen aus 3 unterschiedlichen Krankenhäusern bzw. Klinikverbünden dar, die bereits Maßnahmen zum Hitzeschutz umsetzen. Die Gespräche wurden für die Recherchen zum Klinikreport Nachhaltigkeit im Oktober 2024 telefonisch geführt und wurden in 2 Fällen als Praxisbeispiele zum Hitzeschutz aufbereitet (Janson & Ludwig, 2025).

Zunächst ist die Etablierung einer Nachtlüftung nicht überall möglich. Beispielsweise beschrieb eine Krankenhauspraktikerin, dass das eigene für mehrere Standorte entwickelte Konzept zum hitzeangepassten Lüften, bei dem die Reinigungskräfte eine Nachtlüftung vornehmen, auf der geschlossenen psychiatrischen Station nicht umsetzbar ist. Auf dieser Station werden unter anderem suizidale Patient:innen behandelt. Um Suizidversuchen aus geöffneten Fenstern vorzubeugen, sind die Fenster auf dieser Station abgeschlossen und dürfen nicht unbeaufsichtigt beispielsweise zum Zweck der Nachtlüftung offenstehen.

Eine besondere Herausforderung bei der Umsetzung eines an die Hitze angepassten Lüftungsmanagements stellt das individuelle Verhalten von Patient:innen, deren Angehörigen sowie von Mitarbeitenden dar. Hiervon berichteten jeweils 2 weitere Krankenhauspraktiker:innen. Immer wieder widerspricht die Anordnung, die Fenster geschlossen zu halten, den Bedürfnissen einzelner Personen nach Frischluft. Dies führt in der Praxis dazu, dass einzelne Fenster entgegen den Lüftungskonzepten auch bei starker Hitze wiederholt tagsüber geöffnet werden und sich die Innenräume der Kliniken aufheizen können.

Die Berichte der Krankenhauspraktiker:innen stimmen mit den Erfahrungen überein, von denen hessische stationäre Einrichtungen der Altenpflege und -betreuung in einer Interviewstudie zum Hitzeschutz berichten. In allen sechs Einrichtungen wurde beschrieben, dass die Hitzeschutzmaßnahmen insgesamt auf große Akzeptanz bei Mitarbeitenden und Bewohnenden treffen. Zu den wenigen Maßnahmen, um die immer wieder Kontroversen bestehen, gehören jene, die vorsehen, dass Fenster tagsüber geschlossen bleiben (Janson et al., 2023).

Wenn die Anpassung des Lüftungsmanagements nicht oder nur teilweise gelingt, kann dies sich auf weitere Hitzeschutzmaßnahmen auswirken, wie beispielsweise auf den Einsatz von technischer Klimatisierung oder von Verschattungselementen. In einer der Kliniken, in der entgegen dem Lüftungskonzept wiederholt Fenster auch bei Hitze tagsüber für längere Zeit geöffnet werden, wurden zur Verbesserung des Hitzeschutzes Sonnenschutzfolien an den Fenstern des Krankenhauses angebracht. Sonnenschutzfolien absorbieren und reflektieren Teile der Sonnenstrahlung, die auf ein Fenster auftreffen, und reduzieren so den Anstieg der Innenraumtemperaturen. Allerdings können die Sonnenschutzfolien nur bei geschlossenen Fenstern ihren Zweck erfüllen. Zukünftig könnte hier nach Einschätzung der Klinikpraktikerin zumindest in einigen Gebäuden eine automatisierte Lüftungs- und Beschattungsanlage Abhilfe schaffen.

Die zweite Klinikpraktikerin identifizierte hingegen die Sensibilisierung für die gesundheitlichen Risiken von Hitze als Schlüssel zur Umsetzung der Lüftungsmaßnahmen. Dahinter steht die Devise: Wenn möglichst viele Menschen innerhalb der Klinik verstanden haben, welche Gesundheitsrisiken von Hitze ausgehen, gelingt der Hitzeschutz. Dabei sollte auch offen über die Unannehmlichkeiten kommuniziert werden, mit denen einige Hitzeschutzmaßnahmen verbunden sind. Zur Sensibilisierung und Informierung wurden in dem Krankenhaus im vergangenen Sommer Informationsflyer ausgelegt, Fortbildungen zum Hitzeschutz durchgeführt und persönliche Gespräche auf den Stationen zu Hitzeschutzmaßnahmen im Sommer geführt. Dies führte laut der Klinikpraktikerin insbesondere bei Mitarbeitenden zu einer aktiven Beteiligung an der Umsetzung der Hitzeschutzmaßnahmen.

5 Fazit

Hitzeextreme sind bereits heute mit erheblichen gesundheitlichen Risiken und mit Herausforderungen für Krankenhäuser verbunden. Zukünftig werden diese Herausforderungen größer, da die Anzahl, die Dauer und die Intensität von Hitzeextremen als Folge des Klimawandels weiter zunehmen werden. Umfragedaten aus Krankenhäusern zeigen, dass sich in jüngerer Zeit immer mehr Kliniken mit dem Thema des systematischen Hitzeschutzes befassen. Zugleich wird deutlich, dass die Krankenhauslandschaft insgesamt beim Hitzeschutz am Anfang steht. Zur praktischen Umsetzung von Empfehlungen zum Hitzeschutz bestehen bisher erst in wenigen Krankenhäusern Erfahrungswerte. Klinikpraktiker:innen, die bereits Erfahrungen mit der Umsetzung von Hitzeschutzmaßnahmen gesammelt haben, berichten von vielfältigen Herausforderungen vor Ort, die sich beispielsweise bei einem hitzeangepassten Lüftungsmanagement ergeben. Für viele Probleme können dabei Lösungen gefunden werden. Das Sammeln und der Austausch über derartige Erfahrungswerte können zukünftig dazu beitragen, den systematischen Hitzeschutz in Krankenhäusern zu verbessern.

Literatur

Blättner, B., & Grewe, A. (2024). Klimawandel, Hitze und Gesundheit. In A. Grewe & B. Blättner (Hrsg.), *Vor Hitze schützen: Ein Handbuch für Pflege- und Gesundheitseinrichtungen* (1. Aufl., S. 15–24). Kohlhammer.

Blum, K., Janson, D., & Löffert, S. (2023). DKI-Blitzumfragen. Umfrage Oktober 2023: Hitzeschutz im Krankenhaus. https://www.dki.de/fileadmin//user_upload/2023_11_07_DKI-Blitzumfrage_-_Hitzeschutz_im_Krankenhaus_final.pdf. Zugegriffen: 31. Jan. 2025.

Blum, K., & Löffert, S. (2024). DKI Krankenhaus-Index. Sommerumfrage 2024. https://www.dki.de/fileadmin/user_upload/2024-09_Krankenhaus-Index_-_Sommerumfrage_2024.pdf. Zugegriffen: 31. Jan. 2025.

Bundesministerium für Gesundheit. (2024). Bundesempfehlung Musterhitzeschutzplan für Krankenhäuser. https://www.bundesgesundheitsministerium.de/fileadmin/Dateien/3_Downloads/H/Hitzeschutzplan/Musterhitzeschutzplan_Krankenhaeuser_BF.pdf. Zugegriffen: 20. Febr. 2025.

Bundesministerium für Umwelt, Naturschutz, Bau und Reaktorsicherheit (2017). Bund/Länder Ad-hoc Arbeitsgruppe ‚Gesundheitliche Anpassung an die Folgen des Klimawandels. Handlungsempfehlungen für die Erstellung von Hitzeaktionsplänen zum Schutz der menschlichen Gesundheit. https://www.bmuv.de/themen/gesundheit/gesundheit-im-klimawandel/handlungsempfehlungen-zu-hitzeaktionsplaenen. Zugegriffen: 20. Febr. 2025.

Ebi, K. L., Capon, A., Berry, P., Broderick, C., de Dear, R., Havenith, G., Honda, Y., Kovats, R. S., Ma, W., Malik, A., Morris, N. B., Nybo, L., Seneviratne, S. I., Vanos, J., & Jay, O. (2021). Hot weather and heat extremes: Health risks. *Lancet (London, England), 398*(10301), 698–708. https://doi.org/10.1016/S0140-6736(21)01208-3

Fatima, S. H., Rothmore, P., Giles, L. C., Varghese, B. M. & Bi, P. (2021). Extreme heat and occupational injuries in different climate zones: A systematic review and meta-analysis of epidemiological evidence. *Environment international, 148*, 106384. https://doi.org/10.1016/j.envint.2021.106384

Grewe, A., & Siebert, H. (2024). Akutmaßnahmen. In A. Grewe & B. Blättner (Hrsg.), *Vor Hitze schützen: Ein Handbuch für Pflege- und Gesundheitseinrichtungen* (1. Aufl, S. 78–92). Kohlhammer.

Grundel, A., & Grewe, A. (2024). Hitzeaktionspläne für stationäre Pflegeeinrichtungen und Krankenhäuser. In A. Grewe & B. Blättner (Hrsg.), *Vor Hitze schützen: Ein Handbuch für Pflege- und Gesundheitseinrichtungen* (1. Aufl, S. 116–128). Kohlhammer.

Janson, D., Kaiser, T., Kind, C., Hannemann, L., Nickl, J., & Grewe, H. A. (2023). Analyse von Hitzeaktionsplänen und gesundheitlichen Anpassungsmaßnahmen an Hitzeextreme in Deutschland (Umwelt und Gesundheit). https://www.hs-fulda.de/gesundheitswissenschaften/forschung/forschungsschwerpunkte/klimawandel-und-gesundheit/hap-de. Zugegriffen: 31. Jan. 2025.

Janson, D., & Ludwig, K. (2025). Klinikreport Nachhaltigkeit. Impuls kompakt. Schwerpunkt: Hitzeschutz. https://www.dki.de/forschungsprojekt/klinikreport-nachhaltigkeit-impuls-kompakt. Zugegriffen: 20. Febr. 2025.

Klauber, H. & Koch, N. (2021). Individuelle und regionale Risikofaktoren für hitzebedingte Hospitalisierungen der über 65-Jährigen in Deutschland. In C. Günster, J. Klauber, B.-P. Robra, C. Schmuker & A. Schneider (Hrsg.), *Versorgungs-Report: Klima und Gesundheit*. Medizinisch Wissenschaftliche Verlagsgesellschaft. https://doi.org/10.32745/9783954666270-5

Landeszentrum Gesundheit Nordrhein-Westfalen. (2024). Einrichtungsbezogener Hitzeschutz in NRW: Arbeitshilfen für Krankenhäuser. https://www.lzg.nrw.de/_media/pdf/hitze/Hitzeschutz_NRW-Arbeitshilfen_Krankenhaeuser_Gesamt.pdf. Zugegriffen: 31. Jan. 2025.

Robine, J. M., Cheung, S. L., Le Roy, S., van Oyen, H., & Herrmann, F. R. (2007). Report on excess mortality in Europe during summer 2003: EU Community Action Programme for Public Health, Grant Agreement 2005114. https://ec.europa.eu/health/ph_projects/2005/action1/docs/action1_2005_a2_15_en.pdf. Zugegriffen: 31. Jan. 2025.

Sachverständigenrat zur Begutachtung der Entwicklung im Gesundheitswesen. (2023). Resilienz im Gesundheitswesen: Wege zur Bewältigung künftiger Krisen: Gutachten 2023. Medizinisch Wissenschaftliche Verlagsgesellschaft. https://www.svr-gesundheit.de/fileadmin/Gutachten/Gutachten_2023/Gesamtgutachten_ePDF_Final.pdf

Steul, K., Jung, H.-G. & Heudorf, U. (2019). Hitzeassoziierte Morbidität: Surveillance in Echtzeit mittels rettungsdienstlicher Daten aus dem Interdisziplinären Versorgungsnachweis (IVENA) [Heat-related morbidity: real-time surveillance via rescue service operations data from the interdisciplinary care capacity proof system (IVENA)]. *Bundesgesundheitsblatt, Gesundheitsforschung, Gesundheitsschutz, 62*(5). https://doi.org/10.1007/s00103-019-02938-6

WHO/Europe. (2008). Heat-health action plans: Guidance. Euro Nonserial Publication. World Health Organization Europe. https://iris.who.int/bitstream/handle/10665/107888/9789289071918-eng.pdf?sequence=1

WHO/Europe. (2021). Heat and health in the WHO European Region: Updated evidence for effective prevention. https://iris.who.int/bitstream/handle/10665/339462/9789289055406-eng.pdf

Winklmayr, C., Matthies-Wiesler, F., Muthers, S., Buchien, S., Kuch, B., an der Heiden, M., & Mücke, H.-G. (2023a). Hitze in Deutschland: Gesundheitliche Risiken und Maßnahmen zur Prävention. https://edoc.rki.de/bitstream/handle/176904/11262/JHealthMonit_2023_S4_Hitze_Sachstandsbericht_Klimawandel_Gesundheit.pdf?sequence=1&isAllowed=y. Zugegriffen: 31. Jan. 2025.

Winklmayr, C., Matthies-Wiesler, F., Muthers, S., Buchien, S., Kuch, B., an der Heiden, M., & Mücke, H.-G. (2023b). Ergänzung zu Hitze in Deutschland – Gesundheitliche Risiken und Maßnahmen zur Prävention. *Journal of Health Monitoring, 8,* 3–34.

Wu, C. Y. H., Zaitchik, B. F. & Gohlke, J. M. (2018). Heat waves and fatal traffic crashes in the continental United States. *Accident; analysis and prevention, 119.* https://doi.org/10.1016/j.aap.2018.07.025

Soziale Einrichtungen in der Klimakrise: Schutz und Partizipation vulnerabler Gruppen

28

Janina Yeung

Zusammenfassung

Die zunehmenden Auswirkungen der Klimakrise sind in Deutschland deutlich spürbar. Extreme Wetterereignisse wie Hitzewellen, Dürren, Starkregen und Sturzfluten treten häufiger auf, dauern länger an und werden zunehmend intensiver. Besonders betroffen sind soziale Einrichtungen, in denen vulnerable Gruppen wie kranke, pflegebedürftige und ältere Menschen, Kinder und Jugendliche, Geflüchtete, Wohnungslose sowie Menschen mit Behinderung Unterstützung unterschiedlichster Art erfahren. Diese Einrichtungen müssen sich an die sich verändernden klimatischen Bedingungen anpassen, um sowohl die Klient:innen und Nutzer:innen als auch die Mitarbeitenden vor den Auswirkungen der Klimakrise zu schützen. In diesem Kapitel werden die Auswirkungen der Klimakrise auf soziale Organisationen und ihre Klient:innen sowie Nutzer:innen von spezifischen Angeboten und Dienstleistungen untersucht. Es werden die Hürden bei dem Unterfangen aufgezeigt, sich erfolgreich an die veränderten klimatischen Bedingungen anzupassen, und notwendige Maßnahmen sowie Lösungsstrategien diskutiert.

J. Yeung (✉)
Referentin für Klimaschutz und Klimaanpassung beim Paritätischen Gesamtverband, Berlin, Deutschland
E-Mail: klimaschutz@paritaet.org

1 Auswirkungen der Klimakrise auf soziale Einrichtungen

Die zunehmenden Auswirkungen der Klimakrise sind in Deutschland deutlich spürbar. Extreme Wetterereignisse wie Hitzewellen, Dürren, Starkregen und Sturzfluten treten häufiger auf, dauern länger an und werden zunehmend intensiver. Besonders betroffen sind soziale Einrichtungen, in denen vulnerable Gruppen wie kranke, pflegebedürftige und ältere Menschen, Kinder und Jugendliche, Geflüchtete, Wohnungslose sowie Menschen mit Behinderung Unterstützung unterschiedlichster Art erfahren. Diese Einrichtungen müssen sich an die sich verändernden klimatischen Bedingungen anpassen, um sowohl die Klient:innen und Nutzer:innen als auch die Mitarbeitenden vor den Auswirkungen der Klimakrise zu schützen.

Im Kontext der Sozialen Arbeit wird es zunehmend bedeutsam, Klimaschutz- und Anpassungskonzepte zu integrieren. Die Klimaanpassung, definiert als „Initiativen und Maßnahmen, um die Empfindlichkeit natürlicher und menschlicher Systeme gegenüber tatsächlichen oder erwarteten Auswirkungen der Klimaänderung zu verringern" (IPCC, 2021, S. 2233), spielt neben dem Schutz der genannten vulnerablen Gruppen auch im Bereich des Gesundheits- und Arbeitsschutzes in sozialen Einrichtungen und Diensten eine zentrale Rolle. In diesem Kapitel werden die Auswirkungen der Klimakrise auf soziale Organisationen und ihre Klient:innen sowie Nutzer:innen von spezifischen Angeboten und Dienstleistungen untersucht. Es werden die Hürden bei dem Unterfangen aufgezeigt, sich erfolgreich an die veränderten klimatischen Bedingungen anzupassen, und notwendige Maßnahmen sowie Lösungsstrategien diskutiert.

1.1 Physische Gesundheitsfolgen für Klient:innen und Nutzer:innen

Die Weltgesundheitsorganisation (2021) beschreibt den Klimawandel als die größte Gesundheitsbedrohung für die Menschheit. Klient:innen sozialer Einrichtungen und Dienste sind davon besonders stark betroffen, da sie oftmals gesundheitlich vorbelastet sind und ihre Fähigkeit, für sich selbst Vorsorge zu treffen, aufgrund verschiedener Belastungen und geringer Ressourcen eingeschränkt ist. Die Klimakrise hat sowohl direkte als auch indirekte Auswirkungen auf die Gesundheit. Direkte Auswirkungen entstehen durch extreme Wetterereignisse wie Hitzewellen, Stürme und Überschwemmungen. Hitzewellen können zu Dehydrierung, Herz-Kreislauf-Problemen und erhöhter Sterblichkeit führen. In Deutschland wurden in den Jahren 2018 und 2019 jeweils über 7000 hitzebedingte Todesfälle geschätzt, während es im Jahr 2024 um die 3000 waren (Robert Koch-Institut, 2024a). Ältere Menschen und Personen mit Vorerkrankungen sind bei Hitze besonders gefährdet. Es ist davon auszugehen, dass ein signifikanter Anteil der hitzebedingten Sterbefälle in Deutschland auf besonders gefährdete Gruppen entfällt, zu denen auch Klient:innen sozialer Einrichtungen zählen.

Überschwemmungen und Sturzfluten erhöhen Verletzungsrisiken und gesundheitliche Risiken durch Infektionskrankheiten. Im schlimmsten Fall führen sie zu Sterblichkeit (Robert Koch-Institut, 2024b). Bei der Hochwasserkatastrophe im Ahrtal am 14. Juli 2021 kamen in einer Einrichtung der Lebenshilfe in Sinzig zwölf Menschen ums Leben. Das Erdgeschoss des Wohnheims wurde in kürzester Zeit überflutet, sodass die Bewohner:innen keine Möglichkeit zur Flucht hatten. Der Nachtdienst konnte nur einige von ihnen in die obere Etage bringen, bevor das Wasser zu hoch stieg. Dieses tragische Ereignis verdeutlicht die verheerenden Auswirkungen der Flutkatastrophe und die besondere Gefährdung von Menschen in sozialen Einrichtungen.

Indirekte gesundheitliche Folgen der Klimakrise betreffen insbesondere die langfristigen Folgen der Klimakrise, wie die Zunahme von Infektionskrankheiten aufgrund veränderter Ökosysteme. Schlechtere Luftqualität durch Feinstaub und Ozon erhöht das Risiko für Atemwegserkrankungen, und eine durch höhere Vegetationszeiten verlängerte Pollensaison begünstigt Allergien (Robert Koch-Institut, 2024b).

1.2 Psychische Belastungen von Klient:innen und Nutzer:innen

Die Klimakrise kann neben physischen Auswirkungen auch erhebliche psychische Folgen haben. Traumatische Erfahrungen durch extreme Wetterereignisse können zu posttraumatischen Belastungsstörungen führen (van Bronswijk, 2022). Auch die infolge der Klimakrise steigenden Temperaturen und die mit ihnen öfter auftretenden Hitzesommer belasten die Psyche. Studienergebnisse bringen Hitze mit höheren Suizidraten, mehr psychischen Krisen und Aggressionen in Verbindung. Die Psychologin und Verhaltenstherapeutin Katharina van Bronswijk beschreibt es so: „Ab einer gewissen Temperatur macht unser Körper einfach nicht mehr mit – und die Hitze kocht auch unser Gehirn" (van Bronswijk, 2022, S. 16). Ein gemeinnütziger Träger der Freien Straffälligenhilfe in Bremen berichtet davon, dass hohe Temperaturen suchtkranke Menschen stark aus dem Gleichgewicht bringen: „Es knallt heftig bei Hitze" (Joeres, 2024, o. S.), fasst es die Geschäftsführerin des Vereins in einem Interview zusammen.

Langfristige Sorgen über die immer wahrscheinlicher werdende Zukunft in der Klimakrise mit all ihren Folgen kann zur Klimaangst führen, eine Form der Belastung, die vor allem junge Menschen betrifft, wobei diejenigen stärkere Klimaangst empfinden, die bereits von den Folgen der Klimakrise betroffen sind. Individuen aber auch Gemeinschaften können sich angesichts der Klimakrise hilflos und überwältigt fühlen. Manche Menschen motiviert die Klimaangst tatsächlich zum Handeln, andere lähmt sie und fördert Vermeidung (van Bronswijk, 2022).

Diese hier angesprochenen psychischen Belastungen und Klimagefühle erfordern auch in sozialen Einrichtungen und Diensten Unterstützung durch Fachkräfte, die nicht nur präventiv tätig sind, sondern auch auf die spezifischen Bedürfnisse der verschiedenen Gruppen eingehen können, um Resilienz aufzubauen.

1.3 Klimakrise und soziale Ungleichheit

Die Klimakrise verstärkt bestehende soziale Ungleichheiten, da besonders vulnerable Gruppen oft nicht über die notwendigen Ressourcen oder die Infrastrukturen verfügen, um sich vor den negativen Auswirkungen der Klimakrise zu schützen. Ihnen fehlt häufig der Zugang zu kühlenden Unterkünften, sicheren Rückzugsorten oder Transportmöglichkeiten, um sich in Extremsituationen zu schützen. Diese sozialen Benachteiligungen verschärfen sich mit zunehmender Häufigkeit und Intensität klimabedingter Katastrophen. Langfristig führt dies zu einer verstärkten Marginalisierung bestimmter Bevölkerungsgruppen, die oft auch mit anderen Formen der Ungleichheit konfrontiert sind, wie etwa Einkommensungleichheit, Bildungsbenachteiligung, Rassismus, Diskriminierung aufgrund des Geschlechts oder der sexuellen Orientierung sowie Ungleichheit beim Zugang zu Gesundheitsversorgung und Arbeitsmöglichkeiten.

Dies erfordert auch in sozialen Einrichtungen spezielle Ansätze, um für alle Betroffenen adäquate Unterstützung zu gewährleisten und ihre Widerstandsfähigkeit gegenüber den Auswirkungen der Klimakrise zu stärken. Eine Busfahrerin der Lebenshilfe Leer berichtet beispielsweise von den Schwierigkeiten, die Mitarbeitenden im Rollstuhl bei Extremwetter zu ihren Werkstätten zu bringen. Es gebe nur selten Regenschutz, unter dem sie den Bus parken könnte, damit die Passagiere auch bei Starkregen trocken über die Rampe einsteigen könnten. Auch an Hitzetagen fehle der Sonnenschutz und viele Mitarbeitende könnten aufgrund ihrer Behinderung nicht mitteilen, wenn sie durstig seien. In den Werkstätten, auf deren Gebäuden oft noch Wellblechdächer liegen, fehlten Räume mit Klimaanlage, in die sich die Beschäftigten zum Abkühlen zurückziehen könnten (Joeres, 2024).

Nicht nur die Belastungen durch die Klimakrise sind ungleich verteilt, sie treffen auch die Menschen am stärksten, die deutlich weniger zu dieser Krise beigetragen haben. Dies verdeutlicht, dass soziale Einrichtungen die bestehenden Ungleichheiten unbedingt sichtbar machen und zur Sprache bringen müssen.

1.4 Auswirkungen auf die Infrastruktur und den Betrieb sozialer Einrichtungen

Eine Umfrage unter Mitgliedsorganisationen des Deutschen Paritätischen Wohlfahrtsverbands – Gesamtverband e. V., darunter Pflegeeinrichtungen, Kitas, Werkstätten für Menschen mit Behinderung, Einrichtungen der Jugendhilfe u. v. m., verdeutlicht die wachsende Besorgnis und den Handlungsbedarf in Bezug auf die Auswirkungen der Klimakrise. Mehr als die Hälfte der Befragten (52,8 %) äußerten große bis sehr große Sorgen in Bezug auf Extremwetterereignisse. Diese Besorgnis wird durch die Erfahrungen der letzten Jahre untermauert: Knapp 70 % der Befragten berichteten, bereits unter den

Folgen von extremen Wetterereignissen wie Starkregen, Hitzewellen, Stürmen und Hochwasser gelitten zu haben. Diese Ereignisse haben tiefgreifende Folgen für die Betreuung vulnerabler Gruppen und die soziale Infrastruktur (Der Paritätische, 2024).

Die Folgen reichen von Schäden an Gebäuden und Infrastrukturen über steigende Betriebskosten bis hin zu Betriebsausfällen. Veranstaltungen mussten infolge von Wetterextremen abgesagt werden, und die Zahl der Besucher:innen in den Einrichtungen ging zurück. Bei sehr hohen Temperaturen war es in einigen Fällen nicht möglich, Termine mit Klient:innen wahrzunehmen, da Hitze insbesondere für Schwangere oder Personen mit gesundheitlichen Beeinträchtigungen eine erhebliche Belastung darstellt. Die Befragten bewerten extreme Hitze mit 92,6 % als besonders gefährlich für ihre Klient:innen. Zudem wurden psychische Belastungen (56,5 %) sowie die Ausbreitung von Infektionskrankheiten (42,9 %) als besorgniserregende Faktoren identifiziert (Der Paritätische, 2024).

1.5 Herausforderungen für Mitarbeitende

Auch die Auswirkungen der Klimakrise auf die Arbeit in sozialen Einrichtungen sind gravierend. Laut den Befragungsergebnissen berichteten 66,9 % der Teilnehmenden, dass die Arbeitsbelastung für die Mitarbeitenden durch den Klimawandel zugenommen hat, und 48,9 % sahen eine dringende Notwendigkeit für zusätzliche Schutzmaßnahmen (Der Paritätische, 2024). Besonders alarmierend ist dies, da Mitarbeitende in sozialen Einrichtungen oft bereits mehrfach belastet sind. Einerseits sind sie direkt von extremen Wetterereignissen wie Hitzewellen betroffen, was häufig zu Erschöpfung oder gesundheitlichen Beeinträchtigungen führt. Andererseits stellen die besonderen Bedürfnisse der betreuten Klient:innen eine zusätzliche Herausforderung dar. Die Mitarbeitenden stehen vor der Aufgabe, die Sicherheit der oft besonders vulnerablen Personen sicherzustellen, was nicht nur ihre körperliche, sondern auch ihre psychische Belastung erhöht.

Darüber hinaus müssen sie in vielen Fällen improvisieren und kreative Lösungen finden, um mit den Auswirkungen von Extremwetterereignissen umzugehen. Dies erfordert ein hohes Maß an Flexibilität, das über ihre regulären Aufgaben hinausgeht. In ihrer Rolle als Vermittelnde zwischen den extremen klimatischen Bedingungen und den Bedürfnissen der Klient:innen tragen sie eine enorme Verantwortung. Häufig sind sie gezwungen, die Lücken in bestehenden Schutzmaßnahmen zu schließen und zusätzliche Vorsorgemaßnahmen zu organisieren. Diese Mehrfachbelastung kann langfristig zu einer Überforderung führen, was die ohnehin angespannte Situation in sozialen Einrichtungen weiter verschärft.

2 Strategien zur Klimaanpassung in sozialen Einrichtungen und Diensten

2.1 Gesetzliche Rahmenbedingungen

Um die Arbeitsbedingungen der Mitarbeitenden sowie die Qualität der Betreuung in sozialen Einrichtungen zu gewährleisten, ist eine effektive und strategische Umsetzung von Klimaschutz- und Anpassungsmaßnahmen dringend erforderlich. Das Klimaanpassungsgesetz (KAnG), das am 1. Juli 2024 in Kraft trat, schafft hierfür einen rechtlichen Rahmen. Gleichzeitig soll die bereits 2008 formulierte Deutsche Anpassungsstrategie weiterentwickelt und mit klaren, messbaren Zielen versehen umgesetzt werden. Für soziale Einrichtungen ist insbesondere das Themencluster *Menschliche Gesundheit und Pflege* im KAnG von Bedeutung (KAnG, 2023, S. 4). Dennoch wurde darauf verzichtet, ein eigenes Cluster für den sozialen Sektor zu schaffen, das speziell darauf abzielt, vulnerable Gruppen in ihrem Lebensumfeld besser zu schützen und die Klimaresilienz von Einrichtungen und Diensten systematisch zu stärken. Diese Entscheidung wurde von Expert:innen kritisch betrachtet (Deutsche Allianz Klimawandel und Gesundheit e. V., 2024).

Die Bundesländer wurden zudem beauftragt, eigene Klimaanpassungsstrategien zu entwickeln und sicherzustellen, dass auf lokaler Ebene Klimaanpassungskonzepte auf Grundlage detaillierter Risikoanalysen erstellt werden. Dennoch zeigt sich, dass soziale Einrichtungen in diesen Prozessen oft nicht berücksichtigt werden. Dies verdeutlicht auch die Umfrage des Paritätischen: 82,6 % der befragten sozialen Einrichtungen gaben an, nicht in die Erstellung kommunaler Klimaanpassungskonzepte einbezogen worden zu sein. Bisher verfügen in Deutschland aber auch nur etwa 12 % der Kommunen über ein Klimaanpassungskonzept, obwohl mehr als 40 % der Kommunen bereits einzelne Maßnahmen zur Klimaanpassung umgesetzt haben. Auch für viele Kommunen stellen fehlende personelle und finanzielle Ressourcen erhebliche Hindernisse dar, sowohl bei der Planung als auch bei der Umsetzung solcher Maßnahmen (Friedrich et al., 2024).

Dabei könnten Klimaanpassungskonzepte und speziell entwickelte Hitzeaktionspläne auf kommunaler Ebene eine Schlüsselrolle spielen. Sie liefern wichtige Daten und Handlungsempfehlungen, die auch sozialen Einrichtungen bei der Entwicklung eigener Anpassungsstrategien zugute kommen könnten. Um dies jedoch wirksam zu gestalten, ist es von entscheidender Bedeutung, dass soziale Einrichtungen aktiv in die Planungsprozesse einbezogen werden. Ihre Expertise im Umgang mit vulnerablen Gruppen und deren spezifischen Bedarfen ist ein wesentlicher Baustein, um deren Schutz in Zeiten zunehmender klimatischer Herausforderungen sicherzustellen. Eine engere Zusammenarbeit zwischen sozialen Einrichtungen, kommunalen Akteur:innen und politischen Entscheidungsträger:innen könnte wesentlich dazu beitragen, die Klimaresilienz im sozialen Sektor nachhaltig zu stärken.

2.2 Klimaanpassungskonzepte in sozialen Einrichtungen

Soziale Träger stehen vor unterschiedlichen Anforderungen an die Klimaanpassung, die abhängig sind von den spezifischen Bedürfnissen ihrer Klient:innen und der Art der erbrachten Leistungen. Dabei spielt es eine Rolle, ob die Betreuung stationär, teilstationär oder ambulant erfolgt, also innerhalb der Räumlichkeiten einer sozialen Einrichtung oder im privaten Wohnumfeld der betreuten Personen. Ein wirksames Klimaanpassungskonzept sollte die individuelle Betroffenheit und die besonderen Rahmenbedingungen der jeweiligen Einrichtung berücksichtigen.

Allerdings verfügen viele soziale Einrichtungen nicht über die notwendigen finanziellen und personellen Ressourcen, um ein solches Konzept zu entwickeln. Zwar wurden in einigen Einrichtungen bereits erste Anpassungsmaßnahmen umgesetzt, doch die Umfrage des Paritätischen zeigt, dass lediglich 29 % der Befragten über ein umfassendes Konzept zur Klimaanpassung verfügen. Dies verdeutlicht den großen Handlungsbedarf, um den Herausforderungen der Klimakrise systematisch zu begegnen.

Für eine gezielte und effektive Umsetzung von Klimaanpassungsmaßnahmen sind erhebliche Unterstützungsleistungen erforderlich. So gaben 83,4 % der Befragten an, finanzielle Unterstützung zu benötigen, während 61,3 % auf technische Beratung und konkrete Planungshilfen angewiesen sind. Darüber hinaus sehen 52,3 % die Notwendigkeit zusätzlicher personeller Ressourcen, um Klimaanpassung in ihren Einrichtungen umsetzen zu können (Der Paritätische, 2024). Diese Ergebnisse zeigen, dass die soziale Infrastruktur ohne umfassende Unterstützung Gefahr läuft, den Anforderungen der Klimakrise nicht gerecht zu werden, was sowohl die Einrichtungen selbst als auch die vulnerablen Gruppen, die sie betreuen, in besonderem Maße gefährdet.

Daraus ergibt sich die Forderung nach ausreichend finanziellen Ressourcen zur Entwicklung wirksamer Anpassungsstrategien und der Umsetzung entsprechender Maßnahmen. Förderprogramme müssen so ausgestattet werden, dass sie den Bedarf sozialer Einrichtungen und Dienste abdecken und gleichzeitig leicht zugänglich sind. Darüber hinaus sollten die notwendigen Personal- und Investitionsbedarfe, die für die Umsetzung von Klimaanpassungsstrategien erforderlich sind, in die Regelfinanzierung der Einrichtungen integriert werden. Eine dauerhafte finanzielle Unterstützung ist entscheidend, um nachhaltige Klimaanpassungsmaßnahmen sicherzustellen (Bundesarbeitsgemeinschaft der Freien Wohlfahrtspflege, 2024).

2.3 Notwendige partizipative Maßnahmen

Mitarbeitende in sozialen Einrichtungen und Diensten müssen befähigt werden, die Auswirkungen des Klimawandels zu erkennen und ihre Klient:innen und Nutzer:innen gezielt über Gesundheitsvorsorge sowie Anpassungsstrategien zu informieren. Dafür sind umfassende Schulungen notwendig, die Fachkräften das nötige Wissen über Klimafolgen vermitteln. Diese Schulungsangebote sollten auch die Entwicklung und Umsetzung von Notfallplänen sowie den Umgang mit psychosozialen Belastungen einschließen. Die öffentliche Finanzierung solcher Bildungsmaßnahmen ist unverzichtbar, um deren breite Umsetzung zu gewährleisten.

Ein weiterer zentraler Aspekt ist die aktive Einbindung der Klient:innen und Nutzer:innen in die Entwicklung von Klimaanpassungskonzepten und bei der Umsetzung entsprechender Maßnahmen. Diese Partizipation ist entscheidend, um Maßnahmen zu entwickeln, die sich an den tatsächlichen Bedürfnissen und Lebensrealitäten der Betroffenen orientieren. Klient:innen können wertvolle Einblicke in die spezifischen Herausforderungen ihres Alltags geben, die durch den Klimawandel verstärkt werden, und dazu beitragen, praxisnahe und zielgerichtete Lösungen zu erarbeiten.

Darüber hinaus stärkt ihre aktive Mitwirkung das Bewusstsein für die Bedeutung von Klimaanpassungsmaßnahmen. Klient:innen erhalten ein besseres Verständnis für die Notwendigkeit solcher Maßnahmen und können ein Gefühl der Verantwortung und Zugehörigkeit im Anpassungsprozess entwickeln. Dies kann nicht nur ihre Selbstwirksamkeit fördern, sondern auch ihre Resilienz gegenüber den Auswirkungen der Klimakrise erhöhen. Gleichzeitig ermöglicht ihre Einbindung es, kulturelle und individuelle Unterschiede besser zu berücksichtigen, was zu inklusiveren und vielfältigeren Konzepten führt. Durch partizipative Ansätze können zudem Hemmschwellen abgebaut werden, da Klient:innen die Maßnahmen nicht nur als von außen auferlegte Vorgaben wahrnehmen, sondern als Ergebnis eines gemeinsam gestalteten Prozesses, in dem ihre Perspektiven gehört und berücksichtigt wurden.

Letztlich muss auch die Zusammenarbeit aller relevanten Akteur:innen intensiviert werden, insbesondere durch ihre Einbindung in kommunale Krisenpläne und Anpassungsstrategien. Kommunen sollten hierfür Beteiligungsverfahren organisieren, bei denen Vertreter:innen sozialer Einrichtungen gezielt einbezogen werden. Dabei ist es wichtig, die zeitlichen und organisatorischen Ressourcen der Teilnehmenden zu berücksichtigen, um eine effektive und praktikable Mitwirkung zu ermöglichen.

Nur durch die Kombination dieser Ansätze kann die Resilienz sozialer Einrichtungen gestärkt werden, sodass sowohl Mitarbeitende als auch Klient:innen und Nutzer:innen wirksam geschützt und unterstützt werden können.

3   Fazit

Die Klimakrise hat zunehmend spürbare Auswirkungen auf soziale Einrichtungen in Deutschland, die besonders vulnerable Gruppen betreuen oder Angebote für und mit ihnen machen. Extreme Wetterereignisse wie Hitzewellen und Überschwemmungen gefährden sowohl die physische als auch die psychische Gesundheit der Klient:innen und

Nutzer:innen. Gleichzeitig belasten sie die Infrastrukturen und den Betrieb der Einrichtungen sowie die Mitarbeitenden, die mit steigender Arbeitsbelastung und zusätzlichen Anforderungen umgehen müssen. Die Klimakrise verschärft zudem bestehende soziale Ungleichheiten, da vulnerable Gruppen oft über weniger Ressourcen verfügen, um sich vor den negativen Folgen zu schützen

Um den Herausforderungen zu begegnen, sind Maßnahmen zur Anpassung an die Klimakrise in sozialen Einrichtungen unerlässlich. Trotz vereinzelter Maßnahmen fehlen ihnen jedoch häufig finanzielle, personelle und technische Ressourcen, um umfassende Anpassungsstrategien zu entwickeln. Förderprogramme und eine Abdeckung durch die Regelfinanzierung sind essenziell, um soziale Einrichtungen in die Lage zu versetzen, resilient gegenüber den Auswirkungen der Klimakrise zu werden. Gleichzeitig erfordert die Umsetzung solcher Maßnahmen eine enge Zusammenarbeit mit Kommunen und politischen Entscheidungsträger:innen.

Ein zentraler Ansatz ist die aktive Einbindung von Klient:innen und Nutzer:innen in die Entwicklung von Klimaanpassungsstrategien. Ihre Partizipation stellt sicher, dass Maßnahmen an ihre Lebensrealitäten angepasst sind, und fördert gleichzeitig ihr Bewusstsein, ihre Selbstwirksamkeit und Resilienz. Umfassende Schulungen für Fachkräfte und die Einbindung sozialer Einrichtungen in kommunale Krisenpläne sind weitere Schlüsselmaßnahmen. Nur durch partizipative Ansätze und die enge Kooperation aller relevanten Akteur:innen können soziale Einrichtungen gestärkt und der Schutz vulnerabler Gruppen nachhaltig gewährleistet werden.

Literatur

Bundesarbeitsgemeinschaft der Freien Wohlfahrtspflege. (2024). Klimaanpassung in sozialen Einrichtungen und Diensten ermöglichen. https://www.bagfw.de/veroeffentlichungen/pressemitteilungen/detail/klimaanpassung-in-sozialen-einrichtungen-und-diensten-ermoeglichen. Zugegriffen: 10. Jan. 2025.
Der Paritätische Wohlfahrtsverband – Gesamtverband e.V. (2024). Umfrageauswertung zur Klimaanpassung in sozialen Einrichtungen und Diensten. https://www.der-paritaetische.de/fileadmin/user_upload/Umfrage_Klimaanpassung_in_sozialen_Einrichtungen_und_Diensten_Umfrageauswertung.pdf. Zugegriffen: 11. Jan. 2025.
Deutsche Allianz Klimawandel und Gesundheit e. V. (2024). Gemeinsame Stellungnahme zum aktuellen Entwurf des Klimaanpassungsgesetzes. https://www.klimawandel-gesundheit.de/stellungnahme-klimaanpassungsgesetz/. Zugegriffen: 10. Jan. 2025.
Friedrich, T., Stieß, I, Sunderer, G., & Böhmer, C. (2024). Kommunalbefragung Klimaanpassung 2023. In Climate Change, 34/2024. Umweltbundesamt. https://www.umweltbundesamt.de/sites/default/files/medien/11850/publikationen/34_2024_cc_kommunalbefragung.pdf
Intergovernmental Panel on Climate Change. (2021). *Climate change 2021: The physical science basis*. University Press.
Joeres, A. (2024). Bei Hitze knallt's (29.10.2024). ZEIT ONLINE. https://www.zeit.de/gesellschaft/2024-10/klimaanpassung-soziale-einrichtungen-paritaetischer-wohlfahrtsverband-klimakrise-studie. Zugegriffen: 10. Jan. 2025.

Klimaanpassungsgesetz [KAnpG]. (2023). Bundesgesetzblatt Teil I. https://www.recht.bund.de/bgbl/1/2023/393/VO. Zugegriffen: 10. Jan. 2025.

Robert Koch-Institut. (2024a). Wochenbericht zur hitzebedingten Mortalität KW 38/2024. https://www.rki.de/DE/Content/GesundAZ/H/Hitzefolgekrankheiten/Bericht_Hitzemortalitaet.html. Zugegriffen: 10. Jan. 2025.

Robert Koch-Institut. (2024b). *Sachstandsbericht Klimawandel und Gesundheit*. Robert Koch-Institut.

Van Bronswijk, K. (2022). *Klima im Kopf*. oekom.

World Health Organization. (2021). Climate Change and Health. https://www.who.int/news-room/fact-sheets/detail/climate-change-and-health. Zugegriffen: 10. Jan. 2025.

Laiengesundheitssystem

29

Heike Becker und Lena Lorenz

Zusammenfassung

Subjektives Hitzeerleben unterliegt sowohl der Sozialisation, dem gesundheitsbezogenen Erleben und Verhalten als auch der Vulnerabilität der betroffenen Person. Dieser Beitrag fokussiert die Herausforderungen des Laiengesundheitssystems in Bezug auf Prävention, Diagnose, Versorgung und Pflege sowie in Hinblick auf subjektives Erleben und Verhalten bei Krankheit und Gesundheit im Zusammenhang mit klimatischen Veränderungen. In Betracht kommen Gruppen mit kognitiven Einschränkungen, chronischen Erkrankungen sowie ältere Personen. Im Rahmen der Gesundheitswissenschaften kann die Gesundheits- und Krankheitsentstehung nach bio-medizinischer Herkunft sowie multidimensional nach dem bio-psycho-sozialen Konzept betrachtet werden. Sozialwissenschaftlich wird das Individuum in seinem Krankheitsgeschehen in einen zielgruppenspezifischen und gesellschaftlichen Kontext eingebettet. Dies erfolgt über die Darstellung der theoretischen Hintergründe von sozialer Netzwerkarbeit, gesundheits- und soziologischen Betrachtungsweisen mit dem Ansatz des Experten- sowie Laienwissens und der Experten- und Laienkommunikation.

Im Beitrag wird im Zusammenhang von Experten und Laien auf die intendierte Gender-neutrale Kennzeichnung dieser Begriffe verzichtet, da die Funktion im Vordergrund steht.

H. Becker (✉)
Fachbereich Sozial- und Kulturwissenschaften, Hochschule Düsseldorf, Düsseldorf, Deutschland
E-Mail: heike.becker@hs-duesseldorf.de

L. Lorenz
Department für Humanmedizin, Universität Witten/Herdecke, Witten, Deutschland
E-Mail: lena.lorenz@uni-wh.de

1 Versorgungsnetzwerke im Laiengesundheitssystem

Durch ihre Sozialisation und die damit verbundenen Erfahrungen entwickeln Menschen ein subjektives Verständnis von Gesundheit und Krankheit. Die damit einhergehenden Vorstellungen und Kompetenzen wirken häufig versteckt im Alltag – in Form eines *Laiengesundheitssystems*. Vermehrt auftretende Themen sind dabei Prävention und Diagnose von Krankheiten sowie die Versorgung und Pflege von erkrankten Personen (Faltermaier, 2020).

Chronische Erkrankungen stellen betroffene Personen vor vielfältige Herausforderungen und verursachen einen mannigfaltigen Unterstützungsbedarf. Einflussgrößen der Ausgestaltung sind unter anderem die subjektiven Vorstellungen von Gesundheit und Krankheit, die Perspektive auf Gesundheit sowie das Krankheitserleben und das Krankheitsverhalten. Dies manifestiert sich beispielsweise in der Auswahl der Kontakte, die chronisch kranke und vulnerable Personen zu ihrer Unterstützung nutzen. Netzwerkarbeit als Methode der sozialen Arbeit trägt dazu bei, sich zunächst der vorhandenen Ressourcen bewusst zu werden, deren Schwachstellen zu erkennen und diese zu stärken. Die visuelle Darstellung des Netzwerks kann beispielsweise durch die Erstellung eines Netzdiagramms erfolgen, in dem die Bedarfe, beteiligten Akteur:innen, deren Funktion, Aufgaben sowie die Häufigkeit und Intensität des Kontakts dargestellt werden. In Zusammenhang mit dem Klimawandel und der dadurch erhöhten Vulnerabilität chronisch kranker Menschen können sich die Herausforderungen in Hinblick auf Hitzeprävention und somit der Unterstützungsbedarf kurzfristig und temporär verändern. Dies hat in der Regel eine Anpassung des Unterstützungssystems zur Folge. Bei diesem Adaptionsprozess bietet ein erstelltes Netzwerkdiagramm eine Basis, um bei Bedarf die notwendige Unterstützung aufgrund der sich wandelnden Rahmenbedingungen zu ergründen, zu visualisieren, flexibel anzupassen und ggf. nach einer Reflexion bzw. Evaluation wieder auf das ursprüngliche Format zurückzufahren.

Die Literatur unterscheidet folgende 3 Netzwerktypen (siehe Abb. 1): primäre oder mikrosoziale Netzwerke, sekundäre oder makrosoziale Netzwerke sowie tertiäre oder mesosoziale Netzwerke. Primäre oder mikrosoziale Netzwerke beziehen sich auf den privaten Bereich, wie Familie, Verwandtschaft, Nachbarschaft, Freundschaft. Sie zeichnen sich durch unmittelbaren persönlichen Kontakt *face-to-face* aus. Sekundäre oder makrosoziale Netzwerke sind global-gesellschaftliche Netzwerke, die im Laufe der Sozialisation Relevanz und entscheidenden Einfluss auf den Alltag von Individuen haben. Dazu zählen beispielsweise das Bildungssystem, Unternehmen sowie staatliche Bürokratien. Tertiäre oder mesosoziale Netzwerke sind vermittelnde oder auch alternative Netzwerke. Sie sind angesiedelt zwischen primären (privaten) und sekundären (öffentlichen) Netzwerken. Dazu gehören Selbsthilfegruppen, intermediäre professionelle Dienstleister (Wohlfahrtsverbände), Nichtregierungsorganisationen (NGOs) sowie viele professionelle Organisationen, die in Bereichen wie z. B. Seelsorge, sozialer Arbeit und Pflege tätig sind (Fischer, 2003; Bullinger & Nowak, 1998).

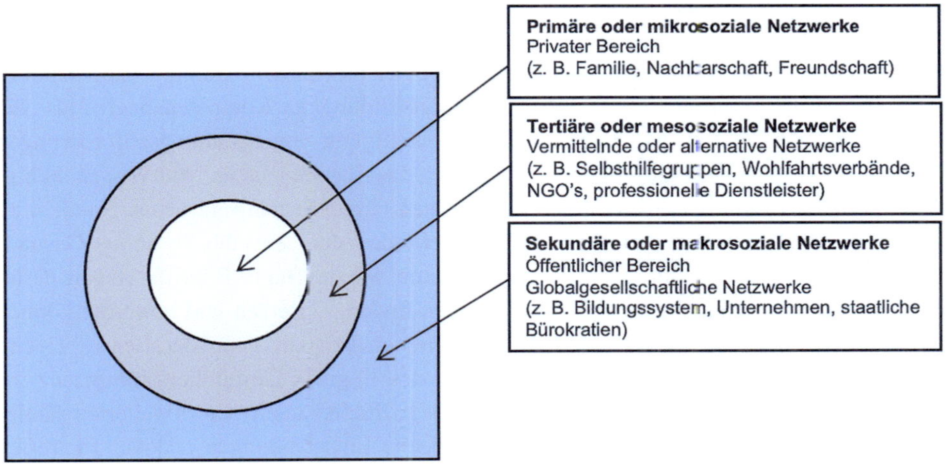

Abb. 1 Netzwerktypen. (Eigene Darstellung, nach Fischer, 2003; Bullinger & Novak, 1998)

Beschriftungen im Diagramm:
- **Primäre oder mikrosoziale Netzwerke** – Privater Bereich (z. B. Familie, Nachbarschaft, Freundschaft)
- **Tertiäre oder mesosoziale Netzwerke** – Vermittelnde oder alternative Netzwerke (z. B. Selbsthilfegruppen, Wohlfahrtsverbände, NGO's, professionelle Dienstleister)
- **Sekundäre oder makrosoziale Netzwerke** – Öffentlicher Bereich, Globalgesellschaftliche Netzwerke (z. B. Bildungssystem, Unternehmen, staatliche Bürokratien)

2 Expertenstatus von Laien in der Versorgung

In den unterschiedlichen Netzwerken, die von Menschen mit chronischen Erkrankungen genutzt werden, lässt sich erkennen, dass sowohl Expertengesundheitssysteme sowie Laiengesundheitssysteme vertreten sind. Der folgende Abschnitt nähert sich dem zunächst durch die Definitionen der Rollen von Experten und Laien, Kompetenz und Expertise. Im Anschluss erfolgt eine Darstellung von Expertenwissen sowie Laienwissen in Bezug zu den Gesundheits- und Sozialwissenschaften.

2.1 Definition der Begriffe Experte und Laie

Laut Edelmann und Wittmann (2012) haben Experten dauerhaft ungewöhnliche bis herausragende Fähigkeiten ausgebildet. Dazu gehören Merkmale wie eine gute Leistung, hoher Problemlösungserfolg, schnelle effiziente und präzise Arbeit bei geringer Fehlerquote sowie ein umfangreiches Wissensfundament. Diese Eigenschaften beziehen sich jedoch auf einen spezifischen, abgegrenzten Bereich, die Domain (Edelmann & Wittmann, 2019). Unter Laien oder auch Novizinnen werden handelnde Personen verstanden, die in einer Domain noch keine Kenntnisse vorweisen (Edelmann & Wittmann, 2012).

2.2 Definition der Begriffe Kompetenz und Expertise

Kompetenz ist eine Problemlösungsfähigkeit in einer bestimmten Domain (Edelmann & Wittmann, 2019). Weiterführend wird in der Berufsbildung der Kompetenzbegriff als „die Verbindung von Wissen und Können in der Bewältigung von Handlungsanforderungen verstanden" (Linten & Prüstel, 2015, o. S.). Durch das Zusammenspiel von Wissen, Fähigkeiten und Fertigkeiten wird es möglich, Routinen aufzubrechen und neues Handeln zu generieren. In den Gesundheitswissenschaften werden der deutsche Terminus Gesundheitskompetenz und Health Literacy synonym angewandt. Beide Begriffe stehen dafür, dass Personen Gesundheitsinformationen suchen, finden, einsetzen und bewerten können (Hatebur et al., 2024; Abel et al., 2018). Zusätzlich existiert noch der Begriff Health Competence. Diese geht über die Übersetzung des Begriffs Gesundheitskompetenz ins Englische hinaus und wird in der englischen Begrifflichkeit mit den erweiterten Fähigkeiten gefüllt, gesundheits- und krankheitsbezogene Entscheidungen adäquat zu treffen (Jordan, 2023). Ein besonders hoher Grad an Kompetenz wird auch als Expertise bezeichnet. Voraussetzung dazu ist eine längere, oft über Jahre dauernde Übung in einer Domain mit entsprechenden Rückmeldungen (Edelmann & Wittmann, 2019).

2.3 Expertenwissen und Laienwissen

Wissenschaftliches Wissen wird oftmals auch als Expertenwissen bezeichnet und Laienwissen mit dem Begriff des Alltagswissens gleichgesetzt. Laut Huge (1990) bildet sich Alltagswissen aus der Verflechtung von explizitem und implizitem Wissen im alltäglichen Handeln. Explizites Wissen zeichnet sich durch Struktur, Anwendungsbereiche und Abstraktion als Regel- und Faktenwissen bei geringem Handlungs- und Entscheidungsdruck aus und kann in Sprache gefasst weitergegeben werden. Implizites Wissen ist gekennzeichnet durch routinierte Gewohnheiten, Handlungsabläufe und Handlungsziele, eingebunden in traditionelle Vorstellungen, Symbole und Mythen. Es generiert sich aus subtil genormten Orientierungen und Werten und kann als verinnerlichtes Wissen nur schwer versprachlicht werden (Schmitz & Ortloff, 2024; Huge, 1990).

Der elementare Unterschied zwischen wissenschaftlichem Wissen und Alltagswissen besteht in der Generierung des Wissens sowie in der Form der Vermittlung und dem Bezug auf die jeweilige Domain. Typisch für wissenschaftliches Wissen ist seine Wandelbarkeit, die in der Regel durch den kontinuierlichen Ausschluss von Irrtümern und veralteten Ansichten durch Forschung sowie durch den Anspruch auf Neutralität geprägt ist (Hahn et al., 1999). Experten verfügen nach Bromme et al. (2004) über ein disziplinär strukturiertes Fachwissen mit entsprechenden formalen Abschlüssen. Laienwissen hat seine Entstehung im Alltag. Es ist ein stabiles Wissen, welches sich durch Weitergabe über Generationen tradierte (Hahn et al., 1999). Ausschlaggebend für die Aufnahme neuen Wissens in die Verhaltenswirksamkeit ist die Alltagstauglichkeit. Es muss als unproblematisch gelten und handhabbar sein. Dazu durchläuft die als neues Wissen identifizierte Information ein Prüfschema, in dem es einer selektiven Filterung auf Relevanzstrukturen und Deutungsmuster unterliegt. In der Relevanzstruktur erfährt neue Information zunächst die Bewertung wichtig oder unwichtig. Als unwichtig deklariertes Wissen wird unmittelbar verworfen. Wichtiges Wissen hingegen erfährt eine Weiterführung in die Informationsverarbeitung der Deutungsmuster. Hier erfolgt eine Sichtung anhand von soziokulturellen Interpretationsmustern. Diese unterliegen einer besonderen Logik, in der kognitive Kriterien und sinngebende Orientierungen – besonders in Ausnahmesituationen und bei tabuisierten Themen – nicht zwingend einer Konsistenz unterliegen (Huge, 1990). Beispiele dafür sind die Themen Autoimmunerkrankungen, COVID-19-Pandemie, Behinderung, aber auch koronare Herz-Kreislauf-Erkrankungen, Delir, Adipositas in Kombination mit Bewegungsmangel und Hitze, die eine unmittelbare Relevanz zu individuellen Vorstellungen von Gesundheit und Krankheit als auch in Bezug zu klimarelevanten Komponenten aufweisen.

Aus den Ausführungen wird deutlich, dass es, je nach Grad der Expertise, fließende Übergänge zwischen Experten- und Laienstatus geben kann. Eine vermeintlich systematische Wissensdivergenz erfährt eine Nivellierung durch eine gemeinsame Wissensschnittmenge. Die Betrachtungsweise, dass der Status auf sozialer Rollenzuschreibung beruht, erlaubt es, zwischen kognitiver und sozialer Rollendefinition in Bezug auf den Experten- und Laienstatus zu unterscheiden. Dies ist ein elementarer Aspekt, der insbesondere den Diffusionsprozess von Alltagswissen und wissenschaftlichem Wissen an deren Grenzen Rechnung trägt und in den Fokus nimmt (Bromme et al., 2004). Dennoch wird dies in der Literatur wenig berücksichtigt. Hauptsächlich erfolgt die traditionelle Differenzierung zwischen Experten- und Laienwissen. Die Zuordnung des Status entsprechend dem aktuell gegebenen Setting, basierend auf kognitiver und sozialer Rollenzuschreibung, findet daher in der Experten- bzw. Laienkommunikation wenig Beachtung.

Die Geschichte eines langjährig teilweise bettlägerigen Patienten verdeutlicht, wie sich durch Erfahrungswissen und Kommunikation ein Veränderungsprozess im Bereich der Körperhygiene anstoßen lässt. Der Patient hat über Jahre hinweg ein Expertenwissen über seine morgendliche Reinigungsroutine entwickelt, das stark von den äußeren Temperaturen und den jeweiligen Gegebenheiten abhängt. Bei höheren Temperaturen achtete er darauf, dass er bei einer Waschung im Bett nur klares Wasser verwendete, um Hautirritationen und Ausschläge zu vermeiden, da er festgestellt hatte, dass sich bei zusätzlichem Reinigungsmittel und vermehrtem Schwitzen Ausschläge bildeten. Unter der Dusche jedoch vertrug seine Haut den Einsatz von Reinigungszusätzen besser, da diese mit Wasser abgewaschen wurden.

Bei einem sommerlichen Krankenhausaufenthalt wiederholte sich das Problem. Der Patient informierte den Pfleger vorab über die zu erwartende Hautreaktion, die auf seine Erfahrung zurückging, dass der Reinigungszusatz bei der Waschung im Bett auf der Haut verbleibe und in Verbindung mit Schweiß zu Irritationen führe. Bei der Dusche werde der Zusatz jedoch sofort abgespült. Infolgedessen wurde eine angepasste Routine vereinbart: Zunächst eine Waschung mit Reinigungszusatz, gefolgt von einer zweiten mit klarem Wasser. Diese Anpassung führte zu einer erfolgreichen Verbesserung der Hautverträglichkeit. In Bezug auf einen gelingenden Diffusionsprozess an den Grenzen von Alltagswissen und wissenschaftlichem Wissen wäre es zielführend, wenn solche Informationen im Behandlungsteam weitergegeben würden, um die alltägliche Routine durch erfolgreiche Aushandlungsprozesse zu optimieren.

3 Expertenkommunikation und Laienkommunikation

Zwischen wissenschaftlichem Wissen und Alltagswissen bestehen grundlegende Unterschiede hinsichtlich der Generierung, der Form der Vermittlung und des Bezugs zum jeweiligen Gegenstandsbereich. Doch wie gelingt ein Austausch durch Wissenstransfer, der im Idealfall ein Austausch auf Augenhöhe zwischen Experten und Laien ist?

Grundlage der Kommunikation ist, zwischen den beteiligten Personen mit ihren jeweiligen kognitiven Bezugsrahmen – bestehend aus stabilen Elementen, wie Vorwissen, Haltungen, Überzeugungen, Ansichten, Schemata, und dynamischen Elementen wie die aktuelle Gesprächssituation, begleitende Wahrnehmung sowie situationsspezifische Inhalte – einen gemeinsamen Verständigungsrahmen auszubilden (Bromme et al., 2004). Laut Clarks linguistischer Kommunikationstheorie gelingt dies durch einen immerwährenden Abgleichs- und Abstimmungsprozess (Grounding) der unterschiedlichen Wissensbestände mittels Perspektivwechsel. Kontinuierlich entsteht dadurch eine gemeinsame Basis (Common Ground) von Wissensbeständen, die fortlaufend Erweiterung erfährt. Dieser Abstimmungsprozess zwischen kommunikativer Intention (Botschaft) und kognitivem Bezugsrahmen sowie die Auskalibrierung von Wissenssymmetrien und -asymmetrien findet in Sekundenschnelle statt. Das Ziel ist die Realisation einer Verständigung mit geringstmöglichem Aufwand (Schmitz et al., 2024; Bromme et al., 2004; Metzing & Brennan, 2003; Clark & Brennan, 1996).

Gesundheitskommunikation befasst sich mit Interaktions- und Kommunikationsprozessen von Personen im Rahmen der gesundheitsbezogenen sowie gesundheitsrelevanten Versorgung (Rossmann, 2019). Nach Spatzier (2015) werden die Ebenen intrapersonal, interpersonal, organisational und gesellschaftlich unterschieden. Intrapersonal unterscheiden sich die Individuen in Vorwissen, Vorstellungen und Einstellungen, welche die Wahrnehmung und Verarbeitung von Gesundheitsinformation ermöglicht. Weiterführend zeigt sich interpersonal (Mikroebene) die dyadische Kommunikation in Beratungssituationen oder Gesprächen zwischen den zu behandelnden Personen und Behandelnden. Organisational (Mesoebene) fungiert die Gesundheitskommunikation von und in gesundheitsbezogenen Organisationen und Institutionen. Abschließend kann Gesundheitskommunikation auf der gesellschaftlichen Ebene (Makroebene) stattfinden, und groß angelegte Kampagnen werden beispielsweise an breite Bevölkerungsteile gerichtet. Demzufolge kann dieser 4-Ebenen-Ansatz der Gesundheitskommunikation systemisch und settingübergreifend angewendet werden.

Wissenschaftlichen Experten kommt in diesem Kontext eine besondere Verantwortung zu, da sie aufgrund ihres exklusiven Wissens ein höheres Gestaltungspotenzial in der Kommunikation haben. Dennoch trägt das kognitive Laienbezugssystem mit seiner Verhaltenswirksamkeit im Alltag, elementar zum Erfolg oder Misserfolg von Kommunikation und somit von der Weitergabe von Wissen in das Laiensystem bei. Häufig besteht das Vorwissen von Laien aus fragmentiertem – oft auch falschem – Faktenwissen, basierend auf Laientheorien bzw. naiven Theorien (Bromme et al., 2004; Anderson & Lindsay, 1998; Furnham, 1988). Dadurch besteht die Gefahr, dass *neues Wissen* an eine fehlerhafte Basis adaptiert wird, anstatt diese zu korrigieren. Gleichzeitig besteht aufgrund mangelnder Kenntnis und falscher Annahmen bei vermeintlichen oder auch tatsächlichen Wissenslücken die Schwierigkeit, die richtigen Fragen für wissenschaftliche Experten abzuleiten und ihnen diese zu stellen. Bromme et al. (2004) schlussfolgern, dass dies erschwerend dazu beiträgt, auf Basis gemeinsamer Wissensbestände einen Common Ground zu entwickeln.

Außerdem stellt laiengerechte Kommunikation für die Experten häufig eine große Herausforderung dar. Fest verankert in der Nomenklaturroutine seiner/ihrer Fachsprache, sind wissenschaftliche Experten häufig gefordert, sich in Laiengesprächen auf den Gebrauch der Alltagssprache einzustellen und diese – im Sinne des gemeinsamen Verständigungs- und Bezugsrahmens – im sprachlichen Niveau den Begebenheiten anzupassen. Dies inkludiert seitens der wissenschaftlichen Experten die Bereitschaft, Wissen mit anderen teilen zu wollen und die Voraussetzung, dass es durch die Anpassung zu keinem Bedeutungsverlust kommt, da möglicherweise die Fachbegriffe in der Alltagssprache kein entsprechendes Pendant haben. In dem Fall, dass Fachtermini Verwendung finden müssen, ist es für die Experten geboten, Kenntnisse bezüglich der Wahrnehmungsstruktur von Laien zu akquirieren und die Komplexität des Sachverhalts so zu gliedern und zu adaptieren, dass sich eine nachvollziehbare Strukturierung für das Laienverständnis ergibt. Eine Möglichkeit, diese Kenntnisse zu erlangen, ist ein Perspektivwechsel von der Expertenperspektive der jeweiligen Domäne hinein in die Zielperspektive der Laien. Das Gelingen dieses Vorgangs ist jedoch abhängig von der Spezifität des Bereiches und des Wissens der Experten über die Zielperspektive.

Darüber hinaus scheint ein entscheidender Faktor die erfolgreiche Abschätzung der fremden Perspektive (Antizipation) und die Adaption der eigenen Kommunikation an die vorab eingeschätzte Perspektive zu sein. Demzufolge ist das individuelle Kommunikationsvermögen von Experten unabhängig von der professionellen Kernkompetenz. Salopp formuliert, scheint es, *Fachidioten* und *Vermittlungskünstler* zu geben (Rambow, 2011).

Darüber hinaus besteht gleichzeitig zwischen den beteiligten Statusgruppen – trotz definierter Macht, Entscheidungskompetenz und Rollenstruktur – ein jeweils kognitives und sozial definiertes Experten- und Laientum, welches beim klassischen Beispiel

Ärzt:innen und Patient:innen in der Zuschreibung der Rollen deckungsgleich ist. Dennoch kann es zu einer Inversion kommen, wenn Patient:innen in ihrem individuellen Krankheitsgeschehen eine exzellente Expertise ausgebildet haben, die diese Rollenzuschreibungen umkehrt. Dies impliziert, dass im Kommunikationsprozess die kognitive und soziale Expertise der beteiligten Akteur:innen statusgruppenübergreifend auf Akzeptanz und Wertschätzung stoßen sollten. Anderenfalls besteht das Risiko, dass – möglicherweise aus Sorge, als wenig gebildet wahrgenommen zu werden – kognitiv und sozial definierte Laien davon abgehalten werden nachzufragen, wenn etwas nicht verstanden wurde (Bromme et al., 2004).

Die Rollenkonstellation im medizinischen Bereich zwischen Ärzt:innen und Patient:innen unterliegen einem enormen Wandel. Aufgrund einer heutzutage aktiven Patientenrolle werden diese in Gesundheits- und Krankheitsprozesse mit einbezogen und setzen sich mit diesen Prozessen auseinander (Dieterich, 2007). Durch die rasanten Entwicklungen des Internets können Laien nach frei zugänglichen Informationen suchen und diese auch finden. Die Folgen können in der Gesundheitsversorgung mit Überforderungen oder sogar risikobehaftetem Gesundheitsverhalten einhergehen. Es sind gut informierte und kommunizierende Patient:innen gemeint, die mit Fachpersonen in die Diskussion gehen können (Miron-Shatz et al., 2013). Dazu gehört auch eine Aufklärung über die Folgen des Klimawandels durch Gesundheitsfachkräfte. Gerade in Hitzeperioden ist es möglich, dass die verordneten Therapien beispielsweise in Bezug auf die Dosierung von bestimmten Medikamenten, aber auch in Bezug auf das Verhalten der Patient:innen durch Änderung der Trink- und Essgewohnheiten angepasst werden müssen. Zum Welttag der Patientensicherheit am 17. September 2024 hat die Bundesarbeitsgemeinschaft der Seniorenorganisationen (BAGSO) im Rahmen ihrer Initiative *Medikationsplan schafft Überblick* darauf hingewiesen, dass Patient:innen, die 3 oder mehr Medikamente verordnet bekommen, einen gesetzlichen Anspruch auf einen Medikationsplan haben (BAGSO, 2024). Dieser kann im Beratungsgesprächen genutzt werden, um über den Grund der Medikation (Diagnose) und die beabsichtigte Behandlung (Therapie) zu informieren und sich möglicherweise auch darüber auszutauschen, welche Dosierungen im Zusammenhang mit Hitzeperioden angeraten sind. Diese Informationen können dazu beitragen, dass betroffene Laien ihren aktuellen Wissenstand eigenständig erweitern und zu Experten in eigener Sache werden.

Neben diesen individuellen Aspekten gehört die Anpassung der Umgebung zu den Maßnahmen mit direktem Bezug zu Klima und Vulnerabilität. Informationen wie auch Informationsveranstaltungen zum Thema Gebäudeanpassung, energetischer Sanierung, neues Heizungsgesetz etc. sind Beispiele für eine Experten-Laien-Kommunikation. Hier bildet sich auf der einen Seite die Expertenebene aus beispielsweise Ingenieur:innen, Handwerk:innen, Finanzexpert:innen, Architekt:innen, Vertreter:innen der Politik, Kommunen oder Energiewirtschaft, auf der anderen Seite die Ebene der rat- und informationssuchenden Immobilienbesitzer:innen. Hier bestehen ebenfalls ein jeweils kognitives und sozial definiertes Experten- und Laientum. Dennoch kann es auch hier zu einer Inversion kommen, wenn Informationssuchende in dieser Domain eine exzellente Expertise ausgebildet haben oder möglicherweise ebenfalls in den genannten Berufsfeldern tätig sind. Um Ziele in Bezug auf die Anpassung von Wohngebäuden auf den Klimawandel zu erreichen, erfordert auch dies eine Anpassung des Kommunikationsprozesses beim Informationsmaterial sowie bei den Informationsveranstaltungen. Damit können die kognitive und soziale Expertise der beteiligten Akteur:innen statusgruppenübergreifend auf Akzeptanz und Wertschätzung stoßen und entsprechende Kompetenzen eingebunden werden.

Darüber hinaus geht eine Sanierungsmaßnahme mit nicht unerheblichen finanziellen Mitteln einher. Auch hier besteht die Möglichkeit, dass Immobilienbesitzer:innen nicht über entsprechende Mittel verfügen und sich nicht öffentlich über ihre – eventuell prekäre – finanzielle Situation äußern wollen. Folglich ist es möglich, dass Veränderungsprozesse, die auch dem Schutz der vulnerablen Gruppen unter den Bewohner:innen dienen, aufgrund einer inadäquaten Kommunikation nicht in Gang gesetzt bzw. abgelehnt werden. Abhilfe könnte hier Partizipation im Rahmen von organisierten und strukturierten Kontakten schaffen, um die jeweiligen Blickwinkel darzulegen und diese gemeinsam zu diskutieren (Bromme et al., 2003).

Die Ausführungen zeigen, dass in der Kommunikation zwischen den beteiligten Akteur:innen sehr viel Fingerspitzengefühl erforderlich ist, um das Ziel einer Kommunikation auf Augenhöhe zu erreichen – insbesondere dann, wenn es gilt, irrtümliche Annahmen in den Systemen zu erkennen und behutsam zu korrigieren.

4 Subjektive Vorstellung von Gesundheit und Krankheit sowie gesundheitsbezogene Infrastruktur im Laiengesundheitssystem

Die subjektive Vorstellung von Gesundheit und Krankheit unterliegt einer kontinuierlichen Veränderung, die durch unterschiedliche Parameter verursacht wird.

Laut Faltermaier (2017) sind gesellschaftliche und wissenschaftliche Vorstellungen von Gesundheit und Krankheit eng miteinander verwoben und unterliegen entsprechend einem gemeinsamen Wandel. Diese Korrelation zeigt sich im jeweiligen hegemonialen Weltbild und manifestiert sich in der Organisation von Ressourcen und Potenzialen sowie im Verständnis von Gesundheit und Krankheit.

Im Gesundheits- und Krankheitsbewusstsein entwickeln sich bei Menschen eigene Vorstellungen und Perspektiven (Flick, 1991). Gesundheits- und krankheitsrelevante Anforderungen basieren auf sozialen, historischen und kulturellen Faktoren. Es wird zwar in der biomedizinischen Perspektive deutlich, dass Fragen im Gesundheitssystem auf ärztlich-medizinische Sicht ausgelegt werden, allerdings entstehen Diskrepanzen, wenn z. B. verordnete Medikamente nicht eingenommen werden bzw. potenzielle Risikofaktoren nicht beachtet werden (Brennecke & Brusse, 2004). Eine stärkere Fokussierung erfolgt in den letzten Jahren durch die biopsychosoziale Betrachtung, in der gesundheits-

und krankheitsbezogene Entscheidungen vielmehr auf multiple Einflussfaktoren der subjektiven Ebene basieren (Egger, 2015).

4.1 Subjektive Gesundheitskonzepte

Die bio-medizinische Betrachtungsweise von Gesundheit und Krankheit basiert auf objektivierbaren biologischen Zuständen, die durch Störungen im Organismus (z. B. durch Noxen, Bakterien oder Viren) verursacht werden (Knoll et al., 2017). Sie geht von einem kausalen Zusammenhang zwischen Krankheitsursachen und den typischen Symptomen aus. In diesem Modell nehmen Laien eine passive Rolle ein, da die Behandlung symptomatisch erfolgt, etwa durch Medikamente oder Operationen. Es wird davon ausgegangen, dass Gesundheit die Abwesenheit von Krankheit ist, wobei individuelle Verantwortlichkeiten für die eigene Gesundheit nicht berücksichtigt werden (Holst, 2022).

Das bio-psycho-soziale Modell hingegen sieht Gesundheit und Krankheit als ein Kontinuum, das durch die Wechselwirkung von biologischen (z. B. Viren und Bakterien), psychischen (z. B. Emotionen und Kognitionen) und sozial-gesellschaftlichen (z. B. finanzielle Versorgung und soziale Bindungen) Faktoren geprägt ist. Individuelle Faktoren wie Chronizität und Funktionseinschränkungen können die Belastung einer Person beeinflussen. Zwei Personen mit derselben Erkrankung können ein unterschiedliches Maß an Wohlbefinden erleben. In diesem Modell spielen Laien eine aktive und subjektive Rolle in der medizinischen, pflegerischen und therapeutischen Behandlung, die durch die persönliche Wahrnehmung und Mitgestaltung der betroffenen Person beeinflusst wird (Knoll et al., 2017) (siehe Kap. 18).

In der Untersuchung von Faltermaier et al. (1998) wurden aus qualitativ-biografischen Interviews mit berufstätigen Erwachsenen vier Typen von subjektiven Gesundheitstheorien rekonstruiert. Diese Theorien beschreiben, wie Laien Gesundheit und Krankheit verstehen und welche Faktoren sie als entscheidend für die eigene Gesundheit ansehen. Diese werden wie folgt beschrieben:

- *Risikotheorie:* Im Zuge der Risikotheorie gehen Menschen von bestimmten Risiken aus, welche die eigene Gesundheit beeinflussen können. Die Risiken können z. B. durch umweltbedingte Belastungen wie Schadstoffe oder durch das eigene Verhalten (z. B. Tabak- und Alkoholkonsum bzw. mangelnde Bewegung) beeinflusst werden.
- *Ressourcentheorie:* Nach der Ressourcentheorie wird die eigene Gesundheit durch die Verfügbarkeit von internen und externen Ressourcen beeinflusst. Gesundheit bleibt erhalten oder wird gefördert, wenn die Ressourcen bei der Person selber (z. B. Persönlichkeit), im Lebensstil (z. B. Arbeitswelt) oder in der sozialen Umwelt (z. B. soziale Beziehungen) bestehen. Mangelnde oder keine Ressourcen führen allerdings zur Gesundheitsgefährdung.

- *Ausgleichs- und Balancetheorie:* Es entstehen Wechselwirkungen zwischen Risiken und Alternativen, die diese Risiken bewältigen oder ausgleichen können. Herausfordernde Arbeitssituationen werden nicht direkt als Risiken gesehen, denn diese können z. B. durch soziale und familiäre Beziehungen ausgeglichen werden. Diese Theorie geht der Ansicht nach, dass Gesundheit durch eine Balance zwischen körperlichen, psychischen und sozialen Komponenten besteht und ein Gleichgewicht nach den Bedürfnissen der Person hergestellt werden muss.
- *Schicksalstheorie:* Die Schicksalstheorie besagt, dass die Gesundheit minimiert oder sogar verloren gehen kann, wenn Krankheiten durch das Schicksal (wie unvorhersehbare Ereignisse, höhere Gewalt oder unbeeinflussbare Komponenten wie Hitze und umweltbedingte Veränderungen) entstehen, auf die vulnerable Personen keinen Einfluss nehmen können.

4.2 Gesundheitsbezogene Infrastruktur im Laiengesundheitssystem

Gesundheitsbezogene Infrastrukturen werden zwar in erster Linie übergeordnet als Rahmenbedingungen verstanden, allerdings weisen diese einen direkten Bezug zum Laiengesundheitssystem auf (Copeland et al., 2020). Neben verschiedenen Sektoren der kritischen Infrastrukturen wie Wasser-, Energieversorgung, Finanz- und Versicherungswesen, Informationstechnik und Telekommunikation wird auch der Gesundheitssektor als kritische Infrastruktur genannt, jedoch lediglich auf Arzneimitteln und Impfstoffe, Labore und die medizinische Versorgung begrenzt. Experten und Laien mit chronischen Erkrankungen sind jedoch auf diverse gesundheitsbezogene Fachkräfte, Güter und Infrastrukturen angewiesen, deren Verfügbarkeit und Nutzbarkeit regional wie auch temporär unterschiedlich ausgeprägt sein kann. Insbesondere für Krisenzeiten ist daher zu prüfen, inwieweit eine kritische Infrastruktur Gesundheit den Bedürfnissen von Experten und Laien gerecht wird (siehe Kap. 26). Infrastrukturelle Folgen von klimatischen Veränderungen sind u. a. der Fachkräftemangel und Medikamentenengpässe (Sehouli, 2024). Diese können bei den betroffenen Laien dazu führen, dass die Personen nicht ausreichend versorgt werden und insbesondere ihr gesundheitlicher Zustand gefährdet wird, wenn beispielsweise Risiken und Konsequenzen durch Laien nicht richtig erkannt bzw. eingeschätzt werden.

Allein diese kurze Darstellung zeigt, dass das Vorhandensein bzw. Nichtvorhandensein gesundheitsbezogener Infrastrukturen sich bei klimatischen Veränderungen direkt auf die subjektive Ebene der vulnerablen Personen auswirken kann. Verschärft werden kann dieser Blickwinkel, wenn Laien individuell durch Ausfall der Strom- oder Wasserversorgung in Krankenhäusern oder im eigenen häuslichen Umfeld betroffen sind und diese Personen verunsichert werden, weil sie nicht einschätzen können, inwieweit sie dies tangiert, da sie beispielweise auf die Dialyse oder Beatmungsunterstützung angewiesen sind.

Es wird deutlich, dass die Wechselwirkungen der unterschiedlichen gesundheitsbezogenen Infrastrukturen insbesondere hinsichtlich klimatischer Veränderungen meistens nicht bedacht werden, etwa bei nicht planbaren, plötzlichen und kurzfristigen Ereignissen, wie beispielsweise einer Hitzeperiode. Hier bildet das Laiengesundheitssystem eine informelle, niederschwellige, bedarfsorientierte Ressource mit kurzen Wegen, die vulnerable Gruppen zielgerichtet bei ihrer Alltagsbewältigung durch Hilfeleistungen oder Botengänge unterstützend begleitet und somit betroffene Menschen bei hohen Temperaturen entlastet und stabilisiert. Damit Laien und auch Gesundheitssysteme mit diesen schwerwiegenden Herausforderungen umgehen können, ist die Einführung des erweiterten Resilienzbegriffs notwendig. Bei Systemen, die fortlaufend mit nicht kalkulierbaren externen Herausforderungen konfrontiert werden, verlagert sich die Relevanz von der Verhaltenskonstanz auf die Kontinuität und Qualität von existentiellen Beziehungsgefügen (Holling, 1973). Demzufolge bezieht sich der erweiterte Resilienzbegriff nicht nur auf die individuelle Ebene, die zur Entwicklung von individuellen Coping-Strategien fokussiert wird, sondern auch auf gesellschaftsbezogene Schnittstellen wie zwischenmenschliche Netzwerke und ihrem Zusammenwirken beispielsweise mit Transport-, Energie- und technischen Systemen.

5   Krankheitserleben und Krankheitsverhalten im Laiengesundheitssystem

Gesundheit und Krankheiten lassen sich aus professioneller Sicht anhand von genormten Parametern in Bezug auf Passung und Abweichung objektiv bestimmen, wobei sich eine Abweichung in der Regel durch Symptome bemerkbar macht, die durch spezielle Verfahren untersucht werden, bis möglicherweise eine Diagnose gestellt werden kann. Oftmals wird eine Abweichung von einer vorgegebenen Norm als Krankheit attestiert. Demzufolge erleben die betroffenen Personen einen Statuswechsel hin zu Patient:innen. Dieser Schritt ist eingebettet in eine Ablaufroutine, die Faltermaier (2017) in 5 Phasen gliedert.

- In der 1. Phase nimmt die betroffene Person zunächst Beschwerden durch Abweichung vom dem als subjektiv *normal* empfundenen Gesundheitszustand wahr.
- Bei der 2. Phase erfolgt, unter Hinzuziehen des Alltagswissens, zunächst eine subjektive Einordnung (Laiendiagnose), ob es sich um eine gravierende Erkrankung handelt oder nicht, welche Handlungsoptionen zur Verfügung stehen und welche adäquat sein könnten. Daraufhin kann eine direkte Überführung ins medizinische Versorgungssystem oder ein Verbleib in den Handlungsroutinen des Laiengesundheitssystems erfolgen.
- Die anschließende 3. Phase ist gekennzeichnet durch die Konsultierung des Laiengesundheitssystems mit den informellen sozialen Beziehungen und Leistungen. Durch weitere Recherchen bezüglich der vermuteten Erkrankung sowie möglicherweise durch

Beratung, Empfehlung und Unterstützung von Selbsthilfegruppen werden Therapien wie auch Hausmittel wie Bettruhe, Wadenwickel sowie eine ureigene Ernährung, z. B. Hühnersuppe bei Erkältung, verordnet. Die betroffene Person unterliegt im Kontext der Selbstbehandlung besonderem Krankheitsverhalten und Rollenerwartungen. Neben der Erwartung, dass spezielle Maßnahmen eingeleitet und sie der erkrankten Person zuteil werden, wird ebenso erwartet, dass diesen Anordnungen Folge geleistet wird. Darüber hinaus erfährt die erkrankte Person auch eine besondere emotionale Zuwendung.

- Sollte die betroffene Person feststellen, dass ihre Handlungsoptionen und auch die kollektiven Bewältigungsversuche bezüglich der Behandlung ihrer körperlichen Beschwerden erschöpft sind, schließt sich die 4. Phase mit der Inanspruchnahme professioneller Hilfe und Zugang zum medizinischen Versorgungssystem durch Diagnose und Statuswechsel an.
- Die 5. und letzte Phase zeichnet sich durch ärztliche Behandlung, Therapie und entsprechende Patientenkarrieren aus.

Bei Menschen, die an Depressionen, Demenz, bipolaren Störungen, Persönlichkeitsstörungen, Schizophrenie etc. leiden, besteht die Gefahr, dass die alarmierenden Symptome aufgrund von psychischen Abwehrmechanismen ignoriert, verharmlost oder verdrängt werden. Bei diesem verändertem Hilfesuchverhalten übernimmt oftmals das Umfeld die Wächterfunktion bei der Wahrnehmung und Kompensation von Abweichung vom *normalen* Zustand (Salewski & Klauer, 2009). In diesen Fällen liegt eine enge Verquickung der ersten 4. Phasen vor, da dem Umfeld sowohl die Wahrnehmung einer gesundheitlichen Abweichung als auch die Einordung (Laiendiagnose) sowie die Überleitung in das professionelle Hilfesystem obliegt. Diese Ausführungen zeigen, inwieweit das Laiengesundheitssystem mit dem professionellen medizinischen Versorgungssystem vernetzt ist, welche Ressourcen und Herausforderungen es birgt und wie dieses Versorgungssystem in mannigfaltiger Art und Weise entlastet. Oftmals gelingt es dem Laiensystem, Gesundheit – im Sinne des persönlichen Empfindens für Gesundheit – im Alltag wieder herzustellen, ohne das medizinische Versorgungssystem zu tangieren.

5.1 Netzwerkarbeit bei Krankheitserleben und Krankheitsverhalten im Laiengesundheitssystem

In Hinblick auf die beteiligten Netzwerke sowie in Bezug auf chronische Erkrankungen im Laiengesundheitssystem und die Krankheitsprozessphasen (siehe Abb. 2) lässt sich erkennen, dass nach der phasenhaften Routine zu Beginn eines Krankheitsgeschehens (1. und 2. Phase) in erster Linie primäre Netzwerke, wie das der Familie, Nachbarschaft, Freunde, einbezogen sind. Danach (3., 4. und 5. Phase) erweitert sich der Kreis der Beteiligten auf das tertiäre Netzwerk, wie Selbsthilfegruppen und professionelle Hilfssysteme, während

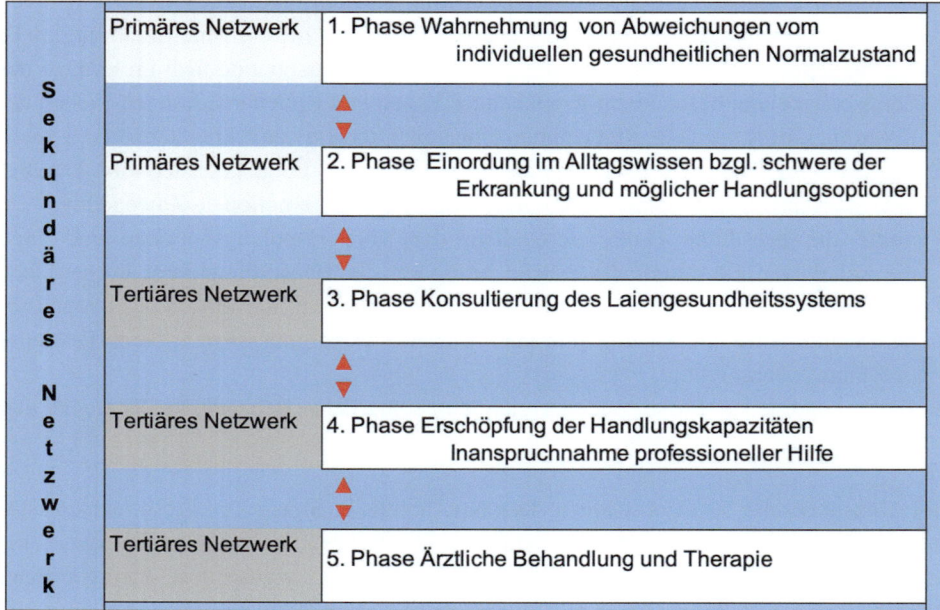

Abb. 2 Krankheitsprozessphasen. (Eigene Darstellung, nach Faltermaier, 2017; Fischer, 2003; Bullinger & Novak, 1998)

das global-gesellschaftliche Netzwerk allgegenwärtig im Hintergrund normierend, strukturierend und rahmengebend agiert und somit mittelbar und unmittelbar Einfluss auf die Förderung und Steuerung des primären und tertiären Netzwerks ausübt.

6 Einfluss des Laiengesundheitssystems bei klimatischen Veränderungen unter Einbezug der sozialen Netzwerkarbeit als Methode der sozialen Arbeit

In den Ausführungen des Beitrages wird verdeutlicht, wie differenziert und facettenreich sich die individuelle Ebene und somit das Laienwissen bzw. das Alltagswissen gestaltet, welches sich durch Einbeziehung von explizitem und implizitem Wissen generiert. Darüber hinaus wird aufgezeigt, welche Herausforderungen bestehen, damit neue Erkenntnisse und Informationen von der wissenschaftlichen Expertenebene in das Alltagswissen vordringen. Damit ein Thema von besonderer Tragweite, wie z.B. das Verständnis von Gesundheit oder Hitzeprävention, durchlässig zwischen den Systemen diffundiert, bedarf es der kultursensiblen Aktivierung und Beteiligung der einzelnen Netzwerktypen und ihren Akteur:innen. Am Beispiel des Verhaltens von Personen in Hitzeperioden wird deutlich, welchen Einfluss tradierte kulturelle Prägung und Sozialisation auf das

Verhalten von Menschen und demzufolge auf Gesundheit und Krankheit haben. Während sich die einen oftmals so weit wie möglich ihrer Kleidung entledigen, verhüllen sich die anderen so weit wie möglich, um sich vor Sonne und Hitze zu schützen. Dies veranschaulicht, dass Laien anhand ihres ausgeprägten klimabedingten Gesundheits- und Krankheitsverständnisses zu Experten werden können, es aber nicht müssen. Aufgrund der subjektiven sowie sozialen, politischen und ökonomischen Bedingungen im Rahmen der gesundheitsbezogenen Infrastruktur zeigt sich, dass gesundheitsrelevante Entscheidungen im Laiengesundheitssystem individuell, aber dennoch teilweise bedingt durch unbeeinflussbare Komponenten in Zeiten des Klimawandels getroffen werden.

Zur gelingenden Platzierung präventiver Ansätze und Verhaltensinformationen in die beteiligten Systeme und Wirkungskreise, aber auch, um Wissen im Sinne von Gesundheitskompetenz (Health Literacy) und des Empowerment-Ansatzes zu transferieren, ist es angezeigt, dass Informationen entsprechend zielgruppenspezifisch, mit *sinnanregenden Methoden* im eigentlichen und übertragenen Sinn aufbereitet und lanciert werden. Health Literacy bedeutet Finden, Verstehen, Beurteilen und Anwenden von Gesundheitsinformationen, um Laien zu Experten in der Versorgung zu machen. Dazu bedarf es möglicherweise eines Paradigmenwechsels im Gesundheitssystem: weg von der allwissenden, paternalistischen Haltung hin zur Partizipation unter Einbindung aller Potenziale in Bezug auf eigenständiges professionelles Handeln sowie einer Transformation von der kurativen medizinischen Betreuung hin zur Förderung von Gesundheit.

Die Gesunderhaltung der Bevölkerung ist umfassend mit den biopsychosozialen Faktoren von der Prävention und Therapie bis zur Gesundheitsförderung in allen Bereichen des Gesundheitssystems zu betrachten und zu analysieren, um zielführende Maßnahmen daraus abzuleiten. Um alle Akteur:innen in ihren unterschiedlichen Dimensionen und Tragweiten einzubinden, bedarf es demzufolge einer adäquaten Experten- bzw. Laienkommunikation auf Augenhöhe. Das bedeutet unter anderem, dass Wissen sich nicht nur auf das Bereitstellen von Informationen beschränken darf, sondern dass der Handlungsdruck sowie die Handhabbarkeit der Informationen in Bezug auf die Adressat:innen kulturadäquat Berücksichtigung finden müssen. Resultierend müssen sich alle Berufsgruppen im Gesundheitssystem multiprofessionell vernetzen und das Individuum mit den gegebenen Kontextfaktoren in den Mittelpunkt stellen.

Der sozialen Arbeit im Besonderen mit ihren vielfältigen Methoden kann dabei eine Schlüsselrolle zukommen. Der Fachbereichstag Soziale Arbeit (FBTS, 2016) und der Deutsche Berufsverband für Soziale Arbeit (DBSH, 2016) beschreiben in ihrer Definition soziale Arbeit unter anderem als eine auf den Prinzipien der sozialen Gerechtigkeit sowie der Menschenrechte basierende praxisorientierte Profession und als wissenschaftliche Disziplin, deren Hauptaufgaben in der Förderung von gesellschaftlichen Veränderungen, sozialer Entwicklungen und dem sozialen Zusammenhalt sowie der Stärkung von Autonomie und Selbstbestimmung von Menschen liegen. Unter Einbindung von Strukturen sowie Achtung der Vielfalt befähigt und ermutigt sie Menschen, die Herausforderungen des Lebens zu bewältigen und ihr Wohlergehen zu verbessern. Die genannten Merkmale zeigen, dass soziale Arbeit omnipräsent wirkt und sowohl in allen Lebensbereichen des Alltags als auch in den Strukturen präsent ist, die Herausforderungen wie z. B. Vulnerabilität und Klimawandel bewältigen können. Das soziale Konstrukt Gesundheit wird im Wesentlichen im Laiengesundheitssystem generiert, welches dann im Alltag diskret seinen unschätzbaren Beitrag zum Erhalt der Bevölkerungsgesundheit leistet. (Faltermaier, 2017, 2020). Flick (1998) betont dabei den besonderen Einfluss der sozialen Rahmenbedingungen, des kulturellen Kontextes, des Geschlechts sowie des Alters. Demzufolge ist die soziale Arbeit, neben den medizinischen und nichtmedizinischen Berufen in der Praxis eine Instanz bei der Entwicklung und Unterstützung subjektiver Vorstellungen von Gesundheit, Krankheit und Pflege sowie deren zielgruppenspezifischer Umsetzung im Alltag, um Teilhabe und Partizipation zu ermöglichen.

Literatur

Abel, T., Bruhin, E., Sommerhalder, K., & Jordan, S. (2018). Health Literacy/Gesundheitskompetenz. In Bundeszentrale für gesundheitliche Aufklärung (Hrsg.), *Leitbegriffe der Gesundheitsförderung und Prävention: Glossar zu Konzepten, Strategien und Methoden.* https://doi.org/10.17623/BZGA:Q4-LBPGF-23

Anderson, P. A., & Lindsay, J. J. (1998). The development, perseverance, and change of native theories. *Social Cognition, 16,* 8–30.

Brennecke, R., & Busse, R. (2004). *Lehrbuch Sozialmedizin.* Huber.

Bromme, R., Jucks, R., & Rambow, R. (2004). Experten-Laien-Kommunikation im Wissensmanagement. In G. Reimann & H. Mandl (Hrsg.), *Psychologie des Wissensmanagements. Perspektiven, Theorien und Methoden* (S. 176–188). Hogrefe.

Bromme, R., Jucks, R., & Rambow, R. (2003). Wissenskommunikation über Fächergrenzen. *Ein Trainingsprogramm, Wirtschaftspsychologie, 5*(3), 96–104.

Bullinger, H., & Nowak, J. (1998). *Soziale Netzwerkarbeit. Eine Einführung.* Lambertus.

Bundesarbeitsgemeinschaft der Seniorenorganisationen. (2024). Medikationsplan schafft Überblick. Initiative der BAGSO zur Patientensicherheit. https://www.bagso.de/themen/gesundheit/medikationsplan-schafft-ueberblick/

Clark, H. H., & Brennan, S. E. (1996). Grounding in communication. In L. B. Resnick, J. M. Levine, & S. D. Teasley (Hrsg.), *Perspectives on socially shared cognition* (S. 127–149). APA Books.

Copeland, S., Comes, T., Bach, S., Nagenborg, M., & Schulte, Y. (2020). Measuring social resilience: Trade-offs, challenges and opportunities for indicator models in transforming societies. *International Journal of Disaster Risk Reduction, 51,* 101799. https://doi.org/10.1016/j.ijdrr.2020.101799

Dieterich, A. (2007). Arzt-Patient-Beziehung im Wandel: Eigenverantwortlich, informiert, anspruchsvoll. *Deutsches Ärzteblatt, 104*(37), 2489–2491.

Edelmann, W., & Wittmann, S. (2019). *Lernpsychologie* (8. vollst. überab. Aufl.). Belz.

Edelmann, W., & Wittmann, S. (2012). *Lernpsychologie* (7. vollst. überab. Aufl.). Belz.

Egger, J. W. (2015). *Integrative Verhaltenstherapie und psychotherapeutische Medizin. Ein biopsychosoziales Modell.* Springer.

Fachbereichstag Soziale Arbeit & Deutscher Berufsverband für Soziale Arbeit. (2016). Deutschsprachige Definition Sozialer Arbeit des Fachbereichstag Soziale Arbeit und DBSH. Übersetzung der im Juli 2014 in den Generalversammlungen des IFSW und IASSW verabschiedeten ‚Global Definition of Social Work'. https://www.dbsh.de/media/dbsh-www/redaktionell/bilder/Profession/20161114_Dt_Def_Sozialer_Arbeit_FBTS_DBSH_01.pdf

Faltermaier, T. (2017). *Gesundheitspsychologie* (2. überarb. und erweiterte Aufl.). Kohlhammer.

Faltermaier, T. (2020). Subjektive Gesundheit: Alltagskonzepte von Gesundheit. In Bundeszentrale für gesundheitliche Aufklärung (BZgA) (Hrsg.), *Leitbegriffe der Gesundheitsförderung und Prävention. Glossar zu Konzepten, Strategien und Methoden.* https://doi.org/10.17623/BZGA:Q4-i119-2.0

Faltemaier, T., Kühnlein, I., & Burda-Viering, M. (1998). *Gesundheit im Alltag: Laienkompetenz in Gesundheitshandeln und Gesundheitsförderung.* Juventa.

Fischer, V. (2003). Netzwerkarbeit – Ein neuer Typus der sozialen Arbeit mit Älteren. In V. Fischer, V. Eichener & K. Nell (Hrsg.), *Netzwerke – ein neuer Typ bürgerschaftlichen Engagements. Zur Theorie und Praxis sozialer Netzwerkarbeit mit Älteren* (S. 67–97). Wochenschau.

Flick, U. (1998). Subjektive Vorstellungen von Gesundheit und Krankheit: Überblick und Einleitung. In U. Flick (Hrsg.), *Wann fühlen wir uns gesund? Subjektive Vorstellungen von Gesundheit und Krankheit* (S. 7–30). Juventa.

Flick, U. (1991). *Alltagswissen über Gesundheit und Krankheit. Subjektive Theorien und soziale Repräsentationen.* Roland Asanger Verlag.

Furnham, A. (1988). *Lay theories: Everyday understanding of problems in the social seiences.* Pergamon Press.

Hahn, A., Eirmbter, W. H., & Jacob, R. (1999). Expertenwissen und Laienwissen. In J. Gerhards & R. Hitzler (Hrsg.), *Eigenwilligkeit und Rationalität sozialer Prozesse: Festschrift zum 65. Geburtstag von Friedhelm Neidhardt* (S. 68–96). VS Verlag.

Hatebur, S., Ortloff, J.-H., & Becker, H. (2024). Gesundheitskompetenzen. In D. Schmitz, M. Fiedler, H. Becker, S. Hatebur, & J.-H. Ortloff (Hrsg.), *Chronic Care – Wissenschaft und Praxis* (S. 155–159). Springer.

Holling, C. S. (1973). Resilience and stability of ecological systems. *Annual Review of Ecology and Systematics, 4*, 1.

Holst, J. (2022). Biomedizinische Perspektive. In Bundeszentrale für gesundheitliche Aufklärung (BZgA) (Hrsg.), *Leitbegriffe der Gesundheitsförderung und Prävention. Glossar zu Konzepten, Strategien und Methoden.* https://doi.org/10.17623/BZGA:Q4-i006-2.0

Huge, W. (1990). AIDS-Aufklärung und Alltag. In R. Rosenbrock & A. Salmen (Hrsg.), *AIDS-Prävention* (S. 189–195). Springer.

Jordan, S. (2023). Gesundheitskompetenz/Health Literacy. In Bundeszentrale für gesundheitliche Aufklärung (BZgA) (Hrsg.), *Leitbegriffe der Gesundheitsförderung und Prävention. Glossar zu Konzepten, Strategien und Methoden.* https://doi.org/10.17623/BZGA:Q4-i065-3.0

Knoll, N., Scholz, U., & Rieckmann, N. (2017). *Einführung Gesundheitspsychologie* (4. Aufl.). Reinhardt.

Linten, M., & Prüstel, S. (2015). Kompetenz in der beruflichen Bildung: Begriff, Erwerb, Erfassung, Messung. https://www.bibb.de/dokumente/pdf/a1bud_auswahlbibliographie-kompetenz-in-der-beruflichen-bildung.pdf

Metzing, C., & Brennan, S. E. (2003). When conceptual pacts are broken: Partner-specific effects on the comprehension of referring expressions. *Journal of Memory and Language, 49*(2), 201–213. https://doi.org/10.1016/S0749-596X(03)00028-7

Miron-Shatz, T., Mühlhäuser, I., Brower, B., Diefenbach, M., Goldacre, B., Smith, R. S. W., Spiegelhalter, D., & Wegwart, O. (2013). Warum medizinische Information oft nicht genutzt wird und was man dagegen tun kann. In G. Gigerenzer & J. A. Muir Gray (Hrsg.), *Besser Ärzte, bessere Patienten, bessere Medizin. Aufbruch in ein transparentes Gesundheitswesen* (S. 15, S.193–213). MWV Medizinisch Wissenschaftliche Verlagsgesellschaft.

Rambow, R. (2011). *Experten-Laien-Kommunikation in der Architektur* (2. Aufl.). Waxmann.

Rossmann, C. (2019). Gesundheitskommunikation: Eine Einführung aus kommunikationswissenschaftlicher Perspektive. In C. Rossmann & M. R. Hastall (Hrsg.), *Handbuch der Gesundheitskommunikation* (S. 3–14). Springer.

Salewski, C., & Klauer, T. (2009). Symptomwahrnehmung und Hilfesuchverhalten. In J. Bengel & M. Jerusalem (Hrsg.), *Handbuch der Gesundheitspsychologie und Medizinischen Psychologie* (S. 122–129). Hogrefe.

Schmitz, D., Becker, H., & Fiedler, M. (2024). Chronic Care als multiprofessionelles Praxisfeld mit berufsspezifischen Zugängen. In D. Schmitz, M. Fiedler, H. Becker, S. Hatebur, & J.-H. Ortloff (Hrsg.), *Chronic Care – Wissenschaft und Praxis* (S. 23–28). Springer.

Schmitz, D., & Ortloff, J.-H. (2024). Wissensmanagement in multiprofessionellen Versorgungsprozessen. In D. Schmitz, M. Fiedler, H. Becker, S. Hatebur, & J.-H. Ortloff (Hrsg.), *Chronic Care – Wissenschaft und Praxis* (S. 285–292). Springer.

Sehouli, J. (2024). Krankenhaus- und Praxissterben: Wir müssen (endlich) global denken. https://www.esanum.de/blogs/kolumne-jalid-sehouli/feeds/today/posts/krankenhaus-und-praxissterben-fuer-nachhaltige-loesungen-muessen-wir-endlich-global-denken. Zugegriffen: 26. Nov. 2024.

Spatzier, A. (2015). Überlegungen zur kommunikationswissenschaftlichen Sichtweise von Gesundheitskommunikation. In M. Schäfer, O. Quiring, C. Rossmann, M. R. Hastall & E. Baumann (Hrsg.), *Gesundheitskommunikation im gesellschaftlichen Wandel* (S. 15–24). Nomos.

Teil VII
Preparedness

Climate Preparedness als multidimensionales und multisektorales Konzept

30

Manfred Fiedler

Zusammenfassung

Der anthropogene Klimawandel ist eine globale zivilisatorische Herausforderung, deren Auswirkungen in Form von schwerwiegenden Klimaereignissen Antworten auf unterschiedlichen Handlungsebenen verlangen. Im Verständnis von Climate Mitigation und Climate Adaption geht es um die Bekämpfung der ursächlichen Handlungen und Prozesse und um die Anpassung an erwartbar veränderte Klimabedingungen. Climate Preparedness als Konzept bedeutet angesichts der zunehmenden Zahl schwerer Klimaereignisse, sich auf den unterschiedlichen Handlungsebenen und in den gesellschaftlich kritischen Sektoren auf die veränderten klimatischen Bedingungen vorzubereiten. Die unterschiedlichen Perspektiven auf Climate Preparedness werden dafür zusammenfassend integriert. Die Aktivitäten auf den unterschiedlichen Ebenen sind einzuschätzen und einzuordnen, um daraus Schlussfolgerungen für die Realisierung von Climate Preparedness ziehen zu können. Da Klimaereignisse vor allem die regionale Handlungsebene berühren, sind Regionen und Kommunen und die dort betroffenen institutionellen Akteur:innen besonders gefordert, aber eben auch vor dem Hintergrund ihrer ökonomischen Leistungsfähigkeit zu fördern.

M. Fiedler (✉)
Department für Humanmedizin und Fakultät für Gesundheit, Universität Witten-Herdecke, Witten, Deutschland
E-Mail: manfred.fiedler@uni-wh.de

1 Begriffsverständnis

1.1 Der Begriff Preparedness

„To prepare" bedeutet vorbereiten. Es geht um ein bewusstes und geplantes Vorbereiten auf bestimmte Situationen oder Ereignisse, die in der Zukunft terminiert sind oder mit einer gewissen Wahrscheinlichkeit eintreten werden. Das Verständnis von Preparedness meint zum einen das multidimensionale konzeptuelle Verständnis, sich auf kritische Ereignisse vorzubereiten, zum anderen bezieht es sich auf den Grad und die zur Verfügung stehenden Ressourcen, um auf ein kritisches Ereignis vorbereitet zu sein.

Eines der ältesten Konzepte ist das der Disaster Preparedness (Sutton & Tierney, 2006) als Vorbereitung bzw. die Fähigkeit zur Reaktion auf natürliche und menschengemachte Katastrophen. Im Kern ist Disaster Preparedness als ein konzeptuelles Verständnis des Katastrophenschutzes anzusehen.

1.2 Public Health Emergency Preparedness

Ein weitergehendes Konzept ist das der Public Health Emergency Preparedness (PHEP) (Fiedler & Lemke, 2024), bei der es um die Vorbereitung auf öffentliche Gesundheitskrisen geht. Öffentliche Gesundheitskrisen lassen sich als außerordentliche gesundheitliche Bedrohung identifizieren, die weite Teile der Gesundheitsversorgung in einem Maße betreffen, durch die es zu einer temporären oder dauerhaften Überlastung von Strukturen der Gesundheitsversorgung kommen kann. Klassische Beispiele für öffentliche Gesundheitskrisen sind Infektionswellen mit einem Massenanfall infizierter Personen sowie Großschadensereignisse mit einem Massenanfall verletzter Personen.

PHEP entwickelte sich zunächst in den 2000er-Jahren in den USA infolge mehrerer katastrophaler, die öffentliche Gesundheit massiv beeinträchtigender Ereignisse (Nelson et al., 2007). Dies war zum einen die SARS-Cov-1-Pandemie, die die Weltgesundheitsorganisation zur Neubewertung der Bedrohungen durch sich überregional ausbreitende Infektionserkrankungen veranlasste. Zum anderen war es der Hurrikan Katrina, der angesichts seiner großflächigen Zerstörungen von bebauter und unbebauter Fläche, dabei nicht zuletzt regionaler Infrastruktureinrichtungen, und vor allem einer hohen Zahl von Verletzten und Getöteten, große Mängel bei der Bewältigung dieser Naturkatastrophe offenbarte und in der Folge zu einem veränderten Verständnis in Hinsicht auf die Vorbereitung auf solche katastrophalen öffentlichen Gesundheitskrisen geführt hat.

1.3 Klimaereignisse

Stürme wie der Hurrikan Katrina lassen sich als Extremwetterereignisse definieren, die bei der Diskussion um die Auswirkungen des Klimawandels eine außerordentlich bedeutende Rolle spielen. Extremwetterereignisse haben eine doppelte Auswirkung, indem sie zum einen eine massive Zerstörung von bebauter und unbebauter Umwelt herbeiführen und damit gravierende Auswirkungen auf Lebensgrundlagen und Lebensbedingungen haben. Zum anderen fordern sie regelmäßig eine hohe Zahl an menschlichen Opfern. Die Zerstörungen der bebauten Umwelt haben mit hoher Wahrscheinlichkeit auch gravierende Auswirkungen auf die regionale/kommunale Infrastruktur, gerade der Gesundheitsversorgung (siehe Kap. 26). Extremwetterereignisse sind also auch regelmäßig öffentliche Gesundheitskrisen, da die Versorgung der durch das Extremwetterereignis betroffenen Menschen nur noch eingeschränkt möglich ist.

Extremwetterereignisse sind wiederum Bestandteil der durch den Klimawandel hervorgerufenen Klimaereignisse, die neben Extremwetterereignissen, wie Stürmen, Starkregen oder Extremhitze, auch weitere Folgen des Klimawandels umfassen wie etwa Dürren (siehe Kap. 11), Luftverschmutzung (siehe Kap. 9) (Breitner-Busch et al., 2023) oder die Ausbreitung vektorbasierter, übertragbarer Erkrankungen (Jeleff et al., 2022). Klimaereignisse haben immer direkte Auswirkungen auf die menschliche Gesundheit, aber auch auf die regionalen Lebensbedingungen und Lebensgrundlagen, auf gesellschaftliche Einrichtungen, technische und gesellschaftliche Systeme, wie etwa die soziale und wirtschaftsnahe Infrastruktur. Als Folge beeinflussen sie die Versorgung und damit die Lebensqualität der Menschen und sozialen Gruppen der jeweiligen betroffenen Region. Klimaereignisse stellen damit hochkomplexe Geschehnisse dar, die sich sowohl auf die natürliche Umwelt, die menschengemachte bebaute und unbebaute Umwelt, technische und soziale Systeme sowie auf Personen und soziale Gruppen auswirken.

1.4 Öffentliche Gesundheitskrise

Unter der Bewertung von schwerwiegenden Klimaereignissen mit ihren Auswirkungen auf die menschliche Gesundheit und die Gesundheitsversorgung als öffentliche Gesundheitskrise lassen sich diese als ereignisbezogene (inzidentelle) oder als sich entwickelnde, immanente Gesundheitskrisen (Haffajee et al., 2014) identifizieren. Inzidentell sind klassische Extremwetterereignisse, die sich zu einem Zeitpunkt mit voller Wucht, etwa als Starkregen, darstellen. Klimaereignisse als sich entwickelnde Gesundheitskrisen sind in ihren Voraussetzungen bereits heute angelegt und werden mit hoher Wahrscheinlichkeit in der Zukunft in Hinsicht auf ihre negativen gesundheitlichen Implikationen auswirken. Im Unterschied zu ereignisbezogenen Gesundheitskrisen, die sich auf ein singuläres

Ereignis oder eine temporäre Einwirkung begrenzen, stellen sich solche sich entwickelnden Gesundheitskrisen als ein potenziell andauernder oder längerfristiger Stressor für die menschliche Gesundheit und die Gesundheitsversorgung dar.

Der Klimawandel als solcher lässt sich damit als eine *Emerging Public Health Crisis* verstehen, da ein großer Teil der erwarteten Folgen, wie etwa *Deadly Heating* oder die massive Beeinträchtigung der Nahrungsmittelproduktion und die daraus resultierende Ernährungsunsicherheit, erst in der Zukunft eintreten dürfte. Die jetzt schon festzustellende stetige Zunahme von schwerwiegenden Klimaereignissen in Form von Extremwetterereignissen ist ebenfalls ein Merkmal einer sich entwickelnden öffentlichen Gesundheitskrise. Demgegenüber stellt das singuläre Klimaereignis, wie etwa eine Starkhitzeperiode oder ein Starkregenereignis je nach Schwere der Auswirkungen eine inzidentelle öffentliche Gesundheitskrise dar.

Klimaereignisse haben also häufig einen Doppelcharakter, da sie sowohl Auswirkungen auf die Gesundheit und die Gesundheitsversorgung haben als auch als regionale Katastrophe devastierende Auswirkungen auf gesellschaftliche Strukturen, etwa agrarwirtschaftlich genutzte Flächen, Wohngebiete, infrastrukturelle Einrichtungen, auf gewerbliche Einrichtungen sowie auf die menschlich gestaltete oder natürlich entstandene Biosphäre haben. Klimaereignisse sind etwa dann vor allem Gesundheitskrisen, wenn sie sich nicht als Naturkatastrophen darstellen, aber wie im Fall von Stark- oder Extremhitze durch die große Zahl gesundheitlich beeinträchtigter Personen eine hohe Belastung der Gesundheitssysteme nach sich ziehen. Sie sind aber auch dann öffentliche Gesundheitskrisen, wenn sie als Naturkatastrophe zwar keine unmittelbare Auswirkung auf die menschliche Gesundheit haben, aber durch die Beeinträchtigung kritischer Systeme oder Einrichtungen als Folge die gesundheitliche Versorgung und damit die Gesundheit insbesondere vulnerabler Personen und sozialer Gruppen gefährden.

Die Vorbereitung auf unterschiedliche Klimaereignisse, aber auch auf den Klimawandel als Emerging Public Health Crisis wird als Climate Preparedness verstanden (Bierbaum et al., 2013). Mit Bezug auf das Vorgenannte lässt sich darunter das Zusammenspiel von Katastrophenschutz und Gesundheitsschutz mit Bezug auf Klimaereignisse verstehen.

Unabhängig von der zunehmenden Bedeutung von Klimaereignissen stellten Katastrophen immer schon eine Herausforderung für die Gesundheitsversorgung dar. Als soziotechnische Katastrophen, wie etwa Zugunglücke oder schwerwiegende Industrieunfälle, waren und sind sie mit außergewöhnlichen Anforderungen an die regional betroffene Gesundheitsversorgung verbunden und etwa als Alarmierungsplanung bei Großschadensereignissen Gegenstand kommunaler und regionaler Aufgaben (Avchen et al., 2019; Brüning & Elxnat, 2021). Dies hat in Deutschland zur Folge, dass der Rettungsdienst als Bestandteil der Notfallversorgung und die Feuerwehr als wesentliche Akteur:innen des Katastrophenschutzes auf kommunaler Ebene meist integriert sind und gemeinsam geführt werden.

2 Grundlagen für die Konzeptualisierung von Climate Preparedness

Klimaereignisse werden zunächst als Katastrophen verstanden. In jüngerer Zeit ist mit Blick auf die individuelle, personenbezogene Vorbereitung auf Klimaereignisse auch ein klimabezogenes Public-Health-Verständnis diskutiert worden, bei dem es um die Unterstützung der Fähigkeiten und Kenntnisse (Abilities) nicht zuletzt vulnerabler Personengruppen geht, durch die diese angemessen auf Klimaereignisse vorbereitet werden sollen (Hudson-Peacock et al., 2023; Kjellstrom et al., 2010; Lang & Rayner, 2012). Mit diesem Verständnis bewegt man sich an der Schnittstelle zu Public Health Emergency Preparedness in Hinsicht auf den Einbezug der Betroffenen auf der personalen Handlungsebene.

Ein weiterer Zugang ist der eines kategorischen Verständnisses im Sinne einer nationalstaatlichen Preparedness (Desmond, 2018), das die Befähigung nationaler, dabei nicht zuletzt öffentlicher Strukturen und Systeme, auf desaströse Klimaereignisse vorbereitet zu sein, zum analytischen Gegenstand hat.

Diese unterschiedlichen Zugänge machen deutlich, dass ein zusammenhängendes Verständnis von Climate Preparedness sich auf unterschiedliche Handlungsebenen zu beziehen hat, innerhalb derer sich aber auch sachliche Bezüge ergeben, die nicht primär auf das Feld einer öffentlichen Gesundheitskrise zu beziehen sind. Dies hat zur Folge, dass das Begriffsverständnis von Climate Preparedness sehr vielfältig bleibt. Deutlich wird dies an dem sektoralen Verständnis von Hürlimann et. al. (2022), das sich vor allem auf die bebaute Umwelt bezieht und deren strukturelle Fähigkeit, Klimaereignissen zu widerstehen. Ausgehend von der Vulnerabilität von Städten gegenüber den Folgen des Klimawandels konzentrieren die Autor:innen sich auf die Aspekte Mitigation und Adaption. Während das Konzept der Klimamitigation, also der Eindämmung oder Minderung des Klimawandels und seiner Folgen, das Ziel einer nachhaltigen (klimaneutralen) Stadt zum Gegenstand hat, geht es bei der Adaption oder der Anpassung um die städtische Transformation hin zu einer gegenüber Klimaereignissen resistenten und resilienten Stadt.

3 Prinzipien (die drei As nach Moser und Luers (2008) sind für diese Transformation von großer Bedeutung:

- *Awareness:* das Prinzip der Problemperzeption,
- *Analytic Capacity,* analytische Fähigkeiten bzw. Kompetenzen,
- *Action:* die Fähigkeit zur Handlung im Vorfeld, die sich sowohl auf Mitigation als auch die Ausbildung von Klimaresistenz und -resilienz bezieht, aber auch in Form der gesellschaftlichen Reaktion oder des Respond im Augenblick eines Klimaereignisses. Mit der Stärkung der Resistenz ist gemeint, Schäden durch Klimaereignisse zu vermeiden oder wenigstens zu minimieren, während mit Resilienzstärkung verbunden ist, Schäden durch Klimaereignisse zu kompensieren, etwa durch systemische Redundanzen oder Reservekapazitäten.

Diese Prinzipien haben Ähnlichkeiten zu den Handlungsgrundsätzen, die McCabe et al. (2010) für PHEP definieren, nämlich die Prinzipien von Willingness, Ability und Readiness. Willingness beinhaltet den politischen Willen und das gemeinsame Verständnis für und von PHEP. Ability stellt die Fähigkeit dar, auf den unterschiedlichen Handlungsebenen Antworten auf Gesundheitskrisen zu finden, während Readiness bedeutet, unmittelbar Antworten auf eine sich realisierende Gesundheitskrise definiert zu haben.

Die 3 As und die Prinzipien der PHEP von McCabe et al. (2010) haben erkennbar Überschneidungen, unterscheiden sich aber im Gegenstandsfeld der klimaresistenten und -resilienten sowie nachhaltigen Stadtentwicklung als Bestandteile einer vor allem regionalen (kommunalen) Climate Preparedness.

Ein anderes Konzept ist das der nationalen Preparedness nach Desmond, die am Beispiel Irland ein Assessment der nationalstaatlichen Climate Preparedness durch den Bezug auf und die Bewertung von sieben „Key Areas" (Desmond, 2018, S. VII) konzipiert:

1. Politik und Rechtssetzung,
2. Governance,
3. Wissenschaftsbezug,
4. Adaptierungsoptionen,
5. Implementierung,
6. Rolle der allgemeinen Öffentlichkeit,
7. Monitoring, Evaluation, Berichterstattung.

Gegenstand dieses Assessments ist die (systemische) Klimaresistenz und -resilienz, also die Fähigkeit eines Systems, den Auswirkungen des Klimawandels aufgrund von Planung zur systemischen Adaption und nachhaltigen Entwicklung zu widerstehen oder angemessen zu begegnen.

Die Grundlage für eine nationalstaatliche oder nationale Climate Preparedness ist die sektorale (systemische) Vulnerabilität und die Einschätzung des Risikos der Exposition gegenüber bestimmten Klimaereignissen. Als relevante bzw. kritische Sektoren oder nationale Subsysteme nennt Desmond (2018):

- Landwirtschaft,
- Biodiversität,
- Stadtentwicklung,
- Küstengebiete,
- Energie,
- Fischerei,
- Forstwirtschaft,
- Transportwesen.

Auffällig ist, dass Desmond nicht nur kritische wirtschaftliche Systeme auflistet, sondern auch Umweltsysteme, von denen ausgegangen wird, dass sie besonderen Einfluss auf Climate Preparedness haben.

Die vorgenannten Konzepte verdeutlichen die potenzielle Vielfalt der Perspektiven und der Komplexität der Handlungsräume und des darauf zu beziehenden Handlungskonzepts einer Climate Preparedness. Im Folgenden werden diese unterschiedlichen Perspektiven und Handlungsräume zu einem integrativen Verständnis zusammengefasst.

3 Ein integratives Konzept der Climate Preparedness

Um ein übergreifendes, umfassendes Verständnis von Climate Preparedness zu entwickeln, sollen die grundlegenden Konzepte der PHEP und des Disaster Managements mit den vorgenannten Konzepten der sektoralen und raumbezogenen Climate Preparedness zusammengefasst werden.

Die Praxis der Public Health Emergency Preparedness beruht auf vertikalen Handlungsebenen, ausgehend von der supranationalen Ebene (die Weltgesundheitsorganisation oder der europäische Council of Disease Control, CDC) bis auf die kommunale und personale Ebene, wobei Letztere sowohl Fachkräfte als auch die Gruppe der Betroffenen, mit Blick auf die öffentliche Gesundheit besonders der vulnerablen Personen, umfasst. Ausgehend von diesen Handlungsebenen sind die Handlungskonzepte und Handlungsphasen Mitigation, Adaption-Anpassung, dabei Prävention (Resistenz) sowie Resilienzstärkung, Planung und Vorbereitung, Reaktion-Response sowie die Wiederherstellung-Rehabilitation zuzuordnen.

3.1 Mitigation

Bei der Vorbereitung auf eine öffentliche Gesundheitskrise stehen die Eindämmung und Bewältigung der Gesundheitskrise im Vordergrund. Bei der Bewältigung der Auswirkungen der Klimakrise geht es mit Blick auf die Zunahme der globalen Durchschnittstemperaturen um ein erweitertes Verständnis der Mitigation. Während etwa bei der Bewältigung einer Virusepidemie das Ziel der Mitigation darin besteht, während des epidemischen Geschehens die Rate der Übertragung und damit die Ausbreitung der Epidemie zu verlangsamen bzw. zu verhindern, geht es bei der klimabezogenen Mitigation um die Veränderung der der Klimakrise zugrunde liegenden gesellschaftlichen und dabei vor allem wirtschaftlichen Handlungen, um den Klimawandel zu verlangsamen und am Ende zum Stillstand zu bringen. Mitigation ist im Kontext von Climate Preparedness also ein eigenständiges Handlungskonzept, anders als bei PHEP unabhängig von einer krisenhaften Bedingung, in den jeweiligen Handlungsebenen. Diese ist zunächst unabhängig von der

Vorbereitung auf mögliche Klimaereignisse, die unter Beachtung des bereits eingetretenen Klimawandels mit großer Wahrscheinlichkeit eintreten werden.

3.2 Adaption

Dem steht das Handlungskonzept der Adaption gegenüber, also der Anpassung an den bereits eingetragenen oder erwartbar eintretenden Klimawandel und seine Folgen. Zu diesem Handlungskonzept gehören die prozessualen Schritte der Prävention, Resilienzförderung, Maßnahmen- und Einsatzplanung, der Aktion und des Respond sowie der Wiederherstellung und Evaluation.

Ausgehend von einem komplexen Verständnis von Klimavulnerabilität (siehe Kap. 2) bedeutet Adaption an den Klimawandel auch Bewertung und Berücksichtigung von soziotechnischen, sozialen, gesellschaftlichen Systemen sowie der menschlich kultivierten und der unbeeinflussten natürlichen Umwelt. Ziel ist es dabei, die gesellschaftliche Stabilität und damit die grundlegende Versorgung der Bevölkerung, in diesem Verständnis vor allen Dingen vulnerabler Gruppen und Personen, vor, während und nach schwerwiegenden Klimaereignissen zu gewährleisten. Daher ist es von Bedeutung, sozial, ökonomisch und gesundheitlich kritische Sektoren bzw. Systeme zu identifizieren, ihre Vulnerabilität gegenüber schwerwiegenden Klimaereignissen einzuschätzen. Mit Blick auf die Bedeutung räumlicher Vulnerabilität gehören zur vorbereitenden Einschätzung in Hinsicht auf Maßnahmen der Adaption auch die Bewertung topografischer Bedingungen sowie baulicher und sozialstruktureller kontinuierlicher Strukturen.

Mit Bezug auf Desmond lassen sich sozialökonomische, infrastrukturelle Subsysteme, wie Forst- und Landwirtschaft, Fischerei, Wasserver- und -entsorgung, Verkehr-Logistik, Energieversorgung, Lebensmittelversorgung, darüber hinaus mit besonderem Bezug zu vulnerablen Personengruppen die Sozial- und Gesundheitsversorgung als kritische Sektoren identifizieren (Riegel, 2011).

Zu Gebieten mit besonderen topografischen Eigenschaften (Heltberg & Bonch-Osmolovskiy, 2011; Huggett & Cheesman, 2002), die in Hinsicht auf Climate Preparedness relevant sind, gehören Küstengebiete, Inseln, aber auch Gebirgsregionen. Biodiversität ist ein bedeutendes Ziel in der Klima- und Nachhaltigkeitspolitik. Biodiversität kann zudem die Klimaresilienz und -resistenz steigern (Oliver et al., 2015; Svenning et al., 2024). Die Strukturen und Eigenschaften von bebauter und unbebauter Umwelt stellen mit Blick auf Klimaereignisse bedeutende Bezugspunkte eines Climate-Preparedness-Konzeptes dar.

Diese Grundstruktur der Climate Preparedness (siehe Abb. 1) bildet zunächst die aufeinander bezogenen Handlungsräume ab, denen die Handlungsgrundsätze von Moser und Luers (2008) ergänzt um die PHEP-Grundsätze nach McCabe et al., 2010 zugrunde liegen. Das sind a) Problemperzeption und Willingness als fundierte Problemwahrnehmung und willentliche Bereitschaft zum Handeln, b) wissenschaftlich basierte analytische und fachlich-technische Handlungskompetenz sowie c) Readiness to Action als organisatorische und strukturelle Bereitschaft zu handeln.

Entlang den Grundsätzen von Mitigation, Adaption und Aktion ist Climate Preparedness in sieben grundlegende, aufeinander aufbauende Prozessschritte zu gliedern (siehe Abb. 2):

1. Vulnerabilitäts- und Risiko-Assessment

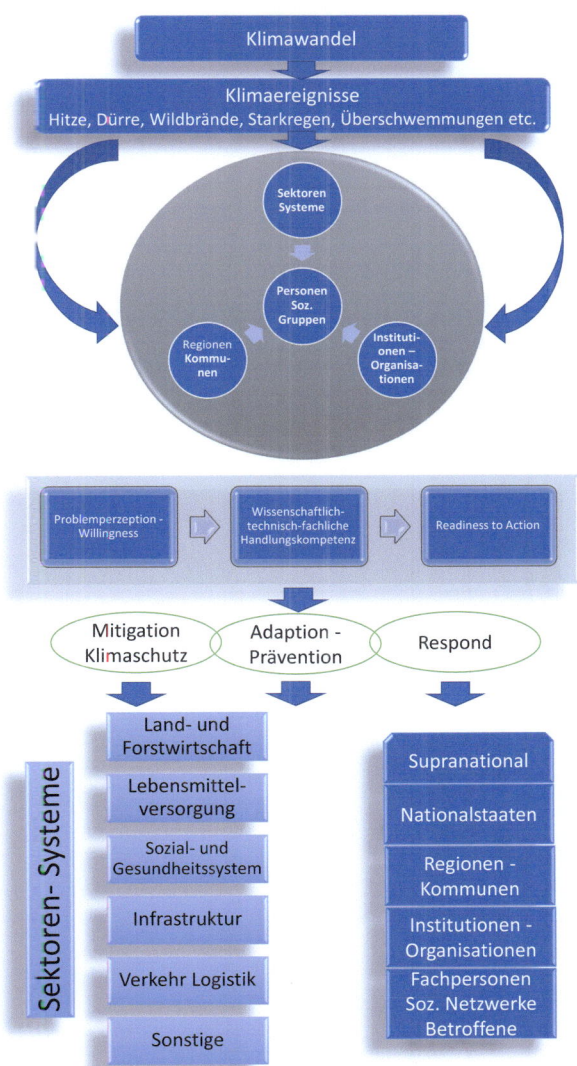

Abb. 1 Integratives Konzept der Climate Preparedness. (Eigene Darstellung)

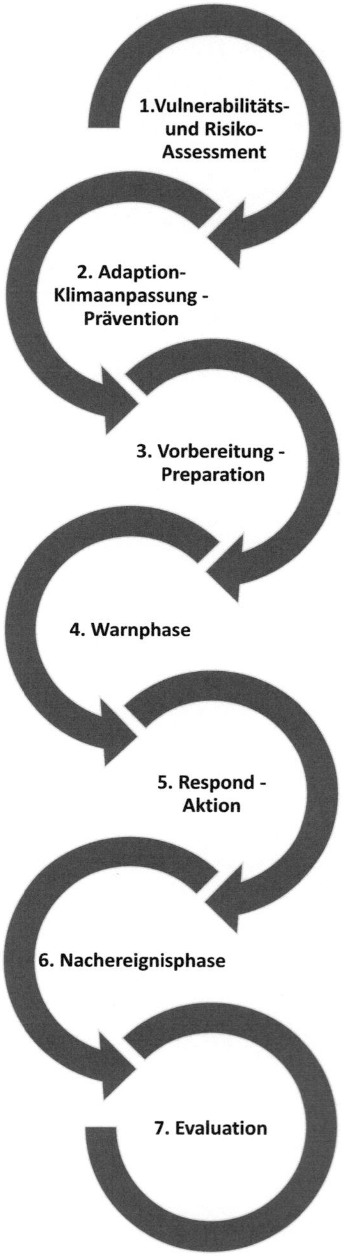

Abb. 2 Phasen der Climate-Preparedness. (Eigene Darstellung)

1. Vulnerabilitäts- und Risiko-Assessment
2. Adaption - Klimaanpassung - Prävention
3. Vorbereitung - Preparation
4. Warnphase
5. Respond - Aktion
6. Nachereignisphase
7. Evaluation

Das Vulnerabilitäts- und Risiko-Assessment ist die Einschätzung, welche Klimaereignisse mit welchen Qualitäten (Exposition) und welchem Risiko eintreten können. Des Weiteren ist einzuschätzen, wie hoch die Vulnerabilität auf den einzelnen Handlungsebenen und in den einzelnen Handlungsfeldern ist.

2. Prävention – Förderung von Resistenz und Resilienz – Adaption

Auf der Grundlage des Vulnerabilitäts- und Risiko-Assessments werden Maßnahmen geplant und durchgeführt, um die Fähigkeit zur Bewältigung bzw. die Unempfindlichkeit gegenüber Klimaereignissen zu stärken. Diese können auch Maßnahmen zum Klimaschutz (Mitigation) beinhalten oder mit diesem verbunden werden. Dieser Schritt umfasst also alle Maßnahmen, die notwendig sind, um sich den Veränderungen der klimatischen Bedingungen räumlich, systemisch, strukturell, institutionell und personell anzupassen.

3. Vorbereitung zur Reaktion/zum Respond auf Klimaereignisse

Die Vorbereitung auf das Klimaereignis erfolgt unter Berücksichtigung der Dringlichkeit mit Bezug auf die Einschätzung der verbliebenen Vulnerabilität und das eingeschätzte Risiko für den Eintritt des Klimaereignisses. Dabei werden für den Fall des Eintretens des Klimaereignisses Federführung, Verantwortlichkeiten und Zuständigkeiten, einzuleitende Maßnahmen sowie Abläufe und Prozesse im Krisenfall vereinbart (Tyler & Moench, 2012). Diese Vereinbarung ist in den jeweiligen Sektoren unter Einbezug der relevanten zu beteiligenden Organisationen, Fachpersonen und Betroffenen zu organisieren. Zur Vorbereitung auf ein Klimaereignis gehören auch Maßnahmen der qualifikatorischen Ertüchtigung von Organisationen und dabei auch von Personen, sowohl Fachpersonen als auch Betroffene (Klimaedukation; Stevenson et al., 2017).

4. Warnphase (Rogers & Tsirkunov, 2013)

Um rechtzeitig und angemessen auf ein Klimaereignis reagieren zu können, ist im Rahmen von Climate Preparedness eine regelmäßige, belastbare Risikoeinschätzung über die Möglichkeit des Eintritts schwerwiegender Klimaereignisse auf der Grundlage etwa meteorologischer oder hydrologischer Indikatoren notwendig. In der Warnphase können vorbereitende Maßnahmen ergriffen werden, etwa um vulnerable Personen besonders zu schützen oder um die für das Klimaereignis notwendige Alarmierung auf fachlicher und personaler Ebene herzustellen.

5. Respond- bzw. Aktionsphase

Diese Phase stellt die situative Bewältigung des akuten Klimaereignisses dar, wobei auf der Grundlage der Lagebeurteilung die entsprechenden vereinbarten Verantwortlichkeiten und Abläufe in den einzelnen Sektoren und auf den einzelnen Handlungsebenen relevant werden.

6. Nachereignisphase – Schadensbeseitigung – Wiederherstellung

Je nach Klimaereignis sind in den unterschiedlichen Sektoren/Systemen Schäden entstanden, die beseitigt werden müssen, um die Rückkehr zu normalen Abläufen zu ermöglichen. Von besonderer Bedeutung sind kritische Sektoren bzw. Systeme, wie das Gesundheitswesen oder die Energieversorgung, da diese insbesondere für die Versorgung vulnerabler Personengruppen von großer Bedeutung sind. Deswegen ist es in der Nachereignisphase von besonderer Bedeutung, eine Bestandsaufnahme vorzunehmen und Maßnahmen zu ergreifen, die Funktionsfähigkeit kritischer Sektoren und bedarfsnotwendiger Einrichtungen zu gewährleisten.

7. Evaluation – Reporting (OECD, 2024)

Die Evaluation und das Reporting dienen dazu, die im Rahmen des Climate-Preparedness-Konzepts festgelegten Maßnahmen in Hinsicht auf ihre Angemessenheit zu bewerten, insbesondere um Schwächen zu beseitigen und für die Zukunft die Resilienz bzw. Resistenz gegenüber Klimaereignissen zu stärken.

4 Handlungsebenen in der Climate Preparedness

Climate Preparedness ist ein komplexes Konzept, das sich nicht nur auf unterschiedliche Handlungsebenen bezieht, sondern auf jeder der Handlungsebenen durch den Bezug auf unterschiedliche Sektoren bzw. Systeme, deren Funktionalität für die gesellschaftliche Funktionalität von kritischer Bedeutung sind, eine Vielzahl von Akteur:innen einzubeziehen hat und gleichzeitig in den Sektoren eine hohe Fachexpertise benötigt.

Im Folgenden soll eine Einschätzung der Anforderungen an die aktuellen Aktivitäten zur Climate Preparedness auf den unterschiedlichen Handlungsebenen erfolgen.

4.1 Supranationale/internationale Aktivitäten zur Anpassung an das veränderte Klima

Bereits 1988 wurde durch das Umweltprogramm der Vereinten Nationen (UNEP) und der World Meteorological Organisation (WMO) das Intergovernmental Panel of Climate Change (IPCC) gegründet und durch die UN-Generalversammlung legitimiert (Intergovernmental Panel on Climate Change, IPCC, 1990). Es stellt den aktuell 190

Mitgliedstaaten Reports und damit wissenschaftliche Beratung zur Bewältigung des Klimawandels zur Verfügung.

1992 wurde das Rahmenübereinkommen der Vereinten Nationen über Klimaänderungen (United Nations Frameworks Convention on Climate Change) verabschiedet (Redaktion der Bundeszentrale für Politische Bildung, 2020). Als Konsequenz dieses Übereinkommens, das das Ziel hat, die negativen Auswirkungen anthropogener Eingriffe mit globalen Auswirkungen auf das Klima zu reduzieren und gleichzeitig die globale Erderwärmung zu verlangsamen, finden seit 1994 jährlich die COP (Conferences of the Parties of the Convention, die Konferenzen der Mitgliedsstaaten des Rahmenübereinkommens) statt. Von herausragender Bedeutung war das sogenannte Kyoto-Protokoll (COP 3) (Vereinte Nationen – COP, 1997), das 2005 in Kraft getreten ist und als erster international verbindlicher Vertrag zum globalen Klimaschutz gilt. Bestandteil des Protokolls sind vor allem regionenspezifische Minderungsziele für Klimagase innerhalb der sogenannten Verpflichtungsperiode bis 2012 (verlängert bis 2020; Kim et al., 2020). Als Nachfolgeabkommen gilt das Pariser Abkommen von 2015 (COP 21), das die Vertragsparteien (die unterzeichnenden Staaten) zur Einhaltung des sogenannten 2°C-Ziels verpflichtet, nämlich durch eigene Aktivitäten die Steigerung der globalen Durchschnittstemperaturen im Vergleich zum vorindustriellen Zeitalter unterhalb dieses Temperaturziels zu halten (Cordonier Segger, 2016).

Problematisch bleiben die Verbindlichkeiten der Verträge bzw. Konventionen und die nur vor allem proklamatorischen Ergebnisse der jährlichen COP (Rosen, 2015). So traten die USA dem Kyoto-Protokoll nicht bei. Das Pariser Abkommen wurde von den USA zwar zunächst ratifiziert. 2017 trat die den menschengemachten Klimawandel leugnende Trump-Regierung jedoch aus dem Abkommen aus. Die 2020 neu gewählte Biden-Regierung trat dem Abkommen wieder bei, nur damit der wiedergewählte Präsident Trump 2025 per Dekret wieder austrat.

Unabhängig davon sind Sanktionsinstrumente zur Kontrolle der Umsetzung der Verpflichtungen unzureichend etabliert. So bleiben die schon im Kyoto-Protokoll festgelegten Ausgleiche für Klimaschäden in Ländern mit niedrigem Bruttoinlandsprodukt (BIP) (Kim et al., 2020) nur schwer einklagbar (Banda & Fulton, 2017; Kim et al., 2020; Peterson, 2022).

Eine international agierende Climate Preparedness mit Blick auf die klimabedingt zunehmende Zahl und Schwere von extremen Klimaereignissen spielt in den bisherigen Vereinbarungen und COP kaum eine Rolle. Picard spricht von einer sehr kleinen Sphäre (Picard, 2017, S. 4). Die Aufarbeitung internationaler Klimakatastrophen bleibt damit auf Aktivitäten internationaler Hilfsorganisationen beschränkt. Die Bewältigung von Klimaereignissen in Form eines supranationalen Climate Preparedness verfolgt daher einen eher situativen Ansatz zur Unterstützung im Katastrophenfall und unterliegt ansonsten vor allem regionalen und nationalen Regularien, gegebenenfalls öffentlichen Konzepten und Rechtsnormen. Dieser Mangel an internationaler Einsatzfähigkeit und Vorbereitung auf Klimaereignisse trifft zusammen mit hoher nationalstaatlicher Vulnerabilität vor allem wirtschaftlich schwächere Staaten im Angesicht eines zunehmend höheren Risikos der Exposition gegenüber schwerwiegenden Klimaereignissen, insbesondere in afrikanischen und südasiatischen Ländern.

4.2 Nationale Preparedness – Climate Preparedness nach deutschem Recht

Climate Preparedness bleibt damit zunächst eine Aufgabe im Handlungsraum des nationalstaatlichen Regelungsbereichs. Konzeptuell ist die nationale oder nationalstaatliche Handlungsebene vor allem für 3 Aspekte zuständig: Zum einen ist das der rechtliche Rahmen, zum anderen stellt sie öffentliche Ressourcen (Budgets/Finanzen, institutioneller Support usw.) zur Verfügung. Und schließlich ist sie für die überregionale Koordination im Einsatzfall verantwortlich (Hecht, 2009).

Die Rechtsetzung folgt dem Verständnis der Einschätzung des Risikos, des Eintretens und der voraussichtlichen Schwere von Klimaereignissen und die Absicherung gegenüber diesem Risiko auf der Grundlage unterschiedlicher Konzepte von Mitigation und Adaption.

In Deutschland wird Mitigation durch den 2015 verabschiedeten Klimaschutzplan 2050 (Bundesministerium für Umwelt, Naturschutz, Bau und Reaktorsicherheit [BMUB], 2016) und durch das Klimaschutzgesetz als Rahmengesetz (KSG, 2019/15. Juli 2024) geregelt. Die Bundesländer haben in Einzelfällen eigene Klimaschutzgesetze erlassen, zum Beispiel NRW bereits im Jahr 2013.

Das für nationale Preparedness besonders relevante Handlungskonzept der Adaption wurde erstmals 2008 durch die deutsche Anpassungsstrategie der Bundesregierung auf politischer Ebene formuliert. Das Klimaanpassungsgesetz von 2023 (KAnG, 2023/20.12.2023), ebenfalls ein Rahmengesetz, verpflichtete die Bundesregierung, ihre Klimaanpassungsziele regelmäßig fortzuschreiben. Ende 2024 wurde die aktuelle Klimaanpassungsstrategie (KAS) durch die Bundesregierung verabschiedet (BMUB, 2024).

Angesichts der großen Komplexität von Exposition und Risiko durch den Klimawandel stellt sich Klimaanpassung als eine Aufgabe diverser Fachressorts und Fachministerien dar, und es ist zudem mit einem hohen Abstimmungsbedarf innerhalb dieser Organisationen verbunden. Im föderalen System der Bundesrepublik Deutschland gilt zudem das Subsidiaritätsprinzip (Art. 23 GG) im Sinne der Zuständigkeit und Selbstverantwortlichkeit auf den jeweilig betroffenen Handlungsebenen. Dass das KAnG vor allem ein Rahmengesetz ist, bedeutet, dass das politische Agenda-Setting den jeweiligen öffentlichen Gebietskörperschaften und den jeweils sektoralen und systemisch betroffenen Institutionen, Verbänden und Personengruppen überlassen wird.

In der KAS 2024 wurden erstmalig Ziele im Rahmen von ressortübergreifenden thematischen Clustern mit Ressortzielen, dazu ergänzende Handlungsfelder formuliert. Außerdem wurde das für die Cluster jeweils federführende, verantwortliche Ressort bzw.

Fachministerium definiert und dabei in den Clustern die zu beteiligenden Fachressorts bzw. -ministerien. Das KAnG regelt zudem die Aufgaben der Bundesländer zur Klimaanpassung, insbesondere in Form der Entwicklung eigener Klimaanpassungsgesetze, aber auch durch eine Berichtspflicht der Umsetzung in den Bundesländern gegenüber der Bundesregierung.

Auch wenn der Klimawandel als eine globale und damit auch nationalstaatliche Herausforderung ist, bleibt es in Hinsicht auf die Klimaanpassung ein multidimensionales politisches Handlungsfeld mit räumlichem Bezug. Dies ergibt sich auch daraus, dass in Hinsicht auf die Prävention von Klimaereignissen, aber auch die ereignisbezogene Vorbereitung eine regionale räumliche Planung grundsätzlich notwendig ist (Hurlimann et al., 2021). Zudem integriert die KAS 2024 Anpassungsziele, die sich auf Küstenregionen, den Alpenraum oder aber auf Regionen mit vektorbasierten Infektionen usw. beziehen. Es wird also anerkannt, dass die Betroffenheit durch den Klimawandel entlang topografischer und meteorologischer Bedingungen unterschiedlich verteilt ist. So stellen sich die Auswirkungen von Dürren auf den Wasserhaushalt und daraus resultierend auf das Wasser- und Brandmanagement in Ostdeutschland deutlich schwerwiegender dar als in anderen Teilen Deutschlands.

Entscheidend bleibt die Verbindlichkeit, das politische Bewusstsein für den Klimawandel. Das KAnG regelt erstmals, dass Anpassung an die Klimaveränderungen für alle Gebietskörperschaften und damit politisch-räumlichen Strukturen ein verbindliches Handlungsziel geworden ist, etwa anders als im Klimaschutzgesetz, wo nur eine geeignete Form der Zusammenarbeit (§15,2 KSG) zwischen Bund und Ländern gefordert ist.

Trotz dieser Verbindlichkeit bleibt allerdings die Konstellation in Hinsicht auf die staatliche Finanzierung von Anpassungskosten durch den Bund und nachrangig durch die Länder unklar. Dies hat u.a. damit zu tun, dass sich Ausgaben zu Anpassungen an die Klimaveränderungen in den unterschiedlichen Fachressorts verbergen, bei denen die dort getätigten Ausgaben und Investitionen mit mehr oder minder großen Anpassungsleistungen verbunden sind. Dies ist auch eine Konsequenz daraus, dass Anpassung an die Klimaveränderungen bei zukünftigen kostenwirksamen Aktivitäten immer geprüft werden sollen. Entsprechende Leistungen innerhalb öffentlicher Investitionen oder öffentlich unterstützter Aktivitäten sind damit zwar ausgabenwirksam, aber sie sind im Wesentlichen nicht oder nicht immer ausgabenbegründend.

Für das Jahr 2022 kalkuliert eine einzelne Studie (Hölscher & Schulz, 2025) Ausgaben für die Anpassung an die Klimaveränderungen in Höhe von 2,05–3,4 Mrd. €, also deutlich weniger als 1 % des gesamten Ausgabenvolumens des Bundes. Darin nicht eingerechnet sind allerdings Ausgaben für den Katastrophenschutz (insbesondere das Technische Hilfswerk) und Ausgaben für Klimaschutz (Mitigation). Schon länger wird daher vonseiten unterschiedlicher Umwelt- und Wirtschaftsverbände sowie von einzelnen Bundesländern eine finanziell entsprechend gesicherte *Gemeinschaftsaufgabe Klimaanpassung* gefordert (Deutscher Bundesrat, 2023). Diese Forderung resultiert insbesondere aus den zukünftigen Klimaschadensschätzungen von 500–900 Mrd. € bis zum Jahr 2050 (BMUB, 2023), die vor allem von finanzschwachen Ländern und am Ende vor allen Kommunen kaum zu bewältigen sind. Ein großer Teil der Folgeschäden des Klimawandels fällt in den Verantwortungsbereich der Kommunen, aber eben auch die Kosten für Investitionen in Klimaschutz und Anpassungsmaßnahmen werden insbesondere auf der regionalen und damit vor allem kommunalen Ebene wirksam. Ähnliches gilt auch für die die Vorbereitung auf akute Klimaereignisse und deren Bewältigung.

Im Vordergrund von Klimaanpassungsmaßnahmen in Bezug auf Klimaereignisse steht zunächst präventives Denken und Handeln. Es geht dabei um Maßnahmen zur Minderung der Auswirkungen von Klimaereignissen im Vorfeld, also die Herstellung von Klimaresilienz und -resistenz. Im Weiteren gehört aber auch dazu, sich auf die Bewältigung akuter Klimaereignisse vorzubereiten. Stürme, Wildbrände, aber auch Starkregen und Überschwemmungen zu bewältigen, ist Aufgabe des Katastrophenschutzes. Auf Bundesebene findet sich keine eigene staatliche Struktur des Katastrophenschutzes. Federführend ist das Bundesamt für Bevölkerungsschutz und Katastrophenhilfe, das dem Bundesinnenministerium zugeordnet ist (Bundesministerium des Innern und für Heimat, o. J.). Es übernimmt vor allem Aufgaben der Planung und der bundesweiten Koordination im Katastrophenschutz, dabei allerdings auch vielfältige Aufgaben jenseits des Klimaschutzes, etwa bei der Bewältigung von Terrorgefahr. Zudem organisiert es über das modulare Warnsystem Warnungen an die Bevölkerung auch für schwerwiegende Wetterereignisse wie Brände oder Überschwemmungen.

Hauptakteur auf Bundesebene ist das Technische Hilfswerk (THW), das eine nicht rechtsfähige Anstalt beim Bundesministerium des Innern ist, aber in der Fläche dezentral organisiert agiert. Der überwiegende Teil der im THW beschäftigten Personen arbeitet dort ehrenamtlich. Daneben sind noch nichtstaatliche Hilfsorganisationen tätig, wie etwa das Deutsche Rote Kreuz, das insbesondere für die gesundheitliche Versorgung der Bevölkerung im Katastrophenfall Aufgaben wahrnimmt (Brüning & Elxnat, 2021). Bei besonders schweren Katastrophen übernimmt die Bundeswehr zusätzlich Aufgaben der Gefahrenbewältigung bzw. der Gefahrenabwehr.

Aus den Erfahrungen der Corona-Pandemie resultiert in jüngerer Zeit ein erweitertes Verständnis dessen, was eine Katastrophe sein kann. Im ursprünglichen Sinne ist eine Katastrophe ein einzigartiges Ereignis mit einer im Zeitverlauf erwartbaren Abfolge und daraufhin orientierten Maßnahmen des Katastrophenschutzes. Die Corona-Pandemie hat zu einem Verständnis eines Slow-Onset Disaster (Dittmer & Lorenz, 2022) beigetragen, das, anders als das klassische Verständnis von Katastrophen, in Form mehrphasig ablaufender katastrophaler Prozesse mit unterschiedlichen Intensitäten verläuft. Dies erweitert die Schnittstellen zwischen Katastrophenschutz und Gesundheitsschutz, die sich auf der regionalen Handlungsebene bereits durch gemeinsame Zuständigkeiten im Rettungsdienst ergeben. Dennoch resultiert aus diesem erweiterten Verständnis in Hinsicht auf Klimaereignisse noch kein durchgängiges Konzept einer multidimensionalen und multisektoralen Climate Preparedness.

Das Verständnis des Slow-Onset Disaster lässt sich mit Blick auf die Klimakrise mit dem Verständnis einer sich entwickelnden Gesundheitskrise als Emerging Public Health Crisis verbinden. Die Klimakrise ist ein auf Dauer angelegtes, aktuell progressiv verlaufendes globales Geschehen, das aus einer zunehmenden Zahl ereignisbezogener Katastrophen besteht, die prognostisch an Intensität und Schwere zunehmen. Zwar wird diese Bedrohung auf der nationalen Ebene zunehmend erkannt, aber den Klimawandel als Gesundheitskrise zu definieren oder eben die Klimaanpassung im Sinne einer ressortübergreifenden nationalen Gemeinschaftsaufgabe festzulegen, wäre ein wichtiger Schritt für eine umfassende Climate Preparedness.

4.3 Climate Preparedness auf der regionalen bzw. kommunalen Ebene

Public Health Emergency Preparedness ist auf die Bewältigung einer die Gesundheitsversorgung insgesamt gefährdenden Gefahrenlage gerichtet. Es ist daher ein zwar multidimensionales, in Hinsicht auf die Bewältigung einer öffentlichen Gesundheitskrise hochkomplexes Konzept, das aber zunächst monosektoral, nämlich auf das Gesundheitssystem als solches bezogen bleibt. Climate Preparedness hingegen erweitert die Perspektive auf verschiedene, kritische Sektoren bzw. Systeme, die mittelbar auf die Versorgungs- und Lebensqualität von vulnerablen Gruppen, insbesondere gesundheitlich gefährdeter Personen, Einfluss haben. Für die Organisation eines regionalen bzw. kommunalen Climate-Preparedness-Konzepts bedarf es also der Einschätzung der Bedeutung kritischer Infrastruktur und Systeme/Sektoren elementarer Versorgungsleistungen und der Funktionsweise gesellschaftlicher Prozesse sowie deren Vulnerabilität gegenüber wahrscheinlichen gravierenden Klimaereignissen (Riegel, 2011). Dazu gehören grundsätzlich die Gesundheitsversorgung bzw. das Gesundheitssystem, in Form von Einrichtungen wie Krankenhäusern, Pflegeheimen, aber auch Betriebe und Dienstleistende der ambulanten Versorgung, insbesondere bei der Versorgung pflegebedürftiger oder chronisch kranker Personen in ihrer Häuslichkeit, die auf kontinuierliche Versorgung angewiesen sind. Andere kritische Sektoren/Systeme sind staatliche und nichtstaatliche organisierte Strukturen, wie die Energie- und Wasserversorgung, die Land- und Forstwirtschaft, Verkehr und Logistik.

Am Anfang steht zunächst die Risikoeinschätzung, in Hinsicht auf relevante Klimaereignisse, sowie danach ein Vulnerabilitätsassessment von Sektoren/Systemen inkl. betroffener Betriebe, quartierlich bzw. räumlich vulnerabler Bereiche, dabei auch die Betroffenheit und Vulnerabilität sozialer Gruppen (Buth et al., 2017; Füssel & Klein, 2006). Im Sinne eines Climate-Public-Health-Verständnisses ist es das Ziel, kommunale/regional gesellschaftliche und soziale Resilienz und Resistenz gegenüber Klimaereignissen zu erreichen.

Die Resilienzförderung von Personen und sozialen Gruppen erfolgt unter der Bewertung von Vulnerabilität und spezifischer Exposition sowie des Risikos des Eintritts eines Klimaereignisses. Dabei spielt die personelle Handlungskompetenz im Ereignisfall eine bedeutende Rolle. Information, Aufklärung sowie Schulungen, vor allem für besonders bedrohte Gruppen, sollen dem Ziel der Stärkung der Klimakompetenz dienen, die Betroffene im Ereignisfall zu Selbsthilfe befähigt.

Ein weiterer bedeutender Aspekt ist die Stärkung des regionalen/kommunalen Sozialkapitals (Kais & Islam, 2016). Da im Katastrophenschutz ein hoher Anteil der Beschäftigten ehrenamtlich tätig ist, sollten vor allem die ehrenamtlich engagierten Personen einerseits in die Vorbereitung auf Klimaereignisse einzubeziehen, aber sie auch durch entsprechende Fortbildungsmaßnahmen klimakompetent zu machen (siehe Kap. 25).

Gerade für Menschen mit chronischen Einschränkungen sind, neben professionell Versorgenden, soziale Netzwerke von besonderer Bedeutung. Soziale Netzwerke, wie Nachbarschaftshilfe, Freunde und Freundinnen, sonstige Angehörige können das Adaptionsverhalten von Personen sowohl in Hinsicht auf Förderung von Klimaresilienz und -kompetenz positiv beeinflussen, aber auch im Krisenfall ein adäquates Verhalten, etwa in Hinsicht auf Risikoeinschätzung und angemessene Reaktionen, behindern (Osberghaus & Hünewaldt, 2023). Dies hängt u.a. damit zusammen, dass etwa Nachbarschaft als soziokulturelle und sozialökonomische Struktur im Quartier selbst sehr heterogen ist, was z.B. die Einstellung gegenüber Risiken wie dem Klimawandel beeinflussen kann. Die Stärkung nachbarschaftlicher Klimaresilienz bedarf also der Berücksichtigung und Einschätzung dieser nachbarschaftlichen Strukturen und sonstiger, auf die Personen wirkender sozialer Netzwerke. Dabei geht es auch um die Priorisierung von Anpassungsbedarf in der Region. Quartiere, die sowohl sozial als auch räumlich bezüglich Klimaereignissen vulnerabel sind, haben besonders hohe Priorität. Instrumente wie etwa die soziale und gesundheitliche Quartiersarbeit können Anker der Stärkung nachbarschaftlicher Klimaresilienz bzw. -resistenz werden (Heltberg & Bonch-Osmolovskiy, 2011).

Im Folgenden soll kurz auf die wichtigsten Phasen der kommunalen/regionalen Climate Preparedness für das Eintreten eines Klimaereignisses eingegangen werden.

a) Warnphase

Die Warnphase dient der Initiierung der Bereitschaft der Beteiligten und Betroffenen sowie der Einleitung erster Maßnahmen, die zum Schutz vor den spezifischen Klimaereignissen notwendig sind. Es stellt also eine erste Phase der Alarmierung dar. Warnungen werden durch landesweite Dienste, etwa durch den Deutschen Wetterdienst, aber auch durch Regionalstellen ausgesprochen. In Deutschland sind je nach Landesrecht in der Regel immer die Kommunen (Landkreise, kreisfreie Städte) für den Katastrophenschutz verantwortlich (Wissenschaftliche Dienste des Deutschen Bundestags, 2022). Häufig ist auch das zuständige Landesministerium oberste Katastrophenschutzbehörde. Die Warnphase muss also über die verantwortlichen Handlungsebenen initiiert werden, da Klimaereignisse sich regional sehr unterschiedlich auswirken können und sogar im regionalen Raum stark differenziert eintreten können. Im Rahmen der Warnphase ausgesprochene Warnungen sollen für die Akteur:innen verbindlich, aber auch verständlich und treffsicher sein, um Maßnahmen zur Vorbereitung auf die eigentliche Ereignisphasen angemessen einleiten zu können.

b) Ereignisphase

Anders etwa als bei klassischen Großschadensereignissen, z.B. Industrieunfälle oder Flugzeugabstürze, ist durch die Warnphase eine Alarmierung vorab möglich. Im Unterschied zu den genannten Ereignissen wirken Klimaereignisse aber in der Regel großflächig und, wie gesagt, auf kritische Systeme. Je nach Einschätzung der spezifischen Vulnerabilität sind mit Bezug auf die erwartete Exposition Schutzmaßnahmen einzuleiten. Klimaereignisse stellen als Großschadensereignisse immer auch Anforderungen an den Rettungsdienst, wobei zu berücksichtigen ist, dass bestimmte Klimaereignisse, wie etwa Überschwemmungen oder Wildbrände, durch ihre spezifische Schadenssituation die Einsatzfähigkeit der Rettungsdienste massiv beeinträchtigen können, wenn etwa Notfallambulanzen nicht zur Verfügung stehen, Einsatzorte nicht erreicht werden können etc. Dementsprechend muss ein Konzept zur Climate Preparedness als überregional gedachte Einsatzfähigkeit in der gesamten Rettungskette konzipiert und organisiert werden.

Bei Slow-Onset Disasters, wie z.B. Hitzeperioden, geht es darum, die besonders vulnerablen Quartiere und Personengruppen zu identifizieren und geeignete Maßnahmen unter Einbezug des sozialen Kapitals zu initiieren. Dies ist deshalb von Bedeutung, als es auch bei solchen Katastrophen zu einer Überlastung der Gesundheitsversorgungssysteme kommen kann, wie dies etwa in der Hitzeperiode im Sommer 2003 in Frankreich geschehen ist (Fouillet et al., 2006). In Deutschland sind in den letzten Jahren in einigen Städten Hitzeaktions- oder Hitzeschutzpläne (z. B. Köln, Nürnberg) ausgearbeitet worden, die in unterschiedlicher Weise Vulnerabilität im Quartier und bezogen auf soziale Gruppen einschätzen und einbeziehen (siehe Kap. 32). Gerade bei solchen Ereignissen sind soziale und professionelle Netzwerke, insbesondere quartiersbezogene Dienste, rechtzeitig zu aktivieren.

c) Nachereignisphase – Wiederherstellung – Evaluation

Klimaereignisse haben als Großschadensereignisse Zerstörungen zur Folge, die auch nach der eigentlichen Ereignisphase relevant sind und die Versorgung mit grundlegenden Leistungen des täglichen Bedarfs, insbesondere für Menschen mit chronischen Einschränkungen und sozial vulnerable Personengruppen, betreffen. Für die Fähigkeit einer Region, sich von den Auswirkungen eines schwerwiegenden Klimaereignissen zu erholen, ist die Klimaresilienz entscheidend.

Redundanz in Form von Reservekapazitäten (Summers et al., 2017), die im Falle eines schwerwiegenden Klimaereignisses aktiviert werden können, sodass ausgefallene Kapazitäten substituiert werden können, müssen nicht nur im Vorfeld geplant sein, sondern auch durch geeignete finanzielle und personelle Maßnahmen ermöglicht werden. Dabei ist zu berücksichtigen, dass im Krisenfall der Bedarf an Critical Care, also Notfallversorgung und Intensivmedizin, besonders hoch ist, gleichzeitig aber je nach Klimaereignis das Angebot niedriger sein kann, etwa weil Einrichtungen beschädigt sind, weil Fachpersonal vom Klimaereignis selbst betroffen ist oder durch infrastrukturelle Schädigungen notwendige Vorleistungen für die Versorgung nicht zur Verfügung gestellt werden können (Hess et al., 2009).

Eine weitere bedeutende Form der Klimaresilienz stellt die Priorisierung von Nutzer:innen und Nutzungszwecken dar (Summers et al., 2017). Dies bedeutet, dass die Nutzungen oder Verbräuche durch bestimmte Gruppen oder für bestimmte Zwecke, bei deren Nichtvorhandensein bzw. Nichtgebrauch eine kritische Wirkung nicht erwartet wird, eingeschränkt oder sogar eingestellt werden, bis die Rückkehr zu einer vollen bzw. normalen Funktionsfähigkeit wieder erreicht wird. Allerdings ist diese Priorisierung der Nutzung von kritischen Systemen eine komplexe Entscheidung, da etwa die Entscheidung über die Versorgung mit haushaltsnahen Versorgungsleistungen, wie Energie oder Wasser, für kritische Einrichtungen der Gesundheitsversorgung (Krankenhäuser, Pflegeheime) zwar noch relativ leicht zu treffen ist. Jedoch ist in Bezug auf Haushalte mit chronisch kranken Personen, die existenziell auf bestimmte Versorgungsleistungen angewiesen sind (Garschagen & Sandholz, 2018), eine pauschale Priorisierung deutlich weniger treffsicher. Daher ist es von Bedeutung, diese personen- bzw. gruppenbezogene oder auch quartierliche Vulnerabilität im Vorfeld zu erfassen und die Versorgung in Hinsicht auf kritische Phasen während oder nach dem Klimaereignis bereits in der Vorbereitung mit zu berücksichtigen.

Die Diversität und Komplexität von Klimaereignissen hat multisektorale Auswirkungen und betrifft in der Region eine Vielzahl unterschiedlicher Organisationen und Betriebe, Quartiere, soziale Gruppen und Individuen. Die Einschätzung des Risikos im Verhältnis zur Vulnerabilität ist dabei im Zeitverlauf keine Konstante. Der Klimawandel hat bisher eine progressive Entwicklungskurve, was die Einschätzung der Exposition und des Risikos im Zeitverlauf verändern wird. Dies bedeutet, dass regional selten auftretende Klimaereignisse häufiger werden, eine höhere Intensität in Hinsicht auf Dauer und Stärke besitzen können und zudem auf bislang wenig oder gar nicht betroffene Gebiete einwirken können. Einschätzungen im Vorfeld von Klimaereignissen müssen daher regelmäßig überprüft werden. Dies betrifft insbesondere die erhofften Wirkungen von Maßnahmen zur Klimaanpassung, ob also Klimaresilienz und -resistenz erreicht worden sind und der Respond auf spezifische Klimaereignisse in Hinsicht auf das Krisenmanagement und die darin einbezogenen Sektoren, Organisationen und sozialen Gruppen angemessen und zutreffend war (Butsch et al., 2023).

Da Klimaereignisse, wie schon erwähnt, zwar regionale und kommunale Auswirkungen haben, aber, anders als klassische Großschadensereignisse, großflächiger wirken und sich über einen größeren Zeitraum erstrecken, sind sie in der Bewältigung auch immer eine überregionale Aufgabe. Dies bedeutet, dass in der Vorbereitung Ressourcen, die als notwendig für die Bewältigung eines Klimaereignisses eingeschätzt werden, sehr häufig, wenn nicht sogar regelhaft als überregionale Einsatzplanung organisiert werden müssen. Die Region bzw. die Kommune ist bei Climate Preparedness in der Regel die Ebene, im Respond auf Klimaereignisse realisiert wird, Climate Preparedness kann aber als solche nicht Aufgabe einer einzelnen Kommune bleiben.

5 Climate Preparedness als zukünftige Gemeinschaftsaufgabe

Die Frage, ob die Menschheit auf den von ihr selbst verursachten Klimawandel ausreichend vorbereitet ist, kann hier nicht diskutiert werden. Die Forderung, die Klimakrise durch die Weltgesundheitsorganisation als öffentliche Gesundheitskrise auszurufen und damit einen globalen Handlungsdruck zu verdeutlichen und im Rahmen der globalen Gesundheit zum Thema eines gemeinsamen Handelns zu machen (Harmer et al., 2020), zeugt von der Notwendigkeit auf den unterschiedlichen Ebenen, von der supranationalen bis zur kommunalen Ebene Strukturen und Prozesse zu etablieren, um die bereits eingetretenen und voraussichtlich noch eintretenden Umweltveränderungen angemessen zu adaptieren und diesen im Verständnis der Klimaanpassung zu begegnen.

Climate Preparedness ist als ein multidimensionales, multisektorales und multiperspektivisches Handlungskonzept zu verstehen. Die größte Herausforderung ist, zum einen die jeweils einzubeziehenden institutionellen Akteure zu identifizieren und zum anderen deren Einbezug zu organisieren, insbesondere unter Beachtung der Tatsache, dass Risikoeinschätzung und Sensibilität für Klimaereignisse von Betroffenen von der objektiven Risikoeinschätzung abweichen kann. Hinzu kommt, dass fachliche Kompetenzen und Zuständigkeiten bereits auf der Ebene der öffentlichen Administration in unterschiedlichen Ressorts verteilt sind, was die die Bedeutung und damit sachgerechte Fokussierung auf das kritische Klimaereignis im Verhältnis zu den Kernthemen eines Fachressorts erschweren kann.

Die aktuelle Klimaanpassungsstrategie 2024 der Bundesregierung hat die Anpassungsziele mit Ressortzuständigkeit und weitergehenden Ressortbeteiligungen festgelegt. Ähnliche Herangehensweisen zeigen in den letzten Jahren entwickelte kommunale Hitzepräventions- oder -aktionspläne, die administrative Verantwortlichkeiten und Zuständigkeiten bei Hitzeereignissen definieren.

Klimaanpassungsziele sind also bezüglich Verantwortlichkeiten bzw. Zuständigkeiten und Federführung im öffentlichen Handlungsraum zu vereinbaren. Gerade mit Bezug auf die Bedeutung privat organisierter, kritischer Sektoren und Systeme kann dies, angesichts mangelnder oder fehlender fachlicher und systemischer Kompetenz, allerdings nicht grundsätzlich die öffentliche Verwaltung sein, auch wenn diese aufgrund der hoheitlichen Befugnisse im Staatsaufbau den Prozess einer sektoralen, systembezogenen Climate Preparedness wohl regelmäßig initiieren und im Zweifel moderieren wird (müssen).

Auf Klimaereignisse vorbereitet zu sein, lässt aber nicht zuletzt auch die Frage nach den ökonomischen Spielräumen stellen. Auf allen Handlungsebenen sind diejenigen öffentlichen und nichtöffentlichen Akteur:innen mit geringeren ökonomischen Ressourcen nicht umfassend in der Lage, Klimaanpassungsmaßnahmen zu finanzieren und ereignisbezogen Climate Preparedness zu gewährleisten, und das meist im Widerspruch zu ihrem Beitrag zu den Ursachen der Klimaveränderung. Nicht nur aus Gründen der Klimagerechtigkeit (siehe Kap. 31), sondern auch, um die Folgen des Klimawandels global überhaupt beherrschbar zu halten, ist es zwingend erforderlich, ausreichende ökonomische, rechtliche und soziale Ressourcen zur Erarbeitung und Realisierung eines Konzepts der Klimaanpassung und zur Sicherung einer umfänglichen und angemessenen Climate Preparedness zu sichern.

Literatur

Avchen, R. N., Kosmos, C., & LeBlanc, T. T. (2019). Community preparedness for public health emergencies: Introduction and contents of the volume. *American Journal of Public Health, 109*(S4), S253–S255. https://doi.org/10.2105/AJPH.2019.305316

Banda, M. L., & Fulton, S. (2017). Litigating climate change in national courts: Recent trends and developments in global climate law. *Environmental Law Reporter, 2,* 10121–10134.

Bierbaum, R., Smith, J. B., Lee, A., Blair, M., Carter, L., Chapin, F. S., Fleming, P., Ruffo, S., Stults, M., McNeeley, S., Wasley, E., & Verduzco, L. (2013). A comprehensive review of climate adaptation in the United States: More than before, but less than needed. *Mitigation and Adaptation Strategies for Global Change, 18*(3), 361–406. https://doi.org/10.1007/s11027-012-9423-1

Brüning, F.-C., & Elxnat, M. (2021). Bevölkerungsschutz in Städten und Gemeinden. https://www.bbk.bund.de/SharedDocs/Downloads/DE/Mediathek/Publikationen/Risikomanagement/DStGB-doku-162-BevS-in-staedten-gemeinden.pdf?__blob=publicationFile&v=3

Bundes-Klimaschutzgesetz, BGBl. I S. 2513 (2019 & i.d.F.v. 15. Juli 2024). https://www.gesetze-im-internet.de/ksg/KSG.pdf

Bundes-Klimaanpassungsgesetz (2023 & i.d.F.v. 20.12.2023). https://www.gesetze-im-internet.de/kang/BJNR1890A0023.html

Bundesministerium des Innern und für Heimat. (o. J.). BBK – Bundesamt für Bevölkerungsschutz und Katastrophenhilfe. https://www.bmi.bund.de/SharedDocs/behoerden/DE/bbk.html

Bundesministerium für Umwelt, Naturschutz, Bau und Reaktorsicherheit. (2016). Klimaschutzplan 2050: Klimaschutzpolitische Grundsätze und Ziele der Bundesregierung. Bundesministerium für Umwelt, Naturschutz, Bau und Reaktorsicherheit (BMUB). https://www.bmwk.de/Redaktion/DE/Publikationen/Industrie/klimaschutzplan-2050.pdf?__blob=publicationFile&v=1

Bundesministerium für Umwelt, Naturschutz, Bau und Reaktorsicherheit. (2023). Kosten durch Klimawandelfolgen in Deutschland: Was uns die Folgen des Klimawandels kosten – Zusammenfassung. Institut für Ökologische Wirtschaftsforschung. https://www.ioew.de/fileadmin/user_upload/BILDER_und_Downloaddateien/Publikationen/2023/BMWK-Merkblatt-Klimawandelfolgen_Zusammenfassung.pdf

Bundesministerium für Umwelt, Naturschutz, Bau und Reaktorsicherheit. (2024). Deutsche Anpassungsstrategie an den Klimawandel 2024: Vorsorge gemeinsam gestalten. Bundesregierung. https://www.bmuv.de/fileadmin/Daten_BMU/Download_PDF/Klimaanpassung/das_2024_strategie_bf.pdf

Buth, M., Kahlenborn, W., Greiving, S., Fleischhauer, M., Zebisch, Marc, Schneiderbauer, S., & Schauser, I. (2017). Leitfaden für Klimawirkungs- und Vulnerabilitätsanalysen. Empfehlungen der Interministeriellen Arbeitsgruppe Anpassung an den Klimawandel der Bundesregierung.

Butsch, C., Beckers, L.-M., Nilson, E., Frassl, M., Brennholt, N., Kwiatkowski, R., & Söder, M. (2023). Gesundheitliche Auswirkungen von Extremwetterereignissen – Risikokaskaden im anthropogenen Klimawandel. Vorab-Onlinepublikation. https://doi.org/10.25646/11646

Cordonier Segger, M.-C. (2016). Advancing the Paris Agreement on Climate Change for Sustainable Development. *Cambridge International Law Journal, 5*(2), 202–237. https://doi.org/10.4337/cilj.2016.02.03

Desmond, M. (2018). National preparedness to adapt to climate change: Analysis of state of play: (2016-CCRP-FS.30) (Online version). EPA Research report: No. 256. Environmental Protection Agency. http://www.epa.ie/researchandeducation/research/researchpublications/researchreports/research256.html

Deutscher Bundesrat. (2023). Stellungnahme des Bundesrates zum Entwurf eines Bundes-Klimaanpassungsgesetzes (KAnG). Drucksache 376/23. Online verfügbar unter https://www.bundesrat.de/SharedDocs/drucksachen/2023/0301-0400/376-23(B).pdf?__blob=publicationFile&v=1. Zugegriffen: 17. März 2025.

Dittmer, C., & Lorenz, D. F. (2022). Gesundheitlicher Bevölkerungsschutz: Der Zivil- und Katastrophenschutz an der Schnittstelle zum Öffentlichen Gesundheitsdienst in der Bewältigung der SARS-CoV-2-Pandemie. https://doi.org/10.17169/refubium-33384

Fiedler, M., & Lemke, H. (2024). Öffentliche Gesundheitskrisen und Public Health Emergency Preparedness.

Fouillet, A., Rey, G., Laurent, F., Pavillon, G., Bellec, S., Guihenneuc-Jouyaux, C., Clavel, J., Jougla, E., & Hémon, D. (2006). Excess mortality related to the August 2003 heat wave in France. *International Archives of Occupational and Environmental Health, 80*(1), 16–24. https://doi.org/10.1007/s00420-006-0089-4

Füssel, H.-M., & Klein, R. J. T. (2006). Climate change vulnerability assessments: An evolution of conceptual thinking. *Climatic Change, 75*(3), 301–329. https://doi.org/10.1007/s10584-006-0329-3

Garschagen, M., & Sandholz, S. (2018). The role of minimum supply and social vulnerability assessment for governing critical infrastructure failure: Current gaps and future agenda. *Natural Hazards and Earth System Sciences, 18*(4), 1233–1246. https://doi.org/10.5194/nhess-18-1233-2018

Haffajee, R., Parmet, W. E., & Mello, M. M. (2014). What is a public health „emergency"? *The New England journal of medicine, 371*(11), 986–988. https://doi.org/10.1056/NEJMp1406167

Harmer, A., Eder, B., Gepp, S., Leetz, A., & van de Pas, R. (2020). WHO should declare climate change a public health emergency. *BMJ (Clinical research ed.), 368*, m797. https://doi.org/10.1136/bmj.m797

Hecht, D. (2009). Anpassung an den Klimawandel – Herausforderungen für Gesellschaft, Wirtschaft und Staat. Raumforschung und Raumordnung | Spatial Research and Planning, 67(2). https://doi.org/10.1007/BF03185703

Heltberg, R., & Bonch-Osmolovskiy, M. (2011). Mapping Vulnerability to Climate Change (Policy Research Working Paper Nr. 5554). World Bank. https://papers.ssrn.com/sol3/papers.cfm?abstract_id=1754347

Hess, J. J., Heilpern, K. L., Davis, T. E., & Frumkin, H. (2009). Climate change and emergency medicine: Impacts and opportunities. *Academic emergency medicine: Official journal of the Society for Academic Emergency Medicine, 16*(8), 782–794. https://doi.org/10.1111/j.1553-2712.2009.00469.x

Hölscher, L., & Schulz, P. (2025). Ausgaben des Bundes für die Anpassung an den Klimawandel: Entwicklung und Pilotierung einer Analysemethodik (Climate Change Nr. 07). Adelphi research gGmbH. https://www.umweltbundesamt.de/sites/default/files/medien/11850/publikationen/07_2025_cc.pdf

Hudson-Peacock, N., Jones, L., Morgan, G., Newman, C., & Smith, H. (2023). We need a public health campaign on climate change. *The Lancet, 402*(10409), 1234–1235. https://doi.org/10.1016/S0140-6736(23)01250-3

Huggett, R. J., & Cheesman, J. (2002). Topography and the environment. Prentice Hall. https://doi.org/52367

Hurlimann, A. C., Moosavi, S., & Browne, G. R. (2021). Climate change transformation: A definition and typology to guide decision making in urban environments. *Sustainable Cities and Society, 70*, 102890. https://doi.org/10.1016/j.scs.2021.102890

Hürlimann, A. C., Nielsen, J., Moosavi, S., Bush, J., Warren-Myers, G., & March, A. (2022). Climate change preparedness across sectors of the built environment – A review of literature. *Environmental Science & Policy, 128*, 277–289. https://doi.org/10.1016/j.envsci.2021.11.021

Intergovernmental Panel on Climate Change. (Hrsg.). (1990). Climate Change. Commonwealth of Australia. https://www.ipcc.ch/site/assets/uploads/2018/03/ipcc_far_wg_I_full_report.pdf

Jeleff, M., Lehner, L., Giles-Vernick, T., Dückers, M. L., Napier, A. D., Eirovsky-Platter, E., & Kutalek, R. (2022). Vulnerability and One Health assessment approaches for infectious threats from a social science perspective: A systematic scoping review. *Lancet Planetary Health, 6*, 682–693.

Kais, S. M., & Islam, M. S. (2016). Community capitals as community resilience to climate change: Conceptual connections. *International Journal of Environmental Research and Public Health, 13*(12). https://doi.org/10.3390/ijerph13121211

Kim, Y., Tanaka, K., & Matsuoka, S. (2020). Environmental and economic effectiveness of the Kyoto Protocol. *PLoS ONE, 15*(7), e0236299. https://doi.org/10.1371/journal.pone.0236299

Kjellstrom, T., Butler, A. J., Lucas, R. M., & Bonita, R. (2010). Public health impact of global heating due to climate change: Potential effects on chronic non-communicable diseases. *International journal of public health, 55*(2), 97–103. https://doi.org/10.1007/s00038-009-0090-2

Lang, T., & Rayner, G. (2012). Ecological public health: The 21st century's big idea? An essay by Tim Lang and Geof Rayner. *BMJ, 345*, e5466. https://doi.org/10.1136/bmj.e5466

McCabe, O. L., Barnett, D. J., Taylor, H. G., & Links, J. M. (2010). Ready, willing, and able: A framework for improving the public health emergency preparedness system. *Disaster Medicine and Public Health Preparedness, 4*(2), 161–168. https://doi.org/10.1001/dmp-v4n2-hcn10003

Moser, S. C., & Luers, A. L. (2008). Managing climate risks in California: The need to engage resource managers for successful adaptation to change. *Climatic Change, 87*(S1), 309–322. https://doi.org/10.1007/s10584-007-9384-7

Nelson, C., Lurie, N., & Wasserman, J. (2007). Assessing public health emergency preparedness: Concepts, tools, and challenges. *Annual review of public health, 28*, 1–18. https://doi.org/10.1146/annurev.publhealth.28.021406.144054

OECD. (2024). Climate change adaptation – Policies for a resilient future (OECD Net Zero+ Policy Papers Nr. 03). https://doi.org/10.1787/8f29a387-en

Oliver, T. H., Heard, M. S., Isaac, N. J. B., Roy, D. B., Procter, D., Eigenbrod, F., Freckleton, R., Hector, A., Orme, C. D. L., Petchey, O. L., Proença, V., Raffaelli, D., Suttle, K. B., Mace, G. M., Martín-López, B., Woodcock, B. A., & Bullock, J. M. (2015). Biodiversity and resilience of ecosystem functions. *Trends in Ecology & Evolution, 30*(11), 673–684. https://doi.org/10.1016/j.tree.2015.08.009

Osberghaus, D., & Hünewaldt, V. (2023). Neighborhood effects in climate change adaptation behavior: Empirical evidence from Germany. Regional Environmental Change, 23(3). https://doi.org/10.1007/s10113-023-02083-6

Peterson, S. (2022). Klimaschäden: Ausgleich fair, aber Vermeidung? Wirtschaftsdienst, 102(12), 915. https://doi.org/10.1007/s10273-022-3334-x

Picard, M. (2017). Disaster management, risk reduction and international disaster response laws in the Commonwealth. Commonwealth Law Bulletin, 43(3–4), 403–437. https://doi.org/10.1080/03050718.2017.1439362

Redaktion der Bundeszentrale für Politische Bildung. (2020). 2005 – Das Kyoto-Protokoll tritt in Kraft. Bundeszentrale für Politische Bildung – BPB. https://www.bpb.de/kurz-knapp/hintergrund-aktuell/305233/2005-das-kyoto-protokoll-tritt-in-kraft/

Riegel, C. (2011). Schutz Kritischer Infrastruktur: Eine neue Aufgabe für die Raumplanung? In Lehrstuhl und Institut für Stadtbauwesen und Stadtverkehr (ISB) RWTH Aachen (Vorsitz), AMUS 2011 „Klimawandel – Verhältnismäßigkeit und Tragweite", Aachen.

Rogers, D. P., & Tsirkunov, V. V. (2013). Weather and climate resilience: Effective preparedness through national meteorological and hydrological services. The World Bank. http://elibrary.worldbank.org/doi/book/10.1596/978-1-4648-0026-9 https://doi.org/10.1596/978-1-4648-0026-9

Rosen, A. M. (2015). The wrong solution at the right time: The failure of the Kyoto Protocol on climate change. Politics & Policy, 43(1), 30–58. https://doi.org/10.1111/polp.12105

Stevenson, R. B., Nicholls, J., & Whitehouse, H. (2017). What is climate change education? Curriculum Perspectives, 37(1), 67–71. https://doi.org/10.1007/s41297-017-0015-9

Summers, J. K., Smith, L. M., Harwell, L. C., & Buck, K. D. (2017). Conceptualizing holistic community resilience to climate events: Foundation for a climate resilience screening index. GeoHealth, 1(4), 151–164. https://doi.org/10.1002/2016GH000047

Sutton, J., & Tierney, K. (2006). Disaster Preparedness: Concepts, Guidance, and Research. Report prepared for the Fritz Institute Assessing Disaster Preparedness Conference. University of Colorado. https://dpnet.org.np/public/uploads/files/Disaster%20Preparedness%20Concepts_Journal%202021-09-29%2008-36-00.pdf

Svenning, J.-C., McGeoch, M. A., Normand, S., Ordonez, A., & Riede, F. (2024). Navigating ecological novelty towards planetary stewardship: Challenges and opportunities in biodiversity dynamics in a transforming biosphere. Philosophical transactions of the Royal Society of London. Series B, Biological sciences, 379(1902), 20230008. https://doi.org/10.1098/rstb.2023.0008

Tyler, S., & Moench, M. (2012). A framework for urban climate resilience. Climate and Development, 4(4), 311–326. https://doi.org/10.1080/17565529.2012.745389

Vereinte Nationen – COP. (1997). Protokoll von Kyoto zum Rahmenübereinkommen der Vereinten Nationen über Klimaänderungen [Deutsche Fassung]. https://www.bmuv.de/gesetz/protokoll-von-kyoto-zum-rahmenuebereinkommen-der-vereinten-nationen-ueber-klimaaenderungen/

Wissenschaftliche Dienste des Deutschen Bundestags. (2022). Katastrophenschutz in den Bundesländern: Struktur und Organisation [Aktenzeichen: WD 3 – 3000 – 112/22]. Fachbereich: WD 3: Verfassung und Verwaltung. https://www.bundestag.de/resource/blob/916926/a4a75c813172c7ccdca7290c4c97dc82/WD-3-112-22-pdf-data.pdf

Restrukturierung der Welt

31

Fragen nach Klimakrise und Klimagerechtigkeit

Karin Zennig

Zusammenfassung

Während die durch die menschengemachte Klimakrise induzierten Katastrophen zunehmen und vor allem in Ländern des globalen Südens Zonen dauerhafter Zerstörung hinterlassen, setzt sich in Gesellschaften des Nordens eine Politik durch, die weder bereit ist, zu deren Eindämmung beizutragen noch Verantwortung für Zerstörung und Wiederaufbau zu übernehmen. Internationale Mechanismen der Klimaanpassung und des Schadensausgleichs stellen daher aktuell noch keine tatsächliche Perspektive für die am meisten von der Klimakrise betroffenen Menschen und Regionen dar.

Das in der pakistanischen Provinz Sindh gelegene Dorf Quadirkot steht beispielhaft für viele Dörfer der Region, die 2022 durch eine klimabedingte Überschwemmungskatastrophe verwüstet worden ist. Die Folgen der Katastrophe wirken nicht nur durch die direkten Zerstörungen, sondern beeinträchtigen durch die langfristigen Auswirkungen auf die Lebensgrundlagen die Zukunftschancen der betroffenen Bewohner:innen massiv, obwohl diese selbst nur zu einem verschwindend geringen Teil zur Klimakatastrophe beitragen haben. Noch weniger haben sie ausreichend Ressourcen, um sich gegen die Klimakatastrophe zu schützen oder an die Dimension von Zerstörung anpassen zu können. Die sich an diesem Beispiel offenbarende Gerechtigkeitslücke ist einerseits eine menschenrechtliche Frage und erinnert gleichzeitig an die Grundprinzipen unseres globalen Zusammenlebens.

K. Zennig (✉)
medico international, Frankfurt, Deutschland
E-Mail: zennig@medico.de

© Der/die Herausgeber bzw. der/die Autor(en), exklusiv lizenziert an Springer-Verlag GmbH, DE, ein Teil von Springer Nature 2025
D. Schmitz et al. (Hrsg.), *Klima und Vulnerabilität*,
https://doi.org/10.1007/978-3-662-71727-1_31

1 Die Klimakrise als Gerechtigkeitslücke

Dass die Klimakrise das Leben von Millionen Menschen weltweit beeinträchtigt, scheint nach der Aneinanderreihung von Katastrophen der letzten Jahre ein Allgemeinplatz zu sein. Die meisten Menschen denken dabei allerdings an Bilder der unmittelbaren Zerstörung, doch welche Hoffnung auf Gerechtigkeit bleibt eigentlich, wenn die Überflutung zurückgegangen ist?

Laut des Climate Risk Index der deutschen Nichtregierungsorganisation Germanwatch ereigneten sich zwischen 1993 und 2022 weltweit über 9400 durch Klimakrisen bedingte Katastrophen. Sie forderten mehr als 765.000 Menschenleben und verursachten, inflationsbereinigt, Schäden von fast 4,2 Billionen US-Dollar (Adil et al., 2025). Nach Schätzungen des Finanzdienstleisters Morgan Stanley Capital International werden Klimakrisenschäden, erforderliche Umbauten und Anpassungen in den kommenden 25 Jahren Kosten von etwa 25 Billionen US Dollar verursachen (Stöcker, 2025). Das zeigt an, wie außerordentlich die Dynamik der Klimakrise ist, welche zusehends eskaliert. Hitzewellen, Waldbrände, Überschwemmungen und Stürme sind zum Hintergrundrauschen unserer Zeit geworden.

Letztes Jahr wurde der allseits fokussierte Grenzwert der Erderhitzung von 1,5°C überschritten. Wenn die Welt bereits jetzt so aussieht, ist das nur ein zahmer Vorgeschmack auf das Ausmaß an Katastrophen, die sich mit den mittlerweile prognostizierten 3,1°C ereignen werden (United Nations Environment Programme, 2024). Klimatisch bewegen wir uns damit in unkartiertem Gelände. Der Prozess einer Neuordnung der Welt in bewohnbare und unbewohnbare Zonen schreitet unaufhörlich voran, verschärft soziale Ungleichheiten massiv und bringt in gravierendem Ausmaß neue hervor. Mit diesem Prozess droht ein Zustand der sozialen und territorialen Segregation: Die reichen Gesellschaften, die bisher am meisten vom fossilen Kapitalismus profitierten, werden sich mit technischem Know-how so gut wie möglich absichern und trotz dramatischer Umweltschäden ein halbwegs komfortables Leben organisieren und finanzieren können. Die Armen in den weltweiten Katastrophenzonen hingegen müssen sehen, wo sie bleiben (Kowalzig et al., 2023).

Die Klimaungerechtigkeit potenziert sich damit in mehrfacher Hinsicht. Diejenigen Länder im globalen Süden, die historisch wie aktuell am geringsten zum Klimawandel beigetragen haben, leiden am stärksten unter seinen Folgen. An der historischen Emissionsverantwortung lässt sich deutlich ablesen, dass die Industrialisierung des globalen Nordens und der damit einhergehende Entwicklungsschub nicht nur auf der kolonialistischen Ausplünderung des globalen Südens basierte, sondern auch seine Vulnerabilität und gesellschaftliche Kapazität im Umgang mit Klimakrisenschäden nachhaltig beeinträchtigt hat. Diese Form des Fortschritts des globalen Nordens basiert auf der exzessiven Ausnutzung des sogenannten *carbon space*, der jetzt zukünftigen Generationen und einer industriellen Entwicklung in Ländern des globalen Südens nicht mehr zur Verfügung steht.

Darin artikuliert sich die *Logik der Inbesitznahme,* eines behaupteten Eigentumsrechts an endlichen Ressourcen und deren Verbrauch. Die Besitzlosen sind dieser Vernutzung unterworfen, zudem mit ihren Konsequenzen konfrontiert: schlechtere Luft- und Wasserqualität, unfruchtbare Böden, schwindende Ressourcen, Schuldenlast, kürzere Lebenserwartung und vieles mehr. Als Sklav:innen waren sie einst selbst zu Objekten dieser Umwelt degradiert worden. Bis heute sind Besitzlose ressourcenausbeutenden Modellen und ihren Folgen ausgesetzt: Vergiftung, Verwüstung, Austrocknung und Überschwemmung.

Obwohl die Realität der Klimakatastrophe mittlerweile auch in die Zentren des globalen Nordens einbricht, sucht man ein Bekenntnis zum Ausstieg aus dem Verbrennen von fossilen Ressourcen wie Öl, Kohle und Gas oder den Ausstieg aus fossilen Subventionen vergeblich. Schlimmer noch erleben wir einen globalen fossilen Backlash. Auch in der Bundesrepublik wurde erst kürzlich eine Regierung ins Amt gehoben, die Verbrennungsmotoren als Leitindustrie ausbauen, Gas- und Ölheizungen erhalten und Flüssigerdgasinfrastruktur aus US-amerikanischem Fracking ausbauen will.

Die Vernutzung, Plünderung und organisierte Zerstörung der Welt werden fortgesetzt, im Wissen um die Konsequenzen. Auch das ist eine Form des globalen Rechtsrucks, der im Kern die Bereitschaft bedeutet, Bewohner:innen ganzer Weltregionen und Teile der Bevölkerung der Industriestaaten entweder für Ressourcenausbeutung oder in den Katastrophenzonen zu opfern – trotz existierender Alternativen. Hinzu kommt eine Einschränkung des Sichtfeldes. Während die Klimakrise eskaliert, nimmt die Thematisierung von Ursachen der Klimakrise und Klimapolitik ab. Zudem zeigen einige medienwissenschaftliche Studien, dass Themen des Globalen Südens in den wesentlichen regionalen wie überregionalen deutschen Zeitungen kaum eine bis gar keine Rolle spielen (Ludescher, 2020); ein Beispiel dafür ist Pakistan. 2022 steht das Land mit der fünftgrößten Bevölkerung der Welt zu einem Drittel unter Wasser. Die Flut gilt als die bisher größte dokumentierte durch eine Klimakrise induzierte Zerstörung. Doch die Katastrophe und ihre dramatischen Folgen werden in der medialen Berichterstattung kaum abgebildet.

2 Alle oder keine:r

Der Verdrängung und Ausblendung steht ein menschenrechtsbasierter Ansatz gegenüber. Dabei meint die Berufung auf das Menschenrecht nicht weniger als das Recht eines und einer jeden auf ein freies und selbstbestimmtes Leben im Rahmen der natürlichen Grenzen des Planeten – und auf die Schaffung gesellschaftlicher Bedingungen, die eben das für alle Menschen gleichermaßen ermöglichen. Das Recht auf eine Zukunft oder eine unzerstörte Umwelt sind zwar noch nicht explizit in den Menschenrechten enthalten, in Artikel 28 der Allgemeinen Erklärung der Menschenrechte der Vereinten Nationen (AEMR) ist dieser Grundsatz als das Recht auf eine Gesellschaft und Welt, in der die Menschen- und Freiheitsrechte verwirklicht werden können, allerdings durchaus angelegt.

Denn der Zustand der uns umgebenden Welt hat erheblichen Einfluss auf die Möglichkeit, von seinem Menschenrecht jetzt und in Zukunft überhaupt Gebrauch machen zu können. Wie werden Ressourcen zu Schutz, Versorgung und postfossiler Umrüstung aufgeteilt? Wird das vermeintliche Recht auf Bequemlichkeit, auf Flugreisen, Luxusjachten und Individualverkehr gegen den Zugang anderer zu Wasser, Nahrung, Boden, Dünger und Saatgut verhandelt? Wer wird welche Bewegungsfreiheit innerhalb der verbleibenden bewohnbaren Orte, zwischen ihnen und Zutritt zu diesen genießen – und wer wird ausgeschlossen sein? Wer wird welches Anrecht auf die Kommodifizierung knapper werdender Güter wie Wasser beanspruchen können, wenn dadurch andere in der Wahrnehmung ihrer Rechte oder in ihren Lebensgrundlagen eingeschränkt sind?

Menschenrechte sind mehr als Schutzrechte bloßer Lebewesen, sie sind Verwirklichungsrechte. Während die Politik des *Weiter so!* die Möglichkeit für deren Gültigkeit für alle aufkündigt, steht Klimagerechtigkeit in einem menschenrechtlichen Sinne dafür, die Welt, in der wir leben, mit der Welt, von der wir leben wollen, in Einklang zu bringen, um Menschenrechte und die für ihr Ausleben nötigen Bedingungen aufrechtzuerhalten.

Klimaungerechtigkeit kann allerdings auch im vorgegebenen Interesse der Umrüstung auf nachhaltigere Energie entstehen, nämlich dann, wenn diese Maßnahmen auf Kosten indigener Gruppen, Armer oder Marginalisierter umgesetzt werden. Emissionsbilanzen werden aufgebessert und CO_2-Neutralität durch Zertifikathandel hergestellt, anstelle etwas an Produktionslogik und Produkten oder Verbrauch zu ändern. Regenerative Energien werden ausgebaut, aber fossile Energieerzeugung nicht reduziert. Oft benötigen Prozesse der Dekarbonisierung auch Werkstoffe, Metalle und seltene Erden, die unter widrigsten Bedingungen abgebaut oder gefördert werden, was oft nur durch die Vertreibung lokaler Gemeinden ermöglicht wurde. Nachhaltigere Energie oder ökologischere Produktion sind keine Alternativen, wenn Menschenrechtsverletzungen auf dem Wege ihrer Sicherstellung billigend in Kauf genommen werden (Hartmann, 2024).

3 Nach der Flut ist vor der Katastrophe

Doch zurück zu den von der Klimakrise verursachten Schäden und Schädigungen, die schon jetzt in großen Teilen der Welt bittere Realität geworden sind und die Lebens- und Gesellschaftsverhältnisse beeinträchtigen, mancherorts auch strukturieren. Dafür geht ein beispielhafter Blick nach Pakistan, als Vorgriff auf eine Zukunft in der Klimakrise, die uns mit fortschreitender Erderhitzung und zunehmender Extremwetter auch anderenorts droht

In Jacobabad im Norden der pakistanischen Provinz Sindh, die während der Überschwemmungen 2022 zu einem über 100 km großen See geworden war, liegt das Dorf Quadirkot. Der Weg durchs Dorf ist unwirklich. Der Boden ist bedeckt mit einer Salzkruste. Die meisten Häuser haben nur noch zwei oder drei Seiten. Das versprochene Bauprogramm der Provinzregierung für zwei Mio. Häuser hat es zwei Jahre nach dem

Beginn der Überschwemmungen und anderthalb Jahre, nachdem sich das Wasser vollständig zurückgezogen hat, noch nicht bis hierher geschafft. An vielen Orten in Sindh ist das bis zum heutigen Tag so geblieben. Wiederaufbau ist ein allzu euphemistischer Begriff für Menschen, die darin nur auf ihre eigene Kapazität zurückgeworfen sind und denen die Mittel dazu fehlen.

Die Situation in Quadirkot ist keine Besonderheit. Bei der bisher größten durch die Klimakrise hervorgerufenen Katastrophe 2022 wurden in Pakistan 6700 km Straße zerstört, 269 Brücken, knapp 1500 Gesundheitseinrichtungen, fast 20.000 Schulen. Nicht nur den Einzelnen fehlen die Mittel zum Wiederaufbau, sie fehlen auch der Gesellschaft als Ganzes (Din, 2023).

Was bei einer Reise durch das ehemalige Katastrophengebiet nicht unmittelbar ins Auge springt, ist die durch die Zerstörung abgenommene Produktivität des immerhin 26 % der Wirtschaft ausmachenden Agrarsektors. Die Provinz Sindh ist die Kornkammer Pakistans, aber das Ausspülen von Nährstoffen und das Ablagern von Schadstoffen und Chemikalien hat Qualität und Menge der Ernten sinken lassen und damit auch den Ertrag. Darüber hinaus hat die Flut mindestens zwei Ernten zum Verkauf auf dem Markt vernichtet, in manchen Regionen sogar mehr. Hinzu kommen die ökonomische Krise durch die ergebnislos investierten Kosten der Bauern für die Beschaffung von Saatgut, Maschinen und Dünger, ebenso wie der ausgebliebende Erlös.

Die Zerstörung der Klimakrise zieht in Quadirkot wie in tausenden anderen Dörfern in Sindh für Kleinbauern und -bäuerinnen und Landlose den Verlust hart erkämpfter minimaler Souveränitätsgewinne gegenüber den Großgrundbesitzern nach sich. Zerstörte Saatgutspeicher und Getreidesilos machen es für immer mehr Kleinbauern nötig, auf teures Gen-manipuliertes Saatgut der Agrobusinesskonzerne zurückzugreifen, mangelnde finanzielle Mittel führen sie in neue Abgründe der Schuldknechtschaft. Im Jahr 2024 mussten über 1000 Personen aus den Privatgefängnissen von Großgrundbesitzern befreit werden, die dort als Unterpfand für ausstehende Zahlungen eingekerkert waren (Din, 2023).

Die gravierende Ungleichheit der Landverteilung – wenige Großgrundbesitzer:innen und eine unschätzbare Zahl von Kleinbauern und Landlosen – ist ein Erbe aus der Kolonialzeit. Unter dem Mandat des British Empire wurde zur Regulierung des Indus und dem Ausbau landwirtschaftlicher Nutzung eines der größten Kanal- und Bewässerungssysteme der Welt angelegt. Während die Ländereien am Anfang der Kanäle damals an die dem Regime wohlgesonnenen Großgrundbesitzer und Militärs verteilt wurden, liegt Quadirkot am Ende eines solchen Kanals. Noch heute sind die Menschen, die hier leben, arm. Sie besitzen nur kleinste, wenig fruchtbare Parzellen.

4   Vervielfältigung der Krisen

Doch auch ohne unmittelbare Zerstörung fordern die Extremwetterereignisse der Klimakrise ihren Tribut. Für die über 400.000 Kleinfischer:innen im Süden Pakistans führt der seit ungefähr sechs Jahren spürbare Anstieg der Durchschnittstemperaturen zur Verkürzung ihrer Fangzeiten. Früher mussten die Fischerei in der sommerlichen Hitze nur zwei Monate unterbrochen werden, mittlerweile sind es vier Monate. Je länger die Unterbrechung andauert, desto prekärer spitzen sich ihre Lebensbedingungen zu. Um die Zeit des Ausfalls zu überbrücken, müssen die Fischer:innen Kredite aufnehmen: Die Lebensmittel, die sie für sich und ihre Familien weiter brauchen, werden angeschrieben. Es bildet sich eine fragile Kette von Schulden, die nur mit dem Versprechen des erhofften Fangertrags aufrechterhalten wird. Mit steigender Wassertemperatur steht aber auch dieser zur Disposition. Um dasselbe Volumen zu fangen, müssen die Fischer:innen längere Ausfahrten machen und mit mehr Aufwand in tieferen Wasserschichten fischen: ein Unterfangen, das mit steigenden Ölpreisen schnell selbst nicht mehr genug zur Ernährung der eigenen Familie abwirft, geschweige denn für den Verkauf.

Ähnlich wie für die verschuldeten Kleinbäuerinnen und Kleinbauern zieht die Klimaveränderung einen ganzen Rattenschwanz von Prekarisierung nach sich. Ihrer Lebensgrundlagen, beraubt führt der nächste Weg der Fischer:innen wie der Bäuerinnen und Bauern als Arbeitskräfte und Tagelöhner in die naheliegenden Städte und die Peripherie von Hyderabad und Karatchi, wo der Preis für ihre Arbeitskraft durch die Menge der Zuziehenden erwartungsgemäß sinkt und sie sich mit über vier Mio. anderer, bereits dort lebender, doppelt freier Lohnarbeiter:innen zu widrigen Bedingungen in Chemie- und Textilfabriken verdingen oder als verarmte Surplusbevölkerung von Suppenküchen leben.

In Pakistan hat die Klimakrise die Lebensgrundlagen vieler hunderttausender Menschen bereits zerstört oder gravierend infrage gestellt. Durch die Überflutung von 2022 ist die Anzahl der Menschen, die unterhalb der Armutsgrenze leben, nochmals von 55 auf 75 Mio. gestiegen. Die Klimakrise greift Hand in Hand mit der ökonomischen Krise. Nach dem Potsdamer Institut für Klimafolgenforschung ist aber auch die Wirtschaft als solche erheblich durch Extremwetterereignisse beeinträchtigt. Bis 2050 wird für Pakistan mit einem Rückgang des Bruttoinlandprodukts um 20 % durch sinkende Produktivität infolge von Überschwemmungen, Extremhitze und Luftverschmutzung gerechnet (Daily Times, 2022).

Das alles sind nur Schlaglichter. Pakistan ist im Grunde zu einer Fallstudie für die Welt geworden, um das zerstörerische Potenzial des Klimawandels zu bewerten. Der erst kürzlich erschienene jährliche Weltrisikobericht des Bündnisses Entwicklung Hilft deklariert Pakistan und die ganze Region Südasien zur Zone des permanenten und auf Dauer bestehenden Ausnahmezustandes: zur Katastrophenzone (Bündnis Entwicklung Hilft, 2024). Turnus und Ausmaß von Extremwettern werden immer mehr zunehmen. Allein in den letzten zehn Jahren war Pakistan fast jährlich von Verheerungen wie Wirbelstürmen, Dürren, Hitzewellen oder Überflutungen betroffen. Nicht alle sind so gravierend wie 2022, und die wenigsten erlangen dabei mehr als regionale Aufmerksamkeit.

Das hängt zum Teil mit der geografischen Lage Pakistans zwischen zwei Wetterphänomenen zusammen: dem Monsunregen im Sommer und den Tiefdruckgebieten vom Mittelmeer im Winter. Studien belegen, dass der Anstieg der globalen Durchschnittstemperatur einen erheblichen Einfluss auf beide Phänomene ausübt (Otto, 2025). Dabei gehört Pakistan auch zu den Ländern mit den geringsten Bewältigungskapazitäten für Klimakrisenschäden und Anpassungsfähigkeit im Hinblick auf Entwicklungen in Bildung und Forschung, Abbau von Disparitäten, Investitionen, Katastrophenprävention und Klimaschutz. In Summe heißt das, die Bevölkerung Pakistans gehört zu den am stärksten betroffenen und gleichwohl vulnerabelsten Bevölkerungen weltweit (Bündnis Entwicklung Hilft, 2024).

Ein Teil der Vulnerabilität erklärt sich erneut aus dem Erbe der Kolonialzeit. Der Bau riesiger Staudammanlagen als solcher war mehr am Repräsentationsgestus des Empire orientiert als an den Wasserversorgungsinteressen der ansässigen Landbevölkerung. In der Folge wurden ganze Regionen nicht nur potenziell häufiger überflutet, sondern auch ausgetrocknet. Die Art und Weise der Architektur des Staudammsystems hat die Umleitung von überschüssigem Wasser auf das Agrarland zum Schutz der Städte zufolge, unter welcher wiederum am meisten die armen und abhängigen Kleinbauern leiden.

5   Keine Hilfe, sondern Gerechtigkeit

Die Schäden nur durch die unmittelbare Zerstörung der Flut 2022 in Pakistan wurden auf 30 Mrd. US-Dollar geschätzt. Ein Ausmaß, das selbst für eine funktionierende Volkswirtschaft einer Industrienation schwerlich zu bewältigen wäre. Doch der Umfang der internationalen Hilfe zum Wiederaufbau hielt sich in Grenzen. Im Januar 2023 wurden auf einer UN-Geberkonferenz in Genf neun Mrd. gesammelt. Viele davon sollten später gar nicht als Aufbauhilfen, sondern als konditionierte Kredite nach Pakistan fließen. Gefordert hatte die damalige Klimaministerin Pakistans Sherry Rehman auf der 27. Weltklimakonferenz allerdings Reparationen, denn mit Hilfe wird dem Kreislauf von Wiederaufbau und Zerstörung nicht mehr beizukommen sein.

Nach Schätzungen werden ab 2030 weltweit jedes Jahr aufgrund der Klimakrise Schäden in Höhe von 2,4 Trillionen US-Dollar entstehen, Tendenz steigend. Die dafür in Fonds für Verluste, Schäden und Klimaanpassung bereits zur Verfügung gestellten Summen decken deutlich weniger als 1 % davon (Tagesschau, 2022). Und unabhängig von der unzureichenden Höhe bleiben es freiwillige Hilfsleistungen nach dem Prinzip mildtätiger Gaben. Es gibt weder eine Verpflichtung zur Zahlung selbst, noch zu einer bestimmten Summe, ebenso wenig wie einen Rechtsanspruch auf Auszahlung von Beträgen. De-thematisiert bleibt darin das, was Sherry Rehman richtigerweise adressiert hat: die

Frage von Verantwortungsübernahme für Schäden durch die Klimakrise und ein Recht auf Schadenersatz der Betroffenen.

Was bei der Hilfe noch offensichtlich ist, setzt sich als Prinzip auch bei Maßnahmen zu „*loss and damage*" im internationalen Maßstab fort. Nach langjährigem Kampf von Delegationen aus Ländern des globalen Südens konnte dieses Thema auf der Weltklimakonferenz 2022 das erste Mal auf die offizielle Tagesordnung gesetzt werden. Die dramatische Überflutung einer Atommacht wie Pakistan mit 33 Mio. Betroffenen hat dazu sicherlich beigetragen. Allein an der Bittstellerposition der betroffenen Länder hat sich auch durch die folgenden Weltklimakonferenzen und das Katastrophenjahr 2024 nichts geändert. Bis heute gibt es kein Regelwerk, das verbindliche und verpflichtende Einzahlung und Auszahlungen für Schäden regelt. Verlagert hat sich indes die Diskussion auch auf den undefinierten Passus der Klimafinanzierung, unter dem weniger Bewältigung von Schäden, sondern vielmehr Gelder für Klimaanpassungsmaßnahmen und Emissionsreduzierungsziele verhandelt werden.

Die unklare Definition ermöglicht dabei Staaten des globalen Nordens, sich mit höheren Beträgen für Klimafinanzierung darzustellen, wobei diese keine zur Verfügung gestellten Gelder sind, sondern oft in Form von privaten Investitionen oder Krediten sogar den eigenen Volkswirtschaften zugute kommen oder aus Budgets der klassischen Entwicklungszusammenarbeit stammen und als Klimafinanzierungsmaßnahmen umdefiniert werden. So wird die Förderung von Schulbildung oder Gesundheitsinfrastruktur zu Klimaanpassungsmaßnahmen umdeklariert (Schalatek, 2021).

Dabei freuen sich Emissionsreduzierungsmaßnahmen bei Geldgebern größerer Beliebtheit, weil sie mit großen Infrastrukturprojekten, wie etwa Solar- und Windparks, Wasserstoffprojekten oder geothermischen Anlagen verbunden sind. Diese Projekte werden oftmals an Unternehmen der Industrieländer vergeben und so die Finanzhilfen zur CO_2-Reduzierung in ein Profitmodell verwandelt. Angesichts der historischen wie aktuellen Emissionshaushalte geht das am tatsächlichen Bedarf des globalen Südens vorbei, die Finanzmittel für weniger lukrative Anpassung und Katastrophenschutzmaßnahmen dringend benötigen. Das aktuelle System der Klimafinanzierung ist nicht nach den Bedürfnissen der betroffenen Bevölkerung und Regionen ausgerichtet und hat mit Gerechtigkeit oder Verantwortungsübernahme wirklich gar nichts zu tun.

Tatsächliche Klimagerechtigkeit müsste bedeuten, den am meisten betroffenen Ländern die Kapazitäten zur Verfügung zu stellen, Aufbau zu leisten und die notwendige Umstellung der Gesellschaft auf die neue Normalität der Dauerkatastrophe zu gewährleisten. Dafür bedarf es eines Schuldenschnitts und einer verbindlichen Verantwortungsübernahme für Schäden nach dem Verursacherprinzip. Um über Klimagerechtigkeit in einem menschenrechtlichen Sinne sprechen zu können, braucht es aber weit mehr als das. Ein tatsächlicher Raum für Veränderung wird nur mit einem Paradigmenwechsel des aktuellen kapitalistischen Entwicklungsmodells entstehen, das auf der hierarchisierten Vernutzung der Welt basiert und dem globalen Süden die Entwicklungslast der Industrienationen aufbürdet.

Literatur

Adil, L., Eckstein, D., Künzel, V., & Schäfer, L. (2025). Climate Risk Index 2025. Who suffers most from extreme weather events? Germanwatch. https://www.germanwatch.org/sites/default/files/2025-02/Climate%20Risk%20Index%202025.pdf

Bündnis Entwicklung Hilft. (2024). Der WeltRisikoBericht. https://weltrisikobericht.de/#themen. Zugegriffen: 8. Apr. 2025.

Bundesverfassungdgericht (BVerfGE). (2021). Pressemitteilung, Nr. 31/2021, Datum: Vom 29. April 2021. Verfassungsbeschwerden gegen das Klimaschutzgesetz teilweise erfolgreich. https://www.bundesverfassungsgericht.de/SharedDocs/Pressemitteilungen/DE/2021/bvg21-031.html?nn=148438+. Zugegriffen: 5. Apr. 2025.

Daily Times. (2022). Climate change to affect Pakistan's 20% GDP by 2050: World Bank. https://dailytimes.com.pk/1028934/climate-change-to-affect-pakistans-20-gdp-by-2050-world-bank/. Zugegriffen: 8. Apr. 2025.

Din, N. U. (2023). When it rains… The 2022 Floods and Challanges for Vulnerable Communities in Sindh. A Rapid Assessment. National Commission for Human Rights Government of Pakistan. https://www.nchr.gov.pk/wp-content/uploads/2023/12/When-It-Rains.pdf

Hartmann, K. (2024). *Öl ins Feuer. Wie eine verfehlte Klimapolitik die globale Krise vorantreibt*. Rowohlt.

Kowalzig, J., Brückner, M., & Schmitt, M. (2023). Klima der Ungleichheit. Wie extremer Reichtum weltweit die Klimakrise, Armut und Ungleichheit verschärft. In Oxfam Deutschland e. V. (Hrsg.). https://www.oxfam.de/system/files/documents/20231120-oxfam-klima-ungleichheit.pdf

Ludescher, L. (2020). *Vergessene Welten und blinde Flecken: Die mediale Vernachlässigung des Globalen Südens*. Heibooks.

Otto, F. (2025). *Klimaungerechtigkeit. Was die Klimakatastrophe mit Kapitalismus, Rassismus und Sexismus zu tun hat*. Ullstein Taschenbuch Verlag.

Schalatek, L. (2021). Gebrochene Versprechen: Industriestaaten halten 100 Milliarden Dollar-Klimazusage nicht ein. Heinrich Böll Stiftung. https://www.boell.de/de/2021/10/26/gebrochene-versprechen-industriestaaten-halten-100-milliarden-dollar-klimazusage-nicht. Zugegriffen: 5. Mai 2025.

Stöcker, C. (2025). Das Klima läuft AMOC. Europas kalte Zukunft und das Versagen der deutschen Politik. Die Blätter für deutsche und internationale Politik, 04/2025.

United Nations Environment Programme. (2024). Emissions Gap Report 2024: No more hot air … please! With a massive gap between rhetoric and reality, countries draft new climate commitments. https://wedocs.unep.org/handle/20.500.11822/46404

Tagesschau. (2022). Kampf gegen Klimawandel Globaler Süden braucht 2,4 Billionen Euro pro Jahr. https://www.tagesschau.de/ausland/afrika/klimakonferenz-cop27-industriestaaten-sue dafrika-kohle-103.html. Zugegriffen: 8. Apr. 2025.

Gesundheitlicher Hitzeschutz auf kommunaler Ebene

32

Jonas Gerke, Annkathrin von der Haar und Juliane Mirow

Zusammenfassung

Extreme Hitze hat schwerwiegende Auswirkungen auf die Gesundheit, und Hitzeereignisse nehmen durch den Klimawandel an Intensität und Häufigkeit zu. Vor diesem Hintergrund stellt sich die Frage, welche Rolle Kommunen bei der Anpassung an den Klimawandel, insbesondere im gesundheitlichen Hitzeschutz, übernehmen sollten. Der Artikel beleuchtet die gesundheitlichen Folgen des Klimawandels, mit einem Fokus auf hitzebedingte Mortalität und Morbidität, sowie die Vulnerabilität spezifischer Bevölkerungsgruppen. Zudem wird der aktuelle Stand des gesundheitlichen Hitzeschutzes in Deutschland dargelegt, wobei insbesondere die Rolle von Kommunen und dem Öffentlichen Gesundheitsdienst (ÖGD) diskutiert wird.

1   Hintergrund

Extreme Hitze hat verheerende Auswirkungen auf die menschliche Gesundheit, insbesondere bei vulnerablen Gruppen (Winklmayr et al., 2023). Durch den voranschreitenden Klimawandel nehmen nicht nur weltweit, sondern auch in Europa die Anzahl und Intensität von Hitzeereignissen stetig zu (Weltgesundheitsorganisation (WHO), 2022; Weltklimarat, IPCC, 2023). Bereits im Sommer 2003 wurden in Westeuropa etwa 70.000

J. Gerke (✉) · J. Mirow
Deutsche Allianz Klimawandel und Gesundheit – KLUG e. V., Berlin, Deutschland
E-Mail: jonas.gerke@klimawandel-gesundheit.de

A. von der Haar
Centre for Planetary Health Policy – CPHP, Berlin, Deutschland

hitzebedingte Todesfälle verzeichnet (Robine et al., 2008). Dies erhöht auch in deutschen Kommunen den Handlungsdruck: Die Planung und Umsetzung von Maßnahmen der Anpassung an die Folgen des Klimawandels wird zu einer immer zentraleren Aufgabe.

Doch welche Rolle können und sollten Kommunen bei der Anpassung an den Klimawandel, insbesondere bei gesundheitlichem Hitzeschutz, spielen? Um dieser Frage nachzugehen, werden in diesem Beitrag zunächst die gesundheitlichen Folgen des Klimawandels genauer beschrieben. Hierbei wird der Fokus auf hitzebedingte Mortalität und Morbidität sowie auf die Vulnerabilität von bestimmten Bevölkerungsgruppen, etwa chronisch Erkrankten, gelegt. Anschließend wird der aktuelle Stand zu Maßnahmen des gesundheitlichen Hitzeschutzes in Deutschland erörtert – dabei werfen wir einen besonderen Blick auf Hitzeschutz in Lebenswelten. Zuletzt geht das Kapitel explizit auf die sich hieraus ergebenen Verantwortlichkeiten der Kommunen, allen voran des Öffentlichen Gesundheitsdienstes (ÖGD) ein.

2   Hitze, Dürre, Hochwasser

Europa ist der sich am schnellsten erwärmende Kontinent (Weltorganisation für Meteorologie (WMO), 2023). Seit 1881 stieg die Temperatur in Deutschland um 1,7 °C (Deutscher Wetterdienst, DWD, 2023). Gemäß dem Pariser Klimaabkommen hat sich Deutschland dazu verpflichtet, die globale Klimaerwärmung auf maximal 2 °C im Vergleich zum vorindustriellen Niveau zu begrenzen (United Nations (UN), 2015).

Hitzeereignisse, wie heiße Tage ($\geq$30 °C) und Tropennächte ($\geq$20 °C), nehmen aufgrund des Klimawandels zu. In Europa stieg die Zahl der heißen Tage im letzten Jahrzehnt um 41 % im Vergleich zum vorherigen Jahrzehnt (van Daalen et al., 2024). Szenarien prognostizieren bis zu 40 heiße Tage jährlich bis zum Ende dieses Jahrhunderts (Kahlenborn et al., 2021).

Auch andere Extremwetterereignisse nehmen zu. Im Winter ist vermehrt mit starkem Regenfall statt Schnee zu rechnen, während im Sommer verstärkt Dürren, Niedrigwasser und schwere Unwetter erwartet werden. Die Klimawirkungs- und Risikoanalyse für Deutschland 2021 prognostiziert eine Zunahme der Häufigkeit und Intensität von Sturmfluten, Flusshochwassern sowie Sturzfluten (Kahlenborn et al., 2021). Zudem hat sich die jährliche Sonnenscheindauer in Deutschland verlängert, und die Vegetationsperiode ist spürbar ausgeweitet (Abb. 1).

3   Gesundheitliche Folgen des Klimawandels

Die oben beschriebenen Folgen des Klimawandels stellen eine wachsende Bedrohung für das Leben auf der Erde dar, wobei Hitze laut dem Weltklimarat das größte Risiko für die Gesundheit in Europa und Deutschland ist (IPCC, 2023). Der Lancet-Countdown-Bericht

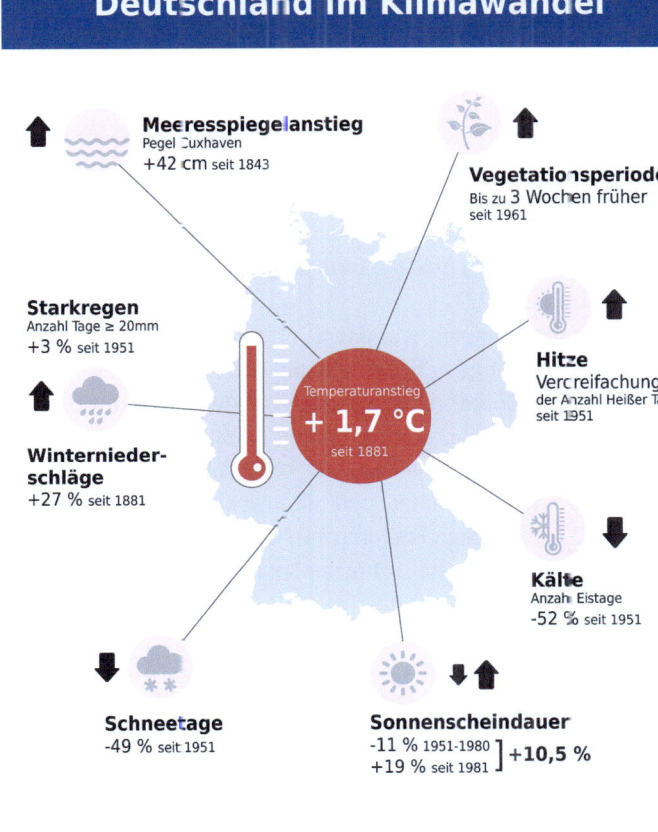

Abb. 1 Auswirkungen des Klimawandels in Deutschland (Deutscher Wetterdienst, 2023)

2023 schätzt, dass Menschen zwischen 2018 und 2022 im globalen Durchschnitt an 86 Tagen pro Jahr gesundheitsgefährdend hohen Temperaturen ausgesetzt waren (Romanello et al., 2023). Dabei sind die gesundheitlichen Folgen von Hitze bereits heute gravierend. Während der Hitzewelle 2003 starben in Deutschland fast 10.000 Menschen, und zwischen 2018 und 2020 wurde erstmals drei Sommer in Folge eine signifikante Übersterblichkeit durch Hitze verzeichnet mit fast 20.000 Todesfällen (Winklmayr et al., 2022). Im Sommer 2022 starben schätzungsweise rund 4500 Menschen aufgrund extremer Hitze (Winklmayr & an der Heiden, 2022) und im Jahr 2023 waren es etwa 3200 (an der Heiden et al., 2023).

Die Auswirkungen von Hitze auf die Gesundheit sind vielfältig und betreffen verschiedene Organsysteme im Körper (siehe Abb. 2). Zu den hitzebedingten Erkrankungen zählen unter anderem Hitzeausschlag, Hitzeödem, Hitzekrampf, Hitzeerschöpfung und der gefährliche Hitzschlag, der unbehandelt in mehr als 50 % der Fälle tödlich endet (Bein, 2023). Hitze steht in engem Zusammenhang mit Herz-Kreislauf-Erkrankungen, Nierenerkrankungen, Atemwegserkrankungen, Stoffwechselstörungen und mentaler Gesundheit. Zudem kann Hitzestress bestehende Vorerkrankungen verschlimmern, was zu einer erhöhten Häufigkeit von Krankheiten, vermehrten Krankenhausaufenthalten und Rettungseinsätzen, verringerter Produktivität und allgemein eingeschränktem Wohlbefinden führt. Darüber hinaus können bei Hitze gefährliche Wechselwirkungen von Medikamenten auftreten (Winklmayr et al., 2023).

Bestimmte Bevölkerungsgruppen, wie ältere Menschen, insbesondere wenn sie allein leben, Pflegebedürftige, Schwangere, Säuglinge und Kleinkinder oder Menschen mit chronischen Erkrankungen oder Behinderung, obdachlose Menschen sowie Menschen, die im Freien arbeiten oder Sport treiben, sind besonders gefährdet (Winklmayr et al., 2023). Gleichzeitig verstärkt der Klimawandel soziale Ungleichheiten, da einkommensschwache Haushalte oft schlechter geschützt sind und weniger Ressourcen zur Anpassung haben (Bolte et al., 2023). Derartige Faktoren verstärken die Ungleichheiten und machen es erforderlich, bei der Planung von Schutzmaßnahmen besonders auf diese Gruppen Rücksicht zu nehmen.

4 Gesundheitlicher Hitzeschutz in Deutschland

Während Länder wie Frankreich bereits nach der verheerenden Hitzewelle von 2003 umfassende Strategien zur Prävention und Anpassung an die Hitze implementiert haben, hat Deutschland diesen Weg erst spät eingeschlagen (Bundesministerium für Gesundheit, BMG, 2023a; Robine et al., 2008). Trotz wachsender Bemühungen fehlt es in Deutschland bislang noch an einer kohärenten, sektorübergreifenden Strategie, die den Hitzeschutz flächendeckend und verbindlich regelt.

Im Folgenden werden die derzeitigen staatlichen Strukturen und Zuständigkeiten bei der Planung und Umsetzung von Anpassungsmaßnahmen in Deutschland, insbesondere des Hitzeschutzes, thematisiert. Entsprechend der föderalen Struktur des deutschen Gesundheitswesens werden seine breit gefächerten Aufgaben von unterschiedlichsten Trägern auf Bundes-, Landes- und kommunaler Ebene übernommen. Die Verantwortlichkeiten orientieren sich in der Regel an den jeweiligen Gesundheitsdienstgesetzen sowie den festgelegten Kompetenzen zwischen Bund, Ländern, Kreisen und Gemeinden (Starke & Arnold, 2021). So werden auch die Planung und Umsetzung von Anpassungsmaßnahmen wie Hitzeschutzpläne in Deutschland maßgeblich durch diese komplexen Governancestrukturen zwischen Bund, Ländern und Kommunen beeinflusst.

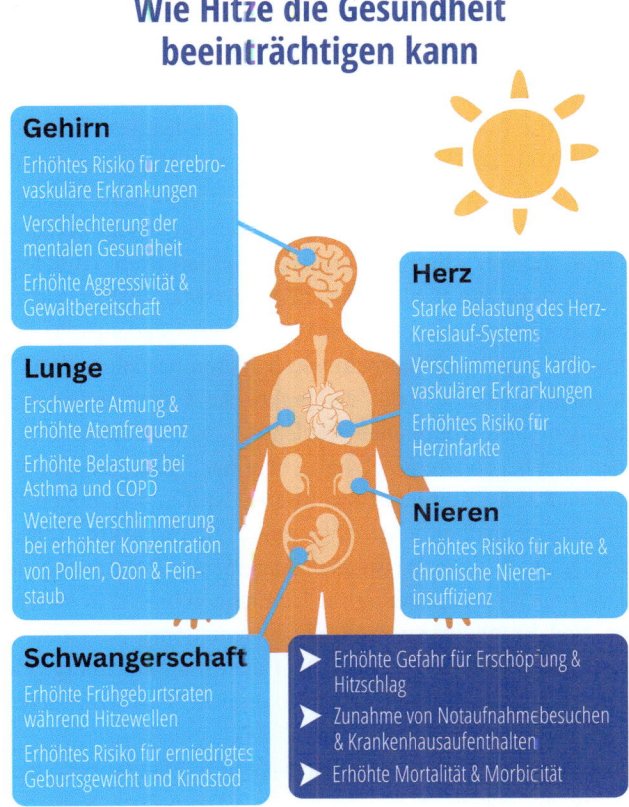

Abb. 2 Wie Hitze die Gesundheit beeinträchtigen kann (COPD: chronisch obstruktive Lungenerkrankung). (Deutsche Allianz Klimawandel und Gesundheit e.V. (KLUG). (2022). Hitzefolgen. Wie die Hitze die Gesundheit beeinträchtigen kann [Erstveröffentlichung]. https://hitze.info/hitzefolgen/gesundheitsfolgen/)

Auf Bundesebene werden übergeordnete Strategien und Rahmenbedingungen festgelegt. Der gesundheitliche Hitzeschutz wurde in diesem Zusammenhang erstmals im Regierungsrahmen der *deutschen Anpassungsstrategie an den Klimawandel* (DAS) im Jahr 2008 thematisiert (Bundesregierung, 2008). Das neue Bundes-Klimaanpassungsgesetz (KAnG), das am 1. Juli 2024 in Kraft getreten ist, schafft einen gesetzlichen Rahmen für Klimaanpassung auf den verschiedenen Verwaltungsebenen. Es zielt auf den „Schutz von Leben und Gesundheit" und die Verhinderung der „Zunahme sozialer Ungleichheiten durch die negativen Auswirkungen des Klimawandels" ab (§ 1). Im Rahmen des KAnG wurden die Länder vom Bund beauftragt, eigene Klimaanpassungsstrategien vorzulegen und umzusetzen (§ 10). Zudem bestimmen die Länder diejenigen öffentlichen Stellen, die für die Gebiete der Gemeinden und Kreise jeweils ein Klimaanpassungskonzept aufstellen (§ 12). Dabei wird auch auf die Notwendigkeit der Hitzevorsorge eingegangen und erwähnt, dass Hitzeaktionspläne berücksichtigt werden müssen.

Die konkrete Ausgestaltung und Umsetzung der übergeordneten Vorgaben liegt also in der Verantwortung der Länder, die beispielsweise landesspezifische Hitzeaktionspläne entwerfen können (BMG, 2023a). Im Jahr 2017 wurden von der Bund/Länder-Ad-hoc Arbeitsgruppe „Gesundheitliche Anpassung an die Folgen des Klimawandels", geleitet durch das BMU, Handlungsempfehlungen entwickelt, um Behörden der Länder und Kommunen zu unterstützen, Hitzeaktionspläne auszuarbeiten (Bundesministerium für Umwelt, Naturschutz, Bau und Reaktorsicherheit, BMU, 2017). Auf dieser Grundlage hat die Gesundheitsminister:innenkonferenz (GMK) der Länder 2020 die Erstellung von kommunalen Hitzeaktionsplänen innerhalb von 5 Jahren beschlossen (GMK, 2020).

Auf der kommunalen Ebene findet die praktische Implementierung der vom Land geplanten Maßnahmen statt. Kommunen spielen bei der Erstellung und Umsetzung von Hitzeaktionsplänen eine besondere gesetzliche, aber auch gestalterische Rolle. Vor diesem Hintergrund haben sich viele Kommunen in Deutschland in den letzten Jahren bereits auf den Weg gemacht, um gesundheitlichen Hitzeschutz zu verankern. Teilweise erfolgt dies durch die Umsetzung des Klimaanpassungsmanagements. Zunehmend stellen die Länder und der Bund hierfür auch Unterstützung für Kommunen bereit. In vielen Ländern gibt es bereits Beratungs- und Kompetenzzentren, die Informationsmaterialien, Daten und fachliche Unterstützung zur Verfügung stellen. In Bayern, Brandenburg, Hamburg, Hessen und Thüringen gibt es z. B. sogenannte Hitze-Toolboxen (z. B. Bayrisches Landesamt für Gesundheit und Lebensmittelsicherheit, LGL, 2023).

Darüber hinaus existieren in allen Bundesländern Hitzewarnsysteme, die auf der Grundlage von Verwaltungsvereinbarungen mit dem Deutschen Wetterdienst eingerichtet wurden (DWD, 2023). So gibt der Deutsche Wetterdienst z. B. Warnungen für starke (Warnstufe 1) und extreme Hitzebelastungen heraus (Warnstufe 2), sodass rechtzeitig Schutzmaßnahmen ergriffen werden können, um gesundheitliche Risiken zu minimieren.

Die kommunale Umsetzung der landesspezifischen Hitzeaktionspläne umfasst lokale Hitzeschutzmaßnahmen und deren Koordinierung. In Kommunen besteht daher ein riesiges Potenzial, um Hitzeschutzmaßnahmen effizient und bedarfsgerecht für Bürger:innen zu entwickeln und umzusetzen. Insbesondere die Schlüsselrolle, die Kommunen bei der Vernetzung von Sozial-, Umwelt- und Gesundheitssektor sowie der Stadtplanung spielen können, ist von entscheidender Bedeutung, um die Versorgung und Sicherheit von vulnerablen Gruppen wie z. B. älteren Menschen, chronisch kranken Menschen und Kindern sicherzustellen. Die Kommune fungiert hier als Dach-Setting, da sie verschiedene Lebenswelten ihrer Bürger:innen umfasst und koordiniert. Gleichzeitig kann die föderal bedingte Mehrstufigkeit der politischen Ebenen allerdings auch Kommunikationsprobleme und Verzögerungen verursachen. Ein fehlender und/oder stockender Austausch zwischen den Ebenen kann dazu führen, dass Maßnahmen nicht flächendeckend, mit Doppelstrukturen oder ineffizient umgesetzt werden. Zudem sind finanzielle Mittel und personelle

Kapazitäten häufig unterschiedlich verteilt, was die Handlungsspielräume der Kommunen einschränkt und es erschwert, regionale Besonderheiten in der Planung flexibel und evidenzinformiert zu berücksichtigen (von der Haar et al., 2024).

Im Jahr 2025 gibt es in Deutschland nur wenige Hitzeaktionspläne, jedoch befinden sich einige Kommunen und Länder in der Entwicklung. Teilweise gibt es bereits Beispiele, wie Klimaanpassungskonzepte in enger Zusammenarbeit von Umwelt- und Gesundheitsämtern, wie in der Stadt Frankfurt oder im Landkreis Osnabrück, entwickelt wurden, um entsprechende Maßnahmen zum gesundheitlichen Hitzeschutz zu integrieren (Stadt Frankfurt am Main, 2023; Landkreis Osnabrück, 2019).

Um den Umsetzungsstand der hauptsächlich projektgeförderten Maßnahmen und Strategien zum Hitzeschutz in Deutschland zu erfassen, führten Blättner et al. (2020) von Dezember 2019 bis Januar 2020 eine Umfrage auf Basis einer systematischen Internetrecherche durch. Eine umfassende Abdeckung war aufgrund der heterogenen Finanzierungsstrukturen und -niveaus sowie deren Bezeichnung im Internet nicht möglich. Die meisten anderen Studien, die Erkenntnisse über den Stand der Hitze- oder Klimaanpassung in deutschen Städten sammeln, basieren auf Online-Umfragen, bei denen Stakeholder aus kommunalen Verwaltungsämtern gebeten werden, Informationen über ihre Aktivitäten bereitzustellen (Hagelstange et al., 2021; Hasse & Willen, 2019; Kaiser et al., 2021).

Eine Studie aus dem Jahr 2023 analysierte eine Stichprobe von 70 Städten, um ein genaueres Bild davon zu gewinnen, wie viele Städte Maßnahmen zum Schutz der menschlichen Gesundheit bei Hitzeereignissen planen. Ein großer Teil der untersuchten Städte weist auf existierende Maßnahmen hin. Diese zeigen jedoch sehr unterschiedliche Ansätze in Bezug auf die Art der geplanten Maßnahmen, die Anzahl der Maßnahmen pro Stadt und deren Integration in ein Konzept (Hannemann et al., 2023). Eine weitere Studie zeigt, dass in Deutschland die Stadtgröße und die damit verbundenen Ressourcen eine große Rolle bei der Erstellung von Klimakonzepten spielen (Otto et al., 2021). Große Städte haben größere Kapazitäten, um Maßnahmen vor Ort zu initiieren und umzusetzen. Darüber hinaus sind große Städte besser in der Lage als kleinere Städte, Finanzmittel von externen Geldgebern, einschließlich EU-Fonds, zu erhalten.

5 Elemente der Hitzeaktionsplanung

Das Instrument der Hitzeaktionsplanung bietet einen Rahmen, um strategische Koordination und Planung der vielfältigen Präventions- und Interventionsmaßnahmen effizient zu gestalten. Hitzeaktionspläne enthalten kurz-, mittel- und langfristige Hitzeschutzmaßnahmen. Auf der Webseite des BMG *hitzeservice* gibt es umfassende Maßnahmenbeispiele, Handlungshilfen und Kommunikationskonzepte, um Kommunen bei der Entwicklung und Umsetzung von Hitzeaktionsplänen zu unterstützen (BMG, o. J.).

Ein wichtiges Ziel der Hitzeaktionsplanung ist die frühzeitige und effiziente Kommunikation der Risiken und gesundheitlichen Folgen extremer Hitzeereignisse. Dadurch sollen ein der gesundheitlichen Risiken angepasstes Risikoverhalten erreicht und präventive Handlungsmöglichkeiten aufgezeigt werden. Information und Aufklärung sind besonders wichtig, da Gesundheitsrisiken weiterhin unterschätzt werden (Lehrer et al., 2023).

Daneben beinhalten Hitzeaktionspläne konkrete Kommunikationsabläufe und Schutzmaßnahmen für akute Hitzeereignisse. Dazu dienen die Hitzewarnungen des DWD, die an soziale und medizinische Einrichtungen sowie an Unterstützungsdienste weitergegeben werden. Teilweise reagieren Kommunen, auch indem sie Abkühlungsräume in öffentlichen Gebäuden einrichten, die während Hitzeereignissen geöffnet werden. Insbesondere in größeren Städten ist außerdem die Vorbereitung des öffentlichen Personennahverkehrs (ÖPNV) auf Hitzeereignisse wichtig, da es hier oft zu besonders hoher Belastung kommt und der ÖPNV häufig von vulnerablen Gruppen genutzt wird.

Um sich langfristig an den Klimawandel anzupassen, beinhalten Hitzeaktionspläne Maßnahmen wie die Begrünung oder Dämmung von Gebäuden, die Entsiegelung von Flächen, die Schaffung naturnaher Schattenbereiche in öffentlichen Räumen sowie den Ausbau von blau-grüner Infrastruktur. Außerdem werden Regelungen für den Neubau und die Sanierung von Gebäuden getroffen. Viele Kommunen planen zudem die Installation von Trinkwasserspendern in Gebäuden und im öffentlichen Raum. Oft werden Maßnahmen in Konzepte zur Klimaanpassung und zum Klimaschutz integriert oder in andere Konzepte wie die Stadtplanung aufgenommen.

Gesundheitlicher Hitzeschutz ist eine gesamtgesellschaftliche Aufgabe. Sektor- und politikfeldübergreifende Zusammenarbeit ist dafür essenziell. Durch die Einrichtung einer zentralen Koordinierungsstelle können der Gesamtprozess, die Kommunikationswege, die behörden- und ämterübergreifende Zusammenarbeit innerhalb der Verwaltung, aber auch mit externen Akteur:innen effektiv sichergestellt werden. Zudem bietet sich die Nutzung bestehender Netzwerke, wie z. B. der Gesundheitskonferenzen, an.

6   Hitzeschutz in den Lebenswelten

Für eine wirksame Umsetzung von kurz-, mittel-, und langfristigen Hitzeschutzmaßnahmen ist es wichtig, vulnerable Bevölkerungsgruppen gezielt zu adressieren. Dabei sollten Maßnahmen der Verhaltens- und Verhältnisprävention Hand in Hand gehen. Dies bedeutet, dass beispielsweise die Aufklärung und Information der Bevölkerung zu den Zusammenhängen von Hitze und Gesundheit im Einklang mit der Schaffung gesundheitsfördernder und klimaangepasster Strukturen und Bedingungen in ihren Lebenswelten stehen sollte (Robert Koch-Institut (RKI), 2023).

Einrichtungsspezifische Maßnahmenpläne für Krankenhäuser, Altenheime, Kindertagesstätten und andere Einrichtungen können effektive Mittel sein, um die Risiken durch hohe Hitzebelastung zu mindern. Dabei ist die Einbindung von Akteur:innen innerhalb der jeweiligen Lebenswelt in die Entwicklung und Umsetzung von Anpassungs- und Hitzeschutzmaßnahmen von zentraler Bedeutung. Maßnahmenpläne müssen aufzeigen, wie die klimatischen Veränderungen vor Ort gemeistert werden können, und sie müssen beachten, welche Möglichkeiten und Ressourcen in der Einrichtung vorhanden sind. Partizipative Prozesse können dabei unterstützen, die Mitarbeitenden zu befähigen, selbst Lösungen zu entwickeln. Beispiele für Hitzemaßnahmenpläne auf Einrichtungsebene wurden vom Aktionsbündnis Hitzeschutz Berlin entwickelt (Aktionsbündnis Hitzeschutz Berlin, o. J.).

Um den vielfältigen Auswirkungen des Klimawandels auf die Gesundheit zu begegnen, müssen Lebenswelten – Schulen, Kindergärten, Altenheime, aber auch Wohn- und Arbeitsumfelder – ganzheitlich an die veränderten klimatischen Bedingungen angepasst werden. Dies bedarf insbesondere struktureller/verhältnisbezogener Maßnahmen, wie Bau- und Stadtplanung. Das umfasst unter anderem die Begrünung von Dächern und Fassaden, die nicht nur zur Kühlung beitragen, sondern auch Niederschläge aufnehmen und die Luftverschmutzung reduzieren. In Innenräumen sollten dagegen z. B. Wärmedämmung, Sonnenschutzmaßnahmen wie reflektierende Fenster und die Möglichkeit zur nächtlichen Belüftung vorhanden sein, um die Raumtemperaturen zu senken.

Öffentliche und private Einrichtungen wie Schulen oder Altenheime sollten über kühlere Rückzugsräume verfügen und Trinkwasser für die Personen der jeweiligen Lebenswelt bereitstellen. Darüber hinaus müssen Gebäude widerstandsfähiger gegenüber extremen Wetterlagen gebaut werden, beispielsweise durch windfeste Konstruktionen und stabile Dachsysteme. Der Ausbau von Grünflächen und Wäldern in Städten schafft Pufferzonen gegen extreme Wetterlagen und verbessert gleichzeitig das Mikroklima.

Zusätzlich ist es essenziell, durch praxisnahe Informations- und Schulungsmaterialien sowie Fortbildung und Beratung die gesundheitsbezogene Klimakompetenz der Lebensweltakteur:innen zu stärken. Gesundheitsbezogene Klimakompetenz beschreibt die Fähigkeit, die Wechselwirkungen zwischen Klimawandel und Gesundheit zu verstehen, wissenschaftlich fundierte Informationen zu bewerten und auf dieser Basis verantwortungsvolle Entscheidungen zu treffen, die sowohl die Gesundheit fördern als auch das Klima schützen. Sie umfasst das Bewusstsein für den Einfluss des eigenen Verhaltens auf das Klima und umgekehrt sowie das Wissen, wie man mit den gesundheitlichen Auswirkungen des Klimawandels umgehen kann (Brugger et al., 2024). Gesundheitsbezogene Klimakompetenz spielt eine entscheidende Rolle dabei, die vielfältigen und erheblichen Auswirkungen des Klimawandels auf die menschliche Gesundheit und das Wohlbefinden abzumildern sowie die Resilienz des Gesundheitssystems und der Gesellschaft zu stärken (WHO, 2023). Mittlerweile gibt es auch auf Bundesebene Bemühungen, um Akteur:innen innerhalb der Lebenswelten zu identifizieren und diese gezielt zu schulen und zu begleiten. So soll die Multiplikator:innenfunktion genutzt werden, um die gesundheitsbezogene Klimakompetenz in der Gesamtbevölkerung und insbesondere bei vulnerablen Gruppen zu erhöhen (BMG, 2024).

Die Planung und Umsetzung von wirksamen Maßnahmen der Verhaltens- und Verhältnisprävention zum Schutz vor Hitze in Lebenswelten ist vor allem Aufgabe des Gesundheitssektors. Die Akteur:innen im Gesundheitssektor haben die Gefahr von Hitzeereignissen für die menschliche Gesundheit, insbesondere in den letzten Jahren, weitgehend erkannt. So wurde auf dem Deutschen Ärztetag 2021 die Entwicklung von Hitzeaktionsplänen in Deutschland als unzureichend beschrieben, und Gesundheitseinrichtungen wurden aufgefordert, sofortige Maßnahmen zum Schutz von Patient:innen und Personal zu ergreifen (Bundesärztekammer, 2021). Im *Klimapakt Gesundheit* erklärten das BMG, die Spitzenorganisationen des Gesundheitswesens und die kommunalen Spitzenverbände gemeinsam, sich für Klimaanpassung und Klimaschutz im Gesundheitswesen einzusetzen (BMG, 2022). Durch den im Dezember 2022 neu gefassten Leitfaden Prävention haben außerdem die Krankenkassen neue Möglichkeiten erhalten, um Verantwortliche in Lebenswelten bei gesundheitlich relevanten Aspekten des Klimaschutzes und der Klimaanpassung, insbesondere beim Hitzeschutz, zu unterstützen (GKV-Spitzenverband, 2023). Diese Ansätze müssen weitergeführt und ausgebaut werden.

7 Rolle des Öffentlichen Gesundheitsdienstes

Während im europäischen Vergleich hauptsächlich Gesundheitsbehörden für die Erstellung von Hitzeaktionsplänen und Maßnahmen zum Schutz der Gesundheit vor Hitze verantwortlich sind, sind in Deutschland bisher hauptsächlich die Umweltämter verantwortlich (Hannemann et al., 2023). Das wird oft mit der historischen Entwicklung des Hitzeschutzes erklärt. In Europa entstanden viele Hitzeaktionspläne als Reaktion auf die hohe Zahl von Todesfällen im Sommer 2003. In Deutschland hat die Deutsche Anpassungsstrategie an den Klimawandel (DAS) viele Aktivitäten angestoßen und die Verantwortung für die Bewältigung des Klimawandels den Umweltbehörden zugewiesen. Diese Strukturen spiegeln sich auf kommunaler Ebene wider. In den letzten Jahren gab es jedoch Entwicklungen, die diese Zuweisung auflösen (GMK, 2020; BMG 2023b). Im Folgenden wird daher auf die derzeitige und zukünftige Rolle der Gesundheitsbehörden bei der Planung und Umsetzung von gesundheitlichem Hitzeschutz in deutschen Kommunen eingegangen.

Generell ist der ÖGD in Deutschland dafür zuständig, die Gesundheit der Bevölkerung zu überwachen, zu schützen und zu fördern. Auf kommunaler Ebene liegt die Verantwortung des ÖGDs bei den jeweiligen Gesundheitsämtern. Zu den Aufgaben des ÖGDs zählen der Gesundheitsschutz sowie Hygienekontrollen, z. B. in Schulen oder Pflegeeinrichtungen, die Gesundheitsförderung, die Beratung und Information der gesamten Bevölkerung sowie die Steuerung und Koordination von Gesundheitsplanung und Gesundheitskonferenzen. Der ÖGD arbeitet dabei eng mit medizinischen und sozialen Einrichtungen sowie der Verwaltung der jeweiligen Kommune zusammen und ist auf kommunaler, Landes- und Bundesebene organisiert (Akademie für Öffentliches Gesundheitswesen, 2019; BMG, 2023b; Starke & Arnold, 2021). Als sicherstellende Institution für die öffentliche Sorge um die Gesundheit aller ergeben sich im Bereich des gesundheitlichen Hitzeschutzes mehrere zentrale Aufgaben für den ÖGD, die präventiv und reaktiv auf kommunaler und regionaler Ebene wirken (Beirat Pakt ÖGD, 2021; Starke & Arnold, 2021; Sachverständigenrat zur Begutachtung der Entwicklung im Gesundheitswesen, SVR, 2023):

1. **Erstellung und Umsetzung von Hitzeaktionsplänen:** Der ÖGD entwickelt in Zusammenarbeit mit kommunalen Akteur:innen Hitzeaktionspläne, die Maßnahmen zur Prävention, Überwachung und Bewältigung von Hitzeereignissen enthalten. Diese Pläne werden auf die spezifischen Bedürfnisse der lokalen Bevölkerung abgestimmt und legen fest, wie vulnerable Bevölkerungsgruppen, z. B. chronisch Erkrankte, geschützt werden sollen.
2. **Stärkung der Hitzekompetenz in der Bevölkerung:** Eine wichtige Aufgabe des ÖGD ist die Information und Aufklärung der Öffentlichkeit über die gesundheitlichen Risiken von Hitze. Dazu gehören Empfehlungen zu Schutzmaßnahmen, wie das Vermeiden von körperlicher Belastung bei extremer Hitze, das Trinken von ausreichend Flüssigkeit und das Schaffen von kühlen Aufenthaltsräumen.
3. **Überwachung der gesundheitlichen Auswirkungen**: Der ÖGD überwacht die Auswirkungen von Hitzeereignissen auf die Gesundheit der Bevölkerung, indem er hitzebedingte Krankheitsfälle und Todesfälle erfasst und analysiert. Diese Daten fließen in die weitere Planung und Verbesserung der Hitzeschutzmaßnahmen ein.
4. **Frühwarnsysteme:** In Kooperation mit Wetterdiensten wie dem DWD stellt der ÖGD sicher, dass Frühwarnsysteme für Hitzeereignisse rechtzeitig in der Region aktiviert werden. Diese Frühwarnungen richten sich an die allgemeine Bevölkerung, Pflegeeinrichtungen und Krankenhäuser, um präventive Maßnahmen rechtzeitig umsetzen zu können.
5. **Beratung von Einrichtungen:** Der ÖGD berät besonders hitzeanfällige Einrichtungen wie Pflegeheime, Kindergärten und Krankenhäuser. Dies umfasst Empfehlungen zur Anpassung der Raumtemperatur, die Bereitstellung von Trinkwasser und die Betreuung besonders gefährdeter Personen.
6. **Koordination von Akteur:innen:** Der ÖGD übernimmt eine koordinierende Rolle zwischen verschiedenen kommunalen Akteur:innen, z. B. Rettungsdiensten, Krankenhäusern, Pflegeeinrichtungen und sozialen Diensten, um sicherzustellen, dass während einer Hitzewelle alle relevanten Maßnahmen abgestimmt und umgesetzt werden.

Zwar hat die COVID-19-Pandemie die zentrale Rolle des ÖGD bei der Bewältigung von Gesundheitskrisen deutlich gemacht, aber auch erhebliche Lücken und Herausforderungen offenbart. Als Reaktion auf diese Erkenntnisse wurde der Pakt für den ÖGD initiiert, der eine umfassende Stärkung und Modernisierung des ÖGD vorsieht (BMG, 2023b).

Expert:innen betonen jedoch, dass eine langfristige und nachhaltige Weiterentwicklung über die Pandemie hinaus notwendig ist, um den ÖGD für zukünftige Herausforderungen wie den Klimawandel zu rüsten (Beirat Pakt ÖGD, 2018; BMG, 2023b; Starke & Arnold, 2021; SVR, 2023).

Um den o. g. Aufgaben des Hitzeschutzes gerecht werden zu können, benötigt der ÖGD ein effektives Schnittstellenmanagement im Bereich des gesundheitlichen Hitzeschutzes, flächendeckend anschlussfähige Strukturen und qualifiziertes Personal. Dies umfasst sowohl die Organisationsentwicklung für Hitzeereignisse als auch die sozialräumliche Verankerung dauerhafter Hilfsangebote. Krisenkommunikation, Frühwarnsysteme sowie Prävention und Gesundheitsförderung müssen kritisch überprüft und gegebenenfalls neu konzipiert werden. Zentral sind die Weiterentwicklung sektorenübergreifender Kooperationen auf kommunaler Ebene, die Unterstützung vulnerabler Bevölkerungsgruppen und ein evidenzbasiertes Vorgehen durch Stärkung der Gesundheitsberichterstattung und -folgenabschätzung (Mlinaric et al., 2023).

Eine besondere Herausforderung stellt nicht nur die Koordination zwischen den verschiedenen politischen Ebenen des föderalen Systems, sondern auch die Koordination und Verteilung der Zuständigkeiten auf verschiedene Ressorts dar. Der Hitzeschutz in Kommunen erfordert eine ressortübergreifende Zusammenarbeit, insbesondere zwischen den Bereichen Umwelt, Bauen, Soziales und Gesundheit. Während Gesundheitsbehörden für die gesundheitlichen Schutzmaßnahmen zuständig sind, fallen viele infrastrukturelle Anpassungen, wie die Begrünung von Stadträumen oder die Schaffung von kühlenden Freiflächen, in den Zuständigkeitsbereich der Umweltbehörden. Diese sektorale Trennung kann die Koordination zusätzlich erschweren, wenn keine klaren Kommunikationswege etabliert sind (Starke & Arnold, 2021). Kommunale Verwaltungen stehen hier vor der Herausforderung, diese verschiedenen Akteur:innen an einen Tisch zu bringen und eine kohärente Strategie zu entwickeln. In der Praxis kann dies jedoch durch unterschiedliche Prioritäten, Budgets und Arbeitsweisen erschwert werden. Erfolgreiche Modelle zeigen, dass interdisziplinäre Arbeitsgruppen, die alle relevanten Ressorts einbinden, maßgeblich zur erfolgreichen Umsetzung von Hitzeschutzmaßnahmen beitragen können (WHO, 2023; von der Haar et al., 2024). Und auch die klare Definition von Verantwortlichkeiten und Kommunikationswegen sowie die gemeinsame Schulung und Fortbildung kommunaler Mitarbeiter:innen verschiedener Ressorts können förderlich wirken.

Zusammenfassend lässt sich sagen, dass kommunaler Hitzeschutz eine komplexe Aufgabe darstellt, die die institutionalisierte Zusammenarbeit und Koordination verschiedener Ebenen und Sektoren erfordert. Trotz der bestehenden Herausforderungen bieten die kommunalen Strukturen große Chancen für die Umsetzung wirksamer Hitzeschutzmaßnahmen. Der Schlüssel zum Erfolg liegt in der effektiven Koordination, klaren Zuständigkeiten und der Bereitschaft aller Beteiligten, gemeinsam an innovativen Lösungen zu arbeiten.

8   Fazit

Der Beitrag hebt die dringende Notwendigkeit hervor, dass deutsche Städte und Gemeinden Hitzeaktionspläne entwickeln und umsetzen, um auf die zunehmende Hitzebelastung zu reagieren. Es wurde aufgezeigt, dass eine Koordinierung verschiedener Akteur:innen innerhalb und außerhalb der Verwaltung nötig ist, um diese Aufgabe zu bewältigen. Der Öffentliche Gesundheitsdienst übernimmt dabei eine aktive Rolle, indem er die Gesundheitsfolgen überwacht und auf diese hinweist, dazu beiträgt, die Hitzekompetenz der Bevölkerung zu erhöhen, Einrichtungen und Personal zu gesundheitlichem Hitzeschutz berät und die Aktivitäten von kommunalen Akteur:innen zum Hitzeschutz koordiniert und begleitet.

Gleichzeitig kann diese Aufgabe nicht von den Kommunen allein bewältigt werden. Kommunale Akteur:innen sollten vorhandene Unterstützungsangebote von Bund und Ländern in Anspruch nehmen und weitere Akteure aktiv einbinden. Diese können zur Sensibilisierung beitragen, den eigenen Verantwortungsbereich selbst besser schützen und die Akzeptanz für Maßnahmen erhöhen. Außerdem bietet dieses Angebot die Möglichkeit, um kommunale Aufgaben ohne zusätzliche Ressourcen in Verwaltung und Haushalt zu bewältigen.

Literatur

Akademie für Öffentliches Gesundheitswesen. (2019). Lehrbuch Öffentlicher Gesundheitsdienst.
Aktionsbündnis Hitzeschutz Berlin. (o. J.). Musterhitzeschutzpläne. https://hitzeschutz-berlin.de/hitzeschutzplaene/
an der Heiden, M., Winklmayr, C., Buchien, S., Schranz, M., RKI-Geschäftsstelle für Klimawandel & Gesundheit, Diercke, M., & Bremer, V. (2023, 12. September). Wochenbericht zur hitzebedingten Mortalität KW 36/2023. Robert Koch-Institut. https://doi.org/10.25646/11704
Bayrisches Landesamt für Gesundheit und Lebensmittelsicherheit (LGL). (2023). Hitzeaktionspläne in Kommunen – Unterstützung bei der Erstellung von Maßnahmen und Konzepten – Toolbox.
Bein, T. (2023). Pathophysiologie und Management der Hitzeerkrankung. *Medizinische Klinik, Intensivmedizin und Notfallmedizin, 119*(5), 373–380. https://doi.org/10.1007/s00063-023-01072-1
Beirat Pakt ÖGD. (2021). Empfehlungen zur Weiterentwicklung des ÖGD zur besseren Vorbereitung auf Pandemien und gesundheitliche Notlagen. https://www.bundesgesundheitsministerium.de/fileadmin/Dateien/3_Downloads/O/OEGD/2021_10_Erster_Bericht_Beirat_Pakt_OeGD.pdf
Beirat Pakt ÖGD. (2018). Beirat zur Beratung zukunftsfähiger Strukturen im Öffentlichen Gesundheitsdienst in Umsetzung des Paktes für den Öffentlichen Gesundheitsdienst. In Strukturelle und zukunftsorientierte Weiterentwicklung des Öffentlichen Gesundheitsdienstes. https://www.bundesgesundheitsministerium.de/fileadmin/Dateien/3_Downloads/O/OEGD/Beirat_POEGD_3_Bericht_Wissensch_Forschung_OEGD_bf.pdf
Blättner, B., Janson, D., Roth, A., Grewe, H. A., & Mücke, H.-G. (2020). Gesundheitsschutz bei Hitzeextremen in Deutschland: Was wird in Ländern und Kommunen bisher unternommen? *Bundesgesundheitsblatt, 63*, 1013–1019c. https://doi.org/10.1007/s00103-020-03189-6

Bolte, G., Dandolo, L., Gepp, S., Hornberg, C., & Lopez Lumbi, S. (2023). Klimawandel und gesundheitliche Chancengerechtigkeit: Eine Public-Health-Perspektive auf Klimagerechtigkeit. *Journal of Health Monitoring, 8*(S6), 3–38. https://doi.org/10.25646/11769

Brugger, K., Horváth, I., Marent, J., & Schmidt, A.E. (2024). Handbuch zur Stärkung der Klimakompetenz in den Gesundheitsberufen. https://agenda-gesundheitsfoerderung.at/sites/agenda-gesundheitsfoerderung.at/files/2024-02/Handbuch_Klimakompetenz.pdf

Bundesministerium für Gesundheit (BMG). (o. D.). Hitzeservice für Kommunen. https://hitzeservice.de/

Bundesministerium für Gesundheit (BMG). (2024). Kommunikationskonzept für die Ansprache von Risikogruppen. https://hitzeservice.de/wp-content/uploads/2024/05/BMG_Hitze_Kommunikationskonzept.pdf

Bundesministerium für Gesundheit (BMG). (2023a). Hitzeschutzplan für Gesundheit des BMG. https://www.bundesgesundheitsministerium.de/fileadmin/Dateien/3_Downloads/H/Hitzeschutzplan/230727_BMG_Hitzeschutzplan.pdf

Bundesministerium für Gesundheit (BMG). (2023b). Pakt für den öffentlichen Gesundheitsdienst. BMG. https://www.bundesgesundheitsministerium.de/themen/gesundheitswesen/pakt-fuer-den-oegd

Bundesministerium für Gesundheit (BMG). (2022). Klimapakt Gesundheit. Gemeinsam für Klimaanpassung und Klimaschutz im Gesundheitswesen eintreten. https://www.gkv-spitzenverband.de/media/dokumente/presse/pressemitteilungen/2022_2/22-12-14_Erklaerung_Klimapakt_Gesundheit_A4_barrierefrei.pdf

Bundesministerium für Umwelt, Naturschutz, Bau und Reaktorsicherheit (BMU). (2017). Handlungsempfehlungen für die Erstellung von Hitzeaktionsplänen zum Schutz der menschlichen Gesundheit. https://doi.org/10.1007/s00103-017-2554-5

Bundesregierung. (2008). Deutsche Anpassungsstrategie an den Klimawandel. https://www.bmuv.de/fileadmin/Daten_BMU/Download_PDF/Klimaanpassung/das_gesamt_bf.pdf

Deutscher Wetterdienst (DWD). (2023, 28. November). DAS Monitoringbericht 2023 veröffentlicht [Pressemitteilung]. https://www.dwd.de/DE/presse/pressemitteilungen/DE/2023/20231128_das_monitoringbericht_2023_news.html?nn=16210

Gesundheitsministerkonferenz (GMK). (2020). Der Klimawandel – Eine Herausforderung für das deutsche Gesundheitswesen. http://www.gmkonline.de/Beschluesse.html?id=1018&jahr=2020

GKV-Spitzenverband. (2023). Leitfaden Prävention – Handlungsfelder und Kriterien nach § 20 Abs. 2 SGB V zur Umsetzung der §§ 20, 20a und 20b SGB V vom 21. Juni 2000 in der Fassung vom 4. Dezember 2023. https://www.gkv-spitzenverband.de/media/dokumente/krankenversicherung_1/praevention__selbsthilfe__beratung/praevention/praevention_leitfaden/2023-12_Leitfaden_Pravention_barrierefrei.pdf

Hagelstange, J., Rösler, C., & Runge, K. (2021). Klimaschutz, erneuerbare Energien und Klimaanpassung in Kommunen. Maßnahmen, Erfolge, Hemmnisse und Entwicklungen – Ergebnisse der Umfrage 2020. Difu-Papers. https://repository.difu.de/handle/difu/580019

Hannemann, L., Janson, D., Grewe, H. A., Blättner, B., & Mücke, H.-G. (2023). Heat in German cities: A study on existing and planned measures to protect human health. *Journal of Public Health, 32*, 1733–1742. https://doi.org/10.1007/s10389-023-01932-2

Hasse, J., & Willen, L. (2019). Umfrage Wirkung der Deutschen Anpassungsstrategie (DAS) für die Kommunen – Teilbericht. Umweltbundesamt. https://www.umweltbundesamt.de/sites/default/files/medien/1410/publikationen/2019-01-21_cc_01-2019_umfrage-das.pdf

Kahlenborn, W., Porst, L., Voß, M., Fritsch, U., Renner, K., Zebisch, M., Wolf, M., Schönthaler, K., & Schauser, I. (2021). Klimawirkungs- und Risikoanalyse für Deutschland 2021 (Kurzfassung). Umweltbundesamt. https://www.umweltbundesamt.de/publikationen/KWRA-Zusammenfassung

Kaiser, T., Kind, C., Dudda, L., & Sander, K. (2021). Klimawandel, Hitze und Gesundheit: Stand der gesundheitlichen Hitzevorsorge in Deutschland und Unterstützungsbedarf der Bundesländer und Kommunen. https://www.umweltbundesamt.de/sites/default/files/medien/4031/publikationen/umid_01-2021-beitrag_3_hitze.pdf

Landkreis Osnabrück. (2019). Klimafolgenanpassungskonzept für den Landkreis Osnabrück in den eigenen Zuständigkeiten. https://www.landkreis-osnabrueck.de/sites/default/files/2021-09/lkos-klimawandelanpassung-greenadapt.pdf

Lehrer, L., Hellmann, L., Temme, H., Otten, L., Hübenthal, J., Geiger, M., Jenny, M. A., & Betsch, C. (2023). Kommunikation zu Klimawandel und Gesundheit für spezifische Zielgruppen. *Journal of Health Monitoring, 8*(S6). https://doi.org/10.25646/11770

Mlinarić, M., Moebus, S., Betsch, C., Hertig, E., Schröder, J., Loss, J., Moosburger, R., van Rüth, P., Gepp, S., Voss, M., Straff, W., Kessel, T.-M., Goecke, M., Matzarakis, A., & Niemann, H. (2023). Klimawandel und Public Health in Deutschland – Eine Synthese der Handlungsoptionen des Sachstandsberichts Klimawandel und Gesundheit 2023. *Journal of Health Monitoring, 8*(S6), 61–91. https://doi.org/10.25646/11771

Otto, A., Kern, K., Haupt, W., Eckersley, P., & Thieken, A. H. (2021). Ranking local climate policy: Assessing the mitigation and adaptation activities of 104 German cities. *Climatic Change, 167*, 5. https://doi.org/10.1007/s10584-021-03142-9

Robine, J. M., Cheung, S. L. K., Le Roy, S., Van Oyen, H., Griffiths, C., Michel, J.-P., & Herrmann, F. R. (2008). Death toll exceeded 70,000 in Europe during the summer of 2003. *Comptes Rendus Biologies, 331*(2), 171–178. https://doi.org/10.1016/j.crvi.2007.12.001

Romanello, M., Di Napoli, C., Green, C., Kennard, H., Lampard, P., Scamman, D., Walawender, M., Ali, Z., Ameli, N., Ayeb-Karlsson, S., Beggs, P. J., Belesova, K., Ford, L. B., Bowen, K., Cai, W., Callaghan, M., Campbell-Lendrum, D., Chambers, J., Cross, T. J., („…") & Costello, A. (2023). The 2023 report of the Lancet Countdown on health and climate change: The imperative for a health-centred response in a world facing irreversible harms. *The Lancet, 402*(10419), 2346–2394. https://doi.org/10.1016/s0140-6736(23)01859-710.1016/s0140-6736(23)01859-7

Sachverständigenrat zur Begutachtung der Entwicklung im Gesundheitswesen (SVR). (2023). Resilienz im Gesundheitswesen. Wege zur Bewältigung künftiger Krisen. https://www.svr-gesundheit.de/fileadmin/Gutachten/Gutachten_2023/Gesamtgutachten_ePDF_Final.pdf

Stadt Frankfurt a. M. (2023). Frankfurter Anpassungsstrategie an den Klimawandel – 2.0. https://frankfurt.de/-/media/frankfurtde/frankfurt-themen/umwelt-und-gruen/umwelt-und-gruen-a-z/pdf/klima/frankfurter-anpassungsstrategie-an-den-klimawandel.ashx

Starke, D., & Arnold, L. (2021). Der ÖGD im 21. Jahrhundert. Chancen und Herausforderungen. Gesundheitswesen, Aktuell 2021, 68–95. https://doi.org/10.30433/GWA2021-68

United Nations (UN). (2015). Paris Agreement. https://unfccc.int/sites/default/files/english_paris_agreement.pdf

van Daalen, K. R., Tonne, C., Semenza, J. C., Rocklöv, J., Markandya, A., Dasandi, N., Jankin, S., Achebak, H., Ballester, J., Bechara, H., Beck, T. M., Callaghan, M. W., Carvalho, B. M., Chambers, J., Pradas, M. C., Courtenay, O., Dasgupta, S., Eckelman, M. J., Farooq, Z., Fransson, P., („…") & Lowe, R. (2024). The 2024 Europe report of the Lancet Countdown on health and climate change: Unprecedented warming demands unprecedented action. *The Lancet Public Health, 9*(7), e495–e522. https://doi.org/10.1016/S2468-2667(24)00055-010.1016/S2468-2667(24)00055-0

von der Haar, A., Jung, M., Voss, M., & Matthies-Wiesler, F. (2024). Evidenzbericht zu Governancestrukturen von Klimawandel und Gesundheit in Deutschland. https://doi.org/10.5281/zenodo.13357072

Weltgesundheitsorganisation (WHO). (2023). Operational framework for building climate resilient and low carbon health systems. https://www.who.int/publications/i/item/9789240081888

Weltgesundheitsorganisation (WHO). (2022). Heatwave in Europe: Local resilience saves lives – global collaboration will save humanity. Statement by WHO Regional Director for Europe, Dr Hans Henri P. Kluge. https://www.who.int/europe/news/item/22-07-2022-heatwave-in-europe--local-resilience-saves-lives---global-collaboration-will-save-humanity

Weltklimarat (IPCC). (2023). Europe. In H.-O. Pörtner, D. C. Roberts, M. Tignor, E. S. Poloczanska, K. Mintenbeck, A. Alegría, M. Craig, S. Langsdorf, S. Löschke, V. Möller, A. Okem, & B. Rama (Hrsg.), *Climate change 2022 – Impacts, adaptation and vulnerability: Working group II contribution to the sixth assessment report of the intergovernmental panel on climate change* (S. 1817–1928). Cambridge University Press. https://doi.org/10.1017/9781009325844.015

Weltorganisation für Meteorologie. (2023). State of the climate in Europe 2022 (WMO-No. 1320). https://library.wmo.int/records/item/66206-state-of-the-climate-in-europe-2022

Winklmayr, C., Matthies-Wiesler, F., Muthers, S., Buchien, S., Kuch, B., an der Heiden, M., & Mücke, H.-G. (2023). Hitze in Deutschland: Gesundheitliche Risiken und Maßnahmen zur Prävention. *Journal of Health Monitoring, 8*(S4), 3–34. https://doi.org/10.25646/11745

Winklmayr, C., & an der Heiden, M. (2022). Hitzebedingte Mortalität in Deutschland 2022. *Epidemiologisches Bulletin, 42,* 3–9. https://doi.org/10.25646/10695.3

Winklmayr, C., Muthers, S., Niemann, H., Mücke, H. G., & Heiden, M. A. (2022). Heat-related mortality in Germany from 1992 to 2021. *Deutsches Arzteblatt International, 119*(26), 451–457. https://doi.org/10.3238/arztebl.m2022.0202

Teil VIII
Bildung für nachhaltige Entwicklung

Bildung für nachhaltige Entwicklung

Matthias Barth

Zusammenfassung

Der Beitrag beschreibt die Entwicklung und Bedeutung von Bildung für nachhaltige Entwicklung (BNE) als integrative Bildungskonzeption. Ausgehend von den globalen Herausforderungen des Anthropozäns und dem Konzept der nachhaltigen Entwicklung wird die Rolle von Bildung als transformatives Instrument diskutiert. BNE hat sich dabei von einzelnen Vorläuferansätzen wie Umweltbildung zu einem eigenständigen Bildungskonzept entwickelt, das Wissen, Kompetenzen und Handlungsfähigkeit verbindet. Zentral ist der Wandel im Fokus von einer reinen Wissensvermittlung hin zur Entwicklung von Nachhaltigkeitskompetenzen wie systemisches und vorausschauendes Denken. Die praktische Umsetzung erfolgt durch aktivierende Lernformen und die Bearbeitung relevanter Nachhaltigkeitsthemen wie nachhaltiger Konsum oder Mobilität. BNE zielt darauf ab, Menschen zu befähigen, informierte Entscheidungen zu treffen und aktiv an der Gestaltung einer nachhaltigen Zukunft mitzuwirken. Dabei werden sowohl individuelle Kompetenzen als auch gesellschaftliche Transformationsprozesse adressiert.

M. Barth (✉)
Hochschule für nachhaltige Entwicklung Eberswalde (HNEE), Eberswalde, Deutschland
E-Mail: Matthias.Barth@hnee.de; mbarth@hnee.de

© Der/die Herausgeber bzw. der/die Autor(en), exklusiv lizenziert an Springer-Verlag GmbH, DE, ein Teil von Springer Nature 2025
D. Schmitz et al. (Hrsg.), *Klima und Vulnerabilität*,
https://doi.org/10.1007/978-3-662-71727-1_33

1 Nachhaltigkeit und Bildung

Unser Planet steht vor beispiellosen Herausforderungen: Klimawandel, Ressourcenknappheit und soziale Ungleichheit bedrohen die Lebensgrundlagen künftiger Generationen. Durch die immer stärkere Vernetzung und den rasanten technologischen Fortschritt beeinflusst der Mensch die Erde in einem Ausmaß, das seinesgleichen sucht. Längst ist klar, dass dies keine momentane Ausnahmesituation ist, sondern vielmehr das Leben im 21. Jahrhundert prägen wird. Der niederländische Chemiker und Nobelpreisträger Paul Crutzen (1933–2021) spricht in diesem Zusammenhang vom Anthropozän, dem Zeitalter, in dem der Mensch zum wichtigsten Einflussfaktor auf das Erdsystem schlechthin geworden ist (Crutzen, 2002).

Mit Blick auf den Umgang mit den damit skizzierten Herausforderungen hat sich das Konzept einer nachhaltigen Entwicklung seit dem Brundtland-Bericht im Jahr 1987 zu einem zentralen Leitbild in Politik und Wissenschaft entwickelt. Ursprünglich aus der Forstwirtschaft stammend, wurde der Begriff kontinuierlich weiterentwickelt und präzisiert (Grober, 2010). Dabei wird die Notwendigkeit betont, ökologische, soziale und ökonomische Aspekte in Einklang zu bringen. Im Zentrum stehen Fragen der Gerechtigkeit, sowohl innerhalb als auch zwischen den Generationen. Nachhaltige Entwicklung zielt darauf ab, ein gutes Leben für alle Menschen zu ermöglichen, ohne die natürlichen Lebensgrundlagen zu gefährden.

Die zunehmende Erkenntnis der begrenzten Ressourcen unseres Planeten und des wachsenden menschlichen Einflusses hat das Konzept der planetaren Grenzen in den Mittelpunkt wissenschaftlicher und gesellschaftlicher Debatten gerückt (Steffen et al., 2015). Empirische Studien ermöglichen es heute, präzise zu bestimmen, welche menschlichen Aktivitäten die ökologischen Belastungsgrenzen der Erde überschreiten und wo diese Grenzen verlaufen. Mit dem Klimawandel, der Veränderung der biogeochemischen Kreisläufe und der Veränderung in der Integrität der Biosphäre sind 3 dieser planetaren Grenzen schon so weit überschritten, dass der Hochrisikobereich erreicht wurde. Das 2 °C-Ziel im Kontext des Klimawandels ist ein weiteres prominentes Beispiel für die Suche nach solchen Grenzen.

Während der Blick auf die planetaren Grenzen die ökologischen Grenzen definiert, geht das Konzept einer nachhaltigen Entwicklung einen Schritt weiter und bezieht auch soziale Aspekte ein. Es stellt die Frage nach den grundlegenden Voraussetzungen für ein gutes Leben für alle Menschen und fokussiert sich auf Grundbedürfnisse, wie beispielsweise den Zugang zu Bildung, zu sauberem Trinkwasser, aber auch Geschlechtergerechtigkeit (Watene, 2013). Dieser Aspekt wurde in den 1990er-Jahren von Martha Nussbaum und Amartya Sen unter dem Begriff des Ansatzes der *Verwirklichungschancen* (Capability Approach) in die Diskussion eingeführt (Nussbaum & Sen, 1993). Mit der Verbindung von planetaren Grenzen einerseits und menschlichen Grundbedürfnissen heute und in Zukunft andererseits ergibt sich ein umfassendes Bild von nachhaltiger Entwicklung, das einen

Entwicklungspfad darstellt, der sowohl ökologische als auch soziale Grenzen berücksichtigt. Die 2015 beim UNO-Nachhaltigkeitsgipfel verabschiedeten 17 Nachhaltigkeitsziele (Sustainable Development Goals) der Agenda 2030 bieten einen konkreten Rahmen, um diesen Weg zu gestalten und eine Zukunft zu schaffen, in der die Bedürfnisse der heutigen Generation befriedigt werden, ohne die Lebensgrundlagen künftiger Generationen zu gefährden.

Ansätze, die eine nachhaltige Entwicklung und den damit verbundenen notwendigen tiefgreifenden Wandel befördern, werden zumeist nach der Verwendung harter, direkt steuernder Instrumente auf der einen und weicher, indirekt wirkender Instrumente auf der anderen Seite unterschieden. Während Erstere auf Ge- und Verboten und deren Durchsetzung beruhen, umfassen Letztere Anreizsysteme und persuasive Maßnahmen wie soziales Marketing oder Nudging als Strategie zur Verhaltensänderung, mit der Menschen dazu bewegt werden sollen, sich für eine erwünschte Verhaltensweise zu entscheiden, ohne dass dazu Zwang ausgeübt wird (Boenke et al., 2022). Zu diesen weichen Instrumenten wird auch Bildung gezählt, der hier eine Schlüsselrolle auf dem Weg hin zu einer nachhaltigen Entwicklung zugesprochen wird, da die notwendigen gesellschaftlichen Transformationsprozesse umfassende Lern- und Gestaltungsprozesse sowohl auf individueller als auch gesellschaftlicher Ebene erfordern. Bildung für nachhaltige Entwicklung zielt darauf ab, Individuen zu befähigen, die komplexen Zusammenhänge unserer Welt zu verstehen, nachhaltige Lösungen zu entwickeln und aktiv an der Gestaltung einer besseren Zukunft mitzuwirken.

2 Die Entstehung des Konzepts Bildung für nachhaltige Entwicklung

Bildung für nachhaltige Entwicklung (BNE) als eine Bildungskonzeption, die Ansätze der Umweltbildung, der entwicklungspolitischen Bildung, der Friedenserziehung und der Gesundheitserziehung sowie der politischen Bildung zusammenbringt, blickt mittlerweile auf eine mehr als 30-jährige Geschichte zurück. Die Entwicklung von Bildung für nachhaltige Entwicklung seit der UN-Konferenz für Umwelt und Entwicklung in Rio de Janeiro 1992 lässt sich dabei anhand von nationalen und internationalen bildungspolitischen Initiativen, vielfältiger konkreter Projekte in der Bildungspraxis, aber auch durch die zunehmende Professionalisierung und Beforschung dieses Bereichs nachvollziehen.

Auf bildungspolitischer Ebene schlug sich dies in einer Reihe von internationalen Empfehlungen und Programmen nieder. Eine entscheidende Rolle spielte dabei die Weltdekade zu Bildung für nachhaltige Entwicklung (2005–2014), in der sich das Verständnis von Bildung für nachhaltige Entwicklung als innovatives Konzept etabliert hat, mit dem Lehren und Lernen in unterschiedlichen Bildungsbereichen neu gedacht und gestaltet wurde (Wals, 2012). In dieser Zeit wurden vielfältige Aktivitäten und Maßnahmen angestoßen, die im folgenden Weltaktionsprogramm Bildung für nachhaltige Entwicklung von 2015–2019 fortgeführt und breiter verankert wurden. Ziel des Weltaktionsprogramms war es, „Aktivitäten auf allen Ebenen und in allen Bereichen der Bildung anzustoßen und zu intensivieren, um den Prozess hin zu einer nachhaltigen Entwicklung zu beschleunigen" (UNESCO, 2014, S. 14). Im aktuell von der UNESCO verantworteten Programm *ESD for 2030* werden diese Bemühungen weitergeführt (UNESCO, 2020).

In der konkreten und praktischen Bildungsarbeit hat Bildung für nachhaltige Entwicklung frühzeitig Einzug erhalten und wurde durch Initiativen und Anstöße von Bildungspraktiker:innen insbesondere aus der Umweltbildung und der entwicklungspolitischen Bildung stark beeinflusst. Modellprojekte und erste Programme trugen hier zu einer Verbreitung der Ansätze und dem Aufgreifen in unterschiedlichsten Bildungsbereichen bei. Eine besondere Bedeutung kam dabei in Deutschland dem von der Bund-Länder-Konferenz geförderten Programm 21 und dessen Nachfolgeprogramm Transfer 21 zu, das insbesondere die Berücksichtigung von Bildung für nachhaltige Entwicklung in der schulischen Bildung voranbrachte (Rode, 2006). Die vielfachen Auszeichnungen für Projekte während der Weltdekade Bildung für nachhaltige Entwicklung belegen das Innovationspotenzial der praktischen Bildungsarbeit. Drei parallele Entwicklungsstränge der jüngeren Zeit zeigen die zunehmende Etablierung von Bildung für nachhaltige Entwicklung: Konkrete Angebote von Bildung für nachhaltige Entwicklung sind 1) mittlerweile fester Bestandteil der Bildungspraxis in allen Bildungsbereichen. 2) kommt es unter dem Begriff des *Whole Institution Approach* zunehmend zu einer ganzheitlichen Beschäftigung mit Bildung für nachhaltige Entwicklung, in der die Entwicklung von Lehr-Lern-Konzepten mit der nachhaltigen Entwicklung des Lernorts zusammengebracht wird. Schließlich wird 3) Bildung für nachhaltige Entwicklung in den verschiedenen Bildungsbereichen zunehmend als Maßstab und Treiber von Qualitätsentwicklung der Lehre herangezogen (Barth & Bürgener, 2020).

Die Professionalisierung von Bildung für nachhaltige Entwicklung zeigt sich schließlich auch an der zunehmenden Berücksichtigung in der Forschung der Erziehungs- und Bildungswissenschaften und in der Ausgestaltung von Ausbildungs- und Weiterbildungsangeboten sowie Studienangeboten. Eigene Publikationsformate wie Zeitschriften (darunter z. B. das International Journal of Sustainability in Higher Education) und Buchreihen (etwa der Springer-Reihe Education for Sustainability) oder aber die Gründung von entsprechenden Fachgesellschaften und die Ausgestaltung von Konferenzen belegen dies eindrücklich. Auch in Forschungsförderprogrammen findet Bildung für nachhaltige Entwicklung zunehmend Eingang (Barth & Rieckmann, 2016).

3 Bildung für nachhaltige Entwicklung als integrative Bildungskonzeption

Bildung für nachhaltige Entwicklung ist ein vielschichtiges Konzept, das über die Grenzen traditioneller Bindestrich-Pädagogiken hinausweist. Es vereint Ansätze aus Umweltbildung, entwicklungspolitischer Bildung, Friedenspädagogik, Gesundheitserziehung und politischer Bildung. Diese umfassende Perspektive ermöglicht es, zum Verständnis der komplexen Zusammenhänge zwischen Mensch und Umwelt beizutragen, die in einzelnen Bildungsbereichen oft nicht ausreichend abgebildet werden können (Michelsen & Fischer, 2016).

Im Gegensatz zu früheren, oft themenbezogenen pädagogischen Ansätzen wie der Umwelterziehung, die sich auf spezifische Problemlagen konzentrieren, hat sich Bildung für nachhaltige Entwicklung zu einem umfassenderen und eigenständigen Bildungskonzept entwickelt. Als solches geht Bildung für nachhaltige Entwicklung einen Schritt weiter als traditionelle pädagogische Ansätze, die auf einen Beitrag zur Bewältigung bestimmter Problemlagen abzielen. Bildung für nachhaltige Entwicklung versteht sich nicht nur als Beitrag zur Lösung konkreter Umweltprobleme, sondern als ein ganzheitlicher Ansatz, der die Förderung individueller Lernprozesse und die Entwicklung einer nachhaltigen Gesellschaft zum Ziel hat.

Mit einer solche Ausrichtung wird zugleich ein Spannungsfeld beschrieben, das in der bildungspraktischen Auseinandersetzung zu einer Herausforderung führt. Es gilt, die Balance zwischen gesellschaftlichen Ansprüchen und pädagogischen Zielen zu finden, sodass Bildungsprozesse möglich sind, die dazu befähigen, Herausforderungen bewältigen zu können, ohne dass es jedoch zu einer Instrumentalisierung von Bildung zur Umsetzung einer ganz bestimmten (gesellschaftspolitischen) Agenda kommt (Jickling, 1992). Mit Blick auf die Zielsetzung von Bildung für nachhaltige Entwicklung führt dies zur zentralen Frage, ob Bildung zur Lösung von Nachhaltigkeitsproblemen oder zur Befähigung Einzelner, informierte und autonome Entscheidungen zu treffen, beitragen sollte. Vare und Scott (2007) beantworteten diese Frage, indem sie eine dritte Position skizzierten, die Gesellschaftsorientierung und den Fokus auf das Individuum nicht als Gegensatzpaar, sondern als die beiden Seiten einer Medaille beschreibt. Sie unterscheiden zwei Arten von Bildung für nachhaltige Entwicklung, die sie als BNE-1 und BNE-2 bezeichnen. BNE-1 konzentriert sich auf die Vermittlung von Wissen und Fähigkeiten, die für konkrete Handlungsmaßnahmen im Sinne der Nachhaltigkeit erforderlich sind. BNE-2 hingegen zielt auf die Förderung von kritischem Denken und der Fähigkeit zur Reflexion über gesellschaftliche Werte und Normen.

Diese Unterscheidung spiegelt sich in mehreren konzeptionellen Verschiebungen wider, die charakteristisch für Bildung für nachhaltige Entwicklung sind:

- Von Bedrohungs- zu Modernisierungsszenarien:

Anstatt sich ausschließlich auf die negativen Folgen menschlichen Handelns zu konzentrieren, betont Bildung für nachhaltige Entwicklung die Möglichkeiten zur Gestaltung einer nachhaltigen Zukunft. Die Behandlung von Themen und Handlungsfeldern der Nachhaltigkeit ist damit explizit lösungsorientiert und sucht nach Veränderungs- und Gestaltungsmöglichkeiten (transformative Bildung; Schneidewind & Singer-Brodowski, 2014).

- Von Verhaltensvorgaben zu Empowerment:
Statt Verhaltensweisen vorzuschreiben, fördert Bildung für nachhaltige Entwicklung den Erwerb von Kompetenzen, die es Menschen ermöglichen, eigenständig Entscheidungen zu treffen, ihr Handeln zu reflektieren und eine nachhaltige Entwicklung mitzugestalten (Haan & Harenberg, 1999). Dies greift eine Diskussion um Bildung für nachhaltige Entwicklung auf, in der es frühzeitig zu einer kritischen Auseinandersetzung der Vermittlung konkreter Einstellungen und Verhaltensweisen kam. Sowohl die pädagogische Unredlichkeit als auch das Überwältigungsverbot, so wurde argumentiert, sprechen gegen Bildungsangebote, die auf direkte Verhaltensänderungen abzielen (Kalff, 2001).
- Von der Wissensfokussierung zur Handlungsfokussierung:
Bildung für nachhaltige Entwicklung geht über die reine Wissensvermittlung hinaus und zielt auf die Entwicklung von Handlungskompetenzen ab, die es ermöglichen, konkrete Veränderungen herbeizuführen (Action Competence, Mogensen & Schnack, 2010). Dies grenzt sich insbesondere von den frühen Ansätzen der Umweltbildung ab, bei denen der Fokus primär auf der Vermittlung von Fakten und Wissen lag (Bildung für die Umwelt) und die auf der Grundidee beruhten, dass der Mensch als rationales Wesen vernünftig (d. h. in diesem Fall nachhaltig) entscheiden wird, wenn ihm nur alle notwendigen Informationen zur Verfügung stehen.

Im Mittelpunkt von Bildung für nachhaltige Entwicklung steht vor diesem Hintergrund das Bemühen, den Erwerb von solchen Nachhaltigkeitskompetenzen zu ermöglichen, die Menschen dazu befähigen, komplexe Herausforderungen zu analysieren, innovative Lösungen zu entwickeln und aktiv an der Gestaltung einer nachhaltigen Zukunft mitzuwirken (Stoltenberg & Burandt, 2014). In der deutschsprachigen Diskussion wird dieses Ziel vielfach unter dem Begriff der *Gestaltungskompetenz* gefasst. International wird das Ziel von Bildung für nachhaltige Entwicklung als *Nachhaltigkeitskompetenzen* (Sustainability Key Competencies, Brundiers et al., 2021) diskutiert.

4 Die Umsetzung von Bildung für nachhaltige Entwicklung

Nachdem nunmehr wesentliche Charakteristika des Bildungskonzeptes herausgearbeitet werden konnten, die Bildung für nachhaltige Entwicklung insbesondere von Vorgängerkonzeptionen wie Umweltbildung abgrenzen, soll nun der Blick auf die konkrete

Umsetzung geworfen werden. Die konkrete pädagogische Ausgestaltung von Bildung für nachhaltige Entwicklung lässt sich anhand des didaktischen Dreiecks von Zielen, Inhalten und Methoden nachvollziehen.

Geht man vom oben eingeführten übergreifenden Ziel des Erwerbs von Nachhaltigkeitskompetenzen aus, so richtet sich das Augenmerk auf Kompetenzen zum systemischen Denken, zum vorausschauenden Denken, aber auch auf normative, interpersonale und strategische Kompetenzen. Mit diesem Bildungsziel wird zum Ausdruck gebracht, dass es bei Bildung für nachhaltige Entwicklung um einen Prozess geht, in dem lebensweltliche Problemstellungen so bearbeitet werden, dass für ihre Lösung notwendige Kompetenzen aufgebaut werden (Wiek et al., 2011).

Unbenommen davon bleibt jedoch die Frage relevant, welche Inhalte und Themen bei der Beschäftigung mit einer nachhaltigen Entwicklung von Bedeutung sind. Denn auch wenn bei der Bildung für nachhaltige Entwicklung der Erwerb von Kompetenzen im Zentrum steht, so ist nicht beliebig, an welchen Inhalten und Themen diese Kompetenzen ausgebildet werden. Für die sinnhafte Auswahl von Inhalten, mit denen der Erwerb von Gestaltungskompetenz unterstützt werden kann, bietet sich eine Orientierung aus wissenschaftlicher wie auch didaktischer Sicht an. Verbindet man Kriterien der Nachhaltigkeitsforschung mit denen der Didaktik nach Klafki, so lassen sich Inhalte danach begründet auswählen, die 1) eine hohe Relevanz haben, 2) für die es eine besondere Verantwortung gibt und mit denen sich 3) spezifische Möglichkeiten eröffnen (Barth, 2015).

Vor diesem Hintergrund zählen zum Beispiel der nachhaltige Konsum, die Mobilität der Zukunft, Ernährung und Landwirtschaft, Fragen von Wohnformen und Flächenverbrauch zu den Kernthemen, die es zu bearbeiten gilt (Haan, 2002). Gemeinsam ist diesen Themen, dass sie Bedürfnisfelder beschreiben, die einen direkten Bezug zum Alltag der Lernenden und ihren Vorerfahrungen haben und die gleichzeitig komplex und durch vielfache Wechselwirkungen gekennzeichnet sind. Dies prädestiniert sie dafür, sie so zu bearbeiten, dass Lösungen und Gestaltungsmöglichkeiten im Sinne einer nachhaltigen Entwicklung adressiert werden.

Mit dem Fokus auf Nachhaltigkeitskompetenzen und den Kompetenzerwerb fördernden relevanten Inhalten werden auch neue Anforderungen an das Lehren und Lernen gestellt. Für den Erwerb von Nachhaltigkeitskompetenzen bedarf es mehr als der bloßen Vermittlung von Wissensbeständen. Vielmehr sind innovative Methoden vonnöten, die Raum für selbstbestimmte Aneignungsprozesse lassen. Damit stehen aktivierende Formen des Lernens im Mittelpunkt, die Lernen nicht als einen passiven Erwerb von präsentiertem Wissen verstehen, sondern als eine aktive Wissenskonstruktion. Zum Teil kann hierbei auf Erfahrungen und erprobte Ansätze wie projektorientiertes und problemlösungsbasiertes Lernen aus den Bereichen der Umweltbildung oder des globalen Lernens zurückgegriffen werden. Daneben kann eine Auswahl geeigneter Methoden über die an das Lernen im Kontext von Bildung für nachhaltige Entwicklung gestellten Anforderungen erfolgen. Für verschiedene Bildungsbereiche formuliert beispielsweise die Bund-Länder-Kommission für Bildungsplanung und Forschungsförderung (1998) folgende didaktische Prinzipien und ordnet ihnen bestimmte Schlüsselqualifikationen zu: 1) System- und Problemlöseorientierung, 2) Verständigungs- und Wertorientierung, 3) Kooperationsorientierung, 4) Situations-, Handlungs- und Partizipationsorientierung, 5) Selbstorganisation und 6) Ganzheitlichkeit. Für die Frage, wie sich Lernumgebungen gestalten lassen, die Lernenden den Erwerb von Nachhaltigkeitskompetenzen ermöglichen, wird in jüngster Zeit insbesondere die Bedeutung von interdisziplinären, interkulturellen und realweltlichen Lernprozessen und entsprechenden methodischen Ausgestaltungen betont.

Die Beschäftigung mit der Idee einer nachhaltigen Entwicklung macht zunächst die interdisziplinäre Betrachtung komplexer Problemstellungen unabdingbar. Daher sind neue Ansätze gefragt, in denen Interdisziplinarität erfahrbar gemacht werden kann und Lernende mit unterschiedlichem disziplinärem Hintergrund gemeinsam Lösungswege diskutieren (Jones et al., 2010). Darüber hinaus fordert die Idee der Nachhaltigkeit mit dem Anspruch einer intragenerationellen Gerechtigkeit zur gemeinsamen Diskussion und Reflexion von unterschiedlichen Lösungsansätzen heraus (Selby, 2003). Interkulturelle Perspektiven werden daher in der Bildungsforschung als Voraussetzung für nachhaltige Entwicklung anerkannt, da nur durch die kritische Reflexion verschiedener (kulturell geprägter) Perspektiven Orientierungen in einer zunehmend komplexen Weltgesellschaft hergestellt werden können. Auch unterschiedliche Perspektiven und Interpretationen in interkulturellen Kontexten werden erkannt und für ein Mit- und Voneinander-Lernen genutzt. Die Zusammenarbeit mit externen Partnerinnen und Partnern sowie ein realweltliches Engagement in der Region fördert schließlich ein problembasiertes und auf die Entwicklung konkreter Lösungen ausgerichtetes aktives Lernen. Solche transdisziplinären Bildungsformate, die realweltliche Lernarrangements berücksichtigen (Lang et al., 2018) oder Service-Learning-Formate umsetzen (Bodorkós & Pataki, 2009), beeinflussen insbesondere den Erwerb interpersonaler Kompetenzen (Konrad et al., 2020).

Mit der Verbindung von Nachhaltigkeitskompetenzen als Bildungsziel mit nachhaltigkeitsrelevanten und lernwirksamen Themen und Methoden birgt Bildung für nachhaltige Entwicklung das Potenzial zur didaktisch-methodischen Innovation und zur Ausgestaltung kompetenzorientierter Lehr-Lernformate. Mit einer konsequenten Weiterentwicklung solcher auf den Umgang mit Komplexität ausgerichteter und transdisziplinär orientierter Lernumgebungen (siehe Kap. 36) besteht die Chance, Lernende mit den Herausforderungen des 21. Jahrhunderts vertraut zu machen und als künftige gesellschaftliche Schlüsselakteur:innen zur Gestaltung einer nachhaltigen Entwicklung beizutragen zu lassen.

5 Bildung für nachhaltige Entwicklung konkret

Wie können Handlungsfelder einer nachhaltigen Entwicklung im Allgemeinen und Phänomene wie Klimavulnerabilität im Besonderen vor diesem Hintergrund nun konkret im Rahmen von Bildung für nachhaltige Entwicklung aufgegriffen werden? Deutlich wird, dass dabei unterschiedliche Wissensformen notwendig sind und zueinander in Beziehung gebracht werden müssen. Für ein Verständnis um die vielfältigen Wechselwirkungen und Abhängigkeiten innerhalb der Themenfelder einer nachhaltigen Entwicklung bedarf es zunächst eines Systemwissens, um die Herausforderungen zu verstehen und analysieren zu können. Für eine Bewertung des Wissens hinsichtlich möglicher Handlungsoptionen bedarf es darüber hinaus eines ethisch-kulturellen Orientierungswissens. Schließlich bedarf es eines konkreten Handlungswissens als Wissen um Handlungsmöglichkeiten und deren Ausführung.

Im Folgenden soll anhand eines konkreten Beispiels aus der Hochschulbildung nachgezeichnet werden, wie dies aufgegriffen werden kann. Im Rahmen des zunächst als fakultatives Studienprogramm Nachhaltigkeit (Barth & Godemann, 2010) entwickelten und mittlerweile als Minor Nachhaltigkeit (Barth, 2008) an der Leuphana Universität Lüneburg verstetigten Studienangebots werden Studierende mit der Veränderbarkeit komplexer Systeme vertraut gemacht, um Gesellschaft und ihre Entwicklung angemessen wahrnehmen und verstehen zu können. Ein solches nachhaltiges Problemlösen bedarf einer Abkehr von einem monokausalen Ursache-Wirkungs-Denken hin zu vernetztem Denken, das Vernetztheit und Eigendynamik, Intransparenz der Situation und eine offene Zielsituation mit teilweise widersprüchlichen Teilzielen sichtbar macht (Dörner, 1994).

Im Rahmen des Studienprogramms erarbeiten Studierende in Gruppen Lösungen, die auf einer interdisziplinären Herangehensweise und einem fächerübergreifenden Austausch basieren. Den Studierenden bietet sich damit ein Rahmen, gemeinsam an einem gesellschaftlich relevanten Problemfall konkrete Lösungen zu erarbeiten, den sie vor dem Hintergrund unterschiedlicher disziplinärer Ansätze analysieren. Abgeschlossen wird das Studienprogramm durch eine konkrete Projektarbeit, die eigenverantwortlich in Kleingruppen von vier–sechs Studierenden erarbeitet wird. Die Projektarbeit stützt sich auf die Ergebnisse und Analysen des gesamten Studienprogramms, wobei die Ausgestaltung und die entstehenden Produkte offen sind und als kreativer Beitrag der Studierenden deren unterschiedliche Kompetenzen und Erfahrungen widerspiegeln.

Der Ablauf des Studienprogramms ist in vier Schritte gegliedert:

1. *Systematische Analyse mit dem Syndromansatz:* Für die Beschäftigung mit einem nachhaltigkeitsrelevanten gesellschaftlichen Problemfeld nutzen die Studierenden den sogenannten Syndromansatz (Clasen & Jahncke, 2002). Grundidee des Syndromansatzes ist es, dass sich der globale Wandel in seiner Dynamik auf eine überschaubare Zahl von Kausalmustern in den Mensch-Umwelt-Beziehungen zurückführen lässt, die als

Syndrome des globalen Wandels bezeichnet werden. In der Syndromanalyse berücksichtigen die Studierenden die Dimensionen Ursache, Wirkungsmechanismen sowie Folgen gleichermaßen, sodass daraus ein umfassendes Systemverständnis entsteht.
2. *Konkretisierung an einem Fallbeispiel:* Für eine eingehende Analyse eines bestimmten, jedoch zunächst eher abstraktem Syndroms als typisches, funktionales Muster problematischer Mensch-Umwelt-Interaktionen bedarf es dann einer weiteren Konkretisierung. Dazu wird ein Fallbeispiel gewählt und die spezifische Ausprägung des Syndroms für dieses Fallgebiet untersucht. Zur detaillierten Beschäftigung mit dem Fall wird eine kollaborative Wissensbasis aufgebaut, die durch eine Lernplattform unterstützt wird.
3. *Entwicklung von Szenarien:* Ausgehend von einem so geschaffenen tieferen Verständnis für das Fallgebiet werden dann Szenarien und mögliche Entwicklungspfade formuliert. Dazu werden die in der Syndromanalyse identifizierten Einflussfaktoren auf eine zukünftige Entwicklung hin überprüft und in Beziehung zueinander gesetzt. Die Ausformulierung möglicher Szenarien basiert auf der zuvor erarbeiteten interdisziplinären Wissensbasis, wodurch das umfangreiche gesammelte Wissen der Studierenden in diesen Arbeitsschritt mit einfließt.
4. *Formulierung von Projekten:* Nachdem die Studierenden mögliche Entwicklungspfade erarbeitet und Szenarien identifiziert haben, werden nun konkrete Projekte formuliert und durchgeführt, die zu einer positiven Entwicklung beitragen, indem sie an den erarbeiteten Kerngrößen ansetzen und diese beeinflussen. Dies fördert zum einen eine wissenschaftlich fundierte und reflektierte Vorgehensweise und stärkt die Handlungskompetenz der Studierenden. Zum anderen wird durch die Offenheit der Projekte und deren konkrete Ausgestaltung die Kreativität der Studierenden angesprochen (für Beispiele und eine ausführliche Beschreibung vgl. Barth & Godemann, 2006).

Das hier beschriebene Studienprogramm wurde mehrfach evaluiert, angepasst und schließlich als eigenständiger Minor weiterentwickelt und ausgeweitet, der nun allen Studierenden an der Leuphana Universität offensteht und in Kombination mit jeder Major-Ausrichtung studiert werden kann. Mit diesem Angebot verbindet sich langfristig die Möglichkeit der vertieften Auseinandersetzung mit Fragen nachhaltiger Entwicklung in einem interdisziplinären Dialog mit dem Angebot innovativer und auf den Erwerb von gesellschaftsrelevanten Schlüsselkompetenzen zielenden Lehr- und Lernformen.

6   Ausblick

Der Umgang mit den vielfältigen Herausforderungen einer (nicht) nachhaltigen Entwicklung bedarf einer Abkehr von reaktiven Antworten hin zu einem proaktiven Handeln, für das individuelle und gesellschaftliche Lernprozesse unentbehrlich sind. Bildung für nachhaltige Entwicklung kann dabei als ein Bildungskonzept verstanden werden, das Wege zum konstruktiven Umgang mit den Herausforderungen einer nachhaltigen Entwicklung weist. Dabei werden das selbstbestimmte Individuum und die Befähigung zum aktiven Handeln in den Mittelpunkt gestellt. Entsprechende Lernprozesse zielen auf den Erwerb von Schlüsselkompetenzen, die für eine aktive Gestaltung zukünftiger Entwicklungen notwendig sind.

Mit Blick auf Klimavulnerabilität als Leitthema dieses Buches und die Frage des Umgangs mit den Auswirkungen menschenbedingter Umweltveränderungen erscheinen zwei Lernziele von besonderer Bedeutung. Zum einen gilt es, ein fundiertes Verständnis für die unterschiedlichen kontextabhängigen Auswirkungen von Klimaveränderungen und den damit verbundenen Kipppunkten zu ermöglichen und die Empathiefähigkeit für die am stärksten Betroffenen zu fördern. Zum anderen ist es wichtig, die Identifikation und Anerkennung des eigenen, gestaltbaren Einflussbereichs zu unterstützen und das gestaltende Handeln zu fördern. Dies erscheint gerade vor dem Hintergrund einer oftmals empfundenen Ohnmacht oder Hilflosigkeit gerade unter Jugendlichen als wichtiger Ansatzpunkt.

Zu beiden Zielen kann und muss Bildung einen Beitrag leisten. Das lösungsorientierte und auf die Befähigung zum Erwerb von Kompetenzen ausgerichtete Konzept einer Bildung für nachhaltige Entwicklung liefert hierfür einen Rahmen zur begründeten Verbindung von Lernzielen, Lerninhalten und die methodisch-didaktische Gestaltung.

Literatur

Barth, M., & Bürgener, L. (2020). Bildung für nachhaltige Entwicklung in der schulischen Praxis verankern. *Weiterbildung, 2020*(21), 21–23.

Barth, M., & Rieckmann, M. (Hrsg.). (2016). *Schriftenreihe „Ökologie und Erziehungswissenschaft" der Kommission Bildung für eine nachhaltige Entwicklung der DGfE. Empirische Forschung zur Bildung für nachhaltige Entwicklung – Themen, Methoden und Trends*. Verlag Barbara Budrich. http://www.content-select.com/index.php?id=bib_view&ean=9783847402541

Barth, M. (2015). *Implementing sustainability in higher education: Learning in an age of transformation. Routledge studies in sustainable development*. Routledge.

Barth, M., & Godemann, J. (2010). Das Studienprogramm Nachhaltigkeit als Beispiel interdisziplinärer Lehre: Herausforderungen, Chancen und Erfahrungen. In C. Cremer-Renz & B. Jansen-Sculz (Hrsg.), *Innovative Lehre: Grundsätze, Konzepte, Beispiele der Leuphana Universität Lüneburg* (S. 171–184). Universitätsverlag Webler.

Barth, M. (2008). Nachhaltigkeit und Hochschulbildung – Die Leuphana Universität Lüneburg. In G. Altner, H. Leitschuh, G. Michelsen, U. E. Simonis, & E. U. von Weizsäcker (Hrsg.), *Jahrbuch Ökologie 2009: Lob der Vielfalt* (S. 192–198). S. Hirzel.

Barth, M., & Godemann, J. (2006). Nachhaltigkeit interdisziplinär studieren: Das Studienprogramm Nachhaltigkeit der Uni Lüneburg [To Study Sustainable Development Interdisciplinary: Study Program Sustainability at the University of Lueneburg]. *Zeitschrift für Hochschulentwicklung, 1*(1), 30–46.

Bodorkós, B., & Pataki, G. (2009). Linking academic and local knowledge: Community-based research and service learning for sustainable rural development in Hungary: The Roles of Academia in Regional Sustainability Initiatives. *Journal of Cleaner Production, 17*(12), 1123–1131. https://doi.org/10.1016/j.jclepro.2009.02.023

Boenke, L., Panning, M., Thurow, A., Hörisch, J., & Loschelder, D. D. (2022). Who can nudge for sustainable development? How nudge source renders dynamic norms (in-) effective in eliciting sustainable behavior. *Environmental Management for Sustainable Universities (EMSU) 2010 European Roundtable of Sustainable Consumption and Production (ERSCP) 2010, 368*, 133246.

Brundiers, K., Barth, M., Cebrián, G., Cohen, M., Diaz, L., Doucette-Remington, S., Dripps, W., Habron, G., Harré, N., Jarchow, M., Losch, K., Michel, J., Mochizuki, Y., Rieckmann, M., Parnell, R., Walker, P., & Zint, M. (2021). Key competencies in sustainability in higher education—Toward an agreed-upon reference framework. *Sustainability Science, 16*(1), 13–29. https://doi.org/10.1007/s11625-020-00838-2

Bund-Länder-Kommission für Bildungsplanung und Forschungsförderung (BLK). (1998). Bildung für eine nachhaltige Entwicklung: Orientierungsrahmen.

Clasen, G., & Jahncke, D. (2002). Vernetztes Denken – Die Schlüsselkompetenz des Syndromansatzes. *21 – Das Magazin für zukunftsfähige Bildung, 2002*(Heft 4), 16–17.

Crutzen, P. J. (2002). Geology of mankind. *Nature, 415*(6867), 23. https://doi.org/10.1038/415023a

Dörner, D. (1994). *Lohhausen: Vom Umgang mit Unbestimmtheit und Komplexität: Unveränderter Nachdruck der 1. Aufl. von 1983*. Huber, Bern.

Grober, U. (2010). Die Entdeckung der Nachhaltigkeit: Kulturgeschichte eines Begriffs. Kunstmann. http://deposit.d-nb.de/cgi-bin/dokserv?id=3378368&prov=M&dok_var=1&dok_ext=htm

Haan, G. de (2002). Die Kernthemen der Bildung für eine nachhaltige Entwicklung. *ZEP – Zeitschrift für Bildungsforschung und Entwicklungspädagogik, 25*(1), 13–20.

Haan, G. de, & Harenberg, D. (1999). Bildung für eine nachhaltige Entwicklung: Gutachten zum Programm von Gerhard de Haan und Dorothee Harenberg, Freie Universität Berlin. Materialien zur Bildungsplanung und zur Forschungsförderung: Heft 72. Bund-Länder-Komm. für Bildungsplanung und Forschungsförderung.

Jickling, B. (1992). Why I don't want my children to be educated for sustainable development. *The Journal of Environmental Education, 23*(4), 5–8.

Jones, P., Selby, D., & Sterling, S. (2010). More than the sum of their parts? Interdisciplinarity and Sustainability. In P. Jones, D. Selby, & S. R. Sterling (Hrsg.), *Sustainability education: Perspectives and practice across higher education* (S. 17–38). Earthscan.

Kalff, M. (2001). Umweltbildung in der ‚kulturellen Wende zur Nachhaltigkeit'. In H. Gärtner & G. Hellberg-Rode (Hrsg.), *Umweltbildung und nachhaltige Entwicklung. Band 1: Grundlagen* (S. 83–101). Schneider Verlag.

Konrad, T., Wiek, A., & Barth, M. (2020). Embracing conflicts for interpersonal competence development in project-based sustainability courses. *International Journal of Sustainability in Higher Education, 21*(1), 76–96. https://doi.org/10.1108/IJSHE-06-2019-0190

Lang, D. J., Weiser, A., & Seidel, A. (2018). Lüneburg 2030+ – Ein Reallabor zur lokalen Implementierung der Sustainable Development Goals. In A. Henkel, S. Hobuß, C. Jamme, & U. Wuggenig (Hrsg.), *Die Rolle der Universität in Wissenschaft und Gesellschaft im Wandel*. Pro Business.

Michelsen, G., & Fischer, D. (2016). Bildung für nachhaltige Entwicklung. In K. Ott, J. Dierks, & L. Voget-Kleschin (Hrsg.), *Handbuch Umweltethik* (S. 330–334). Springer.

Mogensen, F., & Schnack, K. (2010). The action competence approach and the „new" discourses of education for sustainable development, competence and quality criteria. *Environmental Education Research, 16*(1), 59–74. https://doi.org/10.1080/13504620903504032

Nussbaum, M. C., & Sen, A. (1993). *The quality of life*. Clarendon Press; Oxford University Press. http://books.google.com.au/books?id=pJaz1471B68C

Rode, H. (2006). Gelingensbedingungen für Innovationen. Ausgewählte Ergebnisse aus dem BLK-Programm „21". In W. Rieß & H. Apel (Hrsg.), *Bildung für eine nachhaltige Entwicklung: Aktuelle Forschungsfelder und -ansätze* (S. 87–99). VS Verlag für Sozialwissenschaften.

Schneidewind, U., & Singer-Brodowski, M. (Hrsg.). (2014). *Transformative Wissenschaft: Klimawandel im deutschen Wissenschafts- und Hochschulsystem* (2. Aufl., rev. Ausg). Metropolis.

Selby, D. (2003). Global Education as transformative education. In G. Lang-Wojtasik & C. Lohrenscheit (Hrsg.), *Entwicklungspädagogik – globales Lernen – internationale Bildungsforschung: 25 Jahre ZEP* (S. 145–165). IKO – Verlag für Interkulturelle Kommunikation.

Steffen, W., Richardson, K., Rockström, J., Cornell, S. E., Fetzer, I., Bennett, E. M., Biggs, R., Carpenter, S. R., de Vries, W., de Wit, C. A., Folke, C., Gerten, D., Heinke, J., Mace, G. M., Persson, L. M., Ramanathan, V., Reyers, B., & Sörlin, S. (2015). Planetary boundaries: Guiding human development on a changing planet. *Science, 347*(6223), 1259855. https://doi.org/10.1126/science.1259855

Stoltenberg, U., & Burandt, S. (2014). Bildung für eine nachhaltige Entwicklung. In H. Heinrichs & G. Michelsen (Hrsg.), *Nachhaltigkeitswissenschaften* (S. 567–594). Springer. https://doi.org/10.1007/978-3-642-25112-2_17

UNESCO – United Nations Educational, Scientific and Cultural Organization. (2020). Education for sustainable development: A roadmap.

UNESCO. (2014). *UNESCO-Roadmap zur Umsetzung des Weltaktionsprogramms „Bildung für nachhaltige Entwicklung"*. Dt. UNESCO-Kommision.

Vare, P., & Scott, W. A. H. (2007). Learning for a change: Exploring the relationship between education and sustainable development. *Journal of Education for Sustainable Development, 1*(2), 191–198. https://doi.org/10.1177/0973408207001000209

Wals, A. E. J. (2012). Shaping the education of tomorrow: 2012 full-length report on the UN decade of education for sustainable development.

Watene, K. (2013). Nussbaum's capability approach and future generations. *Journal of Human Development and Capabilities, 14*(1), 21–39. https://doi.org/10.1080/19452829.2012.747488

Wiek, A., Withycombe, L., & Redman, C. L. (2011). Key competencies in sustainability: A reference framework for academic program development. *Sustainability Science, 6*(2), 203–218. https://doi.org/10.1007/s11625-011-0132-6

34 Interprofessionelle Ausbildung als Lösungsansatz für die Versorgung klimavulnerabler Personengruppen

Jan-Hendrik Ortloff, Daniela Schmitz und Michaela Stratmann

Zusammenfassung

Die zunehmende Komplexität der Gesundheitsversorgung, bedingt durch chronische Erkrankungen, Multimorbidität und klimabedingte Gesundheitsrisiken, erfordert vermehrt interprofessionelle Zusammenarbeit. Interprofessionelle Ausbildung ist entscheidend, um angehende Gesundheitsfachkräfte auf diese Anforderungen vorzubereiten. Seit den 1970er-Jahren wird betont, dass Gesundheitsberufe ihre Fachkompetenz mit den Fähigkeiten anderer Berufe kombinieren müssen, um die Versorgungsqualität zu verbessern. In Deutschland, Österreich und der Schweiz wurden zunehmend Modelle für interprofessionelle Ausbildung entwickelt, die von punktuellen Integrationen bis hin zu systematischen Ansätzen reichen. Ein wichtiger Aspekt für die Zukunft der interprofessionellen Ausbildung ist die Einbeziehung der Auswirkungen des Klimawandels auf die Gesundheit, insbesondere für vulnerable Gruppen. Zudem ist die kontinuierliche Evaluation interprofessioneller Bildungsansätze notwendig, um deren Wirksamkeit zu messen und anzupassen. Interprofessionelle Zusammenarbeit kann zu höherer Zufriedenheit, besseren Behandlungsergebnissen und einer effizienteren Ressourcennutzung

J.-H. Ortloff · D. Schmitz
Department für Humanmedizin und Fakultät für Gesundheit, Witten/Herdecke Universität, Witten, Deutschland
E-Mail: jan-hendrik.ortloff@uni-wh.de

D. Schmitz
E-Mail: daniela.schmitz@uni-wh.de

M. Stratmann (✉)
Fakultät für Gesundheit, Department für Humanmedizin, Interprofessionelle und kollaborative Didaktik in Medizin- und Gesundheitsberufen, Universität Witten/Herdecke, Witten, Deutschland
E-Mail: michaela.stratmann@uni-wh.de

führen, jedoch fehlt es in vielen Ausbildungsprogrammen an einer strukturierten Vermittlung interprofessioneller Kompetenzen. Die Integration von Klimakompetenzen in die interprofessionelle Ausbildung bedarf künftig mehr Aufmerksamkeit.

1 Konzeptionelle Grundlagen der interprofessionellen Ausbildung

Mit dem häufigeren Auftreten von chronischen und multimorbiden Krankheitsbildern und den klimabedingten Auswirkungen auf die Gesundheit steigert sich auch die Komplexität einer ganzheitlichen Gesundheitsversorgung, bei der immer häufiger Interprofessionalität gefordert ist. Bereits seit den 1970er-Jahren wird postuliert, dass die Gesundheitsberufe zusätzlich zur eigenen fachlichen Expertise auch das Potenzial anderer Berufe durch interprofessionelle Zusammenarbeit nutzen müssen. Empfehlungen für interprofessionelles Lernen und Ausbildungssequenzen wurden daher von verschiedenen Experten- und Fachgremien aufgegriffen, was zu nationalen Empfehlungen für die zukünftige Zusammenarbeit und Ausbildung der Gesundheitsberufe führte (Sachverständigenrat im Gesundheitswesen, 2009). Dabei sieht das von der Weltgesundheitsorganisation (World Health Organization (WHO), 2010) entwickelte *Framework for Action on International Education and Collaborative Practice* einen direkten Zusammenhang des interprofessionellen Lehrens und Lernens mit der Möglichkeit, eine effektive Zusammenarbeit zu erlernen, und betont einen hohen Praxisbezug. Anhand des Frameworks enthält Interprofessionalität zwei Elemente: zum einen die interprofessionelle Ausbildung (interprofessional education), welche die interprofessionelle Lehre beinhaltet, und zum anderen die interprofessionelle Zusammenarbeit bzw. Berufspraxis (interprofessional collaborative practice). Interprofessionelle Ausbildung in den Gesundheitsfachberufen findet demnach statt, wenn Lernende aus 2 oder mehreren Berufen übereinander, voneinander und miteinander lernen, um eine effektive Zusammenarbeit und eine Verbesserung der Ergebnisse zu erreichen. Interprofessionelle Zusammenarbeit ist dann gegeben, wenn durch die Kollaboration ein gemeinsames Verständnis geschaffen wird, das die Beteiligten zuvor allein nicht besessen haben und aus eigener Kraft auch nicht hätten erreichen können (WHO, 2010). Übertragen auf den Gesundheitssektor ist interprofessionelle Zusammenarbeit also gegeben, wenn unterschiedliche Gesundheitsfachkräfte mit Patient:innen und anderen Akteur:innen komplexe Dienstleistungen bereitstellen, um die größtmögliche Versorgungsqualität zu erreichen.

In der Gesundheitsversorgung wird der interprofessionellen Zusammenarbeit im Sinne einer stärkeren Kooperation zwischen den Gesundheitsfachberufen zunehmend mehr Bedeutung für die Bewältigung aktueller und zukünftiger Herausforderungen im Gesundheitssystem beigemessen (Wissenschaftsrat, 2012; Robert Bosch Stiftung, 2013). Die interprofessionelle Lehre bezieht sich auf pädagogische Ansätze, bei denen Auszubildende und Studierende aus verschiedenen Fachrichtungen zusammen unterrichtet werden. Damit wird das Ziel verfolgt, sie darauf vorzubereiten, effektiv in inter- und multiprofessionellen Teams und Settings zu arbeiten, um gemeinsam die komplexen Versorgungssituationen zu gestalten. Kompetenzen der interprofessionellen Zusammenarbeit sollen bereits in der Ausbildung vermittelt werden. Allerdings bereiten bisherige Ausbildungsformate nur bedingt auf diese neue Arbeitsform vor, da sie derzeit noch eher in Silos stattfinden und monoprofessionell ausgerichtet sind (Sottas, 2016). Interprofessionelles Lernen entsteht bei der Zusammenarbeit zwischen Mitgliedern, Auszubildenen oder Studierenden unterschiedlicher beruflicher Disziplinen und wird durch die interprofessionelle Ausbildung formalisiert (Mitzkat et al., 2016). Dabei rücken Kooperation und Interprofessionalität immer stärker in den Vordergrund, um die Qualifizierung zukünftiger Fachkräfte in Ausbildung und Studium zu gewährleisten (Nock, 2020).

Nach Kälble (2014) zeigt sich interprofessionelle Zusammenarbeit darin, dass die unterschiedlichen Gesundheitsfachkräfte mit Spezialisierungen, beruflichen Selbst- und Fremdbildern, Kompetenzbereichen, Tätigkeitsfeldern und unterschiedlichem Status im Sinne einer sich ergänzenden, qualitativ hochwertigen, patientenorientierten Versorgung unmittelbar zusammenarbeiten, damit die spezifischen Kompetenzen jedes einzelnen Berufes für die Patient:innen optimal nutzbar gemacht werden. Erfahrungen zeigen, dass eine effiziente interprofessionelle Zusammenarbeit nicht automatisch erfolgt, sondern einer Vorbereitung und Begleitung bedarf, um mit diversen Fachkräften effektiv zusammenzuarbeiten. Dadurch kann eine Handlungsgemeinschaft in der gesundheitlichen Versorgung entstehen, die einerseits spezifische Kompetenzen von Gesundheitsfachkräften festigt und andererseits die arbeitsteilige Ergänzung und Würdigung anderer beruflicher Kompetenzen ermöglicht. Daher ist die interprofessionelle Ausbildung eine notwendige Voraussetzung für die interprofessionelle Zusammenarbeit (Sottas, 2020). Im Kontext von Gesundheit soll eine interprofessionelle Ausbildung eine effektive interprofessionelle Zusammenarbeit der Gesundheitsberufe anbahnen und dadurch Studierende und Auszubildende der Gesundheitsfachberufe auf die Herausforderungen einer vernetzten, analogen und digitalen Gesundheitsversorgung vorbereiten (Kaap-Fröhlich et al., 2022). Daraus lässt sich schließen, dass Interprofessionalität als persönliche Kompetenz in Ausbildung und Studium so vermittelt werden sollte, dass diese in der späteren Praxis als universelle Fähigkeit eingesetzt werden kann.

Eine patientenorientierte und ganzheitliche Gesundheitsversorgung beinhaltet zunehmend auch klimabedingte Risikofaktoren und die daraus entstehende Dynamik in der Vulnerabilität (z. B. Hitzeperioden, Inflammation). Die Komplexität der Gesundheitsversorgung spiegelt sich daher immer häufiger in multiprofessionellen Settings mit diversen Schnittstellen wider, die deutlich über den Sozial- und Gesundheitssektor hinausgehen und bei denen neue interprofessionelle Konstellationen entstehen können. Die Gesundheitsberufe genießen ein hohes Vertrauen in der Bevölkerung und eignen sich daher als ideale Vermittler, um die Zusammenhänge zwischen Klimawandel, Klimaschutz und Gesundheit aufzuzeigen. Klimaschutz und Klimaauswirkungen müssen daher zentral und übergreifend in der Aus-, Fort- und Weiterbildung verankert werden (Lehmkuhl, 2019). Interprofessionelle Bildungskonzepte sind derzeit in schulischen Ausbildungen jedoch nur punktuell vorhanden.

2 Modelle und Ansätze für die Implementierung und Evaluation interprofessioneller Ausbildungsformen

Ausgehend von traditionellen, singulären Ausbildungsmodellen in den Gesundheitsberufen und einer zunehmenden Akademisierung jener Berufsgruppen entwickelten sich unterschiedliche Vorgehensweisen, um interprofessionelle Ausbildung in Curricula zu integrieren, zu implementieren und zu evaluieren.

2.1 Von traditionellen Ausbildungsmodellen in den Gesundheitsberufen zu interprofessionellen Lehr-Lern-Modellen

Traditionell erfolgte die berufliche Ausbildung in den Gesundheitsberufen singulär für das jeweilige Berufsbild. Die Fähigkeit zum selbstreflektierenden Handeln und zu wissenschaftlich fundierten Problemlösungen in der Praxis sind wesentliche Kompetenzen von Gesundheitsfachkräften, die insbesondere durch die Akademisierung vermittelt werden. Anhand der Empfehlungen für hochschulische Qualifikation für das Gesundheitswesen wird darauf verwiesen, dass die komplexe Versorgung von Patient:innen neue berufliche Kompetenzen der Gesundheitsfachberufe erfordert, welche die bisherigen Ausbildungen nicht mehr sicherstellen, weshalb ein Akademisierungsanteil bei den Gesundheitsfachberufen in Höhe von 10–20 % angestrebt wird (Wissenschaftsrat, 2012). Dieses Ziel ist jedoch auch heute noch nicht erreicht. Nach wie vor verläuft die Akademisierung von Gesundheitsfachkräften äußerst schwerfällig, und die Implementierung einer neuen Praxis ist durch restriktive Rahmenbedingungen und marginale Raten hochschulisch qualifizierter Gesundheitsfachkräfte erschwert. Wenngleich diese Kompetenzen durchaus erwünscht sind, wird die hochschulische Qualifikation i. d. R. nicht extra honoriert, da sich die Arbeitsbedingungen nicht verändern und akademische Abschlüsse von Gesundheitsfachkräften momentan nicht systemisch eingefordert werden (Höppner & Zoege, 2022). Durch eine Akademisierung sollen wissenschaftliche Erkenntnisse die qualitativen Beiträge der Berufsgruppen sichtbarer machen (Sahmel, 2018). Die zunehmenden akademischen Lernangebote bedürfen entsprechender fachdidaktischer und hochschuldidaktischer Konzepte und Modelle für das Lernen.

Die Qualität der Zusammenarbeit soll durch eine interprofessionelle Ausbildung erhöht werden, indem die jeweilige berufliche Perspektive zur Problemlösung eingebracht wird, „um so wirksam und effizient bestehende Probleme lösen zu können" (Sahmel, 2018,

S. 128). Wesselborg (2021) fasst als Hintergrund der Entwicklung zur interprofessionellen Ausbildung zusammen, dass Gesundheitsberufe aufgrund getrennter Ausbildungswege mangelnde Berührungspunkte in einem hierarchisch geprägten System erleben und durch interprofessionelle Zusammenarbeit Silodenken überwinden sollen. Kernaspekte einer interprofessionellen Ausbildung, bei der die Akteur:innen im Mittelpunkt stehen, sind nach Kaap-Fröhlich et al. (2022) die rechtlichen und organisatorischen Rahmenbedingungen und Prozesse, bestehend aus Themenfeldern, dem jeweiligen Bildungssetting, den beteiligten Akteur:innen und Berufsgruppen, als auch die didaktischen Formate und Produkte in Form von interprofessionellen Kompetenzen, Evaluationsinstrumenten und entsprechenden Forschungsprogrammen. Lehr-Lern-Modelle einer interprofessionellen Ausbildung sollen interaktive, kooperative oder kollaborative Lernmöglichkeiten vorzugsweise in kleineren Gruppen beinhalten. Authentische Lernsituationen mit Interaktionsmöglichkeiten für die Lernenden werden häufig anhand des problembasierten Lernens konzipiert (Center of the Advancement of Interprofessional Education, 2021).

In den letzten Jahren sind durch unterschiedliche Förderprogramme in Deutschland, Österreich und der Schweiz zunehmend interprofessionelle Ausbildungsangebote entstanden (Kaap-Fröhlich et al., 2022). In Deutschland wurden durch das Förderprogramm *Operation Team* der Robert Bosch Stiftung ab 2013 verschiedene Projekte gefördert. Die Konzeption und der didaktische Zugang der geförderten Projekte innerhalb der Förderlinie lässt sich in 2 idealtypische Wege zur Thematisierung von Interprofessionalität in der Lehre unterscheiden (Nock, 2016). Ein Zugang liegt darin, fachliche Schnittstellenthemen zwischen den beteiligten Professionen als Medium für das interprofessionelle Lernen zu nutzen, der andere Zugang besteht darin, Interprofessionalität selbst als Gegenstand des Lehrens und Lernens zu thematisieren. Eine Übersicht zu interprofessionellen Best-Practice-Beispielen ist beim Institut für medizinische und pharmazeutische Prüfungsfragen & Robert Bosch Stiftung (2020) einzusehen.

Eine Typologie zu interprofessionellen Lehr-Lern-Konzepten von Kunze (2023) differenziert in eine punktuelle, strategische, partielle und systematische Integration von Lernmodellen der interprofessionellen Ausbildung:

- Eine punktuelle Integration ist dadurch gekennzeichnet, dass Lernenden aus Studiengängen mit jeweils vorrangig monoprofessionell ausgerichteten Curricula Interprofessionalität vorwiegend theoriebasiert vermittelt wird, z. B. zu interprofessionellen Schnittstellen und zu interprofessioneller Versorgung. Dabei bestehen wenige Kontaktpunkte zu Lernenden aus anderen Professionen.
- Die strategische Integration ist durch standortübergreifende interprofessionelle Kooperationen gekennzeichnet, um Begegnungen zwischen unterschiedlichen Gesundheitsberufen zu ermöglichen. Die Curricula der jeweiligen Studiengänge sind vorwiegend monoprofessionell, enthalten jedoch einzelne Bausteine einer interprofessionellen Ausbildung (Kunze, 2023).

- Merkmale der partiellen Integration sind Initiativen, fakultative Angebote, Projekte und einzelne Bausteine einer interprofessionellen Ausbildung in monoprofessionell ausgerichteten Curricula, die Lernende aus unterschiedlichen Studiengängen an einem Standort zusammenbringen. Interprofessionalität findet sich hier als Querschnittsthema im Studienverlauf wieder.
- Die systematische Integration umfasst Studiengänge mit zum Teil studiengangsübergreifenden Curricula, die Grundlagenmodule zu Interprofessionalität als auch Lernaktivitäten mit Anwendungsbezug anhand fall- oder problembasierten Lernens vorsehen, um verschiedene Taxonomiestufen des Lernens zu adressieren.

Ein weiteres Lernmodell im Rahmen der interprofessionellen Ausbildung sind interprofessionelle Ausbildungsstationen (IPSTA), bei denen Lernende aus der Medizin, Pflege und zum Teil auch Therapieberufen eigenverantwortlich Prozesse der Patient:innenversorgung und des Stationsmanagements übernehmen, indem sie z. B. interprofessionelle Visiten und Fallbesprechungen durchführen. Externe Lernbegleitende leiten die interprofessionellen Lernteams zur Reflexion und Supervision an, sodass durch regelmäßige Kommunikation und gezielte Zusammenarbeit Aufgaben gezielt verteilt werden, ein gegenseitiges Verständnis füreinander entsteht und in effizienteren Behandlungsabläufen mündet. Je nach IPSTA-Konzept können 2–4 Lernende je Profession in Zweierteams für vier Wochen 2–4 Patient:innen betreuen (Bundesvertretung der Medizinstudierenden in Deutschland, 2019).

Bisher gibt es wenige Arbeiten zum interprofessionellen Engagement und Lernen von Gesundheitsberufen zum Umgang mit gesundheitlichen Folgen im Klimawandel, die insbesondere vulnerable Gruppen treffen. Für die Weiterentwicklung von IPSTA-Konzepten und interprofessionellen Lernmodellen müsste die Rolle der Gesundheitsberufe und ihrer interprofessionellen Zusammenarbeit im Kontext von Klimawandel und Gesundheit wie auch planetarer Gesundheit daher stärker diskutiert werden (McKinnon et al., 2022).

2.2 Implementierung und Evaluation von interprofessioneller Ausbildung

Bislang besteht noch kein nationales Konzept zur Umsetzung und Implementierung interprofessioneller Ausbildung (Kaap-Fröhlich et al., 2022). Fakultäten stehen vor der Herausforderung, ihre Aktivitäten zur interprofessionellen Ausbildung längerfristig zu verstetigen. Weitere künftige To Dos liegen in den Methoden des Transfers von interprofessionellen Lerninhalten und ihrer Anwendung in der späteren beruflichen Praxis. Die Implementierung einer interprofessionellen Ausbildung in der Humanmedizin soll mit einem interprofessionellen Versorgungspraktikum vor dem Studium, einem longitudinalen Curriculum zu interprofessioneller Zusammenarbeit und Kommunikation sowie im Rahmen des Praktischen Jahrs auf einer interprofessionellen Ausbildungsstation erfolgen. Eine interprofessionelle Steuerungsgruppe mit Entscheider:innen und Vertreter:innen aus den jeweiligen Professionen begleitet den Implementierungsprozess. Leitfragen für die Implementierung behandeln u. a. die Aspekte: Ressourcen, inhaltliche Verortung im Curriculum, Kooperationen mit anderen Akteur:innen und Organisationen, Veränderungsbereitschaft und Lernkulturen (Institut für medizinische und pharmazeutische Prüfungsfragen & Robert Bosch Stiftung, 2020). Zudem soll eine regelmäßige Evaluation interprofessioneller Lehr-Lern-Veranstaltungen erfolgen. Aus der Evaluation der durch die Robert Bosch Stiftung geförderten Projekte geht hervor, dass die Zusammenarbeit der beteiligten Institutionen entweder partizipativ-dialogisch auf Augenhöhe oder instrumentell durch eine:n Hauptakteur:in gestaltet wurde. Projektbeteiligte bringen zwar ihr Wissen und ihre Erfahrungen ein, müssen jedoch mit begrenzten Ressourcen und institutionellen Restriktionen sowie übergeordneten Interessen jonglieren (Nock, 2016).

Über die Erforschung von Rahmenbedingungen und regulärer Lehrveranstaltungsevaluation hinaus bestehen spezifische Evaluationsinstrumente für eine interprofessionelle Ausbildung, welche die unterschiedlichen Aspekte der Auswirkung, z. B. Veränderung von Einstellungen oder den Abbau von Stereotypen, erfassen. Exemplarisch seien die Folgenden kurz vorgestellt:

- Attitudes Toward Health Care Team Scale (ATHCT) von Curran et al. (2010) mit Fragen zu Auswirkungen der interprofessionellen Ausbildung auf die Qualität der Pflege und der Teamarbeit;
- Readiness for Interprofessional Learning Scale (RIPLS) von Parsell und Bligh (1999) über Kenntnisse, Fähigkeiten und Einstellungen von Studierenden in Bezug auf die Bereitschaft, mit anderen Fachkräften des Gesundheitswesens zu lernen;
- Interdisciplinary Education Perception Scale (IEPS) von Cameron et al. (2009) zur Bewertung der Studierenden in Bezug auf ihre Erfahrungen mit der interprofessionellen Ausbildung;
- Health Team Stereotype Scale (HTSS) von Parker und Chan (1986): Mittels bipolar zusammengestellter Adjektive zu Stereotypen von Lernenden, die andere Berufsgruppen beschreiben;
- Interprofessional Attitudes Scale (IPAS) von Norric et al. (2015) zur Bewertung von Einstellungen der Lernenden, die sich auf die Kompetenzen für die interprofessionelle Zusammenarbeit beziehen;
- University of Western England Interprofessional Questionnaire (UWE-IP) von Pollard et al. (2004) zur Einschätzung von Kommunikation und Teamwork, interprofessionellen Lernens, interprofessioneller Interaktion und interprofessionellen Beziehungen.

Darüber hinaus existieren weitere Instrumente, die zu Aktivitäten zur interprofessionellen Ausbildung mit verschiedenen Zielgruppen, in unterschiedlichen Ausbildungsstadien oder zu unterschiedlichen Lerninhalten eingesetzt werden. Ein Forschungsdesiderat besteht in der Evaluation der Wirksamkeit einer interprofessionellen Ausbildung zu klimabezogenen Lerninhalten mit vulnerablen Gruppen.

3 Kompetenzen für interprofessionelles Arbeiten

Die für die interprofessionelle Zusammenarbeit erforderlichen grundlegenden Fähigkeiten sind in verschiedenen Kompetenzmodellen formuliert und beschrieben. Die Kompetenzen orientieren sich an den Erfordernissen der kollaborativen beruflichen Praxis, in der die Zusammenarbeit über Berufsgrenzen und Professionen hinweg erfolgt, um eine bestmögliche Versorgungsqualität zu gewährleisten. Im Fokus stehen dabei die Bedürfnisse der Patient:innen, für die und mit denen Entscheidungen unter Berücksichtigung des Fachwissens aus verschiedenen Disziplinen getroffen werden müssen. In den Frameworks der Canadian Interprofessional Health Collaborative (CIHC, 2024) werden 6 Kompetenzen für interprofessionelles Arbeiten formuliert, die in den Bereichen berufliche Rollenklärung, beziehungsorientierte Pflege/Dienstleistungen, Teamfunktion, kollaborative Führung, interprofessionelle Kommunikation und Umgang mit Konflikten liegen. Inhärent sind dem Modell in allen Bereichen das Bewusstsein für ethische Fragestellungen und die gemeinschaftliche Verantwortung in der Versorgung. Das angestrebte Ziel einer gelingenden interprofessionellen Zusammenarbeit kann zu einem deutlichen Mehrwert in der Gesundheitsversorgung führen. In einer umfangreichen internationalen Datenbankrecherche identifizierte Sottas (2016) ca. 2800 Publikationen (Fallstudien, Literaturreviews, Metaanalysen) mit Aussagen zur interprofessionellen Praxis, die Ergebnisse mit wissenschaftlicher Evidenz zu insgesamt 10 relevanten Aspekten liefern. Die Belege für den Mehrwert einer patientenzentrierten interprofessionellen Gesundheitsversorgung wurden hinsichtlich ihrer Auswirkungen auf Nutzen und Wirksamkeit in eine Rangreihe gebracht und zeigen als 1. Rang mit höchster Evidenz den Aspekt: Interprofessionelle Zusammenarbeit macht Fachpersonen im Job zufriedener, und sie verbleiben länger im Beruf. Durch die wirkungsvollere Zusammenarbeit in interprofessionellen Teams und den optimalen Einsatz der Fähigkeiten und Kompetenzen der einzelnen Fachpersonen wird zudem eine Stärkung der Effizienz der Gesundheitsversorgung erreicht, mit Reduktion der Anzahl der Konsultationen und durchschnittlich kürzeren stationären Aufenthalten der Patient:innen.

Die Aneignung und Erprobung von Kompetenzen für interprofessionelles Arbeiten in den Gesundheitsberufen soll bereits mit Beginn der Ausbildung angeleitet werden, da eine frühe Auseinandersetzung mit berufsfremden Aufgaben und dem Rollenverständnis die Chance zu einer Schärfung und Konturierung der berufsspezifischen Profile ermöglicht (Walkenhorst & Hollweg, 2023). Das Forschungsinteresse fokussiert die Rahmenbedingungen und den Erwerb von interprofessionellen Kompetenzen, wobei in der Regel Auszubildende und/oder Studierende an den Untersuchungen teilnehmen. In einer aktuellen deutschlandweiten Studie wurden dagegen 76 Dozierende, die interprofessionelle Lehrveranstaltungen an Universitäten, Fachhochschulen und Fachschulen in Bezug auf die 3 Professionen Medizin, Pflege und Physiotherapie anbieten, zu ihrer Sichtweise hinsichtlich interprofessioneller Lehrtätigkeit, Kompetenzen und entsprechenden Qualifizierungskursen befragt (Schlicker & Ehlers, 2023). Dabei gaben 82 % der Befragten an, dass für die interprofessionelle Lehre umfassende Kompetenzen erforderlich sind, z. B. interprofessionelle Kommunikation, Respektieren der anderen Professionen und Erkennen professionsspezifischer Grenzen. Eine eigene Teilnahme an Fortbildungen wurde dagegen nur von 33 % der Befragten genannt, obwohl 71 % eine große oder sehr große persönliche Bereitschaft angaben, an einem Qualifizierungskurs teilzunehmen. Demnach wird von den Dozierenden in Deutschland die interprofessionelle Ausbildung insgesamt als wichtig und notwendig angesehen, aber es fehlt vielfach noch an der strukturierten Aneignung interprofessioneller Kompetenzen.

3.1 Berufliches Rollenverständnis und Teamdynamik

Eine soziale Rolle beschreibt die Summe der von einem Individuum erwarteten Verhaltensweisen, auf die das Verhalten anderer Gruppenmitglieder abgestimmt ist und die von einem Mitglied eines sozialen Systems erfüllt werden müssen (Wirtz, 2021). Soziale Rollen stellen einen *Performanzstatus* dar, was bedeutet, dass eine Rolle aus einer Vielzahl von Aktivitäten, Verhaltensweisen, Kommunikationsformen und Handlungen besteht. Dabei wird zwischen den typischen Rollen, den an eine Rolle geknüpften Erwartungen und dem tatsächlich gelebten Rollenverhalten unterschieden (Goffman, 1971).

Bezogen auf das berufliche Rollenverständnis ist damit das Verständnis der eigenen Rolle und der Rollen anderer Berufsgruppen im interprofessionellen Kontext gemeint, sowie die Fähigkeit, die eigene Rolle in einem interdisziplinären Team flexibel anzupassen, um die gemeinsame Zielerreichung zu unterstützen (Meyer, 2015; Schmelzer et al., 2020)

Diese auch im Canadian Interprofessional Health Collaborative Competency Framework (2024) als zu erwerbende Kompetenz genannte Fähigkeit der flexiblen Anpassung ist relevant, damit Teams in einer Behandlungssituation angemessen handeln können. O'Reilly et al. (2017) haben in einer systematischen Übersichtsarbeit mit 49 Studien förderliche und hinderliche Faktoren für die interprofessionelle Zusammenarbeit in der Primärversorgung ermittelt und hinsichtlich ihrer Evidenz bewertet. Die Analyse erfolgte unter Verwendung der Normalisierungsprozesstheorie (May & Finch, 2009), anhand derer 4 Stufen zur erfolgreichen Implementierung durchlaufen werden müssen. Interprofessionelles Handeln wird demnach leichter im Team umgesetzt, wenn 1) diesem Vorhaben von allen beteiligten Personen eine Bedeutung zugeschrieben wird (Coherence), 2) die beteiligten Personen verbindlich in die Umsetzung einbezogen werden (Enrolment), 3) die Ressourcen und Fertigkeiten zur Umsetzung mobilisiert werden (Enactment) und 4) die beteiligten Personen die Auswirkungen des interprofessionellen Handelns bewerten (Reflective Monitoring/Appraisal). Als wirksamer förderlicher Einflussfaktor erwies sich

v. a. die Erfahrung mit interdisziplinärer Arbeit, insbesondere wenn die Kommunikation und der Respekt zwischen den Fachpersonen ausgeprägt waren.

Bezogen auf den Klimawandel und damit assoziierte Gesundheitsprobleme haben Angehörige der Gesundheitsberufe eine relevante Rolle, da sie unmittelbar mit den Auswirkungen konfrontiert sind, wie z. B. der erhöhten Sterblichkeit von älteren Patient:innen mit chronischen Krankheiten bedingt durch eine Hitzewelle (Brugger et al., 2024). Zur Übernahme von Verantwortung durch Fachpersonen gehört zunächst die Erarbeitung einer eigenen Klimakompetenz, um klimasensitive und klimainduzierte Erkrankungen erkennen und behandeln sowie Maßnahmen zur Gesundheitsförderung einleiten und begleiten zu können. In einer systematischen Literaturrecherche berücksichtigten Ccami-Bernal et al. (2024) 21 Studien mit insgesamt 9205 Studierenden (Krankenpflege, Medizin, Pharmazie, öffentliches Gesundheitswesen). Die meisten Studierenden verfügen über ein allgemeines Verständnis von Klimawandel, nicht jedoch das Fachwissen über die damit einhergehenden spezifischen gesundheitlichen Beeinträchtigungen. In den jeweiligen Curricula, die nicht an den Erfordernissen des Klimawandels orientiert sind, findet sich aktuell nur eine unzureichende Einbeziehung bezüglich der Auswirkungen des Klimawandels auf die Gesundheit, der Dimensionen zum Aufbau von Klimaresilienz, der Rolle der Angehörigen der in den Gesundheitsberufen Tätigen und der erforderlichen Transformationsprozesse in einer Organisation.

3.2 Interprofessionelle Kommunikation und Konfliktlösung

Nicht nur aus der Literatur, sondern auch aus der arbeitstäglichen Zusammenarbeit mit verschiedenen Berufsgruppen sind Konflikte durch Missverständnisse hinsichtlich Rollen und damit einhergehender Verantwortung, durch unterschiedliche Vorstellungen bei der Behandlung und Versorgung, Spannungen durch Machtgefälle und nicht zuletzt durch anhaltende Kommunikationsprobleme bekannt (O'Reilly et al., 2017). Die Kompetenz der zielgerichteten interprofessionellen Kommunikation nach dem CIHC Framework (2024) beinhaltet die Fähigkeit, auf offene, kooperative, authentische und respektvolle Weise miteinander zu sprechen. Die Bedeutung interprofessioneller Kommunikation für die Versorgungsqualität und die Arbeitsbelastung vor dem Hintergrund eines oft hohen zeitlichen und psychischen Druckes sowie wechselnder personeller Konstellationen verschiedener Berufsgruppen wird zunehmend erkannt, aber meist im klinischen Alltag zu wenig beachtet. In ihrer systematischen Übersichtsarbeit haben Blakeney et al. (2024) insgesamt 79 Studien zu interprofessionellen Visiten am Krankenbett hinsichtlich ihres Outcomes für das Team, die Patient:innen, die Klinik (z. B. Aufenthaltsdauer oder Wiederaufnahme) und die Versorgungsqualität analysiert. In den meisten Studien wurden positive Veränderungen durch die Einführung dieser Visiten berichtet, die in Verbindung mit der verbesserten Kommunikation zwischen den interprofessionellen Teams und den Patient:innen und/oder deren Angehörigen während der Visite in Verbindung gebracht werden.

Die interprofessionelle Ausbildung soll bei den Gesundheitsberufen dazu beitragen, Kommunikations- und Konfliktlösungsfähigkeiten zu entwickeln, damit der Umgang mit unvermeidbaren Unstimmigkeiten in interprofessionellen Teams, wie z. B. Spannungen, Meinungsverschiedenheiten und Konflikten, erlernt und eingeübt werden kann (CIHC, 2024). Ein wesentliches Ziel ist dabei die Vermeidung einer Eskalation von Meinungsverschiedenheiten, indem Spannungen zwischen Teammitgliedern rechtzeitig artikuliert und diskutiert werden. Für eine funktionierende interprofessionelle Kommunikation und fachgerechte Versorgung der Patient:innen müssen zudem ausreichend Ressourcen für Schulungen, Teambesprechungen, Supervision und Konfliktmediation bereitgestellt werden (Böll et al., 2022). Bezogen auf die interprofessionelle Kommunikation im Bereich Umwelt, Nachhaltigkeit und Klimawandel beschreiben Brugger et al. (2024) in ihrem Handbuch zur Klimakompetenz für die Angehörigen der Gesundheitsberufe die zielgruppenspezifische Klimakommunikation mit Patient:innen, Klient:innen, Kolleg:innen und Interessenvertretungen. Die didaktischen und kommunikativen Fähigkeiten müssen erworben werden, um die Herausforderungen der Klimakommunikation, wie z. B. Klimawandelskepsis, Klimaverzweiflung oder fehlende wissenschaftliche Kenntnisse, zu bewältigen und individuelle Bedürfnisse der gesundheitsbezogenen Klimakompetenz zu berücksichtigen. Bei der interprofessionellen Kooperation und Kollaboration ist es u. a. wesentlich, die Möglichkeiten verschiedener Gesundheitsberufe zu kennen, sich hinsichtlich Klimaschutz und/oder Klimaresilienz optimal zu ergänzen, damit gemeinsam klima- und gesundheitspolitische Lösungen erarbeitet werden können. Insgesamt ergibt sich daraus die Notwendigkeit der Weiterentwicklung interprofessioneller Ausbildungsprogramme zur Verbesserung der Versorgung klimavulnerabler Gruppen.

4 Interprofessionelle Ausbildungsformen als Lösungsansatz für klimabedingte Veränderungen in der Gesundheitsversorgung

Die Gesundheitsversorgung der Bevölkerung ist mit diversen Herausforderungen wie den vermehrt auftretenden chronischen und multimorbiden Krankheitsbildern oder den klimabedingten Schadensereignissen mit einer hohen Anzahl von Betroffen konfrontiert. Um diesen Herausforderungen adäquat zu begegnen, erfolgt die Gesundheitsversorgung zunehmend in multiprofessionellen Settings und unter Einbezug von transdisziplinären Hilfesystemen (Angehörige, Laiengesundheitssystem etc.). Damit eine interprofessionelle Zusammenarbeit stattfinden kann, aus der Lösungsansätze für vulnerable Personengruppen hervorgehen, müssen die beteiligten Akteur:innen bereits während der Ausbildung und des Studiums auf die Zusammenarbeit mit anderen Berufsgruppen vorbereitet werden.

Anhand der Typologie nach Kunze (2023) können Themenschwerpunkte wie die Klimavulnerabilität von Personengruppen und die diesbezüglichen berufsspezifischen Beiträge zur Gesundheitsversorgung (z. B. Prävention und Preparedness) durch eine

Kombination von interprofessionellen Lehr-Lern-Konzepten in Ausbildung und Studium integriert werden, indem interprofessionelle Begegnungen nicht zufällig erfolgen, sondern curricular gesteuert sind und Praxiserfahrungen reflektiert werden. Eine systematische Integration kann zunächst erfolgen, wenn sowohl die Grundlagenmodule zu Interprofessionalität als auch die Lernaktivitäten anwendungsbezogen in die Curricula verankert sind. Dies bildet die Basis, auf der interprofessionelle Kompetenzen wie die berufliche Rollenklärung, beziehungsorientierte Dienstleistungen, Teamfunktion, kollaborative Führung, interprofessionelle Kommunikation und der Umgang mit Konflikten theoriebasiert vermittelt werden können (punktuelle Integration), um darauf aufbauend durch standortübergreifende interprofessionelle Kooperationen in die Ausbildungspraxis übertragen zu werden (strategische Integration). Ergänzt werden können diese durch eine partielle Integration bestehend aus Initiativen, fakultativen Angeboten und Projektangeboten, die sich mit klimaspezifischen Themen (Klimakommunikation, Klimawandelskepsis, Klimaverzweiflung, Klimakompetenz etc.) befassen und in denen Lösungen partizipativ erarbeitet werden (z. B. durch Fallbesprechungen über klimavulnerable Personen). Durch eine möglichst vielseitige Kombination der unterschiedlichen Integrationsformen können Lernende in die Lage versetzt werden, ihre Kompetenzen zur interprofessionellen Zusammenarbeit bereits während der Ausbildung und des Studiums (weiter) zu entwickeln. Eine interprofessionelle Ausbildung, die strukturiert in die Lehrpläne der Ausbildungs- und Studienformen integriert ist, kann dann auch dazu beitragen, Themenschwerpunkte wie Klimavulnerabilität und Klimaresilienz zu vermitteln.

Literatur

Blakeney, E. A., Chu, F., White, A. A., Smith, G. R., Jr., Woodward, K., Lavallee, D. C., Salas, R. M. E., Beaird, G., Willgerodt, M. A., Dang, D., Dent, J. M., Tanner, E. I., Summerside, N., Zierler, B. K., O'Brien, K. D., & Weiner, B. J. (2024). A scoping review of new implementations of interprofessional bedside rounding models to improve teamwork, care, and outcomes in hospitals. *Journal of Interprofessional Care, 38*(3), 411–426. https://doi.org/10.1080/13561820.2021.1980379

Böll, B., Naendrup, J.-H., Reifarth, E., & Garcia Borrega, J. (2022). Interdisziplinäre und interprofessionelle Kommunikation im Team. *Med Klin Intensivmed Notfmed, 117,* 588–594. https://doi.org/10.1007/s00063-022-00955-z

Brugger, K., Horváth, I., Marent, J., & Schmidt, A. E. (2024). *Handbuch zur Stärkung der Klimakompetenz in den Gesundheitsberufen.* Gesundheit Österreich.

Bundesvertretung der Medizinstudierenden in Deutschland e. V. (BVMD). (2019). Leitfaden „How to IPSTA". Interprofessionelle Ausbildungsstationen – Konzept, Initiierung, Etablierung. https://www.bvmd.de/portfolio-items/ipsta-interprofessionelle-ausbildungsstaion/?portfolioCats=110. Zugegriffen: 1. Sept. 2024.

Cameron, A., Ignjatovic, M., Langlois, S., Dematteo, D., DiProspero, L., Wagner, S., & Reeves, S. (2009). An introduction to interprofessional education for first-year health science students: Perspectives of pharmacy students and faculty. *American Journal of Pharmaceutical Education, 73*(4), 1–7.

Canadian Interprofessional Health Collaborative. (2024). CIHC competency framework. https://cihc-cpis.com/wp-content/uploads/2024/06/CIHC-Competency-Framework.pdf. Zugegriffen: 15. Aug. 2024.

Ccami-Bernal, F., Barriga-Chambi, F., Quispe-Vicuña, C., Fernandez-Guzman, D., Arredondo-Nontol, R., Arredondo-Nontol, M., & Rojas-Rueda, D. (2024). Health science students' preparedness for climate change: A scoping review on knowledge, attitudes, and practices. *BMC Medical Education, 24*, 648. https://doi.org/10.1186/s12909-024-05629-2

Center of the Advancement of Interprofessional Education. (2021). Interprofessional Education Handbook: For Educators and Practitioners incorporating Integrated Care and Values-based Practice, (Ford, J., Gray, R.). https://www.caipe.org/resources/publications/caipe-publications/caipe-2021-a-new-caipe-interprofessional-education-handbook-2021-ipe-incorporating-values-based-practice-ford-j-gray-r. Zugegriffen: 1. Sept. 2024.

Curran, V. R., Heath, O., Kearney, A., & Button, P. (2010). Evaluation of an interprofessional collaboration workshop for post-graduate residents, nursing and allied health professionals. *Journal of Interprofessional Care, 24*(3), 315–318.

Goffman, E. (1971). Spaß am Spiel/Rollerdistanz. In G. Preyer (Hrsg.), *Rolle, Status, Erwartungen und soziale Gruppe: Mitgliedschaftstheoretische Reinterpretationen* (S. 57). Springer VS. https://doi.org/10.1007/978-3-531-94121-9

Höppner, H., & Zoege, M. (2022). Entwicklung der Gesundheitsfachberufe in Deutschland und ihr Beitrag zu einer bedarfsorientierten Gestaltung des Gesundheitssystems. In R. Haring (Hrsg.), *Gesundheitswissenschaften* (S. 941–952). Springer Reference Pflege – Therapie – Gesundheit.

Institut für medizinische und pharmazeutische Prüfungsfragen, & Robert Bosch Stiftung. (2020). *Berufsübergreifend Denken – Interprofessionell Handeln. Empfehlung zur Gestaltung der interprofessionellen Lehre an den medizinischen Fakultäten.* Robert Bosch Stiftung.

Kaap-Fröhlich, S., Ulrich, G., Wershhfen, B., Ahles, J., Behrend, R., Handgraaf, M., Herinek, D., Mitzkat, A., Oberhauser, H., Scherer, T., Schlicker, A., Straub, C., Eichler, R. W., Wesselborg, B., Witti, M., Huber, M., & Bode, S. F. N. (2022). Positionspapier GMA-Ausschuss Interprofessionelle Ausbildung in den Gesundheitsberufen – aktueller Stand und Zukunftsperspektiven. *GMS Journal for Medical Education 2022, 39*(2).

Kälble, K. (2014). Berufsgruppen- und fachübergreifende Zusammenarbeit – Terminologische Klärung. In I. Darmann-Finck & K. H. Sahmel (Hrsg.), *Pädagogik im Gesundheitswesen* (S. 303). Springer Reference Pflege – Therapie – Gesundheit.

Kunze, K. (2023). Interprofessionelles Lernen als Grundlage für interprofessionelle Zusammenarbeit in den Gesundheitsberufen – eine Mixed-Methods-Studie zur Relevanz der interprofessionellen Sozialisation im Studium für den Beruf. Dissertation, Universität Osnabrück. https://doi.org/10.48693/428

Lehmkuhl, D. (2019). Gibt es Gesundung für die Patientin Erde? *Pflegez, 72*, 20–22. https://doi.org/10.1007/s41906-019-0188-y

May, C., & Finch, T. (2009). Implementing, embedding, and integrating practices: An outline of normalization process theory. *Sociology, 43*(3), 535–554.

McKinnon, S., Breakey, S., & Fanuele, J. R. (2022). Roles of health professionals in addressing health consequences of climate change in interprofessional education: A scoping review. *The Journal of Climate Change and Health, 5*, 100086. https://doi.org/10.1016/j.joclim.2021.100086

Meyer, G. (2015). Ein evidenzbasiertes Gesundheitssystem: Die Rolle der Gesundheitsfachberufe. *Zeitschrift für Evidenz, Fortbildung und Qualität im Gesundheitswesen, 109*(4–5), 378–383.

Mitzkat, A., Berger, S., Reeves, S., & Mahler, C. (2016). Mehr begriffliche Klarheit im interprofessionellen Feld – ein Plädoyer für eine reflektierte Verwendung von Terminologien im nationalen und internationalen Handlungs- und Forschungsfeld. In Robert Bosch Stiftung (Hrsg.), *Interprofessionelle Ausbildung.*

Nock, L. (2016). Interprofessional teaching and learning in the health care professions: A qualitative evaluation of the Robert Bosch Foundation's grant program „Operation Team". *GMS Journal of Medical Education, 33*(2), https://doi.org/10.3205/zma001015

Nock, L. (2020). Interprofessionelles Lehren und Lernen in Deutschland. Entwicklung und Perspektiven. Robert Bosch Stiftung. https://www.bosch-stiftung.de/de/publikation/interprofessionelles-lehren-und-lernen-deutschland-entwicklung-und-perspektiven. Zugegriffen: 1. Mai 2024.

Norris, J., Carpenter, J. G., Eaton, J., Guo, J. W., Lassche, M., Pett, M. A., & Blumenthal, D. K. (2015). The development and validation of the interprofessional attitudes scale: Assessing the interprofessional attitudes of students in the health professions. *Academic medicine: Journal of the Association of American Medical Colleges, 90*(10), 1394–1400. https://doi.org/10.1097/ACM.0000000000000764

O'Reilly, P., Lee, S. H., O'Sullivan, M., Cullen, W., Kennedy, C., & MacFarlane, A. (2017). Assessing the facilitators and barriers of interdisciplinary team working in primary care using normalisation process theory: An integrative review. *PLoS ONE, 12*(7), e0181893.

Parker, H. J., & Chan, F. (1986). Physical and occupational therapists characterize themselves and each other. *Physical Therapy, 66*(5), 668–672.

Parsell, G., & Bligh, J. (1999). The development of a questionnaire to assess the readiness of health care students for interprofessional learning (RIPLS). *Medical Education, 33*(2), 95–100.

Pollard, K. C., Miers, M. E., & Gilchrist, M. (2004). Collaborative learning for collaborative working? Initial findings from a longitudinal study of health and social care students. *Health and Social Care in the Community, 12*(4), 346–358.

Robert Bosch Stiftung. (Hrsg.). (2013). Gesundheitsberufe neu denken, Gesundheitsberufe neu regeln. Grundsätze und Perspektiven – Eine Denkschrift der Robert Bosch Stiftung. Robert Bosch Stiftung. https://www.bosch-stiftung.de/sites/default/files/publications/pdf_import/2013_Gesundheitsberufe_Online_Einzelseiten.pdf. Zugegriffen: 27. Apr. 2024.

Sachverständigenrat zur Begutachtung der Entwicklung im Gesundheitswesen. (2009). Koordination und Integration – Gesundheitsversorgung in einer Gesellschaft des längeren Lebens. Sondergutachten 2009. Kurzfassung. Sachverständigenrat zur Begutachtung der Entwicklung im Gesundheitswesen.

Sahmel, K.-H. (2018). *Hochschuldidaktik der Pflege und Gesundheitsfachberufe*. Springer.

Schlicker, A., & Ehlers, J. P. (2023). Die Rolle von Dozierenden in der interprofessionellen Ausbildung – eine Befragung von Lehrverantwortlichen in Deutschland. *International Journal of Health Professions, 10*(1), 37–45. https://doi.org/10.2478/ijhp-2023-0005

Schmelzer, S., Hollenstein, E., Stahl, J., Wirz, M., Huber, M., Nast, I., & Liberatore, F. (2020). *Task Shifting in der interprofessionellen Zusammenarbeit: Schlussbericht Mandat 14*. Winterthur: Zürcher Hochschule für Angewandte Wissenschaften. School of Management and Law.

Sottas, B. (2016). Interprofessionelle Teams sind effizienter und senken die Kosten – Zur Evidenzlage bei einem kontroversen Innovationsthema. In S. Müller-Mielitz, B. Sottas, & A. Schachtrupp (Hrsg.), *Innovationen in der Gesundheitswirtschaft* (S. 44–46). Bibliomed Verlag.

Sottas, B. (2020). Handbuch für interprofessionelle Ausbildungsstationen. Robert Bosch Stiftung (Hrsg.). https://www.bosch-stiftung.de/sites/default/files/documents/2020-09/200901_Handbuch%20f%C3%BCr%20Lernbegleiter%20auf%20interprofessionellen%20Ausbildungsstationen.pdf. Zugegriffen: 26. Apr. 2024.

Walkenhorst, U., & Hollweg, W. (2023). Interprofessionelles Lehren und Lernen in den Gesundheitsberufen. In I. Darmann-Finck & K.-H. Sahmel (Hrsg.), *Pädagogik im Gesundheitswesen*. Springer Reference Pflege – Therapie – Gesundheit. https://doi.org/10.1007/978-3-662-66832-0_18.

Wesselborg, B. (2021). Kooperatives Lernen als didaktischer Ansatz für interprofessionelle. In E. Wittmann, D. Frommberger, & U. Weyland (Hrsg.), *Jahrbuch der berufs- und wirtschaftspädagogischen Forschung 2021* (S. 53–65). Budrich.

Wirtz, M. A. (Hrsg.). (2021). *Dorsch – Lexikon der Psychologie* (20. überarb. Aufl.). Hogrefe.

Wissenschaftsrat. (2012). Empfehlungen zu hochschulischen Qualifikationen für das Gesundheitswesen. Wissenschaftsrat. http://www.wissenschaftsrat.de/download/archiv/2411-12.pdf. Zugegriffen: 1. Mai 2024.

World Health Organization. (2010). Framework for action on interprofessional education & collaborative practice. https://apps.who.int/iris/bitstream/handle/10665/70185/WHO_HRH_HPN_10.3_eng.pdf;jsessionid=B1FC61C5E382DF8378A651E4F8547D74?sequence=1. Zugegriffen: 1. Sept. 2024.

Kompetenzrahmen mit Bezügen zu Klimavulnerabilität

Daniela Schmitz und Jan-Hendrik Ortloff

Zusammenfassung

Ein funktionierendes Gesundheitssystem ist auf qualifiziertes Gesundheitspersonal angewiesen, das in der Lage ist, unter Berücksichtigung der verfügbaren Ressourcen und Gegebenheiten die bestmöglichen Ergebnisse zu erzielen. Der Klimawandel könnte jedoch die lokale Nachfrage nach Gesundheitsdienstleistungen erhöhen, wodurch sich die Zahl der benötigten Fachkräfte, der Mix an Qualifikationen sowie die erforderlichen Kompetenzen verändern können. Um den Gesundheitsrisiken des Klimawandels zu begegnen und die Umweltbelastungen in den jeweiligen Arbeitsbereichen zu reduzieren, ist es notwendig, dass die beteiligten Gesundheitsfachkräfte einschließlich des medizinischen, therapeutischen, pflegerischen, administrativen, hauswirtschaftlichen und gemeinnützigen Personals etc. darin gestärkt werden, entsprechende Kompetenzen bezogen auf Klima und Vulnerabilität zu entwickeln. Im Beitrag werden daher verschiedene Kompetenzrahmen gegenübergestellt.

1 Kompetenzverständnis

Unter Kompetenz wird in der Bildungsdebatte allgemein die Fähigkeit verstanden, Wissen und Können zu verknüpfen, um den Anforderungen von Handlungssituationen gerecht zu werden. Bereits in den 1970er-Jahren wurden berufliche Kompetenzen als Fähigkeiten,

D. Schmitz (✉) · J.-H. Ortloff
Universität Witten/Herdecke, Witten, Deutschland
E-Mail: daniela.schmitz@uni-wh.de

J.-H. Ortloff
E-Mail: jan-hendrik.ortloff@uni-wh.de

Fertigkeiten, Wissen und Einstellungen definiert, die das fachliche und soziale Handeln in einer beruflich organisierten Arbeit ermöglichen und sich von Qualifikationen abgrenzen (Deutscher Bildungsrat, 1974). Kompetenzverständnisse werden jedoch in den Disziplinen unterschiedlich aufgefasst. Für den Hochschulbereich definiert Roth (1971) Kompetenz als Grundlage für das Erziehungsziel *Mündigkeit* in den Bereichen: Selbstkompetenz (Verantwortung für sich selbst), Sachkompetenz (Urteilskraft und Handlungsfähigkeit in Fachbereichen) und Sozialkompetenz (Urteilskraft und Handlungsfähigkeit in sozialen und politischen Bereichen). Weinert (2001) fokussiert darüber hinaus auf das Potenzial zur Problemlösung und definiert Kompetenzen als die kognitiven Fähigkeiten und Fertigkeiten zur Problemlösung sowie die motivationale, volitionale und soziale Bereitschaft, diese Fähigkeiten erfolgreich und verantwortungsvoll in variablen Situationen anzuwenden. Basierend auf ihrem Wissen und Können sind kompetente Personen folglich in der Lage, flexibel und situationsgerecht zu handeln. Dies betrifft sowohl die eigene Person als auch die Einschätzung anderer unter Berücksichtigung der Rahmenbedingungen. Je nach Thematik und Problemstellung können sich diese Fähigkeiten und Fertigkeiten in Kompetenzrahmen wiederfinden. Ein Kompetenzrahmen wird nach Schüller et al. (2019) definiert als ein Modell zur Beschreibung von Kompetenzen, deren Definitionen und daraus abgeleiteten Verhaltensindikatoren in einem gegebenen Aufgabenkontext.

Moderne Gesellschaften sind geprägt von komplexen, unvorhersehbaren Entwicklungen und Lebensanforderungen. Hierzu zählen neben demografischen oder technologischen Veränderungen u. a. auch Klimaveränderungen mit Extremwetterereignissen, die anstelle einer beschreibenden Auflistung von Lern- und Handlungszielen eine Kompetenzentwicklung seitens der beteiligten Akteur:innen erfordert. Durch diese Veränderungen rücken verschiedene vulnerable Personen(-gruppen) in den Fokus, deren Preparedness, Versorgung und Nachsorge bei klimatischen Krisen innovative Lösungen erfordert. Internationale Kompetenzrahmen wurden entwickelt, um Akteur:innen in der (Hochschul-)Lehre zu befähigen, diese Lösungen zu entwickeln. Notwendig sind dafür Chancen und Möglichkeiten eines *Learning by Doing* unter Anleitung geschulter Lehrkräfte inklusive eines individuellen Feedbacks, Offenheit für Wandel, Problemlösungsfähigkeit, Gestaltungsvermögen sowie Kommunikations- und Kooperationsfähigkeiten. Bezüglich der Anforderungen zum Kompetenzerwerb beschreiben Leal Filho et al. (2024) vier Kompetenzfelder:

- Lernen zu wissen: Verständnis für lokale und globale Herausforderungen.
- Lernen zu tun: Praktische und handlungsorientiere Fähigkeiten entwickeln.
- Lernen für das Zusammenleben: Mit anderen zusammenarbeiten und Partnerschaften entwickeln.
- Lernen zu sein: Bessere persönliche Eigenschaften haben.

Kompetenzrahmen weisen eine thematische Fokussierung auf und dienen als Orientierungsrahmen für Lehrende und Lernende. Der Aufgabenkontext eines erforderlichen

Kompetenzrahmens zur Klimavulnerabilität sind Konzepte und Strategien zum Umgang mit Klima und Vulnerabilität, die sich auch in den 17 Zielen für eine nachhaltige Entwicklung wiederfinden. Für den Erwerb von Schlüsselkompetenzen bestehen ausgearbeitete Kompetenzrahmen innerhalb der Bildung für nachhaltige Entwicklung (siehe Kap. 33). Diese universellen Schlüsselkompetenzen erlauben eine erste Annäherung an die erforderlichen Kompetenzen im Aufgabenkontext von Klimavulnerabilität.

2 Kompetenzen für Bildung für nachhaltige Entwicklung

Aus den beginnenden Diskussionen um Schlüsselkompetenzen im Bereich Nachhaltigkeit haben Wiek et al. (2011) eine Literaturanalyse durchgeführt und entwickelten einen Kompetenzrahmen, der Schlüsselkompetenzen als Fähigkeiten zur Problemlösung versteht. Schlüsselkompetenzen sind multifunktional, setzen sich aus mehreren Fähigkeiten zusammen und erfordern Reflexivität sowie die Fähigkeit, in verschiedenen Kontexten zu denken, zu handeln und zusammenzuleben (Brundiers et al., 2021). Studierende sollen durch die Entwicklung dieser Schlüsselkompetenzen nach Wiek et al. (2011) Nachhaltigkeitsprobleme analysieren und lösen, künftige Herausforderungen antizipieren, sich darauf vorbereiten, Chancen für Nachhaltigkeit schaffen und ergreifen. „Because sustainability problems and challenges have specific characteristics (different from problems addressed in other fields), analyzing and solving sustainability problems requires a particular set of interlinked and interdependent key competencies" (Wiek et al., 2011, S. 204f.). Die Autor:innen definieren in ihrem Beitrag folgende fünf miteinander verknüpfte Kompetenzen, die sich ins Deutsche übersetzen lassen als:

- „Systems-thinking competence": Die Fähigkeit, komplexe Systeme über verschiedene Bereiche (Gesellschaft, Umwelt, Wirtschaft usw.) und über verschiedene Skalen (lokal bis global) hinweg kollektiv zu analysieren und dabei Kaskadeneffekte, Trägheit, Rückkopplungsschleifen und andere systemische Merkmale im Zusammenhang mit Nachhaltigkeitsthemen und Nachhaltigkeitsproblemlösungsrahmen zu berücksichtigen.
- „Anticipatory competence": Die Fähigkeit, gemeinsam umfassende Bilder der Zukunft im Zusammenhang mit Nachhaltigkeitsthemen und Nachhaltigkeitsproblemlösungsrahmen zu analysieren, zu bewerten und zu erstellen.
- „Normative competence": Fähigkeit, Nachhaltigkeitswerte, -prinzipien, -ziele und -vorgaben gemeinsam abzubilden, zu spezifizieren, anzuwenden, in Einklang zu bringen und auszuhandeln. Diese Fähigkeit ermöglicht es 1) gemeinsam die (Un-)Nachhaltigkeit aktueller und/oder zukünftiger Zustände sozial-ökologischer Systeme zu bewerten und 2) gemeinsam Nachhaltigkeitsvisionen für diese Systeme zu erstellen und zu gestalten.

- „Strategic competence": Bezieht sich auf die Fähigkeit, gemeinsam Interventionen, Übergänge und transformative Governance-Strategien in Richtung Nachhaltigkeit zu entwerfen und umzusetzen. Diese Fähigkeit erfordert ein Verständnis strategischer Konzepte wie Intentionalität, systemische Trägheit, Barrieren, Allianzen sowie Wissen über die Durchführbarkeit und Wirksamkeit systemischer Interventionen und unbeabsichtigte Folgen, zudem Methoden zum Entwerfen, Testen, Implementieren und Anpassen von Richtlinien und Programmen.
- „Interpersonal competence": Impliziert die Fähigkeit, kollaborative und partizipative Nachhaltigkeitsforschung und Problemlösung zu motivieren, zu ermöglichen und zu erleichtern.

Ein späteres Werk von Wiek et al. (2016) erweiterte die Schlüsselkompetenzen um den Punkt:

- „Integrated problem solving": Wird definiert als Metakompetenz zur sinnvollen Nutzung und Integration der 5 Schlüsselkompetenzen zur Lösung von Nachhaltigkeitsproblemen und zur Förderung einer nachhaltigen Entwicklung (Wiek et al., 2016).

Die Vernetzung der jeweiligen Kompetenzen ist der Abb. 1 zu entnehmen.

Basierend auf diesem häufig zitierten und in Bildungsprogrammen angewandten Kompetenzrahmen sowie der weiteren Ausdifferenzierung von Bildungsangeboten im

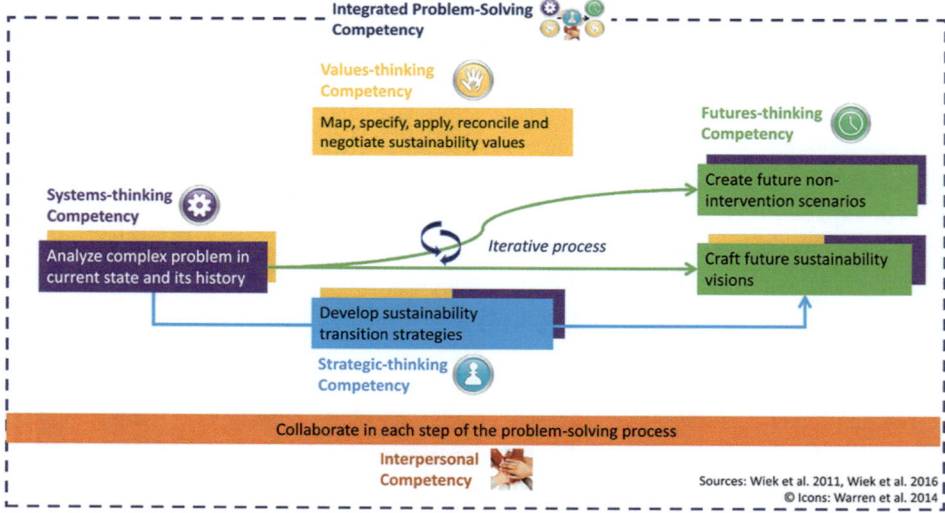

Abb. 1 Kompetenzrahmen Schlüsselkompetenzen für Nachhaltigkeit. (Brundiers et al., 2021, S. 15)

Themenfeld Nachhaltigkeit haben Brundiers et al. (2021) sich mit der Konvergenz dieser Schlüsselkompetenzen im Rahmen einer Delphi-Studie mit internationalen Expert:innen befasst. Im Ergebnis bestätigten die Expert:innen diese fünf Kompetenzen, fügten jedoch zwei weitere hinzu und schlugen eine Hierarchie der Kompetenzen vor, sodass der Kompetenzrahmen als dreidimensionales Modell wie in Abb. 2 angepasst wurde. Die Schlüsselkompetenzen für Nachhaltigkeit werden mit grundlegenden akademischen wie auch intrapersonalen Kompetenzen sowie mit jeweiligem fachspezifischem Wissen und Kompetenzen verknüpft.

Der spezifizierte Kompetenzrahmen zur Förderung nachhaltiger Entwicklung, der Empowerment als Schlüssel sieht, um als Agent:in des Wandels zu sozial gerechteren und ökologisch integren Gesellschaften beizutragen (Bellina et al., 2020), bietet eine Grundlage für die Planung, Umsetzung und Bewertung von Bildungsprogrammen. Dieser Kompetenzrahmen soll daher als Ausgangspunkt zur Einordnung spezifischer klima- und vulnerabilitätsbezogener Kompetenzen dienen.

Eine Operationalisierung der Schlüsselkompetenzen haben Molitor et al. (2022, S. 17) in ihrem Konzeptpapier auf den Seiten 17 folgende zur Überführung der Schlüsselkompetenzen im deutschsprachigen Raum anhand des hochschulischen Qualifikationsrahmens

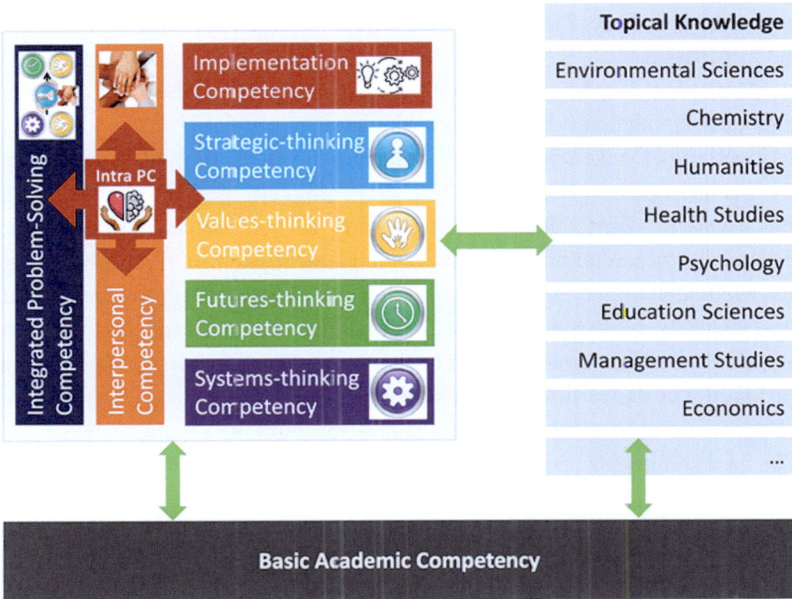

Abb. 2 Dreidimensionales Modell der Schlüsselkompetenzen für Nachhaltigkeit. (Brundiers et al., 2021, S. 23)

entwickelt, um diese Kompetenzen curricular zu adressieren. Dabei fokussiert dieser Beitrag die Sach- und Methodenkompetenz, da sich diese auf den Umgang mit fachlichem Wissen beziehen.

- Kompetenz zum systemischen Denken („systems-thinking competency"):
  - Als Sachkompetenz ist diese Kompetenz geprägt durch Wissen und Verstehen, um komplexe Systeme verschiedener Domänen gemeinschaftlich zu analysieren (Gesellschaft, Umwelt, Ökonomie u. a.) und sowohl lokale als auch globale Dimensionen zu betrachten sowie die Fähigkeit, systemische Merkmale und Wechselwirkungen mit Blick auf Herausforderungen nachhaltiger Entwicklung und lösungsorientierte Rahmenbedingungen zu berücksichtigen
  - Als Methodenkompetenz meint dies die Fertigkeiten zur Erzeugung und Bearbeitung von Wissen und beschreibt das Verstehen und Anwenden z. B. von qualitativen Systemanalysen, Netzwerkanalysen etc.
- Kompetenz im zukunftsorientierten Denken/Voraussicht/Antizipation („futures-thinking competency"):
  - Als Sachkompetenz umfasst dies die Fähigkeit, auf Basis von Analysen und Bewertungen Zukunftsszenarien zu entwickeln sowie Visionen einer nachhaltigen Entwicklung und lösungsorientierter Rahmenbedingungen zu gestalten, außerdem die Fähigkeit, diese Zukunftsvorstellungen kontinuierlich kritisch zu reflektieren und anzupassen.
  - Als Methodenkompetenz beschreibt dies u. a. das Verstehen und Anwenden von Simulationsmodellen oder Visionsmethoden.
- Werteorientiertes Denken/normative Kompetenz („values-thinking competency"):
  - Als Sachkompetenz beinhaltet dies die Fähigkeit, gemeinschaftlich nachhaltigkeitsorientierte Werte, Prinzipien und Ziele zu beschreiben, anzuwenden und zu verhandeln, basierend auf Konzepten wie Gerechtigkeit und Verantwortung.
  - Als Methodenkompetenz beschreibt dies die Fähigkeit, individuelle und gesellschaftliche Werte im Kontext (z. B. kulturell, historisch) zu reflektieren, zu bewerten und zu vergleichen sowie das Verstehen und Anwenden von Methoden u. a. der Nachhaltigkeitsbewertung oder Risikoanalysen.
- Kompetenz zum strategischen Denken („strategic-thinking competency"):
  - Als Sachkompetenz wird darunter die Fähigkeit verstanden, gemeinschaftlich (innovative) Interventions-, Transitions- und Transformationsstrategien in Richtung Nachhaltigkeit zu entwickeln und zu testen, dabei die Folgeeffekte zu berücksichtigen.
  - Als Methodenkompetenz umfasst sie das Verstehen und Anwenden von Ansätzen wie z. B. Transition- und Organizational Change Management oder reflexives Lernen.
- Umsetzungskompetenz („implementation competency"):

- Als Sachkompetenz umfasst dies die Fähigkeit, nachhaltigkeitsrelevante Probleme zu lösen und Interventionen gezielt umzusetzen, also ins konkrete Handeln und Gestalten zu kommen („ability to act").
- Als Methodenkompetenz beschreibt dies die Fähigkeit, partizipative, inklusive und gerechte Umsetzungs- und Evaluationsprozesse zu gestalten sowie Handlungsstrategien zur Lösung nachhaltigkeitsrelevanter Herausforderungen umzusetzen, z. B. durch Projektmanagement, Konfliktmanagement oder Moderation.
- Integrierte Problemlösungskompetenz („integrated problem-solving competency"):
  - Diese Schlüsselkompetenz vereint Sach- und Methodenkompetenz: die Metakompetenz, verschiedene Schlüsselkompetenzen zur Förderung nachhaltiger Entwicklung in relevanten Problemlösungsprozessen zu kombinieren und zu integrieren, unter Berücksichtigung einschlägiger Disziplinen, inter- und transdisziplinärer Ansätze sowie anderer Erkenntniswege; und die Fähigkeit, unterschiedliche Problemlösungsansätze auf komplexe Nachhaltigkeitsprobleme anzuwenden und tragfähige, gerechte Lösungen zu entwickeln.

Die Operationalisierungen dienen der Einordnung der Kompetenzen aus den analysierten Kompetenzrahmen (Abschn. 4 dieses Beitrags). Aus den dargestellten Schlüsselkompetenzen für nachhaltige Entwicklung ergeben sich für das Aufgabenfeld Klima und Vulnerabilität folgende Fragen: Wie lassen sich diese Schlüsselkompetenzen inhaltlich spezifizieren für Klima und Vulnerabilität? Welche Kompetenzen sind als Teilkompetenzen für die Schlüsselkompetenzen relevant?

3 Übersicht über ausgewählte Kompetenzrahmen

Die Auswahl der Kompetenzrahmen erfolgte anhand der inhaltlichen Schwerpunktsetzungen, die Bezüge zum Problemfeld Klima und Vulnerabilität aufweisen und unabhängig von einer einzelnen Bildungseinrichtung oder einem Bildungsprogramm entwickelt wurden. Zudem wurden Kompetenzrahmen ausgewählt, die Kompetenzen für Personen zusammenstellen und begründen sowie Bezüge zu den transdisziplinären Konzepten Global Health, One Health, EcoHealth und Planetary Health aufweisen. In Tab. 1 werden die einzelnen Kompetenzrahmen in einer Übersicht zusammengestellt und anschließend deren Zielsetzung und Aufbau beschrieben.

Eine kompetenzbasierte Ausbildung ermöglicht einen stark individualisierten Lernprozess, in dem die Lernenden die Möglichkeit haben, individuell eine Reihe von Lernaktivitäten und -methoden zu erkunden, um die vorgesehenen Kompetenzen zu erwerben. Hinzu kommen Teamfähigkeiten, um Gesundheitsbelange zielführend, kooperativ und effizient zu managen. Davon ausgehend listet die Autor:innengruppe Reformvorschläge auf (Frenk et al., 2010, S. 1951): die Umsetzung kompetenzbasierter Lehrpläne und interprofessioneller Ausbildung sowie eine stärkere Digitalisierung von Lehre. Inhaltlich braucht es globale Kenntnisse, Erfahrungen und Ressourcen, um lokale Herausforderungen zu bewältigen.

Tab. 1 Übersicht über die verwendeten Kompetenzrahmen

Kompetenzrahmen	Adressat:innen	Zielsetzung des Kompetenzrahmens	Umfang und Anzahl der Kompetenzen
One health core competency domains, Frankson et al. (2016)	Lehrende, Praktiker:innen	Entwicklung von Programmen zur beruflichen Weiterbildung für One-Health-Fachkräfte und Anpassung der Lehrpläne der Hochschulen zur Vorbereitung neuer Absolvent:innen für One-Health-Ansätze	Kernkompetenzbereiche: Management; Kommunikation und Informatik; Werte und Ethik; Führung; Teams und Zusammenarbeit; Rollen und Verantwortlichkeiten; systemisches Denken
Health professionals for a new century: transforming education to strengthen health systems in an interdependent world, Frenk et al. (2010)	Lehrende, Praktiker:innen	Visionspapier postsekundäre Ausbildung in den Gesundheitsberufen, Verbindungen zwischen Bildungs- und Gesundheitssystemen	Instruktionale Reformen: (kompetenzbasierte Lehrpläne, interprofessionelle Ausbildung, Digitalisierung des Lehrens und Lernens, lokales Handeln, Stärkung der Bildungsressourcen, neue Professionalität und Lehrkräfteentwicklung, Einrichtung gemeinsamer Planungsmechanismen) für transformative professionelle Ausbildung

(Fortsetzung)

Tab. 1 (Fortsetzung)

Kompetenzrahmen	Adressat:innen	Zielsetzung des Kompetenzrahmens	Umfang und Anzahl der Kompetenzen
Planetary health learning objectives: foundational knowledge for global health education in an era of climate change, Jacobsen et al. (2024)	Lehrende	Grundlage für die Hochschullehre, Lehrplangestaltung und Programmentwicklung	Planetary Health Lernbereiche: Veränderungen des Erdsystems, planetare Grenzen; ökologische Systeme; Auswirkungen auf die menschliche Gesundheit; Risikobewertung; Governance und Gesetze; Rollen und Verantwortlichkeiten von Regierungen, Unternehmen, zivilgesellschaftlichen Organisationen, anderen Institutionen, Gemeinschaften und Einzelpersonen; Umweltethik, Menschenrechte und Klimagerechtigkeit; Umweltkompetenz und -kommunikation

(Fortsetzung)

Tab. 1 (Fortsetzung)

Kompetenzrahmen	Adressat:innen	Zielsetzung des Kompetenzrahmens	Umfang und Anzahl der Kompetenzen
Core Competencies for Health Workers to Deal with Climate and Environmental Change, Jagals und Ebi (2021)	Lehrende	Lerninhalte für die Ausbildung von Gesundheitspersonal für die Arbeit auf lokaler, regionaler und globaler Ebene	Kompetenzrahmen mit 6 Bereichen, bestehend aus (1) Klima- und Umweltwissenschaften, (2) Triebkräften des Klimawandels, (3) Belegen, Prognosen und Bewertungen, (4) iterativem Risikomanagement, (5) Abschwächung, Anpassung und gesundheitlichem Zusatznutzen – Nutzung (6) kollektiven Strategien – Nutzung internationaler/regionaler/lokaler Vereinbarungen und Rahmenwerke
GreenComp, Bianchi et al. (2022)	Politische Entscheidungsträger, für Anbieter formaler und nichtformaler Bildungsformen, Anbieter der Erstausbildung werden. Für Arbeitgeberinnen und Arbeitgeber, Personen, die Humankapitalentwicklung auf nationaler oder internationaler Ebene beobachten, Forschungsstellen, Lernende und für Personen, die Berufsbeschreibungen erstellen	Der GreenComp ist als nicht verbindliche Referenz für Lernprogramme konzipiert, die Nachhaltigkeitskompetenzen fördern	Wertschätzung der Nachhaltigkeit Unterstützung der Gerechtigkeit Förderung der Natur Systemorientiertes Denken Kritisches Denken Problemformulierung Zukunftskompetenz Anpassungsfähigkeit, forschungsorientiertes Denken Politisches Handeln Kollektives Handeln Individuelle Initiative

(Fortsetzung)

Tab. 1 (Fortsetzung)

Kompetenzrahmen	Adressat:innen	Zielsetzung des Kompetenzrahmens	Umfang und Anzahl der Kompetenzen
Global Consortium on Climate and Health Education Sorensen et al. (2023)	Extensive health professional	Um im gesamten Gesundheitssystem wirksame Reaktionen einzuleiten, die den von ihnen ausgehenden Risiken entsprechen, Anpassung von Fachkräften an neue Rollen aufgrund des Klimawandels, Verantwortlichkeiten, die traditionell nicht in ihren Tätigkeitsbereich fallen	Knowledge and Analytic Skills Collaboration and Communication Policy Public Health Practice Clinical Practice
WHO Operational framework for building climate resilient and low carbon health systems (2023)	Lehrende, Lernende, Gesundheitsdienstleister:innen	Aus- und Weiterbildung	Verstehen und Anwendung von Klimainformationen in Gesundheitsinterventionen und Entscheidungsprozessen Beteiligung an sektorübergreifenden Initiativen Durchführung von Forschung und Bewertungen Effektives Management der Klimawandelrisiken für die Gesundheit und Leistungsfähigkeit des Gesundheitssystems Fähigkeit, interdisziplinär mit anderen Akteuren im Gesundheitswesen und der Öffentlichkeit zusammenzuarbeiten und zu kommunizieren Analytische Fähigkeiten, um nicht gesundheitsbezogene Informationen in die Entscheidungsfindung einzubeziehen

Dafür müssen Bildungsressourcen gestärkt, Planungsprozesse abgestimmt und Lehrkräfte geschult werden. Ziel soll die Förderung einer neuen Professionalität sein, in der Kompetenzen als Basis zur Ausgestaltung von Teamarbeit und Auflösen von Silos zwischen den Gesundheitsberufen dienen. Dafür braucht es drei Ebenen an Lernergebnissen: 1. Erwerb von Wissen, Erwerb von Einstellungen und Werten sowie Managementfähigkeiten. Kompetenzen, die zur Umsetzung dieser Reformen beitragen, sind aufgeklärte Fachkräfte, die zu „übergeordneten nationalen und globalen Zielen der wirtschaftlichen Entwicklung und der menschlichen Sicherheit" (Frenk et al., 2010, S. 1952) beitragen; 2. eine Führungsrolle in akademischen und beruflichen Gemeinschaften sowie das „breite Engagement von Führungskräften auf allen Ebenen – lokal, national und global" (Frenk et al., 2010, S. 1952) sowie 3. die Förderung von Forschung und Entwicklung, um Innovationen zu fördern.

Die Kernkompetenzen für One Health nach Frankson et al. (2016) wurden zur Bewältigung der komplexen Herausforderungen an der Schnittstelle von Mensch-, Tier- und Umweltgesundheit entwickelt. Frankson et al. (2016) fassen in ihrem Kompetenzrahmen die bis dahin zusammengestellten Kompetenzen voneinander unabhängigen Initiativen zusammen. Sie charakterisieren diese als Kernkompetenzen für die Ausgestaltung von Curricula. Die zentralen Kernkompetenzbereiche lauten: Management, Kommunikation und Informatik, Werte und Ethik, Führungskompetenz, Team und Zusammenarbeit, Rollen und Verantwortlichkeiten sowie Systemdenken:

- Unter Management wird die Kompetenz verstanden, „disziplinübergreifende Teams zu leiten – versteht die Rollen und Verantwortlichkeiten des Teams und seiner einzelnen Mitglieder – hält das Team in der Verantwortung" (Frankson et al., 2016, S. 4).
- Kommunikation umfasst die Kompetenz, diplomatisch zu verhandeln, Konflikte lösen zu können und so Zusammenarbeit zu erreichen.
- Werte und Ethik umfassen die Fähigkeiten, Ehrlichkeit zu schätzen, ein starkes Selbstbewusstsein und Integrität zu besitzen.
- Führungskompetenzen bestehen daraus, sich für Veränderungen einzusetzen, ein veränderungsfreundliches Umfeld zu fördern, verschiedene Führungsmodelle zu verstehen und ein Bewusstsein für externe (soziale, politische, rechtliche, kulturelle) Anforderungen zu besitzen.
- Teamarbeit beinhaltet, gemeinsam Ziele und Werte festzulegen, die Diversität des Teams hinsichtlich der Disziplinen, Kulturen, Ideen und Erfahrungen zu nutzen, eine vertrauensvolle Atmosphäre zu schaffen und strategisch zu denken.
- Rollen und Verantwortlichkeiten beschreibt ein Set an Fähigkeiten eines sogenannten Change Makers. Dieser besitzt Problemlösungsfähigkeiten, die Fähigkeit zur Weiterentwicklung und zum Denken in Systemen. Darüber hinaus besteht ein Bewusstsein für das große Ganze, also Probleme und Auswirkungen in einem System und die Interdependenz von Stakeholdern zu erkennen.

Jagals und Ebi (2021) fassen Kernkompetenzen für Gesundheitsberufe zusammen, um mit den Herausforderungen des Klimawandels und Veränderungen der Umwelt umgehen zu können. Gesundheitsberufe sollen kompetent hinsichtlich CECH („climate und environmental change in health") sein. Das heißt, sie verstehen die Vielfältigkeit und Vielschichtigkeit der Arbeit im Gesundheitswesen, und sie verstehen, dass sie bei gesundheitlichen, ökologischen, sozialen, wirtschaftlichen und technologischen Bedrohungen des Wohlergehens der Gesellschaft durch den Klimawandel mithandeln müssen. Dazu legen die Autor:innen in ihrem Beitrag folgende sechs Domänen für Kernkompetenzen fest:

A) Klima, Umweltveränderungen und damit verbundene Gesundheitswissenschaften: Hierbei handelt es sich als Basis für die weiteren Domänen um Faktenwissen (Fakten kennen und verstehen) über Klima, Umwelt und verwandte Gesundheitswissenschaften.
B) Vorgelagerte Triebkräfte des Klimas und anderer Umweltveränderungen: Klima- und Umweltveränderungen stehen in Wechselwirkung. Triebkräfte sind z. B. das Streben der Bevölkerung nach den Grundbedürfnissen wie Nahrung und Unterkunft und darüber hinaus soziale und individuelle Bedürfnisse. Dies wiederum führt zu Umweltbelastungen wie der Erschöpfung natürlicher Ressourcen und zu Abfall durch übermäßigen Konsum. Gesundheitsberufe sollten die Triebkräfte (Bevölkerung, Verteilung und Bedürfnisse, Ungleichheiten und Bestrebungen, wirtschaftliche Entwicklung, Technologie, Energiebedarf) und ihre Auswirkungen verstehen sowie sie für ihr Handeln antizipieren.
C) Evidenzen, Projektionen und Bewertungen: Gesundheitsberufe sollten in der Lage sein, entsprechend ihrer Fähigkeiten und Zuständigkeiten durch Forschung, Beobachtung, Monitoring und Überwachung von klimatischen Veränderungen Evidenzen zu sammeln. Kompetente Gesundheitsberufe können anhand der Erkenntnisse die vielen Zustände von Klima und Umweltveränderungen auf ihren Praxisebenen beurteilen. Bei begrenzten oder fehlenden Daten kann eine kompetente Fachkraft Expertenurteile erstellen, die Erkenntnisse und Urteile anderer CECH-Wissenschaftler:innen und -Praktiker:innen in weiter gefassten Bereichen von Gesundheit, Umwelt, Gesellschaft Wirtschaft und Technologie verstehen.
D) Iteratives Risikomanagement: „Iteratives oder adaptives Risikomanagement vor Klima- und Umweltveränderungen beziehen sich auf die Fähigkeit, die Kompetenzen aus den Bereichen 1, 2 und 3 zu integrieren, um die Entscheidungsfindung von Klima- und Umweltveränderungen zu verbessern und zukünftige Risikomanagementstrategien zu entwickeln" (Jagals & Ebi, 2021, S. 10). Dazu gehört die Einbeziehung der Ergebnisse von Bewertungen in Pläne für den Umgang mit möglichen negativen Folgen und vor allem die aktive Einbeziehung der Gemeinschaft, kooperierender Sektoren und anderer übergeordneter Akteure in diese Pläne. Gesundheitsberufe sollten eng mit anderen Gesundheits- und Nichtgesundheitsberufen zusammenarbeiten, um

entsprechende Maßnahmen zu planen, und über die entsprechenden Fähigkeiten verfügen, um mögliche Risiken auf der Grundlage von Erkenntnissen, Prognosen und Bewertungen qualitativ oder quantitativ zu prognostizieren.

E) Abschwächung, Anpassung und gesundheitlicher Zusatznutzen: Gesundheitsberufe können auf der Basis von fundiertem Wissen und Verständnis für Maßnahmen eintreten, die zur Reduzierung der Umweltauswirkungen, insbesondere im Hinblick auf ihre eigenen Tätigkeiten, beitragen. Dies umfasst unter anderem die Minderung von Treibhausgasemissionen, die durch den Gesundheitssektor und die Infrastruktur des öffentlichen Gesundheitswesens entstehen, wobei der Fokus auf der Verbesserung der Energieeffizienz und der verstärkten Nutzung erneuerbarer Energien liegt.

F) Kollektive Strategien – Nutzung internationaler, regionaler und lokaler Vereinbarungen und Rahmenwerke: Gesundheitsberufe sind in der Lage, Hilfs- und Unterstützungsprozesse gezielt einzusetzen, und verfügen über das Wissen, wann und wo diese anzuwenden sind. Dabei sollte jedoch nicht nur auf den höheren Entscheidungsebenen, sondern auch auf der lokalen oder kommunalen Ebene ein grundlegendes Verständnis für diese Prozesse vorhanden sein, insbesondere im Kontext der schnellen Veränderungen in Umwelt und Klima.

Aus den Darstellungen der Kompetenzbereiche wird insbesondere die Schnittstellenfunktion der Gesundheitsberufe zu anderen Berufsgruppen deutlich, um Herausforderungen von Klimaveränderungen zu bearbeiten.

Entsprechend dem Konzept einer planetaren Gesundheit legen Jacobsen et al. (2024) Lernergebnisse für Lernende aus Gesundheitsstudiengängen fest, die zentrales handlungsrelevantes Wissen beschreiben. Ausgehend von fachspezifischen Rahmenwerken zur globalen Gesundheit weiten die Autor:innen diese Perspektiven auf die planetare Gesundheit aus. Sie fokussieren zwar Lernziele als komplementäres Konzept zu Kompetenzen, fokussieren dadurch jedoch messbare, spezifische Lernergebnisse am Ende von Lehr-Lern-Einheiten. Einzelne Lernergebnisse werden über den Verlauf von Bildungsprogrammen zu Kompetenzen entwickelt. Die vorgesehenen Lernergebnisse werden in acht Domänen eingeteilt:

- Veränderungen des Systems Erde: Beinhaltet Kompetenzen, „die natürlichen und vom Menschen verursachten Ursachen für veränderte biogeochemische Flüsse, den Klimawandel, den Verlust der biologischen Vielfalt, Umweltschadstoffe, Veränderungen des Landsystems, des Süßwassers, die Versauerung der Ozeane, die Aerosolbelastung der Atmosphäre, den Abbau der Ozonschicht und andere globale Umweltveränderungen [zu] identifizieren" (Jacobsen et al., 2024, S. e708).
- Ökologische Systeme: Die Fähigkeit, zu beschreiben, wie die Ökosysteme, die durch Menschen, Haustiere, Wildtiere, Pflanzen und andere biotische Populationen gebildet werden, durch menschliches Handeln auf unterschiedlichen trophischen Ebenen sowie in geografischer und zeitlicher Hinsicht beeinflusst werden.

- Auswirkungen auf die menschliche Gesundheit: Kompetenzen zur Erläuterung, „wie extreme Temperatur- und Niederschlagsereignisse, verringerte Luft- und Wasserqualität, Bevölkerungsverschiebungen und andere globale Veränderungen die Inzidenz, Prävalenz und Mortalität von Infektionskrankheiten, Unterernährung, Atemwegs-, Herz-Kreislauf- und anderen nicht übertragbaren Krankheiten, Fragen der sexuellen und reproduktiven Gesundheit, psychosoziale Gesundheitsstörungen und Verletzungen erhöhen" (Jacobsen et al., 2024, S. e708).
- Risikobewertung: Auswirkungen wirtschaftlicher, sozialer, kultureller, politischer, ökologischer, technologischer und gesundheitlicher Systeme im Hinblick auf die Anfälligkeit und Widerstandsfähigkeit von Ökosystemen und Menschen gegenüber Umweltveränderungen analysieren.
- Governance: Kompetenzen zur Bewertung der Beiträge lokaler, nationaler und internationaler Gesetze und Strategien zu Umweltproblemen und -lösungen.
- Maßnahmen: Fähigkeiten zum Vergleich von Rollen und Verantwortlichkeiten einzelner Regierungen, Wirtschaftssektoren, zivilgesellschaftlichen Organisationen, Gemeinschaften und Einzelpersonen vor dem Hintergrund der Förderung von Erhaltung, Wiederherstellung, Abschwächung und Anpassung im Zusammenhang mit dem Umweltwandel.
- Ethik: Kommunikation von Prinzipien einer intragenerationellen, artenübergreifender und generationenübergreifenden Umweltgerechtigkeit.
- Kommunikation von Umwelt- und Gesundheitskompetenz basierend auf zuverlässigen wissenschaftlichen Informationen über globale Umweltveränderungen sowie deren Bewertung und Vermittlung.

Diese Lernergebnisse sollen Lernenden mit zentralen Grundlagen von Planetary Health zum Beispiel im Rahmen von einführenden Lehr-Lern-Veranstaltungen vertraut machen als Ausgangspunkt für weitere Lernprozesse.

GreenComp (Europäischer Rahmen für Nachhaltigkeitskompetenzen)

Im GreenComp (Bianchi et al., 2022) wird eine Reihe von Nachhaltigkeitskompetenzen identifiziert, die in Bildungsprogramme einfließen können, um Lernende dabei zu unterstützen, Kenntnisse, Fähigkeiten und Einstellungen zu erwerben. Damit sollen die Fähigkeiten gefördert werden, empathisch, verantwortungsvoll und mit Sorge für den Planeten und die öffentliche Gesundheit zu denken, zu planen und zu handeln. GreenComp umfasst vier miteinander verknüpfte Kompetenzbereiche, die jeweils drei gleichwertige Kompetenzen beinhalten:

- Verankerung von Nachhaltigkeitswerten mit den Kompetenzen: Wertschätzung der Nachhaltigkeit, Unterstützung der Gerechtigkeit und Förderung der Natur.
- Berücksichtigung der Komplexität der Nachhaltigkeit mit den Kompetenzen: systemorientiertes Denken, kritisches Denken und Problemformulierung.

- Visionen für eine nachhaltige Zukunft mit den Kompetenzen: Zukunftskompetenz, Anpassungsfähigkeit und forschungsorientiertes Denken
- Handeln für Nachhaltigkeit mit den Kompetenzen: politisches Handeln, kollektives Handeln und individuelle Initiative.

Der GreenComp ist als nicht-verbindliche Referenz für Lernprogramme konzipiert, die Nachhaltigkeitskompetenzen fördern und weist damit Ähnlichkeiten zu anderen Kompetenzrahmen für Bildung für nachhaltige Entwicklung auf.

Global Consortium on Climate and Health Education

Der Rahmen für die Kernkompetenzen zur Vorbereitung von Gesundheitsfachkräften auf die Reaktion auf die Klimakrise (Sorensen et al., 2023) dient der Entwicklung neuer Lehrpläne oder der Integration in bestehende Programme für Gesundheitsberufsschulen und Fortbildung. Die Kompetenzen sind in 5 Bereiche unterteilt: Wissen, analytische Fähigkeiten, Zusammenarbeit, Politik, öffentliche Gesundheitspraktiken und klinische Praxis. Sie vermitteln grundlegendes Wissen zu Klimawandel und Gesundheit und können an die Bedürfnisse der Studierenden und Institutionen angepasst werden. Die Konzepte fördern die Entwicklung gemeinsamen Wissens und Ethik unter Gesundheitsfachkräften weltweit und ermöglichen koordinierte transdisziplinäre Aktionen. Sie helfen Institutionen, Fortschritte zu messen, und fördern die Zusammenarbeit. Lernende sollen das Wissen in verschiedene Theorien und Rahmenwerke einordnen, wie One Health und Umweltgerechtigkeit. Eine koordinierte Kapazitätsbildung im Gesundheitswesen ist notwendig, um Umweltveränderungen zu begegnen und die Gesundheitsgerechtigkeit zu fördern.

WHO-Framework on Climate Change and Health

Das „operational framework for building climate resilient and low carbon health systems" (World Health Organization, 2023) stellt den operationellen Rahmen der Weltgesundheitsorganisation (WHO) für den Aufbau klimaresilienter und kohlenstoffarmer Gesundheitssysteme vor. Ziel ist es, die Resilienz von Gesundheitssystemen zu stärken, um die Gesundheit von Gemeinschaften angesichts des Klimawandels zu schützen und zu verbessern, während der Ressourcenverbrauch optimiert und Treibhausgasemissionen reduziert werden. Das WHO-Framework trägt zur Gestaltung von Gesundheitssystemen bei, die auch unter sich verändernden Klimabedingungen eine sichere und qualitativ hochwertige Versorgung gewährleisten können. Die Umsetzung der zehn Komponenten dieses Rahmens würde den Gesundheitsorganisationen helfen, klimabedingte Gesundheitsrisiken besser zu erkennen, vorzubeugen, sich vorzubereiten und zu bewältigen, wodurch die Belastung durch klimasensible Gesundheitsprobleme verringert wird. Kohlenstoffarme Gesundheitspraktiken würden zudem den Klimawandel eindämmen und die Gesundheitsergebnisse verbessern. Die Ziele sind ein wichtiger Beitrag zur allgemeinen Gesundheitsversorgung, zur globalen Gesundheitssicherheit und zu den Zielen für nachhaltige Entwicklung.

4 Vergleich und Zuordnung der Schlüsselkompetenzen

In diesem Abschnitt werden die zuvor dargestellten Teilkompetenzen den Schlüsselkompetenzen nach Brundiers et al. (2021) in Tab. 2 zugeordnet. Die Ausdifferenzierung der Schlüsselkompetenzen erfolgt in Sach- und Methodenkompetenzen anhand der Operationalisierungen nach Molitor et al. (2022). Sachkompetenzen umfassen Fähigkeiten in den Bereichen Wissen und Verstehen, Methodenkompetenzen beinhalten Fertigkeiten im Umgang mit und der Erzeugung von Wissen.

In Tab. 2 zeigt sich insgesamt, dass bisherige Kompetenzen eher im Bereich der Sachkompetenzen vorgesehen werden. Ein Schwerpunkt liegt im Bereich von Implementierungskompetenz und der Verknüpfung von strategischem und systemischem Denken, die sowohl auf gegenwärtige Problemlösungen als auch zukünftige Krisen ausgerichtet sein sollen. Damit wird der Erwerb von Wissen in den Frameworks fokussiert, jedoch bleibt der Theorie-Praxis-Transfer im Sinne einer integrierten Problemlösungskompetenz häufig unbeachtet.

5 Ausblick: Erforderliche Kompetenzen für Klima und Vulnerabilität

Aus den hier aufgeführten Frameworks heraus ergibt sich ein breites Spektrum an Kompetenzen zum Umgang mit Klima und Vulnerabilität. Die Kompetenzrahmen setzen dabei je nach Zielgruppe und Bezugsfeld unterschiedliche Schwerpunkte, weisen jedoch auch Gemeinsamkeiten in den Bereichen Kommunikation und Kooperation aus. Zudem sind Schnittmengen zu Kompetenzen für interprofessionelle Zusammenarbeit erkennbar, die ebenfalls auf die Rollenklärung, Zusammenarbeit im Team und kollaborative Führung Kommunikation und Umgang mit Konflikten fokussieren. Herausforderungen und Kompetenzen für eine berufsgruppenübergreifende Zusammenarbeit werden unter dem Etikett der Interprofessionalität intensiver diskutiert (siehe Kap. 34).

Übertragen auf die motivationalen, volitionalen, sozialen und kognitiven Fähigkeiten und Fertigkeiten für nachhaltiges Handeln tragen die Teilkompetenzen aus den unterschiedlichen Kompetenzrahmen zu den Kernkompetenzen (Sachkompetenz und Methodenkompetenz) bei. Eine „systems thinking competency" wird in verhältnismäßig vielen Kompetenzrahmen (allerdings als Sachkompetenz) anvisiert. Zudem betonen die „futures thinking competency" und die „implementation competency" den Theorie-Praxis-Transfer.

Eine kompetenzbasierte Ausbildung kann einen stark individualisierten Lernprozess ermöglichen, in dem die Lernenden die Möglichkeit haben, individuell eine Reihe von Lernaktivitäten und -methoden zu erkunden, um die vorgesehen Kompetenzen zu erwerben. Für die Bereiche Methodenkompetenzen sowie in integrierten Problemlösungskompetenzen müssten weitere Kompetenzen in die dargestellten Kompetenzrahmen

Tab. 2 Zuordnung der Kompetenzen zu den Schlüsselkompetenzen

Name des Kompetenzrahmens	Kompetenzbereiche	Systems thinking competency	Futures thinking competency	Values thinking competency	Strategic thinking competency	Implementation competency	Integrated problem solving competency
Frenk et al. (2010): Health professionals for a new century	Fachkompetenzen	X					
	Methodenkompetenzen					X	
Frankson et al. (2016): One health core competency domains	Fachkompetenzen	X		X		X	
	Methodenkompetenzen					X	
Jagals und Ebi (2021): Core Competencies for Health workers	Fachkompetenzen	X			X	X	
	Methodenkompetenzen						
Jacobsen et al. (2024): Planetary health learning objectives	Fachkompetenzen	X	X	X			
	Methodenkompetenzen	X					
GreenComp	Fachkompetenzen	X	X	X	X		X
	Methodenkompetenzen		X				X
Climate Health Competencies	Fachkompetenzen	X			X		
	Methodenkompetenzen						
WHO-Framework on Climate Change and Health	Fachkompetenzen	X	X	X	X	X	
	Methodenkompetenzen		X				

intergiert werden, um Gesundheitsberufe als auch Nichtgesundheitsberufe mit Fähigkeiten zum Umgang mit den komplexen Anforderungen von Klima und Vulnerabilität auszustatten. Ein besonderer Fokus in interprofessionellen Lehrformaten sollte auf dem integrierten Problemlösen („integrated problem solving") als Metakompetenz liegen. Dadurch kann Lernenden vermittelt werden, wie sie die fünf Schlüsselkompetenzen als Sach- und Methodenkompetenzen sinnvoll nutzen und kombinieren können. Die Fähigkeit, verschiedene Problemlösungsansätze auf komplexe Nachhaltigkeitsprobleme anzuwenden und tragfähige wie auch gerechte Lösungen zu entwickeln, bleibt somit eine Herausforderung.

Literatur

Bellina, L., Tegeler, M. K., Müller-Christ, G., & Potthast, T. (2020). Bildung für nachhaltige Entwicklung (BNE) in der Hochschullehre. BMBF-Projekt „Nachhaltigkeit an Hochschulen: Entwickeln – vernetzen – berichten (HOCHN)".

Bianchi, G., Pisiotis, U., & Cabrera Giraldez, M. (2022). GreenComp The European sustainability competence framework. In Y. Punie & M. Bacigalupo (Hrsg.), *EUR 30955 EN, Amt für Veröffentlichungen der Europäischen Union*. https://doi.org/10.2760/13286, JRC128040.

Brundiers, K., Barth, M., Cebrián, G., Cohen, M., Diaz, L., Doucette-Remingto, S., Dripps, W., Habron, G., Harré, N., Jarchow, M., Losch, K., Michel, J., Mochizuki, Y., Rieckmann, M., Parnell, R., Walker, P., & Zint, M. (2021). Key competencies in sustainability in higher education—toward an agreed-upon reference framework. *Sustainability Science, 16*, 13–29. https://doi.org/10.1007/s11625-020-00838-2

Deutscher Bildungsrat. (1974). Empfehlungen der Bildungskommission. Zur Neuordnung der Sekundarstufe II. Konzept für eine Verbindung von allgemeinem und beruflichem Lernen. In M. Bethscheider, G. Höhns, & G. Münchhausen (Hrsg.), *Kompetenzorientierung in der beruflichen Bildung: Berichte zur beruflichen Bildung* (S. 21). Schriftenreihe des Bundesinstituts für Berufsbildung Bonn.

Leal Filho, W., Salvia, A. L., Paco, A., Fritzen, B. G., Frankenberger, F., Damke, L., Brandli, L., Veigas Ávila, L., Mifsud, M. Will, M., Pace, P., Azeiteiro, U., Levesque, V., & Lovren, V. (2024). Hochschullehrkräfte und nachhaltige Entwicklung: Eine Bewertung der Kompetenzen. In W. Leal Filho (Hrsg.), *Lernziele und Kompetenzen im Bereich Nachhaltigkeit (Beispiele deutsche Hochschulen)* (S. 143–162). Springer.

Frankson, R., Hueston, W., Christian, K., Olson, D., Lee, M., Valeri, L., Hyatt, R., Annelli, J., & Rubin, C. (2016). One health core competency domains. *Frontiers in Public Health, 4*, 192. https://doi.org/10.3389/fpubh.2016.00192

Frenk, J., Chen, L., Bhutta, Z. A., Cohen, J., Crisp, N., Evans, T., Fineberg, H., Garcia, P., Ke, Y., Kelley, P., Kistnasamy, B., Meleis, A., Naylor, D., Pablos-Mendez, A., Reddy, S., Scrimshaw, S., Sepulveda, J., Serwadda, D., & Zurayk, H. (2010). Health professionals for a new century: Transforming education to strengthen health systems in an interdependent world. *Lancet, 376*(9756), 1923–1958. https://doi.org/10.1016/S0140-6736(10)61854-5

Jacobsen, K. H., Waggett, C. E., Berenbaum, P., Bayles, B. R., Carlson, G. L., English, R., Faerron Guzmán, C. A., Gartin, M. L., Grant, L., Henshaw, T. L., Iannotti, L. L., Landrigan, P. J., Lansbury, N., Li, H., Lichtveld, M. Y., McWhorter, K. L., Rettig, J. E., Sorensen, C. J., Wetzel, E. J., Whitehead, D. M., ... Martin, K. (2024). Planetary health learning objectives: Foundational knowledge for global health education in an era of climate change. *The Lancet. Planetary Health, 8*(9), e706–e713.

Jagals, P., & Ebi, K. (2021). Core competencies for health workers to deal with climate and environmental change. *International Journal of Environmental Research and Public Health, 18*(8), 3849. https://doi.org/10.3390/ijerph18083849

Molitor, H., Krah, J., Reimann, J., Bellina, L., & Bruns, A. (2022). Zukunftsfähige Curricula gestalten – Eine Handreichung zur curricularen Verankerung von Hochschulbildung für nachhaltigen Entwicklung. In Arbeitsgemeinschaft für Nachhaltigkeit an Brandenburger Hochschulen (Hrsg.), Eberswalde.

Roth, H. (1971). *Pädagogische Anthropologie. Grundlagen einer Entwicklungspädagogik*. Hermann Schroedel Verlag.

Schüller, K., Busch, P., & Hindinger, C. (2019). *Future Skills: Ein Framework für Data Literacy – Kompetenzrahmen und Forschungsbericht*. Arbeitspapier Nr. 47. Hochschulforum Digitalisierung.

Sørensen, C., Campbell, H., Depoux, A., Finkel, M., Gilden, R., Hadley, K., Haine, D., Mantilla, G., McDermott-Levy, R., Potter, T. M., Sack, T. L., Tun, S., & Wellbery, C. (2023). Kernkompetenzen zur Vorbereitung von Gesundheitsfachkräften auf die Reaktion auf die Klimakrise. *PLOS Clim, 2*(6), E0000230. https://doi.org/10.1371/journal.pclm.0000230

Weinert, F. E. (Hrsg.). (2001). *Leistungsmessungen in Schulen*. Beltz.

Wiek, A., Withycombe, L., & Redman, C. L. (2011). Key competencies in sustainability: A reference framework for academic program development. *Sustainability Science, 6,* 203–218. https://doi.org/10.1007/s11625-011-0132-6

Wiek, A., Bernstein, M., Foley, R., Cohen, M., Forrest, N., Kuzdas, C., Kay, B., & Withycombe Keeler, L. (2016). Operationalising competencies in higher education for sustainable development. In M. Barth, G. Michelsen, M. Rieckmann, & I. Thomas (Hrsg.), *Handbook of higher education for sustainable development* (S. 241–260). Routledge.

World Health Organization. (2023). Operational framework for building climate resilient and low carbon health systems (Report; ISBN 978-92-4-008188-8 [elektronische Version]). World Health Organization. https://iris.who.int/handle/10665/373837.

Teil IX
Implementierung von Klimapreparedness

Implementierung transdisziplinärer didaktischer Konzepte zu Moral Wicked Problems im Kontext von Klima und Vulnerabilität

36

Daniela Schmitz und Jan-Hendrik Ortloff

Zusammenfassung

Transdisziplinäres Lehren und Lernen verbindet disziplinäres Wissen und integriert außerwissenschaftliche Akteur:innen zur Bearbeitung komplexer und gesellschaftlich relevanter Fragestellungen. Es fördert die Co-Kreation von Wissen durch iterative Prozesse und partizipative Ansätze. Herausforderungen liegen in der Überwindung disziplinärer Silos, struktureller Barrieren und der Notwendigkeit, Lernräume für Austausch und Reflexion zu schaffen. Wicked Problems sind komplexe Herausforderungen. Didaktisch bietet sich problem- oder projektbasiertes Lernen an, um Wicked Problems wie Klimawandel oder chronische Krankheiten zu adressieren. Diese komplexen, nicht abschließend lösbaren Herausforderungen erfordern innovative Methoden, agile Lernprozesse und die Entwicklung eines transdisziplinären Verständnisses, das Lösungen kooperativ und flexibel gestaltet. Die erweiterte Normalisierungsprozesstheorie bietet einen theoretischen Rahmen zur Umsetzung transdisziplinärer Lehrformate. Ein darauf basierender Fragenkatalog unterstützt Planung, Umsetzung und Reflexion, um soziale Innovationen anzustoßen und eine nachhaltige Zukunft zu fördern.

D. Schmitz (✉) · J.-H. Ortloff
Department für Humanmedizin und Fakultät für Gesundheit, Universität Witten/Herdecke, Witten, Deutschland
E-Mail: daniela.schmitz@uni-wh.de

J.-H. Ortloff
E-Mail: jan-hendrik.ortloff@uni-wh.de

1 Transdisziplinäres Lehren und Lernen: Anforderungen, Rahmenbedingungen und didaktische Gestaltung

Transdisziplinäres Lehren und Lernen überschreitet disziplinäre Grenzen, transformiert Wissen und entwickelt Lösungen für komplexe gesellschaftliche Herausforderungen. Dabei werden Disziplinen integriert und deren Werte, Normen sowie Wissen und Fähigkeiten reflektiert. Demnach stellt Transdisziplinarität ein Prinzip von Lehre als auch Forschung und Wissenschaft (siehe Kap. 3) dar, das sich mit Problemen befasst, die disziplinär nicht lösbar sind, und Paradigmen integriert (Metzger, 2024). Zudem knüpft Transdisziplinarität an lebensweltlichen Problemstellungen, gemeinsamen Gegenständen oder Fragestellungen an und bezieht außerwissenschaftliche Akteur:innen partizipativ mit ein. Philipp (2024) nennt fünf Ausgangsprämissen für transdisziplinäres Lehren und Lernen:

1. Wissensressourcen sind disziplinär vielfältig und verschieden, jedoch in ihrem Zusammenwirken im transdisziplinären Lehren und Lernen gleichwertig. Die jeweiligen Wissensressourcen müssen anerkannt, verstanden und im Hinblick auf ihren Beitrag zur Problemlösung betrachtet werden.
2. Erweiterter Kreis von Akteur:innen: Neben Lehrenden und Lernenden können zivilgesellschaftliche Akteur:innen beteiligt werden. Je nach Problemstellung im Lernprozess können Akteur:innen aus den Feldern Politik, Wirtschaft, Kultur etc. stammen und dabei Anwendende und Betroffene eines Problems sein.
3. Vielfalt von Erkenntniswegen: Über die disziplinären, wissenschaftlichen Wissensbestände hinaus werden unterschiedliche Erfahrungen, Erkenntnisse aus formalen Ausbildungswegen als auch informell entwickeltem Erfahrungswissen von den jeweiligen Teilnehmenden berücksichtigt.
4. Freiräume für Partizipation: Damit die jeweiligen Wissensbestände Anerkennung finden können, braucht es entsprechende Räume, in denen im transdisziplinären Lehren und Lernen Begegnung, Austausch und Zusammenarbeit stattfinden und kultiviert werden kann.
5. Die Verantwortung, Rollen und Zuständigkeiten für Aufgaben müssen dafür ausgehandelt, verteilt und allen Beteiligten bekannt sein.

Transdisziplinäres Lehren und Lernen kann demnach auch als konflikthafter Prozess reflexiver Responsibilisierung (Zuweisung von Eigenverantwortung) und permanenter Neuaushandlung von Zuständigkeiten betrachtet werden (Philipp, 2024). Die Herausforderungen liegen u. a. in der Verbindung von wissenschaftlichen und gesellschaftlichen Problemstellungen und in der Produktion neuen Wissens. Integration stellt dabei die kognitiven Prozesse in der Wissensgenerierung aus den unterschiedlichen Quellen für eine gemeinsame Problemlösung dar (Jahn et al., 2012). Die Beteiligten haben unterschiedliche Terminologien, Perspektiven, Sozialisationen und Fachsprachen, die einen Common

Ground (siehe Kap. 4) erfordern. Zudem muss ein *Disziplinenimperialismus* überwunden werden, bei dem der Beitrag der eigenen Disziplin überschätzt wird (Metzger, 2024). Transdisziplinäres Lehren und Lernen wird damit zum Reflexionsgegenstand, um Ansätze für die Evaluation und Bewertung transdisziplinärer Lehr-Lern-Prozesse zu entwickeln.

1.1 Rahmenbedingungen für transdisziplinäres Lehren und Lernen

Für transdisziplinäres Lehren und Lernen sind gemeinsame Ziele, transparente Kommunikation, Kooperationsbereitschaft, Flexibilität und Vertrauen erforderlich. Strukturelle Hindernisse bestehen in begrenzten Anrechnungsmöglichkeiten von Lehrdeputaten und der Planung gemeinsamer Veranstaltungen und Prüfungen (Metzger, 2024). Partizipative Prozesse mit außerwissenschaftlichen Akteur:innen können bei hohen Erwartungen zu Überforderung führen. Eine positive Fehlerkultur und ein produktiver Umgang mit Unsicherheit sind erforderlich, da Lernprozesse agil und nicht vorbestimmt sind (Philipp, 2024). Lernende müssen für komplexe Problemlagen sensibilisiert und Lehrende für transdisziplinäre Lehr-Lern-Einheiten motiviert werden (Metzger, 2024). Daher benötigen sowohl Lehrende als auch Lernende Kenntnisse über verschiedene Disziplinen, können jedoch selten Expert:innen in mehr als zwei Bereichen sein und müssen mit mangelnder Anerkennung für transdisziplinäres Engagement umgehen.

Die Fokussierung auf disziplinäre Strukturen, die disziplinäre Ausbildung von Lehrenden und Lernenden sowie disziplinär geprägte Wissensordnungen erschweren die Umsetzung transdisziplinärer Konzepte. Hinzu kommt der Umgang mit Herausforderungen durch disziplinäre Sprachen, Fachbegriffe und Kategorien sowie ein abzustimmender Konsens über zu verwendende Methoden (van der Voorde, 2020). Die Überwindung disziplinärer Praxis und Strukturen erfordert viel Zeit und Mühe der Lehrenden sowie den Umgang mit unterschiedlichen institutionellen Zielen. Disziplinär ausgerichtete Studiengänge stehen vor Zielkonflikten zwischen disziplinären und transdisziplinären Ansätzen (Budwig & Alexander, 2020). Transdisziplinäre Lernräume werden durch administrative und rechtliche Hürden sowie strukturelle Hierarchien behindert. Zudem spielt die Diskussion über die disziplinäre Einordnung transdisziplinärer Ansätze eine zentrale Rolle. Ein weiterer Einflussfaktor ist die Zeit, die sich in Abstimmungszeiten, gemeinsamen Lehrplanzeiten und Vorbereitungsaufwand für Lehrende unterteilt. Auch in den Lehr-Lern-Einheiten ist Zeit nötig, um an Vorwissen anzuknüpfen und transdisziplinäre Erfahrungen zu reflektieren. Yeung et al. (2021) betonen, dass transdisziplinäres Lernen nicht als ein isoliertes Stunden- oder Tagesereignis verstanden werden kann. Dies liegt daran, dass Lernende nach derartigen Veranstaltungen in ihre jeweiligen disziplinären Strukturen zurückkehren, in denen das zuvor transdisziplinär erworbene Wissen kaum Anwendung findet. Die starke Anziehungskraft der disziplinären Wurzeln und Grenzen führt häufig dazu, dass das transdisziplinäre Lernen in den disziplinären *Silos* wieder verloren geht.

1.2 Didaktische Gestaltung transdisziplinären Lehrens und Lernens

Die didaktische Gestaltung erfolgt oft anhand handlungsorientierter Lehr-Lern-Konzepte (Metzger, 2024) und dialogischer Formate (Philipp & Schmohl, 2021). Als geeignete Lehr-Lern-Formen erscheinen projekt- oder problembasiertes Lernen, Formen forschenden oder erfahrungsbasierten Lernens, Service Learning, bei dem das Engagement der Lernenden im Vordergrund steht, kreative Formen aus dem Design Thinking sowie transformatives Lernen zur kritischen Reflexion und Veränderung von Vorannahmen der Lernenden. Der Lernprozess ist iterativ mit kollaborativen Phasen, wobei Wissen im Austausch mit außerwissenschaftlichen Akteur:innen durch Partizipation im Handeln, Beobachten und Interpretieren co-kreiert wird. Lernergebnisse bestehen daher in einem vertieften Verständnis darüber, wie eigene und fremde Perspektiven, Wissen und Werte zur Problemlösung beitragen (McGregor, 2017).

Lehrende müssen sich als Lernbegleitende verstehen. Demzufolge sollte die didaktische Gestaltung transdisziplinären Lehrens die erweiterten Rollen der Beteiligten berücksichtigen, um intensive Diskussionen und Reflexionen auf Basis von Vertrauen, Verständnis und abgestimmten disziplinären Inhalten zu ermöglichen (Velez et al., 2021). Lerninhalte im transdisziplinären Lehren und Lernen stammen aus den Themenfeldern Umweltkonflikte, Klimawandel, Gesundheit, Migration sowie in den weiteren Schwerpunkten Medizin, Jugend, Kunst und Fragestellungen im Bereich Sozialpädagogik und Sonderpädagogik (Daneshpour & Kwegyir-Afful, 2022). Die Auswahl der Lerninhalte sollte für die Bezugssysteme der Lernenden als auch für Problemstellungen gesamtgesellschaftlich relevant sein.

2 Transdisziplinäres Lehren und Lernen zu Wicked Problems im Themenfeld Klima und chronisch kranke Menschen

Transdisziplinäre didaktische Konzepte greifen die oben genannten Lerninhalte als sogenannte *Wicked Problems* auf. Wicked lässt sich ins Deutsche mit komplex und kompliziert übersetzen. Diese komplexen Problemstellungen sind dadurch gekennzeichnet, dass sie perspektivenvielfältig, unvorhersehbar, komplex sind und nur durch agile Vorgehensweisen bearbeitet werden können (Daneshpour & Kwegyir-Afful, 2022).

2.1 Wicked Problems im transdisziplinären Lernen

Disziplinäre didaktische Konzepte fokussieren oft eher *Tame Problems* (Wexler, 2009), die sich durch die gegenteiligen Eigenschaften der Wicked Problems auszeichnen und demnach disziplinär lösbar sind, da davon ausgegangen werden kann, dass bereits Lösungen vorhanden sind. Bei der Lösung von Wicked Problems reichen disziplinäre wissenschaftliche Grundlagen nicht aus und sind durch eine monodisziplinäre Herangehensweise zum Scheitern verurteilt. Rittel und Webber (1973) haben Wicked Problems erstmalig charakterisiert:

- Wicked Problems haben keine endgültige Formulierung. Um sie detailliert beschreiben zu können, müsste im Vorfeld ein Inventar an Lösungsmöglichkeiten bekannt sein, sodass die Formulierung schon als Wicked Problem betrachtet werden kann.
- Wicked Problems haben keine Haltelinie, das heißt, i. d. R. liegen Kriterien vor, anhand derer Lösungen und ihre Güte bewertbar werden. Da bei Wicked Problems nicht alle Lösungen und Kausalketten bekannt sind, können Lösungen nur als bestmögliche und gefallende Lösung klassifiziert werden.
- Problemlösungen können auch nicht in gut oder schlecht bzw. wahr oder falsch eingeordnet werden, da es keine Kriterien für objektives Entscheiden gibt.
- Es gibt keine unmittelbare und endgültige Prüfung eines Lösungsansatzes, da jede Lösung nach ihrer Umsetzung eine reale Welle von Folgen auslöst, die auch unerwünschte Effekte mit sich bringen kann.
- Jede Lösung ist eine *one-shot operation*. Damit meinen die Autoren, dass es „try and error" (Versuch und Irrtum) nicht gibt und aus jedem Lösungsansatz gelernt werden kann.
- Der Lösungsraum ist generell unbekannt, es gibt keine aufzählbare Menge an Lösungen und keine Kriterien, die erkennen lassen, dass alle Lösungen gefunden wurden. Zudem bleibt unklar, welche Strategien sich als zielführend erweisen.
- Jedes Wicked Problem ist einzigartig. Trotz vieler Gemeinsamkeiten bestehen zusätzliche Unterscheidungsmerkmale. Es sollten daher nicht unhinterfragt Lösungen für bekannte Probleme angewandt werden, die zum vorliegenden Problem nicht kompatibel sind.
- Jedes Wicked Problem kann als Symptom eines anderen, übergeordneten Problems gesehen werden. Auch wenn es keine natürlichen Level für Wicked Problems gibt, hat doch die Einordnung in höhergeordnete Problemstellungen Konsequenzen für Lösungsansätze, die noch schwieriger zu entwickeln sind.

Die aufgeführten Eigenschaften sollten in der didaktischen Konzeption Berücksichtigung finden, damit die Lernenden an diese Komplexitäten herangeführt werden und Lehr-Lern-Aktivitäten zur Lösungsentwicklung durchlaufen. Seit 1973 ist die Verwendung des Begriffs *Wicked Problems* in der Literatur exponentiell gestiegen (siehe Kap. 37).

2.2 Moral Wicked Problems in transdisziplinären Lehr-Lern-Settings Klima und Vulnerabilität

Wicked Problems beeinflussen u. a. das Zusammenleben von Menschen, Tieren und Natur sowie die Gesundheit, körperliche Unversehrtheit und Handlungsspielräume, da die Erde durch Umweltzerstörung und wirtschaftliche Ausbeutung verändert wird. Durch die Beseitigung von Leiden, Hunger, Armut und Diskriminierung rücken auch moralische Aspekte von Wicked Problems in den Vordergrund (Rudick, 2020). Zum Beispiel stellt sich beim Wicked Problem der nachhaltigen Mobilität in Europa die moralische Frage, wer die Verantwortung für die gesundheitlichen und umweltbezogenen Folgen des Abbaus seltener Erden trägt, deren Nachfrage durch die Elektromobilität steigt. Andere Beispiele für *Moral Wicked Problems* sind die Genomeditierung mit *CRISPR Cas,* einer Genschere, die als molekularbiologisches Werkzeug für zielgerichtete Eingriffe ins Erbgut verwendet werden kann und als moralisches Vakuum beschreibbar ist, da keine klar formulierten, ethischen Ratschläge zum Einsatz gegeben werden können, das Verfahren aber zeitgleich schon zum Einsatz in der Forschung kommt (Haltaufderheide, 2020). Ergänzt werden diese Beispiele durch Burnout bei Ärzt:innen als Problem institutioneller Strukturen und den Wettbewerb um Stellen und Ressourcen (Rozario, 2019) sowie durch die politische Polarisierung zu Fragen hinsichtlich Polizeigewalt, Pandemie, Masken und Impfungen wie auch Schwangerschaftsabbrüche im Kontext der öffentlichen Gesundheit (Weaver et al., 2023).

Die moralische Verantwortung kann als Verpflichtung und Pflicht (Rechenschaftspflicht und Selbstverpflichtung) gegenüber anderen (Menschen, Tieren, Umwelt) als auch um die Sorge für etwas oder jemanden verstanden werden (Holdorf & Greenwald, 2018). Nach Wexler (2009) besitzen Wicked Problems vier kritische moralische Dimensionen:

1. einen Verantwortungsnexus, der miteinander verbundene Verantwortlichkeiten verschiedener Interessensgruppen beschreibt, die an der Lösung eines Wicked Problems beteiligt sind,
2. Risiken, die entstehen können, wenn hinsichtlich der Wirksamkeit oder Sicherheit von Problemlösungen falsche Zusicherungen gemacht werden,
3. Dringlichkeiten, die zu übereilten Handlungen und Entscheidungen führen können, deren langfristige Folgen nicht ausreichend berücksichtigt wurden,
4. Unlösbarkeiten bzw. fehlende eindeutige Lösungen für schwierige Probleme anzuerkennen.

Als Lösungsansatz nennt Wexler (2009) zudem den Erwerb bzw. Ausbau von 4 Governance-Fähigkeiten:

- Reflexivität, verstanden als Fähigkeit, sich in unterschiedlichen Bezugsrahmen zurechtzufinden,

- Resilienz als Fähigkeit der Anpassung von Maßnahmen infolge von unsicheren Veränderungen,
- Reaktionsfähigkeit auf sich entwickelnde bzw. verändernde Pläne und Erwartungen,
- Revitalisierung als Fähigkeit, Stagnationen in der Problemlösungsfindung zu überwinden.

Anknüpfend an den Erwerb dieser Fähigkeiten für Lernende können transdisziplinäre didaktische Konzepte aus den oben beschriebenen handlungsorientierten und dialogischen Lehr-Lern-Formen schöpfen, um innerhalb der Lehr-Lern-Prozesse zu reflektieren, welcher Problemaspekt vordergründig für eine Lösung ist, wer oder was bei der Lösung Vorrang haben und wer die Kosten und Risiken tragen soll und wie ein Gleichgewicht zwischen ungewissem Nutzen und wahrscheinlichem Schaden herzustellen ist (Chan, 2023).

3 Implementierung transdisziplinärer Konzepte anhand der erweiterten Normalisierungsprozesstheorie

Die Normalisierungsprozesstheorie wurde von May und Finch (2009) entwickelt und erklärt anhand der vier generativen Mechanismen Kohärenz, kognitive Partizipation, kollektives Handeln und reflexives Monitoring, warum manche Veränderungen in der Praxis zur Routine werden und andere nicht. Das übergreifende Potenzial der Normalisierungsprozesstheorie für Bildungskontexte besteht daher in der Fähigkeit, die Komplexität des Praxiswandels aufzudecken und damit umzugehen. Darauf aufbauend folgte die erweiterte Normalisierungsprozesstheorie nach May (2013), die aus der Perspektive von Akteur:innen förderliche und hinderliche Rahmenbedingungen von Veränderungen in der Praxis ermittelt. Während die Normalisierungsprozesstheorie die Akteur:innen betrachtet, bezieht sich die erweiterte Normalisierungsprozesstheorie neben den Akteur:innen auch auf das jeweilige Organisationsumfeld und ergänzt die ursprünglichen 4 Mechanismen um Fähigkeiten, Kapazitäten und Potenziale, die auf das situationsspezifische Moral Wicked Problem der Versorgung von klimavulnerablen Gruppen anhand von Leitfragen übertragen werden können. Im Kontext Hochschule formulierte Wood (2017) Leitfragen für die vier Kategorien der Normalisierungsprozesstheorie, die hier zu transdisziplinären Konzepten angepasst wurden:

Kohärenz: Zunächst müssen die Akteur:innen der neuen Praxis eine Bedeutung zuschreiben, diese als individuell sinnstiftende Arbeit auffassen und für das jeweilige Handlungsfeld als sinnvoll betrachten. Die zentrale Frage, die als Ausgangspunkt dient, lautet: Was bedeutet die Einführung transdisziplinärer Konzepte für mich? Die Frage kann in verschiedene Teilaspekte unterteilt werden:

- Was ist neu an transdisziplinärer Didaktik für mich?

- Welche Ziele verbinde ich damit?
- Hat die Implementierung transdisziplinärer Konzepte ein klares Ziel?
- Kann ich die geplante Veränderung in Worte fassen?
- Haben wir (in meinem Arbeitsbereich etc.) ein gemeinsames Ziel?
- Welche potenziellen Vorteile bietet eine Implementierung transdisziplinärer didaktischer Konzepte in unserem Lehrbereich?

Kognitive Partizipation: Die Akteur:innen müssen als Multiplikator:innen die neue Praxis vorantreiben und andere Beteiligte dazu bringen, den Nutzen der neuen Praxis zu erkennen und diese mitzutragen (Commitment erzeugen). Dies kann erzielt werden, indem u. a. Betroffenen und Lai:innen die Relevanz ihrer aktiven Beteiligung zur Erreichung der Lösung verdeutlicht und im Prozess auch wertgeschätzt wird. Der zweite Schritt fokussiert sich auf die Frage, wer in welcher Weise an der Umsetzung beteiligt sein wird. Die Beteiligten können sich dabei an den folgenden Leitfragen orientieren, um die konzeptionelle Struktur der Veränderung zu gestalten:

- Wen betrifft die Implementierung transdisziplinärer didaktischer Konzepte?
- Wer macht was mit wem? Wer muss wann wie informiert werden?
- Was erwarten andere von mir? Was erwarte ich von ihnen?
- Was denken die Beteiligten, wie transdisziplinäre Didaktik gestaltet sein soll?
- Welche Formen der Zusammenarbeit sind dazu notwendig?

Kollektives Handeln: Die Akteur:innen können die neue Praxis mit Leben, Ressourcen und Fertigkeiten füllen, sodass die Umsetzung realisiert wird, nachdem gemeinsame Entscheidungen getroffen wurden. In diesem Schritt steht die Frage im Vordergrund, wie die transdisziplinären didaktischen Konzepte umgesetzt werden können und inwieweit sie mit bestehenden Routinen vereinbar sind:

- Wie können die transdisziplinären Konzepte mit der täglichen Arbeit bzw. anderen Lehrkonzepten vereinbart werden?
- Welche Kompetenzen und Ressourcen benötigen wir selbst und die Lernenden?
- Wie werden Aufgaben zur Umsetzung verteilt, zugewiesen und unterstützt?

Reflexives Monitoring: Informationen über die Auswirkungen der neuen Praxis werden systematisch gesammelt und hinsichtlich des Nutzens und der Effektivität der neuen Praxis bewertet. Betroffene, Lai:innen, kommunale Akteur:innen und Fachkräfte etc. sammeln Informationen darüber, welche Aspekte der Versorgung während einer Hitzeperiode gelungen sind bzw. eine Herausforderung dargestellt haben. Dieser Schritt des Veränderungsprozesses beschäftigt sich mit der Frage, wie die Veränderung und ihre Auswirkungen bewertet werden können:

- Welche Auswirkungen hat die erlebte Umsetzung für mich?
- Mit welchen Maßstäben lässt sich das bewerten?
- Wie reflektieren wir diese Veränderungen?
- Welche Konsequenzen hat es für die Lehrpraxis in meinem Bereich?

Im Rahmen dieses Beitrages wurden für die drei Kategorien der erweiterten Normalisierungsprozesstheorie weitere Leitfragen entwickelt.

Fähigkeiten: Wenn Akteur:innen sich mit Moral Wicked Problems beschäftigen, sind sie mit mehreren Objekten der Praxis (Klassifikationen, reale oder virtuelle Artefakte und Techniken, Technologien oder Organisationssysteme) konfrontiert. Fähigkeiten meinen hierbei verschiedene materielle und kognitive Praktiken, Beziehungen und Interaktionen, die notwendig sind, um die Bestandteile komplexer Interventionen zu kombinieren. Im Umgang mit Moral Wicked Problems sind daher auch die vier Governance-Fähigkeiten relevant, damit die Akteur:innen Anpassungen umsetzen können. Zentrale Fragen können sich auf die Rahmenbedingungen beziehen:

- Welche realen oder digitalen Ressourcen stehen zur Verfügung?
- Haben alle Beteiligten die notwendigen Zugänge zu den Ressourcen?
- Finden sich die Teilnehmer in der unterschiedlichen Bezugsrahmen zurecht?
- Besteht in der Lehrenden- und Lernenden-Gruppe eine ausreichende Resilienz gegenüber Veränderungen?
- Können die Teilnehmenden flexibel auf sich verändernde Pläne und Erwartungen reagieren?
- Können Stagnationen in der Problemlösung überwunden werden?

Kapazität: Sozialstrukturelle Ressourcen, die den Akteur:innen zur Verfügung stehen, können spezifische Organisationen, Arbeitsgruppen oder Netzwerke sein, die durch die Beziehungswege zwischen den Akteur:innen charakterisiert sind und durch soziale Normen und Rollen, materielle und kognitive Ressourcen geprägt sind und die Grundlage für das kollektive Handeln bilden. Dies betrifft sowohl das quantitative Verhältnis von Institutionen bzw. Betroffenen, Lai:innen, kommunalen Akteur:innen und Fachkräften als auch das qualitative Verhältnis zwischen den Akteur:innen.

- Welche Infrastrukturen bestehen innerhalb und außerhalb der Organisationen?
- Wieviel Zeit steht zur Verfügung?
- Wie, wann und wo wird worüber kommuniziert?
- Welche Netzwerke bestehen zwischen den beteiligten Akteur:innen?

Potenziale: Motivation und potenzielle Handlungsfähigkeiten sind Voraussetzungen für Implementierungsprozesse. Handlungsfähigkeit wird dabei charakterisiert als ein zeitlich eingebetteter Prozess des sozialen Engagements, der von der Vergangenheit geprägt und auf die Gegenwart ausgerichtet ist. Beteiligte können sich während eines transdisziplinären Lehrformats (Planung) und in der späteren Praxis (Umsetzung) engagieren und so partizipativ Lösungsansätze zu Moral Wicked Problems beitragen, indem transdisziplinäre Lehrkonzepte gemeinsam durch Lehrende und Lernende gestaltet, umgesetzt und evaluiert werden. Motivation ist hingegen geprägt durch individuelle Absichten und gemeinsame Verpflichtungen. Beteiligte können sich durch die transdisziplinäre Planung und Umsetzung z. B. als Teil einer Gruppe sehen, sind selbst betroffen oder möchten vulnerable Personen unterstützen. Zentrale Fragen können sein:

- Was motiviert die einzelnen Teilnehmenden in der gegenwärtigen Situation?
- Wie kann die Motivation auch in Krisensituation erhalten bleiben?
- Welche konkreten Handlungsfähigkeiten zeigen sich bei den einzelnen Teilnehmenden?
- Wann sind die Teilnehmenden im explorativen Feld Expert:innen und wann Lai:innen?
- Welche Eigenschaften machen die Teilnehmenden als Gruppe aus?

Vor allem im Bildungsbereich können sogenannte Zombie-Innovationen auftreten, die nur in strategischen Plänen vorhanden sind und in Evaluationen als erfolgreich erscheinen, jedoch nicht im realen Leben bzw. der beruflichen Praxis umgesetzt werden (Wood, 2017). Die Theorie legt einen Fokus auf Interaktionen. Im Mittelpunkt stehen folglich die konkreten Interaktionen der Akteur:innen, die erfolgen müssen, um die Implementierung gemeinsamer Lernszenarien in die Praxis zu gewährleisten (Schmitz et al., 2021). Auf dieser Grundlage werden die Handlungen, soziale Beziehungen und organisatorische Vorgaben rund um die neue Praxis analysiert und der Einfluss der neuen Praxis auf die Organisation und die Akteur:innen rekonstruiert.

Als theoretischer Zugang für die Implementierung transdisziplinärer didaktischer Konzepte eignet sich die erweiterte Normalisierungsprozesstheorie, da die dynamischen Rahmenbedingungen der Lehre zunehmend relevant werden. Ein besonderer Aspekt transdisziplinärer Lehrformate ist, dass neben den Fachkräften auch Lai:innen, Betroffene oder kommunale Akteur:innen etc. zu den Lernenden bzw. Lehrenden zählen können. Die formalen Rahmenbedingungen können das transdisziplinäre Lehrformat sowohl in klassischen Präsenzveranstaltungen als auch bei Online- oder Hybridformaten beeinflussen. Faktoren wie Ort, Zeit, Dauer und Frequenz von Lehrveranstaltungen wirken sich ebenso auf die Interaktionen aus wie die didaktischen Methoden und die Qualität der sozialen Beziehungen zwischen den beteiligten Akteur:innen. Mit den sozialen Beziehungen sind die Sozialisation (Fachkraft oder Lai:in etc.), die Umgangsformen (Common Ground, gemeinsame Sprache etc.) wie auch die persönlichen Werte (Einstellungen, Werte, Interessen, Motivation etc.) gemeint, mit denen die Interaktionen beeinflusst werden.

Durch die gemeinsame Diskussion und Reflexion der Fragen im Team des betroffenen Arbeitsbereichs können förderliche und hinderliche Aspekte der Umsetzung ermittelt und die Implementierung vorangetrieben werden. Der Fragenkatalog lässt sich zudem themenspezifisch anpassen und dient sowohl als Vorbereitung für den Implementierungsprozess als auch zur praxisbegleitenden individuellen Reflexion und innerhalb der beteiligten Teams. Damit bieten die hier aufgeführten Leitfragen zu den sieben Kategorien der erweiterten Normalisierungsprozesstheorie eine Basis zur transdisziplinären Lehre zu Moral Wicked Problems.

Literatur

Budwig, N., & Alexander, J. A. (2020). A transdisciplinary approach to student learning and development in university settings. *Frontiers in Psychology, 11*. https://doi.org/10.3389/fpsyg.2020.576250.

Chan, J. K. H. (2023). The ethics of wicked problems: An exegesis. *SocioEcol Pract Res., 5,* 35–47. https://doi.org/10.1007/s42532-022-00137-3.

Daneshpour, H., & Kwegyir-Afful, E. (2022). Analysing Transdisciplinary Education: A Scoping Review. *Sci & Educ, 31,* 1047–1074.

Haltaufderheide, J. (2020). CRISPR-Cas and the Wicked Problem of Moral Responsibility. In B. Beck & M. Kühler (Hrsg.), *Technology, Anthropology, and Dimensions of Responsibility. Techno: Phil – Aktuelle Herausforderungen der Technikphilosophie* (S. 45–58). Springer.

Holdorf, W. E., & Greenwald, J. M. (2018). Toward a taxonomy and unified construct of responsibility.*Personality and Individual Differences, 132,* 115–125. https://doi.org/10.1016/j.paid.2018.05.028.

Jahn, T., Bergmann, M., & Keil, F. (2012). Transdisciplinarity: Between mainstreaming and marginalization. *Ecological Economics, 79.* 1–10. https://doi.org/10.1016/j.ecolecon.2012.04.017.

May, C. (2013). Towards a general theory of implementation.*Implementation science. IS, 8*(18). https://doi.org/10.1186/1748-5908-8-18.

May, C., & Finch, T. (2009). Implementing, embedding, and integrating practices: An Outline of Normalization Process Theory. *Sociology, 43*(3), 535. https://doi.org/10.1177/0038038509103208.

McGregor, S. L. T. (2017). Transdisciplinary Pedagogy in Higher Education: Transdisciplinary Learning, Learning Cycles and Habits of Minds. In P. Gibbs (Hrsg.), *Transdisciplinary Higher Education. A Theoretical Basis revealed in practice* (S. 3–16). Springer.

Metzger, C. (2024). Inter- und Transdisziplinarität in der Hochschullehre. In C. Metzger, C. Daniel, L. Dräger, K. Hoffmann, F. Schulz, & S. Zulauf (Hrsg.), *Inter- und Transdisziplinarität in der Hochschullehre – zur Implementierung, Gestaltung, Begriffstheorie und Praxis* (S. 6–21). die hochschullehre – Themenheft.

Philipp, T. (2024). Nachhaltigkeit durch Pluralität der Wissensressourcen: Prämissen und Praktiken Transdisziplinären Lernens. In W. Leal (Hrsg.), *Lernziele und Kompetenzen im Bereich Nachhaltigkeit* (S. 103–120). Springer.

Philipp, T., & Schmohl, T. (2021). Transdisziplinäre Didaktik. In T. Philipp & T. Schmohl (Hrsg.), *Handbuch Transdisziplinäre Didaktik* (S. 13–24). Transcript.

Rittel, H., & Webber, M. (1973). „Dilemmas in a general theory of planning". *Policy Sciences, 4*(2), 155–169.

Rozario, D. (2019). Burnout, resilience and moral injury: How the wicked problems of health care defy solutions, yet require innovative strategies in the modern era. Canadian journal of surgery. *Journal canadien de chirurgie, 62*(4), E6–E8. https://doi.org/10.1503/cjs.002819.

Rudick, C. K. (2020). Wicked problems as moral crossroads: Choosing the path for human flourishing. *Communication Education, 69*(4), 545–548. https://doi.org/10.1080/03634523.2020.1810725.

Schmitz, D., Becker, B., Schütz, K., & Höhmann, U. (2021). Die Normalisierungsprozesstheorie als Ausgangspunkt für die Gestaltung von Lehre? Strategien für das gemeinsame Lernen heterogener Professionen. In T. Schmohl (Hrsg.), *Situiertes Lernen im Studium. Didaktische Konzepte und Fallbeispiele einer erfahrungsbasierten Hochschullehre* (S. 79–89). Wbv media.

Velez, A. L., Hall, R. P., & Lewis, S. N. (2021). Designing transdisciplinarity: Exploring institutional drivers and barriers to collaborative transdisciplinary teaching. *Journal of Public Affairs Education, 28*(2), 138–155.

van der Voorde, M. (2020). University Education in Crisis? Transdisciplinary Approaches in the Arts. *Humanities & Sciences, 4*(2), 265–272.

Weaver, C., Brown, J., Brady, L., Carlquist, P., Dotson, S., Faldmo, M. D., Hall, P. C., & Glenn, J. (2023). Reflective structured dialogue as a tool for addressing wicked public health problems. *Fronties in public health, 11,* 1220029. https://doi.org/10.3389/fpubh.2023.1220029.

Wexler, M. N. (2009). Exploring the moral dimension of wicked problems. *International Journal of Sociology and Social Policy, 29*(9/10), 531–542.

Wood, P. (2017). Overcoming the problem of embedding change. *Management in Education, 31*(1), 33–38. https://doi.org/10.1177/0892020616685286.

Yeung, E., Carlin, L., Sandassie, S., & Jaglal, S. (2021). Transdisciplinary training: What does it take to address today's „wicked problems"? *Innov Educ, 3*(4). https://doi.org/10.1186/s42862-021-00011-1.

Herausforderungen und Forschungsansätze zur Klimavulnerabilität im Rahmen der Implementierung von Klimapreparedness

Daniela Schmitz, Manfred Fiedler und Lena Lorenz

Zusammenfassung

Die Forschung zu Klimavulnerabilität erfolgt angesichts der mit dem Gegenstandsbereich verbundenen komplexen und dynamischen Herausforderungen anhand transdisziplinärer Ansätze. Neben disziplinärer Grundlagenarbeit zu Klima und Vulnerabilität rücken Third-Mission-Aktivitäten, wie der Dialog mit außerwissenschaftlichen Akteur:innen, in den Fokus. Dabei müssen unterschiedliche Perspektiven, Theorien und Methoden integriert und die jeweiligen Rahmenbedingungen und Kontexte der Akteur:innen berücksichtigt werden. Zentrale Strategien wie *Add, Adjust* und *Connect* können im Zuge dessen den Aufbau gemeinsamer Wissensbasen fördern. Im Umgang mit sogenannten Wicked Problems wie dem Klimawandel gewinnt Agilität an Bedeutung, um auf unvorhersehbare Entwicklungen flexibel reagieren zu können. Forschungsansätze wie ethnografische, partizipative und designbasierte Herangehensweisen tragen zur Integration von System-, Ziel- und Transformationswissen bei. Ziel ist eine praxiswirksame, gesellschaftlich relevante Klimaforschung.

D. Schmitz (✉) · M. Fiedler · L. Lorenz
Department für Humanmedizin und Fakultät für Gesundheit, Witten/Herdecke University, Witten, Deutschland
E-Mail: daniela.schmitz@uni-wh.de

M. Fiedler
E-Mail: manfred.fiedler@uni-wh.de

L. Lorenz
E-Mail: lena.lorenz@uni-wh.de

© Der/die Herausgeber bzw. der/die Autor(en), exklusiv lizenziert an Springer-Verlag GmbH, DE, ein Teil von Springer Nature 2025
D. Schmitz et al. (Hrsg.), *Klima und Vulnerabilität*,
https://doi.org/10.1007/978-3-662-71727-1_37

1 Herausforderungen durch unterschiedliche Zielgruppen

Zur Implementierung von Lösungsansätzen im Bereich Klima und Vulnerabilität braucht es neben den wissenschaftlichen Kernaufgaben von Lehre und Forschung auch Aktivitäten der sogenannten Third Mission. Darunter fallen Tätigkeiten von Hochschulen und Wissenschaftler:innen, die zu einer Verflechtung der Hochschulen mit ihrer Umwelt führen, wie Wissens- und Technologietransfer, regionales Engagement, Weiterbildungsaktivitäten, Ausgründungen und Aktivitäten in der Wissenschaftskommunikation. Der Impact transdisziplinärer Forschung geht dabei über die Scientific Community hinaus (Haas & Hellmer, 2014), integriert außerwissenschaftliche Akteur:innen in den Forschungsprozess und macht sie nicht nur zum Untersuchungsgegenstand oder Zielpublikum der Forschung (Defila & Di Giulio, 2019).

Langemeyer und Zimpelmann (2023) fassen den Hintergrund des veränderten Wissenschaftsmodells und der veränderten Wissensproduktion zusammen, dem sogenannten Modus 2 von Gibbons et al. (1994). In diesem Modell steht das Suchen nach praktischen Lösungen im Vordergrund, die eine Einbindung von gesellschaftlichen Akteur:innen aus öffentlichen und privaten Organisationen beinhaltet, mit dem Ziel, anwendungsorientiert, praxisintegrierend und disziplinenübergreifend zu forschen. Es sollen multiple Perspektiven auf den Forschungsgegenstand erhoben werden und zu einer Co-Konstruktion von Wissen führen, die lösungsorientierte Antworten auf drängende gesellschaftliche Problemstellungen ermöglichen (Hensler et al., 2023). Dies steht im Gegensatz zum Modus 1, einer disziplinär geprägten Wissensproduktion, die sich eher als Grundlagenforschung innerhalb von Hochschulen und Forschungseinrichtungen – und damit ohne Einflüsse gesellschaftlicher Akteur:innen – beschreiben lässt.

Forschungszugänge im Themenfeld Klima adressieren nach Ibrahim und Rödder (2022) drei Publika: der disziplinäre Adressat:innenkreis, innerwissenschaftliche Zielgruppen, die multi- oder interdisziplinäre zusammengesetzt sein können, sowie ein außerwissenschaftliches Publikum aus politischen, medialen und/oder zivilgesellschaftlichen Akteur:innen. Über die Integration von Theorien, Konzepten und Methoden der beteiligten Einzeldisziplinen muss daher auch eine Integration der beteiligten außerwissenschaftlichen Akteur:innen in den einzelnen Forschungsphasen erfolgen (Keestra et al., 2016). Kommunikation und insbesondere das Herstellen einer gemeinsamen Wissensbasis ist die zentrale Grundlage hierfür. Für die Integration der Perspektiven nennen die Autor:innen drei zentrale Strategien, die situationsbezogen verwendet und kombiniert werden (Keestra et al., 2016, S. 44 f.):

- Add umfasst Aktivitäten, die einzelne disziplinäre Elemente zur gemeinsamen Wissensbasis hinzuzufügen, sowie Differenzen, um Unterschiede einzelner Elemente zu vergegenwärtigen.

- Adjust beinhaltet Gemeinsamkeiten in disziplinenspezifischen Konzepten, die durch unterschiedliche Terminologien ausgedrückt werden, um diese mit interdisziplinär abgestimmten Begriffen zu versehen.
- Connect hingegen verbindet und definiert die Bedeutung von Konzepten mit demselben Namen, die jeweils unterschiedliche Bedeutungen in verschiedenen Disziplinen haben. Denn oft können erst „Unterschiede zwischen verschiedenen disziplinären Zugängen neue Erkenntnisse hervorbringen" (Haas & Hellmer, 2014, S. 63).

Insbesondere die Integration von und die Anschlussfähigkeit an die außerwissenschaftlichen Perspektiven können mit diesen drei Strategien hergestellt werden. Wissenschaftler:innen übernehmen im transdisziplinären Forschungsteam Schnittstellenfunktionen: die Schnittstelle zur eigenen Disziplin und diese im Team zu vertreten, als Schnittstelle aus dem Team die abgestimmten Fragen und Inhalte in die Disziplin zurückzuspiegeln und durch das Arbeiten an diesen beiden Schnittstellen die Grenzen der eigenen Disziplin zu reflektieren (Arnold et al., 2014). Darüber hinaus, „ist es nötig, praxisspezifische Sprachcodes, Abkürzungen und Sprachmuster zu kennen und bis zu einem gewissen Grad auch verwenden zu können" (Reitinger et al., 2014, S. 138). Für die Integration der unterschiedlichen Zielgruppen ist demnach eine Balance zwischen inhaltlichen und sozialen Prozessen erforderlich (Lerchster & Lesjak, 2014).

2 Herausforderungen durch unterschiedliche Theorien und Methoden

Zur Herstellung eines gemeinsamen Verständnisses im interdisziplinären Forschungsteam und eines transdisziplinären Verständnisses mit der partizipierenden Praxis wird zunächst ein Common Ground als Konsens hergestellt, der als Basis für weitere Integrationsschritte sowie den Diffusionsprozessen für die Ergebnisse dient. Die beteiligten Akteur:innen sehen jeweils unterschiedliche Relevanzen im zu bearbeitenden Problem und der leitenden Fragestellung und in der „richtigen Herangehensweise an die Lösung" (Metzger, 2024, S. 8). Über verschiedene Begriffsverständnisse hinaus wird ein Common Ground als gemeinsame Wissensbasis hergestellt (siehe Kap. 4), der auf stereotypen Vermutungen zur Kategorisierung des Gesprächspartners anhand wahrgenommener Diversitätsmerkmale als auch dem kulturellen, sozialen, beruflichen und lokalen Hintergrund des Gesprächspartners (Communal Common Ground) basiert sowie persönliche Erfahrungen im Gespräch integriert (Personal Common Ground) (Bromme, 2000). Insbesondere Letzterer dient der weiteren Konsensfindung, im nächsten Schritt ein gemeinsames Problemverständnis und gemeinsame inhaltliche Zielsetzung auf Basis erster gemeinsamer Erfahrungen auszuhandeln, um Komplexität zu reduzieren und ein Problem bearbeitbar zu machen (Lesjak et al., 2014).

Bevor auf der Basis des Konsenses eine Integration von Theorien und Methoden stattfinden kann, braucht es eine Verständigung über Differenzen in fachlichen Zugängen, über Begriffe und mögliche Theorien und Methoden, denn bei „der Problembearbeitung überschreitet die transdisziplinäre Forschung die Disziplin- und Fachgrenzen sowie die Grenzen zwischen wissenschaftlichem Wissen und Praxiswissen" (Bergmann et al., 2010, S. 38). Integrationsleistungen können daher auf verschiedenen Ebenen stattfinden:

- „eine symmetrische Integration, bei der disziplinäres Spezialwissen wie Puzzlestücke zum Gesamtwissen hinzugefügt werden,
- eine naturwissenschaftliche-sozialwissenschaftliche Integration, die objektive naturwissenschaftliche kausal organisierte Wissensbestände mit sozialwissenschaftlichem Wissen über Einstellungen, Routinen und Erwartungen matchen können,
- eine formal- und sachwissenschaftliche Integration der beteiligten Kompetenzen im Team,
- eine begriffstheoretische Integration mit dem Ziel eines integrierten Gesamtverständnisses zentraler Begriffe wie Klima und Vulnerabilität.

Darüber hinaus ist auch eine Integrationsleistung „zwischen Wissenschaft und praktischem Handlungswissen aus dem betrachteten gesellschaftlichen Problemfeld zu leisten – eine besonders ungewohnte Aufgabe für Wissenschaftler:innen" (Bergmann et al., 2010, S. 25). Eine Auswahl an Integrationsmethoden und Integrationsinstrumenten listen Bergmann et al. (2010) auf und geben Hinweise zur Integration von Begriffen, Theorien, Methoden, Phasen im Forschungsprozess sowie der Integration von Ergebnissen und Darstellungen in Publikationen. Bei einer fachübergreifenden Begriffsarbeit müssen zunächst fachübergreifend allen Disziplinen ein Zugang zu und ein Anschluss an zentrale Begriffe, wie z. B. Vulnerabilität, Resilienz und Nachhaltigkeit, ermöglicht werden bzw. alternativ neue, passende Begriffe gesucht werden. Weitere Begriffe sind sogenannte Grenzobjekte. Grenzobjekte ermöglichen und stabilisieren transdisziplinäre Forschung, indem sie eine intermediäre Funktion zwischen Disziplinen einnehmen und sowohl spezifische als auch gemeinschaftlich verständliche Bedeutungen besitzen. Durch wissenschaftliche Methoden und Theorien werden sie zu epistemischen Objekten transformiert, die abstrahierte Modelle realer Prozesse und Strukturen darstellen. Diese Grenzobjekte bestehen nicht nur zwischen den Disziplinen, sondern auch an den Schnittstellen zwischen Wissenschaft, Politik und Wirtschaft. Sie können in verschiedenen Entitäten vorliegen, etwa als „weit verbreitete Alltagsvorstellungen, abstrakte Ideen, einleuchtende Beispiele, Artefakte und auch Publikationen aller Art" (Bergmann et al., 2010, S. 106). Auf der Basis gemeinsamer Begriffe und ihrer theoretischen Rahmung können dann dialogisch, paraphrasierend und visualisierend gemeinsame Fragestellungen und Hypothesen abgestimmt werden. Die Integration geeigneter Forschungsmethoden kann durch einen Abgleich bestehender disziplinärer Methoden zur Wahl einer oder mehrerer gemeinsamer Methoden führen oder die gewählten Methoden dabei inhaltlich optimieren oder einen Bedarf für neu zu entwickelnde, interdisziplinäre Methoden identifizieren. Darüber hinaus sind auch Bewertungsverfahren und -maßstäbe zu integrieren, um den transdisziplinären Projektverlauf und die Zielerreichung zu bestimmen.

Ziel transdisziplinärer Forschung ist u. a., dass die erzielten Ergebnisse in der außerwissenschaftlichen Welt Anwendung finden (Bergmann et al., 2010). Durch die Wahl transdisziplinärer Forschungszugänge können für die unterschiedlichen Akteur:innengruppen drei unterschiedliche Wissensarten als Ergebnis des gemeinsamen Forschungsprozesses entwickelt werden: a) Systemwissen, welches die Komplexität der erforschten Problematik beschreibt, b) Zielwissen, welches Ansätze zum Umgang mit Problemen und möglichen Konflikten im Problembereich bereitstellt, und c) Transformationswissen, welches Hinweise zum Erreichen eines erstrebten Zustands enthält (Theiler & Lux, 2022).

3 Herausforderungen durch sich verändernde Rahmenbedingungen: Wicked Problems und agile Vorgehensweisen

Strukturelle, globale und dynamische Entwicklungen in der Gesellschaft, Wirtschaft und Technik werden u. a. als Rahmenbedingungen für gesundheitsbezogene Versorgungsstrukturen verstanden. Veränderungen und Herausforderungen der genannten Rahmenbedingungen beziehen sich mit direkten Folgen auf Individuen und Gruppen sowie deren Lebenswelten. Das *Wicked Problem* des Klimawandels (Rittel & Webber, 1973) zeigt sich mit seinen gesundheitsbedingten Auswirkungen durch komplexe, multifaktorielle Problemlagen und nicht absehbaren Lösungen in sektorübergreifenden Lebensbereichen (siehe Kap. 36). Lönngren und von Poeck (2021) untersuchten in einem Mapping Review die Verwendung des Begriffs Wicked Problem und stellten fest, dass dieser uneinheitlich genutzt wird – sowohl zur Beschreibung komplexer Problemlagen als auch rhetorisch zur Benennung von Herausforderungen. Einige Veröffentlichungen betonen zudem ethische Aspekte wie Nachhaltigkeit, Gerechtigkeit und Verantwortung. In einer Umfrage von Peters und Tarpey (2019) sahen die Mehrheit von 300 Politikplaner:innen aus mehr als 40 Ländern die Klimakrise allein als ein Wicked Problem an. Der Klimawandel wird in diesem Sinne als strukturell herausfordernd angesehen, da multifaktorielle Auswirkungen mit gegenseitigen Wechselwirkungen für die gesamte Gesellschaft einhergehen. Damit verbunden zeigen sich Herausforderungen in der Forschung, indem die Wissenschaftler:innen ohne Kooperationen meistens in ihren jeweiligen erlernten Fachrichtungen arbeiten. Es ist demzufolge kein Wunder, das Forschung zu klimabedingten Veränderungen aus der naturwissenschaftlichen und technischen Perspektive heraus dominiert, obwohl sie längst ein soziales Problem im Bereich der Sozialwissenschaften sind.

Der Klimawandel beeinflusst auch die menschliche Gesundheit, das Zusammenleben von Menschen, Tieren und Natur wie auch die körperliche Unversehrtheit. Forschung zur personenbezogenen Klimavulnerabilität (siehe Kap. 17) besteht u. a. bereits dazu, wie sich der Klimawandel auf die Gesundheit der Menschen auswirkt (z. B. vermehrte Herzinfarkt- oder Schlaganfallraten bedingt durch klimatische Veränderungen), und vereinzelte Ergebnisse liegen für die Frage vor, wie die gesundheitlichen Auswirkungen verhindert werden können (WHO, 2019). Laut einer Studie des Instituts für Global Health an der Universität Heidelberg (Becker, 2019) besteht bei Hausärzt:innen Forschungsbedarf in Bezug auf die Anpassung von Medikamenten bei hitzebedingten Veränderungen und den Wissenstransfer an medizinisches Personal zur Umsetzung in der Praxis. Der Transfer und die gemeinschaftliche Zusammenarbeit von Forschung und Praxis ist (Co-Kreation) in Zeiten des Klimawandels wichtiger denn je, da in der praktischen Umsetzung klimabedingte Verhaltensänderungen von einzelnen Personen dann als Motivator dienen, wenn sie merken, dass sich diese direkt auf ihre eigene Gesundheit auswirken können. Demzufolge würde transdisziplinäre Forschung unter Berücksichtigung von Wicked Problems eine Möglichkeit bieten, komplexe, miteinander verbundene und schwer zu lösende Probleme in der Praxis zu behandeln (Daneshpour & Kwegyir-Afful, 2022).

Der Terminus der *Agilität* bedeutet die Fähigkeit, schnell und flexibel auf unvorhersehbare Situationen und Veränderungen reagieren zu können. Im Projektmanagement sind in der agilen Vorgehensweise die Anforderungen grob beschrieben, und nur die wichtigsten Anforderungen müssen in einer festgelegten Zeit umgesetzt werden. Die Ressourcen sind aufgrund der geplanten Kosten festgelegt (Müller & Gross, 2013). Agile Ansätze werden z. B. auch in der Lehre (Agile Education) verwendet, da sich die Welt aufgrund des Klimawandels weiter verändern wird. Auch in der Forschungslandschaft können traditionelle Forschungsansätze überschlagen werden und agile Vorgehensweisen dominieren, um im Forschungswettbewerb bestehen zu bleiben und aktuell zu sein. Die Entscheidungen zwischen klassischen oder agilen Methoden sind vom Zeitpunkt der über diese Methoden angestrebten Ergebnisse abhängig. Agile Methoden sind im Kontext des Klimawandels notwendig, damit interdisziplinäre Zusammenhänge aus den Bereichen Ökologie, Wirtschaft, Gesundheit und Soziologie erfasst werden. Es bedarf in der Forschung einer Denkweise, die vorausschauend ist und auch die Offenheit der Zukunft akzeptiert, um überhaupt agile Vorgehensweisen anwenden zu können.

Aufgrund der direkten klimatischen Betroffenheit von Menschen entstehen in der Forschung und involvierten Praxis zur Gesundheitsversorgung neue Anforderungen und agile Vorgehensweisen. Damit können sich erstens die Akteur:innen in den unterschiedlichen Bereichen überfordert fühlen, und zweitens bedarf es unterschiedlicher Fähigkeiten der Akteur:innen, um auf die komplexen Herausforderungen reagieren zu können (Abel & Michelmann, 2020). Es existieren bereits jetzt Forschungsinstitutionen zum Thema Klimawandel und Gesundheit in Deutschland, doch aufgrund von agilen und schnellen Vorgehensweisen fehlt oft der Austausch zwischen den Forschungsbereichen. Im Rahmen der Forschung zeigt sich, dass vor dem Beginn neuer Projekte die Finanzierung sichergestellt werden und ein konkreter Ablaufplan vorliegen muss. Dem stehen bei komplexen Fragestellungen die agilen Vorgehensweisen gegenüber, wenn diesbezüglich das

Vorgehen nicht von Beginn an planbar ist, sich Zeiträume verschieben oder veränderte Anforderungen entstehen.

Im Erasmus+ Projekt *Introducing User-driven design and agile development skills in the case of sustainable service housing for elderly* wird eine integrierte Lehrmethode entwickelt, welche die Kompetenzentwicklung von zukünftiger Studierenden mit agilen Methoden oder Systems Thinking fokussiert, sodass unmittelbar auf komplexe Fragestellungen agiert werden kann (Institut für Agile Transformation, 2025). Im Diskurs zwischen Agilität, komplexen Herausforderungen des Klimawandels, einer älter werdenden Gesellschaft und den Bedürfnissen jeder einzelnen Person ist es notwendig, angehende Forscher:innen, also die Studierenden, zu flexiblen und transdisziplinären Change Agents auszubilden, damit das methodische Wissen passgenau auf komplexe Fragestellungen angewendet werden kann. Lösungsorientiert kann der agile Ansatz aus dem Projektmanagement *Co-Kreation* in der Forschung und Praxis eingesetzt werden, wenn die Themen Klimawandel und Gesundheit fokussiert werden, damit zwischen den unterschiedlichen Fachbereichen und Praxispartner:innen ein gemeinsames Ziel erreicht wird. In die Entwicklungsphase von neuen Forschungsprojekten ist die Zielgruppe mit eingebunden. Kontinuierlich erfolgen Feedbackgespräche, um die Umsetzung von Veränderungen für die Personen schlussendlich zu ermöglichen (Deutsche Gesellschaft für Internationale Zusammenarbeit, 2025).

4 Forschungsansätze

Um den dargestellten Herausforderungen in der Forschungspraxis begegnen zu können, werden als mögliche Forschungsansätze die ethnografische Forschung, die partizipative Forschung, die Aktionsforschung und der Design Based Research vorgestellt.

4.1 Ethnografische Forschung

Der menschengemachte Klimawandel stellt ein globales existenzielles Risiko dar und wirkt vor allem auf die Lebenswelt von Menschen ein und verändert damit perspektivisch alltägliche Gewohnheiten und Selbstverständlichkeiten. Untersuchungen zeigen, dass Klimaangst (Climate Anxiety) bei einem mehrheitlichen Teil der Bevölkerung weit verbreitet ist. Dem steht aber zunehmend Climate Denial gegenüber, das häufig bei Menschen mit autoritärer oder sozialer Dominanzorientierung vorhanden ist. Die Wahrnehmung des Klimawandels in der Lebenswelt und damit deren Bewältigung wird von diesen Widersprüchen von Angst und Leugnung beeinflusst, unabhängig davon, ob soziale Gemeinschaften, soziale Gruppen oder Personen auf Dauer, aber auch situativ oder temporär besonders klimavulnerabel sind oder aber selbst extreme Klimaereignisse erfahren haben (van der Linden, 2014; Hamilton-Webb et. al., 2017).

Es mangelt noch an empirischen Ergebnissen, wie und warum sich solche Einstellungen und Wahrnehmungen gegenüber dem Risiko von Klimaereignissen ursächlich manifestieren. Risikoperzeption wird auch von sozialkulturellen und sozialpsychologischen Aspekten bestimmt (Tansey & O'riordan, 1999). Erfahrungen mit extremen Klimaereignissen können wiederum Einstellungen verändern, resultieren aber nicht grundsätzlich in einer generellen Höherbewertung der durch den Klimawandel verursachten Risiken (Lujala et. al., 2015).

Um Akzeptanz und Willingness gegenüber Maßnahmen der Mitigation und Adaption zu erreichen, ist es wichtig, die ursächlichen subjektiven und gruppenbezogenen Ursachen und Einflussfaktoren für Einstellungen gegenüber dem Klimawandel zu ergründen. Quantitative Forschung zu Einstellungen zum Klimawandel helfen, Hintergründe zu erkennen (Knight, 2016), können aber nur begrenzt Erklärungen für die Entstehung von Einstellungen und deren Veränderungen im Zeitverlauf geben. Seit den 1990er-Jahren lassen sich erste ethnologische Studien zu sozialen Einstellungen zum Risiko des Klimawandels finden, die auf qualitativen Forschungsmethoden, wie etwa teilnehmender Beobachtung oder Fallstudien, basieren (Friedrich, 2022). Konzepte ethnografischer Forschung (o'Reilly, 2012) können dabei helfen, die Komplexität von sozialen und ökologischen Umweltfaktoren, soziale und kulturelle Zugehörigkeit und Eingebundenheit sowie die Perspektive auf den Klimawandel zu ergründen. Dies ist auch von Bedeutung, um die ursächliche soziokulturelle und sozialökologische Entstehung und Präsenz von *Personal Traits* im Zusammenhang mit dem Klimawandel besser zu verstehen.

Zudem kann ethnografische Klimaforschung das Konzept des Climate Literacy (Azevedo & Marques, 2017) und Climate Competence (Fuertes et. al., 2020) adressieren, insbesondere vor dem Hintergrund, dass es angesichts der komplexen systemischen, institutionellen und räumlichen Einflussfaktoren auf personenbezogene Klimavulnerabilität eine allgemein gültige Bewältigungsstrategie nicht geben kann. Lebensweltbezogene Forschung kann dabei helfen, wissenschaftlich basierte Praxismethoden zur Herstellung von Akzeptanz und spezifische Wirksamkeit von Praktiken und Instrumenten zur Bewältigung des Klimawandels in der spezifischen Lebenswelt zu entwickeln (Castro & Sen, 2022) und als allgemeines Framework zu etablieren.

4.2 Partizipative Forschung

Im Rahmen der partizipativen Gesundheitsforschung wird die soziale sowie gesundheitliche Wirklichkeit von Menschen in einem Zusammenschluss aus Wissenschaftler:innen und Co-Forschenden aus der Praxis (z. B. Fachkräfte oder Patient:innen) zur Verbesserung der gesundheitlichen Versorgung von sozial benachteiligten sowie vulnerablen Bevölkerungsgruppen untersucht (PartNet, 2017). Mit diesem sozialwissenschaftlichen Forschungsansatz wird Teilhabe an der Forschung (durch Personen aus der Praxis) und wiederum die Teilhabe in der Gesellschaft ermöglicht. Neben dem Ansatz Co-Kreation sind bei der partizipativen Gesundheitsforschung die Co-Forschenden in den gesamten Forschungsprozess (von der Auswahl der Forschungsfrage bis hin zur Methodik, Datenerhebung und Analyse der Ergebnisse) mit eingebunden. Es bedarf der Flexibilität, Kontextualität, des Austauschs und des Willens, an der Forschung teilzunehmen, sowie der zielgerichteten Interaktion. Nach der partizipativen Gesundheitsforschung sind zwei Schwerpunkte erkennbar. Die Gemeinschaftsforschung (Community-Based Research) fokussiert in ihrer Forschung die Lebenslage von vulnerablen Menschen, um zielführend Handlungsansätze für eine Verbesserung der Situation zu entwickeln. In der Praxisforschung (Practioner Research) ist das Ziel, die eigene Praxis zu verbessern, indem Praktiker:innen eigene Projektideen entwickeln und Projektziele setzen. Dieses Vorgehen kann sowohl mit als auch ohne wissenschaftliche Institutionen erfolgen (Wright, 2021).

Anhand des Themas *Klimawandel und Gesundheit* zeigt sich, dass durch das Zusammenspiel von Wissenschaftler:innen aus unterschiedlichen Disziplinen und weiteren Co-Forschenden aus diversen Lebensbereichen unterschiedliche Perspektiven und Wissensstände zur Gesundheitsförderung in dem Themenfeld entstehen können (von Unger, 2014). Bezogen auf den Klimawandel sind Wechselwirkungen zwischen Expositionen und sozialen Determinanten zu betrachten, damit in einem nächsten Schritt partizipativ Entscheidungen mit Bevölkerungsgruppen zu Klimaanpassungsmaßnahmen getroffen werden können. Durch partizipative Gesundheitsforschung bestehen Chancen, dass Veränderungen in der Praxis und bei den Personen selbst und den beteiligten Institutionen erreicht werden (Hartung & Wihofszky, 2024; Bolte et al., 2023). Allerdings muss beachtet werden, dass eine Gewährleistung von Partizipation in der Forschung oft behauptet wird, aber eine Scheinpartizipation nach den 9-Stufen-Modell von Wright et al. (2010) erlebt wird. Dieses Modell ist in folgende 4 Bereiche unterteilt: Nichtpartizipation, Vorstufen der Partizipation, Partizipation und über Partizipation hinausgehend. Partizipation erfolgt erst in den Stufen 6–9, da erst ab Stufe 6 die Co-Forschenden Einfluss auf das Forschungsprojekt haben:

- Im Rahmen der Mitbestimmung (Stufe 6) kann eine Kooperation zwischen der wissenschaftlichen Einrichtung und einer praktischen Selbsthilfegruppe entstehen.
- Eine Übertragung der Entscheidungsmacht (Stufe 7) erfolgt bei den Co-Forschenden, wenn diese Teile der Forschung übernehmen können (z. B. Datenerhebung oder Datenauswertung).
- In Stufe 8 der Entscheidungsmacht werden die Co-Forschenden als gleichberechtigt zum Forschungsteam angesehen und bestimmen Teile der Forschung mit.
- Stufe 9 geht dann über die Partizipation im Sinne der Selbstorganisation hinaus.

Das Modell soll als Instrument eingesetzt werden, um den Prozess der partizipativen Forschung selbst kritisch reflektieren zu können. Resultierend ist im Rahmen der partizipativen Forschung von klimatischen und gesundheitsbezogenen Herausforderungen eine Vernetzung von partizipativ Forschenden national sowie international notwendig, um erst einmal grundlegende Fragen der partizipativen Gesundheitsforschung und deren Qualität in der Praxis zu klären.

4.3 Aktionsforschung – Action Research

Aktionsforschung ist ein im Wesentlichen qualitatives Forschungskonzept, das auch als Handlungsforschung bekannt ist (Kromrey, 1983). Es hat eine große Nähe zur ethnografischen Forschung, weil die Forschenden sich direkt in das Praxisfeld begeben, dabei aber einen Schritt weitergehen, indem sie den Unterschied zwischen Forschenden und Beforschten im Forschungsprozess auflösen (Heintel & Huber, 1978). Forschungsinhalte und Forschungsschritte werden damit nicht ausschließlich durch die Forschenden bestimmt. Aktionsforschung ist als Handlungsforschung geeignet, Transformationsprozesse wissenschaftlich zu begleiten. Sie ist dabei keine reine Implementierungsforschung, bei der etwa Prozesse zur Durchsetzung von Innovationen (Rogers, 2003) betrachtet werden, sondern die Inhalte der Veränderung, wie auch Entstehung von Innovationen in sozialen Netzen selbst können Gegenstand sein. Problemwahrnehmung, Problembearbeitung und -lösung werden als gemeinsames Projekt von Forschenden und Praxispersonen arrangiert und durchgeführt. Das Wissen und die Kompetenzen der Praxispersonen werden dabei als gleichwertig mit denen der Forschenden angesehen, und bereits dadurch wird ein transdisziplinäres Verständnis im Forschungsprozess etabliert (Heintel & Huber, 1978).

Forschungsprozesse in der Aktionsforschung lassen sich als iterative Erkundungsprozesse verstehen, in denen sowohl die Praxispersonen als auch die Forschenden in den Entwicklungsschritten Phasen der Reflexion und Evaluation wahrnehmen und dadurch Anpassungen bei Problemlösungen gemeinsam vornehmen und im Forschungsprozess erproben können (Knierim et. al., 2015).

Dabei bleiben durchaus Herausforderungen an den Forschungsprozess. Die Auflösung der Rollen zwischen Forschenden und Beforschten bedeutet, dass eine gemeinsame Grundlage der Kommunikation hergestellt werden muss, aber auch initial ein gemeinsames Verständnis des Forschungsgegenstandes. Die Forschenden müssen inhaltlich vorbereitet und gleichzeitig mit unvoreingenommener Offenheit in das Forschungsprojekt gehen. Die Offenheit des Forschungsprozesses verlangt von allen Beteiligten einen hohen Zeit- und kommunikativen Aufwand, insbesondere, da, anders als bei anderen qualitativen Methoden mit einer klaren Rollenzuweisung an Forschende und Proband:innen, Forschungsprozesse einer eigenen Dynamik unterliegen, bis zu dem Punkt, dass Projektabbrüche möglich sind. Insbesondere bei technisch basierten Problemlösungen ist gerade aufseiten der Forschenden eine besondere Forschungskompetenz mit Blick auf soziale Inhalte der Einführung von Innovationen verlangt, die etwa in den Natur- oder Ingenieurswissenschaften nicht grundsätzlich erwartet wird.

Die Methode der Aktionsforschung ermöglicht zwar, die Spezifität der gegenständlichen Handlungsanforderungen für die Problemlösung zu integrieren und die hohe Komplexität, die im Handlungsfeld der Bewältigung von Anforderungen des Klimawandels im räumlichen Kontext zu erwarten ist, als selbstverständlichen Gegenstand im Forschungsprozess zu behandeln. Eine besondere Herausforderung stellt aber die Übertragbarkeit bzw. Verallgemeinerung von Erkenntnissen dar, da Forschungsergebnisse an die besonderen Bedingungen und die Spezifität des Forschungsprozesses gebunden sind. Aktionsforschung ist keine theoriebildende Forschung, wie etwa die Grounded Theory. Vielmehr ist sie in besonderem Maße theoriegeleitet (Heintel & Huber, 1978). Ergebnisse von Forschungsprozessen werden also vor dem Hintergrund eines forschungsleitenden theoretischen Konzepts oder einer ebensolchen Grundlage eingeordnet bzw. als Zwischenergebnisse im Projektverlauf reflektiert. Dabei ist wichtig zu verstehen, dass auch Praxispartner bewusst oder unbewusst eigene Theorien über den Forschungsgegenstand besitzen, die implizit oder explizit eingebracht werden, Aktionsforschung ermöglicht damit auch die Deutung der Relevanz von Theorien für das Praxisfeld. Insofern stellt Aktionsforschung eine praxeologische Form des Theorie-Praxis-Transfers dar (Bradbury et al., 2019).

4.4 Design Based Research

Der Design Based Research stammt ursprünglich aus der bildungswissenschaftlichen Forschung und stellt ein methodologisches Rahmenkonzept dar, das deutungsoffene, kreativ entwerfende als auch explorativ-ausprobierende Aktivitäten im Rahmen des Forschungsprozess im Sinne eines Designs erlaubt. Ausgangspunkt ist eine wahrgenommene Diskrepanz in der Bildungspraxis bzw. anderen Praxisfeldern, zu der eine Intervention zur Überbrückung der Diskrepanz entwickelt wird; bezogen auf die Bildungspraxis der Einsatz eines bestimmten Lehrformats oder bestimmter Lehr-Lern-Methoden, die in Iterationen im Praxisfeld angewandt, mit empirischen Methoden analysiert wie auch evaluiert und adaptiert werden. Diese Interventionen entstehen in Kollaborationen von Wissenschaft und Praxis. Annahmen, wie eine Intervention zum Ziel beitragen kann – also der Entwicklung eines spezifischen Designs für das angestrebte Ziel – werden forschungsbegleitend angepasst. Entwürfe zum und Annahmen über das Design werden theoriegeleitet entwickelt (Reinmann, 2022). Als Ergebnis der Forschung entstehen ein praktischer Nutzen durch die designte Intervention sowie theoretische Erkenntnisse über den untersuchten Gegenstand.

Aufgrund des kreativen und freien Designprozesses wird die wissenschaftliche Güte des Ansatzes oft kritisiert, dennoch folgt der Ansatz einer Systematik theoriegeleitet und empirisch begleitend, um die Intervention zu beforschen sowie die Forschungsaktivitäten transparent und nachvollziehbar zu begründen, und greift im Designprozess auf die Perspektiven der wissenschaftlichen und außerwissenschaftlichen Akteur:innen zurück.

Bildung ist im Kontext des Klimawandels zentral. Über den Design Based Research können Lehr-Lern-Formate und Methoden für Lernprozesse zur Auseinandersetzung mit der Komplexität, den Folgen und Lösungsansätzen zum Klimawandel und vulnerablen Personen designt werden (siehe Kap. 33). Darüber hinaus könnten auch Edukationsprogramme für vulnerable Personen in ihrem Alltag in Extremwetterphasen designt und erforscht werden.

5 Forschungsherausforderungen – Forschung in und mit der Zivilgesellschaft

Forschung zu Klimavulnerabilität findet in einem Handlungsraum statt, der durch räumlich-topografische, soziokulturelle, soziotechnische und sozialökonomische Bezüge und Erfahrungen geprägt ist (van der Linden, 2017). Die Progression des Klimawandels schafft zudem real und prognostisch veränderte Bedingungen für den und im zukünftigen Handlungsraum. Klimaforschung arbeitet deshalb grundlegend mit szenariobasierten Prognosen, um Auswirkungen der anthropogenen Eingriffe, vor allem des massiven Ausstoßes von Treibhausgasen, auf die Ökosphäre und die Stabilität von fundamentalen planetaren Prozessen in der Zukunft einzuschätzen (o'Neill et. al., 2020).

Dies schafft erkennbare Vermittlungsprobleme, die eine wissenschaftsbasierte Begleitung oder sogar Moderation des notwendigen gesellschaftlichen Transformationsprozess in Richtung auf eine klimaneutrale und, in Hinsicht auf den bereits eingetretenen Klimawandel, klimaresistente und -resiliente Zukunftsgesellschaft beeinträchtigt. Denn prognostische Aussagen sind im Zeitverlauf wie auch regional zunächst nur globale Aussagen, die sich in der realen Welt nicht immer einfach treffsicher negieren oder verifizieren lassen (Moons et. al., 2009).

Gerade weil der Klimawandel und seine Folgen eine existenzielle zivilisatorische Tragweite besitzen, ist ein Wissenschafts-Praxis-Bezug von außerordentlicher Bedeutung, der sowohl forschungsinhaltlich als auch methodisch dialogisch konzipiert sein muss. Methoden einer transformativen Wissenschaft und Forschung besitzen dabei besondere Relevanz, um wissenschaftlich Forschende und Lehrende nicht als Mitglieder einer weltfremden Elite erscheinen zu lassen, die eine eigene gesellschaftlich bezugslose Wirklichkeit konstruiert.

Kulturtheoretische Aspekte können dabei helfen, verstehende Zugänge in das Praxisfeld zu erschließen und der Praxis zwar eben nicht theorielos, aber vorurteilsfrei zu begegnen. Formen ethnografischer Forschung ermöglichen dieses Verständnis für das Praxisfeld, indem sie die Praxispersonen in ihrer sozialen Wirklichkeit sprechen lassen. Partizipative und Aktionsforschung ermöglichen es, Forschung als mit der Zivilgesellschaft verbundene transformative Wissenschaft zu etablieren. Der regionale Handlungsraum lässt sich dabei als Urban Lab (Parodi et. al., 2016) konstruieren, in dem Forschende als transdisziplinäres

Forschungsteam in der realen Welt Lösungen mit der Praxis erörtern, designen, erproben und umsetzen (Roll et. al., 2024).

In einer Zeit, in der die Wissenschaft und Wissenschaftler:innen immer noch hohe Reputation besitzen, aber gesellschafts- und forschungspolitisch unter Druck geraten, liegt es auch im Interesse der Wissenschaftler:innen selbst, sich auf diesen dialogischen Diskurs mit der Zivilgesellschaft einzulassen.

Literatur

Abel, S., & Michelmann, J. (2020). Zukunft unter Klima-Unsicherheiten agil und nachhaltig gestalten. In V. Wittpahl (Hrsg.), Klima. Springer. https://doi.org/10.1007/978-3-662-62195-0_11.

Arnold., M., Gaube, V., & Wieser, B. (2014). Interdisziplinär forschen. In G. Dressel, W. Berger, K. Heimerl, & V. Winiwarter (Hrsg.), *Interdisziplinär und transdisziplinär forschen. Praktiken und Methoden* (S. 105–120). Transcript Verlag.

Azevedo, J., & Marques, M. (2017). Climate literacy: A systematic review and model integration. *International Journal of Global Warming, 12*(3/4), Artikel 84789, 414. https://doi.org/10.1504/IJGW.2017.084789.

Bradbury, H., Waddell, S., O' Brien, K., Apgar, M., Teehankee, B., & Fazey, I. (2019). A call to action research for transformations: The times demand it. *Action Research, 17*(1), 3–10. https://doi.org/10.1177/1476750319829633.

Becker, C. (2019). Abschlussbericht- Prävention hitzebedingter Risiken bei älteren Menschen. https://www.bundesgesundheitsministerium.de/fileadmin/Dateien/5_Publikationen/Praevention/abschlussbericht/Abschlussbericht_Ergebnisse_BMG_20201215_bf.pdf.

Bergmann, M., Jahn, T., Knobloch, T., Krohn, W., Pohl, C., & Schramm, E. (2010). *Methoden transdisziplinärer Forschung*. Ein Überblick mit Anwendungsbeispielen: Campus.

Bolte, G., Dandolo, L., Gepp, S., Hornber, C., & Lopez Lumbi, S. (2023). Klimawandel und gesundheitliche Chancengerechtigkeit. *Journal of Health Monitoring, 8*(S6), S. 3–16. https://www.rki.de/DE/Content/Gesundheitsmonitoring/Gesundheitsberichterstattung/GBEDownloadsJ/Focus/JHealthMonit_2023_S6_Gerechtigkeit_Sachstandsbericht_Klimawandel_Gesundheit.pdf?__blob=publicationFile.

Bromme, R. (2000). Beyond One's Own Perspective: The Psychology of Cognitive Interdisciplinarity. In P. Weingart & N. Stehr (Hrsg.), *Practising Interdisciplinarity* (S. 115–133). University of Toronto Press.

Castro, B., & Sen, R. (2022). Everyday Adaptation: Theorizing climate change adaptation in daily life. *Global Environmental Change, 75*, 102555. https://doi.org/10.1016/j.gloenvcha.2022.102555.

Daneshpour, H., & Kwegyir-Afful, E. (2022). Analysing Transdisciplinary education: A scoping review. *Sci & Educ, 31*, 1047–1074.

Defila, R., & Di Giulio, A. (2019). Wie Reallabore für Herausforderungen und Expertise in der Gestaltung transdisziplinären und transformativen Forschens sensibilisieren. In R. Defila & A Di Giulio (Hrsg.), *Transdisziplinär und transformativ forschen, Band 2. Eine Methodensammlung* (S. 1–32). Springer VS.

Deutsche Gesellschaft für Internationale Zusammenarbeit. (2015). Agile Methode. https://www.giz.de/fachexpertise/html/agile-methoden.html. Zugegriffen: 27. Jan. 2025.

Friedrich, T. (2022). Ethnologische Klimawandelforschung. In Y. Ibrahim & S. Rödder (Hrsg.), *Soziologie der Nachhaltigkeit. Schlüsselwerke der sozialwissenschaftlichen Klimaforschung* (Bd. 2, S. 317–324). Transcript Verlag. https://doi.org/10.14361/9783839456668-053.

Fuertes, M. Á., Andrés, S., Corrochano, D., Delgado, L., Herrero-Teijón, P., Ballegeer, A.-M., Ferrari-Lagos, E., Fernández, R., & Ruiz, C. (2020). Climate Change Education: A proposal of a Category-Based Tool for Curriculum Analysis to Achieve the Climate Competence. *Education in the Knowledge Society (EKS), 21,* Article 08. https://doi.org/10.14201/eks.21516.

Gibbons, M., Limoges, C., Nowotny, H., Schwartzman, S., Scott, P., & Trow, M. (1994). *The new production of knowledge: The dynamics of science and research in contemporary societies.* Sage Pub.

Haas, W., & Hellmer, S. (2014). Differenzen wahrnehmen und erfahren. In G. Dressel, W. Berger, K. Heimerl & V. Winiwarter (Hrsg.), *Interdisziplinär und transdisziplinär forschen. Praktiken und Methoden* (S. 51–64). Transcript Verlag.

Hamilton-Webb, A., Manning, L., Naylor, R., & Conway, J. (2017). The relationship between risk experience and risk response: A study of farmers and climate change. *Journal of Risk Research, 20*(11), 1379–1393. https://doi.org/10.1080/13669877.2016.1153506.

Hartung, S., & Wihofszky, P. (2024). Partizipation, Partizipative Gesundheitsforschung und ihr Beitrag zur Nachhaltigkeit. In S. Hartung & P. Wihofszky (Hrsg.), *Gesundheit und Nachhaltigkeit. Springer Reference Pflege – Therapie – Gesundheit.* Springer Verlag. https://doi.org/10.1007/978-3-662-68278-4_8.

Heintel, P., & Huber, J. (1978). Aktionsforschung – Theorieaspekte und Anwendungsprobleme. *Gruppendynamik, 6,* 390–409.

Hensler, L., Frenk, G. A., & Merçon, J. (2023). Mode 2. In T. Philipp & T. Schmohl (Hrsg.), *Handbook transdisciplinary learning* (S. 257–267). Transcript Verlag.

Ibrahim, Y., & Rödder, S. (2022). Sozialwissenschaftliche Klimaforschung? Ja! Aber wie? Zur Einführung. In Y. Ibrahim & S. Rödder (Hrsg.), *Schlüsselwerke der sozialwissenschaftlichen Klimaforschung* (S. 15–28). Transcript Verlag.

Institut für Agile Transformation. (2025). Forschungsprojekte – sUser. https://www.iat-fhooe.at/forschungsprojekte/. Zugegriffen: 27. Jan. 2025.

Keestra, M., Rutting, L., Post, G., de Roo, M., Blad, S., & de Greef, L. (2016). An Introduction to Interdisciplinary Research: Theory and Practice. Amsterdam University Press.

Knierim, A., Schmid, J. C., & Knuth, U. (2015). Aktionsforschung zur Anpassung an den Klimawandel – Methodische Potentiale und Herausforderungen am Beispiel eines transdisziplinären Verbundprojektes in Brandenburg Berlin. In O. Mußhoff (Hrsg.), *Schriften der Gesellschaft für Wirtschafts- und Sozialwissenschaften des Landbaues: Bd. 50, Neuere Theorien und Methoden in den Wirtschafts- und Sozialwissenschaften des Landbaus* (S. 81–93). Landwirtschaftsverlag.

Knight, K. W. (2016). Public awareness and perception of climate change: A quantitative cross-national study. *Environmental Sociology, 2*(1), 101–113. https://doi.org/10.1080/23251042.2015.1128055.

Kromrey, H. (1983). *Empirische Sozialforschung: Modelle und Methoden der Datenerhebung und Datenauswertung* (2. Aufl.). Leske Verlag + Budrich GmbH.

Langemeyer, I., & Zimpelmann, E. (2023). Mode 2. In T. Philipp & T. Schmohl (Hrsg.), *Handbook transdisciplinary learning* (S.245–255). Transcript Verlag.

Lerchster, R., & Lesjak, B. (2014). Forschungsteams organisieren. Eine gruppendynamische Perspektive. In G. Dressel, W. Berger, K. Heimerl & V. Winiwarter (Hrsg.), *Interdisziplinär und transdisziplinär forschen. Praktiken und Methoden* (S. 79–90). Transcript Verlag.

Lesjak, B., Neugebauer, C., & Wegleitner, K. (2014). Wissen schaffen. Oder: Vom Anspruch, gesellschaftlich wirksam zu sein. In G. Dressel, W. Berger, K. Heimerl & V. Winiwarter (Hrsg.),

Interdisziplinär und transdisziplinär forschen. Praktiken und Methoden (S. 167–178). Transcript Verlag.

Lönngren, J., & van Poeck, K. (2021). Wicked problems: A mapping review of the literature. *International Journal of Sustainable Development & World Ecology, 28*(6), 481–502.

Lujala, P., Lein, H., & Rød, J. K. (2015). Climate change, natural hazards, and risk perception: The role of proximity and personal experience. *Local Environment, 20*(4), 489–509. https://doi.org/10.1080/13549839.2014.887666.

Metzger, C. (2024). Inter- und Transdisziplinarität in der Hochschullehre. In C. Metzger, C. Daniel, L. Dräger, K. Hoffmann, F. Schulz, & S. Zulauf (Hrsg.), Inter- und Transdisziplinarität in der Hochschullehre – zur Implementierung, Gestaltung, Begriffstheorie und Praxis. die hochschullehre – Themenheft 2024. https://doi.org/10.3278/HSLT2401W.

Moons, K. G. M., Royston, P., Vergouwe, Y., Grobbee, D. E., & Altman, D. G. (2009). Prognosis and prognostic research: What, why, and how? *BMJ, 338*, b375. https://doi.org/10.1136/bmj.b375.

Müller, T., & Gross, B. (2013). Agile Methoden im traditionellen Projektmanagement-Umfeld einsetzen. In Projekt Magazin – das Fachportal für Projektmanagement. https://www.projektmagazin.de/system/files/imported/spotlights/pdf/Spotlight_Agil-einfuehren.pdf#page=3.

O'Neill, B. C., Carter, T. R., Ebi, K., Harrison, P. A., Kemp-Benedict, E., Kok, K., Kriegler, E., Preston, B. L., Riahi, K., Sillmann, J., van Ruijven, B. J., van Vuuren, D., Carlisle, D., Conde, C., Fuglestvedt, J., Green, C., Hasegawa, T., Leininger, J., Monteith, S., & Pichs-Madruga, R. (2020). Achievements and needs for the climate change scenario framework. *Nature Climate Change, 10*(12), 1074–1084. https://doi.org/10.1038/s41558-020-00952-0.

O'Reilly, K. (2012). *Ethnographic methods* (2. Aufl.). Routledge Taylor & Francis Group. https://www.taylorfrancis.com/books/9781135194765 https://doi.org/10.4324/9780203864722.

Parodi, O., Beecroft, R., Albiez, M., Quint, A., Seebacher, A., Tamm, K., & Waitz, C. (2016). Von „Aktionsforschung" bis „Zielkonflikte": Schlüsselbegriffe der Reallaborforschung. *Technikfolgenabschätzung – Theorie und Praxis, 25*(3), 9–18.

PartNet – Netzwerk Partizipative Gesundheitsforschung. (2017). Partizipative Gesundheitsforschung – eine Definition. http://partnet-gesundheit.de/ueber-uns/partnet-definition/. Zugegriffen: 27. Jan. 2025.

Peters, B. G., & Tarpey, M. (2019). Are wicked problems really so wicked? Perceptions of policy problems. *Policy and Society, 38*(2), 218–236. https://doi.org/10.1080/14494035.2019.1626595.

Reinmann, G. (2022). Was macht Design-Based Research zu Forschung? Die Debatte um Standards und die vernachlässigte Rolle des Designs. *EDeR – Educational Design Research, 6*(2), 1–22.

Reitinger, E., Krainer, L., Zepke, G., & Lehner, E. (2014). Kommunikation beobachten, ihr einen Rahmen geben und sie reflektieren. In G. Dressel, W. Berger, K. Heimerl & V. Winiwarter (Hrsg.), *Interdisziplinär und transdisziplinär forschen. Praktiken und Methode* (S. 135–150). Transcript.

Rittel, H., & Webber, M. (1973). Dilemmas in a general theory of planning. *Policy Sciences, 4*(2), 155–169.

Rogers, E. M. (2003). Diffusion of innovations (Fifth edition, Free Press trade paperback edition).

Roll, M., Almansi, F., Hardoy, J., Gatti, S., Samios, A., Turmena, L., Campos, M., & Zubicaray, G. (2024). Urban labs beyond Europe: The formation and contextualization of experimental climate governance in five Latin American cities. *Environment and Urbanization, 36*(1), 173–194. https://doi.org/10.1177/09562478241230462.

Tansey, J., & O'riordan, T. (1999). Cultural theory and risk: A review. *Health, Risk & Society, 1*(1), 71–90. https://doi.org/10.1080/13698579908407008.

Theiler, L., & Lux, A. (2022). Sozialwissenschaftliche Klimaforschung? Ja! Aber wie? Zur Einführung. In Y. Ibrahim & S. Rödder (Hrsg.), *Schlüsselwerke der sozialwissenschaftlichen Klimaforschung* (S. 407–418). Transcript Verlag.

van der Linden, S. (2014). On the relationship between personal experience, affect and risk perception: The case of climate change. *European journal of social psychology, 44*(5), 430–440. https://doi.org/10.1002/ejsp.2008.

van der Linden, S. (2017). Determinants and Measurement of Climate Change Risk Perception, Worry, and Concern. In S. van der Linden (Hrsg.), *Oxford Research Encyclopedia of Climate*.

von Unger, H. (2014). *Partizipative Forschung*. Springer.

Weltgesundheitsorganisation. (2019). Gesundheitshinweise zur Prävention hitzebedingter Gesundheitsschäden. https://iris.who.int/bitstream/handle/10665/341625/WHO-EURO-2021-2510-42266-58732-ger.pdf.

Wright, M. T. (2021). Partizipative Gesundheitsforschung: Ursprünge und heutiger Stand. *Bundesgesundheitsbl., 64,* 140–145. https://doi.org/10.1007/s00103-020-03264-y.

Wright, M. T., Block, M., & von Unger, H. (2010). Partizipation in der Zusammenarbeit zwischen Zielgruppe, Projekt und Geldgeber/in. In M. T. Wright (Hrsg.), *Partizipative Qualitätsentwicklung in der Gesundheitsförderung und Prävention* (S. 75–92). Bern: Hans Huber.

Praxisgeleitete Herausforderungen

38

Jan-Hendrik Ortloff und Manfred Fiedler

Zusammenfassung

Die Auswirkungen des Klimawandels werden gerade für die Gesundheitsversorgung *die* Zukunftsherausforderung sein. Die Gesundheitsversorgung ist durch den Klimawandel besonders gefordert, weil sie sowohl als System selbst beeinflusst wird, aber vor allem an der Bewältigung der gesundheitlichen Folgen zuvorderst auf Menschen mit chronischen Einschränkungen in besonderem Maße beteiligt ist. Für Pflegebedürftige, akut und chronisch Erkrankte gehören die Gesundheitsversorgung und ihre Einrichtungen dauerhaft oder befristet zum alltäglichen Leben und sind damit an der Bewältigung von Klimaereignissen besonders beteiligt. Dabei müssen die Einrichtungen, aber auch die Gesundheitsfachkräfte auf die unterschiedlichen Ereignisse fachlich vorbereitet und gleichzeitig in der Lage sein, die komplexe Vulnerabilität gegenüber Klimaereignissen einzuschätzen und professionell angemessen zu handeln. Auch Betroffene und ihre sozialen Netzwerke müssen angemessen vorbereitet werden. Dazu bedarf es einer frühzeitigen berufsgruppenübergreifenden und interinstitutionellen Kooperation.

J.-H. Ortloff · M. Fiedler (✉)
Department für Humanmedizin und Fakultät für Gesundheit, Witten/Herdecke University, Witten, Deutschland
E-Mail: manfred.fiedler@uni-wh.de

J.-H. Ortloff
E-Mail: jan-hendrik.ortloff@uni-wh.de

© Der/die Herausgeber bzw. der/die Autor(en), exklusiv lizenziert an Springer-Verlag GmbH, DE, ein Teil von Springer Nature 2025
D. Schmitz et al. (Hrsg.), *Klima und Vulnerabilität*,
https://doi.org/10.1007/978-3-662-71727-1_38

1 Die Bedeutung von Klimavulnerabilität im praktischen Handlungsfeld

Klimavulnerabilität ist ein mehrdimensionales Konzept, das sich auf die Verwundbarkeit von Systemen, Regionen, Institutionen und am Ende Personen gegenüber Klimawandelfolgen, insbesondere schwerwiegenden Klimaereignissen, bezieht. Es beschreibt die Anfälligkeit oder Verwundbarkeit gegenüber der Exposition (Dauer und Schwere) und dem Risiko (Eintrittswahrscheinlichkeit) von Klimaereignissen, die schließlich mit personenbezogenen Eigenschaften, Fähigkeiten und Ressourcen (Capabilities) korrespondieren (siehe Kap. 2). Klimavulnerabilität ist einerseits stets ein personenbezogenes Konzept, das sich im Verständnis von Climate oder Ecological Public Health konzeptualisieren lässt. Andererseits hat es neben vulnerablen Personen und sozialen Gruppen durch seinen Bezug zu urbanen Gemeinschaften sowie regionalen Ökosystemen, die durch Klimaereignisse temporär oder dauerhaft in ihrer Stabilität bedroht sind, einen kontextuellen Bezug, der sich auf unterschiedliche kritische Sektoren bzw. Systeme bezieht.

Das Assessment von Klimavulnerabilität, das eine wichtige Voraussetzung für Handlungen der Mitigation sowie der adaptiven Vorbereitung auf ein regional durch den Klimawandel erwartbar verändertes binnenklimatisches Geschehen ist, stellt sich daher auf der kommunalen Handlungsebene als ein komplexes, multiprofessionelles, multisektorales und damit auch im Rahmen der öffentlichen Gebietskörperschaften ressortübergreifendes Vorgehen dar. Ausgehend von der regionalen Risikoeinschätzung für die Exposition gegenüber unterschiedlichen Klimaereignissen geht es allgemein um die Identifikation von relevanten Systemen für die Versorgung der regionalen Gemeinschaften und speziell für die Versorgung vulnerabler Personengruppen und deren Klimavulnerabilität.

Klimaanpassung meint sowohl die Entwicklung von *Klimaresistenz,* also der Robustheit von Sektoren, Systemen, Institutionen und Quartieren gegenüber Klimaereignissen, als auch von *Klimaresilienz,* also der Fähigkeit von Personen, aber auch Sektoren, Systemen, Einrichtungen und Institutionen, auf Klimaereignisse angemessen reagieren zu können.

Die Komplexität dieser Aufgabe stellt sich in der Praxis als Herausforderung dar, da unterschiedliche institutionelle und professionelle Akteur:innen beteiligt sind, die in überwiegendem Maße nichtöffentlich und zudem strukturell unterschiedlichen rechtlichen und organisatorischen Strukturen zugeordnet sind. Das grundgesetzliche Subsidiaritätsprinzip, das eng mit der kommunalen Selbstverwaltung verknüpft ist, sieht diesbezüglich die Kommunen in der Verantwortung für die unmittelbaren Angelegenheiten der kommunalen Gemeinschaft.

2 Praktische Gesundheitsversorgung in der Klimakrise

Auch wenn Klimavulnerabilität durch ein multisektorales Verständnis geprägt ist, adressiert ein darauf gründendes Handlungsverständnis immer den Schutz der Bevölkerung und dabei insbesondere den Schutz von Menschen, die durch allgemeine und mit Bezug auf das jeweilige Klimaereignis spezifische Vulnerabilität betroffen sind. Das Zusammengehen von (präventivem) Gesundheitsschutz und Sicherung der allgemeinen und spezifischen Versorgung im Falle eines schwerwiegenden Klimaereignisses ist damit am Ende auch immer ein Handeln im Gesundheitssystem. Die Gesundheitsversorgung ist als solche nach Versorgungszwecken bzw. -zielen horizontal und im Versorgungssettings vertikal gegliedert. Auf der horizontalen Ebene wird in Versorgungsfelder wie Akutversorgung, Langzeitversorgung oder Rehabilitation unterschieden. In der vertikalen Gliederung wird hingegen zwischen allgemeinen Versorgungssettings wie häuslicher, ambulanter oder stationärer Versorgung differenziert (Fiedler, 2024). Diese Gliederung ist für die Bestimmung von Klimavulnerabilität relevant. So hat die Frage der institutionellen/organisatorischen Vulnerabilität in Bezug darauf, in welchem Versorgungssetting eine Person versorgt wird, eine besondere Bedeutung. In Bezug auf die horizontale Gliederung stellt sich zudem die Frage der kritischen Relevanz einer Versorgungsleistung, die durch ein Klimaereignis beeinträchtigt werden kann. Sowohl die vertikale als auch die horizontale Versorgungsebene sind durch Infrastrukturen miteinander verbunden, deren Kritikalität, Resistenz und Resilienz durch Wechselwirkungen und Interdependenzen geprägt sind und sowohl von gesellschaftlichen als auch klimabedingten Veränderungen beeinflusst werden (siehe Kap. 26). Wenn die Versorgung mit kritischen Leistungen durch ein Klimaereignis beeinträchtigt oder unterbrochen wird, kann dies chronische Erkrankungen verstärken und bis hin zu letale Auswirkungen haben. Schließlich ist auch die Kenntnis über die Capabilities einer vulnerablen Person je nach Versorgungssettings und Versorgungszwecken unterschiedlich. Diese Aspekte werden im Folgenden kurz erörtert.

2.1 Klimavulnerabilität in der häuslichen Versorgung

80 % der mehr als 5 Mio. Pflegebedürftigen in Deutschland werden zu Hause betreut (Statistisches Bundesamt, 2024a), wodurch auch der überwiegende Teil der akuten Behandlungen in der Häuslichkeit stattfindet. Betroffene sind dabei meist auf soziale (An- und Zugehörige, Selbsthilfe, Nachbarschaft) und professionelle Netzwerke angewiesen. Laut Büscher und Klie (2023) gibt es grundsätzliche Risiken und Herausforderungen insbesondere bei Menschen in der häuslichen Langzeitversorgung, zu denen eine soziale Isolation, die Belastung pflegender An- und Zugehöriger, innerfamiliäre Spannungen, dabei auch Gewalt, Vernachlässigung oder Missbrauch zählen.

Klimaereignisse haben unterschiedliche Auswirkungen auf das Leben in der Häuslichkeit. Nur ein kleiner Teil der Menschen, die älter als 65 Jahre sind (ca. 20 %), wohnte

2022 in Deutschland in einer barrierefreien oder -armen Wohnung (Statistisches Bundesamt, 2024b). Selbst wenn dies der Fall ist, kann ein Klimaereignis dazu führen, dass etwa die Stromversorgung temporär unterbrochen wird und dadurch netzgebundene technische Unterstützungssysteme sofort oder absehbar ohne Funktion sind (Breuer et al., 2021). Bei der Beatmung in der Häuslichkeit etwa kann ein befristeter Stromausfall je nach Akkuleistung nur von einem halben oder einem ganz Tag durch externe Akkus meist zuzüglich der Leistung des eingebauten Akkus bei einer täglichen Beatmungsdauer von mehr als 16 Stunden beim obligatorischen Zweitgerät abgesichert werden. Voraussetzung ist aber, dass externe Akkus regelmäßig geprüft werden und geladen sind.

Für alleinlebende Personen kann durch ein Klimaereignis die Versorgung etwa durch einen Pflegedienst, aber auch durch pflegende An- und Zugehörige eingeschränkt sein. Zudem kann die Versorgung mit kritischen Gütern (z. B. Lebensmittel, Arzneimittel) und Dienstleistungen beeinträchtigt sein. Einschränkungen müssen nicht nur bei Haushalten im unmittelbaren Schadensgebiet bestehen, sondern können auch mittelbare Folgen eines Klimaereignisses sein. Maßnahmen zur Sicherung der Versorgung hängen zudem von den jeweiligen Wohn- und Wohnumfeldbedingungen ab. Klimatisierte oder gut isolierte Wohnungen etwa schützen in Hitzeperioden. Auch haben begrünte Wohngebiete einen kühlenden Effekt. Versiegelte Flächen hingegen strahlen Hitze auch noch in der Nacht ab, sodass die nächtliche Abkühlung für die Anwohner:innen gering ist. Die Fähigkeiten der Betroffenen und ihrer sozialen aktivierbaren Netzwerke und die strukturellen Bedingungen im Wohnquartier bedingen folglich die individuelle Vorbereitung der gefährdeten Haushalte auf ein Klimaereignis.

2.2   Ambulante Versorgung und Klimaereignisse

Unter ambulanter Versorgung ist die in der Regel nicht aufsuchende Versorgung mit gesundheitlichen Dienstleistungen in einer Praxis gemeint, also insbesondere die ärztliche und therapeutische Versorgung (Fiedler, 2024). Vor allem in der hausärztlichen Versorgung sind Hausbesuche, also die Versorgung in der Häuslichkeit noch verbreitet. Pflegeheime sind nach § 119b SGB V verpflichtet, mit niedergelassenen Hausärzt:innen einen Kooperationsvertrag zur Versorgung der Bewohner:innen abzuschließen, sodass auch hier eine aufsuchende Betreuung prinzipiell stattfindet.

Klimaereignisse können die ambulante Versorgung unmittelbar beeinflussen, wenn die Zugänglichkeit zu Praxen durch das Klimaereignis behindert wird oder die Praxisräumlichkeiten zerstört werden. Indirekte Auswirkungen auf die Versorgung sind ebenfalls möglich. So sind Praxen in Hitzeperioden meist weniger frequentiert, weil vor allem chronisch kranke und ältere Menschen sich hitzebedingt nicht aus der Häuslichkeit trauen. Ähnliches ist bei hitzebedingter oder etwa brandbedingter Luftverschmutzung zu erwarten. Sich dem Klimarisiko zu entziehen, ist eigentlich richtig. Es kann aber dazu führen, dass unter Einschätzung des Risikos ein notwendiger Besuch bei Ärzt:innen unterbleibt oder verspätet wahrgenommen wird. Zudem kann dadurch ein zusätzlicher Nachfragedruck auf den Rettungsdienst entstehen. Es zeigt sich die Notwendigkeit, auch für die ambulante Versorgung für die jeweiligen Klimaereignisse Lösungen anzubieten, um die kritische Versorgung auch in Krisenzeiten aufrechtzuerhalten.

2.3 Krankenhäuser und Pflegeheime in der Klimakrise

Krankenhäuser sind bei der Bewältigung von Großschadensereignissen die zentralen Gesundheitseinrichtungen, da über sie die Versorgung von Schwer- und Schwerstverletzten organisiert wird (Fiedler & Lemke, 2024). Schwere Klimaereignisse sind als Naturkatastrophen meist auch Großschadensereignisse mit einer hohen Zahl von Opfern, die von vielen Krankenhäusern versorgt werden müssen. Die mitunter großflächigen Auswirkungen von Großschadensereignissen können zunächst direkt auf die Funktionsfähigkeit von Krankenhäusern während und nach dem Klimaereignis einwirken. Gleichzeitig verringert eine hohe Zahl von kritisch Verletzten die freien Kapazitäten für die allgemeine Krankenhausversorgung, auch für kritisch kranke Patient:innen.

Zudem gefährden Klimaereignisse die Sicherheit der während des Krankenhausaufenthalts mehr oder minder in ihrer Selbstständigkeit eingeschränkten Patient:innen. Davon betroffen sind auch Krankenhäuser, die nicht an der Versorgung während eines Großschadensereignisses teilnehmen, etwa psychiatrische Krankenhäuser, Fachkrankenhäuser oder Reha-Kliniken. Anders als etwa bei der Vorbereitung auf sogenannte MAnV-Lagen (MAnV = Massenanfall von Verletzten), der grundsätzlich eine regionale Alarmierungsplanung im Rahmen des Rettungsdienstes zugrunde liegt, ist diese Vorbereitung zum Schutz der Einrichtung Aufgabe der Einrichtungen selbst, die also Regelungen zur baulichen Sicherung und Qualifizierung der Organisation und der Mitarbeitenden im Vorfeld treffen sollten. Dies gilt in gleichem Maße für stationäre Pflegeeinrichtungen, deren Bewohner:innen in unterschiedlichem Maße in der alltäglichen Handlungskompetenz körperlich, geistig oder kognitiv eingeschränkt sind.

Bei der Einschätzung des Risikos gegenüber Klimaereignissen sind die Lage der Einrichtung und dabei die topografischen Bedingungen, im Weiteren die baulichen Bedingungen sowie die grundlegende Vulnerabilität der jeweiligen Bewohner:innen zu berücksichtigen. Der Schutz der Einrichtung vor und während des Klimaereignisses ist je nach Bauzeit und Modernisierung des Baukörpers angesichts der dafür begrenzten Mittel durchaus herausfordernd. Auch wenn die Einrichtungen in der Verantwortung stehen, sollten solche Maßnahmen zusätzlich als Bestandteil eines regionalen Konzeptes zur Vorbereitung auf Klimaereignisse verstanden werden.

3 Wohnungslosigkeit – Wohnungsverlust – Lost of Livelihood

Der Klimawandel verstärkt bereits vorhandene Krisen wie Ernährungsunsicherheiten, Armut wie auch den Kampf um Lebensräume und Ressourcen (Ruhenstroth-Bauer & Schmitz, 2024). Ursachen sind die durch Klimaereignisse verursachte Devastierung der Lebensgrundlagen wie landwirtschaftlich genutzter Flächen, Wohnhäuser oder gewerblicher Einrichtungen und ferner der Verlust von existenzsichernder Arbeit. Dass davon nicht nur Menschen aus Niedriglohnländern betroffen sind, zeigten die Flutkatastrophe im Ahrtal (2021), die Überschwemmungen um Valencia/Spanien (2024) und der Wildbrand bei Los Angeles (2025).

Wohnungslosigkeit stellt eine soziale Bedingung dar, die die Betroffenen besonders vulnerabel gegenüber Klimaereignissen macht, da sie sowohl sozial als auch ökonomisch nur geringe Ressourcen haben, zudem sozial wenig eingebunden und damit vor und während eines Klimaereignisses schwierig zu adressieren sind (Nidens, 2024). Ein großer Teil der Menschen ohne Wohnung sind zudem Geflüchtete (Statistisches Bundesamt, 2024c), die neben der Wohnungslosigkeit meist auch sozialkulturell und sprachlich nicht eingebunden sind. Insbesondere in Ballungsregionen mit bereits heute fehlendem Wohnraum erhöht der Klimawandel somit den Druck auf den Wohnungsmarkt, vor allem für sozial vulnerable Personen.

4 Climate Awareness – Climate Literacy – Klimakompetenz

Voraussetzung für eine angemessene individuelle und kollektive Antwort auf den Klimawandel im Allgemeinen und Klimaereignisse im Besonderen ist Climate Awareness, also Kenntnis und Wissen über Klima, den Klimawandel und die Wahrnehmung der Bedeutung des Klimawandels für die eigene Region. Studien zeigen, dass zwar bei einem überwiegenden Teil der Bevölkerung die Bedeutung des Klimawandels wahrgenommen wird (Baiardi & Morana, 2021). Ein großer Teil der bezogenen Informationen stammt jedoch aus nicht wissenschaftlichen Quellen (Pandve et al., 2011). Es gibt große landesspezifische Unterschiede zwischen unterschiedlichen Staaten, unabhängig von der aktuellen und prospektiven Betroffenheit. Entgegen den Erwartungen fanden Lenzholzer et al. (2020) einen negativen Zusammenhang zwischen Wahrnehmung als dringliches Problem und dem Bildungsstand. Auch scheint es so zu sein, dass politische Entscheider:innen dem Klimawandel weniger Dringlichkeit zuweisen als die Bevölkerung im Allgemeinen (Grechyna, 2025).

Damit stellt sich die Frage der öffentlichen Zugänge zu den wissenschaftlichen Erkenntnissen und Diskussionen über den Klimawandel, einmal mit Blick auf die Akzeptanz von Maßnahmen zum Klimaschutz und zur Klimaanpassung, zum anderen in

Hinsicht darauf, wie Menschen sich während schwerwiegender Klimaereignisse verhalten. Im Gesundheitswesen beinhaltet Gesundheitskompetenz (Health Literacy) das Finden, Verstehen, Bewerten und Anwenden relevanter Informationen, um darauf aufbauend sinnvolle Entscheidungen zu treffen (Jordan, 2023), und stellt einen Maßstab des Zugangs zu gesundheitsrelevanten Informationen dar. Dabei bildet die individuelle gesundheitsbezogene Situation einen wesentlichen Hintergrund ab, um daraus Entscheidungen für die Durchführung gesundheitsbezogener Handlungen zu treffen, die z. B. Menschen mit chronischen Erkrankungen helfen, ihre Krankheitssituation zu bewältigen und dadurch ihre Lebensqualität und gesellschaftliche Teilhabe zu verbessern.

Dagegen ist Climate Literacy (Azevedo & Marques, 2017; Shwom et al., 2017) konzeptuell auf die Risikowahrnehmung durch verständliche, das heißt adressatengerechte Kommunikation wissenschaftlicher Erkenntnisse gerichtet, um die Notwendigkeit klimabezogener Handlungen im Vorfeld eines Klimaereignisses zu erkennen, diese unabhängig von einem Klimaereignis durchzuführen, aber auch die individuelle Handlungskompetenz für das Eintreten eines Klimaereignis zu stärken. Zu letzterem Aspekt gehört es etwa, Klimawarnungen zu empfangen, sie zu verstehen und in adäquate Handlungen umzusetzen. Es geht dabei also nicht nur um die Willigkeit und Fähigkeit des Einzelnen, sondern auch um die Kommunikationsfähigkeit von Wissenschaft in die Zivilgesellschaft hinein. Da ein großer Teil der Menschen mit chronischen Krankheiten regelmäßig durch Gesundheitsfachkräfte betreut wird, kommt diesen in Bezug auf die Unterstützung der von ihnen betreuten Personen eine besondere Bedeutung zu. Auch An- und Zugehörige und andere soziale Netzwerke haben große Bedeutung für die Entwicklung von klimabezogener Handlungskompetenz.

Zur Klimakompetenz gehören nach Brugger und Horváth (2023) Kenntnisse über die Ursachen des Klimawandels, über Mechanismen und Prozesse, Einflussfaktoren, über die allgemeinen und konkreten Auswirkungen, klimabezogene Handlungen in Hinsicht auf Klimaschutz und -anpassung, faktische Evidenz (etwa Klimadatenreihen) und über die Komplexität des Zusammenwirkens von Faktoren. Klimakompetenz ist mit Bezug auf den Schutz vulnerabler Personen und Gruppen gesundheitsbezogen und als eine zu fördernde Kompetenz von Fachkräften zu entwickeln (siehe Kap. 25 und 35). Gesundheitsfachkräfte können Betroffene dabei unterstützen, ihre Klimakompetenz selbst (weiter-) zu entwickeln, insbesondere indem sie den Klimawandel mit ihren personenbezogenen und umweltbezogenen Kontextfaktoren in einen Bezug setzen. Zielgruppenbezogene Bildungsangebote für vulnerable Personen und nicht zuletzt für deren An- und Zugehörige können den Zugang zu Wissen und Fähigkeiten fördern. Sie sollten maßgeschneiderte Inhalte mit Bezug auf die Lebenswelt der Betroffenen, also vor allem die lokalen Bedingungen der sozialen, urbanen und natürlichen Umwelt und daraus resultierender Risiken für Klimaereignisse adressieren sowie die Maßnahmen und Hilfesysteme für und während Klimaereignissen transparent machen.

5   Klimaresistenz und Klimaresilienz zur Minderung von Klimavulnerabilität – aber wie?

Klimavulnerabilität ist aus der Perspektive von Personen und Personengruppen hochkomplex. Das Zusammenspiel der Eigenschaften von Systemen–Sektoren, Institutionen–Einrichtungen sowie von Landschaften–Quartieren und ihre Vulnerabilität gegenüber Klimaereignissen beeinflusst die Vulnerabilität von Personen und Personengruppen. Klimaresilienz und -resistenz sind damit nicht durch das durch Klimaereignisse gefährdete Individuum allein zu erreichen. Grundvoraussetzung ist die Entwicklung von Klimakompetenz auf allen Handlungsebenen und in den Sektoren und Systemen.

Der Dreiklang von Klimaschutz (Mitigation), Klimaanpassung (Adaption) und ereignisbezogener Aktion (Respond) betrifft primär die regionale, kommunale Ebene. Nicht nur bezüglich topografischer Eigenschaften ergeben sich zwischen Kommunen Unterschiede in der Klimavulnerabilität. Die ökonomische Leistungsfähigkeit, sozialökonomische und demografische Eigenschaften urbaner Strukturen sind urbane Bedingungen, die die Potenziale einer Agglomeration (Entwicklung von Gemeinden mit hoher Siedlungsdichte/Bevölkerung) zur Herstellung von Resilienz und Resistenz sowie für den Transformationsprozess in Richtung Klimaneutralität beeinflussen (Bigger & Millington, 2020; Kais & Islam, 2016; Summers et al., 2017).

Auch deshalb ist es sinnvoll, Klimaschutz und Klimaanpassung als eine Gemeinschaftsaufgabe rechtlich zu vereinbaren, gerade weil die Voraussetzungen auf der kommunalen/regionalen Ebene so unterschiedlich sind. Da der Klimaanpassungsbedarf sehr spezifisch ist, reicht es eben nicht aus, für alle Kommunen gleichmäßig einen höheren Anteil am Steueraufkommen auszuschütten. So haben Kommunen mit einem höheren Anteil älterer Einwohner:innen auch mehr Menschen mit einer chronischen Erkrankung, eine höhere demografiebezogene Vulnerabilität und damit einen anderen Anpassungsbedarf, um diese Menschen zu schützen. Zudem kann die doppelte Anforderung von sozialökonomischem Strukturwandel und klimabedingter Transformation Kommunen mit geringeren fiskalischen Ressourcen vor schwer zu bewältigende Herausforderungen stellen.

Mit diesen Anforderungen sind vor allem die stationären Einrichtungen in der Gesundheitsversorgung konfrontiert, nämlich einerseits die Transformation in Richtung klimaneutraler Leistungserbringung und gleichzeitig die Anpassung zum Schutz von Bewohner:innen und Patient:innen durch die Schaffung von Klimaresilienz zu leisten (Dickhoff et al., 2021). Von Bedeutung sind dabei organisations- bzw. einrichtungsbezogene Klimaschutz- und Klimaresilienzziele, die auf allen Hierarchieebenen und in allen Funktionsbereichen handlungsleitend gemacht werden. Da sich sowohl das Handlungswissen, die klimatischen Bedingungen als auch die personellen und sächlichen Handlungsressourcen ständig verändern, die Beziehungen zwischen Mitarbeitenden untereinander sowie zwischen Mitarbeitenden und Patient:innen bzw. Bewohner:innen zur Bewältigung eine große Bedeutung besitzen, sollten Transformationsprozesse durch ein agiles, also flexibles Projektmanagement ermöglicht werden (Preußig, 2018), das allen Beteiligten die Möglichkeit bietet, sich neuen Bedingungen, Erkenntnissen und Zielen im Zeitverlauf anzupassen.

Bei Menschen mit chronischen Krankheiten und dabei insbesondere der Einschränkung der alltäglichen Handlungskompetenz können Ängste und das Gefühl der Hilflosigkeit gegenüber Klimaereignissen die Perspektive auf den Klimawandel bestimmen. Personenzentriertes Herangehen und der respektvolle Umgang mit diesen Perspektiven, aber auch der Einbezug in Maßnahmen zur Förderung von Klimaresilienz können hilfreich sein, um Klimakompetenz zu schaffen. Wegen der hohen Komplexität ist es sinnvoll, sowohl für Betroffene als auch An- und Zugehörige Mikroschulungen anzubieten (Rathwallner, 2015), die es ermöglichen, Wissen und Lösungen für einzelne Aspekte der Klimaanpassung zu erreichen und gleichzeitig Climate Awareness zu stärken. Bei besonderen Gruppen Betroffener können kompetenzfördernde Instrumente wie Psychoedukation durch qualifizierte Fachkräfte zum Einsatz kommen (Mühlig & Jacobi, 2011).

Gerade in der Häuslichkeit ist das Selbstmanagement für Betroffene von großer Bedeutung. Dieses stellt Anforderungen an die sozialen Netzwerke, pflegende An- und Zugehörige und Gesundheitsfachkräfte. Klimaereignisse wirken auf Betroffene, An- und Zugehörige, ihre Tagesabläufe, soziale Netzwerke und die Wohnumgebung. Zudem ist die häusliche Versorgung für Pflegefachkräfte als Einzelarbeitsplatz organisiert. Das Zusammenspiel mit anderen Berufen findet meist indirekt statt, etwa beim Medikamentenmanagement während Hitzeperioden. Die Klimakompetenz von Gesundheitsfachkräften, vor allem von Pflegefachkräften, ist besonders im Kontext der häuslichen Versorgung von Bedeutung. Die Entwicklung einer Klimakompetenz, etwa durch entsprechende Schulungskonzepte, ist daher eine Führungsaufgabe. Zwar ist das Bewusstsein dafür auf der Managementebene, hier in Bezug auf Hitze, vorhanden, aber Pflegefachkräfte fühlen sich bei der Umsetzung (noch) meist allein gelassen (Eggert et al., 2024). Hinzu kommt, dass Pflegefachkräfte bei der Ausübung ihrer Tätigkeit durch ein Klimaereignis selbst gefährdet sind. Zur Entwicklung von Klimaresilienz von Gesundheitseinrichtungen gehört es also immer, das Personal gegenüber Klimaereignissen ebenfalls zu schützen, was ja auch bedeutet, die Funktionsfähigkeit der Einrichtung und der Versorgung im Krisenfall zu sichern.

Gerade das Quartier, die Siedlung oder der Stadtteil sind für Menschen die alltäglichen lebensweltlichen Bezugspunkte (Bleck, 2024). Sich sicher zu fühlen, ist ein bedeutendes Bedürfnis gerade für Menschen mit chronischen gesundheitlichen Einschränkungen. Der Klimawandel erweitert daher den Blick auf die Sicherheit gegenüber Klimaereignissen. Klimaresiliente Quartiere sind nicht nur ein Thema der Stadtentwicklung, sondern auch bedeutend für die Aktivierung lokaler sozialer Netzwerke und die Entwicklung einer klimakompetenten Nachbarschaftlichkeit (Carter et al., 2015), was ein möglicher Gegenstand von quartiersbezogener Gesundheitssozialarbeit sein kann.

Das Fortschreiten des Klimawandels ist in den letzten Jahren durch die Zunahme extremer Klimaereignisse sichtbar geworden. Um den komplexen Bedingungen und

Auswirkungen zu begegnen und damit die Bevölkerung und vor allem Menschen mit chronischen Erkrankungen zu schützen, ist das Zusammenwirken unterschiedlichster öffentlicher und privater Akteur:innen in einer Vielzahl von Sektoren notwendig. Die Organisation der Unterstützung um die Betroffenen herum ist kein selbstlaufender Prozess. Climate Awareness ist die Voraussetzung für die notwendige Klimakompetenz, auf deren Grundlage Klimaschutz und -anpassung auch und gerade in der Gesundheitsversorgung möglich wird, um den Herausforderungen praxisgeleitet und adäquat zu begegnen.

Literatur

Azevedo, J., & Marques, M. (2017). Climate literacy: A systematic review and model integration. *International Journal of Global Warming, 12*(3/4), Artikel 84789, 414. https://doi.org/10.1504/IJGW.2017.084789

Baiardi, D., & Morana, C. (2021). Climate change awareness: Empirical evidence for the European Union (Center for European Studies [CefES], Paper Series Nr. 426). Università degli Studi di Milano. https://papers.ssrn.com/sol3/papers.cfm?abstract_id=3513061. https://doi.org/10.2139/ssrn.3513061

Bigger, P., & Millington, N. (2020). Getting soaked? Climate crisis, adaptation finance, and racialized austerity. *Environment and Planning E: Nature and Space, 3*(3), 601–623. https://doi.org/10.1177/2514848619876539

Bleck, C. (2024). Gesund(heitsgerecht)e Städte: Zugänge zu Teilhabe und Partizipation im Quartier. In D. Schmitz, M. Fiedler, H. Becker, S. Hatebur, & J.-H. Ortloff (Hrsg.), *Chronic Care – Wissenschaft und Praxis* (S. 429–440). Springer.

Breuer, F., Brettschneider, P., Kleist, P., Poloczek, S., Pommerenke, C., & Dahmen, J. (2021). Erkenntnisse aus 31 Stunden Stromausfall in Berlin Köpenick – medizinische Schwerpunkte und Herausforderungen [Knowledge gained from a 31-h power outrage in Berlin Köpenick - Medical problems and challenges]. *Der Anaesthesist, 70*(6), 507–514. https://doi.org/10.1007/s00101-021-00930-x

Brugger, K., & Horváth, I. (2023). Gesundheitsbezogene Klimakompetenz in den Gesundheitsberufen. Gesundheit Österreich GmbH (GÖG). Research Brief. https://jasmin.goeg.at/id/eprint/2776/1/ResearchBrief_Klimakompetenz_bf.pdf

Büscher, A., & Klie, T. (2023). Fokus Häusliche Pflege – der Ansatz der subjektorientierten Qualitätssicherung. In A. Schwinger, A. Kuhlmey, S. Greß, J. Klauber, & J. Klaus (Eds.),

Carter, J. G., Cavan, G., Connelly, A., Guy, S., Handley, J., & Kazmierczak, A. (2015). Climate change and the city: Building capacity for urban adaptation. *Progress in Planning, 95*, 1–66. https://doi.org/10.1016/j.progress.2013.08.001

Dickhoff, A., Grah, C., Schulz, C., & Weimann, E. (Hrsg.). (2021). Klimagerechte Gesundheitseinrichtungen. Rahmenwerk Version 1.0. https://zenodo.org/record/5024577/files/Klimagerechte%20Gesundheitseinrichtungen%20-%20Rahmenwerk.pdf?download=1

Eggert, S., Haeger, M., Sulmann, D., & Teubner, C. (2024). Hitzeschutz in der ambulanten Pflege: Eine deutschlandweite Befragung in Pflegediensten (ZQP-Analyse). https://doi.org/10.71059/XVZB3675

Fiedler, M. (2024). Gegliederte Versorgung: Prävention – Kuration – Rehabilitation – Langzeitversorgung. In D. Schmitz, M. Fiedler, H. Becker, S. Hatebur, & J.-H. Ortloff (Hrsg.), *Chronic Care – Wissenschaft und Praxis* (S. 245–251). Springer.

Fiedler, M., & Lemke, H. (2024). Öffentliche Gesundheitskrisen und Public Health Emergency Preparedness. In D. Schmitz, M. Fiedler, H. Becker, S. Hatebur & J.-H. Ortloff (Hrsg.), *Chronic Care – Wissenschaft und Praxis* (S. 441-447). Springer.

Grechyna, D. (2025). Raising awareness of climate change: Nature, activists, politicians? *Ecological Economics, 227*, 108374. https://doi.org/10.1016/j.ecolecon.2024.108374

Jordan, S. (2023). Gesundheitskompetenz/Health Literacy. In: Bundeszentrale für gesundheitliche Aufklärung (BZgA), Hrsg. Leitbegriffe der Gesundheitsförderung und Prävention. Glossar zu Konzepten, Strategien und Methoden, https://doi.org/10.17623/BZGA:Q4-i065-3.0

Kais, S. M., & Islam, M. S. (2016). Community Capitals as Community Resilience to Climate Change: Conceptual Connections. *International Journal of Environmental Research and Public Health, 13*(12). https://doi.org/10.3390/ijerph13121211

Lenzholzer, S., Carsjens, G.-J., Brown. R. D., Tavares, S., Vanos, J., Kim, Y., & Lee, K. (2020). Urban climate awareness and urgency to adapt: An international overview. *Urban Climate, 33*, 100667. https://doi.org/10.1016/j.uclim.2020.100667

Mühlig, S., & Jacobi, F. (2011). Psychoedukation. In H.-U. Wittchen & J. Hoyer (Hrsg.), *Springer-Lehrbuch. Klinische Psychologie & Psychotherapie* (S. 477–490). Springer Berlin Heidelberg. https://doi.org/10.1007/978-3-642-13018-2_20

Nidens, N. (2024). Erreichbarkeit und Ansprache von vulnerablen Gruppen zum Hitzeschutz (Förderkennzeichen: 5023FSE008). Deutsche Allianz Klimawandel und Gesundheit (KLUG); ecolo GmbH & Co. KG Agentur für Ökologie und Kommunikation. https://www.bundesgesundheitsministerium.de/fileadmin/Dateien/5_Publikationen/Praevention/abschlussbericht/20240822_Abschlussbericht_BMG_Erreichbarkeit_und_Ansprache_vulnerabler_Gruppen.pdf

Pandve, H. T., Chawla, P. S., Fernandez, K., Singru, S. A., Khismatrao, D., & Pawar, S. (2011). Assessment of awareness regarding climate change in an urban community. *Indian journal of occupational and environmental medicine, 15*(3), 109–112. https://doi.org/10.4103/0019-5278.93200

Preußig, J. (2018). Agiles Projektmanagement: Scrum, User Stories. Task Boards & Co (2. Aufl., 2018). Best of-Edition: Bd. 270. Haufe. https://www.haufe.de/. https://doi.org/0002

Rathwallner, B. (2015). Mikroschulung – Transfer von Kompetenzen: Hilfestellungen zur Bewältigung von Lebenssituationen im Gesundheitskontext. *pro care, 10*, 46–49.

Ruhenstroth-Bauer, P., & Schmitz, Z. (2024). Die Klimakrise ist eine humanitäre Krise: Welchen Beitrag können Unternehmen zum Schutz von Menschen auf der Flucht leisten? In B. Gondlach, M. Brinkmann, B. Brinkmann und J. Platz (Hrsg.), *Regenerative Zukünfte und künstliche Intelligenz, SDG – Forschung, Konzepte, Lösungsansätze zur Nachhaltigkeit* (S. 3). Springer VS. https://doi.org/10.1007/978-3-658-44852-3

Shwom, R., Isenhour, C., Jordan, R. C., McCright, A. M., & Robinson, J. M. (2017). Integrating the social sciences to enhance climate literacy. *Frontiers in Ecology and the Environment, 15*(7), 377–384. https://doi.org/10.1002/fee.1519

Statistisches Bundesamt. (2024a). 5,7 Millionen Pflegebedürftige zum Jahresende 2023. Pressemitteilung Nr. 478 [Pressemitteilung]. https://www.destatis.de/DE/Themen/Gesellschaft-Umwelt/Gesundheit/Pflege/_inhalt.html

Statistisches Bundesamt. (2024b). Barrierereduktion des Gebäudes. https://www.destatis.de/DE/Themen/Gesellschaft-Umwelt/Wohnen/Tabellen/tabelle-wo10-barrierer-gebaede.html. Zugegriffen: 22. Apr. 2025.

Statistisches Bundesamt. (2024c). Ende Januar 2024 rund 439 500 untergebrachte wohnungslose Personen in Deutschland [Pressemitteilung]. https://www.destatis.de/DE/Presse/Pressemitteilungen/2024/07/PD24_282_229.html

Summers, J. K., Smith, L. M., Harwell, L. C., & Buck, K. D. (2017). Conceptualizing Holistic Community Resilience to Climate Events: Foundation for a Climate Resilience Screening Index. *GeoHealth, 1*(4), 151–164. https://doi.org/10.1002/2016GH000047

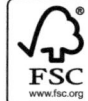

MIX
Papier aus verantwortungsvollen Quellen
Paper from responsible sources
FSC® C105338

If you have any concerns about our products,
you can contact us on
ProductSafety@springernature.com

In case Publisher is established outside the EU,
the EU authorized representative is:
**Springer Nature Customer Service Center GmbH
Europaplatz 3, 69115 Heidelberg, Germany**

Printed by Libri Plureos GmbH
in Hamburg, Germany